U0377081

# Breast Imaging

# 乳腺影像学

原著第 2 版


主　编　［韩］Woo Kyung Moon（文宇京）

主　审　周晓东　刘丽文

主　译　宋宏萍

副主译　林　青　王　廷　吴英花

译　者　（按姓氏笔画排序）

巨　艳　尹光浩　边甜甜　朴银姬　安光哲

苏晓慧　李牡兰　李松朋　李衍纬　张　歌

张美花　张瑞峰　金铁峰　赵静玉　高　毅

高喜璨　郭双平　黄耀贤　崔春晓　韩　铭

舒　瑞　樊　菁


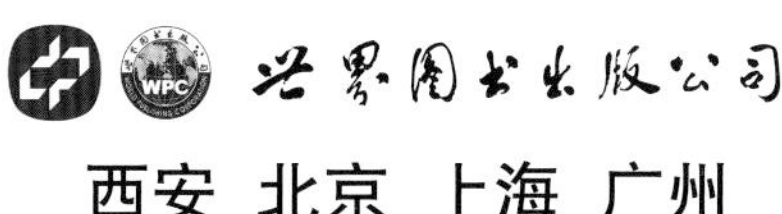


西安　北京　上海　广州

**图书在版编目（CIP）数据**

乳腺影像学：原著第2版 /（韩）文宇京主编；宋宏萍主译．—西安：世界图书出版西安有限公司，2022.1

书名原文：Breast Imaging

ISBN 978-7-5192-4925-0

Ⅰ．①乳… Ⅱ．①文… ②宋… Ⅲ．①乳房疾病—影像诊断 Ⅳ．① R655.804

中国版本图书馆 CIP 数据核字（2021）第 238911 号



| | |
|---|---|
| **书　　名** | **乳腺影像学** |
| | RUXIAN YINGXIANGXUE |
| **主　　编** | ［韩］Woo Kyung Moon（文宇京） |
| **主　　译** | 宋宏萍 |
| **策划编辑** | 杨　莉 |
| **责任编辑** | 杨　莉 |
| **装帧设计** | 新纪元文化传播 |
| **出版发行** | **世界图书出版西安有限公司** |
| **地　　址** | 西安市锦业路 1 号都市之门 C 座 |
| **邮　　编** | 710065 |
| **电　　话** | 029-87214941　029-87233647（市场营销部） |
| | 029-87234767（总编室） |
| **网　　址** | http://www.wpcxa.com |
| **邮　　箱** | xast@wpcxa.com |
| **经　　销** | 新华书店 |
| **印　　刷** | 西安雁展印务有限公司 |
| **开　　本** | 889mm × 1194mm　1/16 |
| **印　　张** | 39.25 |
| **字　　数** | 900 千字 |
| **版次印次** | 2022 年 1 月第 1 版　2022 年 1 月第 1 次印刷 |
| **版权登记** | 25-2021-154 |
| **国际书号** | ISBN 978-7-5192-4925-0 |
| **定　　价** | 328.00 元 |

**医学投稿**　xastyx@163.com ‖ 029-87279745　87279675

☆如有印装错误，请寄回本公司更换☆

# 原著作者
CONTRIBUTORS

## 主　编


**MOON, Woo Kyung** Department of Radiology, Seoul National University Hospital


## 作　者


**BAE, Min Sun** Department of Radiology, Seoul National University Hospital

**CHA, Joo Hee** Department of Radiology, Asan Medical Center

**CHANG, Jung Min** Department of Radiology, Seoul National University Hospital

**CHO, Nariya** Department of Radiology, Seoul National University Hospital

**CHU, A Jung** Department of Radiology, Boramae Medical Center

**HAN, Wonshik** Department of Surgery, Seoul National University Hospital

**JANG, Mijung** Department of Radiology, Seoul National University Bundang Hospital

**KIM, Soo-Yeon** Department of Radiology, Seoul National University Hospital

**KIM, Sun Mi** Department of Radiology, Seoul National University Bundang Hospital

**LEE, Eun-Shin** Department of Surgery, Seoul National University Hospital

**LEE, Su Hyun** Department of Radiology, Seoul National University Hospital

**OHUCHI, Noriaki** Department of Surgical Oncology, Tohoku University, Sendai, Japan

**PARK, Sue Kyung** Department of Preventive Medicine, Seoul National University College of Medicine

## 原著作者
## CONTRIBUTORS


| | |
|---|---|
| **RYU, Han Suk** | Department of Pathology, Seoul National University Hospital |
| **SHIN, Kyung Hwan** | Department of Radiation Oncology, Seoul National University Hospital |
| **SHIN, Sung Ui** | Department of Radiology, Seoul National University Hospital Gangnam Center |
| **SONG, Sung Eun** | Department of Radiology, Korea University Anam Hospital |
| **WEE, Chan Woo** | Department of Radiation Oncology, Seoul National University Hospital |
| **YI, Ann** | Department of Radiology, Seoul National University Hospital Gangnam Center |
| **YUN, Bo La** | Department of Radiology, Seoul National University Bundang Hospital |

# 主译简介
MAIN TRANSLATOR

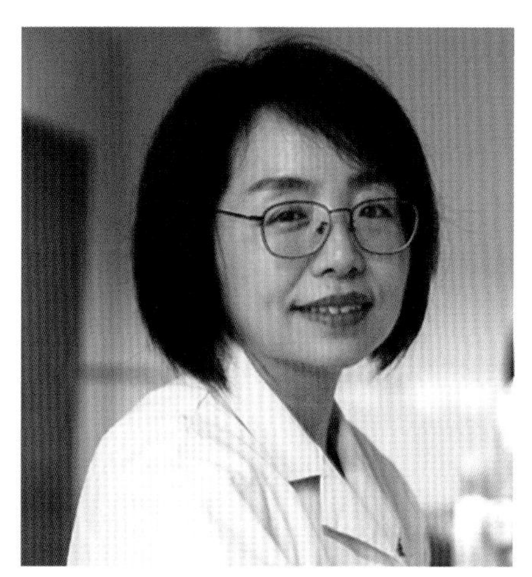

**宋宏萍**　医学博士，副主任医师，副教授，硕士生导师。

现任空军军医大学西京医院超声医学科副主任。美国匹兹堡大学医学中心访问学者；香港大学李嘉诚医学院访问学者；郑裕彤奖学金获得者；陕西省健康科普专家。中国医药教育协会浅表器官与肌骨超声专业委员会副主任委员；陕西省医学会超声医学分会青年委员会副主任委员。

业务专长为腹部、浅表器官、肌骨关节的超声诊断，致力于乳腺癌影像筛查、诊断和乳腺肿瘤微创诊治的临床和研究工作。主持国家自然科学基金、陕西省重点课题等 10 项；拥有国家专利 4 项、软件著作权 1 项；获陕西省科技成果二等奖和军队成果三等奖各 1 项。现任《中华超声影像学杂志》编委；以第一 / 通讯作者在 *Radiology* 等国内外期刊发表论著 26 篇；担任主译翻译图书 1 部，担任副主编编写教材 1 部，参译图书 3 部。

# 郑重声明

本书提供了相关主题准确及权威的信息。由于医学是不断更新并拓展的领域，因此相关实践操作、治疗方法及药物都有可能会改变，建议读者审查相关主题的最新信息，包括产品的制造商、建议剂量、配方、方法和疗程、不良反应及相关措施。作者、编辑、出版者或经销商不对书中的错误或疏漏以及应用其中信息产生的任何后果负责，关于出版物的内容不作任何明确或暗示的保证。作者、编辑、出版者和经销商不承担由本出版物所造成的任何人身或财产损害责任。

# 译者名单
TRANSLATORS

## 主　译

宋宏萍　空军军医大学第一附属医院（西京医院）超声医学科

## 主　审

周晓东　空军军医大学第一附属医院（西京医院）超声医学科
西安国际医学中心医院超声诊疗中心

刘丽文　空军军医大学第一附属医院（西京医院）超声医学科

## 副主译

林　青　青岛大学附属医院乳腺影像科

王　廷　空军军医大学第一附属医院（西京医院）甲乳血管外科

吴英花　延边大学附属医院超声医学科

## 译　者

（按姓氏笔画排序）

巨　艳　空军军医大学第一附属医院（西京医院）超声医学科

尹光浩　吉林大学第二医院乳腺外科

边甜甜　青岛大学附属医院乳腺影像科

朴银姬　厦门大学附属第一医院放射科

安光哲　延边大学附属医院放射科

苏晓慧　青岛大学附属医院乳腺影像科

李牡兰　深圳安科高技术股份有限公司国际部

李松朋　空军军医大学第一附属医院（西京医院）甲乳血管外科

李衍纬　国立台湾大学资讯工程学系

# 译者名单
TRANSLATORS

张　歌　空军军医大学第一附属医院（西京医院）超声医学科

张美花　延边大学附属医院超声医学科

张瑞峰　国立台湾大学资讯工程学系 / 生医电子与资讯学研究所

金铁峰　延边大学医学院病理学教研室

赵静玉　延边大学附属医院放射科

高　毅　深圳大学医学部生物医学工程学院

高喜璨　空军军医大学第一附属医院（西京医院）超声医学科

郭双平　空军军医大学第一附属医院（西京医院）病理科

黄耀贤　国立彰化师范大学资讯工程学系

崔春晓　青岛大学附属医院乳腺影像科

韩　铭　空军军医大学第一附属医院（西京医院）病理科

舒　瑞　空军军医大学第一附属医院（西京医院）超声医学科

樊　菁　空军军医大学第一附属医院（西京医院）甲乳血管外科

# 译者序
PREFACE

韩国首尔大学医院乳腺影像科主任文宇京（Woo Kyung Moon）教授是国际知名的乳腺影像专家，韩国乳腺影像协会前任主席，有着30年的乳腺影像临床和研究经验。他不仅有精湛的临床技能，还有深厚的科研功底，围绕乳腺癌影像研究发表文章300余篇，其中50篇发表于*Radiology*。多年来，他一直致力于推动中、日、韩三国乳腺影像的学术交流与发展。

本书是文教授2019年4月出版的新书《乳腺超声诊断学》第二版的中文翻译本，并结合中国的具体情况对部分内容进行了适当的调整和修改。经翻译并改编后，全书共包含11个部分、36个章节。与目前国内市场上的乳腺影像专业书籍相比，本书具有以下四个特点。

（1）内容覆盖全面。本书以介绍乳腺超声影像为主，同时涉及乳腺X线摄影和MRI影像，强调多种影像方式的综合诊断和评价。内容从乳腺癌的筛查、诊断、微创介入手术，再到系统治疗，涵盖影像、病理、外科等多学科的知识，可以称之为乳腺影像的“百科全书”。

（2）深入解析了影像新技术和前沿知识。近些年，乳腺癌的筛查与诊治技术和理念飞速发展，知识更新迭代也日益加快，乳腺影像工作者必须掌握最新的相关知识。本书内容不仅涉及和引用了最新的指南和相关研究，还包含了人工智能、影像基因组学等前沿知识。

（3）内容贴近临床实践。如“评价乳腺症状的诊断”“乳腺X线摄影病变的超声检查”“MRI引导的超声检查与融合影像”“活检病理与影像诊断不一致及其质量管理”等内容都是非常贴近临床实践且具有实用性的主题，并强调循证医学对临床工作的指引。

（4）技术经验更符合亚洲女性致密型乳腺特点。以往，中国从事乳腺影像的医生对欧美国家的指南和技术规范更为了解，本书在介绍相关知识的同时，也介绍了大量的日本和韩国的指南规范和临床经验，更贴合中国女性的乳腺特点。

文教授是我的榜样，更是我的良师益友，他一直在学术和科研上给予我悉心指导，相同的东方文化背景使我在与他的交流过程中倍感亲切和温暖。文教授花费了5年的心血完成了《乳腺影像诊断学》第二版的撰写与修订工作，而本书的翻译和整理工作也花费了我2年多的时间。这期间，我要感谢文教授和全体译者的大力支持和辛勤工作！特别感谢本书的3位副主译林青教授、王廷教授和吴英花教授，以及本书的2位主审周晓东教授和刘丽文教授。为了保证本书的质量，全书的每一个章节我都逐字逐句校对和修改了至少2遍以上。这样巨大的工作量，如同在跑一场马拉松比赛，途中我无数次想放弃，但又告诉自己要坚持下去，现在终于可以将中文版呈现给大家了！

希望本书能对中国的乳腺影像工作者有所帮助。然而，考虑到韩文翻译的困难性和自身专业水平的限制，全书难免会有一些不足甚至错误之处，也恳请读者批评、指正。

宋宏萍
空军军医大学西京医院

# 第2版 序 PREFACE

2006年《乳腺超声诊断学》初版问世，其读者主要为从事乳腺疾病诊治的影像和临床医生。在过去的13年间，不断有读者要求出版修订版。近些年来，针对乳腺癌局部和全身治疗的诊疗指南发生了很大变化。随着对乳腺癌多样性的深入理解，个体化治疗方案的选择显得越来越重要，乳腺癌诊断和影像检查的作用也在不断发生改变。在乳腺癌筛查领域，对乳腺X线摄影为阴性的致密型乳腺女性，需补充超声筛查。在选择筛查方法时，医生的决策非常重要，应结合个体乳腺癌患病风险与筛查利弊等因素综合考虑，作为准确评估的依据。

对此，我在5年前制定了修订计划，并在修订过程中，致力于将以下4个目标和原则反映到修订版中。第一，在书中反映乳腺癌诊治的变化和趋势。在修订版中新增了乳腺病理（第6章）、乳腺癌的分子亚型（第23章）、*BRCA*相关遗传性乳腺癌（第24章）、手术前新辅助治疗与影像学检查（第29章）、计算机辅助诊断与人工智能（第35章）、影像基因组学（第36章）等内容，扩展了导管原位癌（第21章）、腋窝淋巴结检查（第28章）的内容。第二，增加在美国教科书中缺少或较少提及，但在亚洲女性乳腺诊疗中需要掌握的知识。在修订版中增加了超声新技术，如乳腺弹性成像（第12章）、自动乳腺超声（第13章），并且新增了关于乳腺癌筛查、诊断与治疗的4个章节（第一部分）。此外，中国与韩国、日本一样，存在致密型乳腺女性占比高、中年女性乳腺癌发病比例高等特点，乳腺超声在乳腺癌筛查和诊断中发挥重要作用。因此修订版中分享了韩国和日本的乳腺癌超声筛查和诊断经验。第三，以最新标准更新乳腺超声术语和诊断相关内容。在修订版中，不仅包括乳腺超声诊断与报告书写（第14章）、结果判断与监测（第15章）章节，还以2013年修订的美国放射学会（American College of Radiology，ACR）的“乳腺影像报告和数据系统（Breast Imaging Reporting and Data System，BI-RADS）”第五版，2019年ACR的“适宜性标准（Appropriateness Criteria）”和“实践参考（Practice Parameter）”，以及美国国家综合癌症网络（National Comprehensive Cancer Network，NCCN）的诊疗指南为标准，修订了所有章节的术语和内容。第四，修订版的内容和范围不局限于乳腺超声检查和诊断，全面提供了有关乳腺诊断学的知识。新增了乳腺X线摄影（第三部分）、乳腺MRI（第五部分）以及活检病理与影像诊断不一致及其质量管理（第26章）等内容，扩展了原有的儿童和青少年期乳腺疾病（第34章）内容。此外，为了能够让读者通过修订版学习有关乳腺癌的最新诊疗指南，在修订版的第一部分新增了有关乳腺癌筛查（第1章）、评价乳腺症状的诊断（第3章）和乳腺癌的治疗（第4章）等内容。

在这样的修订增补下，从初版的19个章节增加到了36个章节，书的份量也增加了近4倍。尽管本书的内容多，涵盖面广，但我们竭尽全力做到内容和术语的一致性。和初版一样，为了发挥共同执笔的优点，并确保内容的一致性，我参与了所有章节的执笔和修改。但是由于内容繁多，修订版的每个角落都可能存在或大或小的错误，所以我们会持续修补不足之处。希望这本书能使大家了解快速发展的乳腺影像最新知识，提高乳腺诊疗水准，从而为患者提供帮助。

Woo Kyung Moon（文宇京）

2019年1月

# 目录
CONTENTS

# 第一部分

# 乳腺癌筛查、诊断与治疗

（王廷　尹光浩　朴银姬　苏晓慧　李松朋
宋宏萍　张歌　张美花　林青　译）

# 第1章 乳腺癌筛查

乳腺癌筛查（screening）的目的是在没有乳腺癌症状和体征的正常女性中发现早期乳腺癌。通过乳腺X线摄影可以早期发现乳腺癌，从而降低乳腺癌死亡率，提高保乳手术率并减少化疗需求。尽管乳腺X线摄影的费用高，且大部分在保健基础建设较完善的国家进行，但世界卫生组织（World Health Organization，WHO）建议将此作为国家癌症管理计划的一部分，作为管理乳腺癌的核心方法。韩国自1999年开始执行国家癌症筛查计划（National Cancer Screening Program，NCSP），对40岁以上女性每2年实施一次乳腺X线摄影，获得了较高的检出率。然而韩国乳腺癌发病率最高的40岁年龄段年轻女性中，乳腺X线摄影的假阳性率和假阴性率均相对较高，因此对乳腺X线摄影进行乳腺癌筛查也有人持反对意见。随着癌症筛查的方向从标准化向个体化和精准化转变，在选择筛查方法时，基于个人乳腺癌风险度和筛查利弊的信息决策变得非常重要。

本章主要介绍乳腺X线摄影的效果、危害、相关建议，以及韩国乳腺癌筛查现状与乳腺癌筛查的发展方向。

## 一、乳腺癌筛查的效果与危害

### （一）筛查方法

#### 1. 乳腺X线摄影

乳腺X线摄影是一种用于乳腺癌筛查的低剂量检查方法，用于检查乳腺的内部结构，最近已经可以获得更清晰的高清影像，随着数字乳腺X线摄影技术的发展，在50岁以下具有致密型乳腺的女性中也实现了更准确的检查结果。乳腺X线摄影检查是最有效的乳腺癌筛查方法，但根据检查者的年龄或乳腺致密程度不同，存在漏诊可能，需要额外补充筛查。在高风险女性或致密型乳腺女性中乳腺X线摄影筛查敏感度较低，所以超声或MRI检查有助于发现乳腺X线摄影难以发现的乳腺癌。

#### 2. 乳腺临床检查

乳腺临床检查包括医生或保健人员的问诊和乳房视诊、触诊等医学检查。虽然主观因素强和可重复性低，但在乳腺癌的发现和临床分期中起重要作用。

#### 3. 乳腺癌自我检查

虽然乳腺癌自我检查在敏感性或特异度方面存在很多局限性，但因为它是一种经济的检查措施，重要性已得到认可。在韩国，超过70%的乳腺癌是由患者自我检查发现的。比起标准化的乳腺自我检查，近年来更强调乳腺检查自我意识（self-awareness）的重要性。这意味着女性个体平时可通过认知自己的正常状态注意到身体的微小变化。

### （二）乳腺X线摄影筛查的效果

#### 1. 随机对照试验

为了确定在40岁以上女性中开展乳腺癌筛

查的有效性，在评估单独乳腺X线摄影筛查或联合乳腺临床检查的随机对照试验（randomized controlled study，RCT）中，按照开展研究的时间顺序，分别有美国Health Insurance Plan of Greater New York（HIP）、瑞典Malmö和Two-County、苏格兰Edinburgh、加拿大Canadian National Breast Screening study（CNBSS）、瑞典Stockholm和Göthenburg、英国Age等的研究（表1-1）。在除加拿大的CNBSS研究以外的所有研究中，筛查组的乳腺癌死亡率均比对照组降低10%~32%（平均19%）。CNBSS研究中筛查组死亡率没有降低的原因是试验的随机分组不当、乳腺X线摄影检查质量差等，因此死亡率降低的效果可能被低估了。分组不当主要表现为：被分到筛查组的女性可能没有进行实际筛查，称为不依从（noncompliance）；而被分到对照组的女性可能进行了机会性筛查（opportunistic screening），造成污染（contamination）。此外，随机对照研究始于20~50年前，与当时相比，现在的乳腺癌治疗方法和影像技术有了很大的提高。

2. 观察研究

在随后的大规模观察性研究（observational study）中，乳腺X线摄影筛查能够持续降低死亡率，与未接受筛查的女性相比，死亡率降低40%~50%。澳大利亚和欧洲患者的对照研究表明，乳腺X线摄影筛查使40~75岁女性的死亡率下降49%。一项对加拿大的包含280万人的大型研究表明，在所有年龄段（包括40岁以下年龄段），乳腺X线摄影筛查将死亡率降低了约40%。根据美国2009年和2016年报告的癌症干预监测模型网络（Cancer Intervention and Surveillance Modelling Network，ISNET）的结果，从40岁开始每年进行乳腺X线摄影筛查可最大限度地降低死亡率和延长生命周期（life year gained，LYG）。

## （三）乳腺X线摄影筛查的危害

1. 假阴性

（1）定　义

据报道，乳腺X线摄影的假阴性率从3%至34%不等。假阴性的原因包括：由于乳腺腺体致密导致检出敏感度降低、因采取不适当的姿势摄影等导致的技术性问题、漏诊或误诊等。在致密型乳腺中，乳腺癌容易被致密的腺体组织所掩盖，导致肿块不能清楚地显示，这就是假阴性率在致密型乳腺中高于脂肪型乳腺的原因。病理类型为黏液癌或小叶癌时，由于病变纤维化反应低或者

表1-1　乳腺X线筛查的随机对照研究方法和结果

| 研究名称 | 研究时间（年） | 国家 | 年龄（岁） | 乳腺X线摄影 | | | 乳腺临床检查 | 随访时间（年） | 相对风险度（95%CI） | 死亡率减少效果 |
|---|---|---|---|---|---|---|---|---|---|---|
| | | | | 间期（月） | 次数（次） | 摄影方位（1 *vs.* 2） | | | | |
| HIP | 1963 | 美国 | 40~64 | 12 | 4 | 2 | 并用 | 18 | 0.78（0.61，0.97） | 22% |
| Malmö | 1976 | 瑞典 | 45~69 | 18~24 | 5 | 1~2 | 不实施 | 20 | 0.78（0.65，0.95） | 22% |
| Two-County | 1977 | 瑞典 | 40~74 | 23~33 | 4 | 1 | 不实施 | 30 | 0.68（0.54，0.80） | 32% |
| Edinburgh | 1978 | 苏格兰 | 45~64 | 24 | 4 | 1~2 | 并用 | 14 | 0.78（0.62，0.97） | 22% |
| CNBSS-1 | 1980 | 加拿大 | 40~49 | 12 | 5 | 2 | 并用 | 25 | 1.05（0.85，1.30） | -5% |
| CNBSS-2 | 1980 | 加拿大 | 50~59 | 12 | 5 | 2 | 并用 | 13 | 1.02（0.78，1.33） | -2% |
| Stockholm | 1981 | 瑞典 | 40~64 | 28 | 2 | 1 | 不实施 | 16 | 0.90（0.63，1.28） | 10% |
| Göthenburg | 1982 | 瑞典 | 40~59 | 18 | 4 | 2 | 不实施 | 14 | 0.79（0.58，1.08） | 21% |
| UK Age | 1991 | 英国 | 39~41 | 12 | 8 | 1~2 | 不实施 | 17 | 0.88（0.74，1.04） | 12% |

肿块密度低，可能在乳腺 X 线摄影图像上显示不清晰。

（2）间期癌

假阴性的诊断结果可能会导致间期癌（interval cancer）。间期癌是指在前一次筛查中被诊断为乳腺影像报告和数据系统（Breast Imaging Reporting and Data System，BI-RADS）1 类（正常）或 2 类（良性），但在下次筛查之前，因可触及的肿块等症状被发现的乳腺癌。在 40 岁年龄段年轻女性中由于致密型乳腺较多，乳腺 X 线摄影筛查的敏感度低，乳腺癌恶性程度高，间期癌的概率为 30% 以上，显著高于 50 岁以上的女性。

**2. 假阳性**

（1）定　义

通常，假阳性（false-positive）是指判定为有疾病的情况下，通过更准确的检查或随访最终判定为无疾病。在乳腺 X 线摄影筛查中，除 BI-RADS 1 类（正常）或 2 类（良性）以外其余均属于阳性。虽然在乳腺 X 线摄影筛查中被解读为阳性，但通过进一步检查、活检或随访最终诊断为没有乳腺癌的情况为假阳性。应区分假阳性与过度诊断（overdiagnosis），后者指确定存在相应疾病并接受了不必要的治疗（表 1–2）。

（2）假阳性的频率和影响

假阳性率在有乳腺癌家族史、良性活检史、致密型乳腺、40 岁年龄段的年轻女性中较高。根据美国的一项研究，如果每年接受筛查，10 年后，61% 的女性会至少经历 1 次复查，7% 的女性至少要经历 1 次活检。尽管假阳性可能造成心理困扰和焦虑，但也有主张认为焦虑是主观的，而非适当的评估指标。有些研究报告表明尽管最终判定为没有癌症，但焦虑还是持续了 3 年以上；相反，另一些研究表明进行调查问卷的 99% 的女性中，如果可以避免乳腺癌导致的死亡，可以接受乳腺 X 线摄影筛查的假阳性，并表示对复检和活检的焦虑并没有持续很长时间。假阳性检查会增加额外的影像学检查和活检，从而增加医疗费用，但筛查可以减少需要大范围手术和化疗的晚期乳腺癌比例。为了提高筛查的准确率并减少危害，应尽量将假阳性率降低至适当的水平。

**3. 过度诊断**

（1）定义

过度诊断可以定义为因筛查发现的终生不会引起症状或死亡的疾病（表 1–2）。这意味着某些癌症即使没有被筛查发现也不太可能引发死亡。筛查中发现的癌症更有可能是非致命性癌症，它们生长缓慢、不会转移，特别是在预期寿命短并且可能死于其他伴随疾病的老年女性中，过度诊断的可能性会增高。过度诊断会带来不必要的活检和手术、化疗及放疗、心理和生理的压力，以及医疗费用增加。过度诊断是一种假定概念，根据计算方法不同会有很大的差异，所以很难界定。校正了乳腺癌风险和前置时间（lead time）

**表 1–2　假阳性和过度诊断比较**

| 比较内容 | 假阳性 | 过度诊断 |
| --- | --- | --- |
| 定义 | 初筛时认为存在某种疾病，但通过诊断性检查或随访最终诊断确认没有疾病 | 检查出终生不会引起症状或死亡的疾病 |
| 好发年龄 | 年轻妇女 | 老年妇女 |
| 患者的体验 | 起初检查结果是错误的，并没有疾病 | 被诊断为有疾病 |
| 医生的措施 | 安抚患者 | 通常开始治疗 |
| 潜在危害 | 生理影响：与不适和侵入性诊断相关的副作用；<br>心理影响：短期内对癌症的恐惧和焦虑增加；<br>经济影响：额外附加诊断性检查的费用 | 生理影响：治疗引起的副作用，包括死亡；<br>心理影响：自认为是患者和整体脆弱性增加；<br>经济影响：与治疗有关的费用 |

的研究标明，过度诊断率为1%~10%，而未经过校正的研究显示，过度诊断率为19%~54%。根据尸检（autopsy）研究，在平均不到10%的女性中发现乳腺癌（1.3%为浸润性癌和8.9%为导管原位癌）。

（2）乳腺导管原位癌和过度诊断

在筛查中发现的乳腺导管原位癌，特别是低级别导管原位癌是过度诊断及过度治疗的争议对象。在美国实施乳腺X线摄影筛查之前导管原位癌仅占乳腺癌的5%，而实施筛查之后占到了20%。有报道显示，在筛查中发现的导管原位癌中约50%是高级别导管原位癌，约一半的高级别导管原位癌会在10年内发展为浸润性癌。但是目前还无法正确预测如果不进行治疗，哪些导管原位癌会进展为浸润性癌，所以目前所有导管原位癌的治疗与早期浸润性癌的治疗相似。

**4. 辐射危害**

乳腺X线摄影的潜在危害之一是放射线暴露导致乳腺癌。对暴露于高剂量放射线（例如放疗和原子弹爆炸）的患者的研究表明，乳腺组织对放射线敏感。辐射敏感度在30岁以前高，在40岁以后可以忽略不计。因此，不建议对40岁以下女性进行乳腺X线摄影筛查，因为该年龄段乳腺癌发病率低，筛查的有效性尚未得到证实，且乳腺组织对放射线更加敏感。乳腺X线摄影时应尽量减少辐射。乳腺越厚吸收剂量就越高，因此应尽可能地压迫乳腺、妥善操作乳腺X线摄影机、优化成像技术以减少辐射剂量。乳腺X线摄影筛查时使用的放射线剂量较低，每曝光一次的剂量为1.5~2mGy。

很难测定单纯由放射线导致乳腺癌的风险度。根据最近的一项研究，假设每年有10万名40~74岁女性接受乳腺X线摄影筛查，其中986人可以避免因乳腺癌死亡，而16人可能出现放射线诱发的乳腺癌。总之，大部分的观点认为乳腺X线摄影筛查的辐射剂量低且降低了死亡率，其收益大于辐射风险。但进行乳腺X线摄影时应掌握有关放射线暴露的知识，并努力将剂量保持在尽可能低的水平。

## 二、国内外乳腺癌筛查指南

### （一）国外筛查指南——一般风险女性

**1. 指　南**

一般风险（average-risk）是缺乏已知的乳腺癌高危因素，在基于家族史的乳腺癌风险评估模型中，乳腺癌的终生风险小于15%，或Gail模型的5年风险小于1.67%。国内外大部分的筛查指南建议对一般风险的女性进行定期的乳腺X线摄影（表1-3）。但对于筛查的起止年龄和间隔周期，各指南略有不同。这是因为不同国家的临床情况不同，例如乳腺癌的发病率和乳腺密度不同，并且不同国家在筛查的收益和危害权衡上有不同的见解。美国预防服务工作组（United States Preventive Services Task Force，USPSTF）建议50~74岁女性每2年做一次乳腺X线摄影；反对40~49岁女性定期筛查，但对个别女性做收益和风险评估后，可以考虑是否实施个体化的乳腺X线摄影筛查。对75岁以上女性进行乳腺X线摄影筛查的利弊证据不足，故不建议。在英国，建议对50~69岁女性每3年进行一次乳腺X线摄影检查。日本则建议对40~74岁女性每2年进行一次乳腺X线摄影检查。韩国建议对40~64岁女性进行乳腺X线摄影联合临床检查，不建议单独进行乳腺临床检查。

**2. 筛查的起始年龄——对40岁年龄段女性筛查的争议**

应通过分析不同年龄的乳腺癌发病率，筛查降低死亡率的益处，过度诊断和活检的成本，以及放射线危害等因素来确定乳腺X线摄影筛查的起始年龄。各项指南对40岁年龄段女性的筛查存在分歧的原因是西方女性40岁年龄段的乳腺癌发病率相对较低，乳腺X线摄影筛查的收益（对降低死亡率的幅度）与危害（复检、假阳

表 1-3 不同国家一般风险女性乳腺癌筛查指南的比较

| | 乳腺 X 线摄影 | | | 乳腺自我检查 | 乳腺临床检查 |
|---|---|---|---|---|---|
| | 40~49 岁 | 50~69 岁 | 70 岁以上 | | |
| 美国放射学会（ACR） | 每年 | 每年 | 个人决定 | 不推荐 | 不推荐 |
| 美国癌症协会（ACS） | 45~54 岁每年 | 55 岁以后每 2 年 | 至预期寿命小于 10 年 | 不推荐（条件性） | 不推荐（条件性） |
| 美国预防服务工作组（USPSTF） | 个人决定（C 级） | 每两年，至 74 岁（B 级） | 75 岁以上证据不足（I 类） | 反对（D 级） | 证据不足（I 类） |
| 英国医疗服务体系（UK，NHS） | 不建议定期检查 | 每 3 年 | 不建议定期检查 | 不推荐 | 不推荐 |
| 韩国国家癌筛查 | 每 2 年（B 级） | 每 2 年（B 级） | 个人决定（C 级） | 证据不足（I 类） | 证据不足（I 类） |
| 日本国家癌症筛查计划（Japan NCSP） | 每 2 年（B 级） | 每 2 年，至 74 岁（B 级） | 75 岁以上者不推荐（I 类） | 不推荐 | 40~64 岁与乳腺 X 线摄影并用（B 级） |

*韩国国家癌症筛查、美国预防服务工作组和日本国家癌筛查计划制定的指南中均提供了筛查建议的科学证据强度：A，强；B，中等；C，弱，收益小，反对定期筛查，可根据个人偏好考虑；D，无收益或危害更大，因此反对；I，证据不足，对收益和危害的证据均不足

ACR：American College of Radiology；ACS：American Cancer Society；USPSTF：United States Preventive Services Task Force；NHS：National Health Service

性活检等）存在差异。美国癌症协会（American Cancer Society，ACS）根据 RCT 和大规模观察研究的结果认为，在降低死亡率方面，40 岁年龄段的女性与 50 岁以上的女性效果类似。但进一步分析发现，45~49 岁和 50~54 岁女性的 5 年乳腺癌患病风险相似，分别为 0.9% 和 1.1%，而 40~44 岁女性的风险略低，为 0.6%，因此建议女性从 45 岁开始筛查，对 40~44 岁有条件者进行机会性筛查。美国放射学会（American College of Radiology，ACR）和国立综合癌症网络（National Comprehensive Cancer Network，NCCN）认为，从 40 岁开始，美国女性乳腺癌发病率开始迅速上升，并且如果不对 40 岁年龄段的女性进行筛查，每年将有数千名女性死于可预防的乳腺癌，因此建议女性从 40 岁起定期进行乳腺 X 线摄影检查（表 1-4）。

表 1-4 对 40 岁年龄段女性行乳腺 X 线摄影筛查的主要争议

| | |
|---|---|
| 反对 | 死亡率在 50 岁和 60 岁年龄段降低 32%，但在 40 岁年龄段仅降低 15% |
| | 与其他年龄段相比，召回（recall）率和良性活检（begin biopsy）率更高 |
| | 由于导管原位癌检出率增加（占乳腺癌的 19%），导致过度诊断增加 |
| 赞成 | 根据瑞典的 5 项 RCT 研究，死亡率在 40 岁年龄段降低了 29% |
| | 乳腺癌相关指标在 50 岁年龄段不会突然改变 |
| | 与收益相比，乳腺 X 线摄影筛查带来的危害微不足道 |
| | 发现可以完全治愈的早期癌症 |
| | 乳腺 X 线摄影筛查挽回的寿命（years of life saved）中 40% 是 40 岁年龄段女性 |
| | 乳腺癌导致的寿命损失（years of life lost）在 40 岁年龄段最高 |
| | 年轻女性的过度诊断率低于老年女性 |

**3. 筛查的间期**

筛查的间期（interval）应根据乳腺癌的生长速度决定。滞留时间（sojourn time）是指从乳腺

癌发生到临床发现之间的时间。前置时间（lead time）是指乳腺癌从乳腺 X 线摄影筛查发现到临床发现之间的时间（图 1–1）。两次筛查的间期应短于滞留时间，才能使筛查有效。由于乳腺癌的滞留时间平均为 18~24 个月，所以如果每 2 年筛查一次会漏诊约 63% 的临床前癌症（preclinical cancer）。比较美国和欧洲的乳腺 X 线摄影筛查结果表明，每 2~3 年和每 1 年进行一次筛查的癌症检出率是相同的，但检出的癌症大小、分期及间期癌概率明显不同。与 2 年筛查间期相比，1 年筛查间期增加了早期乳腺癌（0 期或 I 期）的检出率，其体积较小且无淋巴结转移，同时减少了转移性乳腺癌（Ⅳ期）和间期癌，从而降低了乳腺癌死亡率。

此外，乳腺癌的生长速度和前置时间因女性年龄而异，年轻女性的生长速度更快，前置时间更短。在瑞典的 Two-County 研究中，推定 40 岁年龄段女性的乳腺癌前置时间是 1.7 年、50~74 岁女性为 2.6~3.8 年，对 40 多岁的女性进行两年一次的筛查可能会遗漏更多的临床前癌症。因此 ACS 建议，对 45~54 岁女性每年筛查一次，对 55 岁以上女性每 2 年筛查一次，但是 55 岁以上有意愿者可以选择机会性筛查。

**4. 筛查终止年龄**

各指南中筛查的终止年龄也有所差异，因为尚无足够的证据证明 70 岁以上女性接受乳腺 X 线摄影筛查后，能有效较低死亡率和延长寿命（表 1–1）。表 1–1 的随机对照研究中均不包含 75 岁以上女性，因此，关于什么年龄为适当的筛查终止年龄因证据不足，目前仍存在争议。ACR 和 NCCN 未建议在特定年龄终止筛查，而 ACS 仅建议在预期寿命超过 10 年时进行筛查。ACR 主张根据个体的预期寿命和伴随疾病来调整筛查的终止时间，并指出相比其他年龄段，对 70 岁以上年龄段的筛查具有最高的阳性预测值和最低的召回率，如果终止筛查，可能会造成晚期乳腺癌的发生并导致死亡。

## （二）国外筛查指南——中等及高风险女性

**1. 中等风险女性**

中等风险女性指有乳腺癌手术史、活检诊断为小叶瘤变（lobular neoplasia）或有非典型导管增生（atypical ductal hyperplasia，ADH）病史，或者乳腺癌终生风险度为 15%~20% 的女性。对中等风险度（intermediate-risk）女性的筛查方法目前仍存在争议。对于有乳腺癌手术史的女性，为了检测乳腺癌是否复发，ACR、NCCN 和 ACS 建议对接受过乳腺癌手术的女性每年做一次乳腺 X 线摄影检查，以早期发现继发性乳腺癌。在英国，对乳腺癌术后患者，建议 50 岁之前每年进行一次乳腺 X 线摄影检查，50 岁以后将会纳入国家医疗服务体系（national health service，NHS）以 3 年为周期的筛查计划。ACR 和 NCCN 建议如果被诊断有乳腺小叶原位癌（lobular carcinoma in situ，LCIS）、非典型小叶增生（atypital lobular hyperplasia，ALH）、非典型导管增生，建议从确诊时起每年进行一次乳腺 X 线摄影检查，并附加 MRI 检查。此外，2018 年

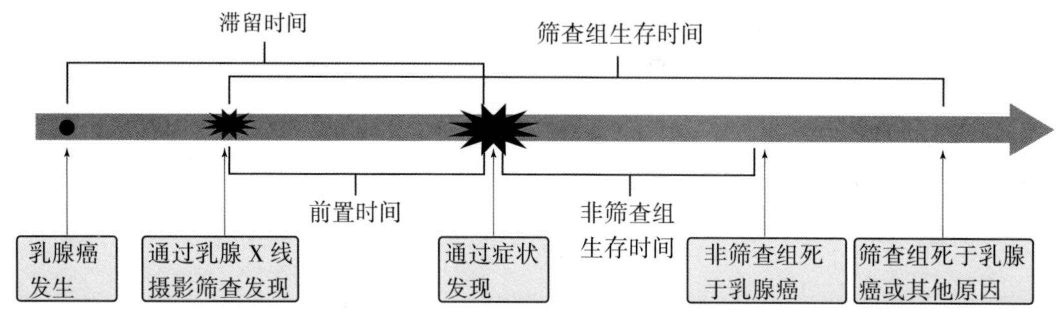


图 1–1　乳腺癌的自然病程和乳腺 X 线摄影筛查的效果

ACR 以韩国的多中心研究结果为依据，建议对 50 岁以前被诊断为乳腺癌的女性和具有乳腺癌病史的致密型乳腺女性进行 MRI 筛查。对乳腺癌终生风险度 20% 以下的女性，如果有 50 岁以下、致密型乳腺或高发乳腺癌家族史等危险因素，建议在乳腺 X 线摄影筛查的基础上补充乳腺超声或乳腺 MRI 筛查以减少假阴性可能，但也要考虑到假阳性增加的风险。

#### 2. 高风险女性

乳腺癌高风险（high-risk）女性包括以下情况：本人携带 *BRCA* 突变或其他已知的基因变异；尽管本人未检测，但一级亲属（母亲、女儿、姐妹）携带 *BRCA* 突变；10~30 岁有胸部放疗史；有明确家族史，乳腺癌终生风险度超过 20%。对于高风险女性，MRI 检查的敏感度比乳腺 X 线摄影或超声筛查更高，建议每年进行乳腺 X 线摄影和 MRI 筛查（表 1–5）。但 30 岁之前的辐射敏感度高，因此建议 30 岁之后再进行乳腺 X 线摄影筛查。特别是对携带 *BRCA*1/*BRCA*2 突变的高风险女性，ACR、NCCN、ACS 建议从 25 岁起每年接受 MRI 筛查，并从 30 岁起进行乳腺 X 线摄影筛查。但对患有肾脏疾病或幽闭恐惧症，重要器官有金属植入物，或因经济等原因无法进行 MRI 筛查的患者，推荐使用乳腺超声筛查。

### （三）韩国的筛查指南

与西方国家不同，韩国 40 岁年龄段乳腺癌的发病率高，根据随机对照临床研究结果，该年龄段筛查组的死亡率降低，因此推荐 40 岁以上一般风险度女性每 2 年进行一次乳腺 X 线摄影筛查。2015 年韩国成立了乳腺癌筛查建议修订委员会，该委员会由国立癌症中心组织，韩国乳腺癌学会、韩国影像医学会、韩国预防医学会和韩国家庭医学会的多学科专家组成。委员会根据国家乳腺癌筛查数据分析结果及乳腺癌筛查的收益和危害，对乳腺癌筛查建议进行了修订。在 2002—2003 年参与韩国国家乳腺癌筛查的女性中，乳腺癌死亡者与生存者的比例是 1:4，通过巢式病例对照研究（nested case control study），以过去未经筛查的女性为对照组，筛查组与对照组的乳腺癌死亡率比值比（odds ratio，OR）为 0.61，筛查组的死亡率显著低于对照组。按年龄进一步分析发现，40~69 岁年龄段的 OR 为 0.45~0.70，差异有统计学意义，但 70 岁以上年龄段的 OR 为 0.82~1.33，差异无统计学意义。修订委员会根据此结果，认为乳腺 X 线摄影筛查能够减少韩国女性的乳腺癌死亡率。在 2015 年的修订案中，筛查起始年龄和间期与以往相同，但添加了筛查终止年龄（表 1–6）。添加终止年龄将有效减少老年女性乳腺癌的过度诊断。

表 1–5　NCCN 乳腺癌指南中对 MRI 补充筛查的建议（2019 年）

| | |
|---|---|
| 建议每年接受 MRI 筛查（基于证据） | *BRCA* 突变携带者从 25 岁开始 |
| | 本人未检测，但一级亲属为 *BRCA* 突变携带者，从 25 岁开始 |
| | 在基于家族史的乳腺癌风险评估模型中，终生风险大于 20% |
| 建议每年接受 MRI 筛查（专家共识） | 在 10~30 岁时有胸部放疗史 |
| | 本人或一级亲属患有 Li-Fraumeni 综合征 * 或多发性错构瘤综合征（又称 Cowden 综合征） |
| | 既往患有小叶原位癌（LCIS）、非典型小叶增生（ALH）、非典型导管增生（ADH） |
| 缺乏推荐或反对 MRI 筛查的证据 | 在基于家族史的乳腺癌风险评估模型测试中，终生风险度为 15%~20% |
| | 乳腺 X 线摄影中的致密型乳腺 |
| | 有乳腺癌病史（包括导管原位癌） |
| 反对 MRI 筛查（专家共识） | 在基于家族史的乳腺癌风险评估模型测试中，终生风险小于 15% |

* 利 – 弗劳梅尼综合征

表 1-6 韩国乳腺癌筛查指南

| | |
|---|---|
| 筛查证据和证据等级 | 40~60 岁女性，每 2 年进行一次乳腺 X 线摄影检查能够降低乳腺癌死亡率，证据程度中等 |
| | 70 岁以上女性，乳腺 X 线摄影检查降低乳腺癌死亡率的证据不足 |
| | 乳腺超声检查和乳腺临床检查降低乳腺癌死亡率的证据程度非常低 |
| 筛查指南和建议级别 * | 40~69 岁无症状女性，建议每 2 年进行一次乳腺 X 线摄影检查（B 级） |
| | 70 岁以上女性，建议根据乳腺癌患病风险和受检者个人偏好选择是否进行乳腺 X 线摄影检查（C 级） |
| | 不推荐或反对单独使用乳腺超声检查或联合乳腺 X 线摄影检查（I 类） |
| | 不推荐或反对单独使用乳腺临床检查或联合乳腺 X 线摄影检查（I 类） |
| 筛查收益 | 在随机对照临床试验的 meta 分析中，与对照组相比，乳腺 X 线摄影筛查组死亡率降低 19%，差异具有统计学意义 |
| 筛查危害 | 乳腺 X 线摄影筛查的危害包括：放射线暴露、过度诊断、假阳性导致的焦虑、不必要的活检和手术、间期癌等，但与危害相比，乳腺癌筛查的收益更大 |
| 临床注意事项 | 指南适用于无症状的一般风险女性。有症状或高风险女性根据临床判断，可以补充乳腺临床检查、乳腺超声检查等措施 |

* 筛查建议的科学证据强度：A，强；B，中等；C，弱，收益小，反对定期筛查，可根据个人偏好考虑；D，无收益或危害更大，故反对；I，证据不足，对收益和危害的证据均不足（来源：李恩惠，等，韩国医师协会杂志，2015.）

## 三、韩国的乳腺癌筛查

### （一）乳腺癌筛查现状

#### 1. 筛查率和成绩分析

韩国乳腺癌筛查项目始于 1997 年，至 2005 年发展为旨在早期发现 5 种主要癌症（胃癌、肝癌、结肠癌、乳腺癌、宫颈癌）的国家癌症筛查项目。在 2013 年的癌症筛查中，乳腺癌筛查目标人数为 5 763 025 人，实际参与 3 305 804 人，筛查率为 57.4%，40 岁年龄段女性的筛查率最高，达 63.8%（图 1-2、1-3）。分析筛查结果，异常解读率（召回率）为 13.4%，可疑乳腺癌检出率为 0.14%。根据年龄段的筛查结果显示，40 岁年龄段女性的召回率和假阳性率分别为 20% 和 21.4%，是 50 岁年龄段女性的 1.5 倍，是 60 岁年龄段女性的 2 倍（图 1-4）。50 岁年龄段女性的癌症检出率最高，每 1 000 人中有 1.7 例。40 岁年龄段女性的间期癌发生率最高，每 1 000 人中有 1.4 例（图 1-5）。

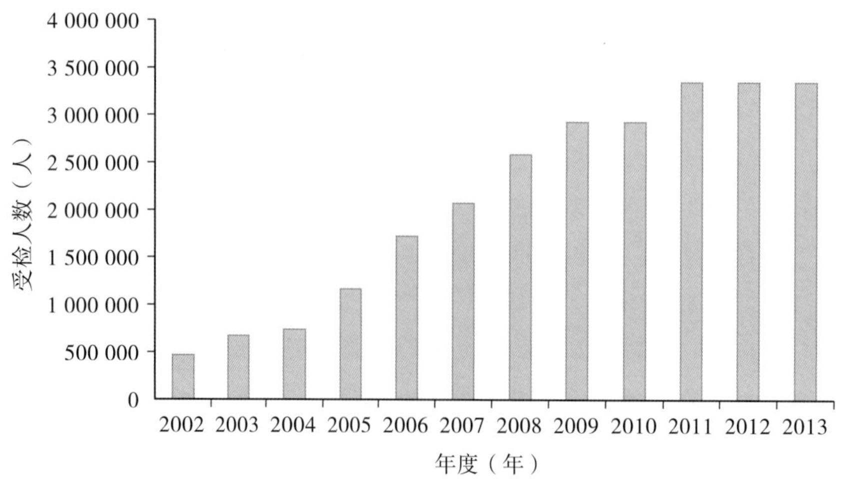


图 1-2 韩国国家癌症项目：各年度乳腺癌筛查人数（数据来源：韩国国家癌症中心，2017）

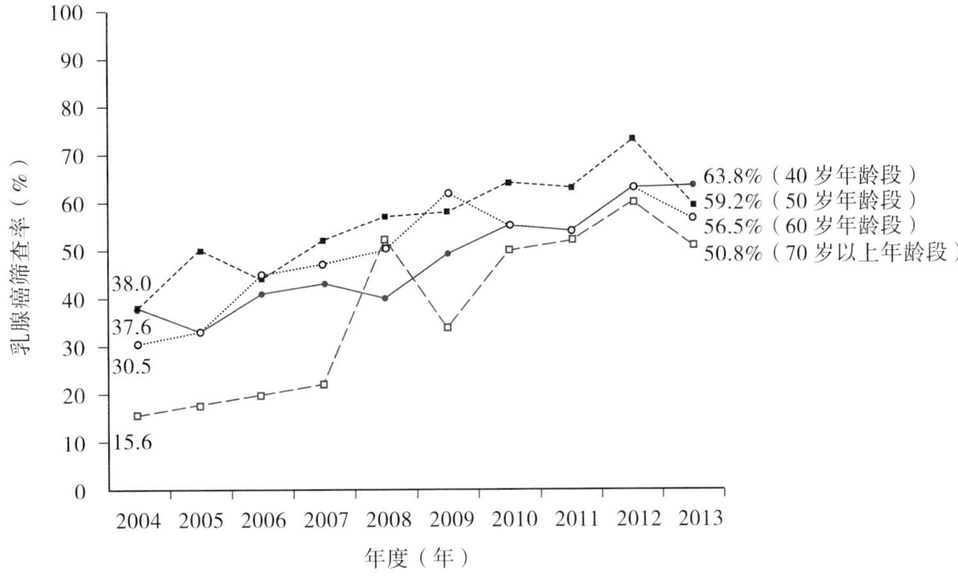


**图1-3** 韩国国家癌症项目：按年龄划分的乳腺癌筛查率发展趋势（数据来源：韩国国家癌症中心，2017）

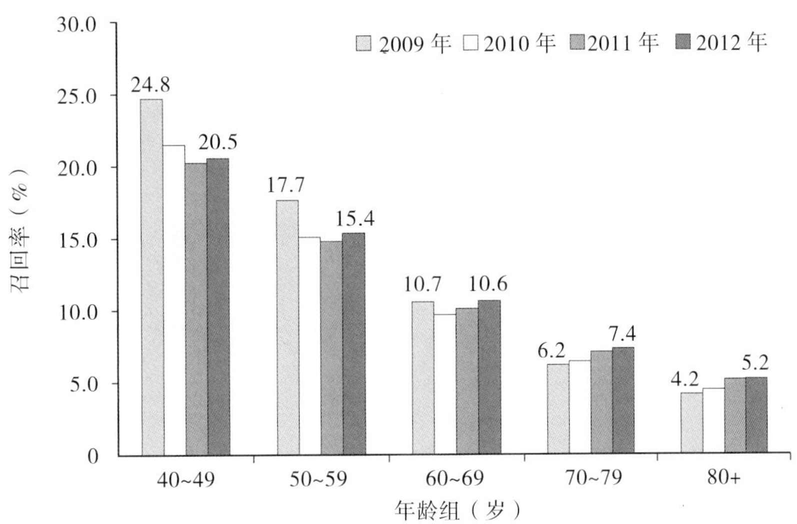


**图1-4** 韩国国家癌症项目：各年龄段乳腺癌筛查的召回率（数据来源：韩国国家癌症中心，2017）

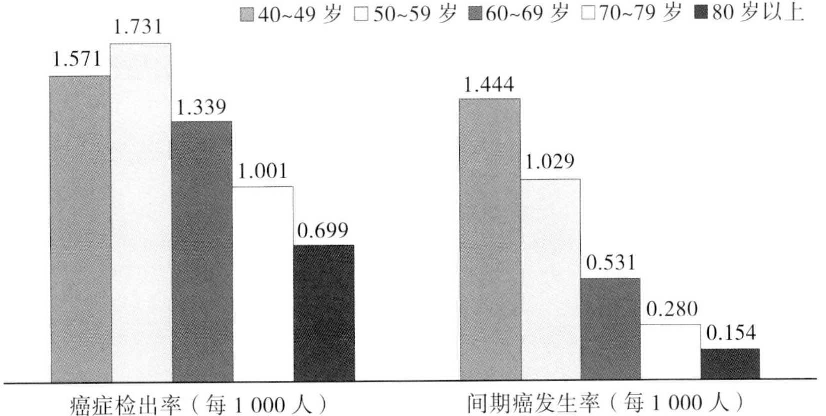


**图1-5** 韩国国家癌症项目：2010年度各年龄段乳腺癌检出率和间期癌发生率(数据来源：韩国国家癌症中心，2017）

2. 筛查的质量管理

为了提高乳腺癌筛查的质量，韩国制定了标准化筛查方法，精细的管理制度，以及人员和设备的标准，根据《基本健康筛查法》定期对筛查机构进行评估，并举办乳腺X线摄影读片训练营，对影像医生进行培训。此外，为提高受检者对检查结果的理解和满意度，制定并发布了《国家癌症筛查与措施标准建议案》，以详细解释和衡量癌症筛查方案。通过这些努力，国家乳腺癌筛查的癌症检出率从2002年的0.6‰，增加到2010年的1.5‰，假阴性率维持在0.9‰，但假阳性率从81.0‰增加到148.5‰。国家乳腺癌筛查项目针对的是低风险的普通女性，因此癌症检出率不高，但假阳性率的增加带来了不必要的额外影像学检查和活检，以及对良性病变的短期随访，造成患者的焦虑和不安，同时导致医疗费用增加。因此，必须将乳腺癌筛查的假阳性率降低至适当水平，以提高筛查的准确性并减少危害。

### （二）基于民营医疗机构的个人乳腺癌筛查

国家癌症筛查项目是基于人群的筛查（population-based screening），也是乳腺癌预防措施的一部分。除此之外，以个人利益为目进行的乳腺癌筛查称为机会性筛查（opportunistic screening），以减少个人乳腺癌死亡风险为目的。机会性筛查由医疗或体检等机构提供医疗服务，需要体检的个人承担费用。在韩国，由私人医疗机构运营的健康检查中心一直在积极地对30~35岁女性进行乳腺X线摄影和超声检查。超声筛查提高了对致密性乳腺的癌症检出率，但假阳性率也显著增加，造成不必要的活检和短期随访（表1-7）。

## 四、未来的挑战与前景

### （一）基于信息的筛查

乳腺X线摄影筛查虽然可以降低乳腺癌死亡率，但存在假阳性和过度诊断等危害。因此，应提供有关乳腺X线摄影筛查的收益和风险、筛查起始年龄和频率选择等信息，以便在知情同意（informed consent）和知情决定（informed decision）的基础上考虑到不同女性的个体风险和偏好。利用简单易懂的示意图可以帮助受检者理解乳腺癌筛查（图1-6、1-7）。对于高风险或致密型乳腺女性，还应说明超声、乳腺断层摄影、MRI等其他筛查方法，并提供有关补充筛查的利弊信息。

### （二）基于风险的筛查

1. 背景和目标

近年来，有人提出了基于风险度的筛查（risk-based screening）的必要性。在精准医学

表1-7　乳腺癌国家筛查和个人筛查的差异

| 类别 | 国家筛查 | 个人筛查 |
|---|---|---|
| 目的 | 降低目标人群整体乳腺癌死亡率 | 降低个人乳腺癌死亡风险 |
| 概述 | 公共医疗服务，为乳腺癌预防措施的一部分 | 医疗机构、筛查机构等随机提供的医疗服务 |
| 筛查对象 | 一定年龄范围的居民 | 需要筛查的个体 |
| 筛查费用 | 使用公共资金（税收） | 个人支付 |
| 收益与危害 | 利用有限资源，使群体利益最大化，同时考虑收益与危害之间的平衡 | 在个人层面上权衡利弊 |
| 优点 | 降低乳腺癌死亡率可维持国民健康及劳动力 | 根据个人价值观进行个体化的乳腺癌筛查 |

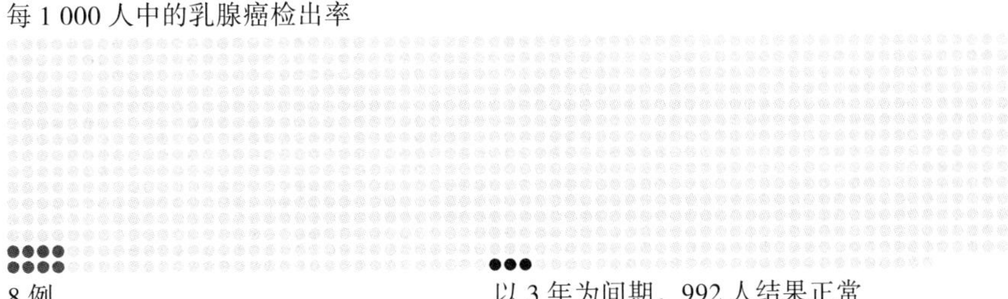


**图 1–6**　英国间期癌的说明书。在以3年为间期的乳腺癌筛查中，癌症检出率为每1 000人中8例，间期癌发生率为每1 000人中3例［数据来源：英国国家医疗服务体系（National Health Service，NHS），2017］

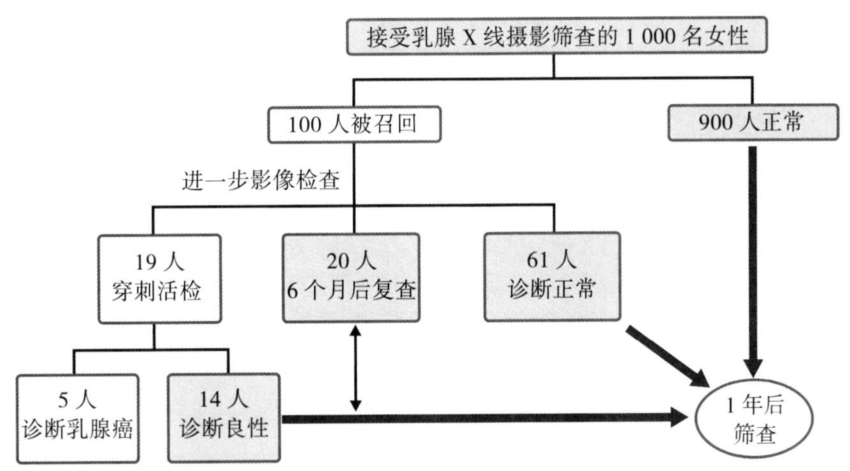


**图 1–7**　乳腺X线摄影筛查结果的说明。美国乳腺X线摄影筛查的平均异常解读率（召回率）为10%，活检率为1.9%［数据来源：美国乳腺成像协会（SBI），2018］

的背景下，强调筛查的收益与风险之间的平衡，随着对乳腺癌遗传特征了解的深入，乳腺癌筛查的发展方向正在从标准化转向个体化和精细化。基于风险的筛查是根据个人发病风险的不同，选用不同的筛查起止年龄、频率和筛查方法，最终目的是尽量早期发现乳腺癌，并最小化间期癌、晚期癌、筛查数量和假阳性，以平衡筛查的收益和风险，也就是说，对高风险女性更早、更频繁地进行乳腺X线摄影筛查方法，并考虑补充其他筛查方法，对低风险女性单独进行乳腺X线摄影筛查，或降低乳腺X线摄影筛查频率。

**2. 前瞻性研究**

为了评估基于风险的筛查的有效性、安全性和可行性，2016年起美国开展了WISDOM（Women Informed to Screen Depending On Measures of risk）研究，这是一项前瞻性的随机对照研究，研究人群分为基于风险度的筛查组和根据USPSTF筛查建议的标准化筛查组，比较两组之间的晚期乳腺癌（stage ⅡB期以上）发生率和活检率。该研究采用乳腺癌监测联合会（Breast Cancer Surveillance Consortium，BCSC）模型评估乳腺癌患病风险，该模型基于美国不同种族的100多万名女性，显示出比其他多种乳腺癌风险监测模型更高的分辨力，并且所输入信息项目（一级亲属是否有乳腺癌家族史，年龄，种族，既往乳腺活检史和结果，乳腺密度）更简单易用。此外，WISDOM研究还考虑了基于高或中等外显率的基因（*BRCA*1/*BRCA*2、*ATM*、*CDH*1、*CHEK*2、*PALB*2、*PTEN*、*STK*11、*TP*53）和96个低外显率的常见的单核苷酸多态性（single nucleotide polymorphism，SNP）构成的多基因风险评分（polygenic risk score）及既往放射线照射史。英国也在进行有关研究，确定是否根据女性乳腺癌的风险度来调整乳腺X线摄影筛查的起始年龄和筛查频率，以提高筛查的成本效益。

**3. 风险评估模型**

目前常用的乳腺癌风险评估模型包括Tyler-Cuzick、Gail、Claus、BCSC、BRCAPRO、BOADICEA等，大多数是基于美国和英国的数据建立。在韩国数据的基础上，考虑环境危险因素和乳腺癌发病率建立的改良Gail模型（KoBCRAT）和*BRCA*突变概率的模型（KoHCal），仍需要进一步的验证。由于每种模型在某些特定的情况下有可能不适用或不太准确，因此应了解各模型的优缺点，并针对不同的个体选择最适合的模型来衡量风险。

## 知识要点

- 乳腺癌的筛查方法有3种：乳腺X线摄影、乳腺临床检查和乳腺自我检查，其中乳腺X线摄影筛查是唯一被证实可以有效降低死亡率的方法。乳腺X线摄影筛查的危害包括假阴性、假阳性、过度诊断和辐射暴露。过度诊断是指终身不会引起症状或死亡的疾病，而在检查中被发现。在老年女性中筛查出低级别导管原位癌与过度诊断和过度治疗有关。
- 对于一般风险女性，从40岁起定期接受乳腺X线摄影筛查是降低乳腺癌死亡率的最佳方法。尽管2年筛查间期和1年筛查间期的癌症检出率相同，但检出癌的大小、分期及间期癌的发生率不同。本人或一级亲属携带*BRCA1*或*BRCA2*突变或乳腺癌终生风险度大于20%的高风险女性应每年进行乳腺X线摄影和乳腺MRI检查。
- 在韩国的乳腺癌筛查对照组研究中，40~69岁年龄段中筛查组的死亡率显著低于未筛查的对照组。基于这些发现，在2015年修订的韩国建议案中，对40~69岁一般风险女性建议每2年进行一次乳腺X线摄影检查。40岁年龄段女性的间期癌发生率和假阳性率显著高于50岁和60岁年龄段。
- 随着癌症筛查的目标从标准化转向个体化和精细化，开发知情决策过程和准确评估个体乳腺癌风险的方法变得非常重要。

## 参考资料

[1] 李恩惠，等．乳腺癌筛查建议修正案．韩国医师协会杂志，2015
[2] Eby PR. Evidence to support screening women annually. Radiol Clin North Am, 2017.
[3] Esserman LJ, et al. The WISDOM Study: breaking the deadlock in the breast cancer screening debate. NPJ Breast Cancer, 2017.
[4] Esserman LJ, et al. Addressing overdiagnosis and over-treatment in cancer: a prescription for change. Lancet Oncol, 2014.
[5] Expert Panel on Breast Imaging. ACR Appropriateness Criteria® Breast Cancer Screening. J Am Coll Radiol, 2017.
[6] Miglioretti DL, et al, Radiation-induced breast cancer incidence and mortality from digital mammography screening: a modeling study. Ann Intern Med, 2016.
[7] Myers ER, et al. Benefits and harms of breast cancer screening: a systematic review. JAMA, 2015.
[8] Oeffinger KC, et al. Breast cancer screening for women at average risk: 2015 guideline update from the American Cancer Society. JAMA, 2015.
[9] Pashayan N, et al. Cost-effectiveness and benefit-to-harm ratio of risk-stratified screening for breast cancer: a life-table model. JAMA Oncol, 2018.
[10] Ray KM, et al. Evidence to support screening women in their 40s. Radiol Clin North Am, 2017.
[11] Riedl CC, et al. Triple-modality screening trial for familial breast cancer underlines the importance of magnetic resonance

imaging and questions the role of mammography and ultrasound regardless of patient mutation status, age, and breast density. J Clin Oncol, 2015.
[12] Shieh Y, et al. Population-based screening for cancer: hope and hype. Nat Rev Clin Oncol, 2016
[13] US Preventive Services Task Force Screening for breast cancer: U.S. Preventive Services Task Force recommendation statement. Ann Intern Med, 2009.

# 第 2 章 致密型乳腺与超声筛查

乳腺 X 线摄影善于发现伴有钙化的导管原位癌和早期浸润性乳腺癌，是乳腺癌筛查的主要方法，但对无症状和小乳房的东亚女性、年轻女性和致密型乳腺（dense breast）女性，乳腺癌检出的敏感度低于 50%。与脂肪型乳腺相比，致密型乳腺发生间期癌（interval cancer）的风险高达 10 倍以上，检出的癌分期（stage）也较高。

有研究报道，对致密型乳腺女性的筛查，额外的影像学检查方法可以弥补乳腺 X 线摄影检查的不足，其中乳腺超声是目前中国、韩国和日本女性中使用率最高、最受欢迎的补充筛查（supplemental screening）方法。但是乳腺超声的广泛使用也增加了对良性病变的短期随访和活检，增加了患者的经济负担。同时，日益增长的超声需求、超声人员不足和检查人员的诊断主观性成为临床应用中存在的主要问题。围绕乳腺癌筛查，本章将讲述致密型乳腺的重要性及补充筛查方法，总结超声作为补充筛查方法的最新研究结果，并探讨超声筛查需要解决的问题。

## 一、致密型乳腺与补充筛查方法

### （一）背 景

#### 1. 致密型乳腺的定义和重要性

乳腺由脂肪和腺体组织构成，腺体组织比例高于脂肪的乳腺可以定义为致密型乳腺。美国放射学会（ACR）BI-RADS 将乳腺密度分为 4 型，其中不均匀致密型（c 型）和极度致密型（d 型）乳腺构成（breast composition）为致密型乳腺（表 2–1；图 2–1、2–2），临床上由医生主观评价，也有公司研发了可用于量化乳腺体积密度（breast density）的自动分析程序，以进行可重复性更高的密度测定。在美国，致密型乳腺占全部女性的 40%，2/3 的绝经前女性和 1/3 的绝经后女性是致密型乳腺。而在韩国，致密型乳腺占全部女性的 60%，3/4 的绝经前女性和 1/2 的绝经后女性是致密型乳腺（图 2–3）。致密型乳腺在亚洲女性（尤其是东亚女性）中占比高于其他人种。乳腺密度是由遗传因素决定的，并受体重指数（body mass index，BMI）、年龄和服用激素药物等因素影响。

乳腺 X 线摄影检查的假阴性结果与肿瘤的病理类型、病灶大小、图像的错误解读、成像质量不佳以及乳腺密度等多种原因有关，其中乳腺密

**表 2–1 乳腺 X 线摄影中的乳腺密度分型（ACR BI-RADS，2013）**

| 乳腺分型 | 定义 | 简称 |
|---|---|---|
| a | 乳腺组织几乎完全被脂肪组织所代替 | 脂肪型 |
| b | 乳腺组织内有散在的纤维腺体组织 | 少量腺体型 |
| c | 乳腺组织呈密度不均匀增高，很有可能掩盖小肿块 | 不均匀致密型 |
| d | 乳腺组织极其致密，会降低乳腺 X 线检查的敏感度 | 极度致密型 |

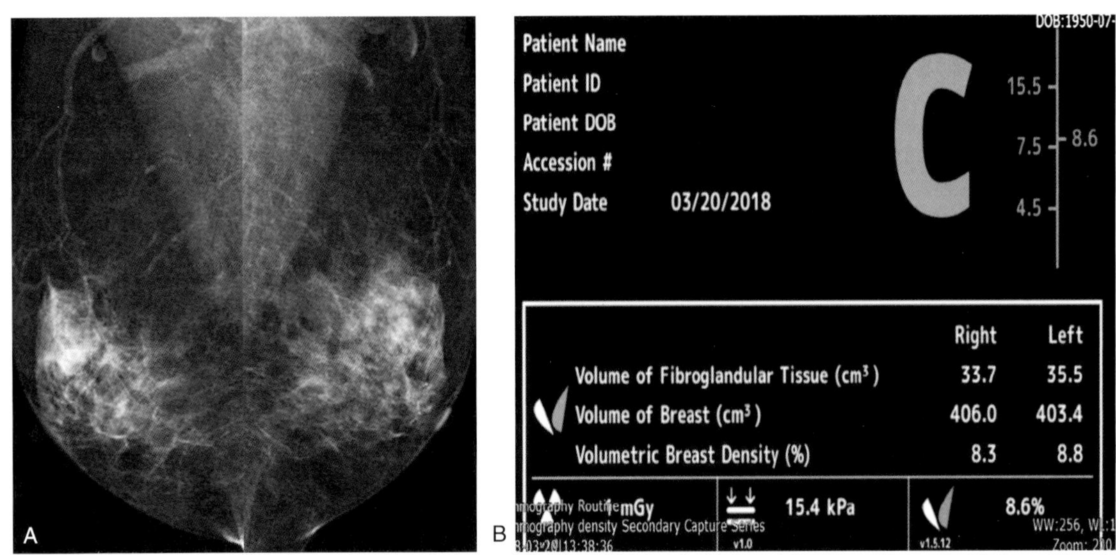


**图 2-1**　乳腺密度的评估与测量。A. 66 岁女性的双侧内外斜位（MLO 位）乳腺 X 线摄影，评估为不均匀致密型（c 型）乳腺。B. 自动测量程序提取乳房体积、乳腺腺体组织体积、乳房体积密度比（%）和 BI-RADS 分型结果，该病例的右侧和左侧乳腺体积密度比分别为 8.3% 和 8.8%，属于不均匀致密型（c 型）乳腺

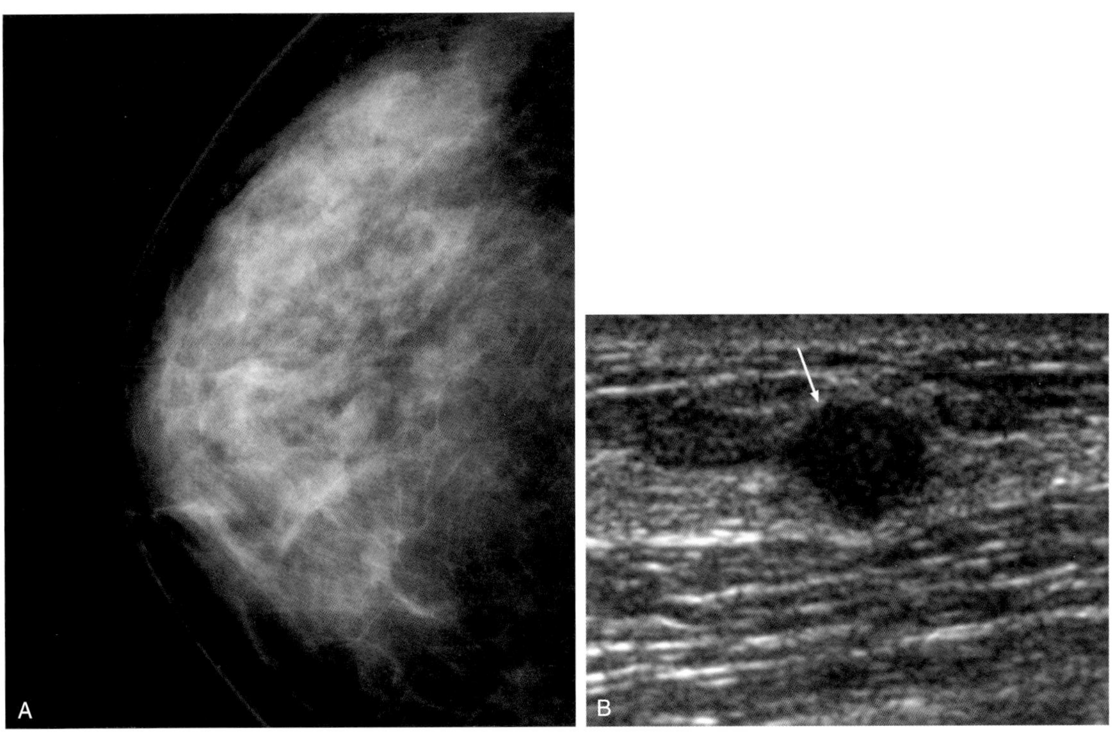


**图 2-2**　在极度致密型乳腺中通过超声发现的乳腺癌。A. 65 岁无症状女性，右乳 X 线摄影图像显示极度致密型乳腺，未见异常。B. 同时行乳腺超声检查，1 点方向见边缘不光整、大小为 0.7cm 的低回声肿块（箭头），空芯针穿刺活检和手术结果为Ⅰ期乳腺癌

度高是乳腺癌患病的危险因素之一，且 BI-RADS 乳腺密度等级越高，乳腺 X 线摄影敏感度越低。此外，致密型乳腺会显著增加患乳腺癌的风险。与脂肪型相比，致密型乳腺女性的乳腺癌患病风险可增加 2~4 倍。对于 40 岁以上的极度致密型乳腺女性，若其一级亲属有乳腺癌病史，其患乳腺癌的风险将加倍。在东亚（中国、韩国和日本）进行的研究也证实致密型乳腺与乳腺癌风险增加有相关性。

**2. 补充筛查的推广**

自美国于 2009 年在康涅狄格州制定了《乳腺密度通告法》（breast density notification law）以来，很多州开始推广实行，在进行乳腺 X 线摄影检查时，如果被检查者是致密型乳腺，需要告知本人，并协助其行进一步影像学检查。在韩国，50 岁以下的女性乳腺癌发病率较高，致密型乳腺的比例也较高，因此，韩国的乳腺癌筛查广泛采用乳腺 X 线摄影联合超声，20% 的不可触及性乳腺癌在超声筛查中被发现（图 2–3）。与美国不同的是，除了 BI-RADS c 型和 d 型乳腺构成为致密型乳腺外，少量腺体型（b 型）乳腺的筛查也补充了乳腺超声，原因是不均匀致密型（c 型）乳腺和少量腺体型（b 型）乳腺的判定在不同的读片者之间的一致性并不高。此外从整体上看，如果局部有腺体组织，即使是脂肪型乳腺也有可能掩盖乳腺癌病灶（图 2–4）。除了超声之外，在致密型乳腺女性中还可进行数字乳腺断层摄影（digital breast tomosynthesis，DBT）、对比增强乳腺摄影（contrast-enhanced mammography）、MRI 和核医学检查等（表 2–2）。根据个人乳腺癌风险和乳腺密度不同，可以推荐适当的乳腺癌筛查方法（图 2–5）。

## （二）致密型乳腺的其他影像学检查方法

**1. 乳腺断层摄影**

乳腺断层摄影是一种三维乳腺 X 线摄影方法，能够克服常规乳腺 X 线摄影召回率高、敏感度低等局限性。在美国以筛查和诊断为目的的乳腺影像检查中，乳腺断层摄影与数字乳腺 X 线摄影检查有着同样重要的地位。但意大利的 ASTOUND 研究对比了乳腺断层摄影和超声的补充筛查效果，结果显示在致密型乳腺女性中，一半以上的超声发现的乳腺癌在乳腺断层摄影检查中未发现，两者的召回率和假阳性率相似。

**2. 对比增强乳腺摄影**

对比增强乳腺摄影是通过注射碘造影剂显示血流增加的部位来发现乳腺癌，根据剪影技术不同，分为时间剪影（temporal subtraction）和双能剪影（dual-energy subtraction），后者又称为对比增强能谱乳腺 X 线摄影（contrast-enhanced

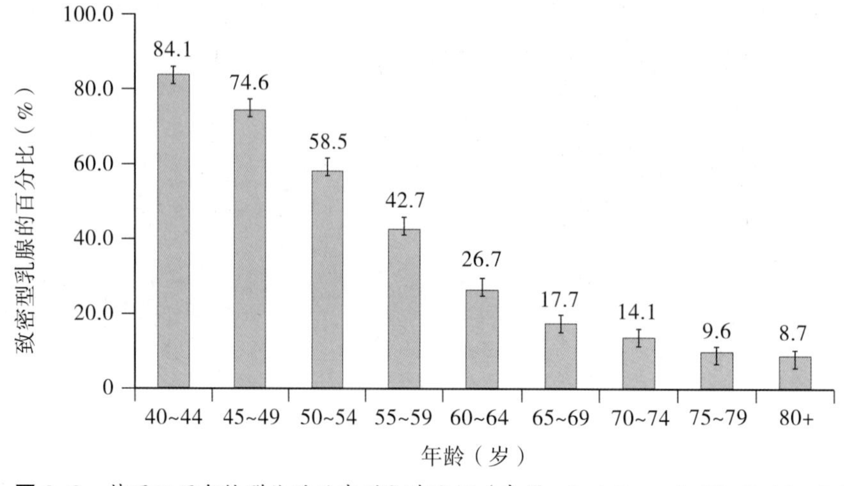

**图 2–3** 韩国不同年龄群体的致密型乳腺比例（来源：Park B, et al. Clin Epidemiol 2017）

spectral mammography，CESM）。美国和欧洲正在积极开展利用CESM进行筛查的临床研究。研究结果表明，CESM对癌的检出率和敏感度与MRI相似。

3. 乳腺超声

乳腺超声无辐射，无须注射造影剂，是最安全的检查方式之一，检查过程中也不会因压迫（compression）使受检者感到不适。加之超声设备广泛普及，是最经济的检查方法，尤其是在发展中国家，超声比乳腺X线摄影更常用。乳腺超声在致密型乳腺女性中使用率最高，但对于乳腺厚度在4cm以上的大乳腺女性，扫查相对困难。乳腺超声设备分为手持超声和自动超声，分别由超声医生手动操作和超声机器自动操作。自动超声可以得到乳腺的三维全乳数据，并可避免手持超声受检查者经验依赖的缺点，因此自动超声有可能替代手动超声，用于致密型乳腺女性的乳腺癌筛查（图2-6）。为了进一步提高诊断的准确性和效率，科学家们开发了基于自动乳腺超声的计算机辅助诊断程序。

4. 乳腺MRI

对有基因突变或家族史的高风险女性的筛查，不论乳腺密度如何，均建议做乳腺增强MRI检查。MRI检出癌的敏感度更高，因此MRI检

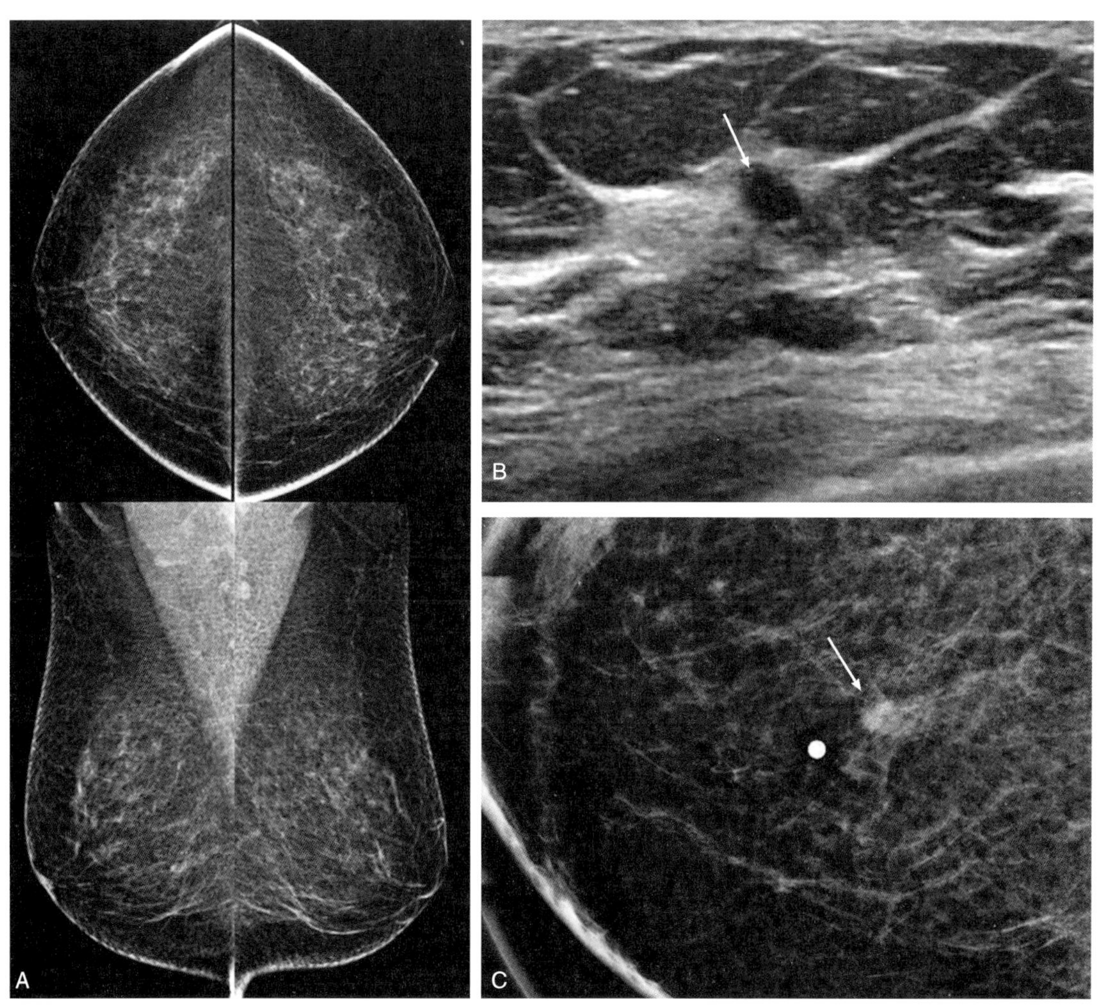


图2-4　少量腺体型乳腺中发现的乳腺癌。A. 55岁无症状高风险女性，有乳腺癌家族史，双侧乳腺X线摄影显示乳腺组织内有散在的腺体，未见明显异常。B. 同时行超声检查，右侧乳房7点方向见边缘不光整、大小为0.7cm的低回声肿块（箭头）。C. 超声检查后，于肿块相应皮肤位置贴上标记，再次行内外斜位（MOL位）放大摄影，肿块显示（箭头）。诊断为中度可疑恶性（BI-RADS 4B）病变，空芯针穿刺活检和手术结果为Ⅰ期乳腺癌

表 2–2 致密型乳腺筛查的影像学方法比较

| | 额外检出率（/1 000） | 活检阳性预测值（PPV3） | 间期癌 |
|---|---|---|---|
| 乳腺断层摄影 | 1~2 | 29% | 减少 29% |
| 对比增强乳腺摄影 | 10 | 30% | 未报告 |
| 超声 | 2~4 | 9% | 减少 50% |
| MRI | 14+ | 27% | 减少 99% |
| 核医学检查 | 7~8 | 33% | 未报告 |

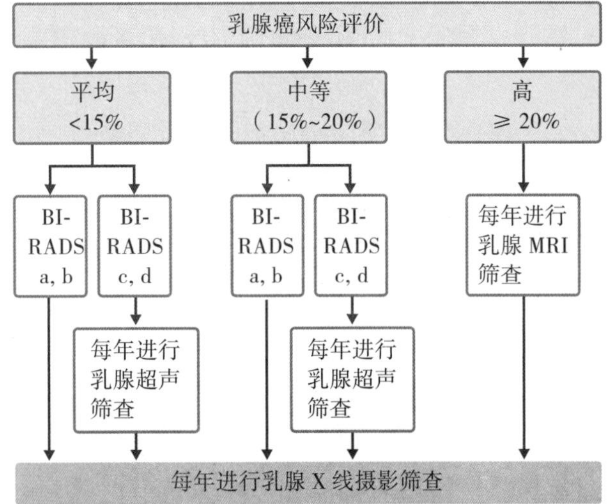


图 2–5 不同乳腺癌发病风险和乳腺密度的推荐筛查方法

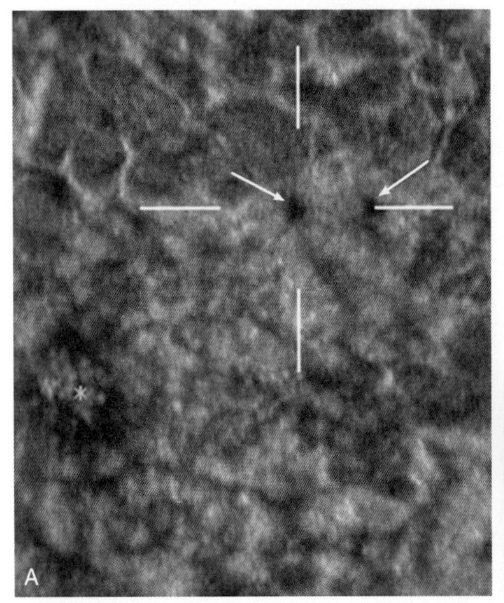


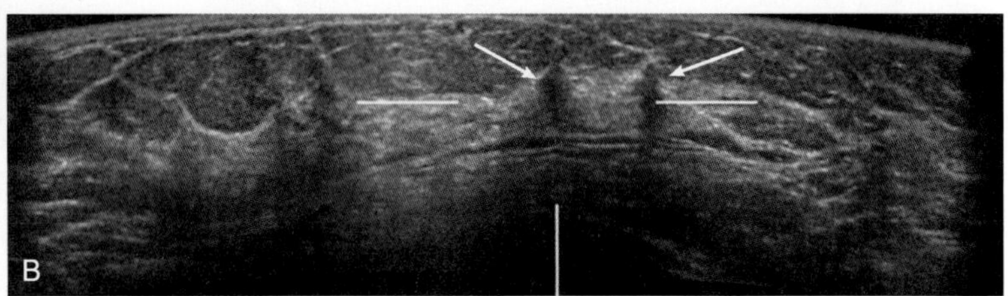


图 2–6 自动乳腺超声。47 岁无症状女性的自动乳腺超声冠状面（A）及横断面（B）图像，可以看到两个边缘不光整的肿块（箭头）。病理诊断为 1cm 的浸润性乳腺癌

查后无须再加做超声。荷兰的科学家正在针对平均风险的致密型乳腺进行 MRI 补充筛查有效性的临床试验（DENSE Trial），2019 年发表的研究结果显示增加 MRI 补充筛查后能使间期癌由 5/1 000 降低到 2.5/1 000。根据 ECR2019 年发表的初步结果，MRI 的乳腺癌检出率约为 16/1 000。但 MRI 具有检查费用高、操作较复杂和需注射造影剂等缺点，大面积推广相对困难。针对平均风险的致密型乳腺女性，目前美国研究者正在进行乳腺断层摄影和 MRI 快速检查（abbreviated MRI）两种补充筛查方式的对比临床试验（ECOG-ACRIN 1141）。

5. 核医学检查

乳腺核医学检查以乳腺分子影像技术（molecular breast imaging，MBI）、乳腺专用 γ 射线成像（breast specific gamma imaging，BSGI）和乳腺专用 PET 成像为代表，对诊断乳腺癌具有较高的敏感度和较低的假阴性率。但核医学检查具有辐射剂量大（乳腺 X 线摄影的 6~30 倍以上）、检查时间长等缺点，很难应用于乳腺癌筛查。

## 二、超声筛查的有效性研究

### （一）平均风险女性

1. 日本 J-START 研究

Ohuchi 等首次发表了日本乳腺超声筛查的随机对照研究 J-START（Japan Strategic Anticancer Randomized Trial）的结果（表 2–3）。将 72 998 名 40 岁以上的平均风险女性随机分配为两组：单独乳腺 X 线摄影筛查组（对照组）和乳腺 X

线摄影与超声联合筛查组（干预组），干预组分别独立判定乳腺 X 线摄影和超声结果。结果显示，干预组比对照组发现更多的乳腺癌，敏感度提高（91.1% *vs.*77.0%），特异度减低（87.7% *vs.* 91.4%），且能够发现更多的 0 期或 I 期癌症（71.3% *vs.*52.0%），超声对于浸润性癌的检出率为 82%，高于乳腺 X 线摄影的 42%。干预组发现了 184 例（5/1 000）乳腺癌，间期癌 18 例；对照组发现了 117 例（3.2/1000）乳腺癌，间期癌 35 例。因此，超声联合乳腺 X 线检查能够减少约 50% 的间期癌。对照组召回率为 8.8%，干预组增加至 12.6%。

**2. 北美和欧洲的研究**

2005 年以前，在不同医院进行的 6 项研究中，对 42 061 例非脂肪型乳腺的平均风险女性进行了筛查，仅超声额外筛查出 150 例（0.35%）乳腺癌（表 2–4）。在这仅由超声发现的 150 例乳腺癌中，141 例（94%）为浸润性癌，9 例（6%）为导管原位癌。141 例浸润性癌症中，99 例（70%）的病灶最大直径在 1cm 以下。分析数据显示，补充超声对乳腺癌的检出率越高，致密型乳腺所占比例就越大。实际上，仅由超声发现的 126 例乳腺癌患者中，114 例（91%）是致密型乳腺。美国耶鲁大学于 2012 年度公布了乳腺

**表 2–3　乳腺癌筛查研究中乳腺 X 线摄影和超声筛查结果比较**

| 类别 | 日本 J-START 研究 | 中国 PUMCH 研究 | 美国 ACRIN 研究 |
|---|---|---|---|
| 年龄 | 40~49 岁 | 30~65 岁 | 25~91 岁 |
| 研究对象 | 平均风险女性 36 000 人 | 高风险女性 13 339 人 | 高风险致密型乳腺女性 2 662 人 |
| 研究设计 | 随机对照试验（单独乳腺 X 线摄影 *vs.* 乳腺 X 线摄影联合超声） | 随机对照试验（单独乳腺 X 线摄影 *vs.* 单独超声 *vs.* 乳腺 X 线摄影联合超声） | 观察性试验（单独乳腺 X 线摄影 *vs.* 单独超声 *vs.* 乳腺 X 线摄影联合超声） |
| 检查次数 | 2 年 2 次 | 2 年 2 次 | 3 年 3 次（第三次检查后行 MRI 筛查） |
| 癌症检出率（每 1 000 人） | 3.2 *vs.* 5.0 | 0.72 *vs.* 1.51 *vs.* 2.02 | 7.9 *vs.* 7.8 *vs.* 12.2 |
| 浸润性癌比例 | 74% *vs.* 70% | 80% *vs.* 100% *vs.* 86% | 69.5% *vs.* 91.4% *vs.* 78.0% |
| 召回率 | 8.8% *vs.* 12.6% | 无数据 | 10.2% *vs.* 14.3% *vs.* 20.3% |
| 活检率 | 1.82% *vs.* 4.53% | 0.2% *vs.* 0.4% *vs.* 0.3% | 2.2% *vs.* 6.7% *vs.* 8.2% |
| 活检阳性预测值（PPV3） | 16.7% *vs.* 33.3% | 71.4% *vs.* 64.7% *vs.* 60.9% | 34.6% *vs.* 10.4%*vs.* 14.1% |
| 间期癌 | 0.10% *vs.* 0.05% | 无数据 | 0.12%（联合） |
| 费用分析（QALY，$） | 无数据 | 45 253（乳腺 X 线摄影）*vs.* 7 876（超声）*vs.* 21 599（联合） | 553 000（乳腺 X 线摄影）*vs.* 728 000（联合） |

**表 2–4　超声补充筛查的国外单中心研究结果**

| 主要研究者（年份） | 超声筛查例数 | 活检例数 | 检出癌 / 活检例数 | 癌症检出率 |
|---|---|---|---|---|
| Gordon（1995 年） | 12 706 | 279（2.2%） | 44/279（16%） | 44/12 706（0.35%） |
| Buchberger（2000 年） | 8 103 | 362（4.5%） | 32/362（8.8%） | 32/8 103（0.39%） |
| Kaplan（2001 年） | 1 862 | 102（5.5%） | 6/99*（6.1%） | 6/1 862（0.3%） |
| Kolb（2002 年） | 13 547 | 358（2.6%） | 37/358（10%） | 37/13 547（0.27%） |
| Crystal（2003 年） | 1 517 | 38（2.5%） | 7/38（18%） | 7/1 517（0.46%） |
| Leconte（2003 年） | 4 236 | — | — | 16/4 236（0.38%） |

* 5 例患者在其他医疗机构进行活检，结果在本研究中无法分析。1 例患者本人最终拒绝活检

密度通告法，之后实行的首次超声筛查检出率为0.32%，与上述结果相似。

## （二）高风险女性的筛查

### 1. 美国的 ACRIN 研究

ACRIN 6666 研究旨在评估超声对高风险女性乳腺癌筛查的有效性，该研究在美国、加拿大、阿根廷共 20 个筛查中心共招募了 2 809 名（25~91 岁）无症状、有致密型乳腺的高风险女性。该研究为期 3 年，每年对 2 662 人同时进行乳腺 X 线摄影和超声筛查，以病理检查和 1 年的随访为金标准。研究过程采取双盲读片，即乳腺 X 线摄影和超声读片是彼此独立进行的，互相不知道对方的结果。研究结果显示，110 例患者中检出 111 个乳腺癌，其中 89 个（80%）是浸润性癌，平均大小为 12mm。超声和乳腺 X 线摄影每 1 000 人中的癌症检出例数分别为：第 1 年为 9 例和 7.5 例，第 2~3 年为 7.1 例和 8.1 例，无显著性差异。超声敏感度为 52%（58/111），乳腺 X 线摄影敏感度为 53%（59/111）。89 例浸润性癌中超声检出 60%（53/89），高于乳腺 X 线摄影的 46%（41/89）（表 2–3）。在检出的乳腺癌中，超声检出浸润性癌的比例是 91%（53/58），高于乳腺 X 线摄影的 70%（41/59）；肿瘤平均大小分别为 12mm 和 13mm，两组无差异。超声发现的浸润性癌中有 64%（34/53）为淋巴结阴性，高于乳腺 X 线摄影的 44%（18/41）。在 4 814 次随访检查中（第 2 年和第 3 年），超声的召回率（10.7% *vs.* 9.4%）和活检率（5.5% *vs.* 2.0%）均高于乳腺 X 线摄影，但病理学检查阳性预测值（PPV3）比乳腺 X 线摄影低（11.7% *vs.* 38.1%）。

### 2. 中国的 PUMCH 研究

中国的 PUMCH 研究从 2008 年 11 月至 2010 年 11 月，在中国 8 个省的 14 个乳腺筛查中心，将 13 339 名高风险女性（30~65 岁）随机分为乳腺 X 线摄影筛查组（$n$=4 446）、超声筛查组（$n$=4 446）、超声与乳腺 X 线摄影联合筛查组（$n$=4 447），随访周期为 1 年（表 2–3）。该研究采用北京协和医院（PUMCH）研发的评估模型来确定受检者是否属于高风险人群。结果显示，在被检出的 30 例乳腺癌中，单独由乳腺 X 线检出 5 例（0.72/1 000），单独超声检出 11 例（1.51/1 000），乳腺 X 线与超声联合检出 14 例（2.02/1 000）。对联合筛查组的结果进行进一步分析发现，超声检出全部 14 例乳腺癌，乳腺 X 线摄影只检出其中的 8 例，超声比乳腺 X 线摄影有更高的敏感度（100.0% *vs.* 57.1%）和准确度（99.9% *vs.* 76.7%）。每发现 1 例乳腺癌所需的费用，乳腺 X 线摄影筛查组、超声筛查组和联合筛查组分别为 \$7 876、\$45 253 和 \$21 599。该研究的结论为：对中国高风险女性的乳腺癌筛查，超声优于乳腺 X 线摄影。

## （三）韩国的研究

### 1. 超声检出的乳腺癌特征

韩国的一项临床研究在 2 家医疗机构共收集了由超声或乳腺 X 线筛查出的乳腺癌患者 80 例，超声检出的乳腺癌大小明显小于乳腺 X 线摄影，其中淋巴结阴性的 I 期浸润性癌比例也更高，差异具有统计学意义（表 2–5）。说明超声可以检出更多的早期低级别癌症，从而降低乳腺癌死亡率。此外，对致密型乳腺中发现的乳腺癌位置分析发现，大部分癌症位于脂肪层和腺体层的交界层（fat glandular interface；图 2–7），特别是外上象限的脂肪与腺体交界层。比起导管原位癌，浸润性癌的这种特征更明显，被腺体包绕的浸润性癌非常罕见。

### 2. 超声发现的乳腺癌患者生存率分析

根据韩国 4 家教学医院的研究结果显示，超声检出的 501 例乳腺癌患者的 5 年无复发生存率（recurrence free survival，RFS）为 98%，没有发生远处转移或死亡。多因素 Cox 回归分析显示，超声检出浸润性癌的复发相关因素为发病年龄 40 岁以下、三阴性乳腺癌和 BI-RADS 4A 类（表 2–6）。

表 2-5　乳腺 X 线摄影与超声筛查检出的乳腺癌比较

| 类别 | | 超声检出癌（80 例） | 乳腺 X 线摄影检出癌（80 例） | *P* 值 |
|---|---|---|---|---|
| 平均年龄（范围） | | 46 岁（31~65 岁） | 52 岁（33~77 岁） | |
| 肿块大小 | | 1.21 ± 0.93cm | 1.91 ± 1.31cm | 0.001 |
| 病理分类 | 浸润性癌 | 81.3% | 73.8% | |
| | 导管原位癌 | 18.8% | 26.3% | 0.256 |
| Ⅰ期浸润性癌 | | 80.0% | 55.0% | 0.001 |
| 组织学分级 | 1 级（低级别） | 34.6% | 3.8% | |
| | 2 级（中等级别） | 50.0% | 65.4% | 0.001 |
| | 3 级（高级别） | 15.4% | 30.8% | |
| 淋巴结阴性的癌 | | 90.0% | 85.0% | 0.633 |

*P*<0.05，两组间差异具有统计学意义

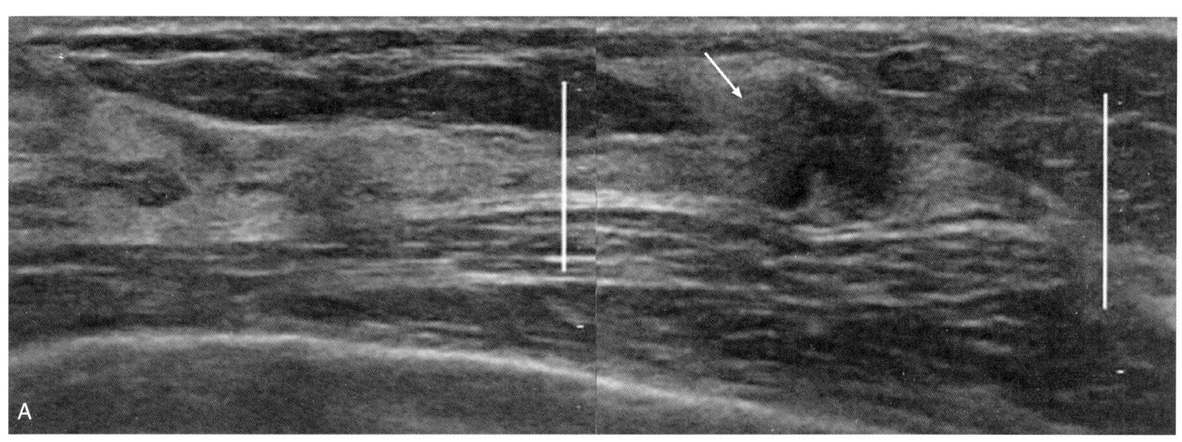

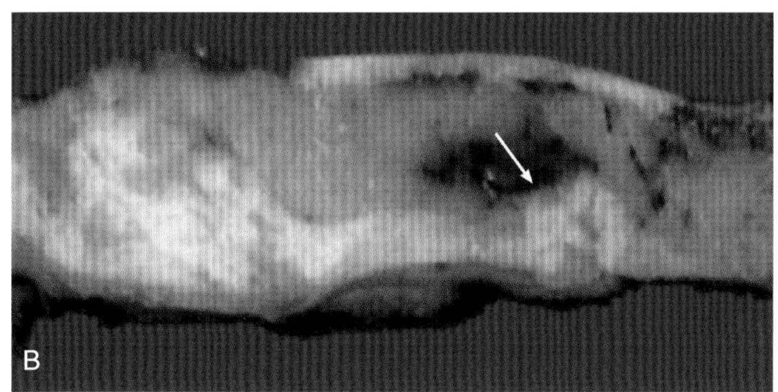

图 2-7　致密型乳腺发现乳腺癌的位置。A. 44 岁的女性，乳腺超声显示左乳外上象限 1 点方向，距乳头 7cm 的位置见边缘不光整的肿块（箭头）。肿块位于腺体边缘，周边超过 180°被脂肪组织包绕并深入脂肪层。B. 大体病理照片上可以看到位于脂肪和腺体交界层的浸润性癌（箭头）

表 2-6　超声发现浸润性癌的复发相关因子

| 类型 | 相关因子 | 风险比（hazard ratio）* | *P* 值 |
|---|---|---|---|
| 年龄 | ≤ 40 岁（基准值，> 40 岁） | 3.632 | 0.032 |
| 分子分型 | 三阴性（基准值，ER+/HER2-） | 7.498 | 0.001 |
| 影像学表现 | BI-RADS 4A（基准值，4B、4C 和 C5 类） | 5.113 | 0.008 |

* 采用多因素 Cox 比例风险回归分析（multivariate Cox proportional hazard regression analysis）

## 三、超声筛查存在的问题与解决方法

### （一）存在的问题

#### 1. 假阳性率高

迄今为止的研究结果显示，乳腺超声筛查的假阳性率为2%~6%。虽然这些数据与额外检出的乳腺癌数量相比并不算高，但这是从经过良好培训的影像医生或技师处所获得的结果，因此需要更多的研究来降低超声筛查的假阳性率。在乳腺X线摄影筛查中，活检的阳性预测值（PPV3）一般为20%~35%。美国的研究结果显示，临床触诊和乳腺X线摄影筛查组的PPV3为43.1%，而超声筛查组的PPV3较低，仅为10.3%。韩国大部分体检机构超声筛查的PPV3为5%~10%。假阳性率与女性的年龄成反比，与乳腺密度成正比。但是，由于可以将其与以前的图像进行比较，因此超声筛查经验的积累，在随后的筛查中误报率会降低。此外，超声发现的病变比乳腺X线摄影发现的钙化更容易进行活检。第9章中将讨论超声与乳腺X线摄影结果的综合判断，有助于降低超声筛查的假阳性率。

#### 2. 过度诊断

与乳腺X线摄影相比，超声对导管原位癌的发现并不那么敏感，因此采用超声筛查，一般不会出现过度诊断的问题。但是，对老年女性的非肿块病变或乳晕下的导管内肿块等进行过度检查和活检，有可能增加低级别导管原位癌的检出，并因此引发过度诊断，应予以注意。

### （二）解决方法

#### 1. 超声医生的培训和正确的随访管理

乳腺超声筛查效果取决于仪器的性能和检查者的能力，因此，对仪器、图像质量等进行技术层面的管理，对检查人员进行正确的管理和持续培训，以及对相关检查方法和影像记录的标准化都至关重要。ACRIN 6666研究在开始前制作了用于乳腺超声筛查培训的体模和影像资料，并对参加培训的医生和技师进行了标准化检查方法和影像记录的培训。在日本，40岁以上的女性每两年接受一次超声筛查。从2004年起，日本为进行超声筛查的医生和技师进行为期2天的理论教育和技能培训，从国家层面实行乳腺超声筛查的正确管理。

#### 2. 自动乳腺超声

全乳自动乳腺超声成像是针对致密型乳腺女性进行乳腺癌筛查研发的，是可以代替手动检查的有效检查方法。有望解决乳腺超声使用的缺陷——检查人员的主观性和检查人员的相对缺乏等问题（图2-8）。关于自动乳腺超声的详细内容请参阅第13章。

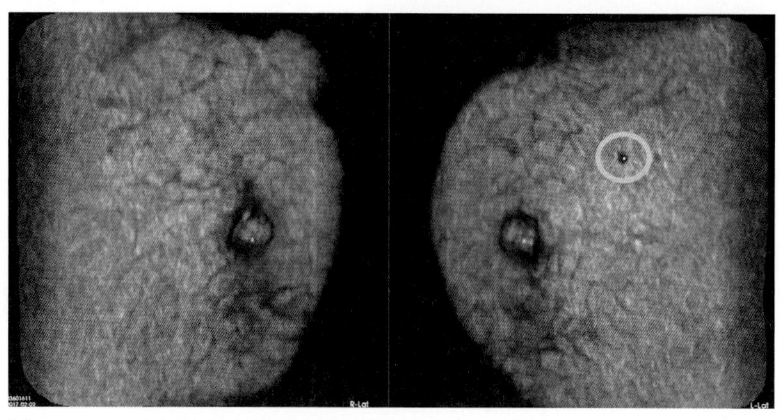

**图2-8** 自动乳腺超声和计算机辅助诊断。47岁的无症状女性，自动乳腺超声容积数据的计算机辅助诊断结果显示左侧乳腺见大小为1cm的浸润性乳腺癌，用圆圈标示

## 知识要点

• ACR 的 BI-RADS 乳腺密度的 4 种分型中，不均匀致密型（c 型）和极度致密型（d 型）定义为致密型乳腺，乳腺 X 线摄影检查的敏感度比少量腺体型（b 型）或脂肪型（a 型）低。此外，乳腺密度也是乳腺癌发病的危险因素之一，与拥有脂肪型乳腺的女性相比，拥有致密型乳腺的女性乳腺癌发病风险增加 2~4 倍。

• 除乳腺 X 线摄影外，可用于乳腺癌筛查的影像学方法有乳腺断层摄影、对比增强乳腺摄影、超声、MRI 和核医学检查等。超声因无辐射，同时检查时没有压迫所致的不适感，且设备普及广泛，所以在对致密型乳腺女性建议的补充筛查方法中，使用率最高。对不能使用 MRI 筛查的高风险女性，也可以选择超声筛查。

• 在平均风险或高风险人群的致密型乳腺女性中，乳腺超声比乳腺 X 线摄影更容易发现浸润性癌。乳腺 X 线摄影筛查后进一步行超声筛查，每 1 000 人中可额外检出 1.8~3.5 例乳腺癌，其中 70% 为 1cm 以下的浸润性癌。与乳腺 X 线摄影单独筛查相比，乳腺 X 线摄影联合超声筛查可将间期癌减少一半，但召回率增加，特异度减低。

• 乳腺超声具有假阳性率高、受检查者的主观性影响及检查人员相对缺乏的局限性。在引入超声筛查之前，有必要对超声设备进行正确的管理，并构建相关人员的教育体系。

## 参考资料


[1] 孙黎，等 . 乳腺超声和钼靶 X 线对中国女性乳腺癌筛查的卫生经济学评价 . 中国卫生政策研究，2017.

[2] Bae MS, et al. Characteristics of breast cancers detected by ultrasound screening in women with negative mammograms. Cancer Sci, 2011.

[3] Berg WA, et al. Detection of breast cancer with addition of annual screening ultrasound or a single screening MRI to mammography in women with elevated breast cancer risk. JAMA, 2012.

[4] Cho N, et al. Sonographic characteristics of breast cancers detected by supplemental screening US: Comparison with breast cancers seen on screening mammography. Acta Radiol, 2010.

[5] Duffy SW, et al. Mammographic density and breast cancer risk in breast screening assessment cases and women with a family history of breast cancer. Eur J Cancer, 2018.

[6] Huang Y, et al. Preliminary effectiveness of breast cancer screening among 1.22 million Chinese females and different cancer patterns between urban and rural women. Sci Rep, 2016.

[7] Kim SY, et al. Breast cancer detected at screening US: survival rates and clinical-pathologic and imaging factors associated with recurrence. Radiology, 2017.

[8] Lee JM, et al. Performance of screening ultrasonography as an adjunct to screening mammography in women across the spectrum of breast cancer risk. JAMA Intern Med, 2019.

[9] Melnikow J, et al. Supplemental screening for breast cancer in women with dense breasts: a systematic review for the U.S. Preventive Services Task Force. Ann Intern Med, 2016.

[10] Mendelson EB, Berg WA. Training and standards for performance, interpretation, and structured, reporting for supplemental breast cancer screening. Am J Roentgenol, 2015.

[11] Ohuchi N, et al. Sensitivity and specificity of mammo-graphy and adjunctive ultrasonography to screen for breast cancer in the Japan Strategic Anti-cancer Randomized Trial (J-START): a randomised controlled trial. Lancet, 2016.

[12] Park B, et al. Does breast density measured through population-based screening independently increase breast cancer risk in Asian females. Clin Epidemiol, 2017.

[13] Shen S, et al. A multi-centre randomised trial comparing ultrasound vs mammography for screening breast cancer in high-risk Chinese women. Br J Cancer, 2015.

[14] Sung H, et al. Breast cancer risk factors and mammo-graphic density among high-risk women in urban China. NPJ Breast Cancer, 2018.

[15] Sprague BL, et al. Benefits, harms, and cost-effectiveness of supplemental ultrasonography screening for women with dense breasts. Ann Intern Med, 2015.

[16] Tohno E, et al. Educational program and testing using images for the standardization of breast cancer screening by ultrasonography. Breast Cancer, 2012.

[17] Uematsu T, et al. Do you know how to get the J-START quality assurance guideline.Breast Cancer, 2018.

# 第 3 章 评价乳腺症状的诊断

乳房肿块（lump）、乳房疼痛（pain）、乳头溢液（nipple discharge）、皮肤改变（skin changes）及腋窝肿块是女性乳腺的常见症状（symptoms），大部分是由生理变化或良性病变所致，但是多数乳腺癌患者也是因为这些症状到医院就诊，而被诊断为乳腺癌（表 3-1）。因此，建立系统化诊治流程对避免乳腺癌的漏诊或误诊，以及减少不必要的影像学检查或病理学检查非常重要。在韩国，无论年龄大小，对乳房的检查高度依赖乳腺超声。而在美国，建议对 30 岁以下女性行乳腺超声检查，对 30 岁以上女性行乳腺 X 线摄影检查，因此我们有必要了解韩国和美国在评估方法上的差异。本章根据乳腺的临床和影像学检查，介绍不同乳房症状的评估和治疗方法。

表 3-1 乳腺癌的临床症状（韩国乳腺癌登记中心，2012）

| 症状 | 病例数（例） | 百分比 |
| --- | --- | --- |
| 无症状（筛查发现） | 2 368 | 31.2% |
| 乳房肿块 | 4 168 | 54.9% |
| 乳房疼痛 | 339 | 4.5% |
| 乳头溢液 | 227 | 3.0% |
| 皮肤改变 | 63 | 0.8% |
| 乳头凹陷 | 84 | 1.1% |
| 腋窝肿块 | 76 | 1.0% |
| 其他 | 261 | 3.4% |
| 总计 | 7 586 | 100% |

## 一、乳房症状的诊断体系

### （一）临床乳房检查

乳房肿块、乳房疼痛、乳头溢液、皮肤改变及腋窝肿块等是女性乳房的常见症状和体征（sign）。这些症状大多数是非特异性的，被诊断为良性。但在某些情况下需要与乳腺癌相鉴别，所以需要针对不同症状进行适当的诊断评估。特别是伴有症状的乳腺癌往往比筛查发现的乳腺癌分期晚、预后差，进展性乳腺癌的发生概率高，因此应竭力避免延迟诊断。

检查乳腺时首先要做到详细的问诊（表 3-2）。为评估乳腺癌发病风险，应确认患者的乳腺癌家族史、月经史、生育史等，对绝经后女性应先确认是否接受过激素治疗，再详细询问患者的症状，并进行视诊和触诊。

### （二）影像学检查

当患者因出现症状需要进行影像学检查时，结合患者的年龄、症状类型以及乳腺癌患病风险，选择单独进行乳腺超声检查或联合乳腺 X 线摄影检查。乳腺 MRI 或 FDG-PET 等高成本检查很少作为有症状患者的一线诊断方法。

**1. 乳腺 X 线摄影**

乳腺 X 线摄影是对有临床症状（如触及肿块）的女性进行的主要影像学检查方法。诊断性乳腺

X线摄影（diagnostic mammography）主要针对35岁以上的女性，不仅可以进行症状部位的良恶性鉴别，如根据肿块内的脂肪成分或爆米花样钙化等特征，确诊良性脂肪瘤或退行性纤维腺瘤，根

表 3-2 乳房症状的问诊及视诊项目

| 症状 | 问诊及视诊项目 |
|---|---|
| 乳房肿块 | 有无既往检查及检查的时间和结果 |
| | 肿块发现时间 |
| | 单侧还是双侧 |
| | 大小变化（是否与生理周期有关） |
| | 乳房外形的变化，包括乳头及皮肤 |
| 乳房疼痛 | 有无既往检查及检查的时间和结果 |
| | 疼痛的程度和持续时间 |
| | 是否与生理周期有关 |
| | 单侧还是双侧 |
| | 是否与特定食品或药物使用有关 |
| | 是否有伴随症状 |
| | 是否有乳头及皮肤变化 |
| 乳头溢液 | 有无既往检查及检查的时间和结果 |
| | 单侧还是双侧 |
| | 自发性还是挤压时出现 |
| | 单根还是多根导管 |
| | 是否有伴随症状或服用药物 |
| | 分泌物的颜色和性状 |
| | 是否有乳头及皮肤变化 |
| 皮肤改变 | 有无既往检查及检查的时间和结果 |
| | 单侧还是双侧 |
| | 乳头及皮肤变化的性状 |
| | 与皮肤变化相关的伴随症状，全身疾病和药物治疗情况 |
| 腋窝肿块 | 有无既往检查及检查的时间和结果 |
| | 肿块发现时间 |
| | 单侧还是双侧 |
| | 是否有乳房肿块，皮肤和乳房轮廓变化 |
| | 是否有全身性疾病和其他器官的恶性肿瘤 |

据影像的恶性特征，诊断恶性病变、判断病变范围，还有助于发现其他部位的癌。但对具有致密型乳腺的年轻女性敏感度低于50%，联合超声检查可提高敏感度。乳腺断层摄影（tomosynthesis）是多角度投影并被重建为断层图像，可降低组织重叠从而更准确地评估可疑部位。

2. 乳腺超声

乳腺超声检查具有无辐射、舒适度高等优势。超声是35岁以下以及妊娠期、哺乳期女性的首选检查方法。乳腺超声检查可实时动态显像，医生通常需要直接接触患者。与乳腺X线摄影检查不同，超声属于断层影像，不会出现组织重叠，根据回声类型确定可疑病灶。对于有症状的女性（如乳房肿块、局部疼痛、皮肤变化、腋窝肿块等），彩色多普勒血流显像或超声弹性成像有助于对病灶的鉴别诊断。根据美国的研究报告，对于有症状或体征的30~39岁女性，乳腺超声检查的敏感度（95.7%）比乳腺X线摄影（60.9%）高，且乳腺超声检查的阴性预计值（negative predictive value，NPV）极高，达99.9%。对于35岁以上（尤其是40岁以上）的乳腺癌高危人群，乳腺X线摄影联合乳腺超声检查更有利于检出病灶。

3. 乳腺导管造影术

乳腺导管造影术（ductography，galactography）是一种显示导管病变的检查方法。将针头插入溢液的乳管内，注入造影剂，然后摄片，可以用于明确乳头溢液的原因，病变的性质、位置与范围。8%~15%的乳腺癌可导致病理性乳头溢液。当乳腺导管造影显示有不规则充盈缺损或肿块阻塞时，乳腺癌的可能性大。即使导管造影提示为正常或良性，但根据乳头溢液的性状临床怀疑导管内病变时，也应考虑中心导管切除术。

乳腺导管造影检查耗时长，但可以找到超声难以发现的、以导管内细微改变为主要表现的早期癌。近年来随着高分辨率超声的普及，乳腺导管造影的应用大大减少。

### （三）病理学检查

综合体格检查和影像学检查结果，确定定期随访或进一步病理学检查（图 3-1）。与手术切除活检相比，影像引导下穿刺活检诊断乳腺病变的准确性高、并发症少、更安全可靠。因此，穿刺活检应在手术切除活检（excisional biopsy）前进行。根据使用的活检针类型可分为细针抽吸细胞学检查（fine needle aspiration cytology，FNAC）、空芯针活检（core needle biopsy，CNB）和真空辅助活检（vacuum-assisted biopsy，VAB）。根据钙化等病变的影像学特征和超声的可视化与否，穿刺活检的类型和引导方法也有所不同（图 3-2）。对于在乳腺 X 线和超声检查中均清晰可见的病变，应采取超声引导下穿刺活检。

### （四）结果解释和措施

根据病灶的穿刺活检结果选择适当的治疗方式。对于穿刺活检结果为良性的病变，应结合临床、影像学征象以及病理结果确定进一步的诊治

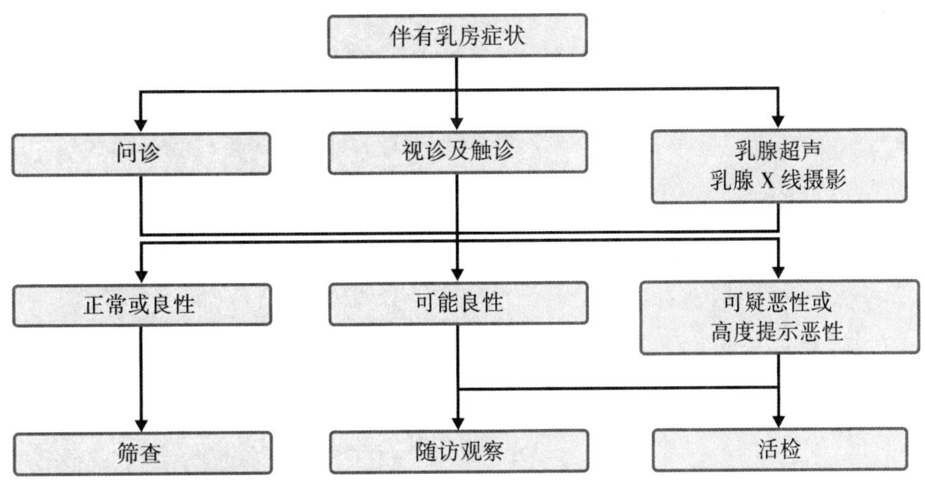


**图 3-1**　乳房诊断性检查流程图

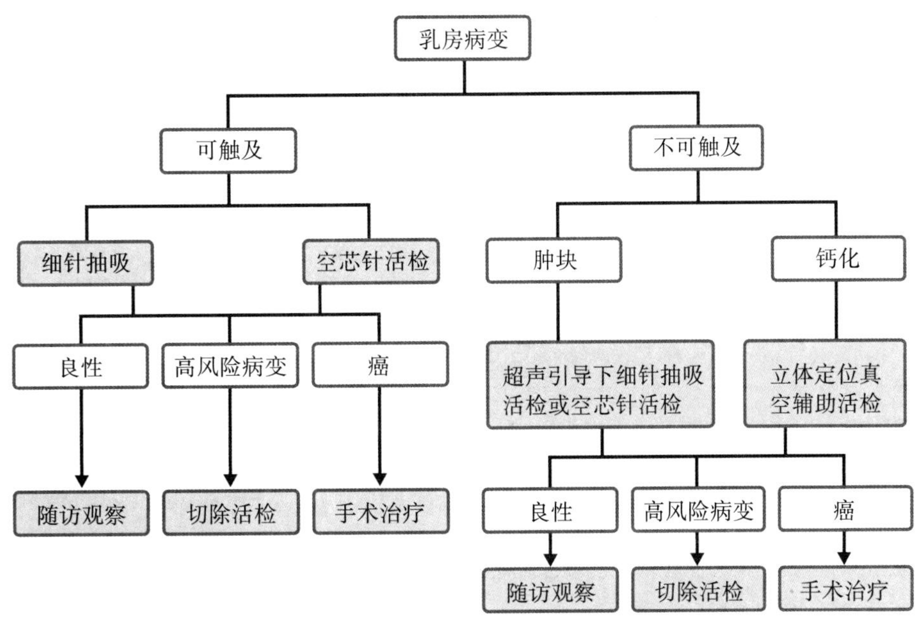


**图 3-2**　乳房病变活检和治疗流程图

方案：影像学征象与穿刺活检结果一致时，进行常规筛查或定期随访；穿刺活检结果为不典型增生等高风险病变或影像学征象与穿刺活检结果不一致时，尽管此时病理结果为良性，也应该考虑再次穿刺活检或是切取活检（图 3-2）。对于穿刺活检已诊断为恶性的病变，应通过影像学检查确定病变范围，制订适当的治疗方案。

## 二、不同症状的评估与治疗

### （一）乳房肿块

#### 1. 原因和触诊

乳房可触及性肿块（palpable mass）是仅次于乳房疼痛的常见体征。医生听取病史后，触诊肿块并评估。根据美国的研究显示，通过自检发现乳房肿块到医院就诊的 30 岁以下女性中，50% 被确诊存在乳房肿块。乳房的正常结构、脂肪组织和突出的肋骨等容易被误诊为肿块。由于乳腺癌牢固地附着于皮肤或筋膜，所以活动度差、质地硬，随着病情进展，可能会出现皮肤凹陷或乳头回缩。而良性病灶的活动度大且质地软。对于可触及性肿块，医生触诊结果的一致性偏低（k 值为 0.2~0.3），所以影像学检查非常重要。不对称性增厚（asymmetric thickening）或结节（nodularity）也应进行影像学检查。

#### 2. 影像学评价

对于乳房可触及性肿块，美国国立综合癌症网络（NCCN ）和美国放射学会（ACR）的指南建议对 30 岁以下患者行乳腺超声检查，根据超声检查结果决定是否附加乳腺 X 线摄影检查。对于 30 岁以上患者，建议首先行乳腺 X 线摄影（标准摄影和局部点压摄影）或数字乳腺断层摄影检查，然后根据乳腺 X 线摄影结果决定是否附加超声检查。对于具有致密型乳腺的 35 岁以下女性，仅行超声检查。在韩国，女性 35 岁以后乳腺癌发生率显著升高，致密型乳腺高度依赖超声检查，对 35 岁以上的患者应实施乳腺超声联合乳腺 X 线摄影检查（图 3-3、3-4）。对于具有致密型乳腺的韩国女性的可触及性肿块，额外进行局部点压摄影（spot compression mammograph）检查的实用性较低。明显触及肿块但超声检查无特异性发现时，可于皮肤标记后行乳腺 X 线摄影检查

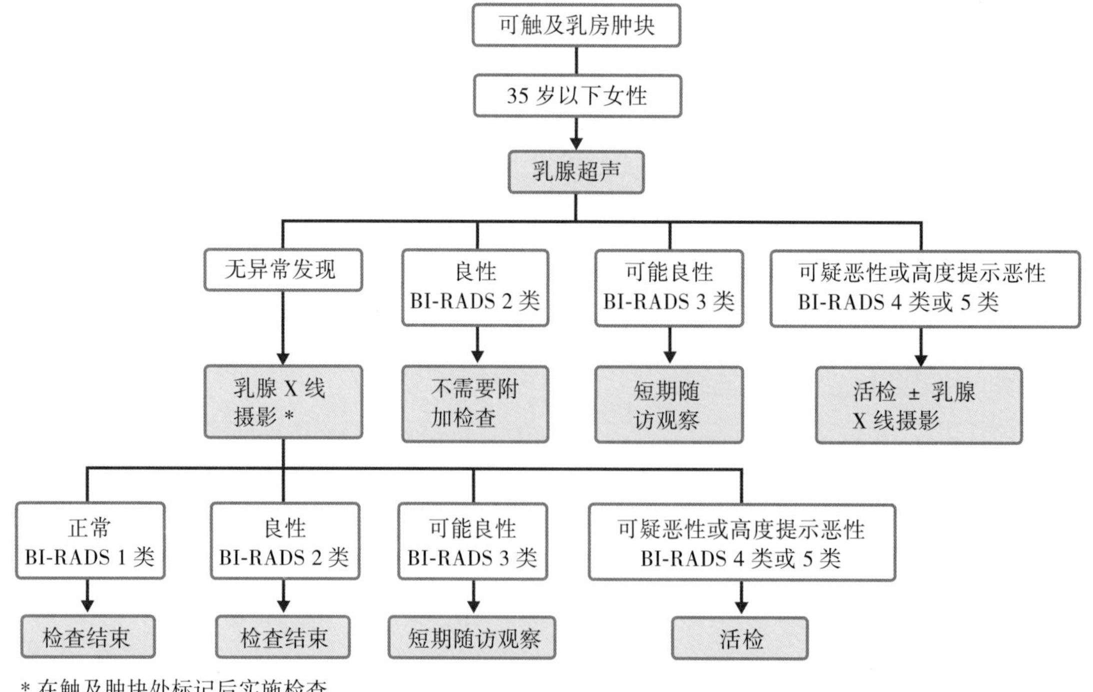


图 3-3 35 岁以下女性乳房肿块诊治流程图

来帮助诊断。对于可触及性肿块，无论患者的年龄大小，根据超声影像表现、BI-RADS 分类结果及病理结果的不同，临床处理原则也将有所不同（图 3–5）。此外，肿块部位的临床评估与影像所见是否一致也非常重要。

3. 措　施

对于超声诊断为腺体内淋巴结和单纯囊肿的乳房肿块，以及乳腺 X 线摄影诊断为脂肪瘤或退行性纤维腺瘤的乳房肿块，无须进一步检查和治疗。囊肿出现临床症状时则需抽吸治疗（图 3–5）。抽吸物为血性或抽吸后肿块大小无变化时，应进行细胞学检查或组织学活检。对于实性或囊实复合回声肿块，当不具有典型良性特征时，应进行空芯针穿刺活检。当可触及性肿块的乳腺 X 线摄影和超声诊断结果均为阴性或良性病变时，阴性预测值高达 93%~98%。由于可能存在隐匿性乳腺癌（影像检查无阳性发现），所以当临床存在可疑，尽管乳腺 X 线摄影和超声诊断结果为阴性或良性，但是应该进行触诊引导下的穿刺活检，MRI 也可以协助诊断。

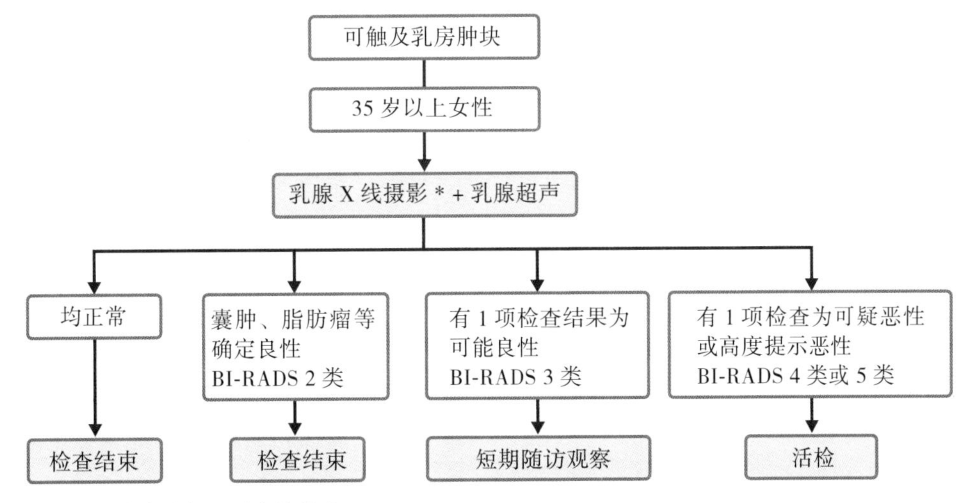


图 3–4　35 岁以上女性乳房肿块诊治流程图

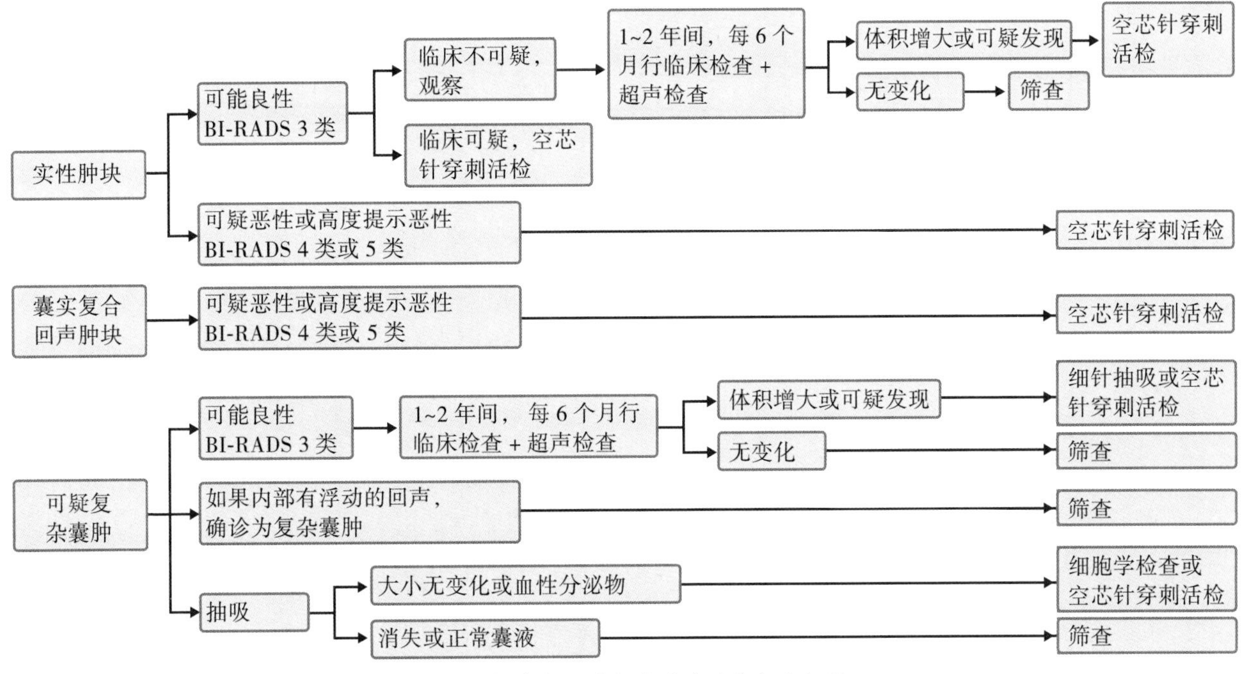


图 3–5　超声发现的乳房肿块的诊断流程图

## （二）乳房疼痛

### 1. 原因和分类

乳房疼痛是女性最常见的乳腺症状，据报告，70%~80% 的女性一生中至少经历过一次乳房疼痛。根据患者的年龄和疼痛模式不同，如周期性（cyclic）或非周期性（noncyclic）、局部性（focal）或弥漫性（diffuse），临床处理原则也有所不同（图 3-6）。周期性疼痛会随生理周期的变化而变化，常见于月经前的黄体期，月经开始后会有所减轻，其原因是体内雌激素升高引起的超敏反应。也有报道认为乳房疼痛与服用激素类药物、抗抑郁药、胃肠药和压力有关。如果出现持续的非周期性疼痛，应寻找疼痛的根源（表 3-3）。

### 2. 影像学评价

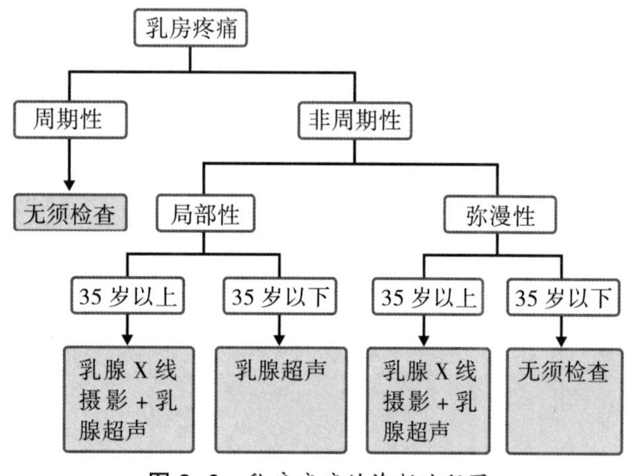


图 3-6　乳房疼痛的诊断流程图

表 3-3　非周期性乳房疼痛的原因

| |
|---|
| · 乳腺炎 |
| · 乳房脓肿 |
| · Mondor 病 |
| · 外伤 |
| · 手术后 |
| · 妊娠和哺乳 |
| · 乳房外疾病（骨骼系统、冠状动脉缺血、肺疾病、胆囊、胃食管反流等） |
| · 乳腺癌 |

如果乳房出现持续性或剧烈疼痛，应检查有无乳房肿块、乳头溢液、皮肤变化等伴随症状。当没有发现其他异常时，可对 35 岁以下女性行超声检查，35 岁以上女性同时行乳腺 X 线摄影和超声检查。如果存在非周期性弥漫性或双侧乳房疼痛时，对 35 岁以上女性同时行乳腺 X 线摄影和超声检查，35 岁以下女性无须进行影像学检查，但可行超声检查来消除患者的焦虑。因乳房疼痛而行 MRI 或核医学检查是不适当的。根据美国的研究报告，仅 3%~5% 的女性可以通过超声检查解释乳房疼痛，如囊肿或炎症，其余均无异常发现。

### 3. 措　施

对于囊肿或炎症引起的乳房疼痛，可行囊液抽吸或抗生素等药物治疗。如影像学检查无异常发现，告知患者及时消除焦虑情绪十分重要，应避免穿戴过度紧贴的内衣，保持健康的饮食习惯和健康的体重，也可以摄取适量维生素 E。尽管影像学检查未发现异常，但如果疼痛持续 6 个月以上，应避免进食可乐、绿茶、咖啡、可可粉等富含咖啡因食物和高脂肪食物，并建议进行适当的户外活动和运动。可以通过服用他莫昔芬、阿那曲唑等激素类药物来减轻症状，因激素类药物具有副作用，所以服用时必须知晓服用方法和注意事项。也可以服用月见草油（亚麻酸制剂）3 个月，该药无明显副作用。

## （三）乳头溢液

### 1. 分　类

乳头溢液指乳头异常分泌物，是继乳房疼痛和乳房肿块之后第 3 种常见的乳房症状，报告显示 80% 以上女性出现过乳头溢液。应对乳头溢液是病理性（pathologic）还是生理性（physiologic）进行鉴别。生理性乳头溢液多为双侧多孔溢出清水样、乳汁样或淡黄色液体，出现这些情况时无须进行乳腺影像检查，可能由高泌乳素血症引起，也有可能由药物、垂体腺瘤等内分泌肿瘤引起。

病理性乳头溢液常见于单侧特定的单根导管，多为深棕色或血性，而非清水样或乳汁样。当患者出现病理性乳头溢液时必须行影像学检查。

2. 原因和恶性风险

根据发病率，病理性乳头溢液的病因依次为导管内乳头状瘤（35%~48%）、乳腺导管扩张症（17%~36%）和乳腺癌（5%~21%）。行病理学检查的病理性乳头溢液的患者中，5%~21% 被诊断为恶性，随着患者年龄的增长，恶性可能性越大。研究显示，病理性乳头溢液患者的恶性诊断率在 40 岁以下女性为 3%，60 岁以上女性为 32%。

3. 影像学评价

出现病理性乳头溢液时，根据患者的年龄和性别，评价方法有所不同（图 3–7）。男性出现乳头溢液时，无论年龄大小都必须同时行乳腺 X 线摄影和超声检查。男性病理性乳头溢液的乳腺癌风险比女性高 23%~57%。女性有病理性乳头溢液时，35 岁以上女性同时行乳腺 X 线摄影和超声检查，35 岁以下女性先行超声检查，如果超声发现可疑病变，或患者为 *BRCA* 突变的高危人群，应附加乳腺 X 线摄影检查。对于病理性乳头溢液，MRI 和导管造影术虽不是首选的检查方法，但在乳腺 X 线摄影或超声检查无异常发现，而患者症状持续存在的情况下，这些检查可能会有所帮助。

4. 措　施

如果为非自发性或多孔乳头溢液，应教育患者避免挤压乳房，以观察为原则；如果出现自发性乳头溢液，应告知医生。出现病理性乳头溢液时，如果影像学检查发现可疑病变，应进行病理学检查，并根据检查结果来制订治疗和随访方案。如果临床考虑恶性，即使检查结果为良性，仍可建议 6 个月短期随访或行导管切除术（duct excision）。

## （四）皮肤改变

1. 原　因

乳房可出现轮廓变化，乳头或皮肤凹陷，以及湿疹（eczema）、红斑（erythema）、溃疡（ulcers）等皮肤变化。乳头和乳晕皮肤有湿疹样病变时应与 Paget 病相鉴别（图 3–8）。当乳腺癌体积增大，并向皮肤外突出时，会造成乳房轮廓变化。乳腺癌向周围组织侵犯，侵及 Cooper 韧带，使之缩短和失去弹性时，相应部位的皮肤被牵引回缩，形成“酒窝样”皮肤凹陷，称之为“酒窝征”。这些体征在触诊或患者身体前屈时更加明显。炎性乳腺癌（inflammatory breast cancer）出现水肿，皮肤会有橘皮样（peau d’orange）改变，伴有炎症样红肿（图 3–9）。

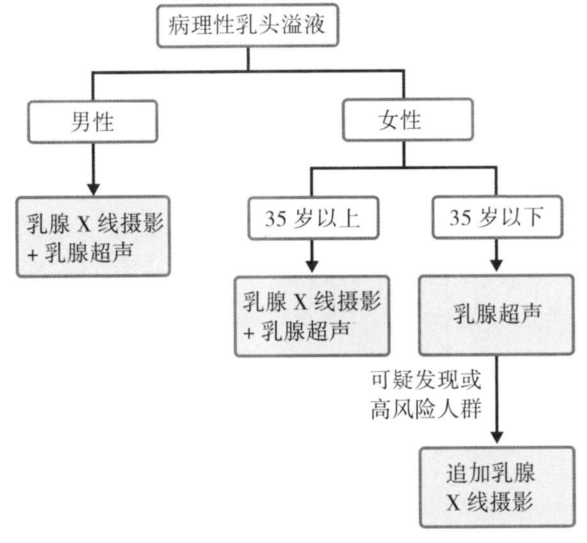


图 3–7　病理性乳头溢液的诊断流程图

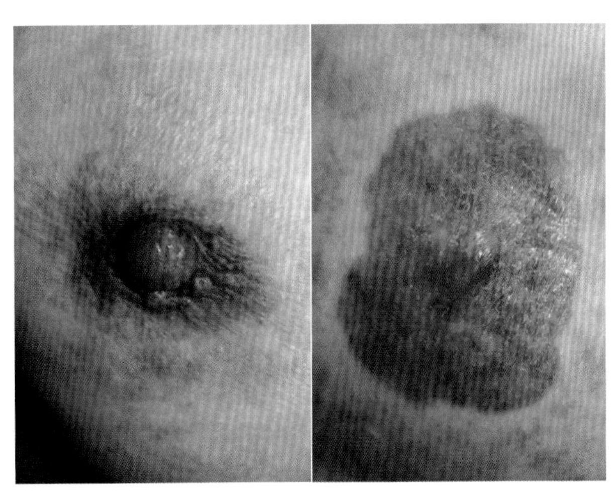

图 3–8　乳头 Paget 病

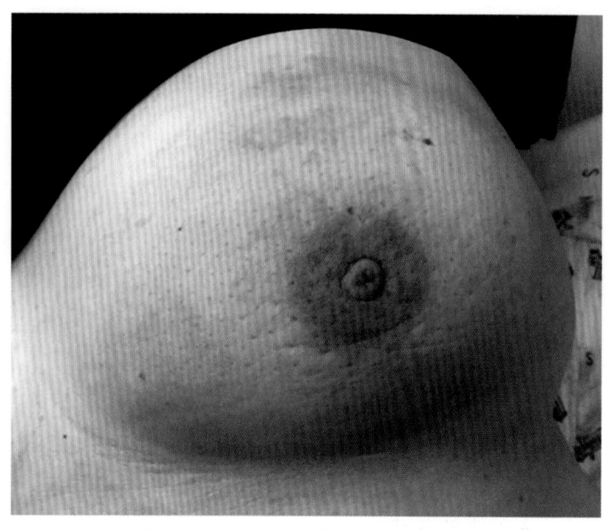

图 3-9　炎性乳腺癌的皮肤改变

2. 影像学评价

如果患者的皮肤或乳头发生变化，或怀疑炎性乳腺癌或 Paget 病时，对 35 岁以上女性同时行乳腺 X 线摄影和超声检查，对 35 岁以下女性先行超声检查。在影像学检查过程中，如果发现非对称性皮肤增厚、乳头凹陷、不规则肿块、钙化或腋窝淋巴结肿大，应行空芯针穿刺活检。空芯针穿刺活检结果为良性时，无论影像学检查表现如何，均应行皮肤或乳头环钻活检（punch biopsy；图 3-10）。

3. 措　施

影像学和病理学检查结果为良性，且临床考虑皮肤炎症时，可以给予 7~10d 的短期抗生素治疗，如果考虑为乳头湿疹，可使用类固醇药物并观察病情。影像学和病理学检查结果为良性，但临床上怀疑为炎性乳腺癌时，应考虑行 MRI 或再次病理学检查。需要注意的是，炎性乳腺癌是根据临床症状的，而非穿刺活检结果判断。

## （五）腋窝肿块

1. 原　因

腋窝部可发生乳腺癌、淋巴瘤等恶性肿瘤，淋巴结炎、结核性肉芽肿等感染性疾病，假性动脉瘤、血管瘤等血管性疾病，神经鞘瘤、神经纤维瘤病等神经来源疾病，淋巴管瘤等淋巴管疾病，皮脂腺囊肿、表皮包涵囊肿（epidermal inclusion cyst）等皮肤疾病和副乳、正常乳腺腋尾、脂肪瘤等良性病变（表 3-4）。

表 3-4　引起腋窝肿块的疾病

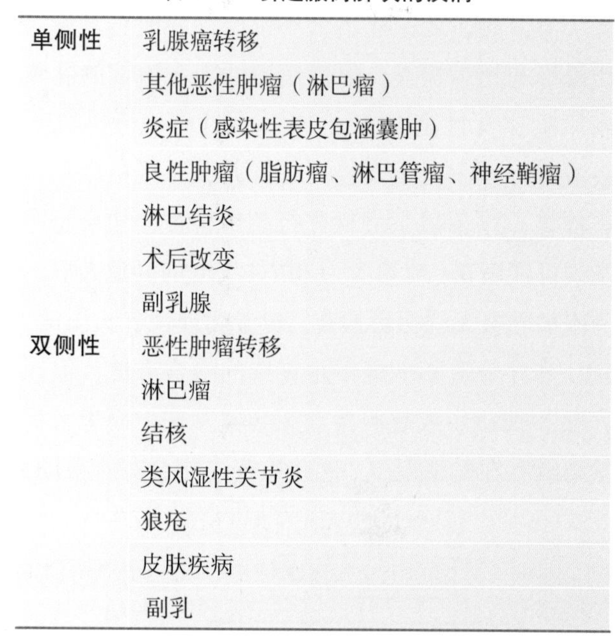

| | |
|---|---|
| 单侧性 | 乳腺癌转移 |
| | 其他恶性肿瘤（淋巴瘤） |
| | 炎症（感染性表皮包涵囊肿） |
| | 良性肿瘤（脂肪瘤、淋巴管瘤、神经鞘瘤） |
| | 淋巴结炎 |
| | 术后改变 |
| | 副乳腺 |
| 双侧性 | 恶性肿瘤转移 |
| | 淋巴瘤 |
| | 结核 |
| | 类风湿性关节炎 |
| | 狼疮 |
| | 皮肤疾病 |
| | 副乳 |

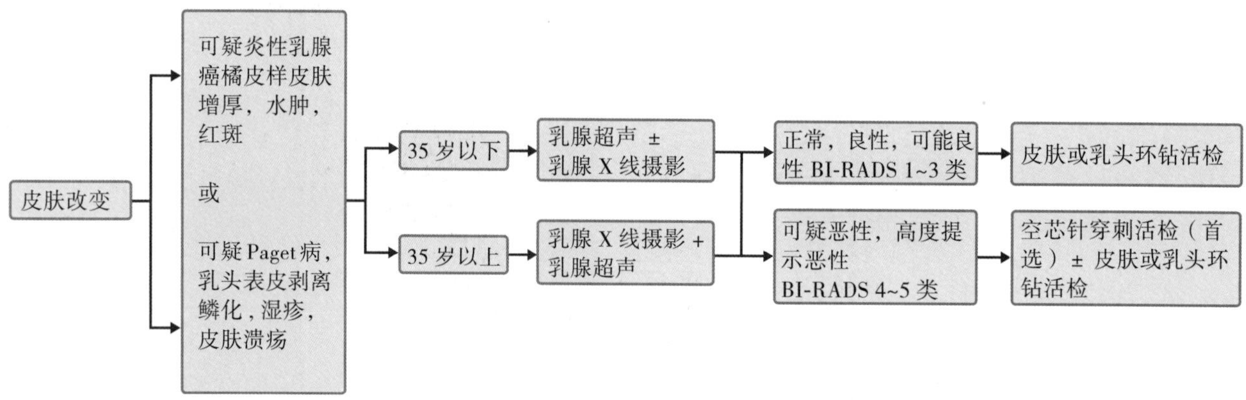



图 3-10　皮肤改变的诊断流程图

2. 影像学评价

如果腋窝肿块为双侧性，应评估有无全身性疾病（图 3–11）。评价腋窝部可触及性肿块时，超声比乳腺 X 线摄影更容易、更准确。对 35 岁以上患者附加诊断性乳腺 X 线摄影来评估乳腺癌的可能性。与乳房肿块相同，无论年龄大小，对可触及的腋窝部肿块，应根据超声检查结果来确定诊治方案，如定期随访或病理学检查。

3. 措　施

如果双侧腋窝肿块由全身性疾病所致，应在治疗全身疾病后进行随访观察。当影像学检查发现可疑病灶，但病理学检查结果为良性时，应根据诊断结果进行适当的治疗和随访。如果病理学检查结果为恶性，应行乳腺 MRI 检查，以明确是否有乳腺癌或乳腺以外的恶性淋巴结存在。被诊断为乳腺来源的转移性淋巴结时，应根据乳腺癌治疗指南给予抗癌治疗。

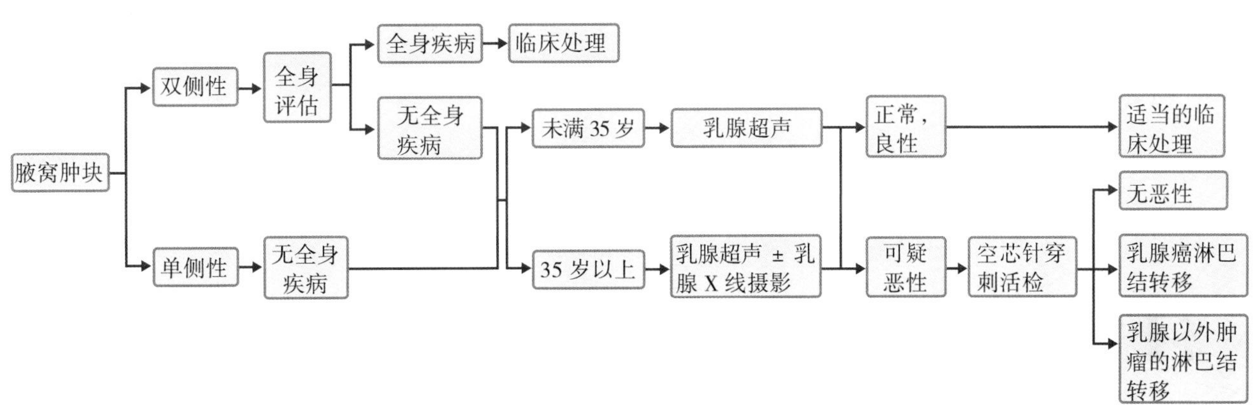


图 3–11　腋窝肿块的诊断流程图

## 知识要点

- 除临床检查外，乳腺 X 线摄影和超声检查是对有乳房症状女性的主要诊断方法。根据患者的年龄、症状种类及乳腺癌患病风险来选择检查方法，并依据 BI-RADS 分类和临床特征选择随访或病理学检查。
- 发现乳房可触及性肿块或非对称性增厚时，对 35 岁以上患者同时行乳腺 X 线摄影和超声检查，对 35 岁以下患者先行乳腺超声检查。对可触及性肿块，不论患者年龄大小，根据超声影像表现和临床可疑程度不同，选择不同的处理原则，如随访观察或病理学检查。
- 有非周期性局部疼痛时，对 35 岁以下患者行超声检查，对 35 岁以上患者同时行乳腺 X 线摄影和超声检查。对周期性弥漫性疼痛一般不建议行影像学检查。
- 单侧乳头、单根导管自发性溢出深棕色或血性分泌物时，称为病理性乳头溢液，常见病因包括导管内乳头状瘤、导管扩张症、乳腺癌等，应行影像学检查。对 35 岁以上女性或男性患者，建议同时行乳腺 X 线摄影和超声检查，对 35 岁以下女性先行乳腺超声检查。
- 有持续性乳头湿疹时，应怀疑 Paget 病。由水肿引发皮肤橘皮样变化时，应怀疑炎性乳腺癌。以上情况需注意避免漏诊。如果临床怀疑为乳腺癌，即使影像学检查和空芯针活检结果为良性，也应考虑皮肤活检或乳头环钻活检。
- 腋窝肿块的诊断根据是单侧性或双侧性来判断，双侧腋窝肿块应评估有无全身性疾病，而对于单侧腋窝肿块，同时超声发现可疑病灶时，应进行病理学检查。如果病理检查结果为恶性，应确定来源于乳腺还是其他器官。

## 参考资料

[1] 韩国乳腺癌学会 . 乳腺学 . 第 4 版 . 首尔：生物医学书籍出版社 , 2017.

[2] Bevers TB, Anderson BO, Bonaccio E, et al. NCCN clinical practice guidelines in oncology: breast cancer screening and diagnosis. Journal of the National Comprehensive Cancer Network: 2009, 7(10): 1060–1096.

[3] Brown AL, et al. Clinical Value of Mammography in the Evaluation of Palpable Breast Lumps in Women 30 Years Old and Older. Am J Roentgenol, 2017.

[4] Dawood S, Merajver S D, Viens P, et al. International expert panel on inflammatory breast cancer: consensus statement for standardized diagnosis and treatment. Annals of Oncology Official Journal of the European Society for Medical Oncology, 2015, 22(3): 515.

[5] Expert Panel on Breast Imaging, Jokich PM, et al. ACR Appropriateness Criteria?Breast Pain. J Am Coll Radiol, 2017.

[6] Expert Panel on Breast Imaging, Lee SJ, et al. ACR Appropriateness Criteria?Evaluation of Nipple Discharge. J Am Coll Radiol, 2017.

[7] Expert Panel on Breast Imaging, Moy L, et al. ACR Appropriateness Criteria?Palpable Breast Masses. J Am Coll Radiol, 2017.

[8] Kushwaha AC, et al. Overutilization of Health Care Resources for Breast Pain. Am J Roentgenol, 2018.

[9] Lehman CD, Lee CI, Loving VA, et al. Accuracy and Value of Breast Ultrasound for Primary Imaging Evaluation of Symptomatic Women 30-39 Years of Age. American Journal of Roentgenology, 2012, 199(5): 1169–1177.

[10] Shin JH, Han BK, Ko EY, et al. Probably Benign Breast Masses Diagnosed by Sonography: Is There a Difference in the Cancer Rate According to Palpability? American Journal of Roentgenology, 2009, 192(4): W187–W191.

# 第 4 章 乳腺癌的治疗

乳腺癌是高度异质性的癌症之一，因此寻找适合患者的个体化治疗方案非常重要。要决定一个患者的手术、术后放疗和全身治疗方案，需要综合考虑其年龄、肿瘤大小、组织学分级、淋巴结转移数量和激素受体及 HER2 表达状态等多方面的因素。美国国立综合癌症网络（NCCN）和 St. Gallen Consensus Conference 以科学证据（例如临床试验结果）和专家共识为基础，每年都会更新乳腺癌的诊治指南，韩国乳腺癌学会每 2 年都会修订并发表多学科诊疗规范。

本章以 2017 年修订的韩国第 7 版乳腺癌诊疗规范和 2018 年 NCCN 诊疗指南为基础，对浸润性乳腺癌的手术、放疗、内分泌治疗、化疗及姑息治疗等进行全面阐述。

## 一、手术治疗

### （一）乳腺手术

手术是乳腺癌最基本的治疗方法，所有没有其他脏器转移的患者几乎都需要进行手术。经大规模临床试验研究证实，保乳术后接受全乳放疗的患者与进行全乳房切除手术的患者相比，其长期生存率没有差异。随着手术方式的发展和诊断为早期乳腺癌患者数量的增加，目前有 60%~70% 的患者接受保乳手术（图 4–1）。如果能够保留乳房，应行保乳手术并行放疗；如果不能保留乳房，应选择乳房全切术（图 4–2）。乳房病灶的大小并非选择乳房切除术的绝对标准，在确保切缘安全同时剩余乳房组织能够达到满意外形的前提下，可以选择保乳手术。

在保乳手术中，癌细胞残留是局部复发的最重要因素，因此要确保手术切缘阴性，如果切缘阳性，就应该再行扩大切缘手术。在乳腺癌手术中，切缘阴性的定义是“墨染切缘无肿瘤（no ink on the tumor）”。在确保切缘阴性的前提下，无须为减少局部复发而扩大切除乳腺组织。保乳手术的绝对禁忌证是: ①早中期妊娠接受放疗者; ②乳腺 X 线摄影提示弥漫性恶性钙化者；③病变广泛以致无法达到美容目的者；④弥漫性病变而致切缘阳性者。相对禁忌证有：①乳房或胸壁曾经接受过放射治疗；②累及皮肤的活动性结缔组织疾病（特别是硬皮病及狼疮）；③肿物大于 5cm。

### （二）腋窝淋巴结切除

如果诊断为浸润性乳腺癌，有必要对同侧腋窝淋巴结进行廓清。一般腋窝淋巴结廓清的范围包括 I 组（胸小肌的外侧淋巴结群）和 II 组（胸小肌下淋巴结群）的淋巴结切除。术中如果强烈怀疑“II 组”或“III 组”淋巴结转移，或在“冰冻切片检查”中确认是转移，就需要对“III 组”（胸小肌内侧淋巴结群）淋巴结进行廓清。腋窝淋巴结廓清术后，很多患者会出现淋巴水肿的并发症，可以采用前哨淋巴结活

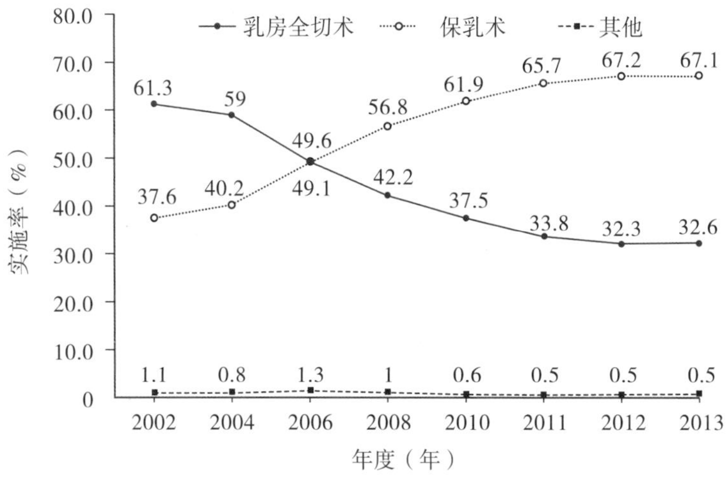


**图 4-1** 韩国乳腺癌手术方式的变化。自 2006 年以来，乳房全切术和保乳术的比例发生了逆转，近年来，有 60%~70% 的患者接受了保乳术

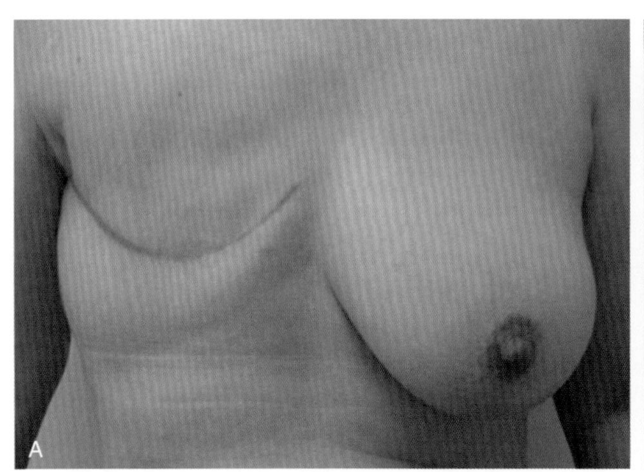


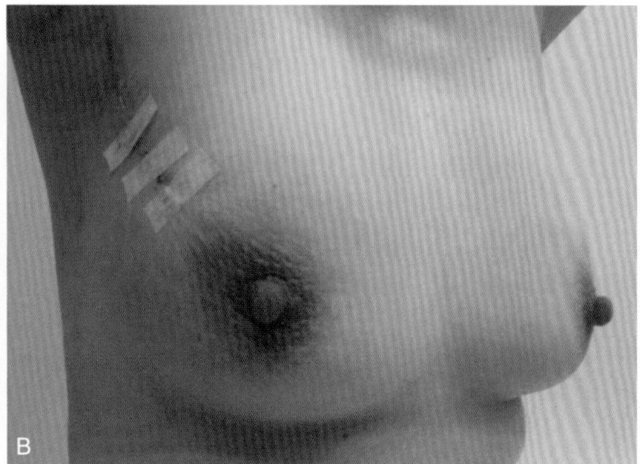


**图 4-2** 乳腺癌术后乳房形态比较。A. 乳房全切术。B. 保乳术

检（图 4-3）来减少这种并发症，前哨淋巴结活检的适应证是临床判断没有腋窝淋巴结转移或怀疑淋巴结转移但通过细胞学检查未发现转移的情况。如果在临床上怀疑有腋窝淋巴结转移，或在穿刺活检和细胞学检查中确诊为淋巴结转移，则建议进行腋窝淋巴结廓清术。通过前哨淋巴结活检，可以找出乳腺癌最先可能转移的淋巴结，如果该淋巴结没有转移则可以避免腋窝淋巴结廓清术（图 4-4）。

如果“前哨淋巴结”活检为阴性，可以避免行“腋窝淋巴结廓清术”，这样不仅生存率无

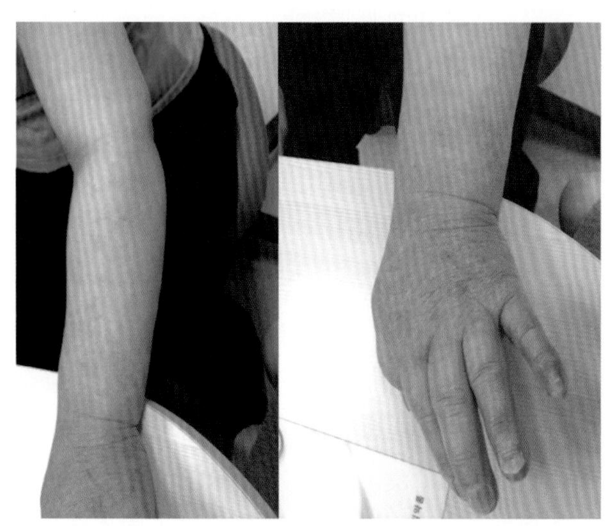

**图 4-3** 腋窝淋巴结廓清术后发生上肢淋巴水肿

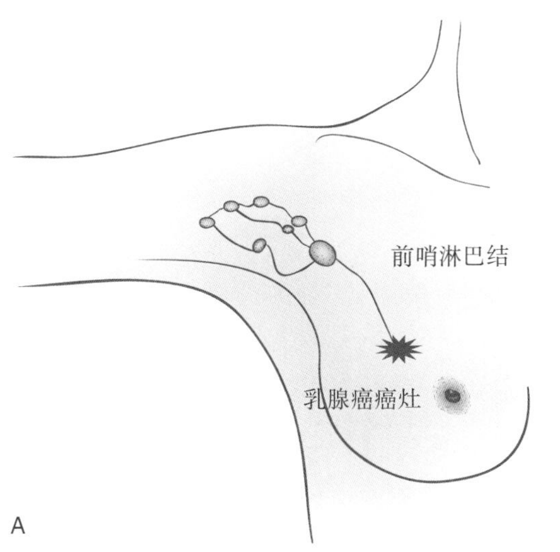


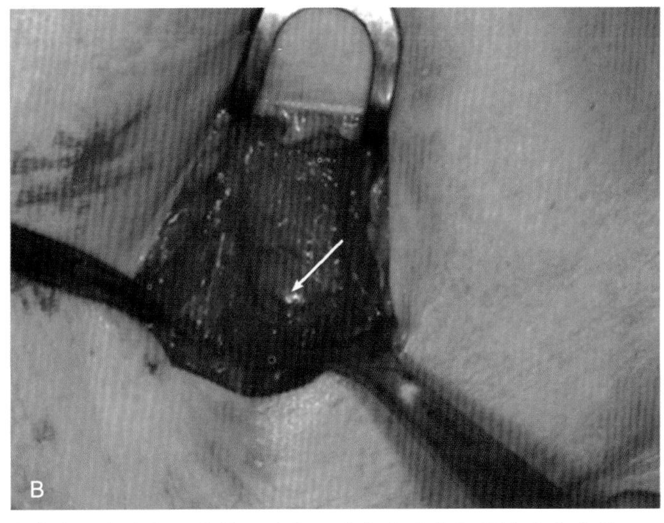


**图 4-4**　前哨淋巴结活检术。A. 模式图。B. 为进行前哨淋巴结活检而注射亚甲蓝，图中显示蓝染的前哨淋巴结

差异，还可以减少淋巴水肿等并发症的发生。因此，对前哨淋巴结活检阴性的患者，避免“腋窝淋巴结廓清术”已成为共识。前哨淋巴结有转移或未找到前哨淋巴结的情况下，则应行腋窝淋巴结廓清术。ACSOG（American College of Surgeons Oncology Group）Z0011 研究表明，对 T1~2 N0M0 的患者行保乳术，即使有 1~2 个前哨淋巴结阳性，也可以不行腋窝淋巴结廓清术。据此，2014 年美国临床肿瘤协会与 2017 年韩国乳腺癌学会的诊疗规范中建议，即使在前哨淋巴活检中报告为转移，但如果满足以下 5 个条件，可以不行腋窝淋巴结廓清术：①肿瘤大小在 5cm 以内；②有 1 或 2 个淋巴转移；③保乳手术；④计划接受乳腺放疗；⑤未行新辅助化疗。

### （三）乳房重建术

在保乳手术中，既要确保切缘干净，又要减少对乳房局部外形的影响，这两种要求常常会相互冲突。如果为减少局部复发而切除大量乳腺组织，乳房就会发生变形，这种情况会导致术后患者满意度下降（图 4-5）。因此，在传统乳腺癌手术的基础上应用整形外科的手术方法，既可以充分切除病变组织，又可以尽可能减少乳房外形的改变，这种手术方式被称为肿瘤整形术（oncoplastic surgery）。在乳房癌灶相对较大的情况下，肿瘤整形术既能达到保留乳房的目的，也能取得良好的美容效果。这种手术方式要求术者熟练掌握整形外科技术。

随着乳房重建手术方式的发展，选择全乳切除术后再进行乳房重建手术的患者正在逐渐增加，并且随着遗传性乳腺癌患者健侧乳房预防性切除手术的增加，行乳房重建手术的比例进一步提高（图 4-6）。进行全乳切除手术后，乳房重建手术既可以利用组织扩张器和假体，也可以利用自体组织，手术方式可以根据患者可以利用的自体组织的量和状态，以及是否接受放疗等具体情况进行选择。目前，乳房即刻重建术（immediate breast reconstruction）的比例正在增加，与延迟乳房重建相比，这种术式不仅在美容效果和患者便利性方面更具优势，而且据报道，并不影响乳腺癌的复发率和生存率。韩国从 2013 年开始将乳房重建手术纳入医疗保险范畴。

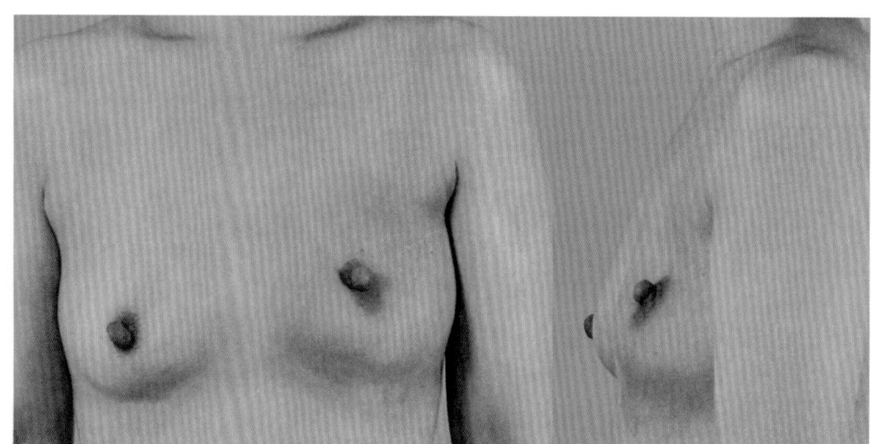

**图 4–5** 保乳术后乳房形态的变化

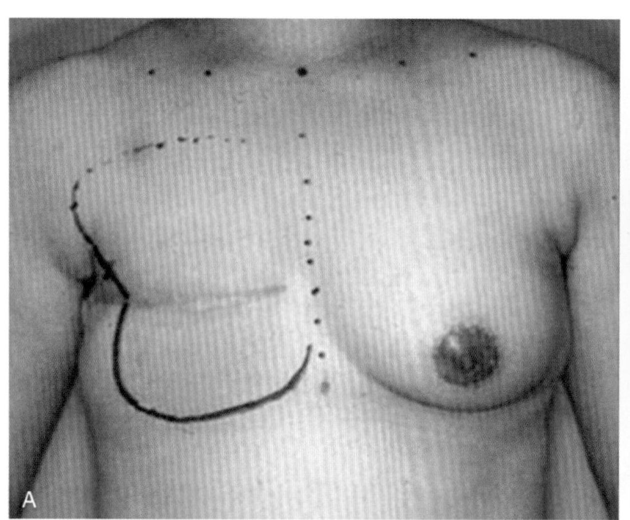


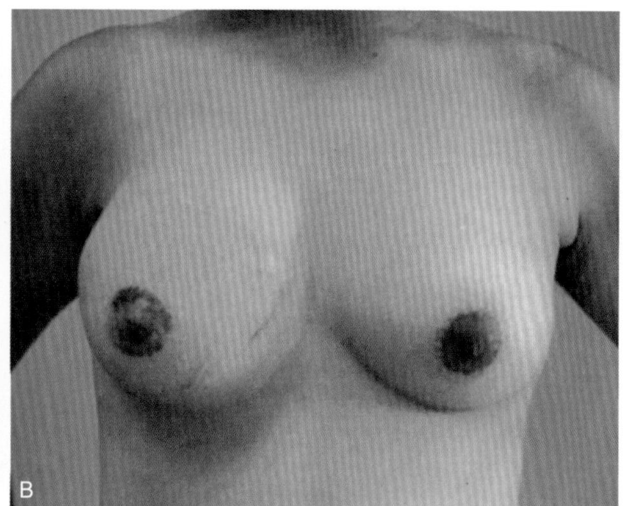


**图 4–6** 乳房重建术。A. 乳房全切术后的乳房外形。B. 全切术后重建的乳房外形

## 二、辅助治疗

### （一）选择辅助治疗时应考虑以下因素

**1. 分　期**

（1）AJCC 解剖学分期

AJCC 解剖学分期是根据原发肿瘤的大小，有无区域淋巴结转移和远处转移来进行分期分级（表 4–1、4–2）。在 2017 年发表的 AJCC《癌症分期手册》（*Cancer Staging Manual*）第 8 版中，最大的变化是将小叶原位癌排除在 Tis 范畴之外。原发肿瘤的大小定义为除小叶原位癌外的最大浸润性肿瘤的直径。区域淋巴结是根据同侧腋窝淋巴结、内乳淋巴结和锁骨上淋巴结是否有转移来判定。如果在术前曾经接受过化疗或内分泌治疗，则应将治疗前的临床分期判定为最终分期，术后病理学分期则需另行报告。

（2）AJCC 预后分期

AJCC 第 8 版以现有的解剖学分期为基础，介绍了新的预后分期方法，该分期方法考虑了与预后相关的生物学指标。生物学指标包括 Nottingham 肿瘤分级，雌激素受体（estrogen receptor，ER），孕激素受体（progesterone receptor，PR），人表皮生长因子受体 2（human epidermal growth factor recepter 2，HER2），此外还要考虑 21 基因检测（21-gene RT-PCR assay/Oncotype DX）等多基因检测结果。组织学分级高，

表 4-1　乳腺癌的 TNM 分期

| T 分期 | 标准 |
|---|---|
| Tx | 原发肿瘤无法评估 |
| T0 | 没有原发肿瘤证据 |
| Tis（DCIS）* | 导管原位癌 |
| Tis（Paget） | 乳头 Paget 病，不伴有肿块 |
| T1 | 肿瘤最大直径≤ 20mm |
| T1mi | 微小浸润性癌，肿瘤最大直径≤ 1mm |
| T1a | 肿瘤最大直径 > 1mm，但≤ 5mm |
| T1b | 肿瘤最大直径 > 5mm，但≤ 10mm |
| T1c | 肿瘤最大直径 > 10mm，但≤ 20mm |
| T2 | 肿瘤最大直径 > 20mm，但≤ 50mm |
| T3 | 肿瘤最大直径 > 50mm |
| T4 | 不论肿瘤大小，直接侵犯胸壁 / 皮肤（溃疡或皮肤结节），仅真皮浸润不纳入 T4 范畴 |
| T4a | 侵犯胸壁，仅仅胸肌粘连 / 浸润不包括在内 |
| T4b | 乳房皮肤溃疡 / 同侧皮肤卫星结节 / 皮肤水肿（包括橘皮样变），但不符合炎性乳癌的标准 |
| T4c | 同时包括 T4a 和 T4b |
| T4d | 炎性乳腺癌 |

| N 分期 | 标准 |
|---|---|
| **临床分期** | |
| cNX | 区域淋巴结无法评估（如已被切除） |
| cN0 | 区域淋巴结无转移 |
| cN1 | 同侧Ⅰ、Ⅱ水平腋窝淋巴结转移，可活动 |
| cN1mi | 微转移（约 200 个恶性细胞，转移直径 >0.2mm，但≤ 2mm） |
| cN2 | 同侧腋窝淋巴结转移，固定或相互融合，或者缺乏同侧腋窝淋巴结转移的临床证据，但有临床证据显示的同侧内乳淋巴结转移 |
| cN2a | 同侧腋窝淋巴结转移，固定或互相融合 |
| cN2b | 仅有临床显示的同侧内乳淋巴结转移，而无腋窝淋巴结转移的临床证据 |
| cN3 | 同侧锁骨下淋巴结转移伴或不伴腋窝淋巴结转移；或有临床证据显示同侧内乳淋巴结转移和腋窝淋巴结转移；或同侧锁骨上淋巴结转移，伴或不伴腋窝或内乳淋巴结转移 |
| cN3a | 同侧锁骨下淋巴结转移 |
| cN3b | 同侧内乳淋巴结及腋窝淋巴结转移 |
| cN3c | 同侧锁骨上淋巴结转移 |
| **病理学分期** | |
| pNX | 区域淋巴结无法评估（如已被切除，或因病理研究未被切除） |
| pN0 | 组织学检查无区域淋巴结转移 |
| pN0（i+） | 区域淋巴结内的孤立肿瘤细胞，转移直径≤ 0.2mm |
| pN0（mol+） | 分子生物学检测阳性（RT-PCR），但组织学检查无区域淋巴结转移 |

（续）表 4-1

| N 分期 | 标准 |
|---|---|
| pN1 | 微转移；或同侧 1~3 个腋窝淋巴结转移；或内乳前哨淋巴结镜下转移，而临床不明显 |
| pN1mi | 微转移（约 200 个恶性细胞，转移直径 >0.2mm，但≤ 2mm） |
| pN1a | 同侧 1~3 个腋窝淋巴结转移（至少 1 个肿瘤直径 >2mm） |
| pN1b | 内乳前哨淋巴结镜下转移，而临床不明显 |
| pN1c | 同时具备 pN1a 和 pN1b |
| pN2 | 4~9 个腋淋窝巴结转移，或影像显示同侧内乳淋巴结转移而腋窝淋巴结无转移 |
| pN2a | 4~9 个腋窝淋巴结转移，至少 1 个肿瘤直径 >2mm |
| pN2b | 临床明显的内乳淋巴结转移而病例证实腋窝淋巴结无转移 |
| pN3 | 10 个或以上腋窝淋巴结转移；或锁骨下淋巴结转移；或同侧Ⅰ、Ⅱ水平腋窝淋巴结转移伴影像显示同侧内乳淋巴结转移；或 3 个以上腋窝淋巴结转移伴有临床阴性而镜下内乳淋巴结转移；或同侧锁骨上淋巴结转移 |
| pN3a | 10 个或以上腋淋巴结转移（至少 1 个肿瘤直径 >2mm），或锁骨下淋巴结转移 |
| pN3b | 同侧内乳淋巴结转移（有临床征象），并且有≥ 1 个腋窝淋巴结转移；3 个以上腋窝淋巴结转移且伴有内乳前哨淋巴结镜下转移，但无临床征象 |
| pN3c | 同侧锁骨上淋巴结转移 |
| **M 分期** | **标准** |
| M0 | 无远处转移的临床或影像学证据 |
| cM0（i+） | 无远处转移的临床或影像学证据，但通过分子方法或镜检在循环血液、骨髓或其他非区域淋巴结组织中发现不超过 0.2mm 的肿瘤细胞 |
| M1 | 通过传统的临床和影像学方法发现的远处转移，和（或）组织学证实超过 0.2mm 的远处转移 |

* AJCC 第 8 版将 LCIS 从 TNM 分期中删除

表 4-2　AJCC 解剖学分期

| 分期 | 原发肿瘤（T） | 区域淋巴结（N） | 远处转移（M） |
|---|---|---|---|
| 0 | Tis | N0 | M0 |
| ⅠA | T1 | N0 | M0 |
| ⅠB | T0 | N1mi | M0 |
| ⅠB | T1 | N1mi | M0 |
| ⅡA | T0 | N1 | M0 |
| ⅡA | T1 | N1 | M0 |
| ⅡA | T2 | N0 | M0 |
| ⅡB | T2 | N1 | M0 |
| ⅡB | T3 | N0 | M0 |

（续）表 4-2

| 分期 | 原发肿瘤（T） | 区域淋巴结（N） | 远处转移（M） |
|---|---|---|---|
| ⅢA | T1 | N2 | M0 |
| ⅢA | T2 | N2 | M0 |
| ⅢA | T3 | N1 | M0 |
| ⅢA | T3 | N2 | M0 |
| ⅢB | T4 | N0 | M0 |
| ⅢB | T4 | N1 | M0 |
| ⅢB | T4 | N2 | M0 |
| ⅢC | 任何 T | N3 | M0 |
| Ⅳ | 任何 T | 任何 N | M1 |

ER 阴性、PR 阴性或 HER2 阳性则预后较差，根据这些因素的组合不同，预后分期也会不同（表 4–3）。例如，乳腺癌 T2N1M0 和 T3N0M0 虽然在现有的解剖学分期都是ⅡB，但根据组织学分级和 ER、PR、HER2 状态，预后分期可能是ⅠA 到ⅢA 之间的任一分期。通过基因检测，其复发风险分数小于 11 分的低危人群被分期为“ⅠA”，病理学上的预后分期也会调整为“ⅠA”。

表 4–3 AJCC 解剖学分期和预后分组

| 解剖学分期 | 组织学分级 | HER2 | ER | PR | 临床预后分期 | 病理学预后分期 † |
|---|---|---|---|---|---|---|
| TisN0M0 | 任何 | 任何 | 任何 | 任何 | 0 | 0 |
| T1*N0M0<br>T0N1miM0<br>T1*N1miM0 | 低 | 阳性 | 阳性 | 阳性 | ⅠA | ⅠA |
| | | | | 阴性 | ⅠA | ⅠA |
| | | | 阴性 | 阳性 | ⅠA | ⅠA |
| | | | | 阴性 | ⅠA | ⅠA |
| | | 阴性 | 阳性 | 阳性 | ⅠA | ⅠA |
| | | | | 阴性 | ⅠA | ⅠA |
| | | | 阴性 | 阳性 | ⅠA | ⅠA |
| | | | | 阴性 | ⅠB | ⅠA |
| | 中 | 阳性 | 阳性 | 阳性 | ⅠA | ⅠA |
| | | | | 阴性 | ⅠA | ⅠA |
| | | | 阴性 | 阳性 | ⅠA | ⅠA |
| | | | | 阴性 | ⅠA | ⅠA |
| | | 阴性 | 阳性 | 阳性 | ⅠA | ⅠA |
| | | | | 阴性 | ⅠA | ⅠA |
| | | | 阴性 | 阳性 | ⅠA | ⅠA |
| | | | | 阴性 | ⅠB | ⅠB |
| | 高 | 阳性 | 阳性 | 阳性 | ⅠA | ⅠA |
| | | | | 阴性 | ⅠA | ⅠA |
| | | | 阴性 | 阳性 | ⅠA | ⅠA |
| | | | | 阴性 | ⅠA | ⅠA |
| | | 阴性 | 阳性 | 阳性 | ⅠA | ⅠA |
| | | | | 阴性 | ⅠB | ⅠA |
| | | | 阴性 | 阳性 | ⅠB | ⅠA |
| | | | | 阴性 | ⅠB | ⅠB |

（续）表 4–3

| 解剖学分期 | 组织学分级 | HER2 | ER | PR | 临床预后分期 | 病理学预后分期 † |
|---|---|---|---|---|---|---|
| T0N1**M0<br>T1*N1**M0<br>T2N0M0 | 低 | 阳性 | 阳性 | 阳性 | ⅠB | ⅠA |
| | | | | 阴性 | ⅡA | ⅠB |
| | | | 阴性 | 阳性 | ⅡA | ⅠB |
| | | | | 阴性 | ⅡA | ⅡA |
| | | 阴性 | 阳性 | 阳性 | ⅠB | ⅠA |
| | | | | 阴性 | ⅡA | ⅠB |
| | | | 阴性 | 阳性 | ⅡA | ⅠB |
| | | | | 阴性 | ⅡA | ⅡA |
| | 中 | 阳性 | 阳性 | 阳性 | ⅠB | ⅠA |
| | | | | 阴性 | ⅡA | ⅠB |
| | | | 阴性 | 阳性 | ⅡA | ⅠB |
| | | | | 阴性 | ⅡA | ⅡA |
| | | 阴性 | 阳性 | 阳性 | ⅠB | ⅠA |
| | | | | 阴性 | ⅡA | ⅡA |
| | | | 阴性 | 阳性 | ⅡA | ⅡA |
| | | | | 阴性 | ⅡB | ⅡA |
| | 高 | 阳性 | 阳性 | 阳性 | ⅠB | ⅠA |
| | | | | 阴性 | ⅡA | ⅡA |
| | | | 阴性 | 阳性 | ⅡA | ⅡA |
| | | | | 阴性 | ⅡA | ⅡA |
| | | 阴性 | 阳性 | 阳性 | ⅡA | ⅠB |
| | | | | 阴性 | ⅡB | ⅡA |
| | | | 阴性 | 阳性 | ⅡB | ⅡA |
| | | | | 阴性 | ⅡB | ⅡA |
| T2N1***M0<br>T3N0M0 | 低 | 阳性 | 阳性 | 阳性 | ⅠB | ⅠA |
| | | | | 阴性 | ⅡA | ⅡB |
| | | | 阴性 | 阳性 | ⅡA | ⅡB |
| | | | | 阴性 | ⅡB | ⅡB |
| | | 阴性 | 阳性 | 阳性 | ⅡA | ⅠA |
| | | | | 阴性 | ⅡB | ⅡB |
| | | | 阴性 | 阳性 | ⅡB | ⅡB |
| | | | | 阴性 | ⅡB | ⅡB |

（续）表 4-3

| 解剖学分期 | 组织学分级 | HER2 | ER | PR | 临床预后分期 | 病理学预后分期† |
|---|---|---|---|---|---|---|
| | 中 | 阳性 | 阳性 | 阳性 | ⅠB | ⅠB |
| | | | | 阴性 | ⅡA | ⅡB |
| | | | 阴性 | 阳性 | ⅡA | ⅡB |
| | | | | 阴性 | ⅡB | ⅡB |
| | | 阴性 | 阳性 | 阳性 | ⅡA | ⅠB |
| | | | | 阴性 | ⅡB | ⅡB |
| | | | 阴性 | 阳性 | ⅡB | ⅡB |
| | | | | 阴性 | ⅢB | ⅡB |
| | 高 | 阳性 | 阳性 | 阳性 | ⅠB | ⅠB |
| | | | | 阴性 | ⅡB | ⅡB |
| | | | 阴性 | 阳性 | ⅡB | ⅡB |
| | | | | 阴性 | ⅡB | ⅡB |
| | | 阴性 | 阳性 | 阳性 | ⅡB | ⅡA |
| | | | | 阴性 | ⅢA | ⅡB |
| | | | 阴性 | 阳性 | ⅢA | ⅡB |
| | | | | 阴性 | ⅢB | ⅢA |
| T0N2M0<br>T1*N2M0<br>T2N2M0<br>T3N1***M0<br>T3N2M0 | 低 | 阳性 | 阳性 | 阳性 | ⅡA | ⅠB |
| | | | | 阴性 | ⅢA | ⅢA |
| | | | 阴性 | 阳性 | ⅢA | ⅢA |
| | | | | 阴性 | ⅢA | ⅢA |
| | | 阴性 | 阳性 | 阳性 | ⅡA | ⅠB |
| | | | | 阴性 | ⅢA | ⅢA |
| | | | 阴性 | 阳性 | ⅢA | ⅢA |
| | | | | 阴性 | ⅢB | ⅢA |
| | 中 | 阳性 | 阳性 | 阳性 | ⅡA | ⅠB |
| | | | | 阴性 | ⅢA | ⅢA |
| | | | 阴性 | 阳性 | ⅢA | ⅢA |
| | | | | 阴性 | ⅢA | ⅢA |
| | | 阴性 | 阳性 | 阳性 | ⅡA | ⅠB |
| | | | | 阴性 | ⅢA | ⅢA |
| | | | 阴性 | 阳性 | ⅢA | ⅢA |
| | | | | 阴性 | ⅢB | ⅢB |
| | 高 | 阳性 | 阳性 | 阳性 | ⅡB | ⅡA |
| | | | | 阴性 | ⅢA | ⅢA |
| | | | 阴性 | 阳性 | ⅢA | ⅢA |
| | | | | 阴性 | ⅢA | ⅢA |
| | | 阴性 | 阳性 | 阳性 | ⅢA | ⅡB |
| | | | | 阴性 | ⅢB | ⅢA |
| | | | 阴性 | 阳性 | ⅢB | ⅢA |
| | | | | 阴性 | ⅢC | ⅢC |
| T4N0M0<br>T4N1***M0<br>T4N2M0<br>任何 T<br>N3M0 | 低 | 阳性 | 阳性 | 阳性 | ⅢA | ⅢA |
| | | | | 阴性 | ⅢB | ⅢB |
| | | | 阴性 | 阳性 | ⅢB | ⅢB |
| | | | | 阴性 | ⅢB | ⅢB |
| | | 阴性 | 阳性 | 阳性 | ⅢB | ⅢA |
| | | | | 阴性 | ⅢB | ⅢB |
| | | | 阴性 | 阳性 | ⅢB | ⅢB |
| | | | | 阴性 | ⅢC | ⅢB |
| | 中 | 阳性 | 阳性 | 阳性 | ⅢA | ⅢA |
| | | | | 阴性 | ⅢB | ⅢB |
| | | | 阴性 | 阳性 | ⅢB | ⅢB |
| | | | | 阴性 | ⅢB | ⅢB |
| | | 阴性 | 阳性 | 阳性 | ⅢB | ⅢA |
| | | | | 阴性 | ⅢB | ⅢB |
| | | | 阴性 | 阳性 | ⅢB | ⅢB |
| | | | | 阴性 | ⅢC | ⅢC |
| | 高 | 阳性 | 阳性 | 阳性 | ⅢB | ⅢB |
| | | | | 阴性 | ⅢB | ⅢB |
| | | | 阴性 | 阳性 | ⅢB | ⅢB |
| | | | | 阴性 | ⅢB | ⅢB |
| | | 阴性 | 阳性 | 阳性 | ⅢB | ⅢB |
| | | | | 阴性 | ⅢC | ⅢC |
| | | | 阴性 | 阳性 | ⅢC | ⅢC |
| | | | | 阴性 | ⅢC | ⅢC |
| 任何 T/N<br>M1 | 任何 | 任何 | 任何 | 任何 | Ⅳ | Ⅳ |

† 如果淋巴结阴性、肿物直径 <5cm、激素受体阳性、HER2 阴性，并通过基因检测评判复发风险为低危组，病理学预后分期被调整为ⅠA 期，满足这些条件的情况不适合接受术前新辅助治疗；* T1 包括 T1mⅠ；** N1 不包括 N1mⅠ；*** N1 包括 N1mⅠ

ER：雌激素受体；PR：孕激素受体；HER2：人表皮生长因子受体 2

2. 组织病理

乳房的恶性肿瘤根据基底膜浸润与否，分为浸润性癌（invasive carcinoma）和导管原位癌（ductal carcinoma in situ）两种。根据组织学特点，又将浸润性癌分为小叶癌、导管癌、黏液癌和化生性癌等。导管癌、黏液癌和乳头状癌预后良好，化生性癌预后不良。肿瘤的组织学类型、组织学分级、淋巴管和血管的浸润情况都会对预后产生影响。

3. 肿瘤标志物

乳腺癌的主要分子分型标志物有 ER、PR、HER2、Ki-67 等，一般通过对经福尔马林固定的石蜡切片进行免疫组化染色来检测。ER、PR、HER2 等标志物既可预测治疗反应，同时也是评判预后的因素。HER2 的评分 0~1 分为阴性，2 分为中间值不确定，3 分为阳性；如果评分为 2 分，则通过荧光原位杂交（fluorescence in situ hybridizaion，FISH）或银原位杂交（silver in situ hybridization，SISH）技术来确定 *HER2* 基因有无扩增。2018 年 ASCO/CAP 的标准中，当 HER2 与第 17 号染色体着丝粒（CEP17）比值≥ 2.0，可判定为阳性。Ki-67 增殖指数则用百分比来表示，高细胞增殖指数与预后不良密切相关，尤其是在激素受体阳性乳腺癌患者中。乳腺癌分子分型是评判术后复发风险和制订全身辅助治疗方案的重要依据，其中 ER、PR、HER2、Ki-67 等是决定辅助治疗方案的重要因素。

4. 多基因表达谱检测

基于基因表达谱的预后预测技术已经应用于临床，其中具有代表性的是以 Oncotype DX、MammaPrint、PAM50、EndoPredict 和 Breast Cancer Index。对激素受体阳性、HER2 阴性、淋巴结阴性、癌灶直径 <5cm 的乳腺癌患者，可以通过多基因检测来预测复发风险，并根据该结果决定是否实施化疗。很多研究已证实，在多基因检测中复发风险评估为“低复发风险组”或“中等复发风险组”的情况可以避免化疗，与接受化疗的患者相比，单纯采用内分泌治疗的长期生存率没有差异。目前，多基因检测主要应用于没有淋巴结转移或仅有微转移的患者，但最近有研究表明，淋巴结阳性的低危人群也可以避免化疗。

## （二）辅助治疗的种类和适应证

1. 放 疗

在乳腺癌患者中，放疗和药物治疗被应用于术后辅助治疗，也可以应用于转移性病灶的解救治疗。放疗应在手术切口完全愈合后开始，不需要化疗的患者一般在术后 3~4 周进行放疗，如果有其他原因无法及时放疗，也应尽量在术后 6~8 周内开始。手术后接受化疗的患者，放疗可以在化疗结束后 4~6 周内骨髓功能恢复时开始；如果局部复发风险较高，也可以在化疗前进行。放疗不建议与化疗同时进行，但可以与内分泌治疗和靶向治疗同时进行。

（1）保乳手术

保乳手术后，无论病理结果为导管原位癌或浸润性癌，都应进行全乳放疗（图 4-7）。如果患者的年龄 >70 岁，且满足以下所有条件：肿瘤直径 <2cm、淋巴结阴性、切缘阴性、ER 阳性、计划内分泌治疗，可以考虑选择性地减少放射线治疗剂量。一般每天照射剂量 1.8~2Gy，每周 5 次，共 45~50Gy，之后在肿瘤原发灶位置再追加 10~16Gy。“大分割全乳放疗”则是利用乳腺癌细胞的生物学特性，提高每次的放射剂量，使之高于正常剂量，进而缩短治疗时间的一种全新放疗方案。最近的随机临床试验证实，在浸润性乳腺癌患者中，“大分割全乳放疗”与常规放疗方案相比具有相似或更优的效果，因此这种方式目前在临床中的应用正逐渐增加。虽然乳房放疗是一种没有严重副作用，相对安全的治疗方法，但需要注意的是，淋巴水肿等副作用也会降低生活质量，其中心脏毒性反应虽然很少见，但有可能是致命的（表 4-4）。对腋窝淋巴结阳性的患者，应考虑对腋窝及锁骨上进行放疗。对乳房、

腋窝及锁骨上的放疗，推荐基于CT定位制订治疗计划；通过应用三维适形放疗或调强适形放疗（intensity-modulated radiotherapy，IMRT）对靶区进行照射。对接受了新辅助化疗的患者，放疗的适应证及靶区范围应根据化疗前的临床分期来决定。

（2）乳房全切术

接受乳房全切术的患者，如果出现肿瘤直径>5cm、转移的腋窝淋巴结超过4个或切缘阳性等情况，应对胸壁、锁骨、腋窝及内乳淋巴区域进行放疗（图4-8）。对于导管原位癌，如果切缘阴性，则无须再进行放射治疗。最新的随机临床研究表明，接受乳房全切术的患者，在化疗或内分泌治疗后对胸壁和区域淋巴结进行放疗，其局部复发率及远处转移率下降，整体生存率有所提高。

2. 内分泌治疗

辅助内分泌治疗是采用芳香化酶抑制剂（aromatase inhibitor，AI）或选择性雌激素受体调节剂（selective estrogen receptor modulator，SERM）来抑制乳腺癌的生长。芳香化酶抑制剂可以抑制雌激素生成，如来曲唑（letrozole）、阿那曲唑（anatrozole）、依西美坦（exemestane）等。促性腺激素释放激素激动剂如亮丙瑞林（goserelin）、戈舍瑞林（leuprorelin）等可抑制卵巢功能，降低雌激素水平，从而抑制雌激素促肿瘤增殖的作用。选择性雌激素受体调节剂的代表性药物是他莫昔芬。约70%~80%的乳腺癌患

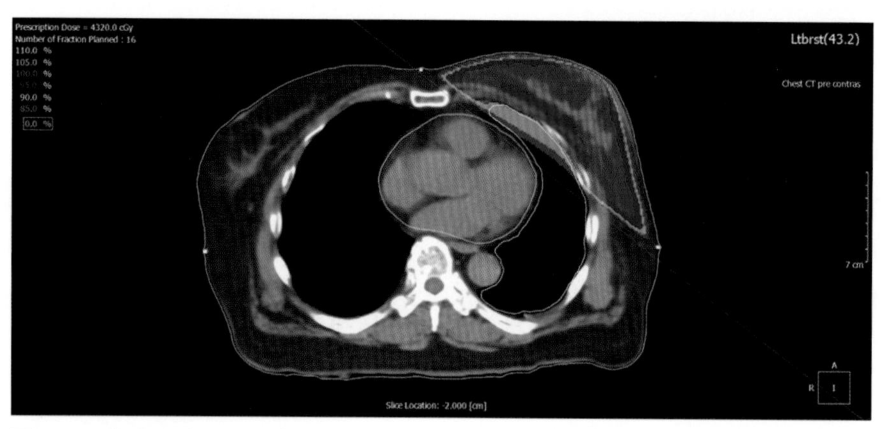


图4-7 患者接受左侧乳房保乳术后放射治疗的剂量分布图。左上角的数值显示了实际剂量相对于处方剂量的百分比，对应定位CT上的不同颜色

表4-4 放疗的副作用

| 副作用 | 内容 |
|---|---|
| 急性副作用 | 出现全身疲乏、乳房肿痛、皮肤变化等，大部分在治疗后数月内会恢复 |
| 放射性肺炎 | 大部分患者在照射部位观察到肺纤维化改变。出现伴有干咳或呼吸困难等症状的放射性肺炎的概率很低，根据放疗范围不同，一般发生在放疗后3个月内。即使出现症状，也可通过类固醇治疗，大部分患者会在3个月内症状消失 |
| 心脏毒性 | 可能发生冠状动脉病变、心房或心室传导障碍、心律失常、心包炎、淤血性心力衰竭、心肌梗死、心脏瓣膜病变等。近年来，心脏保护、三维适形和调强照射技术等方法可以减少副作用。应特别注意接受具有心脏毒性的抗肿瘤药物如阿霉素、曲妥珠单抗等治疗的患者 |
| 淋巴水肿 | 患侧手臂淋巴水肿的发生率为20%~25%，发生率随着放疗剂量的增加而增加，特别是对锁骨上淋巴结的放疗 |
| 放射线诱发的癌症 | 每10 000例接受放疗的患者中只有1例出现放射线诱发癌，概率非常低，一般发生在治疗后的5~10年 |

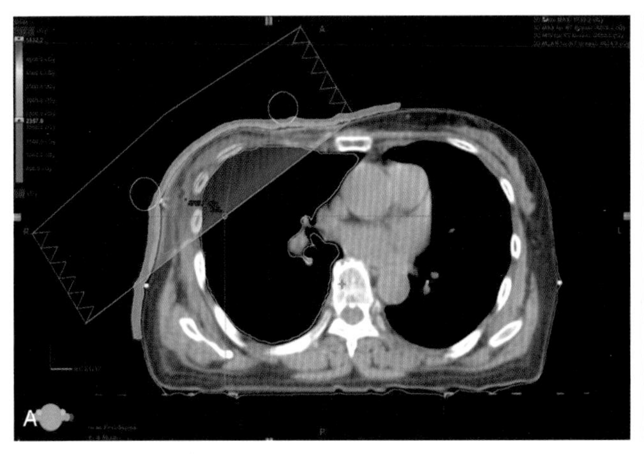
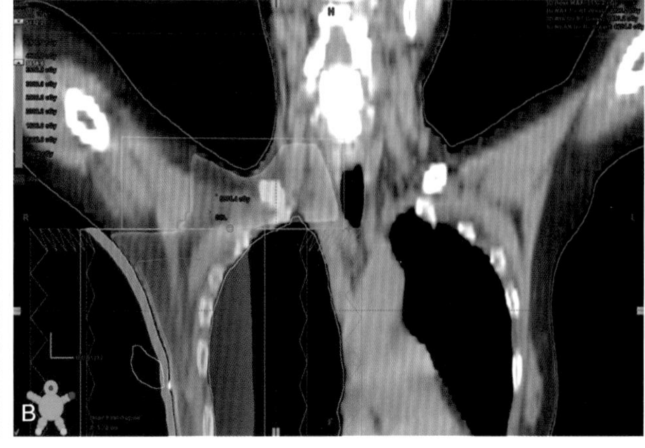

**图 4–8**　接受乳房切除术患者的放疗靶区和治疗计划。A. 水平面 CT 显示的胸壁放射剂量分布。B. 冠状面 CT 中胸壁、腋窝上部及锁骨上部淋巴区域的放射剂量分布

者的激素受体为阳性。在浸润性乳腺癌中，只要激素受体阳性，不论患者的年龄、组织类型、腋窝淋巴结是否转移、是否接受过化疗、是否接受过抗 HER2 治疗、是否接受手术，都要考虑辅助内分泌治疗（图 4–9）。接受过保乳手术的导管原位癌患者，如果激素受体阳性，应在术后服用他莫昔芬(闭经前)或芳香酶抑制剂(闭经后)5年。内分泌治疗根据是否绝经可以选择如下药物。

（1）绝经前女性

激素受体阳性的绝经前女性优先考虑每天服用 20mg 他莫昔芬，并服用至少 5 年。治疗 5 年完成时如果已经绝经，应再用芳香化酶抑制剂治疗 5 年。或者不论是否绝经，继续再用 5 年他莫昔芬，完成 10 年的内分泌治疗。绝经前女性乳腺癌患者如果是高复发风险人群，或者是年龄 <35 岁的年轻女性，可以使用促性腺激素释放激素激动剂联合芳香化酶抑制剂或他莫昔芬。服用他莫昔芬患子宫内膜癌的概率增加，因此未切除子宫的女性要求每年接受妇科检查。

（2）绝经后女性

激素受体阳性的绝经后女性首先考虑服用芳香化酶抑制剂 5 年的治疗方案。对比他莫昔芬，服用芳香化酶抑制剂的乳腺癌复发及远处转移的风险更低，但总生存无明显差异。另一种方法是，在服用他莫昔芬 2~3 年后，改为芳香化酶抑制剂，共服用 5~8 年（序贯疗法）；或服用他莫昔芬 5 年后，继续服用他莫昔芬 5 年（延长疗法）。对无法服用芳香化酶抑制剂的患者应给予他莫昔芬。服用芳香化酶抑制剂的患者有骨量减少、骨质疏松症和骨折的风险，因此在服用前和服用后患者每年都要行骨密度检查。骨质疏松症患者建议给予双磷酸盐治疗。另外，在激素受体阳性的绝经后患者，术前也可以使用芳香化酶抑制剂将原发病灶缩小。新辅助内分泌治疗的时间一般为 4~6 个月，不建议化疗和内分泌治疗同时进行。

### 3. 化　疗

浸润性乳腺癌患者的辅助化疗方案是根据其组织类型、激素受体、HER2 状态和淋巴结转移与否、肿瘤的大小来决定。在导管癌、黏液癌等良好组织病理学类型中，激素受体阳性，同时淋巴结阴性或即使淋巴结阳性但转移灶小于 2mm，则不需要化疗。如果淋巴结转移灶超过 2mm，则应考虑化疗和内分泌治疗。激素受体阴性患者应当接受化疗。已经证实，蒽环类（阿霉素）联合紫杉类（紫杉醇或多西他赛）的化疗方案可以提高生存率。不使用曲妥珠单抗的化疗方案有：①剂量密集型阿霉素 / 环磷酰胺（AC）序贯紫杉醇（P）的双周化疗方案；②剂量密集型阿霉素 / 环磷酰胺（AC）序贯紫杉醇（P）的单周化疗方案；③多西他赛联合环磷酰胺的化疗方案（表 4–5）。

使用曲妥珠单抗的方案有：① AC 序贯紫杉醇联合曲妥珠单抗的方案；②多西他赛 / 卡铂 / 曲妥珠单抗的联合方案。根据激素受体和 HER2 的状况，应尽早对乳腺癌患者实施以下化疗方案。

（1）激素受体阳性、HER2 阴性乳腺癌

激素受体阳性、HER2 阴性的乳腺癌患者如果有淋巴结转移，应采取化疗；如果没有淋巴结转移，但肿瘤大小超过 0.5cm，可以考虑 21 基因检测（Oncotype DX）。在此基础上，如果基因检测结果分数较高则建议化疗，如果分数较低则不需要化疗而单纯接受辅助内分泌治疗。

（2）HER2 阳性乳腺癌

HER2 阳性乳腺癌不论淋巴结转移与否或激素受体表达与否，只要肿瘤直径超过 1cm，就应

| 临床分期 | | 诊断检查 | | 术前治疗 | |
|---|---|---|---|---|---|
| Ⅰ A 期<br>T1N0M0<br>Ⅰ B 期<br>T0NmiM0<br>T1NmiM0<br>Ⅱ A 期<br>T0N1M0<br>T1N1M0<br>T2N0M0<br>Ⅱ B 期<br>T2N1M0<br>T3N0M0 | ➡ | **基本检查**<br>· 问诊<br>· 外周血检查（红细胞，血小板）<br>· 一般生化检查（肝功）<br>· 胸片<br>· 乳腺 X 线摄影，乳腺超声<br>· 病理检查<br>· ER/PR 及 HER2 检查<br><br>**选择检查**<br>· 乳腺 X 线放大摄影<br>· 乳腺 MRI<br>· 骨扫描<br>· 腹部超声或 CT<br>· PET-CT<br>· 肿瘤标志物检查 | ➡ | 除肿块大小外的其他指标符合保乳术的Ⅱ A、Ⅱ B 期的患者，若本人希望保留乳房，则应考虑新辅助化疗，绝经后的乳腺癌患者，如激素受体阳性则可考虑内分泌治疗 | ➡ |

| 局部治疗 | | 全身辅助治疗 | | 随访 |
|---|---|---|---|---|
| **乳腺全切术**<br>+ 前哨淋巴结活检<br>± 腋下淋巴结清扫术<br>± 乳房重建<br>± 术后放疗<br><br>**乳腺部分切除术**<br>+ 前哨淋巴结活检<br>± 腋下淋巴结清扫术<br>+ 乳腺放疗 ± 锁骨上淋巴结 ± 内乳淋巴结放疗 | ➡ | 激素受体阳性、HER2 阴性、无淋巴结转移时行 21 基因 RT-PCR（Oncotype Dx）检测<br>**化疗**<br>· 肿瘤大小为 0.6~1.0cm 的三阴性乳腺癌<br>· 肿瘤大小 >1.0cm<br>· 淋巴结转移<br>**靶向治疗（曲妥珠单抗）**<br>· HER2 阳性，淋巴结阳性<br>· 淋巴结阴性且肿瘤直径 >1cm<br>· 肿瘤大小为 0.6~1.0cm 且淋巴结有微转移的情况下考虑使用<br>**内分泌疗法**<br>· 激素受体阳性的绝经前女性服用他莫昔芬治疗 5 年<br>· 激素受体阳性、属于高危复发人群，接受过辅助化疗的绝经前女性，卵巢抑制剂及芳香化酶抑制剂联合治疗 5 年<br>· 激素受体阳性的绝经后女性，首选芳香化酶抑制剂治疗，根据具体情况可考虑延长疗程 | ➡ | **门诊复查**（术后 3 年内每 3~6 个月复查一次，术后 4~5 年每 6~12 个月复查一次，以后每年复查一次）<br>**乳腺 X 线摄影**（每 6 个月至 1 年一次）<br>**乳腺超声**（必要时）<br>**妇科检查**（每隔 1 年）<br>· 服用他莫昔芬，有子宫者<br><br>**骨密度检查（1 年间隔）**<br>· 服用芳香化酶抑制剂的患者<br><br>**其他必须情况**<br>· 乳腺 X 线放大摄影<br>· 肝功能检查<br>· 胸片 /CT<br>· 腹部超声 /CT<br>· 骨扫描<br>· PET-CT<br>· 肿瘤标志物检查 |

**图 4–9** 早期乳腺癌诊疗指南（第 7 版韩国乳腺癌诊疗规范）

表 4-5　常用的化疗方案

| | | |
|---|---|---|
| 不含曲妥珠单抗的方案 | 首选方案 | 剂量密集 AC（多柔比星 / 环磷酰胺）→紫杉醇 双周方案 |
| | | 剂量密集 AC（多柔比星 / 环磷酰胺）→紫杉醇 单周方案 |
| | | TC（多西他赛 / 环磷酰胺） |
| | 其他方案 | 剂量密集 AC（多柔比星 / 环磷酰胺） |
| | | AC（多柔比星 / 环磷酰胺）3 周方案 |
| | | EC（表柔比星 / 环磷酰胺）3 周方案 |
| | | FAC（5- 氟尿嘧啶 / 多柔比星 / 环磷酰胺） |
| | | FEC（5- 氟尿嘧啶 / 表柔比星 / 环磷酰胺） |
| | | CMF（环磷酰胺 + 氨甲蝶呤 +5- 氟尿嘧啶） |
| | | AC→多西他赛 每 3 周 |
| | | TAC（多西他赛 / 多柔比星 / 环磷酰胺） |
| | | FEC 或 FAC→T（多西他赛或紫杉醇每周） |
| 含曲妥珠单抗的方案 | 首选方案 | AC→紫杉醇周方案 + 曲妥珠单抗 ± 帕妥珠单抗 |
| | | TCH（多西他赛 / 卡铂 / 曲妥珠单抗）± 帕妥珠单抗 |
| | 其他方案 | DAC→多西他赛 + 曲妥珠单抗 ± 帕妥珠单抗 |
| | | 多西他赛 + 环磷酰胺 + 曲妥珠单抗 |
| | | FEC→多西他赛 + 曲妥珠单抗 + 帕妥珠单抗 |
| | | FEC→紫杉醇 + 曲妥珠单抗 + 帕妥珠单抗 |
| | | 紫杉醇 + 曲妥珠单抗 |
| | | 帕妥珠单抗 + 曲妥珠单抗 + 多西他赛→FEC |
| | | 帕妥珠单抗 + 曲妥珠单抗 + 紫杉醇→FEC |

考虑化疗，并联合 1 年的曲妥珠单抗治疗。原发灶大小为 0.6~1cm 或淋巴结微转移，也应考虑化疗和联合曲妥珠单抗治疗。

（3）三阴性乳腺癌

三阴性乳腺癌不论淋巴结转移与否，只要肿瘤大小超过 1cm，就应考虑化疗。如果肿瘤大小为 0.6~1cm 且淋巴结有微转移也应考虑化疗。

**4. 抗 HER2 治疗**

在 HER2 阳性的浸润性乳腺癌患者中使用曲妥珠单抗治疗能够减少肿瘤复发率，因此如果免疫组化确认 HER2 阳性，且肿瘤大于 1cm，就应行化疗联合曲妥珠单抗治疗，并持续使用曲妥珠单抗 1 年。如果肿瘤小于 1cm 也可以考虑单独使用曲妥珠单抗，但是在韩国只有肿瘤大于 1cm 时才能适用于医疗保险。曲妥珠单抗会增加心脏毒性，因此治疗前和治疗过程中都要进行心脏超声检查以评价心功能，且曲妥珠单抗不能与蒽环类药物同时应用，但可以与内分泌治疗和放疗同时使用。除曲妥珠单抗外，在乳腺癌晚期患者中还可使用拉帕替尼、帕妥珠单抗或 TDM-1。帕妥珠单抗联合曲妥珠单抗作为术前新辅助治疗方案，也已经得到了专家的共识。

## （三）局部晚期乳腺癌

局部晚期乳腺癌（N2~3 或 T4）的患者应行术前全身治疗。术前新辅助化疗与术后辅助化疗相比，虽然生存率没有明显差异，但可以增加保乳手术的成功率。行保乳手术的患者局部复发的可能增加，因此准确的肿瘤定位、正确的病理评价及适当的放疗方案非常重要。如果通过术前新辅助化疗能达到病理完全缓解（pathologic complete remission，pCR），则预示患者预后良好。术后辅助化疗常规应用的蒽环类和紫杉类药物，同样可以应用于术前新辅助化疗。如果术前未完成既定的新辅助治疗疗程，术后应该完成既定的辅助化疗总疗程数。HER2 阳性患者应在术后完成曲妥珠单抗治疗，总时间为 1 年。

## 三、复发和转移性乳腺癌的治疗

### （一）局部复发治疗

“局部复发”指在术后同侧乳房、胸肌、皮肤再次出现癌灶。“区域复发”指在原发灶同一侧的腋窝、锁骨上、锁骨下淋巴结或内乳淋巴结发生转移。行乳房全切术的患者，如果能够手术切除，就应该通过手术将复发部位切除，并实施放疗。放疗范围包括整个胸壁及腋窝淋巴结、内乳淋巴结、锁骨上淋巴结等区域淋巴结。行保乳术的患者一般应行全乳切除术，如果局部复发的病灶非常小，也可选择继续行保乳手术。接受了“保乳术 + 放疗后”复发的患者不建议追加放疗。如果需要追加放疗，应综合考虑之前的放射线剂量。因为 20%~30% 的局部复发患者合并其他部位的转移，最终发展为全身转移，所以要全面综合考虑，正确合理应用手术、放疗、化疗、内分泌治疗和姑息性治疗等治疗措施（图 4–10）。

### （二）转移性乳腺癌的治疗

转移性乳腺癌的治疗目的并非治愈，而是延长患者的生存时间，提高其生活质量。HER2 阳性、激素受体阳性的乳癌患者，如果全身转移并不广泛，内脏器官无转移或有转移但无症状，应当首选内分泌治疗。常用的内分泌治疗药物包括他莫昔芬、芳香化酶抑制剂、氟维司群等。如果连续尝试 3 种不同的内分泌治疗药物后疾病仍有进展或没有疗效，应更换为化疗或姑息性治疗。当患者为激素受体阳性但内分泌治疗耐药，或者内脏转移有症状时，或者为三阴性乳腺癌，则直接考虑化疗。因联合化疗方案的毒副作用较大，而且对总生存并没有明显提高，所以多建议单药化疗。连续 3 种不同的化疗方案治疗无效或体力状况评分较低时，应考虑停止化疗，改用姑息治疗。HER2 阳性的患者，如果激素受体阴性或内分泌治疗无效，且出现了有症状的内脏转移，则建议采用帕妥珠单抗、曲妥珠单抗、多西他赛的联合治疗。如果出现曲妥珠单抗耐药，可以选择 T-DM1，此外，还可以使用拉帕替尼和卡培他滨的联合治疗方案。如果出现骨转移，则可以通过使用双磷酸盐或地诺单抗（denosumab）来减少与骨转移相关的并发症，同时可以减轻因骨转移而引起的疼痛。转移性乳腺癌的首选治疗方案是全身治疗，当需要缓解皮肤溃疡、出血、疼痛等并发症时，也可以考虑在全身治疗后采用手术切除乳房原发癌灶。

## 四、乳腺癌生存者的管理

癌症生存者（cancer survivor）是指在癌症治疗后没有复发或转移的情况下生存 5 年以上的患者。在韩国，乳腺癌生存者占全体癌症生存者的 11%，排在第 4 位。癌症生存者管理的内容主要包括：对原发癌的跟踪随访，对第二原发癌和后期并发症的预防，社会心理问题及生活习惯的管理，以及提供有效的诊疗方案等（表 4–6）。对癌症生存者的全面、正确的管理不仅关系到患者的生活质量，而且还会影响到生存率和复发率，因此非常重要。

### 知识要点

- 乳腺癌的治疗因其发生年龄、分期（肿瘤大小、转移淋巴结数目）、分子病理特征（组织学分级、激素受体状态及 HER2 状态）等而考虑手术、化疗、放疗、内分泌治疗及靶向治疗等个体化治疗方法。

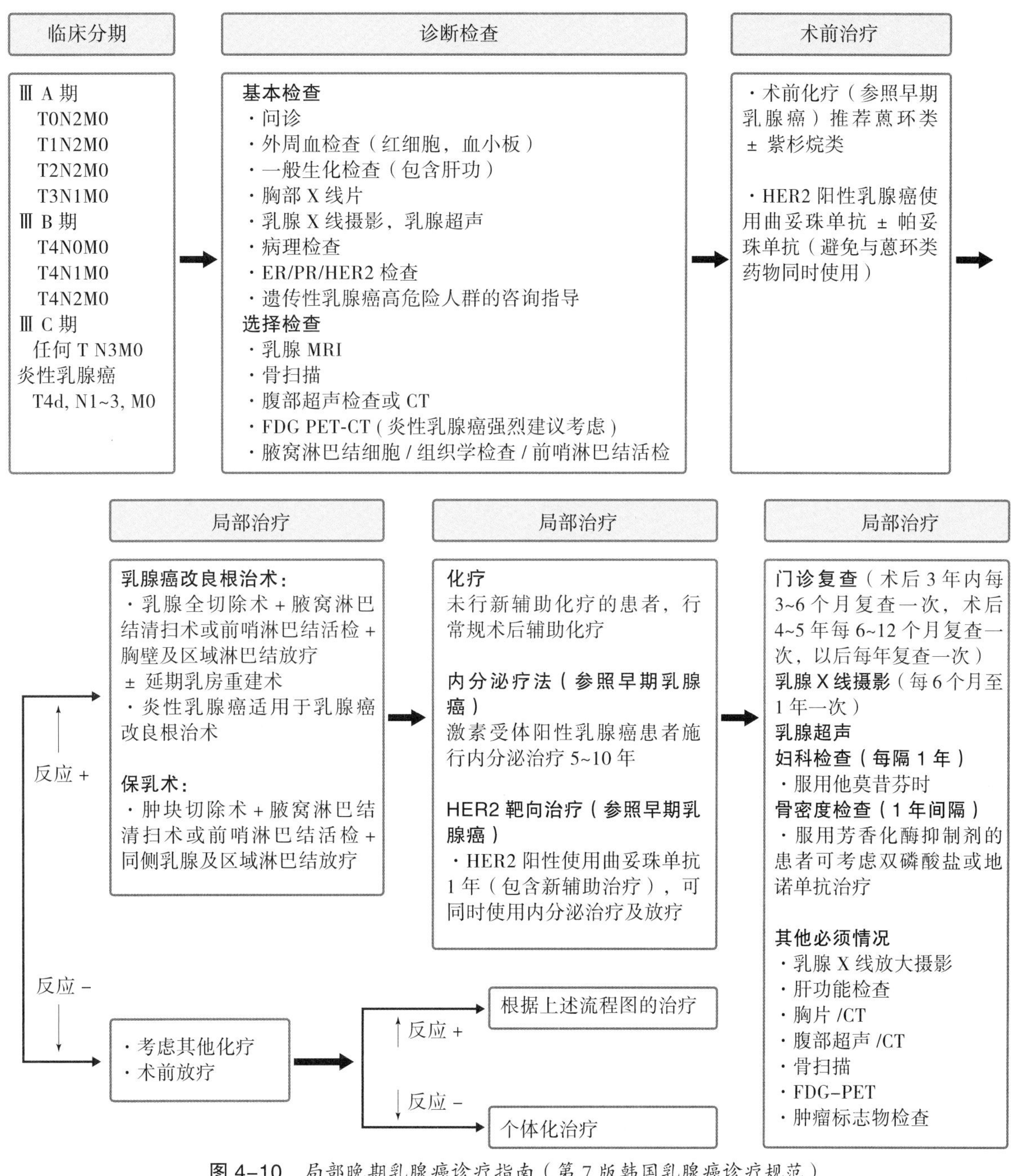


图 4-10　局部晚期乳腺癌诊疗指南（第 7 版韩国乳腺癌诊疗规范）

**表 4-6　乳腺癌患者的随访及健康管理**

| 分类 | 内容 |
|---|---|
| 复查期限 | 建议治疗结束后的前 3 年，每 3~6 个月复查随访 1 次；4~5 年，每 6~12 个月复查随访 1 次；5 年后每年复查随访 1 次 |
| 乳腺 X 线摄影检查 | 1 年一次 |
| 远期并发症管理 | 淋巴水肿，血管症状(因绝经期提前而导致面部潮红、发汗等)，皮肤纤维化，肌肉骨骼疾病(如扭伤、关节炎等)，周围神经疾病（如上臂神经损伤等），心脏毒性（特别是阿霉素和曲妥珠单抗相关） |
| 疾病管理 | 糖尿病，高血脂（与芳香化酶抑制剂相关），骨质疏松症（与内分泌治疗相关） |
| 健康生活习惯管理 | 戒烟，戒酒，运动，体重管理，营养(水果、蔬菜、谷物、家禽、鱼)，疫苗(肺炎球菌和流感) |
| 风险度增加的二次癌种类 | 子宫内膜癌（他莫昔芬相关），卵巢癌，结肠癌，食管癌，胃癌，甲状腺癌 |
| 二次癌筛查 | 遵循成人推荐的常规筛查指南 |

• 乳腺癌手术方式是由病灶大小、位置、乳房大小、患者意愿及淋巴结转移与否等因素决定的。乳房切除术与保乳手术的生存率相同，所以如果没有禁忌证时应当首先考虑保乳手术。临床判断淋巴结阴性时，应优先考虑前哨淋巴结活检代替淋巴结清扫手术。

• 对所有接受保乳手术的患者均应进行全乳放疗及病灶区的局部推量放疗。前哨淋巴结阳性时，应考虑对淋巴引流区域的放疗。对接受乳房切除术的患者，如果出现病灶直径 >5cm、或者转移淋巴结个数超过 4 个或切缘阳性等情况时，应当对胸壁、腋窝、锁骨上以及内乳区进行放疗。

• 激素受体阳性乳腺癌患者应当接受辅助内分泌治疗，绝经前患者采用他莫昔芬，而绝经后患者采用芳香化酶抑制剂，治疗时长为 5~10 年。

• 乳腺癌的辅助化疗方案因其组织学类型、激素受体状态、淋巴结转移与否以及肿瘤大小而决定。对激素受体阳性、HER2 阴性、T1~2 N0 的患者，应当通过多基因检测预测其复发风险，并根据其结果决定是否接受化疗。肿瘤大小超过 1cm 的 HER2 阳性浸润性乳腺癌患者应接受化疗，同时给予 1 年的曲妥珠单抗治疗。

• 局部晚期乳腺癌术前化疗优先选择含蒽环和紫衫的化疗方案。新辅助化疗每 2~3 周期均必须进行影像学的临床疗效评估。新辅助化疗后保乳手术的成功实施依赖于原发灶定位、严格的病理学评估以及适合的放疗方案。

• 早期乳腺癌患者术后将面临复发、远期并发症、甚至二次癌症等多种健康问题，所以术后的观察及密切随访非常重要。

## 参考资料

[1] 李正韩，柳宗翰，宋允美 . 长期乳腺癌经验者的管理 . 韩国医学会杂志 . 韩国乳腺癌学会 , 2016.

[2] AJCC Cancer Staging Manual. 8th. Springer, 2017.

[3] Coates AS, et al. Tailoring therapies - improving the management of early breast cancer: St Gallen International Expert Consensus on the Primary Therapy of Early Breast Cancer. Ann Oncol, 2015.

[4] Giuliano AE, et al. Axillary dissection vs no axillary dissection in women with invasive breast cancer and sentinel node metastasis: a randomized clinical trial. JAMA, 2011.

[5] Giuliano AE, et al. Breast Cancer-Major changes in the American Joint Committee on Cancer eighth edition cancer staging manual. CA Cancer J Clin, 2017.

[6] Moran MS, et al. Society of Surgical Oncology-American Society for Radiation Oncology consensus guideline on margins for breast-conserving surgery with whole-breast irradiation in stages I and II invasive breast cancer. J Clin Oncol, 2014.

[7] National Comprehensive Cancer Network Clinical Practice Guidelines in Oncology: Breast Cancer Version 1, 2018.

[8] Weiss A, et al. Validation study of the American Joint Committee on Cancer eighth edition prognostic stage compared with the anatomic stage in breast cancer. JAMA Oncol, 2018.

# 第二部分

# 乳腺的解剖与病理

（朴银姬　宋宏萍　金铁峰　郭双平　韩铭　樊菁　译）

# 第 5 章　正常乳腺结构和解剖学

乳腺起源于外胚层，由产生乳汁的腺体（乳腺）和支持乳房形态的纤维脂肪结缔组织构成。随着超声机器分辨率的提高，不仅可以分辨乳房实质腺体层与腺体前后脂肪层，还可以观察到腺体层内部的导管和小叶。女性的乳房一生要经历发育、分化和衰萎退化。根据腺体层内部小叶和纤维脂肪组织的相对数量和分布的不同，超声下会形成多种类型超声图像。因此，为了能够在乳腺超声检查中发现异常并作出准确的诊断，理解乳房解剖学和乳腺随生命周期的变化非常重要。此外，腺体的实质与脂肪组织比例、乳腺小叶的退化程度等乳腺组织构成类型与乳腺癌的发生风险有关。

本章节主要介绍乳房的正常解剖结构，超声解剖学，随生命周期的乳腺生理性变化，以及乳腺组织构成类型和乳腺癌发病风险等内容。

## 一、乳房的正常解剖结构

成年女性的乳房大部分呈半球形，垂直轴上位于第 2 肋骨和第 7 肋骨之间，水平轴上位于胸骨外缘和同侧腋中线之间。乳房的平均直径为 10~12cm，厚度为 5~7cm。有时乳腺组织可延伸至腋窝，称为腋尾（axillary tail，tail of spence）。乳房是由产生乳汁的腺体（mammary gland）和支持腺体的纤维脂肪性结缔组织（connective tissue）构成。乳房腺体层被包裹在乳房浅筋膜（anterior mammary fascia）与乳房深筋膜（posterior mammary fascia）之间（图 5–1）。Cooper 韧带又称为乳房悬韧带（suspensory ligament of breast），它由胸壁浅筋膜深入乳腺组织，形成网状致密结缔组织，支持和固定着乳房。Cooper 韧带在乳房浅筋膜交接处形成一组弓形纤维，伸向皮肤，并附着于皮肤支持带上。乳房深筋膜层位于乳腺区与胸肌之间，由脂肪小叶与深层悬韧带（posterior suspensory ligament）组成。

### （一）乳腺导管系统

#### 1. 乳头 – 乳晕复合体

乳头周围色素沉着的环形皮肤区称为乳晕。乳头位于乳晕中央，由复层鳞状上皮细胞覆盖，乳头由紧密的平滑肌、结缔组织和集合管（collecting duct）构成。乳晕位于乳头周围，皮肤表面有多个小结节，这是皮脂腺开口的部位，称为蒙氏腺（Mongomery）。

#### 2. 腺叶与乳腺导管

乳腺由 15~20 个腺叶和乳腺导管构成，腺叶和乳腺导管以乳头为中心呈放射状排列（表 5–1；图 5–2）。导管的终末端称为末梢导管（terminal duct），与腺叶共同组成了终末导管小叶单位（terminal duct lobular unit，TDLU）。终末导管小叶单位是乳腺的功能单位，也是癌症等大部分乳腺病变的发生部位。终末导管小叶单位包含约 30~50 个小管（ductule）或腺泡（acinus）和大

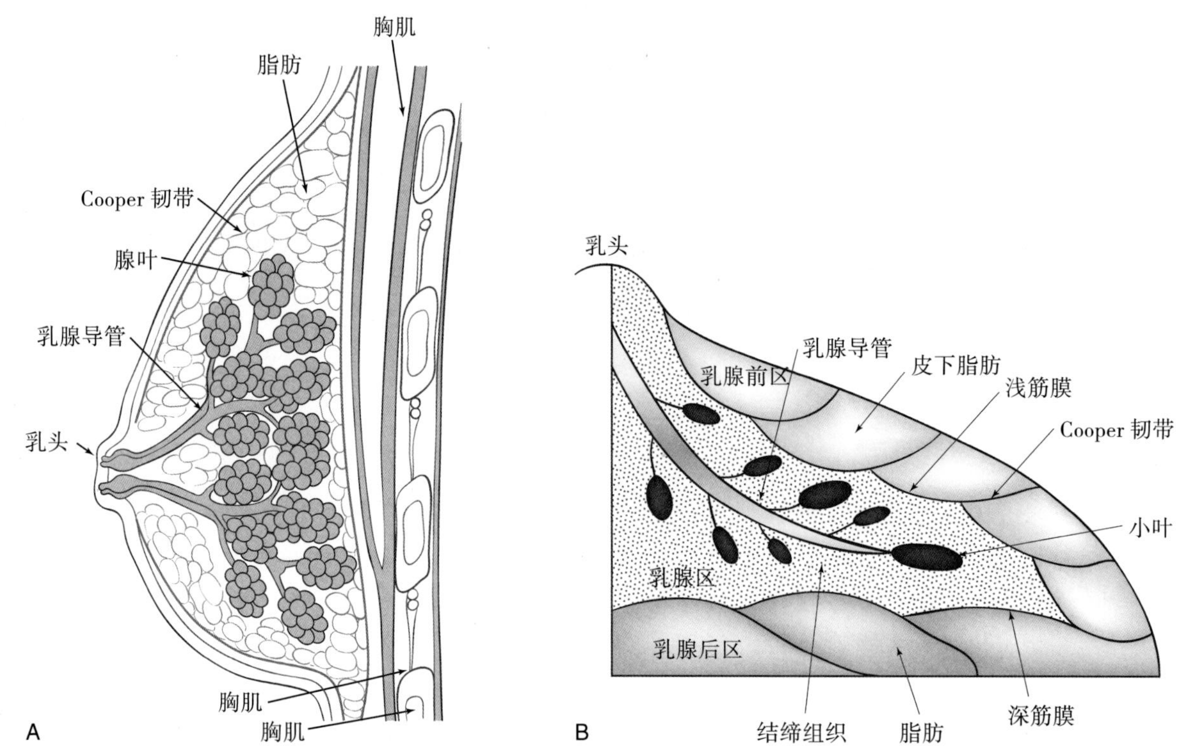


**图 5-1** 乳房的解剖与组织结构。A. 乳房由产生乳汁的腺体和支持乳房形态的纤维脂肪结缔组织构成。B. 乳腺可分为乳腺前区、乳腺区和乳腺后区，与超声解剖学一致

**表 5-1 乳腺组织的正常结构与功能**

| 结构 | | 功能 |
|---|---|---|
| 乳腺导管系统 | 大导管 | 输送乳汁 |
| | 终末导管小叶单位 | 产生和分泌乳汁 |
| 上皮细胞类型 | 腔细胞 | 产生乳汁 |
| | 肌上皮细胞 | 维持基底膜完整，维持腔细胞极性，收缩分泌乳汁 |
| 间质类型 | 小叶间间质 | 乳腺的大小、形态和活动性 |
| | 小叶内间质 | 支持上皮细胞 |

小为 1~2 mm 的小叶内间质（图 5-3A）。终末导管小叶单位的数量因人而异，同时受年龄和激素的影响。终末导管小叶单位在排卵后、妊娠期、哺乳期、第二性征期和性成熟期迅速生长，但在妊娠后和绝经后衰萎退化，服用避孕药或绝经后接受激素治疗可以促使终末导管小叶单位生长。

## （二）乳腺组织的构成

### 1. 上皮细胞

乳腺上皮细胞由管腔周围的腔细胞（luminal cell）和肌上皮细胞（myoepithelial cell）构成（图 5-3B）。肌上皮细胞之间并不连续，它们被基底膜（basement membrane）包绕。基底膜由 4 型胶原蛋白（collagen）和层黏连蛋白（laminin）构成，易与小叶和周围的间质相辨别。

### 2. 间　质

乳腺的间质分为小叶间间质（interlobular stroma）和小叶内间质（intralobular stroma）（表 5-1）。构成间质的细胞主要有间质成纤维细胞（stromal fibroblasts）和肌成纤维细胞（myofibroblasts）。小叶内间质的胶原纤维（collagenous fiber）少而稀疏，但毛细血管多，有时还可见少量淋巴细胞、浆细胞和肥大细胞等，可以与胶原纤维较多的小叶间间质明显区分。

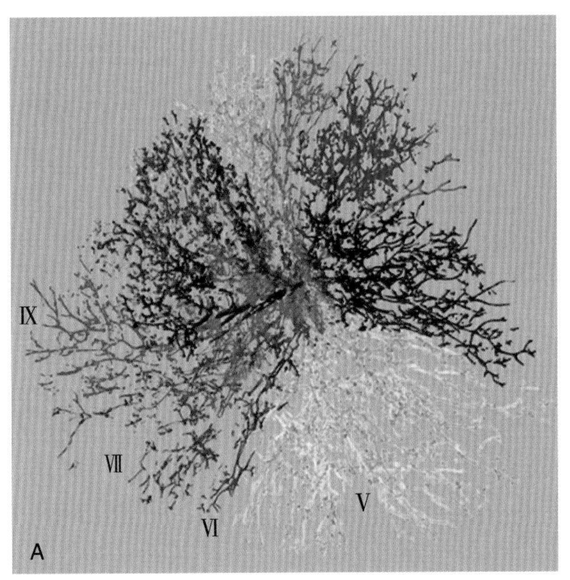


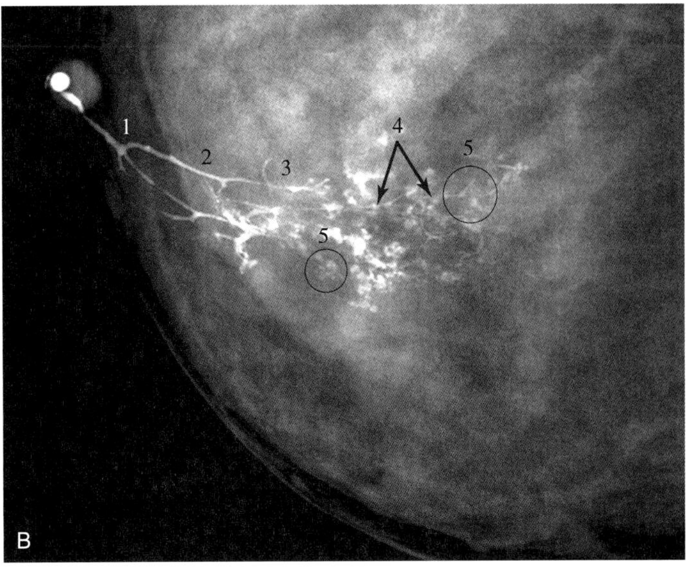


**图 5–2**　乳腺导管系统。A. 在乳腺标本的导管开口注入不同颜色的染料，见 15 个不同大小和形态的导管及其分支（Going JJ. J Pathol, 2004）。B. 选择单根导管注入造影剂获得的导管造影成像，图像显示了从输乳管到终末导管小叶单位的解剖结构。1：输乳管；2：段导管；3：叶间导管；4：末梢导管；5：终末导管小叶单位

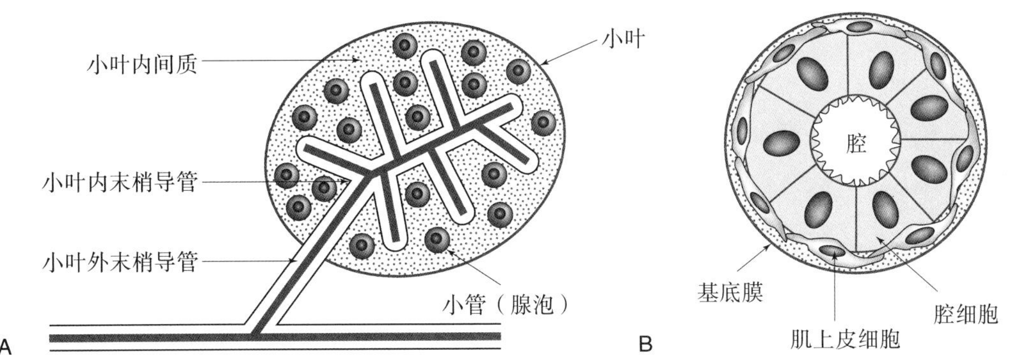


**图 5–3**　终末导管小叶单位。A. 小叶由小管（腺泡）、小叶内末梢导管、小叶内间质组成。小叶与小叶外末梢导管共同组成终末导管小叶单位，是乳腺的功能单位。B. 小管（腺泡）的横截面图，由腔细胞和肌上皮细胞构成，并被基底膜包绕

## （三）血　管

乳房主要的供血动脉是乳内动脉（internal mammary artery）和胸外侧动脉（lateral thoracic artery）。乳房的内侧和中央部分由乳内动脉前穿支（anterior perforating branch）供血，占乳腺供血的 60% 左右，剩余的外上部分由胸外侧动脉供血（图 5–4）。乳房的静脉由胸内静脉（internal thoracic vein）分支、肋间后静脉分支和腋静脉分支组成，主要随动脉走行，引流至腋静脉。围绕脊椎骨的巴特森静脉丛（venous plexus of Batson）与乳腺的静脉系统相连，形成乳腺癌转移到脊椎骨和中枢神经的通道。

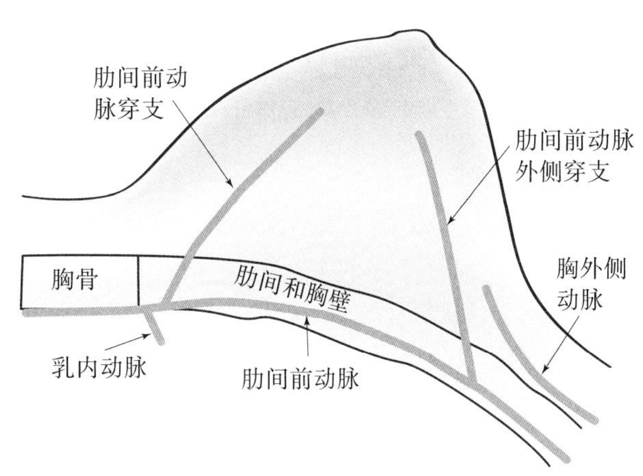


**图 5–4**　乳房的血管分布。乳腺的内侧及包括中央部组织由乳内动脉供血，约占乳腺供血的 60%

## （四）淋巴系统

### 1. 淋巴结分群与分组

乳房的淋巴结按解剖学位置可分为肩胛下（subscapular）淋巴结群、中央（central）淋巴结群、腋静脉（axillary vein）淋巴结群、胸肌间淋巴结（又称为 Rotter 淋巴结）、锁骨下（subclavicular）淋巴结群、锁骨上（supraclavicular）淋巴结群和内乳（internal mammary）淋巴结群（图 5-5、5-6）。淋巴结的另一种分类方法是以胸小肌为标志，将腋窝淋巴结分为 3 级：Ⅰ级位于胸小肌外侧，Ⅱ级位于胸小肌深面，Ⅲ级位于胸小肌内侧。此外，约 28% 的女性的乳腺中存在乳腺内淋巴结。在进行乳腺癌手术时，如果没有明确指出，乳腺内淋巴结一般不包含在腋窝清扫术的淋巴结中。

### 2. 淋巴引流

乳房的皮肤、乳头及乳腺导管的淋巴液引流至腋窝部，深部乳腺的淋巴液通过胸膜和肋间肌肉引流。有关淋巴造影术和前哨淋巴结的研究表明，部分淋巴液通过乳头引流，但大部分直接引流至腋窝淋巴结，部分深部的淋巴液引流至内乳淋巴结或肝脏。

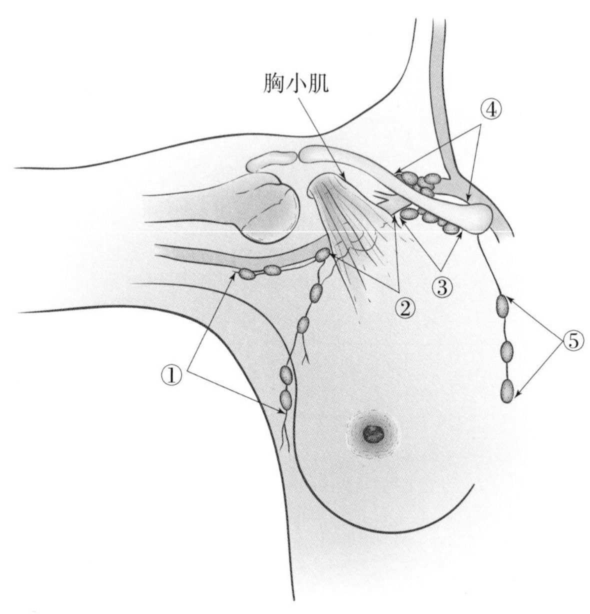


图 5-5　腋窝淋巴结。①Ⅰ级淋巴结（胸小肌外侧）；②Ⅱ组淋巴结（胸小肌深面）；③Ⅲ级淋巴结（胸小肌内侧）；④锁骨上淋巴结；⑤内乳淋巴结。Ⅰ、Ⅱ、Ⅲ级淋巴结共同构成腋窝淋巴结，腋窝淋巴清扫术常规切除Ⅰ级和Ⅱ级淋巴结

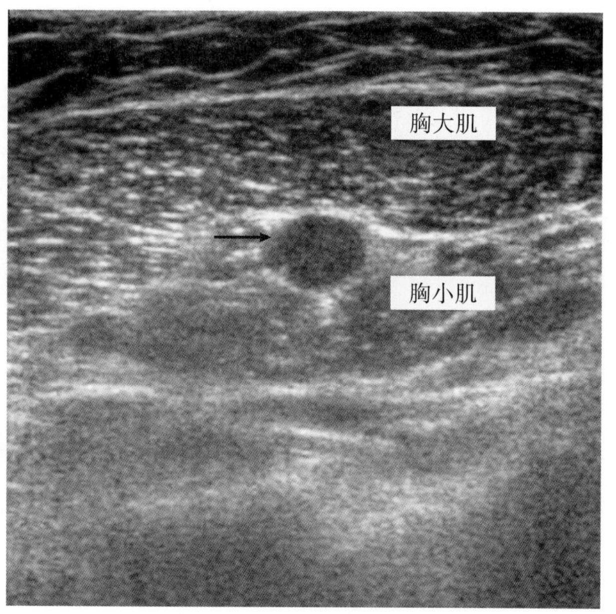


图 5-6　胸肌间淋巴结。胸肌间淋巴结是位于胸大肌和胸小肌之间的淋巴结（箭头），又被称为 Rotter 淋巴结

## 二、超声解剖学

超声观察下，正常乳腺结构可以分为 3 层，为乳腺前区（premammary zone）、乳腺区（mammary zone）和乳腺后区（retromammary zone）（图 5-1）。在乳腺组织或病变的超声评价中，以皮下脂肪回声为标准：比脂肪回声低为低回声，与脂肪回声相同为等回声，比脂肪回声高为高回声（表 5-2）。

## （一）乳腺前区

### 1. 皮　肤

探头与皮肤的界面在超声图像中显示为一条高回声线，真皮层显示为低回声。真皮与皮下脂肪层的界面也显示为高回声。随着皮肤的逐渐增厚，两个高回声线之间的距离也会增宽。皮肤下面有无回声管状皮下静脉，一般因受到探头按压导致显示不清楚。

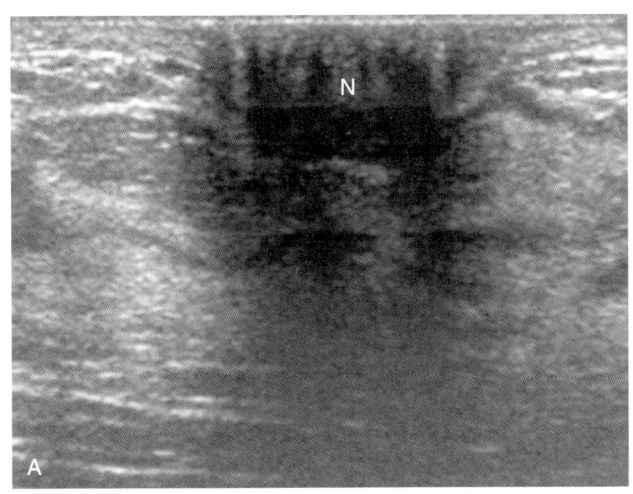


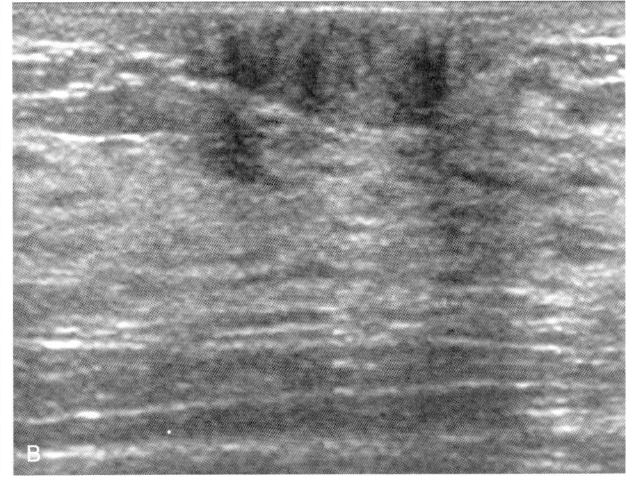


图 5-7　乳头和乳晕下导管。A. 探头轻微按压乳头（N）的图像。B. 探头以适当的力度按压乳头的图像。探头斜推乳头和乳晕，减少图像中的衰减，可以清楚地观察乳头和乳晕区组织

表 5-2　正常乳腺组织的超声回声

| 超声回声强度 * | 乳腺组织 |
|---|---|
| 高回声 | 纤维结缔组织，腺叶界面，Cooper 韧带，筋膜，淋巴门，皮肤，水肿型间质，哺乳期乳腺 |
| 等回声 | 小叶和导管，包裹小叶和导管的周围型间质，妊娠期乳腺，脂肪小叶 |
| 低回声 | 乳头，真皮，淋巴结 |
| 无回声 | 静脉腔，动脉腔，导管腔，输乳窦 |

* 以皮下脂肪回声为对照

2. 乳头与乳晕

由于乳头下导管的走行与超声声束平行，同时乳头内纤维组织影响超声信号的传递，因此检查乳头和乳晕下导管时，要用探头斜推乳头和乳晕的方式进行扫查（图 5-7）。

3. 皮下脂肪与韧带

虽然皮下脂肪层厚度存在个体差异，但在超声图像中均能观察到等回声的脂肪小叶和弧形高回声的 Cooper 韧带（图 5-8）。皮下脂肪层中可见的病变在身体任何部位均可发生，如脂肪瘤、表皮包涵囊肿（epidermal inclusion cyst）、血管瘤和皮脂腺囊肿（sebaceous cyst）等。感染、手术瘢痕、脂肪坏死、放射性皮炎和纤维化等引起皮肤增厚的因素都会影响到皮下脂肪层。乳腺癌也会牵拉相连的皮肤，导致皮肤凹陷，形成“酒窝征”。

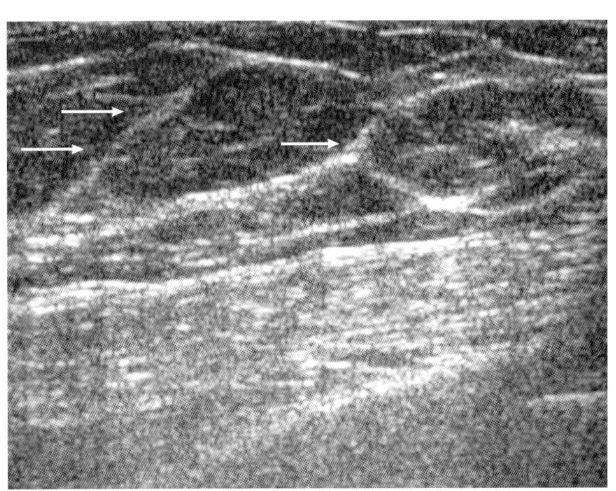

图 5-8　乳腺前区。可见等回声脂肪小叶和呈弧形高回声的 Cooper 韧带（箭头）

## （二）乳腺区

1. 腺叶和乳腺导管

在高分辨率的超声图像中，有时可见由腺叶前后重叠形成的腺叶间界面（interlobar interface；图 5-9），常见于乳房外上象限，在组织学上没有特殊的膜结构物，而且厚度薄，但容易被超声波反射，有时可以看到内部的血管。用超声观察乳腺时，如果考虑到腺叶重叠，应跟踪扫查乳腺导管走行，以排除异常（图 5-10）。

超声图像中的乳腺导管形态取决于导管周围间质的量、因分泌物导致的导管扩张程度和分泌物的回声。超声图像中显示的导管直径比实际宽，

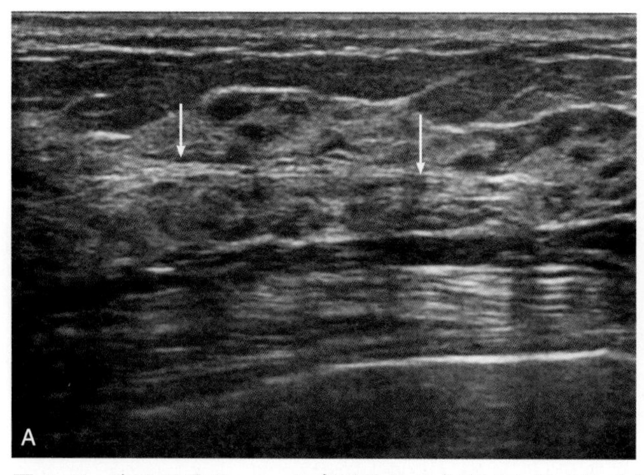
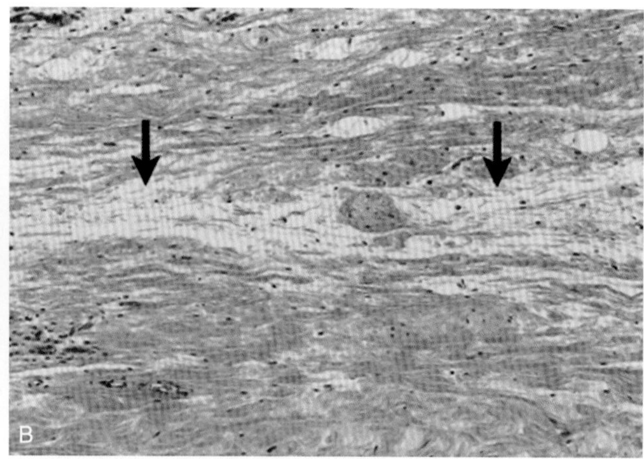

**图 5-9** 腺叶间界面。A. 超声图像显示在腺叶之间可见两条线状高回声（箭头）。B. 在组织 H-E 染色中，两个乳腺腺叶之间的脂肪层（箭头）比周围组织更白，内部可见血管（来源：IIzumori A，et al. Breast Cancer，2013）

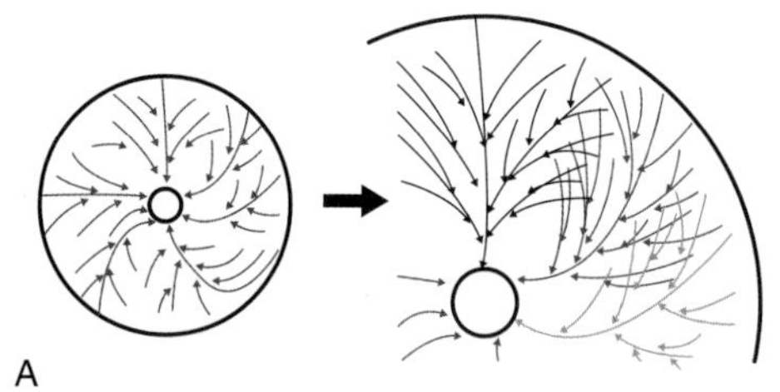
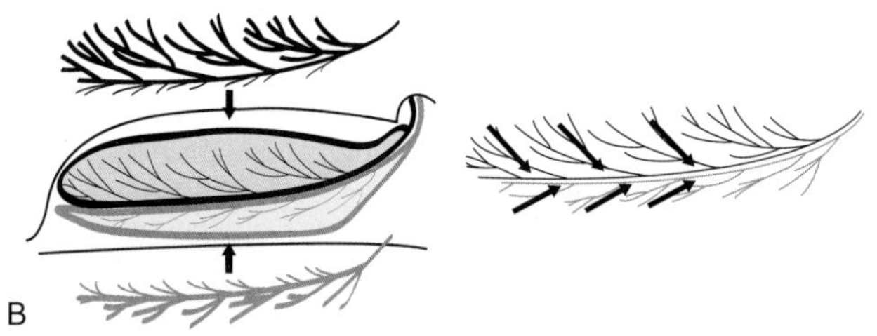

**图 5-10** 乳腺导管走行示意图。A. 导管向乳头方向呈规律排列。右图（箭头）显示了12点钟至3点钟方向的精确示意图。B. 导管向乳头方向呈规律排列。上下图（箭头）显示了位于上下两个不同腺叶的导管走行方向（来源：IIzumori A，et al. Breast Cancer，2013）

原因是导管与包绕在其周围的间质回声相同。有时扁平的导管壁在等回声的导管周围间质中显示为高回声线（图 5-11），在短轴上看起来像靶环。乳腺导管内的分泌物随构成成分不同，其回声存在差异。慢性浓缩的分泌物、包含大量炎症细胞或空泡细胞的分泌物通常显示为高回声。乳腺导管扩张是非常常见的现象（图 5-12）。

**2. 终末导管小叶单位和小叶间质**

小叶内末梢导管和小叶在超声图像中显示为相同的回声，所以超声无法辨别。此外，小叶外末梢导管和周围间质与小叶显示相同的等回声，在超声图像中呈“网球拍”样（图 5-13）。在正常乳腺的超声图像中，终末导管小叶单位和等回声的周围间质结构在两侧乳腺呈对称性。如果在围绝经期前女性中呈局部非对称分布，应考虑病理原因，而不是正常发育或变异。

日本学者通过研究乳房的组织病理和超声检查结果之间的相关性，把小叶间质分为两种类型：包裹在小叶和导管周围、胶原纤维致密的周围型间质（surrounding stroma），又称为致密型间质（dense stroma），以及位于小叶和导管之间、胶原纤维稀疏的水肿型间质（edematous stroma；图 5-14）。在超声图像中，具有致密胶原纤维的致密型间质与小叶或导管显示为相同的等回声，而水肿型间质因胶原纤维结构稀疏，所以显示为高回声。无论女性年龄大小，均可以观察到小叶间质。但水肿型间质容易受老化或体重指数影响，随着女性年龄的增长，间质逐渐被脂肪组织所替代。但无论脂肪化程度如何，在超声图像中，依然可以显示高回声的水肿型间质（图 5-15）。

**3. 脂肪小叶**

在大多数乳腺中，脂肪小叶（fat lobule）夹在乳腺组织和纤维组织之间。因此脂肪小叶容易被误认为乳腺结节，从而做出假阳性的诊断；另一方面，也有可能把与脂肪等回声的实性结节误认为脂肪小叶，给出假阴性的诊断。有几种方法可以帮助鉴别脂肪小叶与实性结节：① 多角度观察病变。大部分脂肪小叶与周围脂肪组织连续，所以转换探头方向，观察与皮下脂肪或乳腺内脂肪是否相连（图 5-16）。② 加压探头观察组织形变。脂肪小叶是在乳腺中最容易受压变形的组织，如果用探头加压后产生 30% 以上的形变，就很有可能是脂肪小叶。纤维腺瘤或一部分乳腺癌也可以因受压产生形变，但都不如脂肪小叶形变明显。③ 观察结节有无压迫周围组织。脂肪小叶比胸壁、乳腺纤维间质和腺体组织柔软，所以用探头加压时不会压迫周围组织。但是，用探头按压纤维腺瘤或乳腺癌时，大多会压迫周围组织。④ 观察内部结构。在超声图像中，脂肪小叶常含有高回声的细线样纤维隔膜，由于隔膜呈弧形，用探头按压时才显示清晰（图 5-17）。

### （三）乳腺后区与胸壁

乳腺后区由等回声脂肪小叶与韧带构成。乳腺后区比皮下脂肪层薄，脂肪小叶也偏小。乳腺 X 线摄影图像相比，乳腺后区在超声图像中显示厚度更薄，或者有时完全不显示，原因是乳腺 X 线摄影是把受检者的乳腺尽量前拉成像，而超声检查时，医生是在受检者仰卧姿势下用探头按压乳腺进行检查。胸大肌在乳腺后区深层，显示为高低回声相间的束状结构，位于肋骨浅层，与皮肤平行，根据个体体型的不同，胸大肌厚度也有所差异。将探头向胸大肌外侧水平移动，深层可见狭窄的胸小肌（图 5-6、5-18）。肋骨位于胸肌深层，肋软骨横断面在超声图像上显示为圆形低回声结构，虽然与低回声阴影肿块相似，但当探头转至纵断面时，显示为胸大肌深层的长条形低回声结构，所以容易判断其为肋骨（图 5-19）。胸膜位于肋骨和肋软骨深面，在超声图像中显示为线状高回声影。

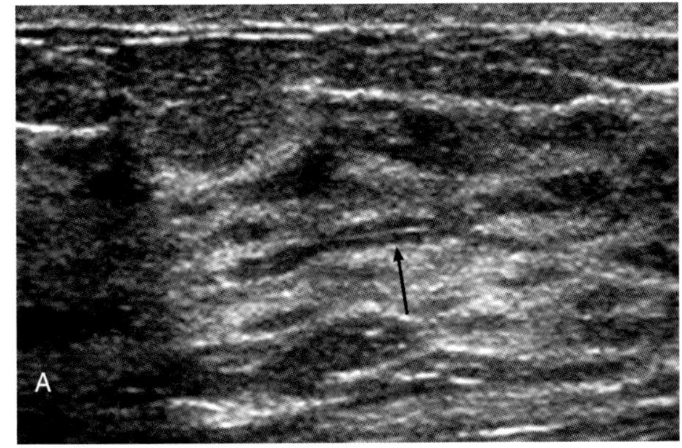


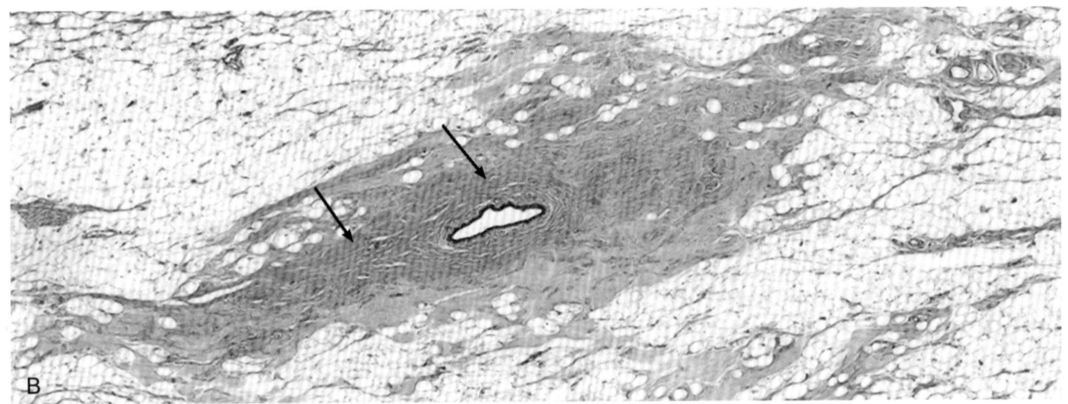


**图 5-11**　乳腺导管。A. 扁平的导管呈细线样高回声，周围包绕着呈等回声的间质（箭头）。B. 在组织 H-E 染色中，包绕在导管周围的周围型间质染色更深（来源：IIzumori A，et al. Breast Cancer，2013）

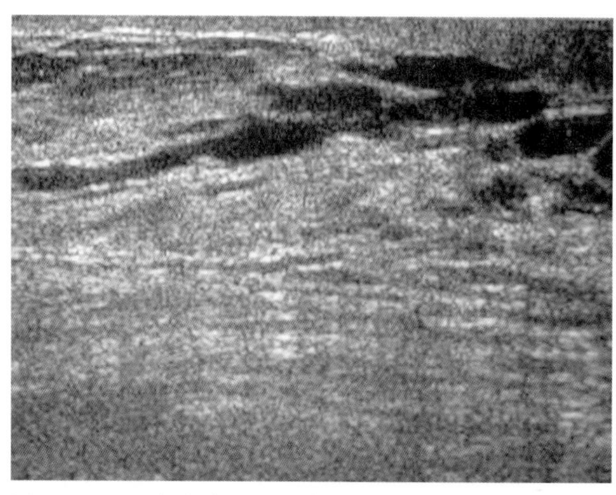

**图 5–12** 乳腺导管扩张。在未妊娠或处于哺乳期的女性中，正常女性乳腺导管直径在超声图像中通常不超过 2~3mm

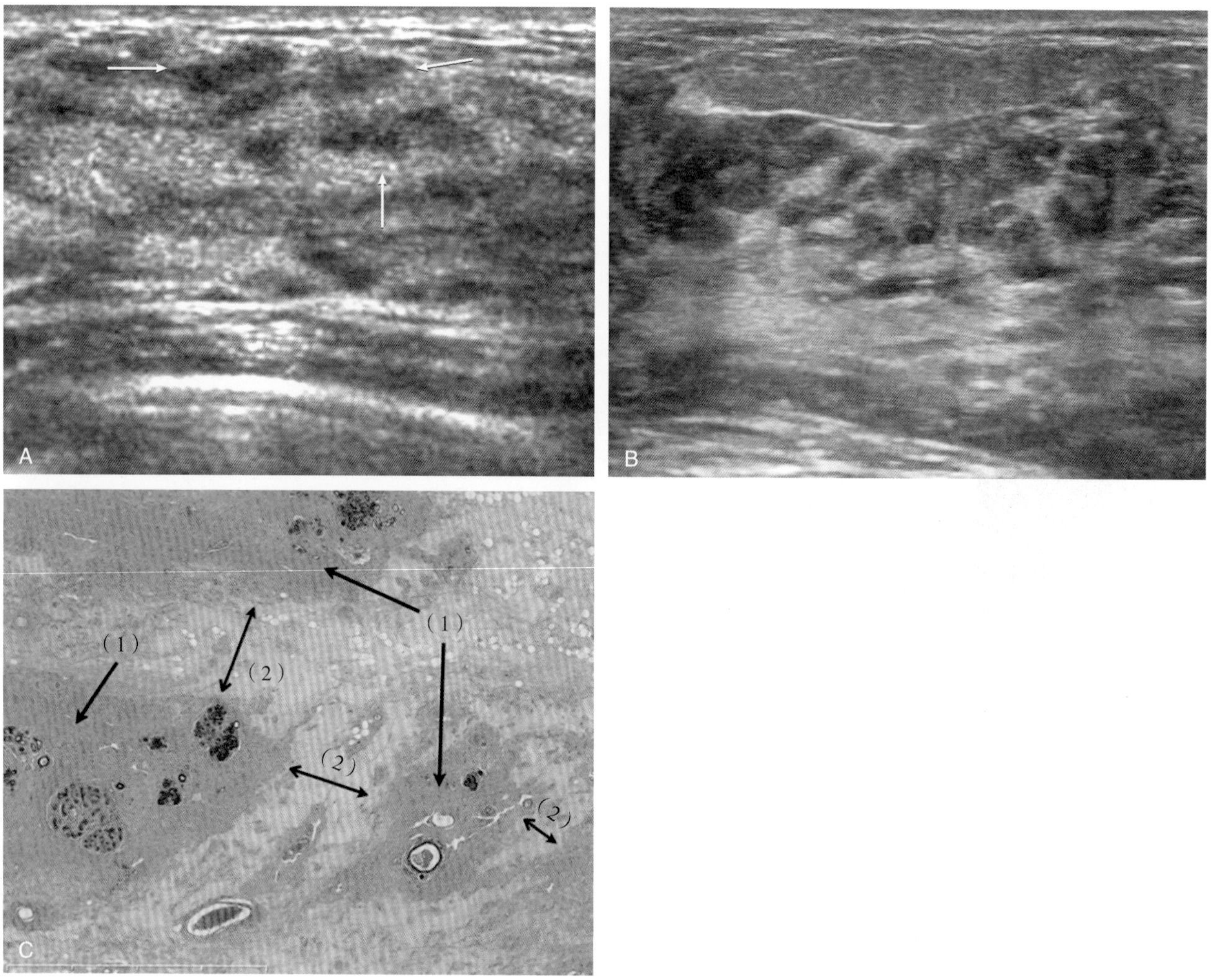

**图 5–13** 终末导管小叶单位。A. 在大部分绝经前女性的乳腺内，使用高频探头可以观察到呈等回声的终末导管小叶单位（箭头）。B. 妊娠女性的终末导管小叶单位显示更清晰。C. 组织 H-E 染色中，包绕终末导管小叶单位的间质（1）比周围组织（2）染色更深。终末导管小叶单位和小叶周围间质在超声中均显示为等回声，无法区分（来源：IIzumori A, et al. Breast Cancer，2013）

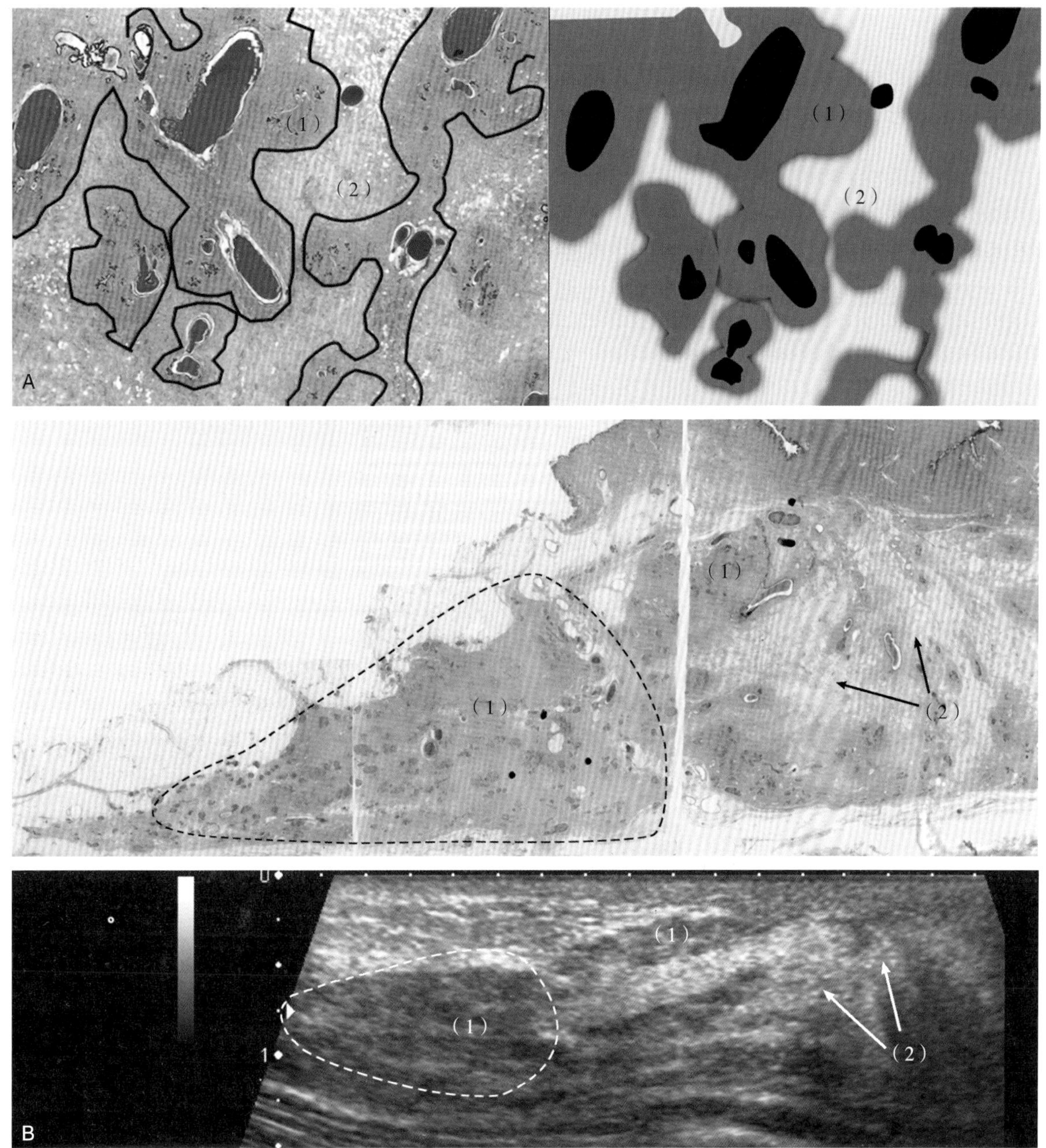


**图 5-14**　间质的类型和超声图像。A. 间质的类型和超声回声示意图。在乳腺组织 H-E 染色中，可见包绕小叶与小叶外导管周围、纤维结缔组织致密的周围型间质（1），以及位于小叶和导管之间、胶原纤维稀疏的水肿型间质（2）。在超声模式图中，周围型间质（1）呈等回声，（2）水肿型间质呈高回声。B. 间质的病理与超声图像。小叶、导管及周围型间质（1）显示为等回声，小叶间的水肿型间质（2）显示为高回声。虚线处为小叶聚集的部位（来源：IIzumori A，et al. Breast Cancer，2013）

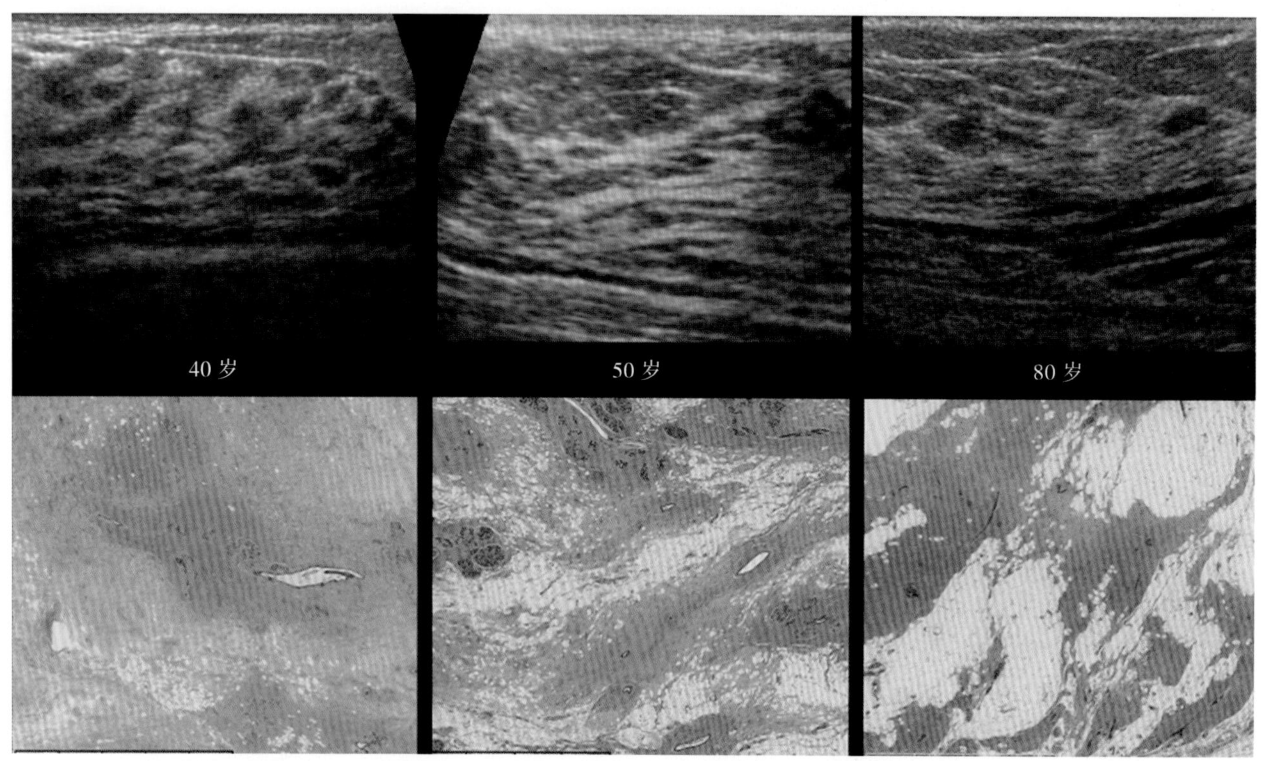


图 5–15　乳腺间质随年龄的变化。随着年龄的增长，在组织 H-E 染色中水肿型间质与脂肪组织的比例各异，但在超声图像中，无论脂肪化程度如何，依然可以显示高回声的水肿型间质（来源：IIzumori A，et al. Breast Cancer，2013）

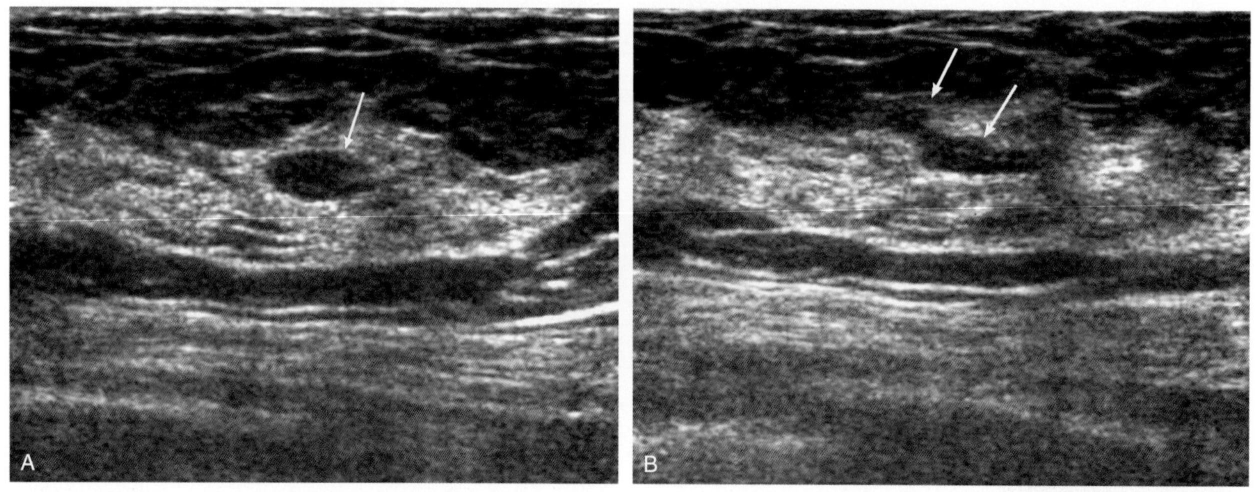


图 5–16　脂肪小叶。A. 腺体层内见等回声的可疑结节（箭头）。B. 改变探头方向后可以看到等回声与脂肪组织连接（箭头），所以应为正常的脂肪小叶

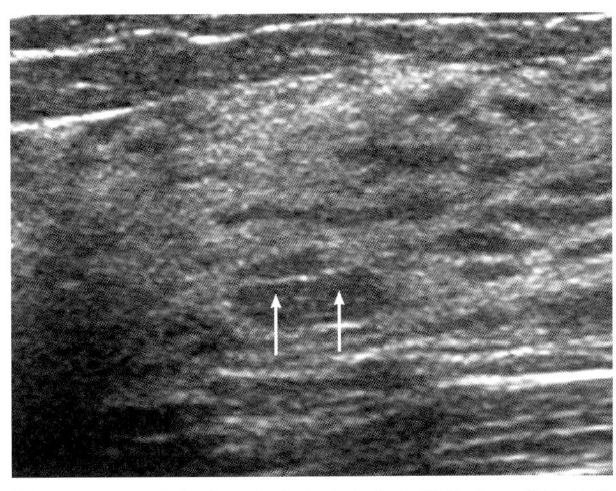

**图 5-17**　脂肪小叶。脂肪小叶内见呈线状高回声的纤维走行（箭头）

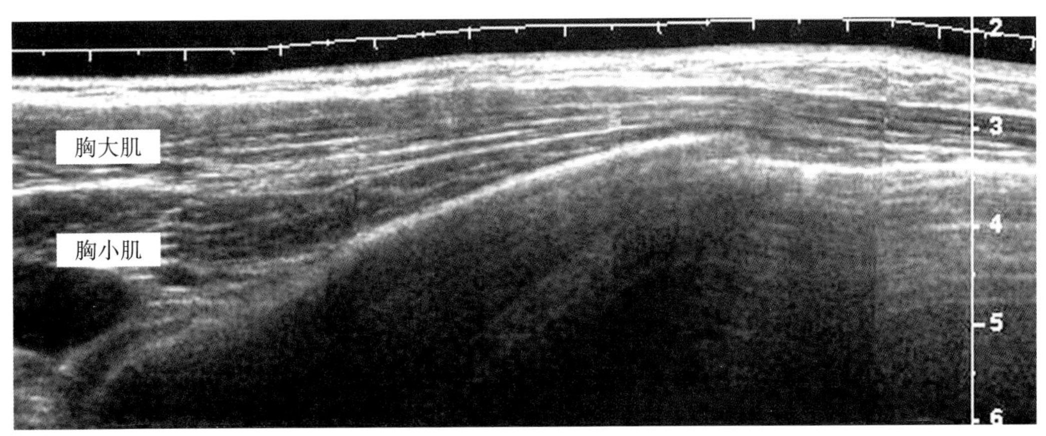


**图 5-18**　胸肌的全景超声图像。胸肌呈高低回声相间的束状结构，根据个体体型的不同，胸肌厚度有所差异

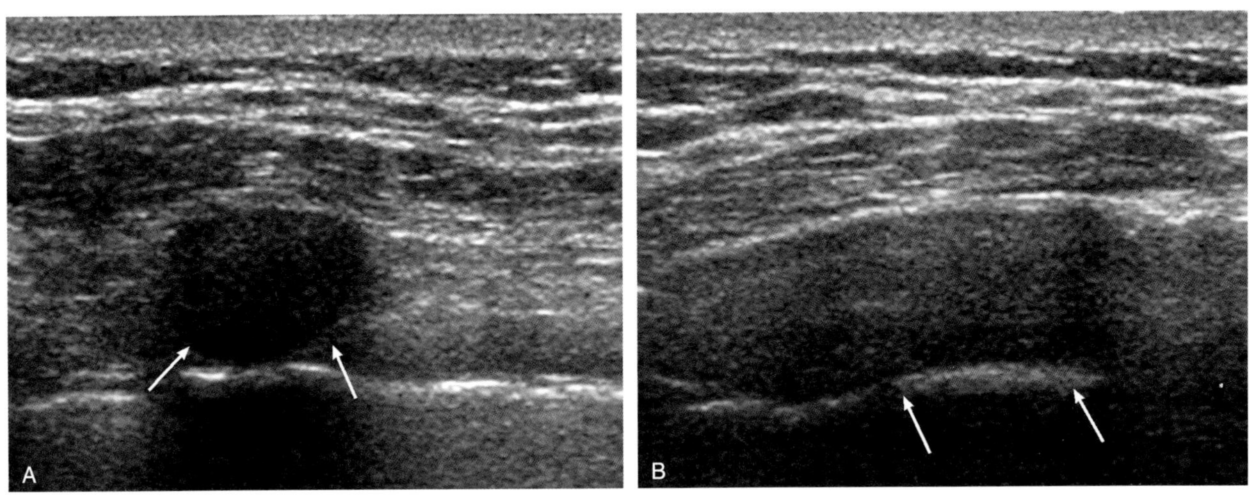


**图 5-19**　肋骨。A. 肋骨的横切面超声图像酷似低回声肿块。B. 将探头转换到纵切面，可见长条形低回声结构（箭头），并且位于胸大肌深面，所以可判断为肋骨

## （四）血管和淋巴结

### 1. 血　管

借助解剖学知识，超声检查时沿血管的走行方向可以找到细长的管状结构。施压会使大部分浅表血管显示不清，所以寻找血管时应尽量减小探头压力。应用彩色多普勒可分析血管内血流速度和有无异常（图 5-20）。超声医生要学会找到给乳房内侧供血的乳内动脉（图 5-21）。

### 2. 淋巴结

正常腋窝淋巴结在超声图像中显示出大小和形态的多样性。若显示为多个淋巴结，且淋巴结中心部位的脂肪高回声（淋巴门）消失，形态呈球形，应怀疑为癌症转移或者炎症反应。在超声图像中，乳腺的淋巴结显示为椭圆形、边界清楚的等或低回声实性肿块，中心部淋巴门（hilum）显示为高回声，由薄的高回声被膜覆盖（图 5-22）。识别进入淋巴门的血管有助于诊断。

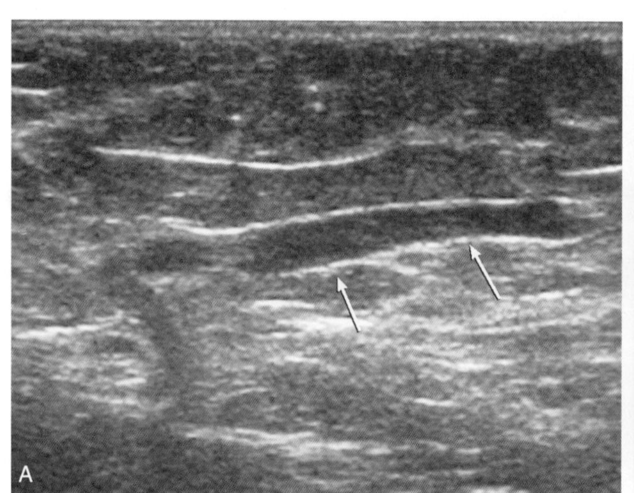


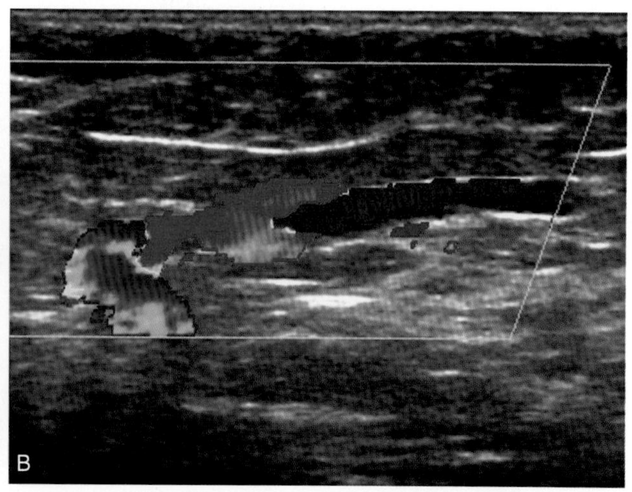


图 5-20　皮下静脉。A. 皮下静脉（箭头）表现为无回声管状结构。B. 彩色多普勒检查可以帮助确认皮下静脉内的血流

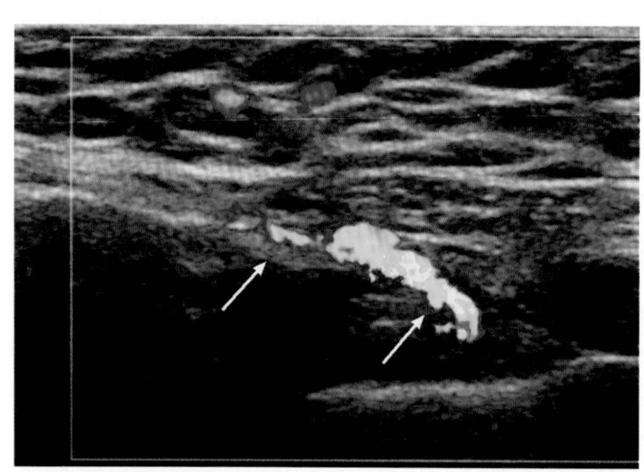

图 5-21　乳内动脉。彩色多普勒检查可以帮助识别位于胸骨旁的乳内动脉（箭头）

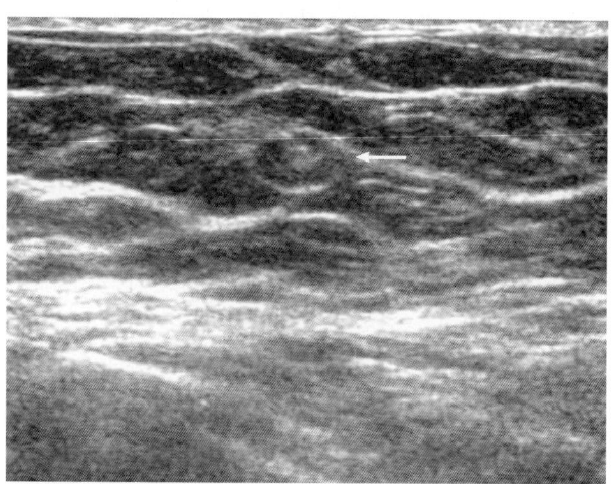

图 5-22　乳腺淋巴结。乳腺淋巴结呈椭圆形，回声与周围的脂肪小叶相似，中心有高回声的淋巴门（箭头）

## 三、生命周期变化

乳腺是一种变形的汗腺，受催乳素、雌激素、孕激素等多种激素作用，一生中要经历发育、分化和衰萎退化。乳腺的生命周期变化（lifecycle change）可分为青春期前、青春期、妊娠哺乳期和绝经衰老期（表 5-3）。

### （一）青春期前和青春期

青春期前乳腺虽有导管，但小叶处于未发育状态，月经初潮前因腺泡还没有形成，所以超声显示为较均匀的低回声。随着卵巢的发育，雌激素和孕激素大量分泌，促进了导管的生长、新生小叶的发育、结缔组织的弹性、血管的富集和脂肪的增加，乳腺开始发育，此外乳头和乳晕变大，色素沉着增加。

### （二）月经周期变化

乳腺随月经周期的变化会影响影像成像。在月经后的卵泡早期，小叶退化变小；在黄体后期，因水肿和静脉充血，间质变的稀疏，终末导管小叶单位增加。因此在理论上，与乳腺 X 线摄影、MRI 一样，乳腺超声的最佳检查时期为卵泡期，但实际月经周期对超声检查结果影响不大，任何时期均可以检查。

表 5-3 乳腺组织随生命周期的变化

| 生命周期 | 乳腺的变化 |
|---|---|
| 青春期前 | 有导管，但小叶处于未发育状态 |
| 青春期 | 卵巢的雌激素和孕激素诱导导管系统的分支和小叶发育 |
| 妊娠哺乳期 | 孕晚期时，孕激素和催乳素促进乳腺成熟 |
| | 小叶的数量增加和体积增大 |
| | 催产素诱导肌上皮细胞增殖与分化 |
| | 哺乳后上皮和小叶的萎缩导致整个乳腺体积减小 |
| 绝经衰老期 | 小叶和导管萎缩 |
| | 由纤维结缔组织构成的小叶间质减少，脂肪组织增多 |

### （三）妊娠哺乳期

在妊娠晚期和哺乳期，乳腺组织会最大限度地增生，乳腺进入哺乳状态（图 5-23）。在妊娠的第二期和第三期，分泌大量孕激素，使小叶迅速增生，终末导管小叶单位数量增加、体积增大。小叶变大是因为小叶内腺泡、小管和结缔组织增多，并且增大的小叶使小叶间结缔组织受压。在妊娠的某个时期，乳腺组织会替代纤维结缔组织。在妊娠晚期，腺泡开始分泌乳汁，导管被乳汁充满，这种现象一直持续到哺乳期（图 5-24）。妊娠初期、妊娠后期及哺乳期的乳腺组织回声略有差异，妊娠初期表现为等回声，后期及哺乳期回声增强。

### （四）绝经衰老期

绝经衰老期的乳腺主要表现为腺体萎缩，纤维腺体逐渐被脂肪组织替代。乳腺的脂肪化包括整个乳房的脂肪化和乳腺间质的脂肪化。整个乳腺的脂肪化表现为腺体厚度的减少，和在乳腺 X 线摄影图像中脂肪比例的增加。乳腺间质的脂肪化表现为乳腺组织密度降低。在乳腺超声图像中

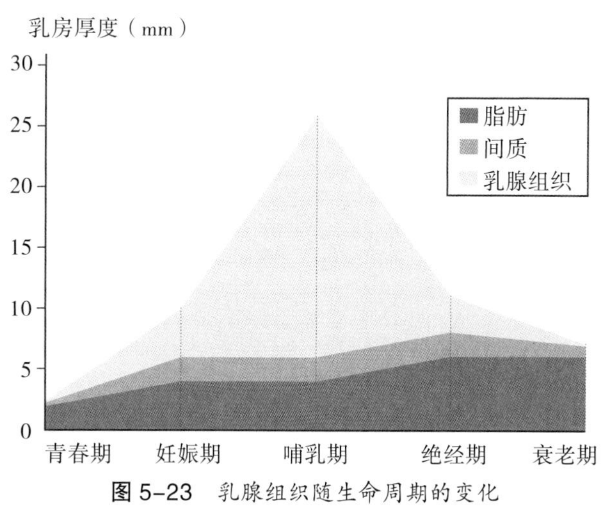


图 5-23 乳腺组织随生命周期的变化

可以观察到乳腺前后区的脂肪厚度增加，腺体层变薄，腺体层回声增加等表现（图 5-25）。乳腺萎缩程度和影像学表现具有个体差异（图 5-26）。需要明确的是，绝经后女性乳腺 X 线摄影图像中的软组织密度影和超声图像中的腺体回声主要是由间质引起的。

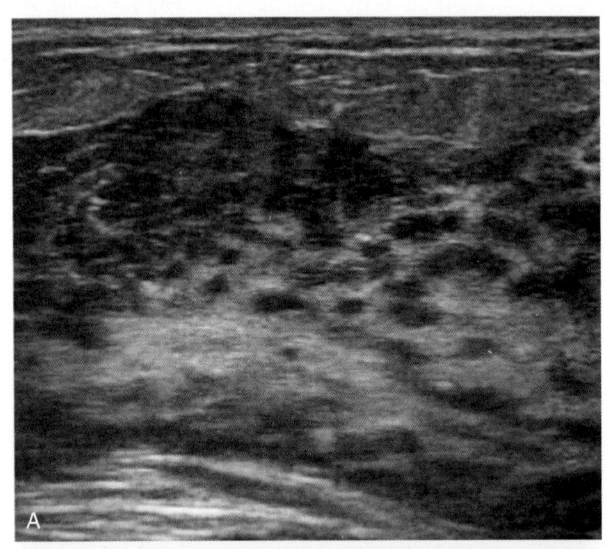


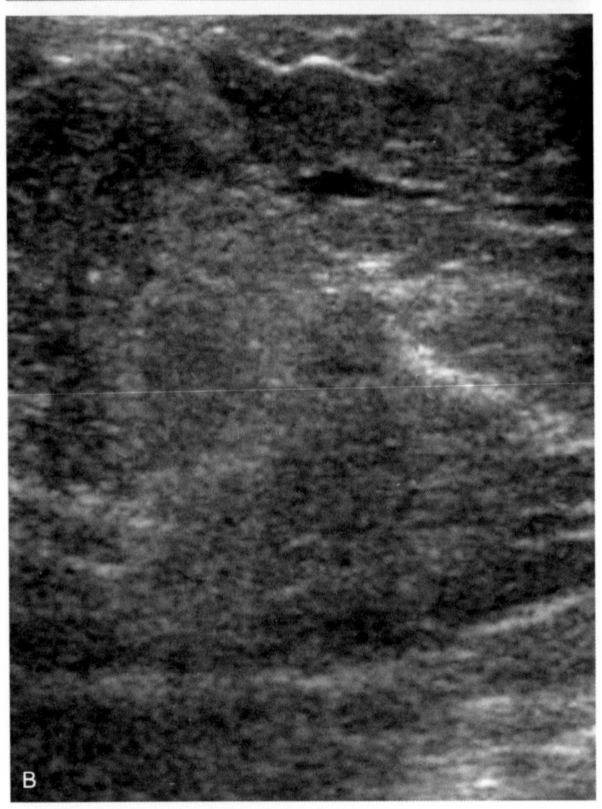


图 5-24 妊娠和哺乳期乳腺。A. 妊娠期乳腺。因乳腺组织迅速增生，超声表现为低回声区，并压迫周围组织。B. 哺乳期乳腺。因腺泡和导管内充满乳汁，腺体层增厚、回声增强

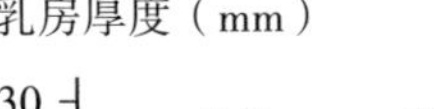


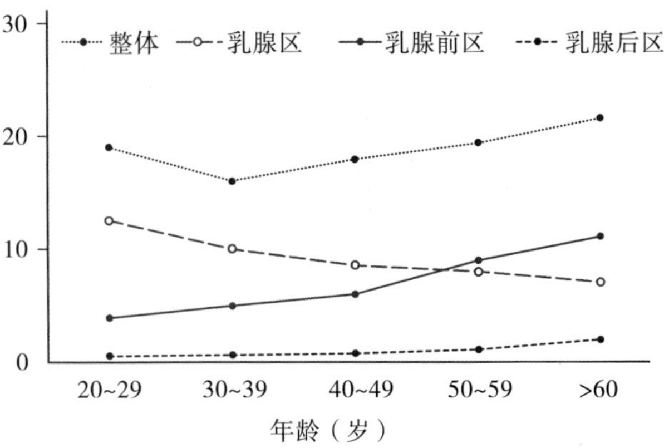


图 5-25 乳腺超声检查组织厚度随年龄的变化（来源：Ei Ueno. 乳腺实时超声诊断，1991）

## 四、乳腺组织构成类型和乳腺癌风险

目前已知的诱发乳腺癌的危险因素包括癌症易感基因、乳腺癌家族史、生育史、病理性增生性病变及乳腺的组织构成（tissue composition）类型。据报道，与在乳腺 X 线摄影中呈脂肪型乳腺的女性相比，呈致密型乳腺的女性患乳腺癌的风险增加 4~6 倍。乳腺组织构成类型（如乳腺密度）取决于遗传因素，并受年龄、体重指数、生育史和绝经后有无接受激素治疗等因素影响。在乳腺组织构成的成分中，脂肪组织在乳腺 X 线摄影检查中显示得很清楚，而乳腺内小叶增生和乳腺退化等变化在超声检查中可以清楚地观察到。美国放射学会（ACR）的乳腺影像报告和数据系统（Breast Imaging Reporting and Data System，BI-RADS）定义了用于乳腺 X 线摄影、超声和 MRI 影像诊断的乳腺组织构成的分类标准和类型（表 5-4）。

### （一）乳腺密度类型和乳腺癌风险

乳腺 X 线摄影图像中白色的部分在组织学上为纤维组织间质成分和乳腺实质的上皮成分。根据对来自致密型乳腺和脂肪型乳腺组织的比较分析，两者的间质和上皮细胞数量和性质存在显著

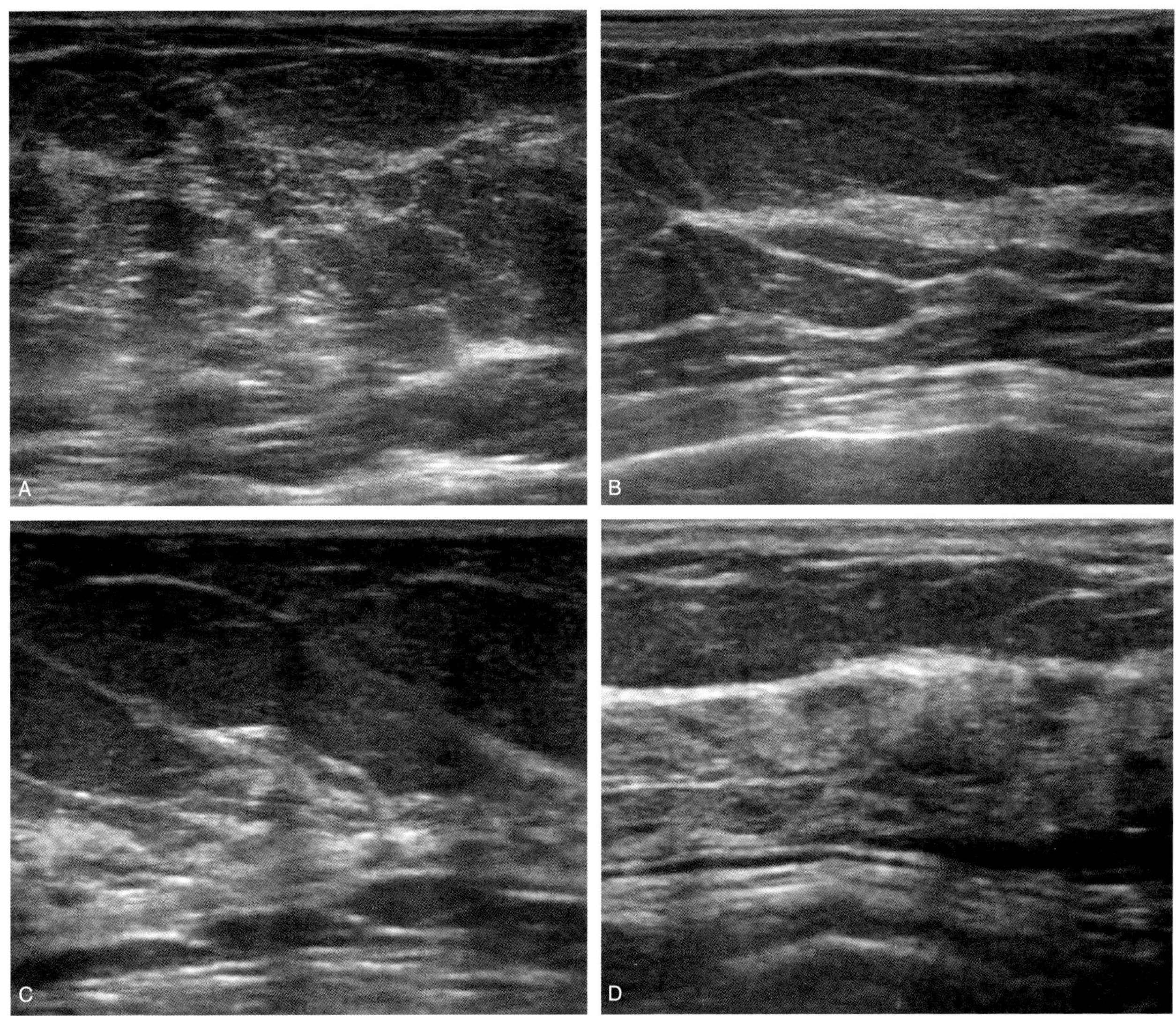


**图 5-26**　绝经后乳腺的超声表现。A. 几乎全部被脂肪组织代替的乳腺（61 岁）。B. 具有少量纤维腺体组织的脂肪型乳腺（65 岁）。C. 具有中度纤维腺体组织的脂肪型乳腺（67 岁）。D. 具有较多纤维腺体组织的乳腺（74 岁）

**表 5-4　ACR BI-RADS 的乳腺组织构成分类**

| 影像检查 | 分类标准 | 分类类型 |
|---|---|---|
| 乳腺 X 线摄影 | 乳腺密度（breast density） | A. 脂肪型<br>B. 纤维腺体散在分布型<br>C. 不均匀致密型<br>D. 极度致密型 |
| 超声 | 背景回声（background echotexture） | A. 均匀 - 脂肪型<br>B. 均匀 - 纤维腺体型<br>C. 不均匀型 |
| MRI | 背景实质增强（background parenchymal enhancement） | A. 极少<br>B. 轻度<br>C. 中度<br>D. 重度 |

ACR：美国放射学会；BI-RADS：乳腺影像报告和数据系统

差异，在致密型乳腺中发现了与乳腺癌间质相似的生物学表现。乳腺密度在妊娠哺乳期达到峰值，绝经后会逐渐降低。但是，绝经后的激素治疗可以停止或逆转绝经后乳腺的退行性变化，此时脂肪替代乳腺组织停止，乳腺组织开始增长，乳腺癌发病风险增加。相反，服用他莫昔芬或芳香化酶抑制剂等激素抑制药物可以降低乳腺密度，使乳腺组织被脂肪替代，乳腺癌发病风险降低。这种现象支持了乳腺如果不能正常退化，乳腺癌发病风险就会增加的假设。乳腺密度的 BI-RADS 定性分类或软件定量测量结果是乳腺癌风险评估模型的参数之一。

## （二）乳腺小叶类型和乳腺癌风险

根据乳腺分化程度，成人乳腺小叶可分为4种类型，分别具有大约6~11个、47个和80个小管。小叶形态比例存在个体差异，在携带 *BRCA1*/*BRCA2* 突变或未生育的女性中，相对未分化成熟的1型小叶比较常见。在妊娠和哺乳期女性中，观察到从1、2、3型小叶迁移到最成熟的4型小叶（图5-27）。一项研究对患有乳房良性病变，并经活检证实的女性进行了长期随访，结果发现，成年女性的小叶类型和小叶退化程度与乳腺癌发病风险相关（表5-5）。具有未成熟的1型小叶或小叶延迟退化的女性，无论是否怀孕，均有较高的乳腺密度，并增加了乳腺癌的发病风险。另一方面，小叶退化后，乳腺密度降低，乳腺癌的发病风险也降低。

## （三）超声背景回声类型

在乳腺X线摄影图像中，除脂肪以外的组织均显示出相同的高密度，但即使是相似的乳腺密度，在超声图像中也表现出不同的回声，有可能仅观察到高回声的纤维组织或等回声的乳腺组织，但通常是高回声和等回声的混合形态（图5-28）。等回声型的乳腺说明含小叶成分多，因为小叶大部分在乳腺实质前半部分，所以乳腺的前半部分以等回声为主。这种类型多见于小叶快速增值的青年期、雌激素和孕激素波动的排卵期或妊娠的第二期和第三期。

首尔大学医院提出了根据组织构成，把超声背景回声（background echotexture）分为4种类型：均匀－脂肪型、均匀－纤维腺体型、非均匀－轻中度型、非均匀－重度型（图5-29）。初步研究表明，超声背景回声类型与乳腺密度和生育能力相关，并与乳腺癌发生风险相关。此外，还证实了背景回声类型与异常解读率（abonormal interpretation rate，AIR）和假阳性（false positive，FP）相关。

在超声检查中，如果乳腺组织表现为均匀的高回声，相对低回声的病变能够被清晰显示；如果乳腺组织显示为等回声或混合回声，不仅不能清晰显示等回声或略低回声的病变，还有可能把正常乳腺组织误诊为可疑的乳腺癌。非均

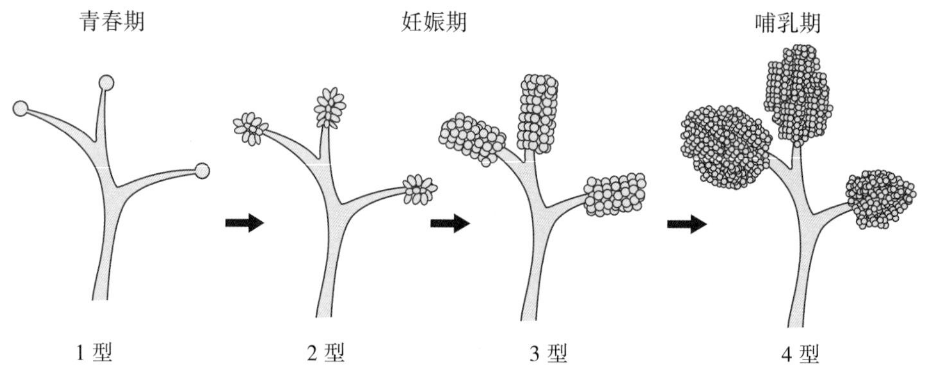


**图5-27** 不同时期乳腺小叶的分化程度。乳腺小叶类型与乳腺癌发病风险相关。无论是否怀孕，未成熟的1型小叶比例高的女性患乳腺癌的风险增高

**表5-5 小叶退化程度与乳腺癌风险（Milanese TR.JNCI，2006）**

| 退化程度 | 参与人数 | 调查人次 | 乳腺癌实际发病人数 | 乳腺癌预期发病人数 | 相对危险度（95% CI） |
|---|---|---|---|---|---|
| 无退化（0） | 1 627 | 32 271 | 150 | 79.6 | 1.88（1.59~2.21） |
| 部分退化（1%~74%） | 5 197 | 90 409 | 440 | 300.1 | 1.47（1.33~1.61） |
| 完全退化（>75%） | 1 912 | 28 376 | 106 | 116.5 | 0.91（0.75~1.10） |

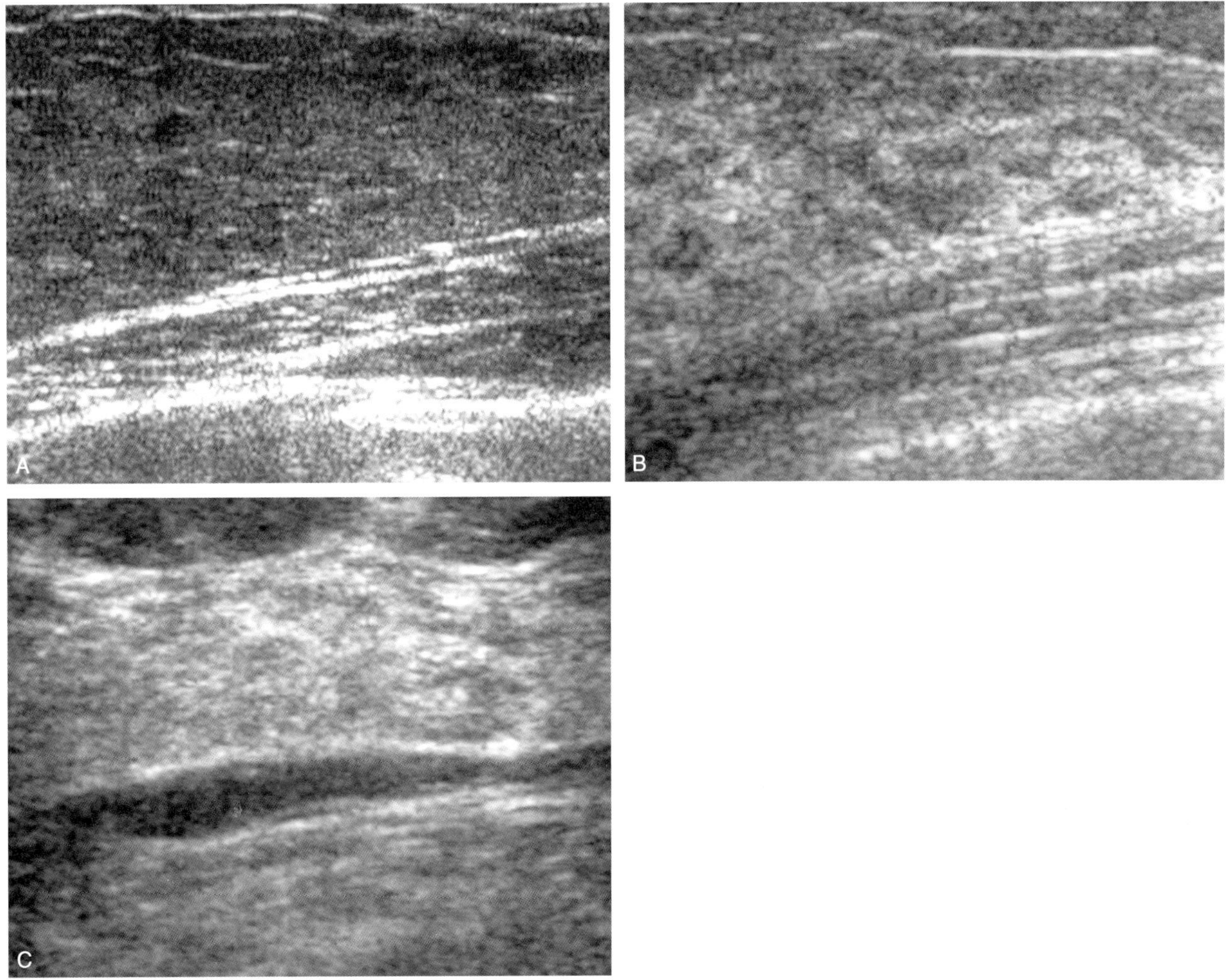

图 5–28　致密型乳腺的多种超声表现。在乳腺 X 线摄影图像中均表现为致密型乳腺的 3 名女性的乳腺超声图像，乳腺组织分别表现为：等回声（A），高回声与等回声混合（B），高回声（C）

匀性背景回声类型与乳腺密度及背景实质强化（background parenchymal enhancement，BPE）有关。超声背景回声类型与乳腺癌发病风险之间的关系还需要进一步的研究。

## 知识要点

- 乳房是由产生乳汁的乳腺组织（mammary gland）和支持乳房形态的纤维脂肪结缔组织（connective tissue）构成。乳腺由 15~20 个乳腺腺叶和乳腺导管（major ducts）构成，腺叶和导管以乳头为中心呈放射状排列，导管末端与小叶共同组成乳腺功能单位的终末导管小叶单位（TDLU）。乳腺上皮细胞由管腔周围的腔细胞和肌上皮细胞构成，间质分为致密型间质和水肿型间质小叶。
- 乳腺结构分为乳腺前区、乳腺区和乳腺后区，这 3 层结构与超声横截面一致。随着超声仪器分辨率的提高，不仅可以分辨乳腺区与乳腺前后脂肪层，还可以观察到乳腺区内部的导管和小叶。
- 乳腺超声图像中，包裹在小叶和导管周围、具有致密胶原纤维的致密型间质（周围型间质）与小叶或导管显示为相同的等回声。位于小叶和导管之间的水肿型间质，因胶原纤维结构稀疏，显示为高回声。
- 乳腺在青春期、妊娠期、哺乳期、绝经

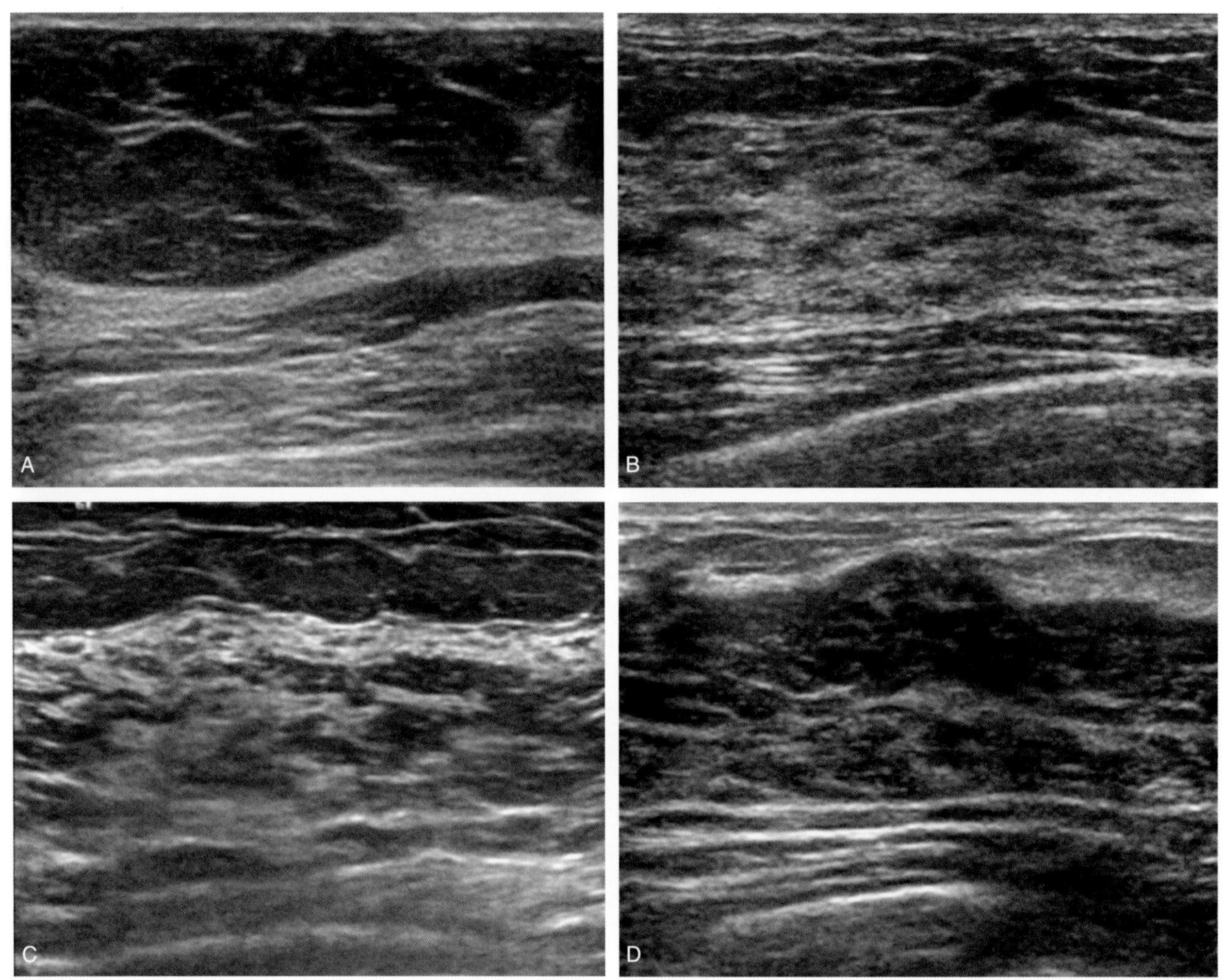


**图 5-29** 乳腺超声背景回声类型。A. 均匀－脂肪型 。B. 均匀－纤维腺体型。C. 不均匀－轻中度型。D. 不均匀－重度型

期等不同时期，随着年龄和生命周期的变化有着不同的超声表现。妊娠期和哺乳期的乳腺增厚，整个乳腺显示为等回声或高回声。在乳腺超声中可观察到由绝经和衰老引起的脂肪化，显示为乳腺前后区脂肪变厚、乳腺区厚度变薄、乳腺区回声增强等表现。

• 成年女性的乳腺随小叶分化程度，存在从未分化的 1 型到哺乳期完全分化的 4 型等多样性。凡具有未成熟 1 型小叶或小叶延迟退化的女性，无论是否怀孕，乳腺癌发病风险均增高。

• 在超声图像中，随乳腺组织构成的不同，背景回声类型可分为均匀型和非均匀型。非均匀型组织构成与超声检查的假阳性相关。乳腺超声背景回声类型与乳腺癌发病风险的关系有待进一步研究。

## 参考资料

[1] 韩国乳腺癌学会 . 乳腺学 . 第 4 版 . 首尔 : 生物医学图书出版社 , 2017.

[2] Berg WA, Yang WT. Diagnostic Imaging: Breast. 2nd. England: AMIRSYS Elsevier, 2013.

[3] Boyd NF, et al. Mammographic density and the risk and detection of breast cancer. N Engl J Med, 2007.

[4] Ghosh K, et al. Association between mammographic density and age-related lobular involution of the breast. J Clin Oncol, 2010.

[5] Going JJ, Moffat DF. Escaping from Flatland: clinical and biological aspects of human mammary duct anatomy in three dimensions. J Pathol, 2004.

[6] Kim WH, et al. Background echotexture classification in breast ultrasound: inter-observer agreement study. Acta Radiol, 2017.

[7] IIzumori A, et al. Proposal of a novel method for observing the breast by high-resolution ultrasound imaging: understanding the normal breast structure and its application in an observational method for detecting deviations. Breast Cancer, 2013.

[8] McKian KP, et al. Novel breast tissue feature strongly associated with risk of breast cancer. J Clin Oncol, 2009.

[9] Milanese TR, et al. Age-related lobular involution and risk of breast cancer. J Natl Cancer Inst, 2006.

[10] Stavros AT. Breast ultrasound. Philadelphia, Pa: Lippincott Williams & Wilkins, 2004.

[11] Rusby JE, et al. Breast duct anatomy in the human nipple: three-dimensional patterns and clinical implications. Breast Cancer Res Treat, 2007.

[12] Lee SH, et al. Glandular tissue component and breast Cancer risk in mammographically dense breast at Screening breast US. Radiology, 2021.

# 第 6 章　乳腺病理

乳腺除了生理性改变以外，还可以发生一系列病理性改变，如炎症、外伤、增殖性病变、良性和恶性肿瘤，以及从远处转移来的恶性肿瘤。乳腺的病理学分类是乳腺疾病诊断和治疗的基础。在乳腺疾病众多病理分类方法中，以世界卫生组织（World Health Organization，WHO）的分类应用最为广泛。乳腺诊断病理学最主要的任务是乳腺癌的诊断，以及乳腺良、恶性病变的鉴别。在乳腺癌的诊断中，判断是原位癌还是浸润性癌，以及评估乳腺癌复发风险，对于指导临床治疗及评估预后同样重要。因此，在乳腺超声诊断及穿刺活检过程中需要加深对病理标本的取材方法、病理诊断过程及病理报告内容的理解。

本章将着重说明乳腺疾病的病理学分类，基于分子标志物的鉴别诊断，乳腺取材标本的处理和病理报告的构成。

## 一、病理学分类

### （一）组织学分类

WHO 分类（2012 年第 4 版）将乳房肿瘤分为上皮性肿瘤（epithelial tumors）、间叶性肿瘤（mesenchymal tumors）、纤维上皮性肿瘤（fibroepithelial tumors）、乳头肿瘤（tumors of the nipple）、恶性淋巴瘤（malignant lymphoma）、转移性肿瘤（metastatic tumors）、男性乳腺肿瘤（tumors of the male breast）和临床模式（clinical patterns）等（表 6–1）。

**1. 上皮性肿瘤**

乳腺上皮性病变涵盖种类繁多的上皮来源疾病，包括：浸润性癌（invasive carcinoma），镜下可见癌细胞浸润于间质细胞之间（图 6–1）；起源于终末导管小叶单位的小叶瘤变（lobular neoplasm），是一种肿瘤细胞体积小、细胞间黏附较弱的增生性病变（图 6–2）；导管内增生性病变（intraductal proliferative lesions），表现为良性或恶性导管上皮细胞增生（图 6–3）；微小浸润癌（microinvasive carcinoma），癌细胞向周围间质的浸润范围≤ 1mm；乳头状病变（papillary lesions），具有纤维血管轴心的上皮不同程度增生，伴或不伴有肌上皮（图 6–4）；肌上皮与上皮 – 肌上皮病变（myoepithelial and epithelial-myoepithelial lesion），导管上皮及肌上皮细胞单独或以不同比例同时增生。浸润性癌又可以分为非特殊型（no special type，NST）和特殊型（special subtype）。小叶瘤变和导管原位癌（ductal carcinoma in situ，DCIS）是浸润性癌的癌前病变（precursor lesions）。

**2. 间叶性肿瘤**

间叶组织来源的肿瘤包括：假血管瘤样间质增生（pseudoangiomatous stromal hyperplasia，PASH），具有丰富的类血管样结构（图 6–5）；血管瘤（hemangioma），表现为大小不等、分化良好的血管增生；肌成纤维细胞瘤（myofibro-

表 6-1　WHO* 乳腺肿瘤分类（第 4 版，2012）

| 起源 | 种类 |
| --- | --- |
| 上皮性肿瘤 | 微小浸润癌 |
| | 非特殊型浸润性乳腺癌 |
| | 特殊型浸润性乳腺癌：浸润性小叶癌，小管癌，筛状癌，黏液癌，伴髓样特征的癌，伴大汗腺分化的癌，伴印戒细胞分化的癌，浸润性微乳头状癌，非特殊型化生性癌，少见类型 |
| | 上皮 - 肌上皮病变：多形性腺瘤，腺肌上皮瘤和伴有癌的腺肌上皮瘤，腺样囊性癌 |
| | 癌前病变：导管原位癌，小叶瘤变（小叶原位癌，非典型小叶增生） |
| | 导管内增生性病变：普通型导管增生，柱状细胞病变（含平坦上皮非典型性），非典型导管增生 |
| | 乳头状病变：导管内乳头状瘤，导管内乳头状癌，包裹性乳头状癌，实性乳头状癌 |
| | 良性上皮增生：硬化性腺病，大汗腺腺病，微腺性腺病，放射状瘢痕和复杂性硬化性腺病，腺瘤等 |
| 间叶性肿瘤 | 结节性筋膜炎，肌成纤维细胞瘤，韧带样纤维瘤病，炎性肌成纤维细胞瘤，良性血管病变，假血管瘤样间质增生，颗粒细胞瘤，良性外周神经鞘肿瘤，脂肪瘤，脂肪肉瘤，血管肉瘤，横纹肌肉瘤，骨肉瘤，平滑肌瘤和平滑肌肉瘤 |
| 纤维上皮性肿瘤 | 纤维腺瘤，叶状肿瘤，错构瘤 |
| 乳头肿瘤 | 乳头腺瘤，汗管瘤样肿瘤，乳头 Paget 病 |
| 恶性淋巴瘤 | 弥漫性大 B 细胞淋巴瘤，Burkitt 淋巴瘤，T 细胞淋巴瘤，滤泡性淋巴瘤 |
| 转移性肿瘤 | 卵巢癌，肺癌，胃癌，横纹肌肉瘤等 |
| 男性乳腺肿瘤（疾病） | 男性乳腺发育，男性乳腺癌 |
| 临床模式 | 炎性乳腺癌，双侧腺癌 |

*WHO：世界卫生组织

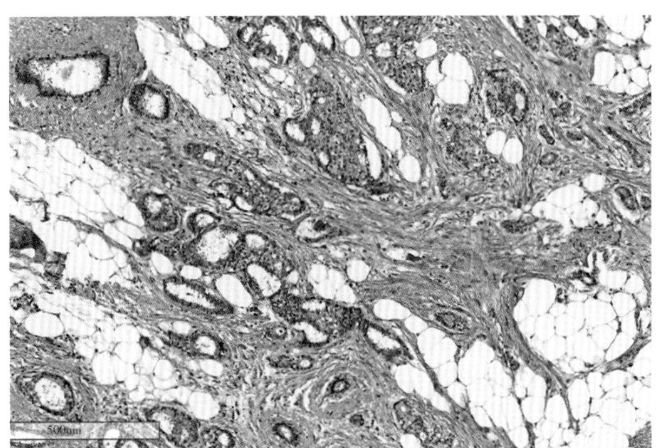

图 6-1　浸润性乳腺癌。组织分化良好的低级别非特殊型浸润性癌，乳腺癌细胞呈腺管样或筛状分布，周围缺乏肌上皮，浸润性生长，伴有特征性的纤维间质反应

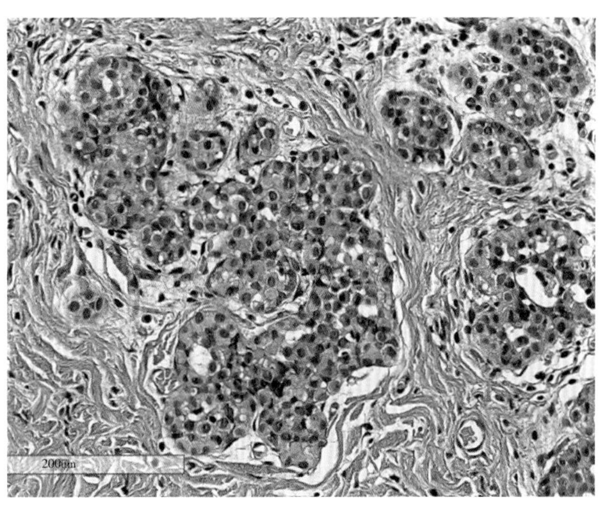

图 6-2　小叶原位癌。发生于终末导管小叶单位的经典型（classic type）小叶原位癌，增殖的肿瘤细胞充满小叶，导致管腔消失。肿瘤细胞大小一致、核小而圆

blastoma），表现为以肌成纤维细胞增生为主的梭形细胞肿瘤（图 6-6）；韧带样纤维瘤病（desmoid-type fibromatosis）；颗粒细胞瘤（granular cell tumor），肿瘤细胞体积大，细胞质内具有颗粒样物质；神经纤维瘤（neurofibroma），表现为良性神经细胞增生；脂肪瘤（lipoma），由良性脂肪细胞增生引起；脂肪肉

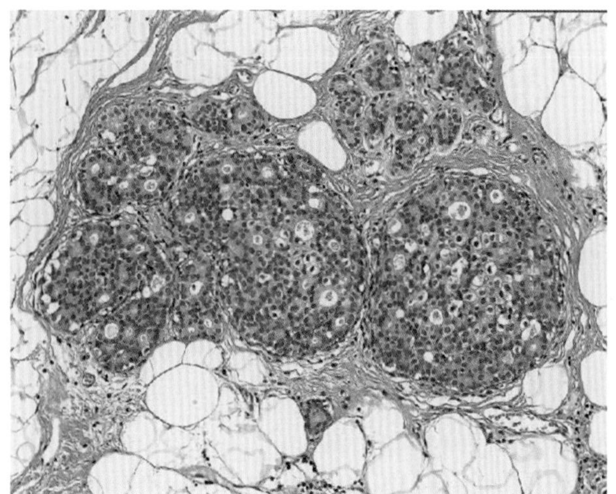

图 6-3　导管原位癌。低级别筛状导管原位癌，导管内癌细胞一致性增生，导致管腔明显扩张，癌细胞具有轻度的核异型性，管腔周边肌上皮存在

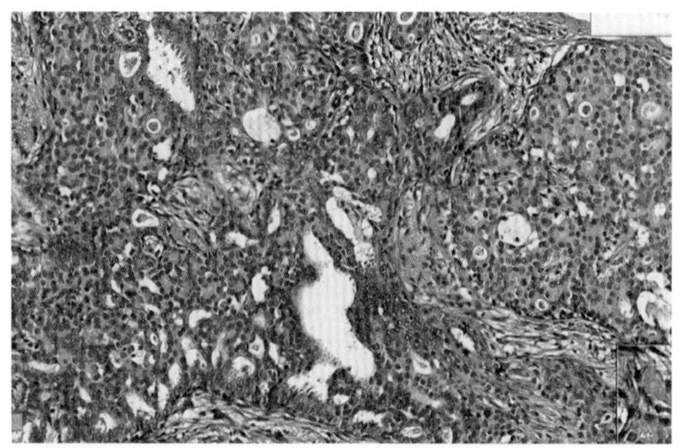

图 6-4　导管内乳头状瘤伴非典型导管增生。可同时观察到导管内乳头状瘤及非典型导管上皮增生。非典型导管上皮细胞表现出轻度细胞异型性，并具有相对良好的管腔结构，呈筛状分布

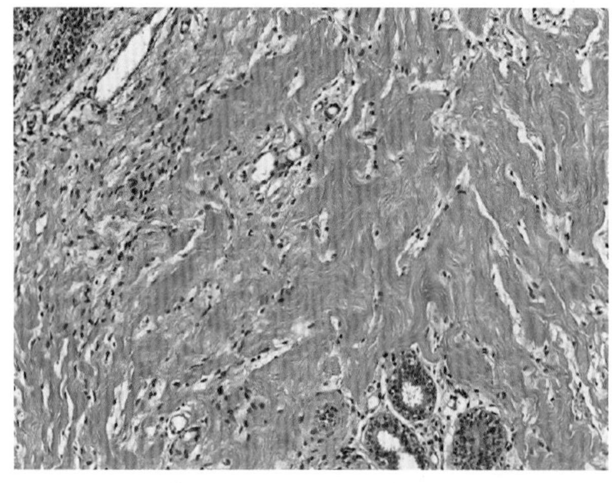

图 6-5　假血管瘤样间质增生。可观察到大量在纤维化背景下呈分枝状的薄壁毛细血管样结构，实为肌成纤维细胞增生形成的裂隙

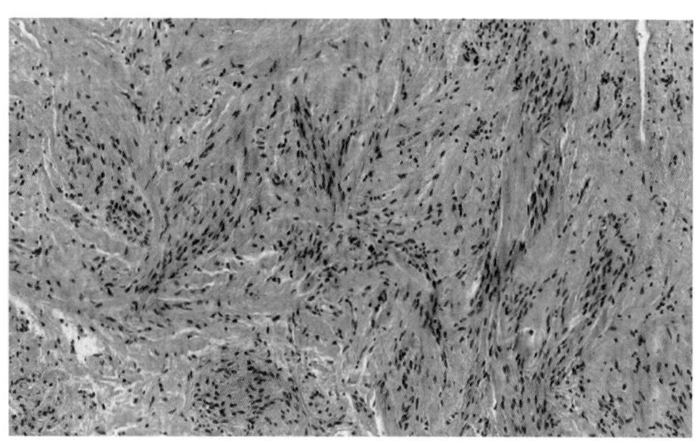

图 6-6　肌成纤维细胞瘤。在纤维化背景下可见梭形的肌成纤维细胞弥漫性增生。肌成纤维细胞呈不规则排列，细胞核无异型性，几乎观察不到细胞质

瘤（liposarcoma），由恶性脂肪母细胞增生引起；以及血管肉瘤（angiosarcoma）、横纹肌肉瘤（rhabdomyosarcoma）、平滑肌肉瘤（leiomyosarcoma）、骨肉瘤（osteosarcoma）（图 6-7）等。

### 3. 纤维上皮性肿瘤

乳腺纤维上皮性肿瘤指包含间质及上皮成分增生的肿瘤，包括：纤维腺瘤（fibroadenoma），上皮与间质均表现为增生状态（图 6-8）；叶状肿瘤（phyllodes tumor），双层上皮成分沿裂隙排列，周围绕以细胞非常丰富的间质或间充质成分，形成复杂的叶状结构（图 6-9）；错构瘤（hamartoma），含有所有乳腺组织成分。大部分纤维上皮性肿瘤为良性，少数为恶性。

### 4. 乳头肿瘤

在乳头部位出现的肿瘤包括：乳头腺瘤（nipple adenoma），表现为集合管内或其周围的上皮细胞增生（图 6-10）；汗管瘤样肿瘤（syringomatous tumor）；乳头 Paget 病（Paget disease of the nipple），癌细胞在表皮层的正常鳞状上皮细胞间散在分布或呈团簇状分布（图 6-11）。

### 5. 恶性淋巴瘤

恶性淋巴瘤可以为乳腺原发，也可以由全身淋巴瘤继发累及，包括：弥漫性大 B 细胞淋巴瘤（diffuse large B cell lymphoma），以肿瘤细胞体积大，有明显核仁为主要表现（图 6-12），以

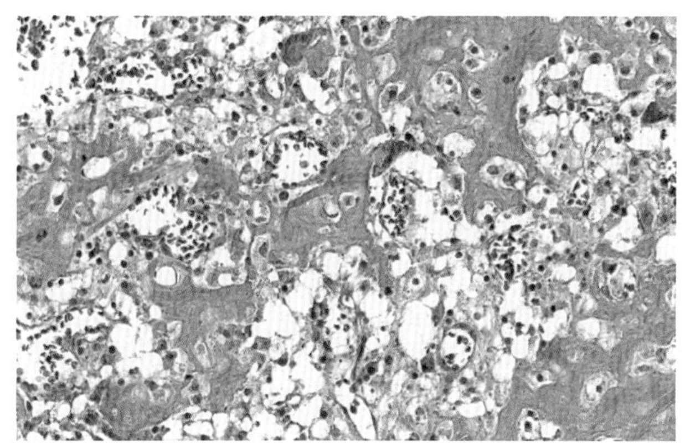

图6-7 乳腺原发性骨肉瘤。可以观察到代替正常乳腺组织生长的粉红色恶性成骨细胞及骨样组织。恶性成骨细胞呈圆形、多边形，弥漫或散在分布，形态类似于来自骨骼的恶性成骨细胞。骨样组织分布于成骨细胞之间

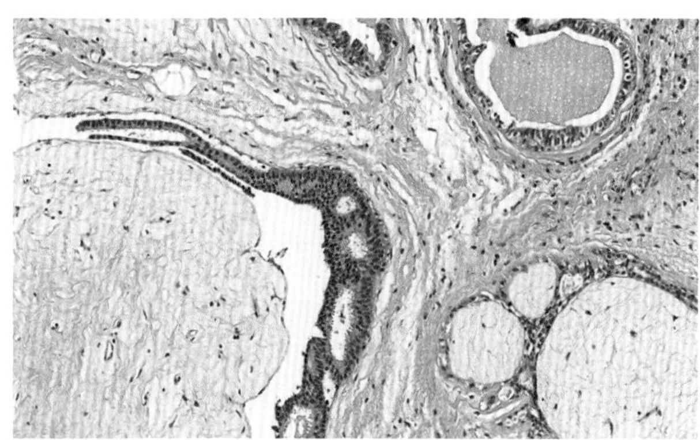

图6-8 纤维腺瘤。乳腺特化性间质增生伴黏液样变，挤压导管呈裂隙状，部分导管管腔扩张，部分导管上皮细胞增生，但未见异型性。间质细胞数目较少，无过度增生和异型性

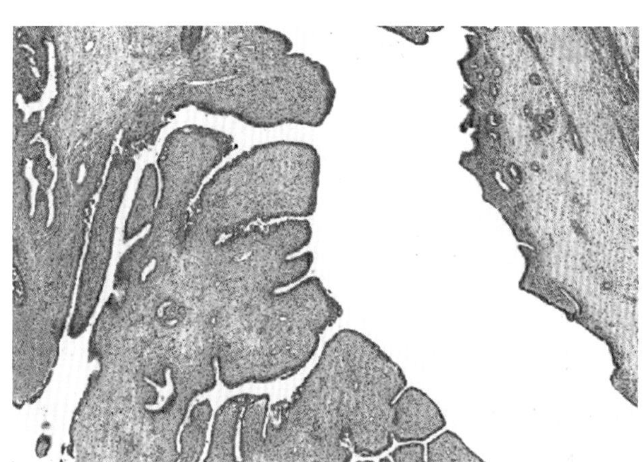

图6-9 良性叶状肿瘤。间质组织内梭形成纤维细胞显著增生，排列紧密，以上皮下增生为主，推挤上皮呈分叶状，小叶状结构是其特有表现

及伯基特淋巴瘤（Burkitt's lymphoma）、MALT淋巴瘤、滤泡性淋巴瘤（follicular lymphoma）。

**6. 转移性肿瘤**

转移性肿瘤（metastatic tumor）是乳房以外的恶性肿瘤转移到乳腺组织，包括血液肿瘤、恶性黑色素瘤、肺癌、卵巢癌、前列腺癌、肾癌、胃癌等（图6-13）。

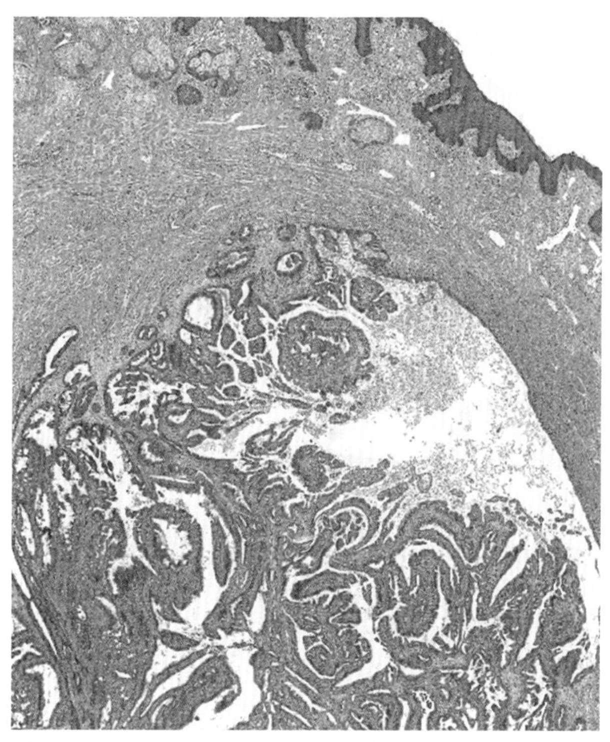

图6-10 乳头腺瘤。发生于乳头集合管的腺瘤，在皮肤真皮层形成囊性变，并向内形成复杂的乳头状结构。上皮细胞未见明显异型性

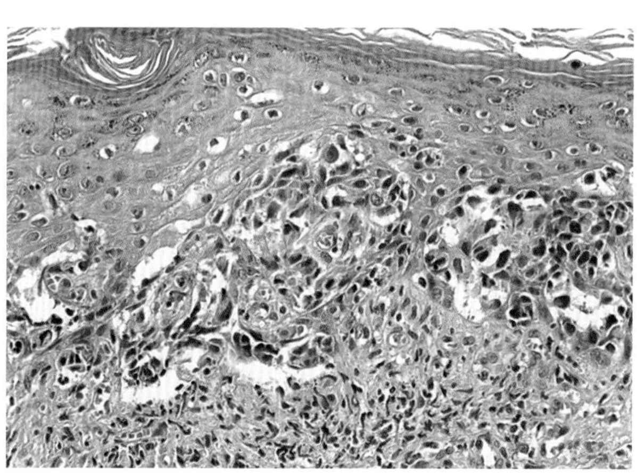

图6-11 乳头Paget病。乳头皮肤表皮层内见以簇状生长的癌细胞沿表皮层纵轴排列。癌细胞核异型性明显

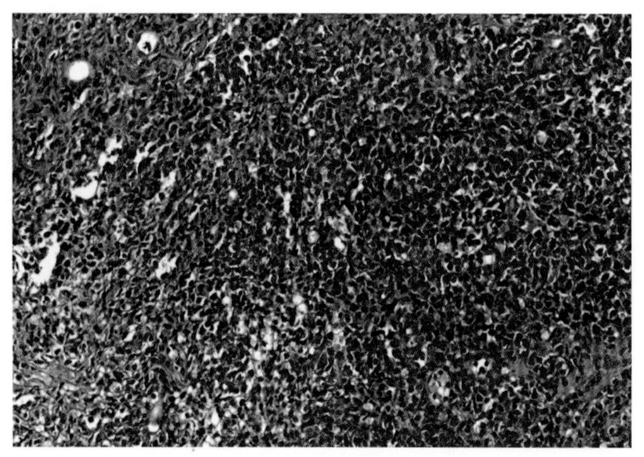

图 6-12　乳腺原发性淋巴瘤。瘤细胞弥漫性生长导致正常乳腺结构被破坏。肿瘤细胞体积大，核仁明显。相较于浸润性乳腺癌，该类型细胞的特征是呈弥漫性分布，细胞质较少，黏附性较差

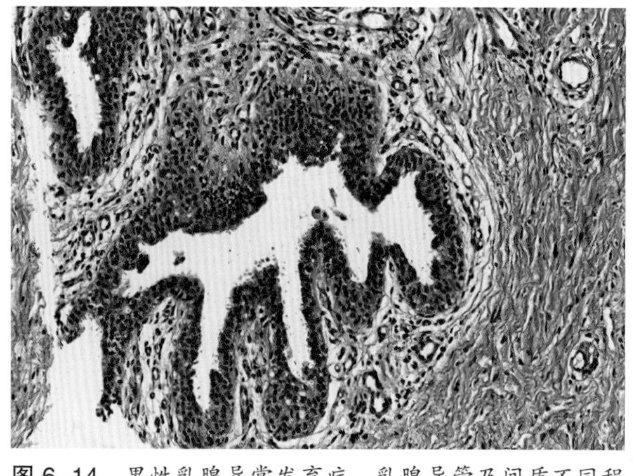

图 6-14　男性乳腺异常发育症。乳腺导管及间质不同程度增生，导管数目增加，被覆腺上皮及肌上皮双层细胞，导管上皮增生，呈灶性小簇状分布

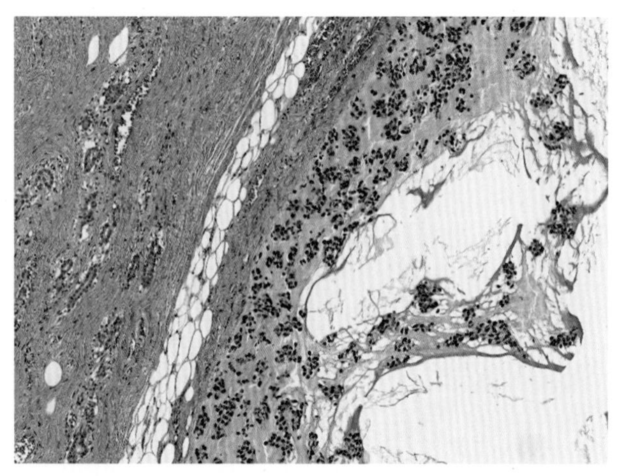

图 6-13　转移性肿瘤。胃印戒细胞癌转移到乳腺组织，癌细胞漂浮于黏液样物质中，细胞核偏位，胞浆内可见黏液，呈印戒样

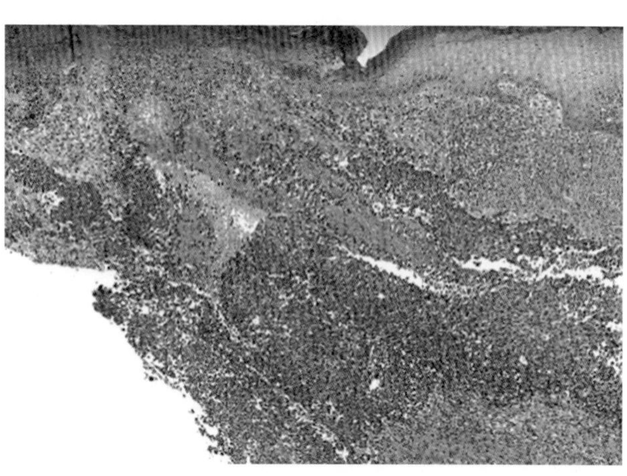

图 6-15　炎性乳腺癌。皮下的淋巴管内可见肿瘤细胞，病变主要位于表皮及真皮层。由于癌细胞的增殖和扩散，表皮层表现出侵蚀性变化，真皮层未显示出正常的皮肤附件

#### 7. 男性乳腺肿瘤

男性乳腺肿瘤（疾病）包括男性乳腺发育（gynecomastia）和男性乳腺癌，相关内容将在第 33 章中阐述。男性乳腺发育以乳腺导管和间叶成分增生为主要表现（图 6-14）。

#### 8. 临床模式 *

临床模式（clinical patterns）主要包括具有炎症表现的炎性乳腺癌（inflammatory carcinoma），癌细胞累及表皮与真皮层（图 6-15），以及双侧乳腺癌（bilateral breast carcinoma）。

* 译者注：并非独立的乳腺癌类型

### （二）根据恶变风险度进行分类的乳腺良性疾病

Page 等根据进展为浸润性乳腺癌的风险，将良性乳腺疾病分为非增生性病变、不伴有非典型增生的增生性病变和非典型增生性病变。若以非增生性病变最终进展为浸润性癌的风险算作 1，则不伴有非典型增生的增生性病变最终进展为浸润性癌的风险是前者的 1.5~2 倍（绝对终生风险 5%~7%），非典型增生性病变达到 4~5 倍（绝对终生风险 13%~17%；表 6-2）。乳腺疾病进展为浸润性乳腺癌的影响因素包括家族史、绝经史、

表 6-2　不同疾病的乳腺癌发病风险

| 分组 | 疾病 |
| --- | --- |
| 风险不增加组 | 囊肿 |
| | 大汗腺化生 |
| | 上皮相关钙化 |
| | 腺病 |
| | 乳腺导管扩张症 |
| | 乳腺炎 |
| 低风险组（1.5~2 倍 *，5%~7%$^{\triangle}$） | 普通型导管增生 |
| | 单发性导管内乳头状瘤 |
| | 硬化性腺病 |
| | 放射状瘢痕 |
| | 纤维腺瘤，伴复杂增生 |
| 中等风险组（4~5 倍 *，13%~17%$^{\triangle}$） | 非典型导管增生 |
| | 非典型小叶增生 |
| 高风险组（8~10 倍 *，26%~34%$^{\triangle}$） | 小叶原位癌 |
| | 导管原位癌 |

* 相对风险；$^{\triangle}$绝对终生风险（absolute lifetime risk）

周围乳腺组织的小叶萎缩（lobular involution）等。

### 1. 非增生性病变

非增生性病变包括：囊肿（cyst），表现为导管内上皮细胞不典型增生，但由于乳汁等液体过度积聚在导管内，出现不同大小的囊状变形（图 6-16）；大汗腺化生（apocrine metaplasia），以乳腺导管上皮细胞的细胞质丰富、红染为特征（图 6-17）；上皮相关钙化（epithelial related calcifications），导管内出现大小不等的紫蓝色钙化物（图 6-18）；以及乳腺导管扩张、乳腺炎等。

### 2. 不伴有非典型增生的增生性病变

不伴有非典型增生的增生性病变包括：普通型导管增生（usual ductal hyperplasia，UDH），由多种类型的良性增生性细胞构成（图 6-19）；腺病（adenosis）；导管内乳头状瘤（intraductal papilloma），表现为树枝状结构（图 6-20）；硬化性腺病（sclerosing adenosis），基质的弹力纤维与良性乳腺导管伴随增生；放射状瘢痕（radial scar），在低倍镜下表现为良性乳腺导管向周围伸展（图 6-21）；纤维腺瘤等。较之非增生性病变，这些病变进展为浸润性乳腺癌的风险在无家族史的患者为 1.5~2 倍，若伴随家族史则为 2.6~4.6 倍。

### 3. 非典型增生性病变

非典型增生性病变包括非典型导管增生（atypical ductal hyperplasia，ADH）（图 6-22）和非典型小叶增生（atypical lobular hyperplasia，ALH；图 6-23），二者均发生于终末导管小叶单位，前者以分布均匀的单一形态上皮细胞增生为特点，后者以排列疏松且形态一致的小细胞增生为特点。较之非增生性病变，这些病变进展为浸润性癌的概率在没有家族史的情况下是 3.7~5.3 倍，而伴随家族史则可达 7.3~22.0 倍。这意味着不典型增生性病变进展为浸润性乳腺癌的风险受家族史影响。此外，非典型增生患者的患侧乳房发生乳腺癌的概率高于对侧乳房，说明非典型增生不只是乳腺癌发生的风险因素，还是同侧乳腺癌的癌前病变。也有报告称平坦型上皮非典型性（flat epithelial atypia，FEA）增生是导管原位癌的癌前病变，FEA 亦可发生于终末导管小叶单位，以上皮细胞被单层或多层低级别（形态单一）非典型细胞所替代为特征。

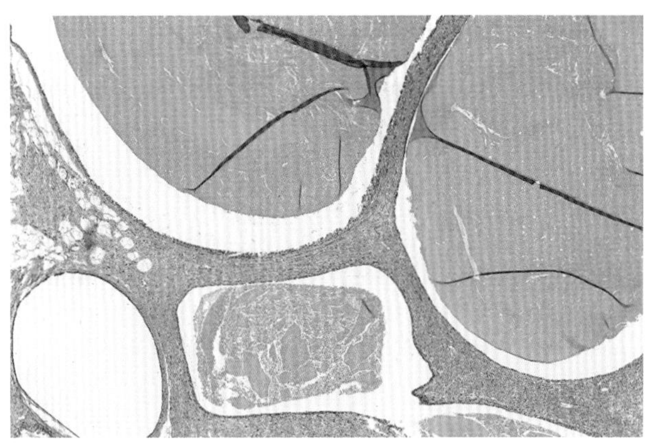

图 6-16　囊肿。可见多发性良性囊性病变，因分泌物增加导致管腔扩张呈囊性，内衬扁平上皮细胞，囊壁纤维组织增生伴硬化

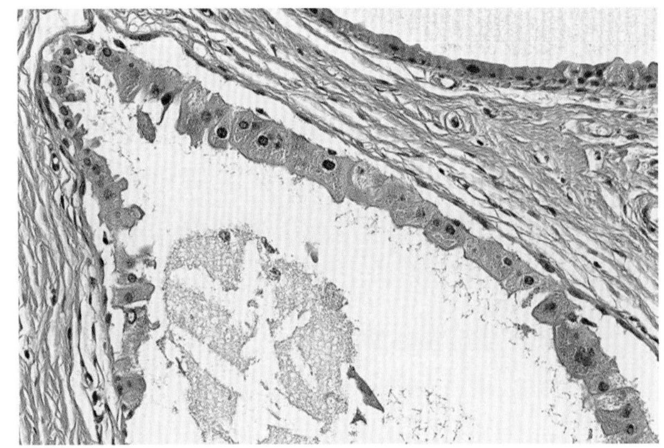

**图 6–17** 大汗腺化生。围绕乳腺良性囊性变的上皮细胞胞浆丰富，呈粉红色，可见顶浆分泌。细胞核体积增大，有明显的核仁

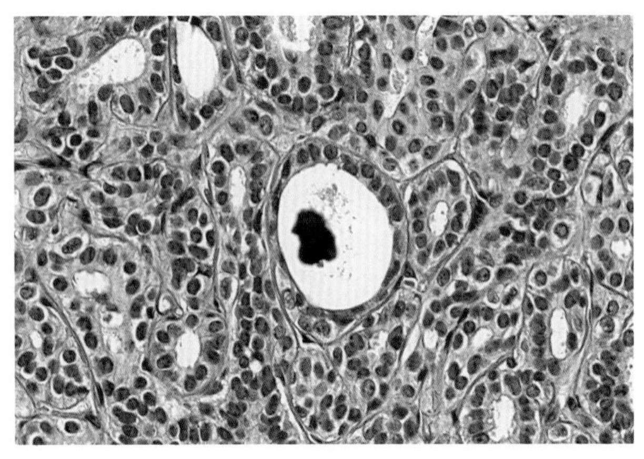

**图 6–18** 钙化。在良性乳腺腺病导管内见紫色的钙化组织

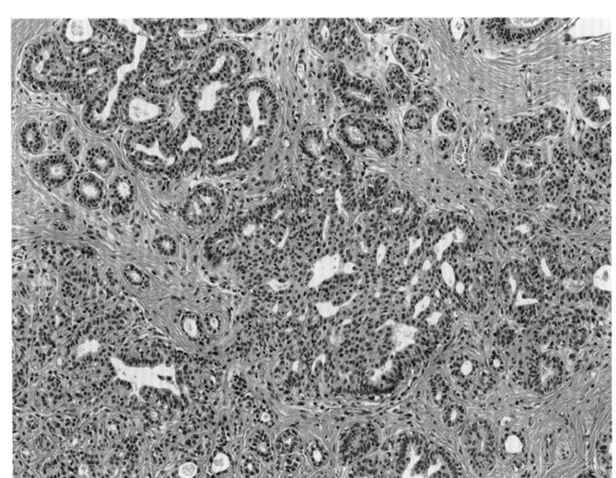

**图 6–19** 普通型导管增生。良性上皮细胞增生，充满乳腺导管管腔。上皮细胞大小不一，管腔形态不规则为特征性改变。增生的上皮细胞排列不规则，呈流水样

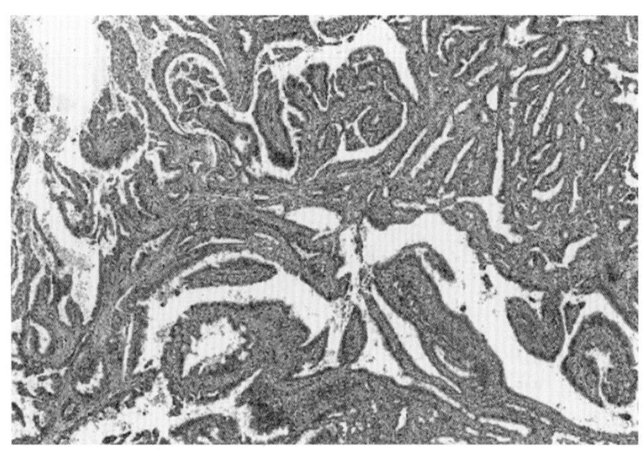

**图 6–20** 导管内乳头状瘤。在扩张的乳腺导管组织内见围绕纤维血管轴心的良性上皮细胞增生，周围有肌上皮包绕

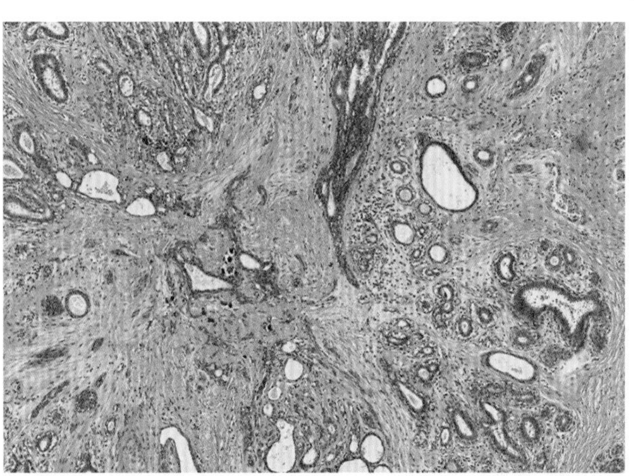

**图 6–21** 放射状瘢痕。良性乳腺导管样结构的数量增加及导管样结构的放射状排列是放射状瘢痕的特征性改变，不伴有上皮细胞增生

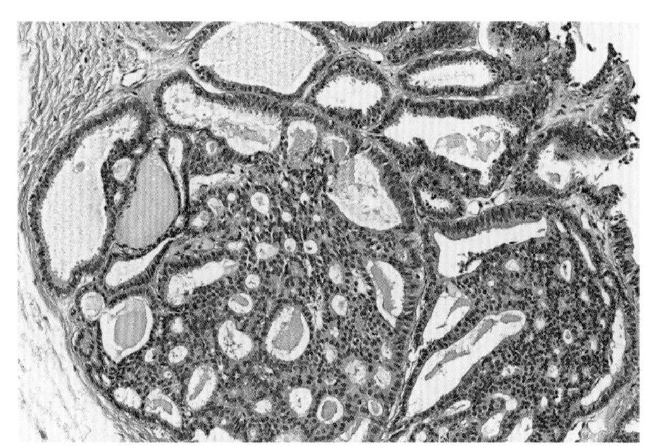

**图 6–22** 非典型导管增生。导管上皮细胞一致性增生，呈筛状分布，细胞核染色较均一，管腔结构完整

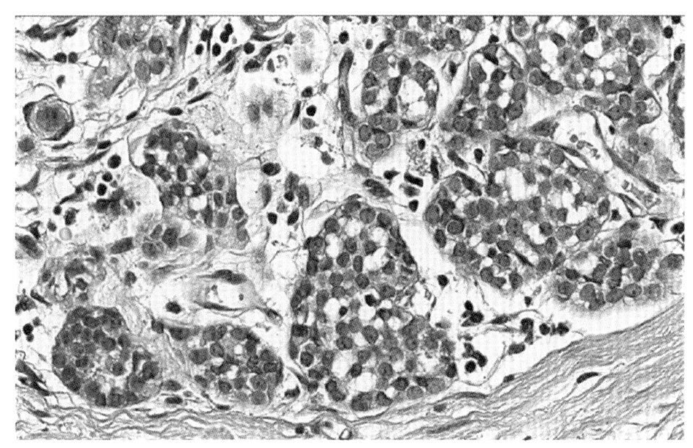

图 6-23　非典型小叶增生。乳腺小叶内的上皮增生致腺腔消失，腺泡不同程度地膨大。细胞大小均一，细胞间黏附力减弱、连接松散，细胞质淡染或透亮，核仁不明显

## 二、分类方法和鉴别诊断

### （一）分类方法

乳腺良、恶性病变的种类繁多，依据病变的解剖学、形态学和组织学结构进行分类的方法使病理诊断变得相对容易。掌握乳腺疾病的病理分类方法，对于影像学发现异常病变，区分良、恶性可起到重要的作用。

#### 1. 根据解剖学分类

根据乳腺病变发生的特殊解剖部位，鉴别诊断有所不同。大部分乳腺病变发生于终末导管小叶单位（TDLU），即发生于小叶内的上皮细胞或间质。乳头的病变需要鉴别乳头腺瘤、Paget 病等；乳腺导管扩张、乳头状瘤、部分乳头状癌可发生在乳腺大导管（表 6-3）。

乳腺钙化可根据其发生机制及解剖位置不同分为坏死型（necrotic）、分泌型（secretory）和间质型（stromal）。发生于乳腺导管内的坏死型钙化多数为恶性，相反，而发生于纤维腺瘤、皮肤、脂肪及血管，或由异物沉积所致的间质型钙化多数为良性。较为罕见的恶性叶状肿瘤、化生性癌等也可以表现为间质型钙化。由分泌物结晶体形成的分泌型钙化可发生于小叶及乳腺导管内，在腺病、囊肿、乳头状瘤等良性病变或低级别导管原位癌、中等级别浸润性癌、黏液癌等恶性疾病中均可出现。

#### 2. 根据形态学分类

乳腺疾病从形态上可分为肿块型和非肿块型两类。肿块样病变又可根据边缘特征分为光整型和不光整型，不光整型又可进一步表现为微小分叶、成角、毛刺和模糊。边缘光整型肿块通常为囊肿、纤维腺瘤等良性肿瘤，但也可能是高级别的浸润性癌、黏液癌、髓样癌和乳头状癌。相反，边缘不光整型肿块可以是典型的低级别浸润性癌、管状癌、小叶癌等，但也可能是手术后瘢痕组织、脂肪坏死等良性病变。非肿块型又可以分为弥漫性浸润型、结构扭曲型和非对称致密影型。小叶癌、放射状瘢痕、硬化性腺病、乳腺炎常表现为弥漫性浸润型。乳腺导管周围纤维化病变，例如低级别导管原位癌、乳腺导管扩张症，可表现为结构扭曲或非对称致密影。

#### 3. 根据组织学分类

根据增生的组织类型不同，乳腺疾病可分为

表 6-3　乳房的解剖学位置和病变

| 解剖结构 | 反应性和炎性病变 | 增生性病变和肿瘤 |
| --- | --- | --- |
| 乳头 / 乳晕 | 导管鳞状上皮化生 | 乳头腺瘤、汗管瘤样肿瘤、乳头 Paget 病 |
| 乳腺大导管 | 导管扩张症 | 乳头状瘤、导管内乳头状癌 |
| 终末导管小叶单位 | 囊肿、肉芽肿性小叶炎、糖尿病性乳腺病 | 导管上皮增生、小叶增生、硬化性腺病、癌 |
| 小叶间间质 | 脂肪坏死、细菌感染 | 脂肪瘤、血管脂肪瘤、血管瘤、纤维瘤病、结节性筋膜炎、纤维瘤、肌成纤维细胞瘤、假血管瘤样间质增生、肉瘤 |
| 小叶间质 | 肉芽肿性小叶炎，糖尿病性乳腺病 | 纤维腺瘤，叶状肿瘤 |

导管内模式（intraductal pattern）、小叶内模式（intralobular pattern）、乳头状模式（papillary pattern）、梭形细胞增生模式（spindle cell proliferation pattern）、间质上皮混合增生模式（mixed stromal and epithelial proliferation pattern）、结节模式（nodular pattern）、小腺体增殖型/浸润模式（small gland proliferation/infiltrative pattern）、硬化模式（sclerosing pattern）、黏液模式（mucinous pattern）、筛状模式（cribriform pattern）等，在各分类中可进一步细分为良性和恶性病变（表6-4）。

表6-4 基于组织学的乳腺疾病分类及鉴别诊断

| 模式 | 良性病变 | 恶性/癌前病变 |
| --- | --- | --- |
| 导管内模式（intraductal pattern） | 普通型导管增生 | 导管原位癌 |
| | 非典型导管增生 | |
| | 导管内乳头状瘤 | |
| | 柱状细胞病变 | |
| 小叶内模式（intralobular pattern） | 非典型小叶增生 | 小叶原位癌 |
| | | 导管原位癌 |
| 乳头状模式（papillary pattern） | 导管内乳头状瘤 | 导管内乳头状癌 |
| | 导管内乳头状瘤伴非典型增生 | 导管内微乳头状癌 |
| | | 包裹性乳头状癌 |
| | | 实性乳头状癌 |
| | | 浸润性乳头状癌 |
| | | 浸润性微乳头状癌 |
| 梭形细胞增生模式（spindle cell proliferation pattern） | 假血管瘤样间质增生 | 化生（梭形细胞）性癌 |
| | 糖尿病性乳腺病 | 肉瘤 |
| | 纤维瘤 | |
| | 肌成纤维细胞瘤 | |
| | 活检部位反应 | |
| 间质上皮混合增生模式（mixed stromal and epithelial proliferation pattern） | 纤维腺瘤 | 恶性叶状肿瘤 |
| | 良性叶状肿瘤 | 化生性癌 |
| | 错构瘤 | |

（续）表6-4

| 类型 | 良性病变 | 恶性/癌前病变 |
| --- | --- | --- |
| 结节型（nodular pattern） | 纤维腺瘤 | 恶性叶状肿瘤 |
| | 良性叶状肿瘤 | 黏液癌 |
| | 错构瘤 | 髓样癌 |
| | 导管腺瘤 | |
| | 腺肌上皮瘤 | |
| | 结节性腺病 | |
| 微腺体增生/浸润型（small gland proliferation/infiltrative pattern） | 微腺性腺病 | 小管癌 |
| | 硬化性腺病 | 非特殊型浸润性癌 |
| | 放射状瘢痕 | |
| | 血管瘤 | |
| | 颗粒细胞瘤 | |
| | 脂肪坏死 | |
| | 治疗后改变 | |
| 硬化型（sclerosing pattern） | 硬化性腺病 | 非特殊型浸润性癌 |
| | 放射状瘢痕 | |
| | 硬化性乳头状瘤 | |
| 黏液型（mucinous pattern） | 黏液样病变 | 黏液癌 |
| | | 转移癌 |
| 筛状型（cribriform pattern） | 普通型导管增生 | 筛状型导管原位癌 |
| | 胶原小球病 | 腺样囊性癌 |
| | | 筛状癌 |

## （二）利用标志物的鉴别诊断

乳腺的细胞类型包括腔细胞（luminal cell）、肌上皮细胞（myoepithelial cell），以及间质中的成纤维细胞（stromal fibroblasts）、肌成纤维细胞（myofibroblasts）。依靠标记不同细胞的特定表达蛋白，可以明确病变的细胞起源，区分原位癌与浸润性癌，鉴别乳腺癌与其他器官来源的转移癌（表6-5）。

### 1. 小叶癌的鉴别诊断

小叶原位癌（lobular carcinoma in situ，LCIS）与浸润性小叶癌（invasive lobular carcinoma）的诊断通常根据其特定的组织学及细胞学表现，偶尔也会出现难以与低级别导管原位癌及非特

表 6-5 常用的乳癌鉴别诊断标志物

| 标志物名称 | 类型 | 对象 | 用途 |
|---|---|---|---|
| AE1/AE3，CAM5、2 | 广谱角蛋白 | 上皮细胞着色 | 确定淋巴结内有无转移癌；确定放化疗后有无肿瘤残留；上皮细胞与其他类型细胞来源肿瘤的鉴别诊断 |
| CD31 | 血小板内皮细胞黏附分子 | 血管内皮细胞着色 | 识别有无血管癌栓；血管肉瘤等血管肿瘤的染色 |
| CD34 | 唾液酸糖蛋白 | 血管内皮与成纤维细胞标志物 | 与 CD31 功能相同；叶状肿瘤间质染色 |
| CK5/6 | 高分子量角蛋白 | 干细胞与肌上皮细胞 | 在普通型导管增生中马赛克样表达；在非典型导管增生与低级别导管原位癌中阴性表达；梭形细胞化生性癌和基底样癌中阳性表达 |
| D2-40 | 淋巴管内皮细胞 | 淋巴管内皮细胞标志物 | 确定淋巴管内有无癌栓 |
| 上皮钙黏素（E-cadherin） | 细胞黏附分子 | 在小叶病变中缺失，导管病变中存在 | 小叶与导管病变的鉴别 |
| ER | 雌激素受体 | 正常乳腺导管与小叶局部染色；50% 以上浸润性癌与 75% 以上导管原位癌中强阳性着色 | 乳腺癌临床分型；预后较好的指标；内分泌治疗的指标 |
| GCDFP-15 | 巨囊病液体蛋白 -15（gross-cystic disease fluid protein-15） | 大汗腺病变或正常乳腺组织中表达 | 鉴别原发部位不明的癌；乳腺癌特殊标记物，敏感度低于 50% |
| HER2 | 人表皮生长因子受体 | 肿瘤蛋白，在正常乳腺中不表达 | 在 15%~20% 的浸润性乳腺癌中高表达；预后不良的指标；可用曲妥珠单抗（trastuzumab）治疗 |
| Ki-67 | 细胞增殖标志物 | 细胞增殖指标；休眠期以外的，处于分裂周期的细胞中表达 | ER 阳性乳腺癌的预后指标（表达高则预后差）；预测抗癌药物的敏感度（表达高则敏感） |
| LCA | 白细胞共同抗原 | 淋巴细胞着色 | 鉴别淋巴瘤与低分化癌 |
| 乳腺珠蛋白 (mammaglobin) | 乳腺特异性糖蛋白 | 在正常乳腺导管及小叶中着色 | 鉴别原发部位不明的癌；乳腺癌标志物；敏感度高，但特异性差 |
| Myosin | 肌球蛋白 | 横纹肌细胞 | 用于横纹肌肉瘤的诊断 |
| p53 | 抑癌蛋白 | *TP*53 基因突变时过表达 | 在 40%~80% 的三阴性乳腺癌中高表达；*BRCA*1 表达下调或变异 |
| p63 | 肿瘤蛋白 | 肌上皮细胞标志物 | 鉴别有无肌上皮、梭形细胞化生性癌 |
| p120 | 连环蛋白，与 E-cadherin 表达相关 | 导管上皮病变的细胞膜着色；小叶肿瘤细胞质着色 | 鉴别导管病变与小叶肿瘤；与 E-cadherin 结合使用 |
| PAX-8 | Paired box gene 8（转录因子） | 米勒管、甲状腺与肾癌着色 | 鉴别原发部位不明的癌；乳腺癌不表达；在米勒管源性癌中表达 |
| PR | 孕激素受体 | 正常的乳腺导管及小叶呈局部着色；在 90% 的 ER 阳性乳腺癌中着色 | 乳腺癌临床分型；预后较好的指标；内分泌治疗的指标 |
| S100 | 神经起源细胞中存在的低分子量蛋白质 | 神经胶质细胞标志物；黑色素标记物；肌上皮标记物；脂肪细胞；部分乳腺癌细胞 | 鉴别有无肌上皮（特异性较低）；乳腺分泌性癌阳性表达；在脂肪源性肿瘤、黑色素瘤、颗粒细胞瘤中表达 |
| TTF-1 | 甲状腺转录因子 -1 | 甲状腺癌和肺癌着色 | 明确原发部位不明的癌；在乳腺癌中不表达；在甲状腺癌和肺癌中表达 |

殊型浸润性癌相鉴别的情况。此时可通过免疫组化，检测细胞－细胞间黏附分子上皮钙黏素（E-cadherin）和 p120 进行鉴别（图 6–24）。细胞间黏附力丧失是小叶癌的特征性表现，这是由于基因的功能缺失或基因突变引发细胞黏附分子上皮钙黏素表达下调。正常上皮细胞 p120 与 E-cadherin/β 联蛋白（β-catenin）复合体结合，定位于细胞膜，但在小叶癌中因受体缺失，表现为 p120 细胞质着色，可协助诊断（图 6–24）。

**2. 间质浸润的鉴别诊断**

浸润性癌与原位癌的最大鉴别点是癌细胞突破肌上皮层与基底膜（basement membrane），向间质内浸润性生长。由于浸润性癌不会出现围绕癌细胞巢的肌上皮层，因此通过免疫组化染色检测肌上皮层特定分子标志物，可以鉴别是否存在浸润性癌。如果肌上皮层分子标志物为阴性，则可判定局部存在微小浸润癌。此外，易被误诊为浸润性癌的良性病变，如硬化性腺病，也可通过检测肌上皮细胞标志物来帮助诊断。有时淋巴管中的肿瘤栓塞与肌上皮癌非常相似，可同时检测肌上皮细胞标志物及淋巴管内皮细胞标志物（如 D2–40）帮助鉴别。常用的肌上皮细胞标志物包括钙调理蛋白（calponin）（图 6–25A）、平滑肌肌球蛋白重链（smooth muscle myosin heavy chain，SMMHC）（图 6–25B）和 p63（图 6–25C）。

**3. 普通型导管增生与导管原位癌的鉴别**

普通型导管增生（UDH）、非典型导管增生（ADH）和低级别导管原位癌（DCIS）可以通过形态学改变进行鉴别，即观察细胞增生的结构特征、核的特征和细胞极性等。也可以通过免疫组化，检测在基底细胞特征性表达的角蛋白染色（basal cytokeratin staining）CK5/6 帮助鉴别诊断。在普通型导管增生中，50% 以上的细胞表现出 CK5/6 染色弥漫阳性，但在非典型导管增生及低级别导管原位癌中，CK5/6 则表现为阴性（图 6–26）。另外 ER 染色也有助于鉴别，普通型导管增生的 ER 的表达强度及分布不均一，而非典型导管增生或低级别导管原位癌则表现出弥漫一致的强阳性。

**4. 乳腺来源及乳腺以外来源癌的鉴别**

ER、PR、乳腺珠蛋白（mammaglobin）及 GCDFP–15 可用于证实其他部位的转移性癌是否来源于乳腺，但这些分子标志物并不能 100% 证明乳腺癌的来源。ER 阳性乳腺癌占全部乳腺癌的 70%~75%，且 ER 不止在乳腺癌中表达，在卵巢癌、子宫内膜癌、肺癌及前列腺癌中均可以表现为阳性。Mammaglobin 和 GCDFP–15 在 50%~75% 的乳腺癌中呈阳性表达，在其他癌中也可出现阳性表达。此外，也可选择 GATA3，

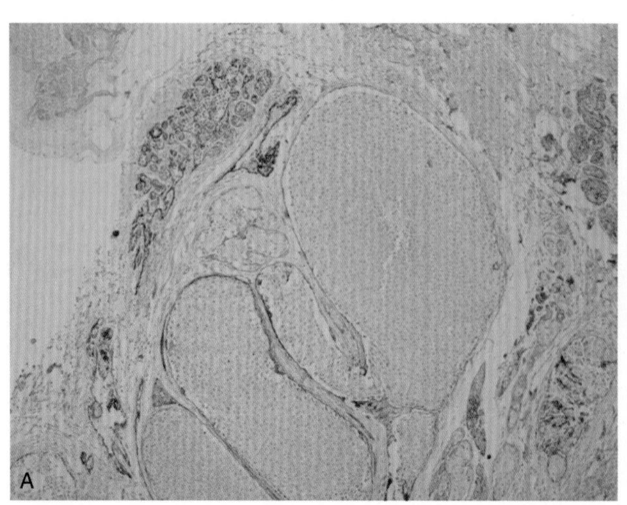


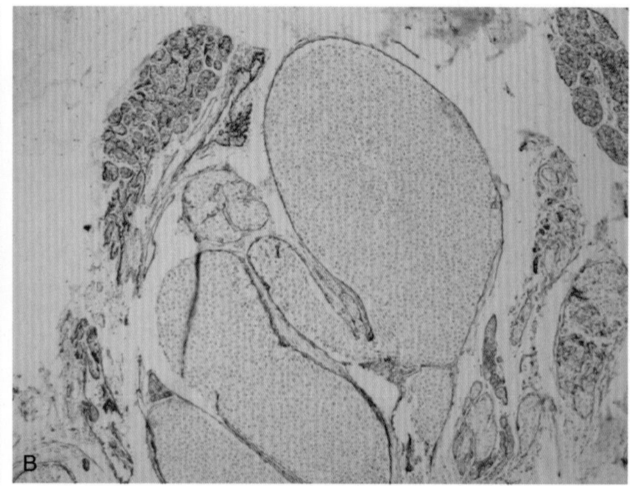


**图 6–24** 乳腺小叶癌的分子标志物。乳腺小叶癌的特征性免疫组化表现：A. E-cadherin 表达缺失。B. β-catenin 核表达

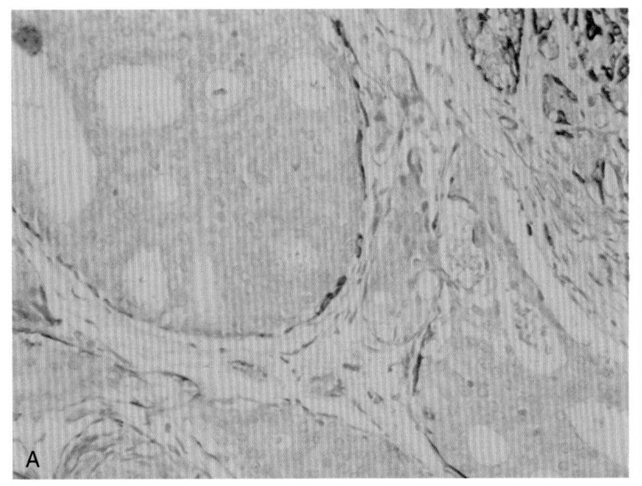


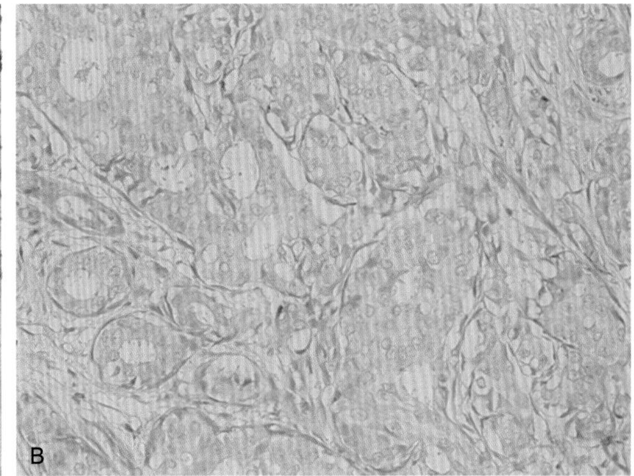


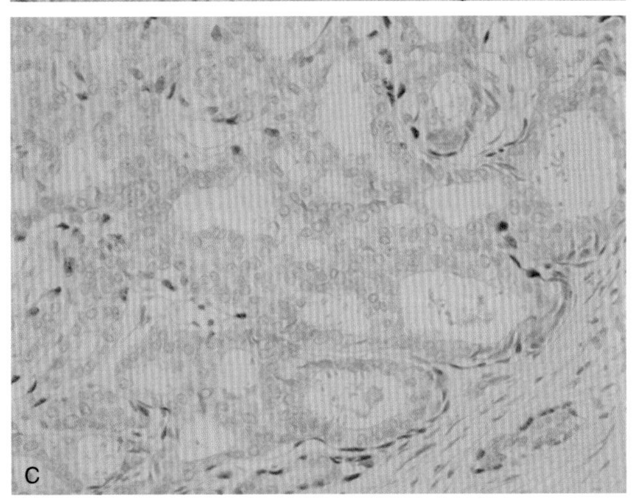


**图 6-25** 肌上皮细胞标志物。在导管周边可见肌上皮标志物的表达：A. calponin；B. 平滑肌肌球蛋白重链（SMMHC）；C. p63。导管周边存在完整的肌上皮细胞，诊断为导管原位癌。浸润性乳腺癌则表现为肌上皮标志物表达缺失

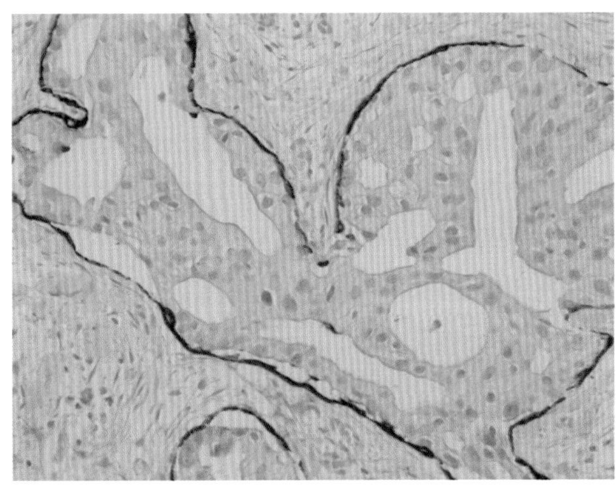

**图 6-26** 非典型导管增生的标志物。在增生的细胞中不表达 CK5/6，这是非典型导管增生的特征性免疫组化表现

其在乳腺癌中的敏感度为 70%~100%，出现乳腺或腋窝淋巴结部位的癌如不具备乳腺癌的一般形态学特点，且 ER、PR、HER2 均为阴性表达可考虑是否为来源于乳腺以外其他器官的转移癌。

除此之外，还有一些标志物可用于鉴别诊断，如 TTF-1 可用于转移性肺癌的鉴别诊断，WT1、CA125、PAX8 可作为转移性卵巢癌的标记，同时应根据患者的病史加以鉴别。

## 三、取材及病理报告

### （一）取材与结果报告

乳腺病理取材前需要填写申请单，记载患者的基本信息、主治医生的联系方式、取材的方向及定位、取材的种类及临床信息等内容。基于以上信息，病理医生进行肉眼及显微镜下检查，最终给临床医生提交报告书。穿刺活检的标本需要取材后立即放入福尔马林溶液内固定，有微钙化的病灶应在取出标本后立即进行标本 X 线摄影以确认组织是否含有钙化。

## （二）乳腺病理取材组织的处理

乳腺病理取材一般采用 H-E 染色，在显微镜下观察其形态学改变，通过免疫组化分析 ER、PR、HER2 等分子标志物的表达，最终根据指南做出诊断。标本提交到病理科后，一般应首先确认标本的大小，用不同颜色的染料对手术切缘（resection margin）进行染色（图 6-27）。之后以 5~10mm 的间隔连续切片，观察病变的位置、数目、大小、与切缘的距离及病变的断面面积，并记录，将主要的病灶切成适当的大小以便制成切片（图 6-28）。将切好的组织放入组织包埋盒内，并置于固定液中。

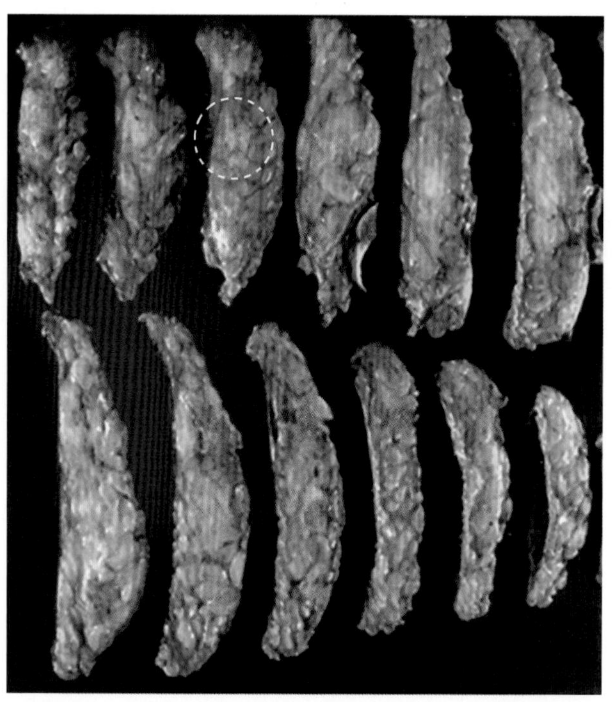

图 6-28　乳腺癌切除组织的肉眼检查示例。浸润性乳腺癌的乳腺切除组织，间隔 1cm 切开后的肉眼所见：肿瘤为灰白色的实性肿块，呈浸润性生长，与周边组织界限不清

## （三）组织固定

应当尽量缩短乳腺手术切除组织自病变血流中断到组织完全离体的热缺血时间（warm ischemic time），以及从组织离体到放入固定液内的冷缺血时间（cold ischemic time），以尽量减少组织干燥带来的核酸和蛋白质变性，确保病理诊断的准确性。活检或手术切除标本应放入 10 倍于组织体积的 10% 的中性福尔马林（buffered neutral formalin）固定液内，建议在手术标本离体后尽快固定（1h 内），充分固定 6h（72h 内）以上。使用福尔马林固定的石蜡包埋（formalin fixed paraffin embedded，FFPE）样本的检测结果在很大程度上取决于分样品的处理方式，因此每个环节的质量控制十分重要。

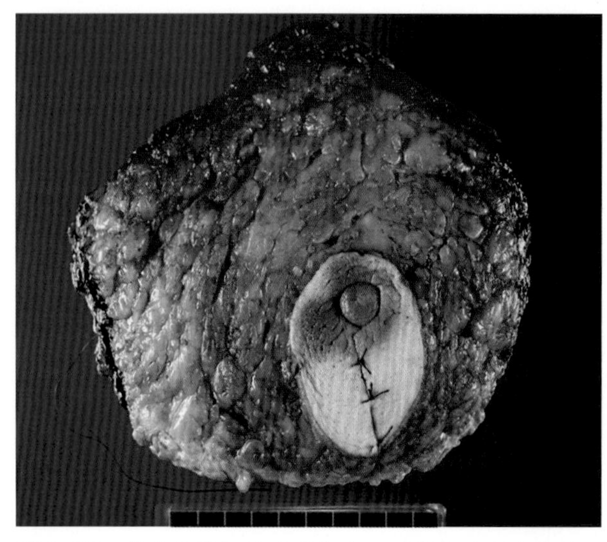

图 6-27　单纯乳腺切除术的标本。观察皮肤有无溃烂、橘皮样外观，乳头有无凹陷等，识别肿瘤所在象限，用不同颜色的墨水标记四周切缘，以评估每个方向的切缘情况

## （四）病理报告

建议病理诊断报告模板以医院为单位施行统一的格式标准，最终的病理报告应提供足够的信息，以帮助临床医生确定适当的治疗方案（图 6-29）。乳腺癌的病理报告基于 AJCC《癌症分期手册》（*Cancer Staging Manual*）的 TNM 病理分期体系，因此建议采用结构化的清单（check list）形式的概要报告（synoptic reporting），而不是描述性报告，概要报告的形式可以避免遗漏关键项目，传达更加准确客观的内容。

### 1. 穿刺活检标本

在对穿刺活检标本做病理诊断时，应参照影

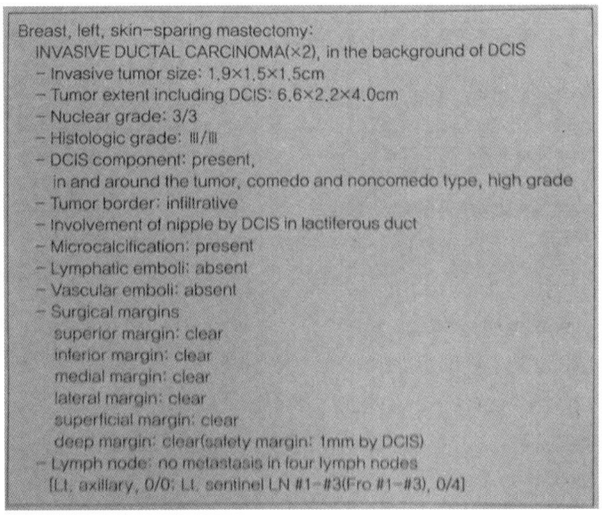

Breast, left, skin-sparing mastectomy:
INVASIVE DUCTAL CARCINOMA(×2), in the background of DCIS
- Invasive tumor size: 1.9×1.5×1.5cm
- Tumor extent including DCIS: 6.6×2.2×4.0cm
- Nuclear grade: 3/3
- Histologic grade: Ⅲ/Ⅲ
- DCIS component: present,
  in and around the tumor, comedo and noncomedo type, high grade
- Tumor border: infiltrative
- Involvement of nipple by DCIS in lactiferous duct
- Microcalcification: present
- Lymphatic emboli: absent
- Vascular emboli: absent
- Surgical margins
  superior margin: clear
  inferior margin: clear
  medial margin: clear
  lateral margin: clear
  superficial margin: clear
  deep margin: clear(safety margin: 1mm by DCIS)
- Lymph node: no metastasis in four lymph nodes
  [Lt. axillary, 0/0; Lt. sentinel LN #1-#3(Fro #1-#3), 0/4]

**图 6-29**　乳腺癌的英文病理报告示例

像学检查结果，特别是当进行活检的原因是可疑的钙化或肿块时，病理结果应包含可以解释影像学表现的诊断。对原位癌和浸润性癌应报告分化程度和形态学特征。穿刺活检报告中，不建议给出肿瘤微浸润或淋巴管侵犯等诊断，以免过度诊断。

**2. 手术切除标本**

良性病变需根据情况记录病变的大小，非典型增生性疾病和浸润性癌需要记录病变大小、分化程度等。病理报告中包含的项目包括标本的状况（新鲜程度、数量、是否为碎片标本），乳腺标本的类型（部分切除或全部切除标本），淋巴结检查类型（前哨淋巴结活检或腋窝淋巴结清扫术），标本及肿瘤大小，肿瘤的切面特征（颜色、边界、质地、有无坏死等），切缘与肿瘤的距离，以及蜡块组织的编号等信息。导管原位癌可根据镜下特点分别描述组织结构（粉刺型、筛状型、乳头型、微乳头型、实性型等），核的等级（低、中、高级别），有无坏死及坏死类型（粉刺型坏死、点状坏死），切缘状态，有无淋巴结转移等。应描述是否存在钙化，若观察到钙化，应记录钙化的位置（仅限于导管原位癌或良性组织，或者两者兼有）。浸润性癌应记录癌的大小、组织类型、组织分级、是否伴有淋巴浸润、是否伴有导管原位癌及其大小、手术切缘、淋巴结转移情况等。切缘阳性指用墨水标记的手术切缘出现肿瘤细胞，外科医生需要扩大手术范围。在病理诊断中需要根据不同颜色的墨水判断肿瘤的方向，并记录手术切缘的阳性部位。

## 知识要点

- WHO 乳腺肿瘤组织学分类将乳腺肿瘤分为上皮性肿瘤、间叶性肿瘤、纤维上皮性肿瘤、乳头肿瘤、恶性淋巴瘤、转移性肿瘤、男性乳腺肿瘤和临床类型。
- 上皮性肿瘤又分为浸润性癌、癌前病变、导管内增生性病变、微小浸润癌、乳头状病变、良性上皮增生、上皮 - 肌上皮肿瘤。浸润性癌在组织学上又分为非特殊型（no special type，NST）与特殊型（special subtype）。
- 根据乳腺良性病变进展为浸润癌的风险，分为非增生性病变、不伴有非典型增生的增生性病变和非典型增生性病变。不伴有非典型增生的增生性病变和非典型增生性病变的乳腺癌发病风险分别提高 1.5~2 倍（终生患病风险 5%~7%）和 4~5 倍（终生患病风险 13%~17%）。
- 乳腺疾病种类繁多，基于解剖学、形态学和组织学的分类方法可以将病理诊断简单化。此外，这种病理学分类方法及思路有助于影像医生在检查过程中发现病变，鉴别病变的良恶性。
- E-cadherin、p120 等标志物有助于乳腺小叶癌的鉴别诊断，肌上皮标志物（calponin，myosin，p63）有助于浸润性癌的鉴别诊断，CK5/6 可用于普通型导管增生与非典型导管增生及低核级导管原位癌的鉴别诊断。
- 在对福尔马林固定石蜡包埋的组织进行病理学诊断分析的过程中，标本的处理将直接影响诊断结果，因此对标本处理的质量控制十分重要。特别是当需要免疫组化和其他分子病理分析时，应尽量减少从组织切除到放入福尔马林的热缺血时间。

- 对于乳腺的活检组织和手术切除标本的最终病理诊断，建议每家医院使用统一格式的清单式概要报告，提供足够的信息，以帮助临床医生确定适当的治疗方案。

## 参考资料

[1] Berg WA, Yang WT. Diagnostic Imaging: Breast. 2nd. AMIRSYS Elsevier, 2013.

[2] Dupont WD, Page DL. Risk Factors for Breast Cancer in Women with Proliferative Breast Disease. N Engl J Med, 1985.

[3] Hartmann LC, et al. Atypical hyperplasia of the breast--risk assessment and management options. N Engl J Med, 2015.

[4] Lakhani SR, et al. WHO Classification of Tumours of the Breast. 4th, 2012.

[5] Lester SS, Hicks DG. Diagnostic Pathology: Breast. 2nd. AMIRSYS Elsevier, 2011.

[6] Taliaferro AS, et al. Imaging Features of Spindle Cell Breast Lesions. Am J Roentgenol, 2017.

# 第三部分

# 乳腺 X 线摄影

（边甜甜　安光哲　宋宏萍　林青　赵静玉　崔春晓　译）

# 第 7 章　乳腺 X 线摄影的理解

乳腺 X 线摄影（mammography）是用 X 线进行的影像检查，是检查和诊断乳腺癌的首选方法。因此，即使不做乳腺 X 线摄影的超声医生，也应该了解乳腺 X 线摄影的方法和图像诊断术语。只有发现并分析乳腺 X 线摄影中的钙化、肿块、结构扭曲和不对称等异常表现，才能进行正确的超声检查和诊断。

本章将介绍乳腺 X 线摄影的设备、检查方法、异常征象以及以美国放射学会（ACR）的乳腺影像报告和数据系统（BI-RADS）为依据的乳腺 X 线摄影的分析和诊断方法。

## 一、设备与摄影方法

为了用最小剂量的放射线获得最佳图像，需要使用低剂量乳腺专用摄影机，通过适当的体位和压迫获得图像，同时需要持续控制设备和图像质量。韩国从 2003 年 1 月开始将乳腺 X 线摄影同 CT、MRI 一起列入特殊医疗设备，并受法律约束。

### （一）乳腺 X 线摄影设备

#### 1. 设备的构成

进行乳腺 X 线摄影需配备 X 线发生器、加压器（compression device）、小焦点及自动曝光控制（automatic exposure control）装置的乳腺摄影设备（图 7–1）。根据乳房大小和厚度，选择组合使用钼（molybdenum）、铑（rhodium）、钨（tungsten）靶（target）和钼、铑、银（silver）、铝（aluminium）滤线栅（filter）。

#### 2. 屏 – 片 X 线摄影和数字 X 线摄影

带有数字探测器的电子设备已经取代传统的屏 – 片设备，成为获取影像的方法（图 7–1）。2015 年影像质量管理检测资料显示，韩国的乳腺 X 线摄影设备中，屏 – 片设备的比例占 21%，与 2012 年相比，减少了一半。与屏 – 片乳腺 X 线摄影机相比，数字乳腺 X 线摄影机具有对比度更好，对致密乳腺的评价优秀，易于数据管理，可以应用计算机辅助诊断（computer-aided diagnosis，CAD）系统等优点（表 7–1）。

#### 3. 乳腺断层摄影

乳腺断层摄影（tomosynthesis）又称为数字断层摄影，在乳房固定状态下，X 线管以 15°~50°的有限角度释放出多次低剂量 X 线，通过数字探测器获取数张图像并进行重建（表 7–2；图 7–2）。乳腺断层摄影可以减少因乳腺实质重叠导致的假阴性和假阳性病变，在致密型乳腺中乳腺癌的检出率增加了 40%，因此在临床中的使用量正在增加（图 7–3）。但分析图像时间长，对钙化的检出和诊断不具有优势，设备昂贵，辐射量增加和需要大容量储存空间等问题还需要进一步解决。为弥补数字乳腺 X 线摄影中追加实施断层摄影后放射线暴露量增加的缺点，开发出了从三维数据中重新合成二维图像的技术。重建的

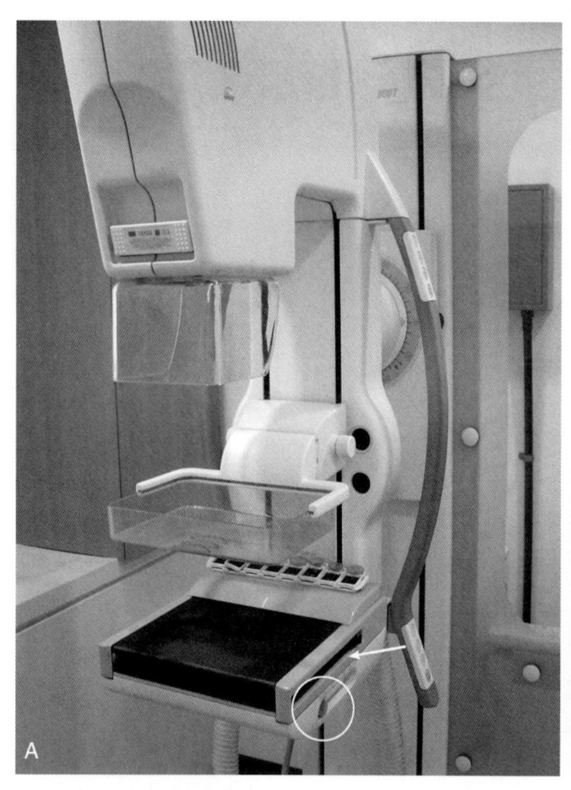


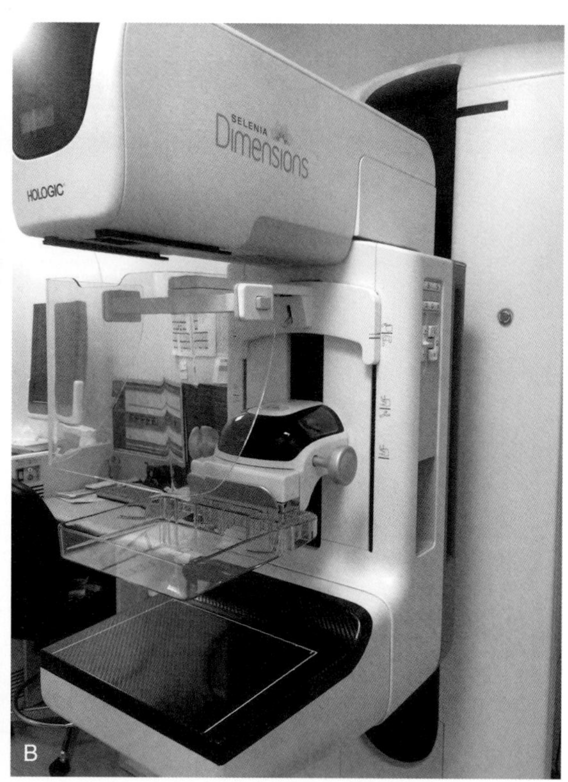


图 7-1　乳腺 X 线摄影设备。A. 屏 - 片乳腺 X 线摄影机，从上至下依次为：X 线发生器、压迫板、支架、胶片盒插入部分（箭头）和自动曝光控制装置（圆圈）。支架和胶片盒之间设有一个增感屏，以减少散射线。B. 数字乳腺 X 线摄影机（含乳腺断层摄影功能），支架和图像接受器（receptor）内部为数字探测仪，没有胶片盒插件

表 7-1　屏 - 片和数字乳腺 X 线摄影机的比较

| 项目 | 屏 - 片乳腺 X 线摄影机 | 数字乳腺 X 线摄影机 |
|---|---|---|
| 图像获取媒体 | 胶片 | 显示器 |
| 空间分辨率（Lp/mm） | 非常优秀（15~20） | 优秀（5~12） |
| 对比度 | 有限 | 可调整 |
| 动态区域 | 优秀 | 非常优秀 |
| 伪影发生率 | 高 | 低 |
| 辐射剂量 | 一般 | 低 |
| 电子影像存储与沟通 | 需要数字化 | 好 |
| 计算机辅助诊断 | 需要数字化 | 好 |
| 乳腺断层摄影和增强扫描 | 不可能 | 可能 |
| 整形乳腺评价 | 有限 | 非常优秀 |
| 定位针位置评估 | 需要摄影图像 | 非常优秀 |

合成图像（synthetic view）与数字乳腺 X 线摄影相比，在乳腺癌诊断上无差异。

## （二）摄影方法

### 1. 标准投照体位

乳腺 X 线摄影可以分为常用的标准体位摄影（standard views）和解决问题的附加体位摄影（supplemental views）。标准体位摄影包括内外斜位（mediolateral oblique view，MLO）及头尾位（craniocaudal view，CC；图 7-4），应使用正确的体位尽可能在图像中包含全部乳腺组织（图 7-5）。MLO 位摄影图像中，胸大肌应一直延伸到乳头水平，向前方膨隆，方可评价为标准体位。乳腺下皮肤皱褶（inframammary fold）应展开，无乳腺组织重叠和皱褶，乳腺不能下垂（sagging）。此外，不应有灰尘、指纹等伪影。CC 位中要确认乳腺内侧组织是否完全包括在内。乳头位于图像的中央，乳头后线（posterior

表 7-2　乳腺断层摄影设备的比较

| 类别＼制造商 | Hologic | GE | Siemens | Fujifilm |
| --- | --- | --- | --- | --- |
| 型号 | Selenia Dimensions | SenoClaire | MAMMOMAT Inspiration | AMULET Innovality |
| 扫描角度 | 15° | 25° | 50° | 15°，40° |
| 投射次数（次） | 15 | 9 | 25 | 15 |
| 扫描时间（s） | 4 | 7 | 24 | 4，9 |
| 管运动 | 连续（continuous） | 步进扫描（step-and-shoot） | 连续（continuous） | 连续（continuous） |
| 探测器材质 | a-Se | a-Si/CsI | a-Se | a-Se |
| 重建方法 | 反投影滤波法（iterative methods） | 迭代算法（filtered back-projection） | 反投影滤波法 + 迭代化（filtered back-projection） | 迭代算法（iterative methods） |

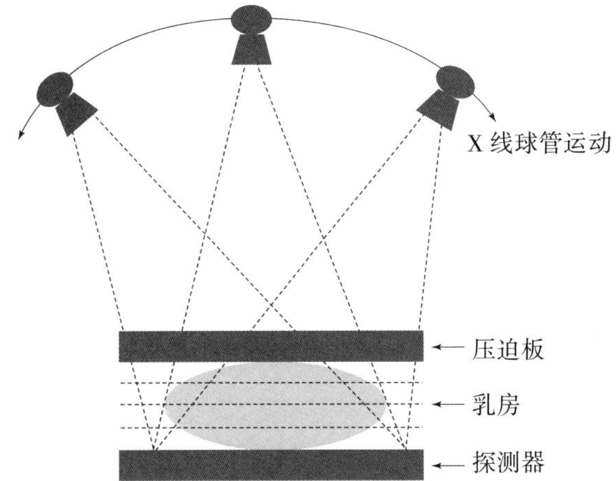


图 7-2　乳腺断层摄影拍摄方法示意图

nipple line）的长度与 MLO 位摄影相比，差异应在 1cm 以内，摄影图像中应能够显示纤维腺体后脂肪组织（retroglandular fat）。

**2. 附加投照体位**

附加摄影有局部点压摄影（spot compression view）、放大摄影（magnification view）、90°侧位摄影（lateral view）、夸大头尾位摄影（exagge-rated craniocaudal view）、乳沟位摄影（cleavage or valley view）、腋尾位摄影（axillary tail view）、切线位摄影（tangential view）、旋

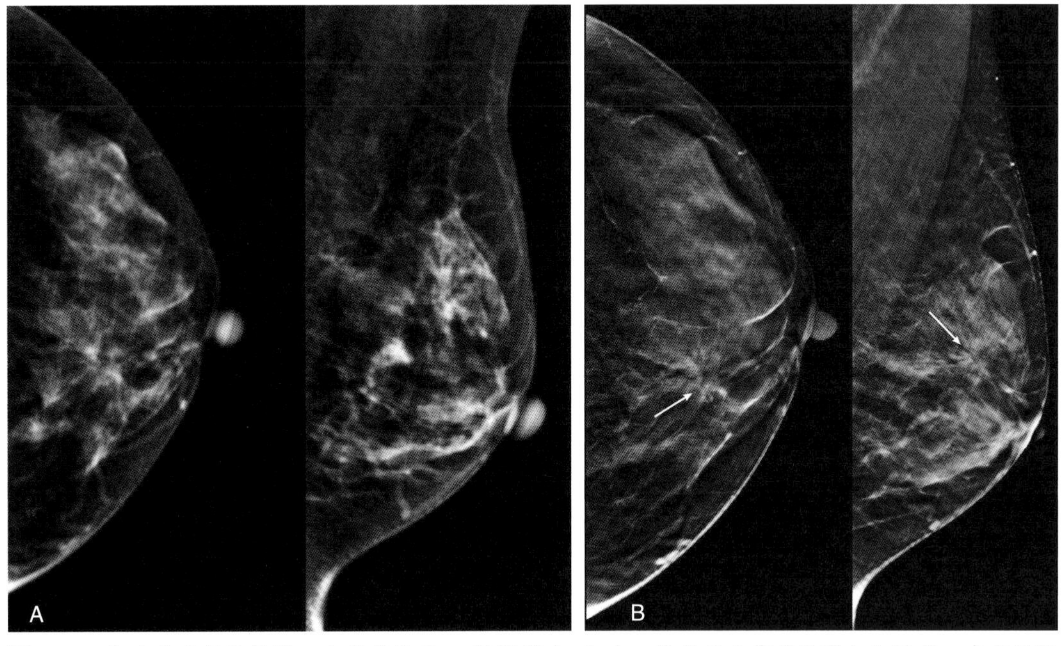


图 7-3　乳腺癌的断层摄影。在数字乳腺 X 线摄影（A）中，肿块被致密的乳腺组织遮盖。在断层摄影（B）中可见伴有结构扭曲的肿块（箭头）

转位摄影（rolled view）和假体前位摄影（implant displaced view or Eklund view）等，根据不同的用途选择，其中使用较多的是局部点压摄影和90°侧位摄影。局部点压摄影是使用压迫器压迫可触及的肿块或局限性不对称，可有效区分肿块或重叠结构（图 7–6）。放大摄影是将一个放大平台（platform）置于被压的乳房与探测器之间，可获得 1.5~2 倍放大影像（图 7–7）。90°侧位摄影是指无倾斜角度，在垂直状态下拍摄，以确定病变的正确位置和发现与肿瘤有关的钙化沉积。

### 3. 皮肤标记物

在可触及性肿块、皮肤病变、手术切口等部位使用皮肤标记物（图 7–8），使诊断医生更容易了解患者的临床症状和体征，从而提高诊断的准确率。

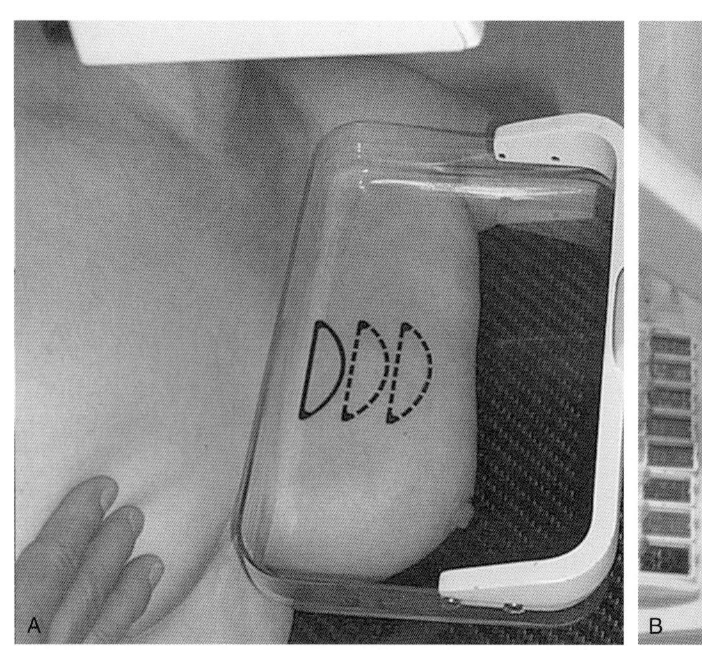


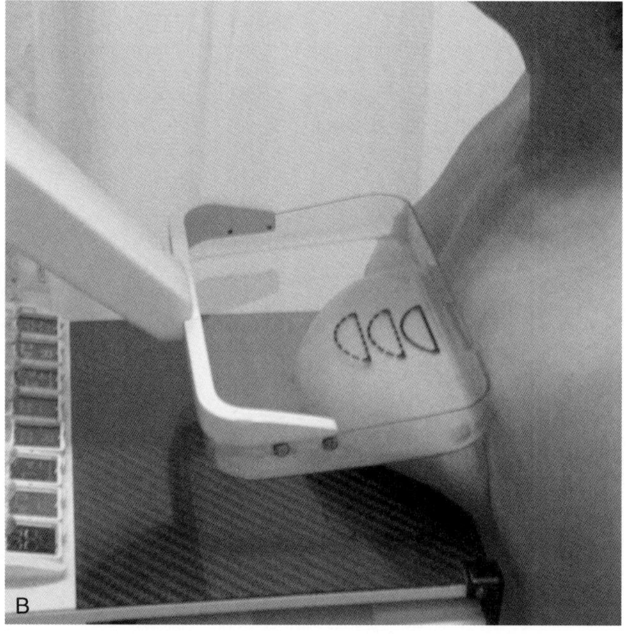


图 7–4　标准投照体位。MLO 位（A）和 CC 位（B）摄影，患者站立状态下，将乳房放入压迫板下方，在压迫状态下进行投照

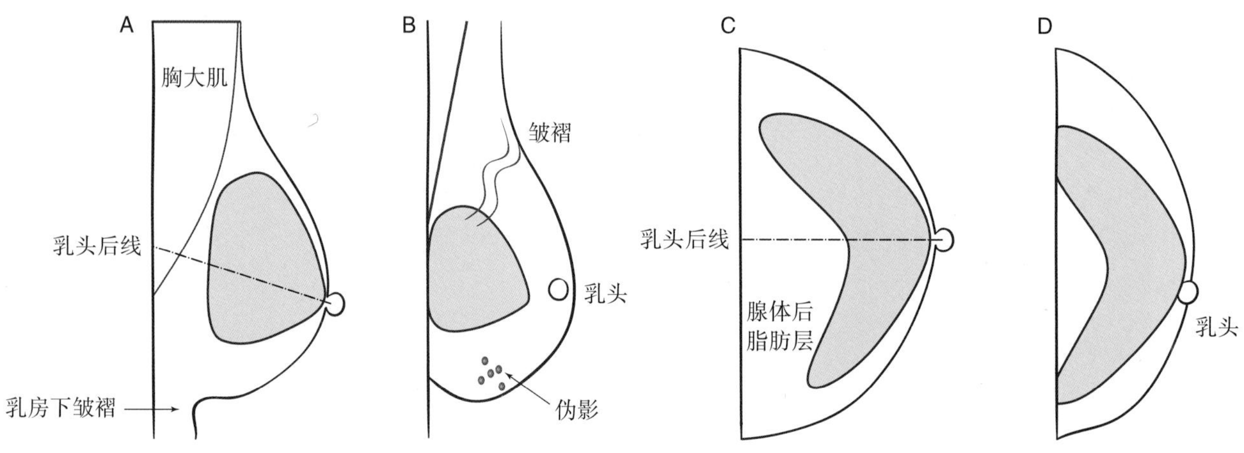


图 7–5　标准投照影像的评估。A. 正确的 MLO 位示意图。B. 不正确的 MLO 位示意图。C. 正确的 CC 位示意图。D. 不正确的 CC 位示意图

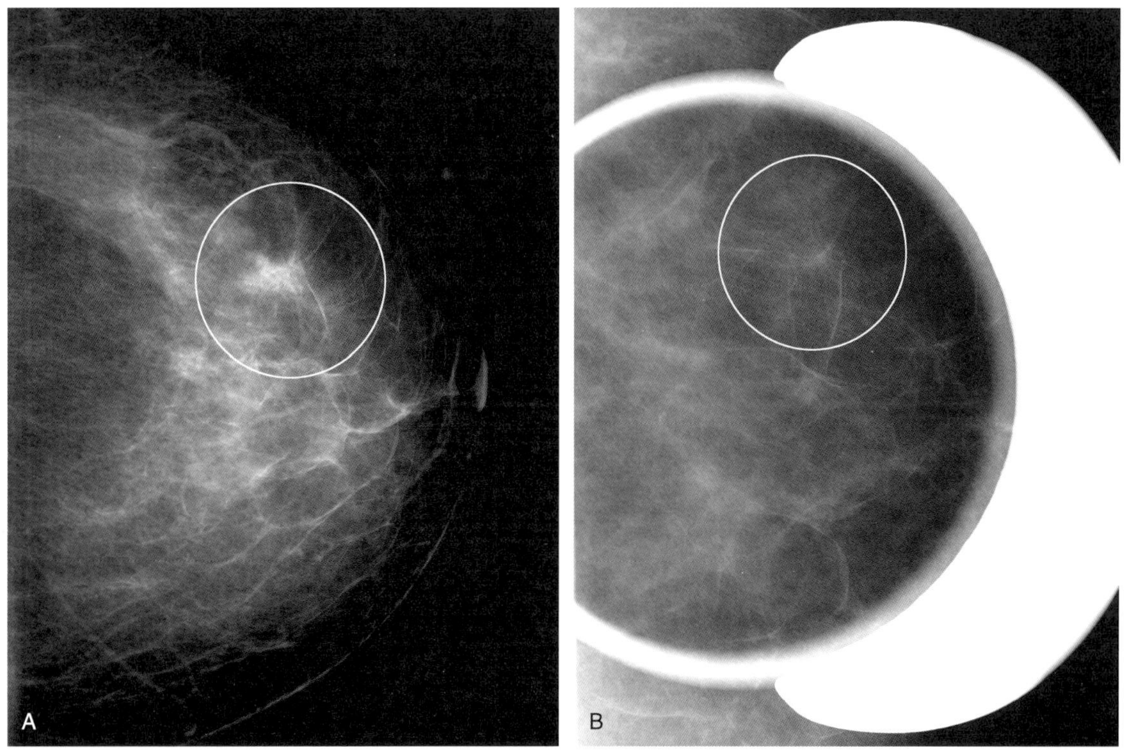


**图 7–6**　局部点压摄影。A. 在 CC 位摄影中，乳腺外侧见高密度影（圆圈）。B. 局部点压摄影显示乳腺外侧高密度影（圆圈）密度减低，可确定为正常乳腺组织

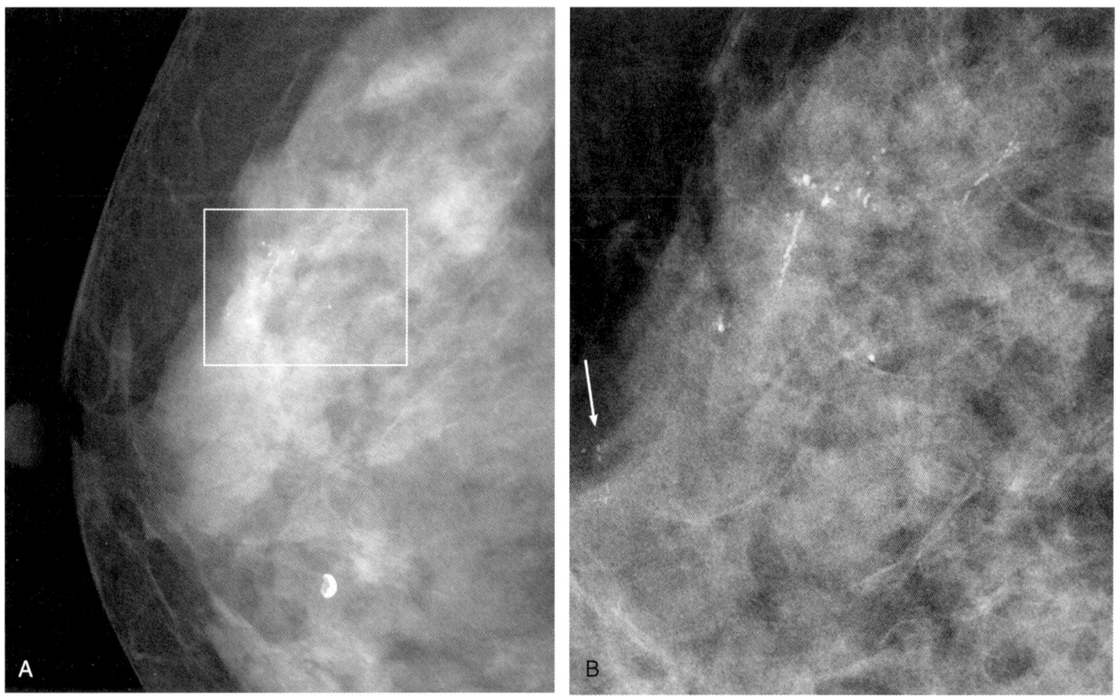


**图 7–7**　放大摄影。A.MLO 位摄影中可见微钙化（方形框）。B. 在局部放大摄影中，可清楚地看到微钙化呈线状或多形性，分布于乳头后正上方（箭头）

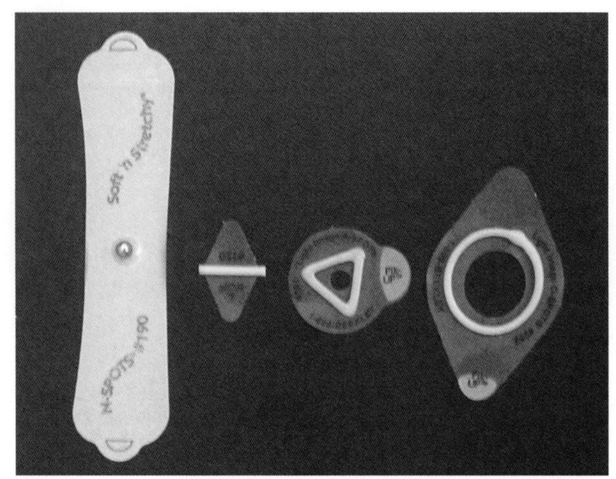


图 7-8 各种皮肤标记物。自左侧起依次为适用于乳头或肿块、手术切口、可触及性肿块和皮肤病变的标记物

## （三）图像质量评估和质量控制

### 1. 图像质量评估

图像质量评估包括临床图像评估和标准体模图像评估。乳腺摄影的临床图像评估项目包括标记、体位、压迫、曝光和对比度、噪声、清晰度和伪影。如果体位不正，乳头左右不对称，或者压迫程度不均匀，就有可能造成人为不对称。如果暴露不当，就有可能错过乳腺癌。充分的压力可降低乳房厚度，减少适当的曝光所需的辐射量，并减少散射线，提高对比度。进行标准体模图像评估时，在 16 个虚拟病灶中，应发现 4 个纤维组织、3 个钙化、3 个肿块等至少共 10 个异常。

### 2. 质量控制

对图像质量影响最大的数字探测器和乳腺摄影机的平均乳腺剂量（average glandular dose）、准直（collimation）、自动曝光装置、管电压和解读的显示器（monitor）等，需要自购买机器起定期进行质量控制。为此，需要使用压迫器、铝板、计量仪、测试模式、管电压计等测量设备和体模。

## （四）乳腺 X 线摄影的辐射剂量

### 1. 乳腺吸收剂量

显示辐射剂量的指标包括吸收剂量( absorbed dose ) 和有效剂量（effective dose）。乳腺摄影时，乳腺吸收剂量最高为 3mGy（FDA 限制剂量），平均为 2mGy，两个体位摄影时最大为 6mGy，平均为 4mGy。乳腺断层摄影中，如果同时拍摄 2D（1.2mGy）和 3D（1.45mGy）图像，其总计剂量为 2.65mGy，不超过 MQSA（Mammography Quality Standards Act）限制的 3mGy。如果转换成有效剂量，乳腺摄影时的单次摄影平均有效剂量为 0.24mSv，两个方位摄影平均有效剂量为 0.48mSv。

### 2. 人体危险性

乳腺 X 线摄影的辐射剂量对人体危险性很低，属于可以忽视的个人剂量（negligible individual dose），对胎儿产生的辐射量更是低至 0.001~0.01 mGy。与腹部 CT 的 1.3~35mGy 或骨扫描的 10~50mGy 相比，属于非常低的水平（表 7-3）。但是，在做乳腺 X 线摄影检查之前，仍需要确认受检者是否怀孕。此外，对具有对辐射敏感度增加的基因遗传突变家族史或 30 岁以下的女性，应综合考虑乳腺 X 线摄影带来的益处和放射线的危害，再决定是否进行检查。

表 7-3 常用放射性检查的辐射剂量

| 检查 | 胎儿辐射剂量（mGy） | 孕妇辐射剂量（mSv） | 乳腺辐射剂量（mGy） |
|---|---|---|---|
| 乳腺 X 线摄影 | 0.001~0.01 | 0.1~0.7 | 3 |
| 胸部 X 线 | 0.000 5~0.01 | 0.06~0.29 | <0.04 |
| 腹部 X 线 | 0.1~0.3 | 0.01~1.1 | — |
| 头部 CT | 1.0~10 | 0.9~4.0 | — |
| 腹部 CT | 1.3~35 | 3.5~25 | — |
| 骨扫描 | 10~50 | 6.7 | — |
| FDG-PET/CT | 9.4~21.9 | 13.5~31.9 | 14 |

# 二、诊 断

检查者应通过检查前患者亲自填写的问卷调查、临床医生提供的信息或就医记录等了解患者的症状、乳腺癌的危险因素及既往史之后，再进行诊断。如果患者以前做过乳腺检查，要确认种类和结果。通过与既往乳腺 X 线摄影图像比较分析，可以发现一些细微的变化，也可以减少不必要的追加检查，所以在解读之前要尽量获取上述信息。

## （一）异常征象的识别和定位

### 1. 异常征象的检出

为了在乳腺 X 线摄影图像中发现小肿块、不对称、结构扭曲等微小异常，系统地比较左侧乳腺和右侧乳腺的对称性非常重要（表 7–4；图 7–9）。MLO 位图像中，从乳腺癌最好发部位的外上象限，到乳头后区，再到乳房下皱褶；头尾位图像中，从外侧到内侧，仔细寻找是否在乳腺腺体内有肿块、结构扭曲、不对称等。需要特别注意观察乳腺组织和皮下脂肪层交界处的乳腺组织边缘和轮廓是否有凸出和凹陷等变化；其次，要观察 MLO 位和 CC 位中与胸大肌边缘平行的腺体组织后脂肪层内和乳头周围组织的变化，最后要仔细观察有无皮肤增厚或凹陷、腋下有无肿大淋巴结等变化。为了发现微小的变化，特别是钙化，需使用放大镜或放大功能。微钙化是早期乳腺癌常见和重要的征象（图 7–10）。借助 CAD 可以将乳腺癌的检出率提高 20% 左右，特别是可以防止漏诊微钙化，缩短诊断时间。

### 2. 异常征象的确认

当怀疑不对称时，要鉴别这是真的病变还是正常乳腺组织重叠造成的重叠伪影（summation artifact；图 7–11）。在两个方位的摄影片中，只在一个方位摄影片中看到且内部混合有脂肪密度，这很可能是正常乳腺组织重叠产生的重叠伪影；若两个方位摄影片中，在同一部位看到大小和形状都相同，而且中心密度较周边高时，则可能是真正的病变（图 7–12、7–13）。如果判断为真实病变的可能性较大时，需追加局部加压摄影和乳腺超声检查。

### 3. 异常征象的定位

乳腺 X 线摄影中病变的位置用左右侧乳腺的钟面方向、深度及距乳头距离表示（图 7–14），同时使用外上象限（upper outer quadrant）、内上象限（upper inner quadrant）、外下象限（lower outer quadrant）和内下象限（lower inner quadrant）四个区域划分以减少混乱。深度可分为前带（anterior）、中带（middle）、后带（posterior）三等分。关于在乳腺 X 线摄影中掌握病变三维位置的方法和使用超声来查找乳腺摄影中发现的异常征象的方法，将在第 8 章中进行详细介绍。为确定病变、定位及分析特征，可对异常之处同时进行局部点压摄影（或放大摄影）、侧位摄影和乳腺超声检查。

**表 7–4　乳腺 X 线摄影阅片的系统方法**

| |
|---|
| 1. 乳腺组织内部 |
| 2. 乳腺组织边缘 |
| 3. 胸大肌正下方和腺体后脂肪层 |
| 4. 乳头及其下方 |
| 5. 皮肤 |
| 6. 腋窝 |
| 7. 微钙化 |
| 8. 多灶性病变 |
| 9. 与既往影像比较 |

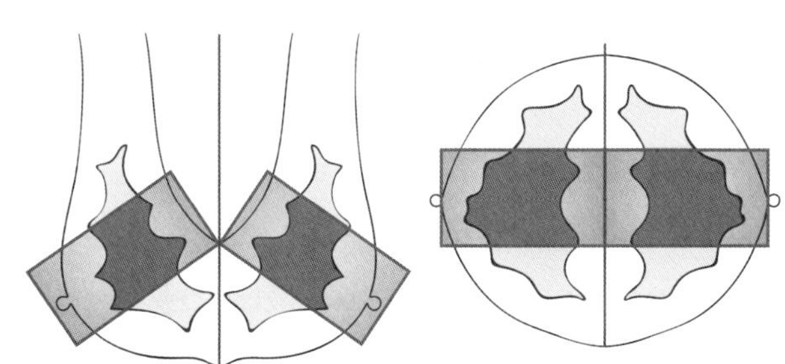

**图 7–9**　乳腺组织评估示意图。在 MLO 位和 CC 位摄影中，从上至下对比观察双侧乳腺组织的对称性。为了系统地观察，可以在遮盖感兴趣区以外的部位后对比双侧乳腺组织

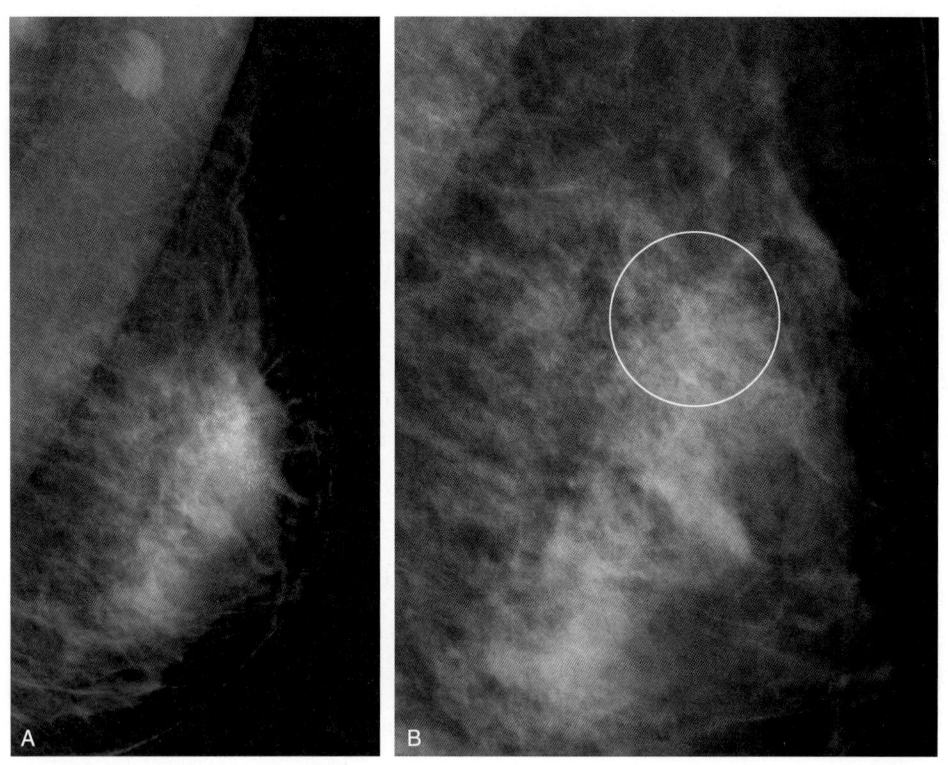


**图 7-10** 乳腺微钙化。50 岁的女性患者，乳腺 X 线摄影（A）可见范围约 3cm 的微钙化，术中诊断为导管原位癌。如果放大该患者 1 年前的乳腺 X 线摄影图片（B），在同一部位能看到范围约 0.5cm 的团簇样钙化（圆圈）

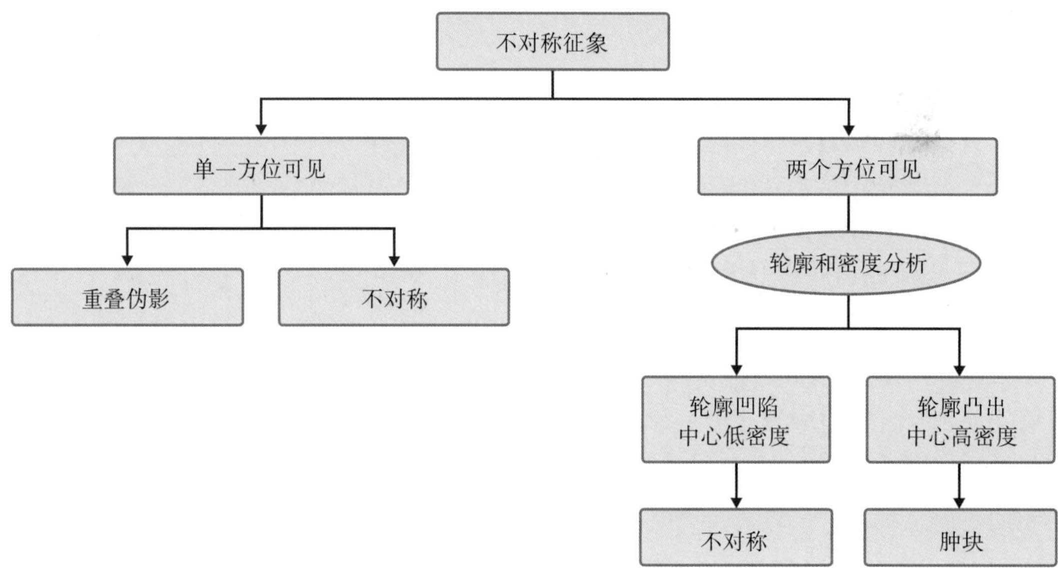


**图 7-11** 不对称分析

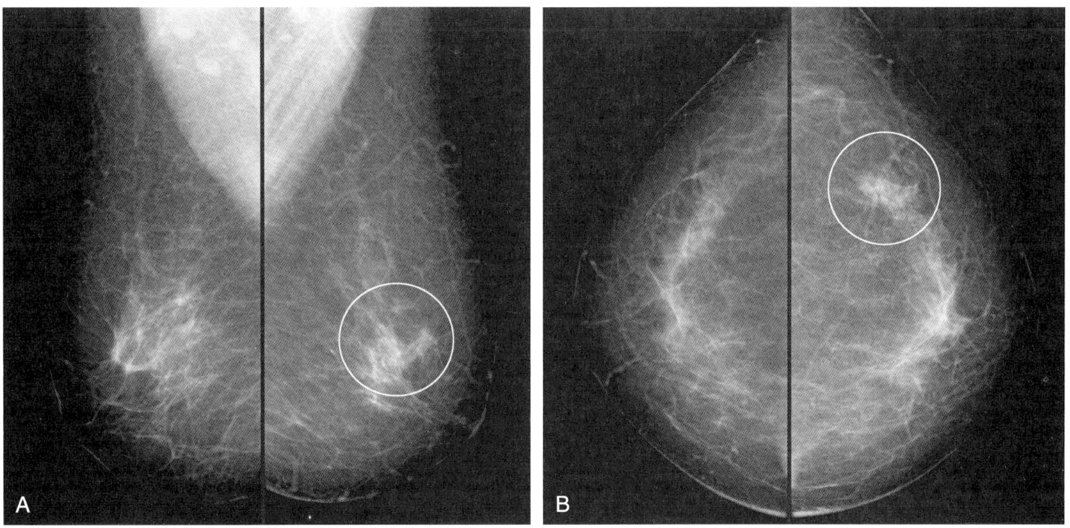


**图 7–12**　重叠伪影。MLO 位（A）和 CC 位（B）摄影中左侧乳腺可见不对称。但是在两个方位投照影像中，异常征像不位于同一部位，所以更可能是组织重叠形成的伪影，而非真正的肿块

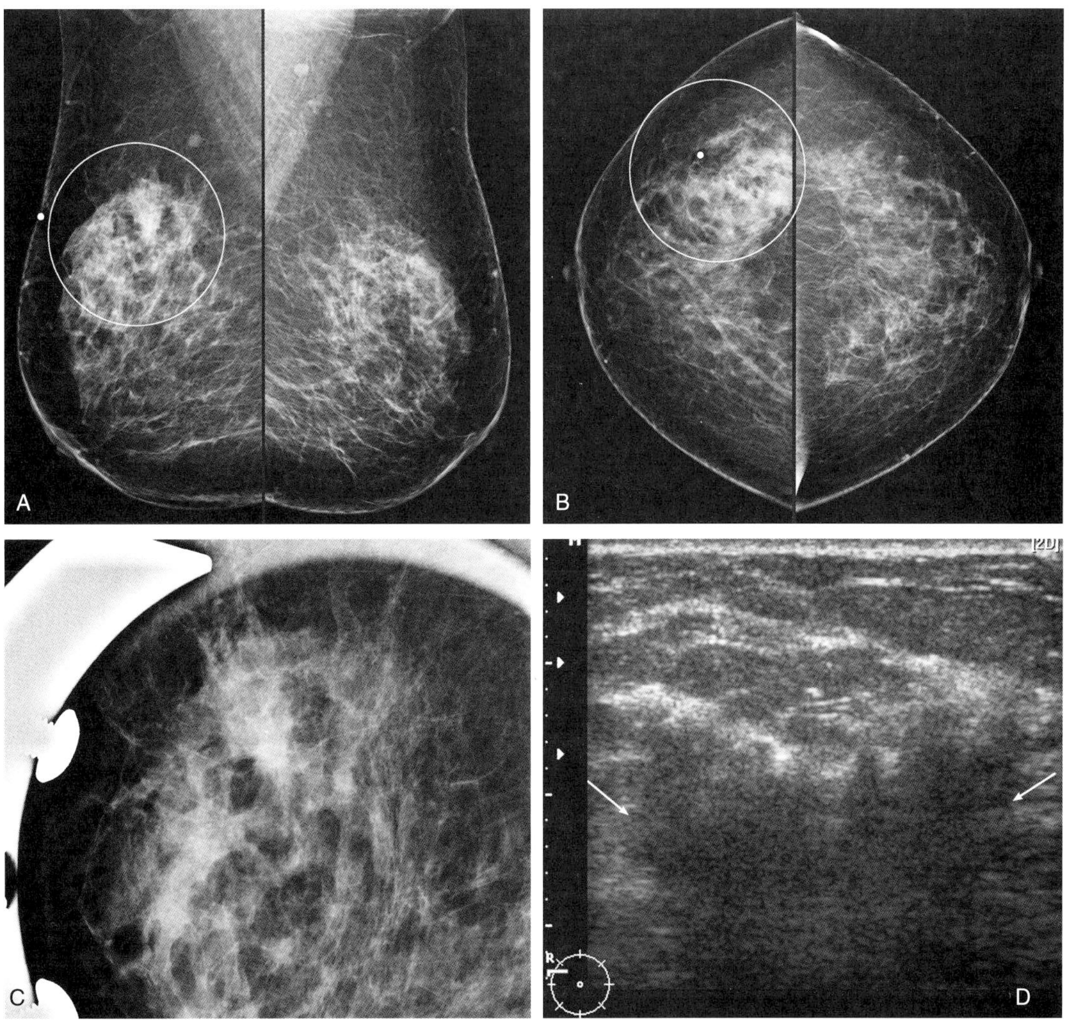


**图 7–13**　不对称。70 岁的女性患者，双侧乳腺 X 线摄影（A、B）显示右乳外上象限不对称（皮肤标记物和圆圈），在 MLO 位、CC 位摄影中位于同一部位。虽然内部混有脂肪密度，但是在局部点压摄影（C）和超声图像（D）中显示为边缘模糊（箭头）的肿块。该患者因触及肿块而就诊，穿刺活检和手术诊断为 3.5cm 大小的浸润性癌

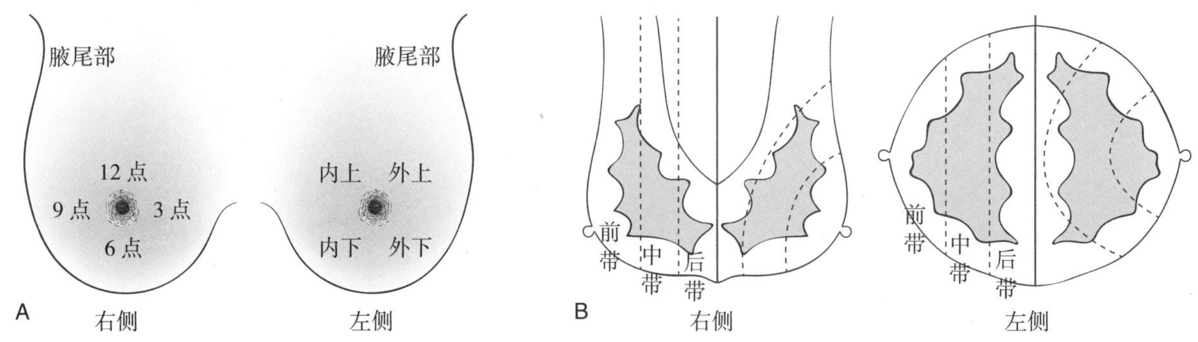


**图 7–14** 乳腺 X 线摄影中病变的位置。A. 左侧和右侧乳腺的钟面方向。B. 深度和距乳头距离

## (二) 分 析

### 1. 肿 块

肿块是在两个投照体位中都能显示的具有空间占位效应的病变。如果乳腺摄影发现肿块，应分析肿块的形状、边缘和密度。

（1）形状（shape）

形状分为卵圆形（oval）、圆形（round）和不规则形（irregular）。卵圆形表现为鸡蛋形状，圆形具有球状的外形，既不是卵圆形也不是圆形的为不规则形（图 7–15），第 4 版 BI-RADS 中的分叶形（lobular）在第 5 版中被删除（表 7–5）。圆形和卵圆形肿块良性的可能性大，不规则形肿块恶性可能性大，但仅凭形状很难区分良性和恶性。

（2）边缘（margin）

边缘分为清晰（circumscribed）、遮蔽（obscured）、微分叶（microlobulated）、模糊（indistint）和毛刺状（spiculated）五种。清晰是指病灶边缘 75% 以上与周围组织界限清晰；遮蔽状是指病灶边缘重叠或被周围组织遮挡的情况；微分叶是指病灶边缘呈小波浪状，凹凸不平；模糊是指整个病灶边缘或部分边缘与周围组织没有界限；毛刺状是指从肿块的边缘呈放射状发出多条线状影（图 7–16）。边缘清晰是良性病变的征象，毛刺状是乳腺癌的征象，但部分乳腺癌也表现为边缘清晰，部分良性病变边缘也可能呈毛刺状，所以需要鉴别（表 7–6）。

（3）密度（density）

密度分为高密度（high density）、等密度（equal density）、低密度（low density）和含脂肪密度（fat-containing density；图 7–17）。在乳腺 X 线摄影中，将呈“白色”的肿块与相同体积的正常乳腺纤维腺体组织进行比较，肿块越

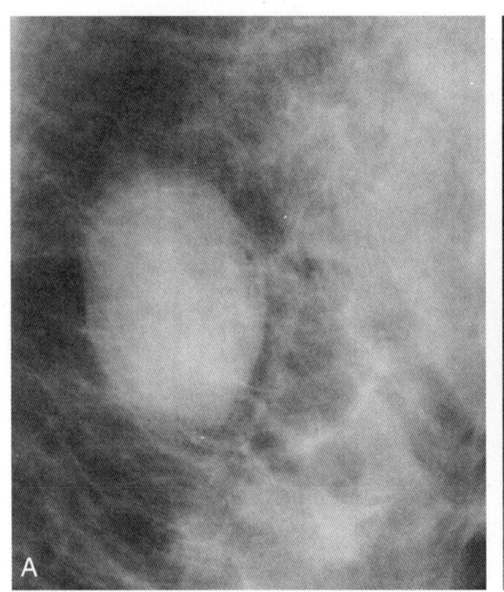

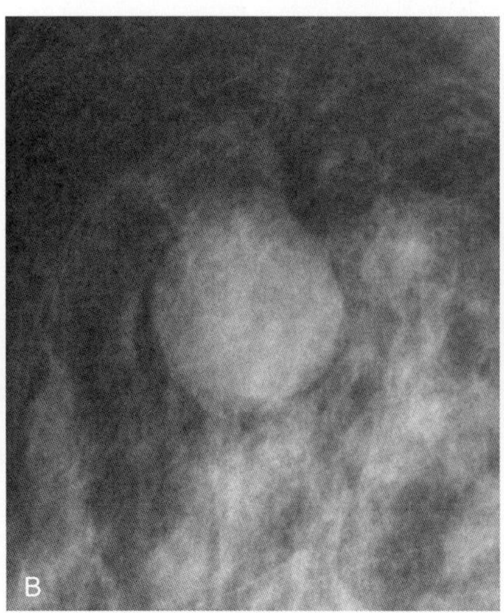

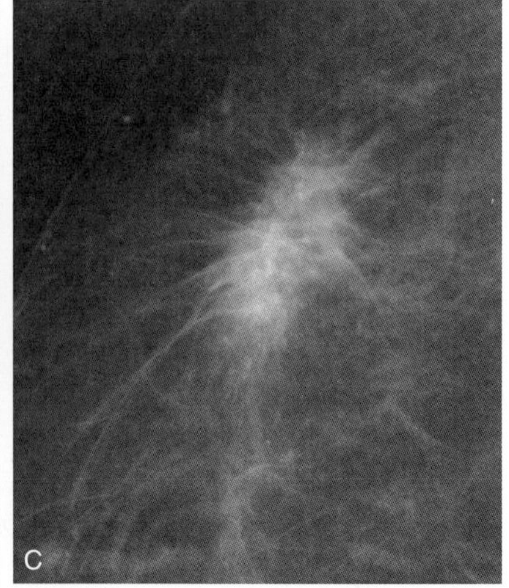


**图 7–15** 肿块的形状。A. 椭圆形。B. 圆形。C. 不规则形

表 7-5　BI-RADS 第 5 版中乳腺 X 线摄影术语的变化

| 第 5 版 | 与第 4 版比较的变化 |
| --- | --- |
| A. 乳腺组织构成<br>a. 脂肪型<br>b. 散在纤维腺体型<br>c. 不均匀致密型<br>d. 极度致密型 | 乳腺纤维腺体组织的比例（%）被删除 |
| B. 肿块<br>1. 形状<br>2. 边缘<br>3. 密度 | 在形状分类中删除了分叶形 |
| C. 钙化<br>1. 典型良性<br>2. 可疑形态<br>3. 分布 | 蛋壳样（eggshell）钙化和中央透亮（lucent centered）钙化统称为环形（rim）钙化<br>点状（punctate）钙化归为圆形（round）钙化<br>中间型钙化与高度可疑恶性钙化合并为可疑钙化<br>集簇状（clustered）变更为团簇样（grouped）<br>散在（scattered）变更为弥漫性（diffuse） |
| D. 结构扭曲 | 无变化 |
| E. 不对称<br>1. 结构不对称<br>2. 整体不对称<br>3. 局灶不对称<br>4. 进展性不对称 | 作为独立部分<br>增加进展性不对称 |
| F. 乳腺内淋巴结 | 从特殊征象中分离 |
| G. 皮肤病变 | 从相关征象中分离 |
| H. 孤立导管扩张 | 从特殊征象中分离 |
| I. 相关征象<br>1. 皮肤回缩<br>2. 乳头回缩<br>3. 皮肤增厚<br>4. 小梁增厚<br>5. 腋窝淋巴结肿大<br>6. 结构扭曲<br>7. 钙化 | 皮肤病变从相关征象中删除并分离 |
| J. 位置<br>1. 侧<br>2. 象限和钟面位置<br>3. 深度<br>4. 距乳头距离 | 增加侧、象限、钟面方向和距乳头距离 |

“白”，代表肿瘤密度越高，恶性可能性越大。然而，必须记住，许多恶性肿瘤与纤维腺体组织具有相同或更低的密度。含有脂肪、具有明确界限的肿块常常是良性病变，包括脂肪瘤（lipoma）、错钩瘤（hamartoma）、积乳囊肿（galactocele）、油脂囊肿（oil cyst）、淋巴结（lymph node）等。

### 2. 钙　化

与恶性钙化相比，乳腺 X 线摄影中的良性钙化一般体积较大、粗糙、界限清晰，所以更容易被发现（图 7-18）。如果难以确定特定的良性钙化，应描述钙化形态和分布情况。

（1）典型的良性钙化（typically benign）

皮肤钙化（skin calcifications）通常表现为钙化中心呈透亮区，很容易判断。常见于乳腺下皱褶（inframammary fold）、胸骨旁（parasternal area）、腋窝（axilla）和乳晕周围（areola）。血管钙化（vascular calcification）呈平行轨道样或线样，与管状结构相伴。粗大或“爆米花”样钙化（coarse or “popcorn-like” calcifications）是典型的乳腺纤维腺瘤退变（involuting fibroadenoma）产生的大钙化。大杆状钙化（large rod-like calcifications）可在乳腺导管扩张症（ductal ectasia）中看到，呈实性或断续样光滑的杆状，直径 <1cm。钙化沿导管走行分布，以乳头为中心放射状分布，有时呈分枝状，通常是双侧的。圆形钙化（round calcifications）则大小和密度常不同，如果呈弥漫性分布，考虑为良性钙化。如果直径 <1mm，常为乳腺小叶腺泡内（lobule acini）形成的钙化。在 BI-RADS 第 4 版中，钙化直径 <0.5mm 时，曾单独命名为点状钙化（punctate calcification），但在第 5 版中统称为圆形钙化。环形钙化（rim calcifications）指脂肪坏死或导管内有分泌物时可以看到的钙化。在 BI-RADS 第 4 版中曾命名的蛋壳样钙化（eggshell calcilication）和中心透亮钙化（lucent centered calcilication），在第 5 版中统称为环形钙化。营养不良性钙化（dystrophic calcifications）通常在

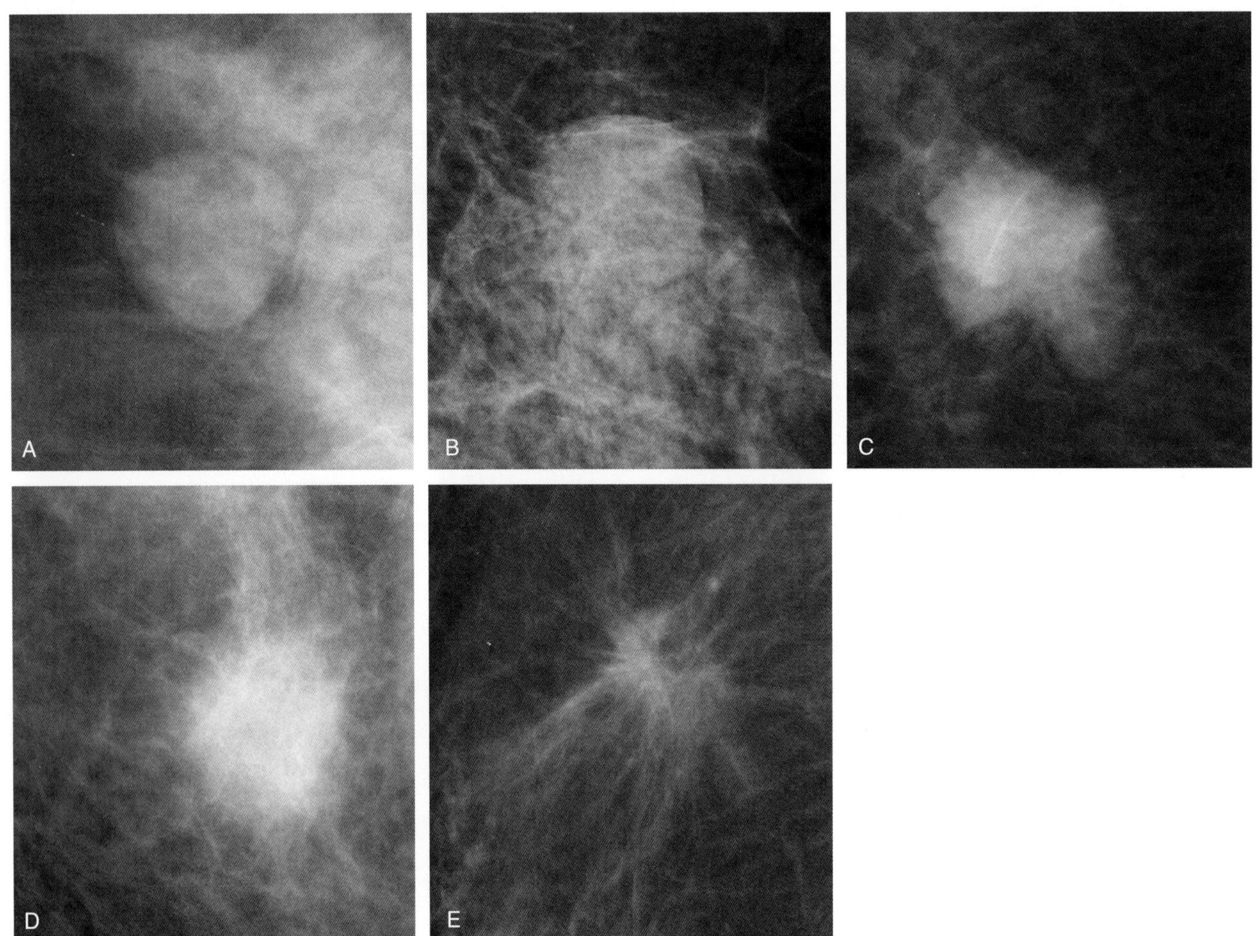


图 7-16　肿块的边缘。A. 清晰。B. 遮蔽。C. 微分叶。D. 模糊。E. 毛刺。A、B 是良性肿块，C~E 是乳腺癌病例

表 7-6　边缘清楚肿块和边缘毛刺肿块的鉴别诊断

| 病变类型 | 边缘清楚肿块 | 边缘毛刺肿块 |
|---|---|---|
| 良性病变 | 纤维腺瘤（fibroadenoma） | 手术后瘢痕（postoperative scar） |
| | 囊肿（cyst） | 放射状瘢痕（radial scar） |
| | 叶状肿瘤（phyllodes tumor） | 硬化性腺病（sclerosing adenosis） |
| | 导管内乳头状瘤（papilloma） | 脂肪坏死（fat necrosis） |
| | 血肿（hematoma） | 慢性乳腺炎（chronic mastitis） |
| | 脓肿（abscess） | 间质纤维化（stromal fibrosis） |
| | | 糖尿病性乳腺病（diabetic mastopathy） |
| 恶性病变 | 高级别乳腺癌（high grade breast cancer） | 低级别乳腺癌（low grade breast cancer） |
| | 髓样癌（medullary cancer） | 浸润性小叶癌（invasive lobular carcinoma） |
| | 黏液癌（mucinous cancer） | |
| | 乳头状癌（papillary cancer） | |
| | 淋巴瘤（lymphoma） | |
| | 转移癌（metastatic cancer） | |

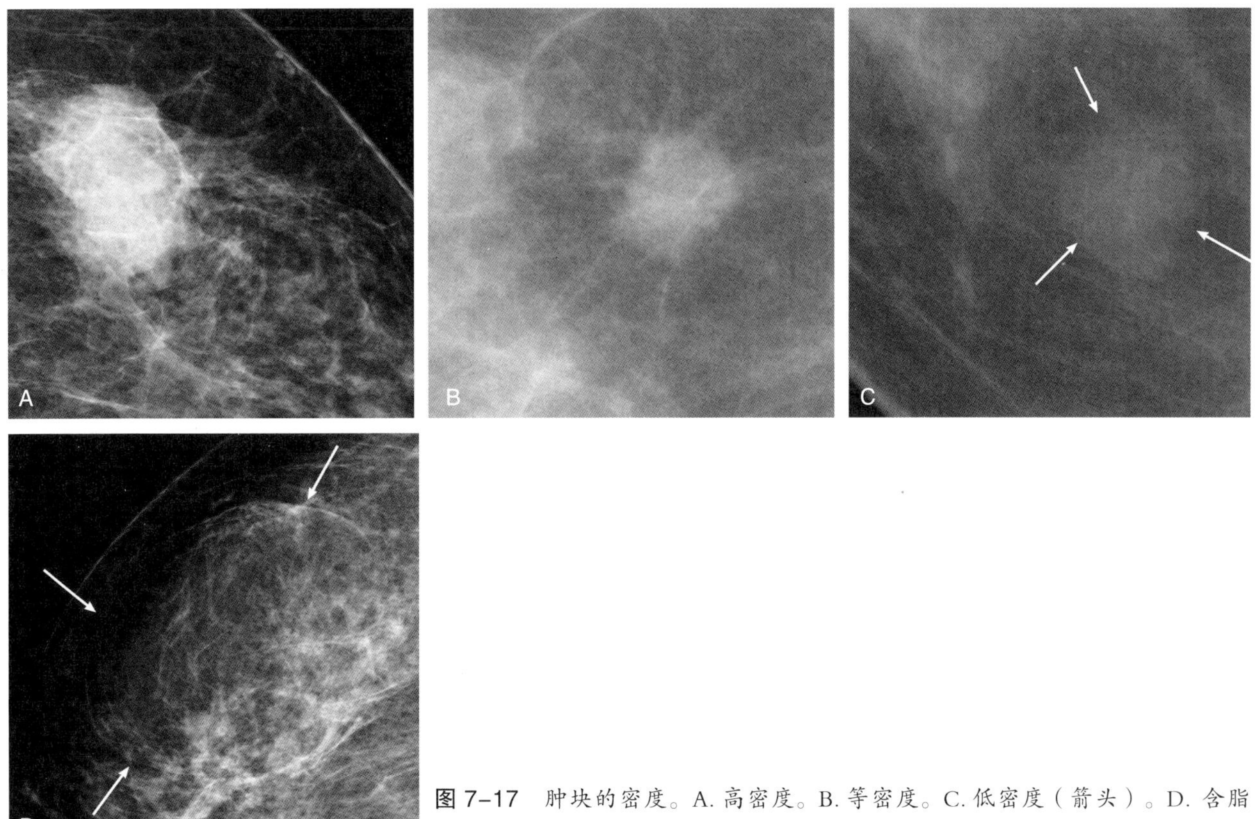


**图 7–17**　肿块的密度。A. 高密度。B. 等密度。C. 低密度（箭头）。D. 含脂肪密度（箭头）。A、B 是乳腺癌，C、D 是良性病例

**图 7–18**　典型的良性钙化。A. 皮肤钙化。B. 血管钙化。C. 粗大或“爆米花”样钙化。D. 大杆状钙化。E. 圆形钙化。F. 环形钙化。G. 营养不良型钙化。H. 钙乳钙化。I. 缝线钙化

乳腺放疗或创伤后发生，形态通常粗糙、不规则，一般直径 >0.5mm，常伴中心透亮区。钙乳钙化（milk of calcium calcifications）是囊肿内钙质沉积的钙化，CC 位上表现模糊，但 90°标准侧位摄影时显示清晰，呈半月形或新月形。缝线钙化（suture calcifications）为缝线上钙质沉积，呈线状（linear）或管状（tubular）。

（2）可疑形态（suspicious morphology）

包括无定形（amorphous）钙化、粗糙不均质（coarse heterogeneous）钙化、细小多形性（fine pleomorphic）钙化、细线样或细小分枝状（fine linear or fine linear branching）钙化（图 7–19）。无定形钙化是一种非常小或很模糊，无法确定形态学分类的钙化，这种钙化呈弥漫性分布时，往往考虑为良性钙化，但若呈团簇样或区域性分布时，则应考虑活检。粗糙不均质钙化，表现为形状不规则、清晰可见、直径大小在 0.5mm 以上的钙化，比无定形钙化大，且有相互融合的倾向。虽然在乳腺癌中可见，但也可能发生在纤维化、纤维腺瘤和外伤等部位。细小多形性钙化较无定形钙化清晰，大小形状不一，直径 <0.5mm，形状不规则，呈碎玻璃片样，恶性可能性在 50% 左右，相当于 BI-RADS 4B 类或 4C 类。细线样或细线分枝状钙化，常见于高级别导管原位癌，由导管内细胞坏死引起，由于这种钙化沿着导管方向放射状分布，因此，乳腺 X 线摄影中显示为断针（broken needle）或点划线（dot-dash）状，X、Y 或 Z 型，曲线或不规则曲线样，常不连续，宽度 <0.5mm。恶性可能性在 95% 以上，相当于 BI-RADS 5 类。第 4 版 BI-RADS 中的中间可疑（intermediate concern）钙化在第 5 版中删除。

（3）分布（distribution）

分为弥漫性（diffuse）分布、区域性（regional）分布、团簇样（grouped）分布、线样（linear）分布、段样（segmental）分布（图 7–20）。弥漫性分布是随机分布于整个乳腺，圆形或无定形

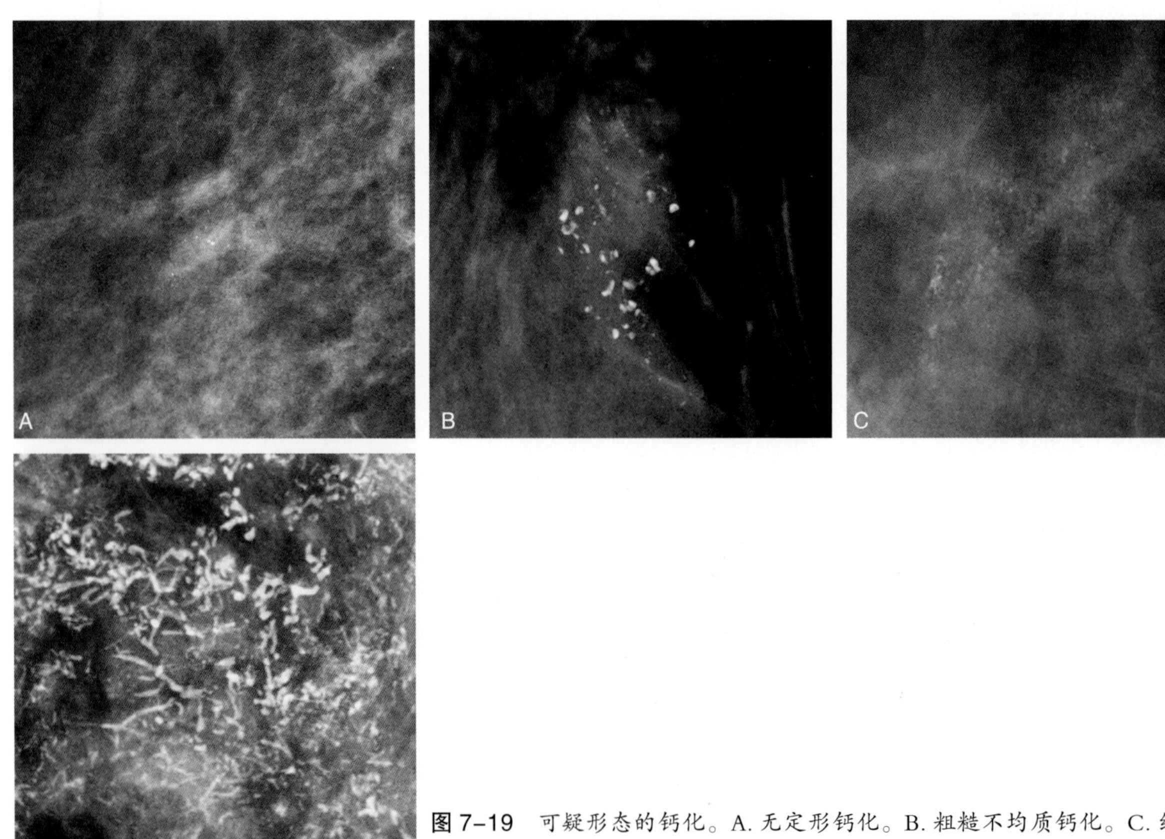


图 7–19　可疑形态的钙化。A. 无定形钙化。B. 粗糙不均质钙化。C. 细小多形性钙化。D. 细线样或细小分枝状钙化。A~D 均为乳腺癌

钙化呈此种分布时通常为良性，且多为双侧同时出现。区域性分布是指钙化分布于较大范围的腺体组织内（直径 >2cm），与导管走行方向不一致。如钙化分布于 1 个象限或超出 1 个象限范围，恶性的可能性较小，但诊断时需要结合钙化的形态。团簇分布（grouped）是指直径 2cm 以内的乳腺组织内聚集数个钙化，直径 1cm 以内至少应有 5 枚钙化。线样分布是指钙化呈线性分布，这种分布提示钙化沉积于导管内，恶性可能性较大。段样分布指钙化分布呈三角形，其尖端指向乳头方向，同样提示了钙化出现在导管内，恶性可能性较大，且癌灶范围较大，已经分布于整个腺叶（lobe）或某个节段（segment），或为多灶性（multifocal）乳腺癌。圆形（或点状）钙化或无定形钙化如呈段样分布，恶性的可能性会增加。线状或段样分布的微钙化，乳腺癌的概率在 50% 以上。

3. 结构扭曲（architectural distortion）

结构扭曲是指乳腺结构变形失常，未见明显肿块影，表现为从某一点发出的放射状细线影，或乳腺实质边缘的局灶收缩、扭曲变形。数字乳腺 X 线摄影和乳腺断层摄影的引进增加了结构扭曲的检出率。如果没有明确的创伤或手术史，应考虑可疑恶性或放射状瘢痕（图 7–21）。手术后瘢痕所致的结构扭曲与乳腺癌形成的结构扭曲很相似，常难以鉴别，因此，在行乳腺 X 线摄影时，需提前在既往手术部位贴上标记，有助于二者的鉴别。14G 空芯针活检一般不留瘢痕，但真

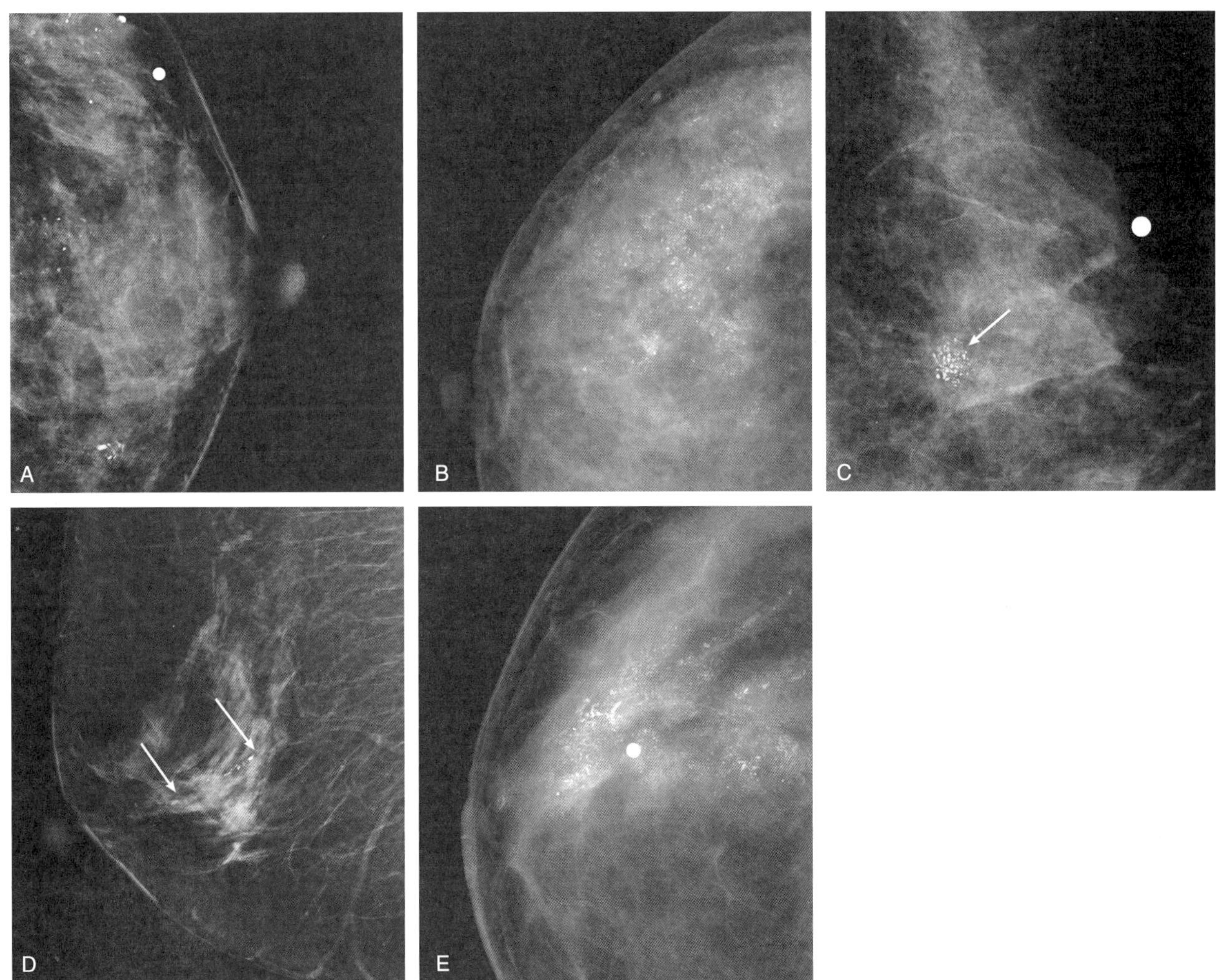


图 7–20　钙化的分布。A. 弥漫性。B. 区域性。C. 团簇样。D. 线样。E. 段样。A~C 为良性，D 和 E 确诊为恶性钙化

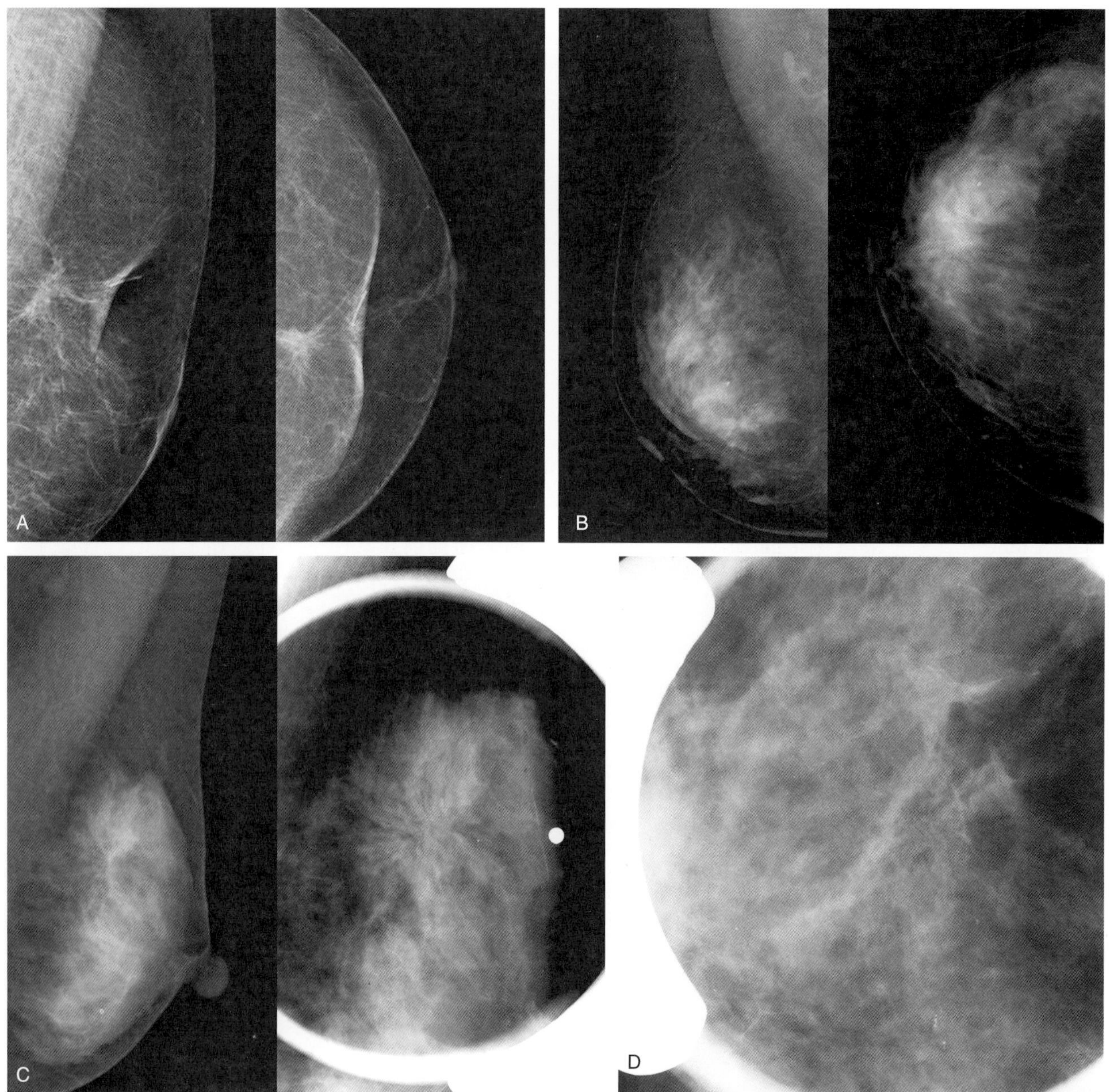

图 7-21　结构扭曲的各种原因。A. 手术后瘢痕。B. 真空辅助活检术后瘢痕。C. 硬化性腺病。D. 放射性瘢痕和导管原位癌

空辅助活检引起的瘢痕在乳腺 X 线摄影中并不少见，因此要注意鉴别。放射状瘢痕、硬化性腺病等良性增生性病变也可在乳腺 X 线摄影中表现为结构扭曲，其特点是中心部位密度比病变周围低，中心区无明确肿块。但是，约 25% 的结构扭曲为浸润性导管癌或导管原位癌，所以为了明确诊断，需要手术切除。

4. 不对称（asymmetries）

不对称是指乳腺摄影中可见的无法满足肿块定义的纤维腺体组织致密区（表 7-7），包括结构（asymmetry）不对称、整体（global）不对称、局灶（focal）不对称和进展性（developing）不对称。

（1）结构不对称

仅在一个投照方位看到的高密度影（图 7-6、7-12），大部分是由于正常腺体组织重叠造成的假象。

表 7–7　肿块与不对称的鉴别

| 乳腺 X 线摄影表现 | 肿块 | 不对称：需要做进一步检查 | 不对称：正常组织的重叠 |
|---|---|---|---|
| 形状分析 | 三维 | 平面 | 平面 |
| 边界 | 凸出 | 凸出 | 凹陷 |
| 与等量乳腺组织相比的密度 | 高密度 | 等或高密度 | 低或等密度 |
| 密度分布 | 中心区高密度 | 均匀 | 中心低密度 |
| | 均匀 | | 因含有脂肪密度而不均匀 |
| 相似的不对称 | 无 | 无 | 对侧可以发生 |

（2）整体不对称

在两个投照方位中均可见，至少占据一个象限（图 7–22）。一般认为这是正常乳腺结构的变异或对侧乳腺切除术引起的改变，考虑为良性（benign），但是不应伴随结构扭曲、可疑钙化、皮肤增厚等征象，相关部位也不应有可触及的肿块。

（3）局灶不对称

局灶不对称是指与对侧乳腺相应部位进行比较评估，仅限于 1 个象限以内的乳腺纤维腺体致密影。局灶不对称在两个投照方位的拍摄中形态相似，不是正常乳腺组织重叠形成的假象，而是真正的病变征象，但缺少像肿块一样明确的外凸边缘（图 7–23）。

（4）进展性不对称

在不对称的评估中，与既往影像进行对比具有决定性意义。2~3 年内没有变化的局灶不对称的恶性概率接近 0。不过，与既往检查对比，若出现新发的局灶不对称或原有的局灶不对称增大，则恶性概率较高，因此，在 BI-RADS 第 5 版中增加了“进展性不对称”一词。如果所见异常区没有手术、创伤、感染等病史，则需要追加影像检查。约 15% 的进展性不对称最终被证实是乳腺癌，因此，除非典型的良性发现（例如超声检查中的囊肿），即使直径不足 1cm，也有必要进行活检（图 7–24）。

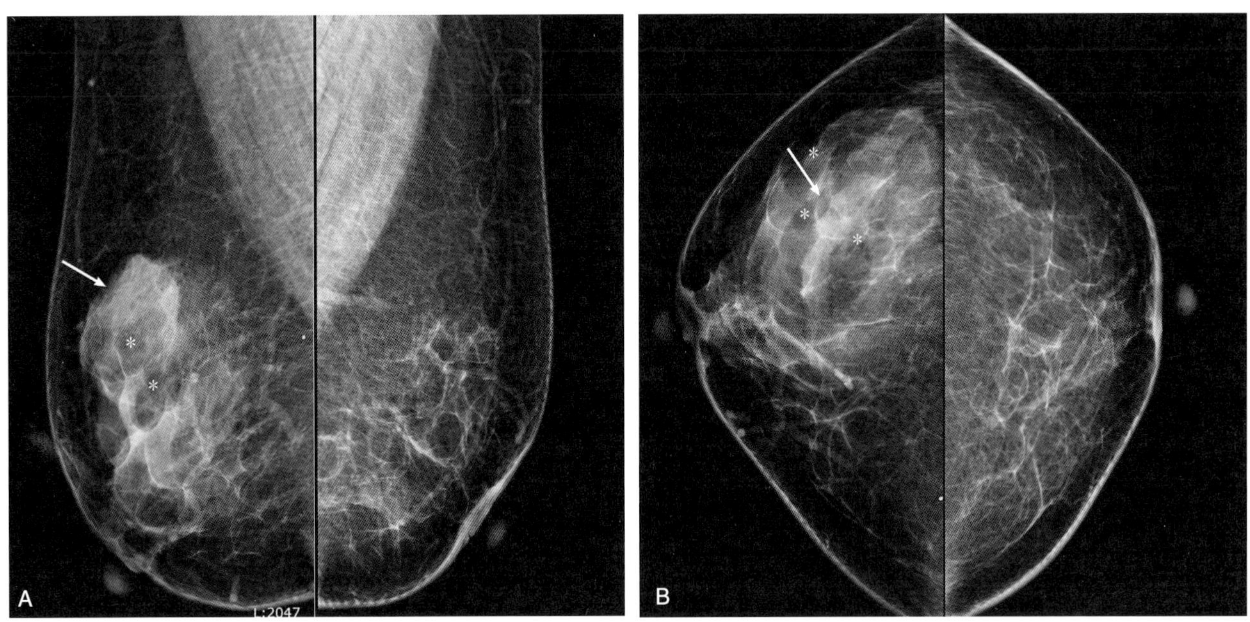


图 7–22　整体不对称。MLO 位（A）和 CC 位（B）乳腺 X 线摄影中可见右乳外上象限整体不对称（箭头），其内含有脂肪密度（星号）

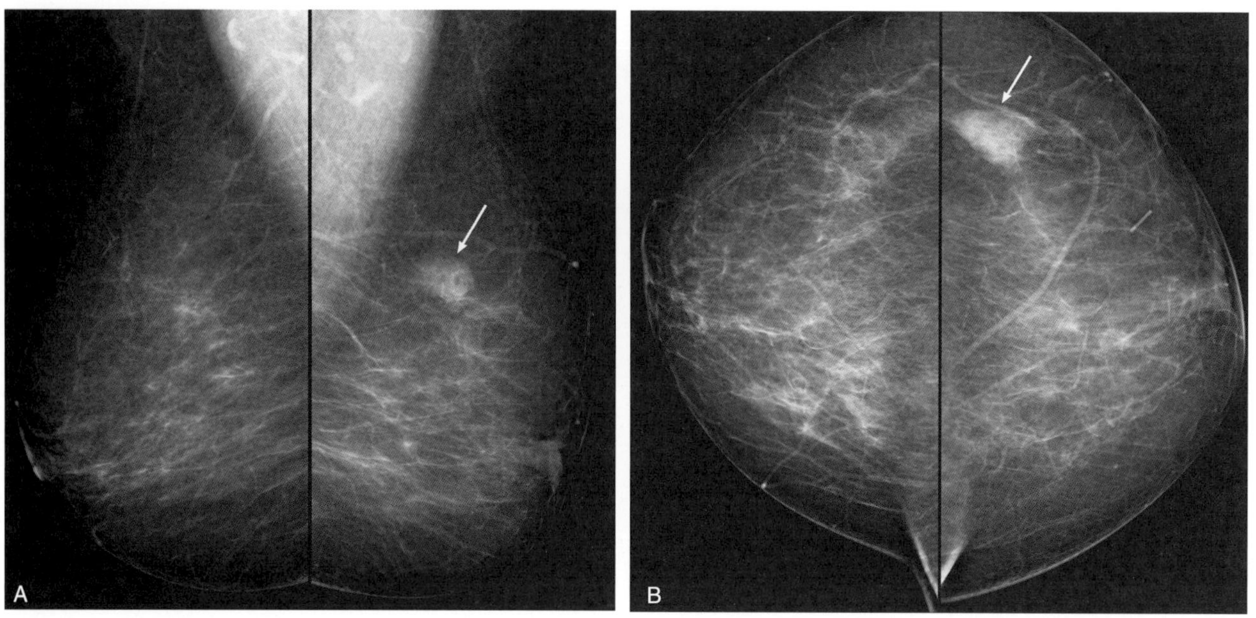


图 7-23 局灶不对称。在 MLO 位（A）和 CC 位（B）乳腺 X 线摄影中可见左乳外上象限有局灶不对称（箭头），随访 4 年未见明显变化，评估为正常乳腺组织所致

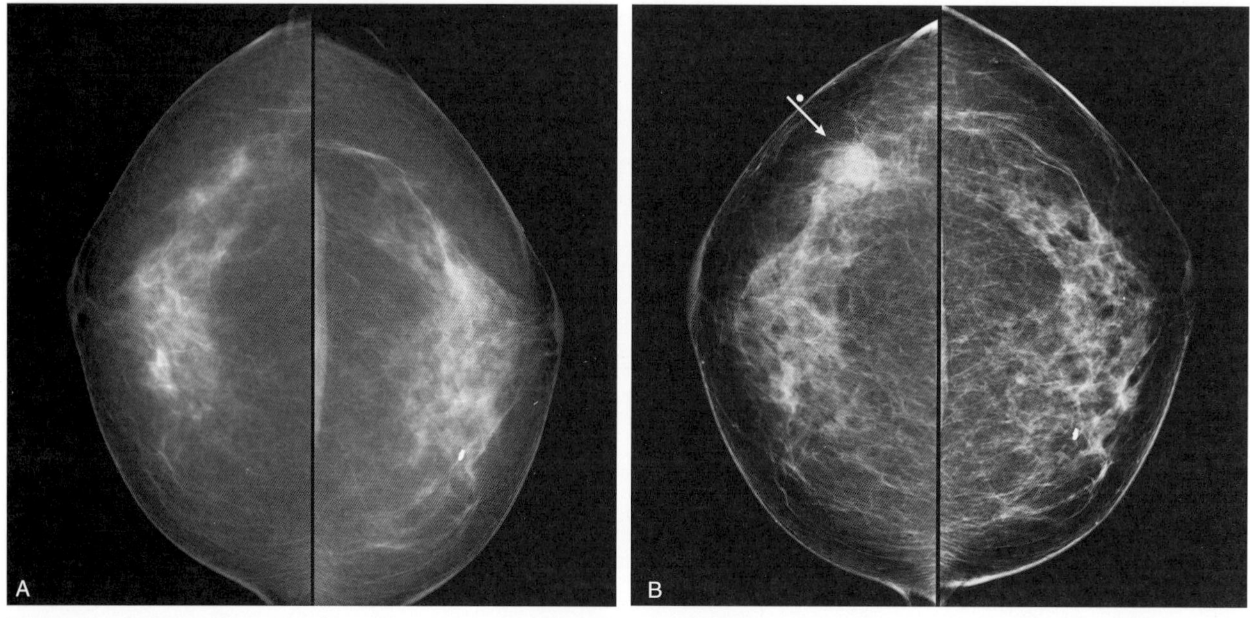


图 7-24 进展性不对称。60 岁无症状女性，1 年前的乳腺 CC 位摄影（A）未发现异常，本次乳腺 CC 位摄影（B）显示右乳外上象限可见新发的局灶不对称（箭头），确诊为浸润性乳腺癌

**5. 其他征象**

其他征象包括乳腺内淋巴结（intramammary lymph node）、皮肤病变（skin lesion）、孤立导管扩张（solitary dilated duct）和相关征象（associated features）。相关征象包括皮肤或乳头凹陷、皮肤增厚、小梁增厚、腋窝淋巴结肿大（axillary adenopathy）、结构扭曲和钙化。这些征象可能是乳腺癌的间接征象，应引起注意，尤其是在致密型乳腺中。

## （三）判　定

**1. 分　类**

综合影像所见，判定为 BI-RADS 0 类（不完全评估）或 BI-RADS 1~6 类（最终评估）

（图 7-25、7-26；表 7-8）。0 类是不完全评估（incomplete），适用于在筛查中发现异常，需做进一步影像学检查时使用。1 类是阴性（negative；恶性可能性为 0），2 类是良性（benign；恶性可能性为 0），3 类是可能良性（probably benign；恶性可能性 >0，但 ≤ 2%）（图 7-27~7-29）。4 类是可疑恶性（suspicious；恶性可能性 >0，但 <95%），5 类是高度提示恶

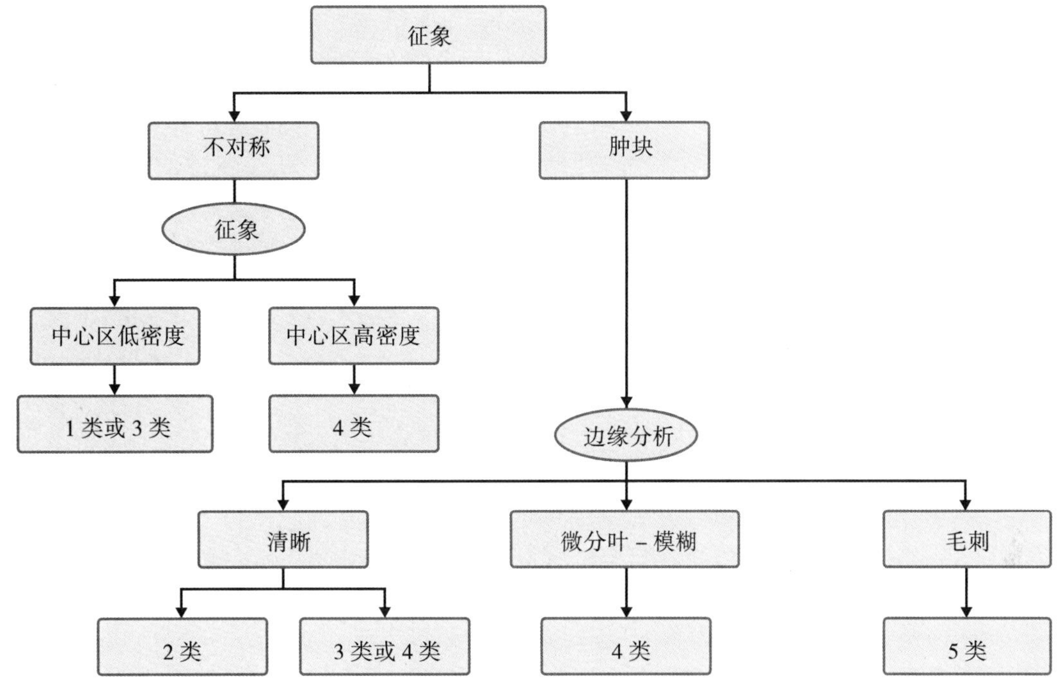


**图 7–25**　肿块和不对称分类判定（日本医学放射学会，2014）

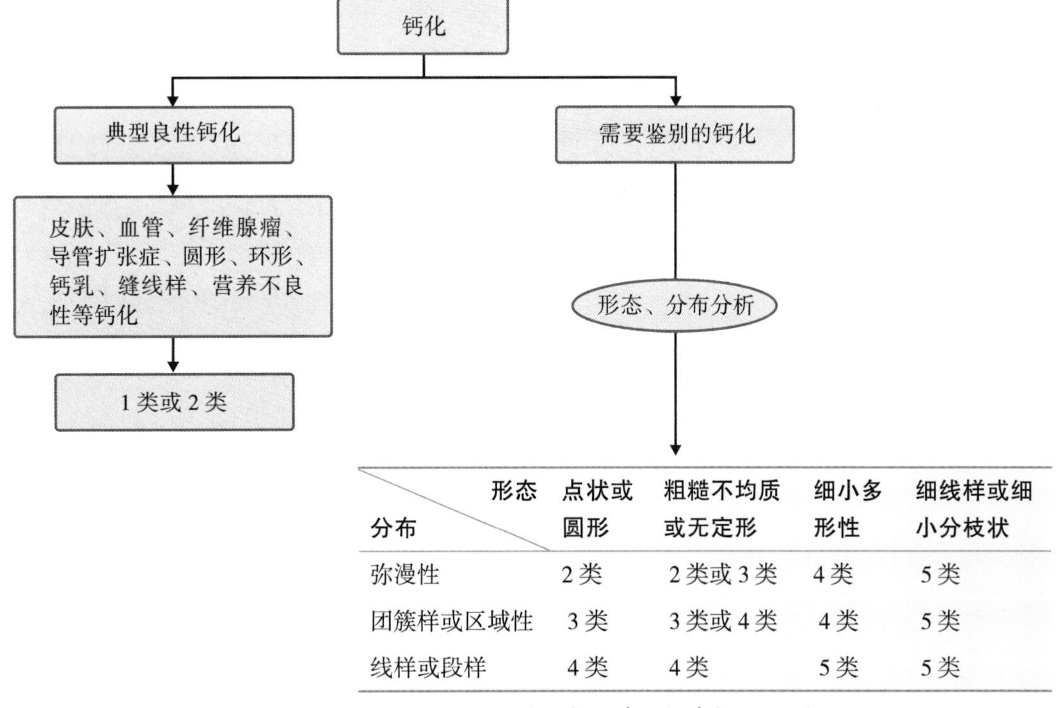


| 形态<br>分布 | 点状或圆形 | 粗糙不均质或无定形 | 细小多形性 | 细线样或细小分枝状 |
|---|---|---|---|---|
| 弥漫性 | 2 类 | 2 类或 3 类 | 4 类 | 5 类 |
| 团簇样或区域性 | 3 类 | 3 类或 4 类 | 4 类 | 5 类 |
| 线样或段样 | 4 类 | 4 类 | 5 类 | 5 类 |

**图 7–26**　钙化的分类判定（日本医学放射学会，2014）

表 7-8　BI-RADS 分类评估与相关处理意见

| 不完全评估 | 0类 | ·评估未完成（incomplete），需要追加影像评估<br>·需要进一步影像学评估或与既往检查对比 |
|---|---|---|
| 完全评估 | 1类 | ·阴性（negative）<br>·无任何异常发现 |
| | 2类 | ·良性（benign）<br>·报告中描述典型良性发现的情况，与1类均属于正常<br>·例如：钙化的纤维腺瘤，分泌性钙化，含有脂肪的病变（脂肪瘤、错构瘤、脂肪囊肿），血管钙化，乳腺假体 |
| | 3类 | ·可能良性（probably benign）<br>·良性可能性大，但不能完全排除恶性的情况（恶行可能性≤ 2%），需短期随访。例如：不伴钙化、边缘清晰的实性肿块，局灶不对称，团簇样圆形钙化 |
| | 4类 | ·可疑恶性（suspicious）<br>·疑似恶性病变，需要活检<br>·细分为4A（低度可疑）、4B（中度可疑）和4C（高度可疑） |
| | 5类 | ·高度提示恶性（highly suggestive of malignancy）<br>·恶行可能性≥ 95%，必须进行活检 |
| | 6类 | ·活检证实的恶性（known biopsy-proven malignancy）<br>·影像检查前经活检证实为恶性 |

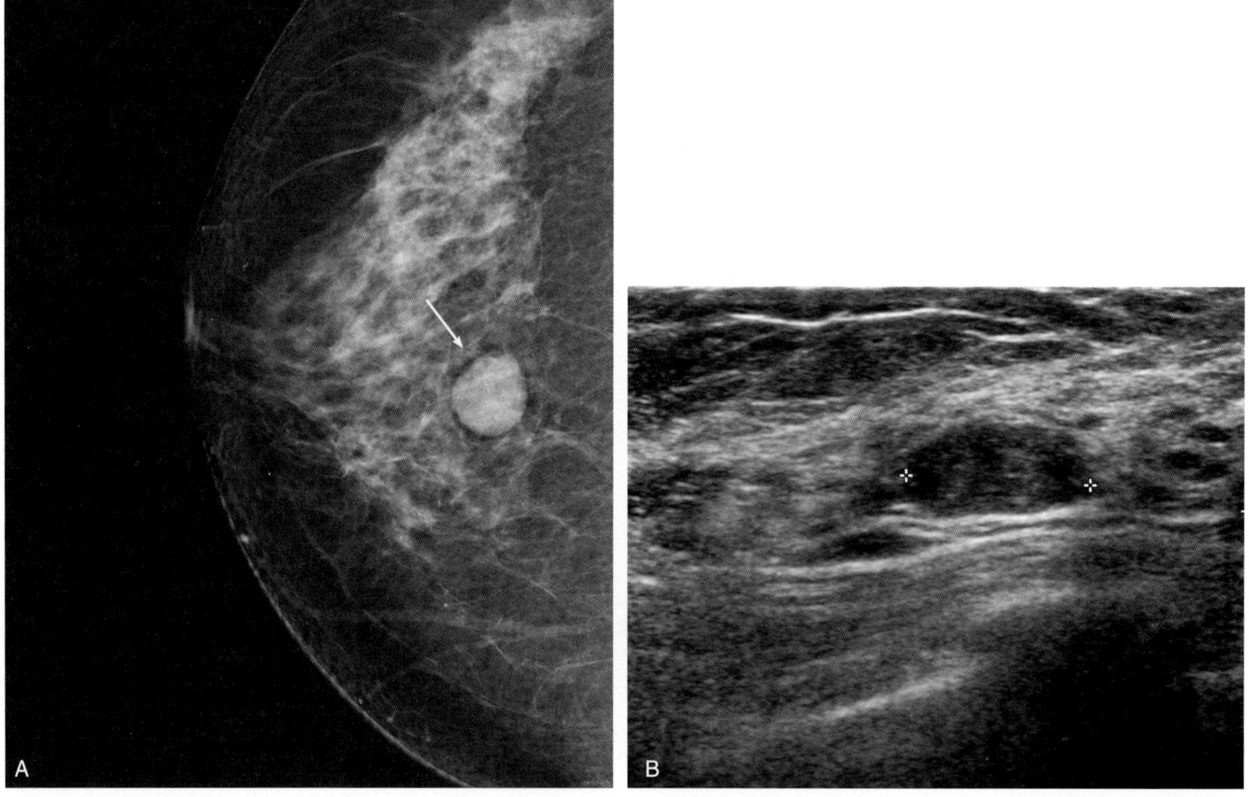


图 7-27　BI-RADS 3 类病变。A. 58 岁的无症状女性，乳腺 X 线摄影见高密度肿块（箭头），与周围组织分界清楚。B. 超声检查见椭圆形、边缘光整的低回声肿块。考虑纤维腺瘤等良性疾病的可能性很大，选择随访观察而非穿刺活检

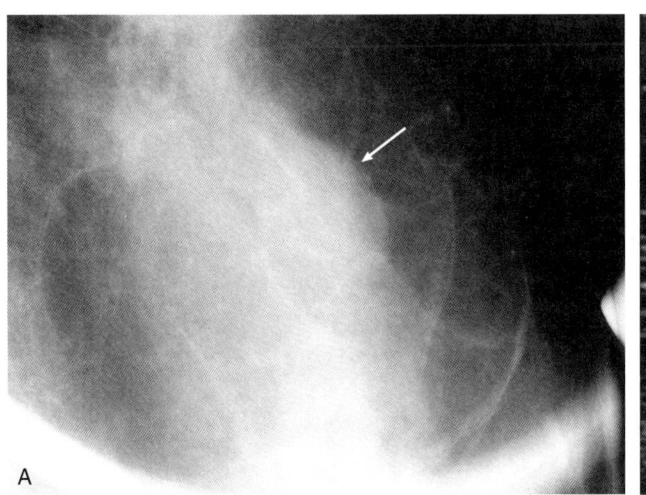

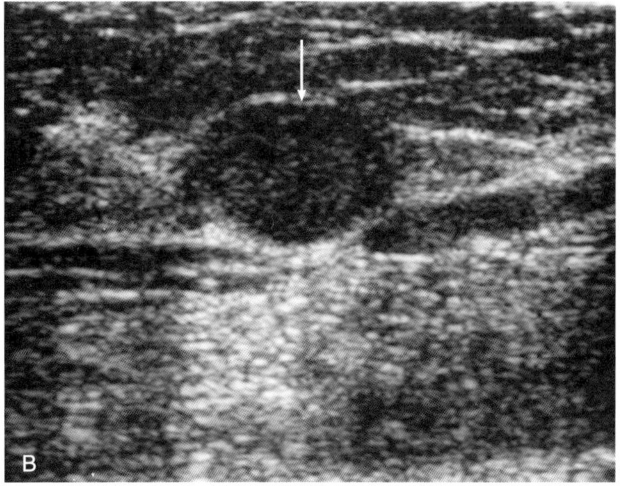


**图 7–28**　BI-RADS 3 类病变。A. 40 岁的无症状女性，局部压迫乳腺 X 线摄影中可见边缘遮蔽的肿块（箭头）。B. 超声显示边缘光整的肿块（箭头），后方回声增强。影像医生认为良性可能性大，给出 BI-RADS 3 类诊断，但最后的病理诊断为乳腺癌。回顾图像分析，发现在超声图像中肿块略呈球形，内部回声低，是高级别乳腺癌的特征，易误诊

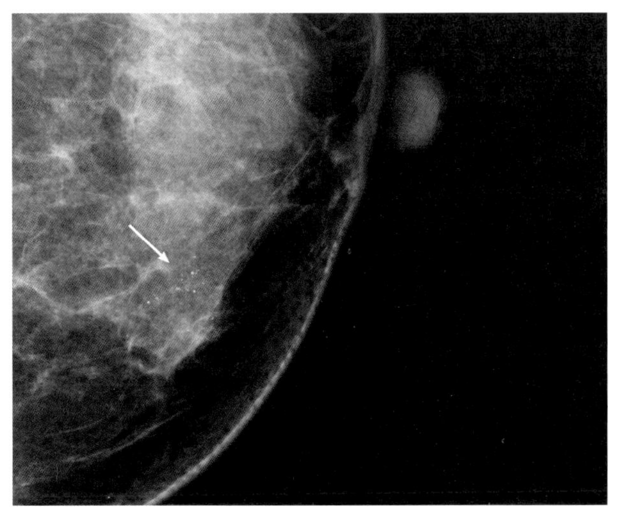

**图 7–29**　BI-RADS 3 类病变。54 岁的无症状女性，左侧乳腺 X 线摄影中可以看到团簇样钙化（箭头）。如果圆形或点状钙化呈弥漫性分布，归为 2 类。而在本病例中，圆形或点状钙化呈团簇样分布，应归为 3 类，需要随访复查。如果为细小多形性钙化，或呈线样或段样分布，则应怀疑恶性，评估为 4 类，进行活检

性（highly suggestive of mali-gnancy；恶性可能性≥ 95%），6 类是已被活检证实的恶性病灶。为了更具体地向临床医生或病理医生提供影像信息，BI-RADS 4 类又被细分为 3 个亚类：4A–低度可疑（low suspicion；恶性可能性 >2%，但≤ 10%），4B– 中度可疑（moderate suspicion；恶性可能性 >11%，但≤ 50%），4C– 高度可疑（high suspicion；恶性可能性 >50%，但 <95%）。如果同时观察到多种征象，应着重分析并判读其中最可疑的部分。如果有既往检查史，一定要比较判断有无变化。

**2. 评估后的处理**

BI-RADS 4 类（可疑恶性）和 5 类（高度提示恶性）的病变需进行活检，3 类病变的恶性可能性≤ 2%，建议短期复查评估。3 类用于诊断性评估，在筛查中不使用。明确的良性发现应归为 2 类，对 1 类和 2 类病例进行常规筛查，一般为每年 1 次。

根据 Sickles 等的研究，如果对乳腺 X 线摄影筛查中发现的不伴有钙化的边界清楚的肿块、团簇样分布的圆形钙化和局灶不对称选择随访而非活检，则筛查的活检阳性预测值（PPV3）从 20% 提高到 40%。在上述选择随访观察的病例中，即使是那些最终被确诊为乳腺癌的病例，大多数在观察期内的影像检查中也显示出了病灶大小的变化，并且为预后良好的早期（0 或 1 期）乳腺癌。因此建议无论患者的年龄或病变大小如何，如果没有明显的恶性征象，就对以上 3 种征象以 6 个月为间隔进行为期 2 年的随访，而非活检。

## （四）诊断报告的书写

### 1. 报告的组成

乳腺X线摄影的报告中需要记录检查的理由，乳腺组织构成，有意义的发现，与既往检查的比较，BI-RADS类别，以及建议事项。通过肉眼评估乳腺纤维腺体组织的含量来评估乳腺组织构成（breast composition），并将其分为：脂肪型（almost entirely fatty）、散在纤维腺体型（scattered fibroglandular）、不均匀致密型（heterogeneously dense）和极度致密型（extremely dense；图7-30）。乳腺组织构成与乳腺X线摄影的敏感度相关。

### 2. 注意事项

影像报告是向申请检查的临床医生告知检查结果的沟通手段。乳腺影像报告中不应有含糊不清的表达，需注意不要出现因征象与结论不一致而引起的混乱。如果发现需要进一步检查或活检的可疑恶性病变，应对患者采取及时、恰当的诊治措施。

## 知识要点

- 乳腺X线摄影设备由X线发生器、压迫器、小焦点及自动曝光控制装置组成。屏－片乳腺摄影机已被数字乳腺摄影机或乳腺断层摄影机替代。
- 乳腺X线摄影采用的常规体位是MLO位和CC位，附加摄影体位包括局部压迫摄影、放大摄影、90°侧位摄影等。正确的摆位和充分的压迫对获得优质影像很重要。在可触及性肿块、皮肤病变和手术伤口等部位使用皮肤标记物标记后拍摄。
- 乳腺X线摄影中，乳腺吸收剂量最大为3mGy，平均为2mGy；两个体位拍摄时最大为6mGy，平均为4mGy（实际有效剂量为0.48mSv）。乳腺X线摄影对人体危害极低，女性怀孕期摄影也很安全，但应综合考虑乳腺检查的益处和辐射带来的危害，再决定是否进行检查。
- 局灶或整体不对称，大多数为正常组织叠加。进展性不对称是指与既往检查相比，出现了新发的局灶不对称，或局灶不对称增大，是一种可疑恶性征象。
- 在乳腺X线摄影检查过程中应寻找肿块、钙化、结构扭曲和不对称等征象，阅片者在阅片时应掌握双侧乳腺对比的系统阅片方法。肿块按

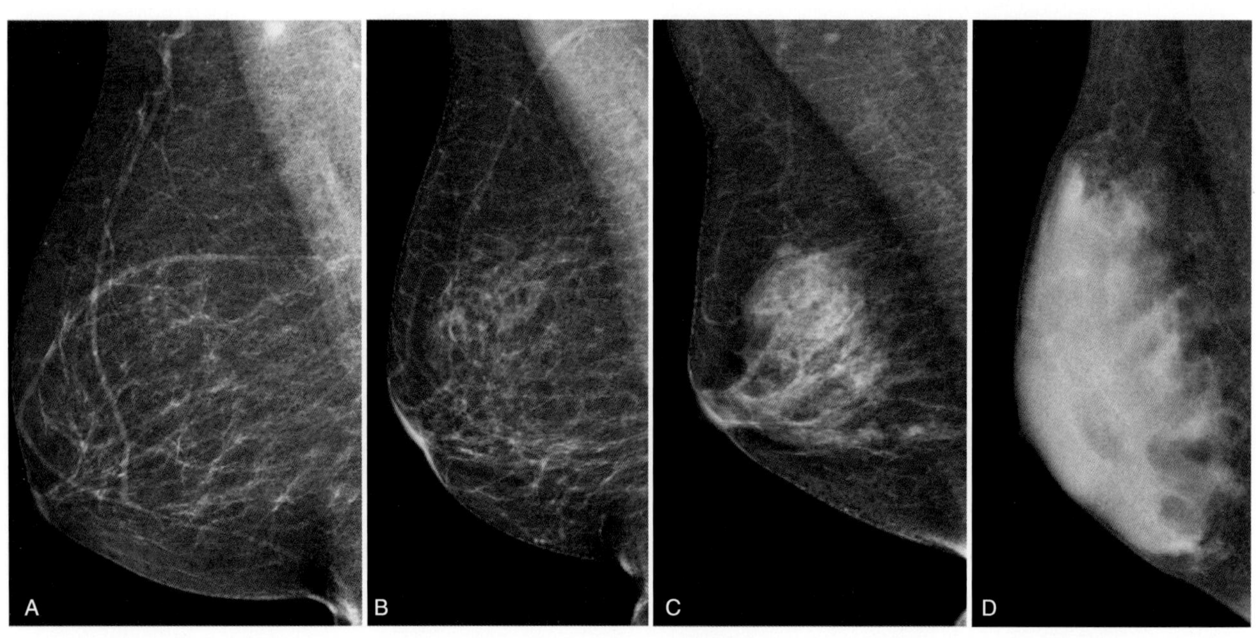


**图7-30** 乳腺的组织构成类型。A. 脂肪型。B. 散在纤维腺体型。C. 不均匀致密型。D. 极度致密型

形状、边缘和密度分析，钙化按大小、形状和分布分析，分别评估为良性（2 类）、可能良性（3 类）、可疑恶性（4 类）和高度提示恶性（5 类）。对比既往乳腺 X 线摄影有助于减少错误评估。

- 乳腺 X 线摄影的报告中应叙述检查的理由，乳腺组织构成，有意义的发现，与既往检查的比较，BI-RADS 类别，及建议事项。

## 参考资料


[1] 日本医学放射学会 . 乳腺 X 线摄影指南 . 3rd. 医学书籍 , 2014.

[2] Friedewald SM, et al. Breast cancer screening using tomosynthesis in combination with digital mammography. JAMA, 2014.

[3] Hooley RJ, Durand MA, Philpotts LE. Advances in Digital Breast Tomosynthesis. Am J Roentgenol, 2017.

[4] Oligane HC, et al. Grouped Amorphous Calcifications at Mammography: Frequently Atypical but Rarely Associated with Aggressive Malignancy. Radiology, 2018.

[5] Rao AA, et al. A Pictorial Review of Changes in the BI-RADS Fifth Edition. Radiographics, 2016.

[6] Sickles, EA, et al. ACR BI-RADS® Mammography//ACR BI-RADS® Atlas, Breast Imaging Reporting and Data System. Reston: American College of Radiology, 2013.

[7] Tabar L. et al. Early Detection of Breast Cancer: Large-section and Subgross Thick-section Histologic Correlation with Mammographic Appearances. Radiographics, 2007.

# 第 8 章　乳腺 X 线摄影病变的超声检查

用超声检查寻找乳腺 X 线摄影中发现的异常征象，是评估和诊断乳腺病变的重要步骤。但是因为乳腺 X 线摄影和超声检查的体位不同，乳房压迫状态和方向也存在差异，因此对异常发现的位置和一致性很难直观地理解。为了准确诊断，超声医生需要具有使用乳腺 X 线摄影三维定位技术、超声检查和乳腺 X 线摄影判断病变一致性的能力。

本章探讨了通过乳腺 X 线摄影推测病变空间位置的方法，以及判断超声检查与乳腺 X 线摄影检查发现的病变之间的一致性的方法。

## 一、病变位置的估计

要想通过超声检查找到乳腺 X 线摄影中发现的异常，必须在超声检查开始之前对病变的大致位置进行估算。乳腺 X 线摄影基本上由两个方向的二维图像组成，但真实的乳腺是三维结构，因此如果在乳腺 X 线摄影中怀疑有异常，为了确定病变的确切位置，需要在图像分析上付出更多的努力（表 8–1）。我们可以在标准摄影——头尾位（CC）和内外斜位（MLO）摄影中应用三角测量（triangulation）的方法来推测病变的准确位置，并以推测的位置为中心进行超声检查（图 8–1）。

### （一）三角测量的概念及其在乳腺 X 线摄影中的应用

尽管我们可以在 CC 位图像中判断病变位于内侧还是外侧，但有时很难在 MLO 位确定内象限或外象限的病变位于乳头上方还是下方。因为 MLO 位一般在 30° ~60°拍摄，根据角度的不同，病变的上下位置也会不同，所以此时为了明确病变准确的上下位置，需要将病变在侧位摄影中的位置与 CC 位及 MLO 位摄影中的位置相联系，进行类推思考。三角测量的概念是通过两个可能不明确的位置信息来推断另一个位置信息，获取准确的三维定位。为了将三角测量的概念应用到乳腺 X 线摄影中，我们必须先假设：①乳房整体

表 8–1　定位乳腺病变的有用知识

| |
|---|
| · 位于 CC 位摄影中外侧的病变→实际位置低于 MLO 位摄影显示的高度 |
| · 位于 CC 位摄影中内侧的病变→实际位置高于 MLO 位摄影显示的高度 |
| · MLO 位乳腺 X 线摄影中，与胸大肌下缘接近的病变→位于内上象限 |
| · 单一方位摄影中看到的病变→位于盲区或边缘。可以参考距乳头距离进行超声扫查，以找到病变 |
| · 虽然不是致密型乳腺，但是仅在超声检查中发现的病变→位于深部或边缘 |
| · 两个方位摄影中可见，但在超声检查中不可见的病变→位于脂肪内部的等回声肿块 |

CC 位：头尾位；MLO 位：内外斜位

呈按同等厚度挤压的完整的半球形；② X 线束（X-ray beam）不发散，并与我们的视野平行，且垂直于胶片和探测器；③ MLO 位摄影以 45° 进行拍摄。在这样的假设下，X 线以 MLO 位摄影为中心，左右分别为 90° 侧位摄影和 CC 位摄影，呈"跷跷板"样的移动模式（图 8–1A）。如果以 90° 侧位、MLO 位、CC 位摄影的顺序绘制一条直线连接病变，则它们全都在一条直线之上，即通过两种体位的摄影，可以推测另一种体位的摄影中病变的位置。因此，我们可以通过结合 MLO 位和 CC 位摄影推测出 90° 侧位摄影的位置信息，从而明确病变的位置，但要求 90° 侧位、MLO 位、CC 位摄影的乳头高度（nipple level）应相同。这种方法是基于上述假设，实际应用时可能会存在误差，因此需要灵活使用。

明确乳腺 X 线摄影中病变的位置后，在乳房表面标出通过乳头的 X、Y 和 O 轴的虚拟线，可以帮助确定超声扫查的部位。我们将乳头上下方向的纵轴线定义为 X 轴，乳头内外方向的横轴线定义为 Y 轴，Z 轴代表病变的深度，可以在 90° 侧位图像上得到病变在 X 轴上数值，在 CC 位图像上得到病变在 Y 轴上的数值。由于在标准摄影中，病变的高度不是根据 90° 侧位摄影计算，而是根据 MLO 位摄影推测，所以需要沿 O 轴移动获得病变距乳头的高度（图 8–1B）。初学者可以通过反复练习病变定位和超声确认的过程，来提高三角测量技能（图 8–2、8–3）。如果存在多个病变，则在所有方位摄影中，位于中心的病变都更靠近乳头，位于边缘的病变随着角度的不同，位置变化更大。

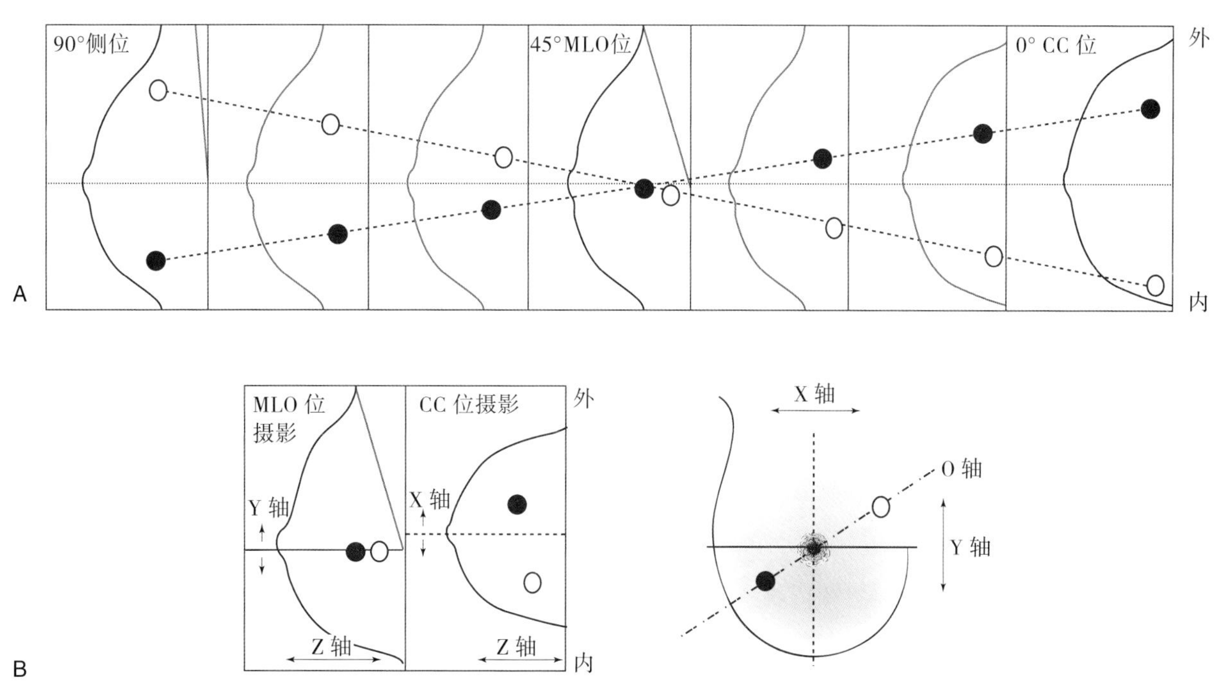


**图 8–1**　乳腺 X 线摄影病变位置的推测。A. 同一病变在不同角度乳腺 X 线摄影图像中的位置变化。乳腺的标准摄影，在 CC 位摄影的基础上，为了包含尽可能多的乳腺组织，需要增加平行于胸大肌的 45° 摄影，即 MLO 位摄影。但是为了能够准确定位，应该推测病变在 90° 侧位摄影中的位置，如图所示，设想以乳头为中心轴，X 线从 90° 到 0° 旋转留下影像，以病变在 CC 位和 MLO 位摄影的位置为两点做一条直线，就可以轻松地推测出 90° 侧位摄影和其他所有角度摄影上病变的位置。B. 超声检查的基线和乳腺 X 线摄影病变的位置。在确定乳腺 X 线摄影所示病变的位置后，必须理解 X、Y 和 Z 轴，以确定需要在乳房体表扫查的部位。X 轴代表乳头上下方向的纵轴线，Y 轴代表内外方向的横轴，Z 轴代表病变的深度。但是在标准摄影中，病变的高度不是根据 90° 侧位摄影计算，而是根据 MLO 位摄影推测，因此需要沿 O 轴移动获得病变距乳头的高度。在图中，两个病变在 MLO 位摄影中看似位于相同的乳头水平，但实际上却是位于不同象限的病变。因此，超声检查时应考虑距乳头的距离及 O 轴的方向

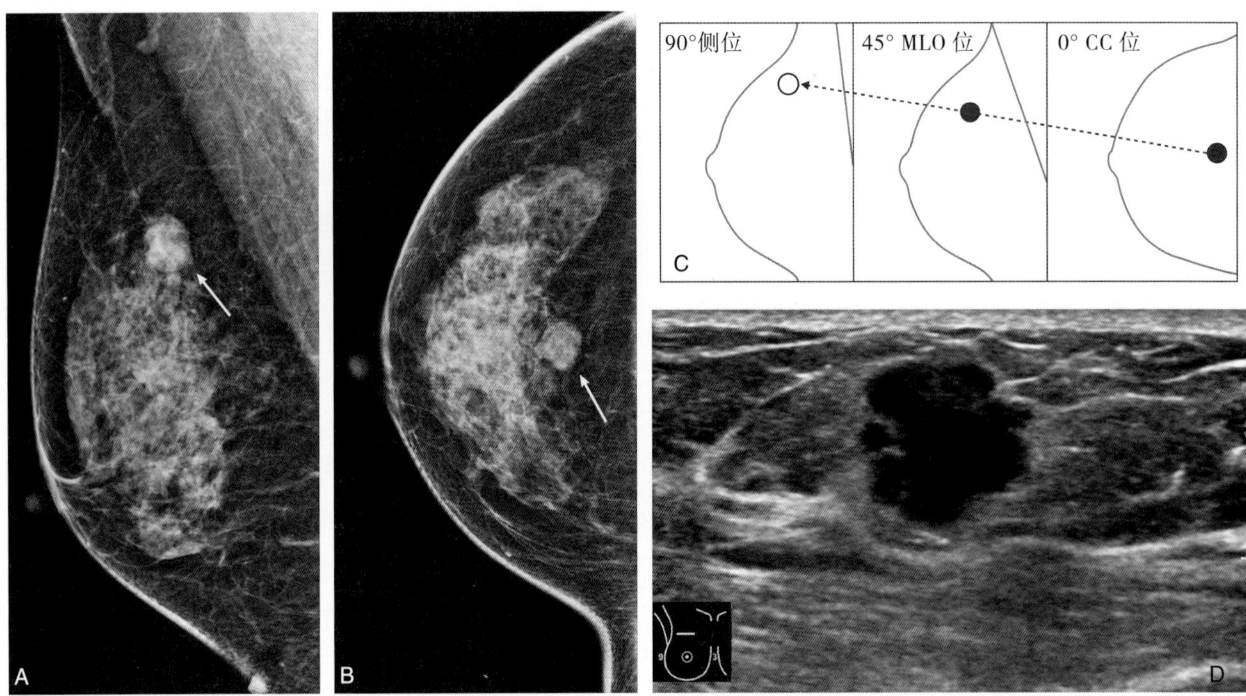


**图 8-2** 推测在两个方位乳腺 X 线摄影中均可见的肿块位置。50 岁的女性患者，乳腺 X 线摄影发现右乳肿块。肿块位于距乳头 6cm 处，CC 位摄影（B）位于中线区（箭头），MLO 位摄影（A）位于上方（箭头）。采用三角测量的概念，推测该肿块位于右侧乳房 12 点钟方向的边缘部分，并在该位置用超声检查（C）确认了病变。超声引导下活检的结果为浸润性乳腺癌

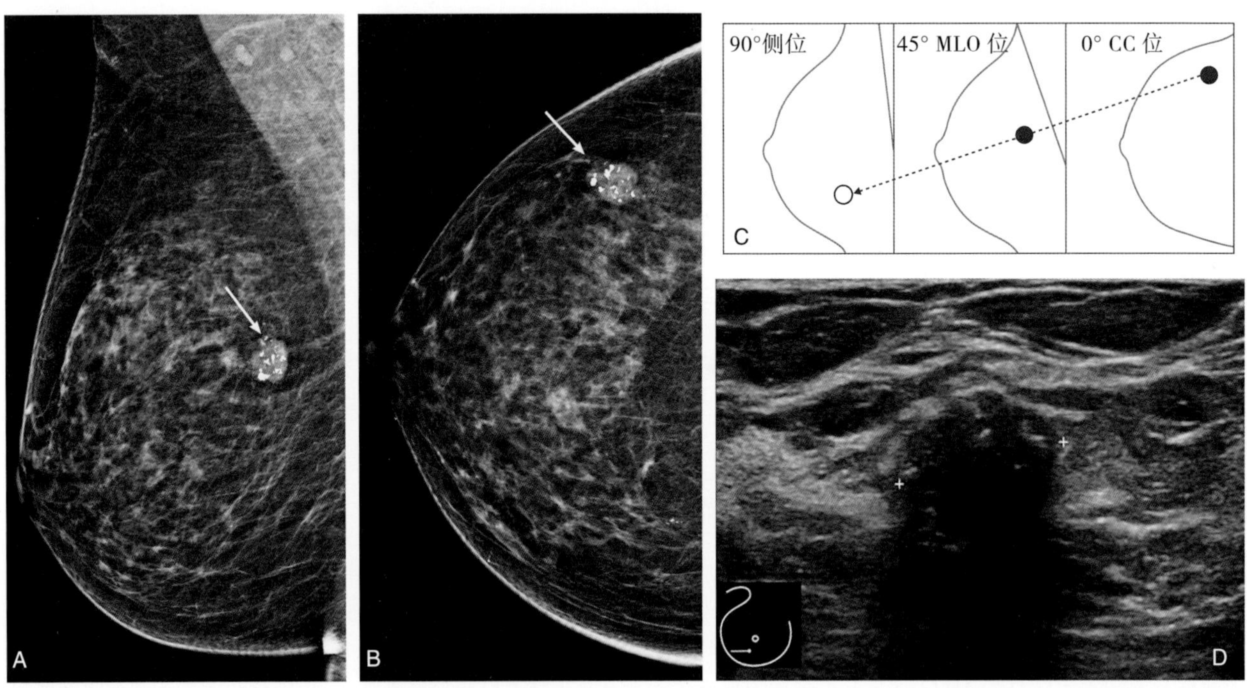


**图 8-3** 推测在两个方位乳腺 X 线摄影中均可见的肿块位置。63 岁的女性患者，乳腺 X 线摄影发现右乳肿块。肿块距乳头 6cm，MLO 位摄影（A）位于乳头后线水平（箭头），CC 位摄影（B）位于外侧（箭头）。连接两个体位中肿块的位置做一条直线，向下延伸，可以推测出肿块在 90°侧位摄影中的位置低于乳头后线（C），超声检查（D）在右侧乳房 8 点钟方向确认了病变。这是一例纤维腺瘤，随访检查显示肿块大小没有变化

### （二）CC 位、MLO 位摄影中均可见病变的超声检查

如果在 MLO 位摄影的乳头水平发现病变，可以通过查看CC位中的位置来估计病变的位置。以右侧乳腺为例，如果在 CC 位的外侧和 MLO 位的乳头水平发现病变，可以推测出病变在 90°侧位摄影中位于乳头水平以下，病变实际位于右侧乳腺外下象限 8 点钟方向，应通过超声检查该部位。如果在 CC 位的内侧和 MLO 位的乳头水平发现病变，则可以推测病变在 90°侧位摄影中位于乳头水平以上，病变实际位于右侧乳腺内上象限 2 点钟方向，应通过超声检查此部位（图 8–4）。

建议将超声检查的重点放在可疑区域，该可疑区域由病变在乳腺 X 线摄影中的钟面方向和距乳头的距离决定。如果不明确病变的确切位置，错误地扫查其他部位，将无法在超声检查中找到乳腺 X 线摄影中发现的病变。在 CC 位和 MLO 位摄影的图像中，位于 6 点钟或 12 点钟方向的病变由于在CC位时几乎没有任何旋转( rotation )，在超声检查过程中，大部分病变位于原来位置，一般超声扫查 30°范围即可，因此不难发现。而位于 3 点钟或 9 点钟方向的病变却很难找到，因为它们可以上下移动的范围达 4~5cm，因此，该位置的病变需要更大范围的扫查。外侧的病变实际上位于 MLO 位所示位置的下方，而内侧的病变则位于上方。距离乳头越远的病变，在 MLO 位中位置变化就越大。

找到病变后，按照左 / 右侧乳腺、钟面方向和象限描述位置（图 8–5）。需要同时记录病变距乳头的距离和病变的深度。位于中央区（central）、乳晕后区（retroareolar）和腋尾区（axillary tail）的病变需单独描述，无须记录钟面方向。

### （三）乳腺 X 线摄影单一方位可见病变的超声检查

仅在单一方位乳腺 X 线摄影中看到病变时，为了明确超声检查中发现的病变与乳腺 X 线摄影中的病变是否一致，需要再次追加摄影。如果病变仅在 CC 位摄影中显示，可以通过旋转（rolled）

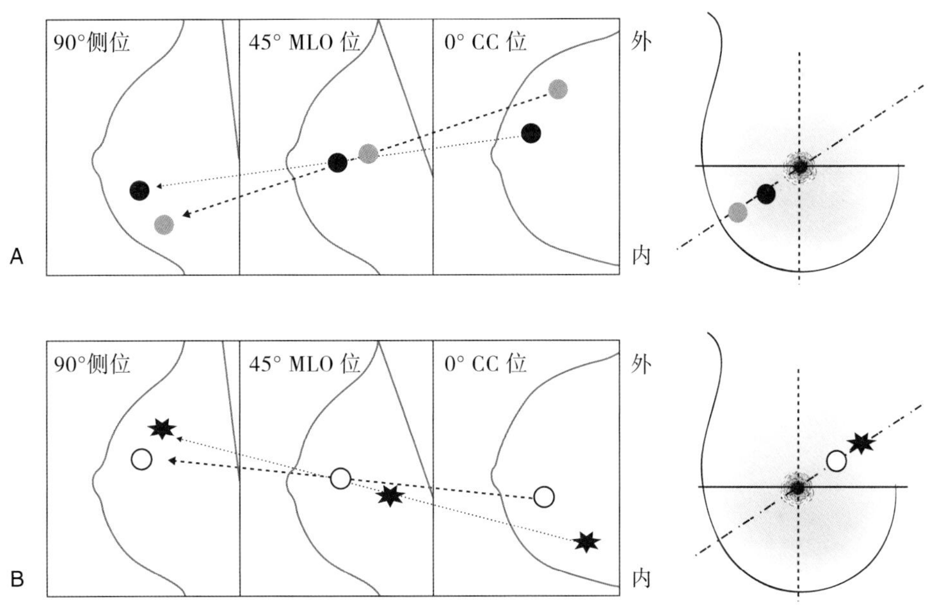


**图 8–4**　两个方位乳腺 X 线摄影中均可见的病变位置评估示意图。A. 在右乳 CC 位摄影外侧和 MLO 位摄影乳头水平发现病变时，可以推测出病变位于侧位摄影中乳头水平下方。进一步推测病变位于右侧乳腺的外下象限 8 点钟方向，超声检查应扫查该部位。B. 在右乳 CC 位摄影内侧和 MLO 位摄影乳头水平发现病变时，可以推测出病变位于侧位摄影中乳头水平上方。进一步推测病变位于右侧乳腺的内上象限 2 点钟方向，因此超声检查应扫查该部位

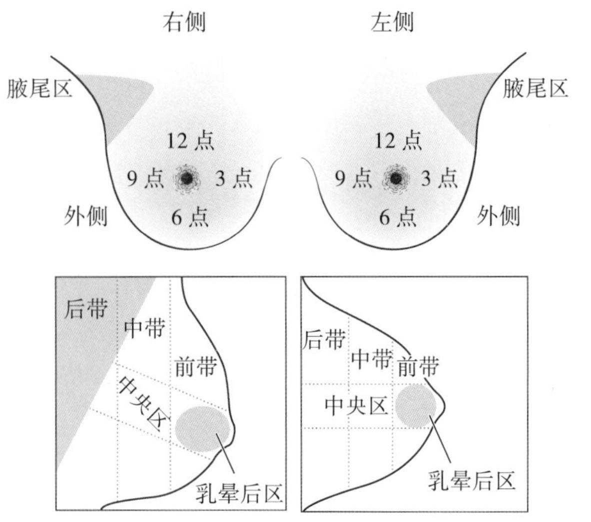


**图 8-5** 病变的位置。描述左 / 右侧乳腺、象限、钟面方向、距乳头距离和深度等病变位置信息，位于中央区、乳晕后区和腋尾区的病变需单独描述，无须记录钟面方向

摄影，观察病变移动获得定位所需要的信息。如果仅在 MLO 位摄影中看到病变，可以通过 90° 侧位摄影观察病变上下移动的变化，采用三角测量法来推断出病变在 CC 位摄影中的位置，进一步推测超声检查的部位（图 8-6）。在没有侧位摄影或旋转摄影的情况下，以标准摄影中发现的不对称距乳头的距离为中心，先进行超声检查，如果发现病变，可以在病变的皮肤处粘贴金属标记物，之后追加摄影确认是否一致（图 8-7）。如果仅在 MLO 位摄影的上部看到病变，请注意扫查乳腺的上缘，以免遗漏。如果仅在乳腺 X 线摄影 MLO 位的乳头水平发现病变，则在应用三角测量法时，病变可能位于以乳头为中心的内上侧或外下侧，应广泛扫查，以防遗漏。病变只在 CC 位中出现的情况并不常见。

## （四）盲区病变的超声检查

大部分的乳腺病变在乳腺 X 线摄影和超声检查中均可以发现，运用前面介绍的方法，可以将乳腺 X 线摄影中发现的病变在超声检查中正确定

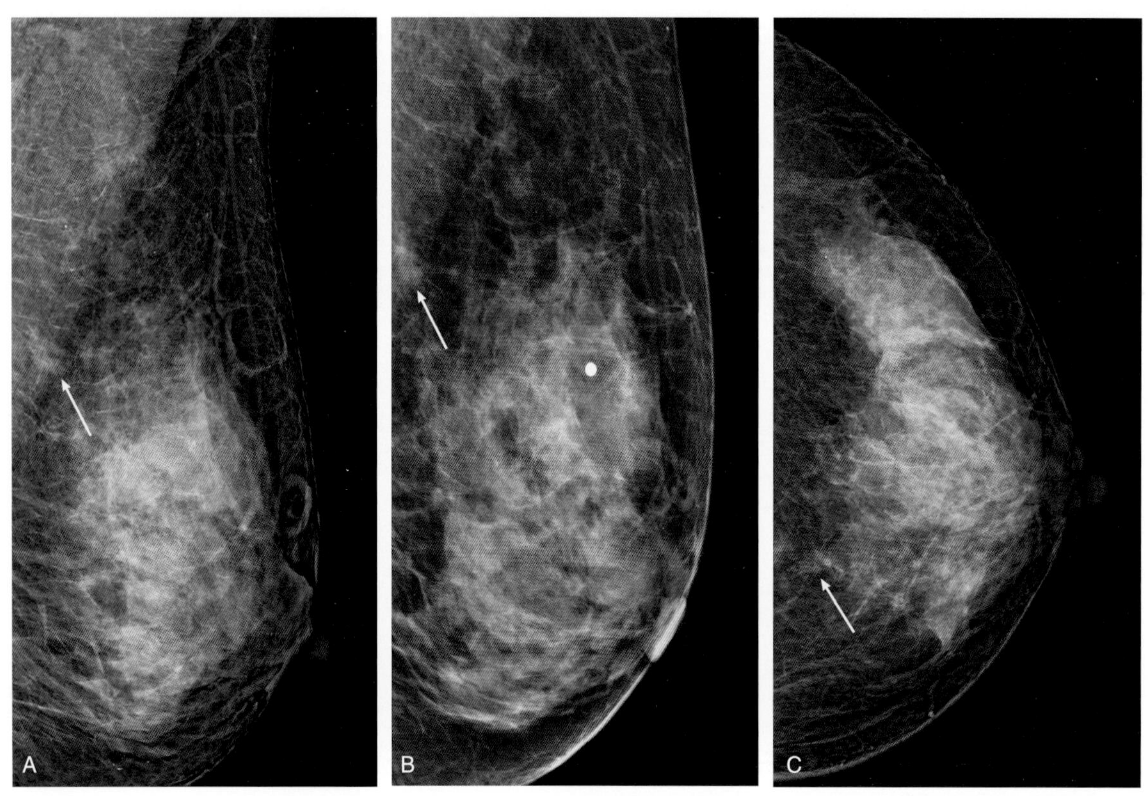


**图 8-6** 仅在 MLO 位摄影中可见的病变。A.45 岁的女性患者，仅在 MLO 位摄影中发现不对称（箭头），需进一步检查。B. 为了能够将病变包括在内，追加拍摄了 90°侧位摄影，发现不对称向上方移位（箭头）。因此推测该病变位于乳腺内侧。C. 为了包含更多的内侧乳腺，调整患者的体位重新拍摄 CC 位摄影，发现了该不对称（箭头）。在随后两年多的随访中，这一局灶不对称没有变化，最终确诊为良性

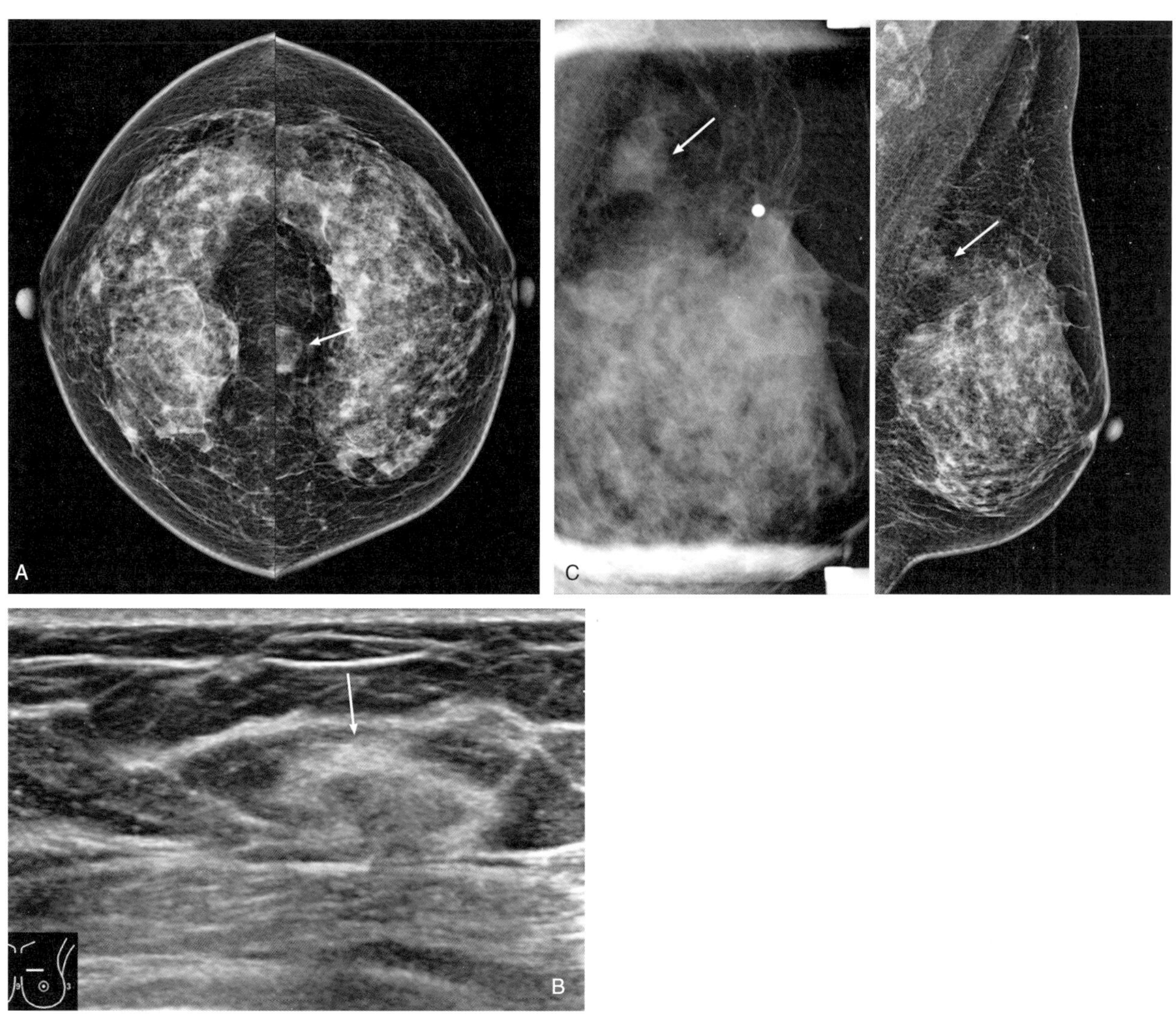

图 8–7　仅在 CC 位摄影中可见的病变。A. 55 岁的女性患者，CC 位摄影显示在左乳的中央区深部出现局灶不对称（箭头）。B. 超声检查显示乳腺实质后方没有明确的肿块，在左乳 11 点钟边缘发现游离的腺体。C. 在该部位粘贴金属标记物，行放大摄影，结果与 MLO 位摄影中位于上方的等密度影（箭头）一致。因此，仅根据单一方位摄影中可见的局灶不对称的信息来推断病变的深度及位置有一定的局限性

位。但是，鉴于乳腺 X 线摄影存在可能未包括全部乳腺组织的事实，应考虑到盲区（blind area）存在病变的情况（图 8–8）。如果病变位于没有包括在影像探测器支架或压力板的部位，如腋窝、乳腺外侧或内侧边缘部位，则可以追加拍摄腋尾位摄影、扩大 CC 位摄影、乳沟位摄影等进行确认。乳腺超声有助于检查乳腺 X 线摄影难以检查或容易遗漏的区域。因此，在超声检查过程中，应仔细扫查乳腺 X 线摄影中可能漏掉的任何区域，例如乳腺边缘、乳腺下皱褶、靠近胸壁的乳腺深处的病变、乳腺上部、乳腺内侧及腋窝等。这些区域更容易用超声检查（图 8–9、8–10）。

### （五）超声难以识别的乳腺 X 线摄影的异常发现

有时在 CC 位和 MLO 位摄影中均能看到的病变，却无法通过超声检查确认位置。被脂肪包围的等回声肿块通常容易在超声检查中漏诊，因此要考虑到是否遗漏了等回声肿块，这种情况下可以利用乳腺 X 线摄影和超声检查均可确认的结构如乳腺内部血管、韧带、大钙化或植入物等来推测位置（图 8–11），还可以使用超声图像优化

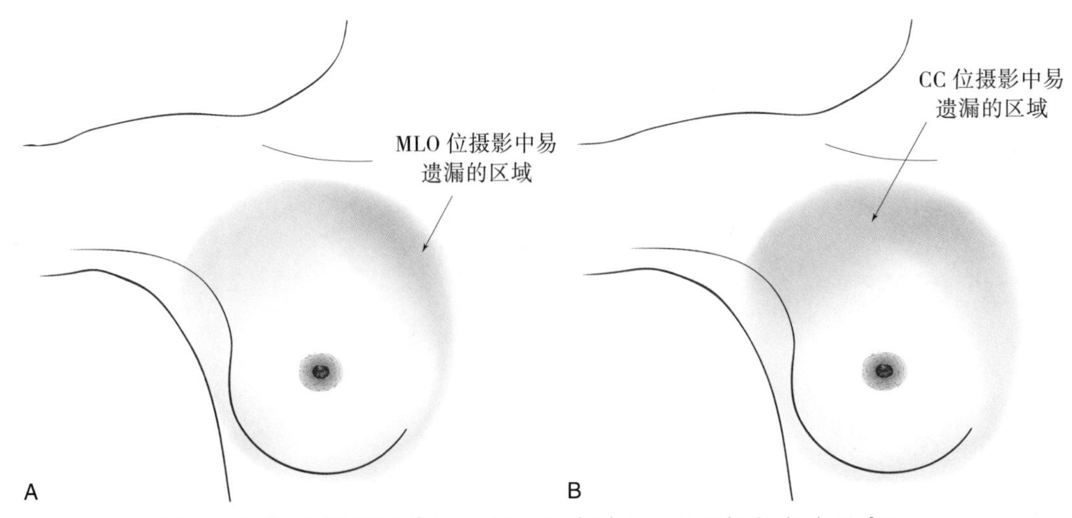


**图 8–8** 乳腺 X 线摄影的盲区。MLO 位（A）和 CC 位摄影（B）的盲区

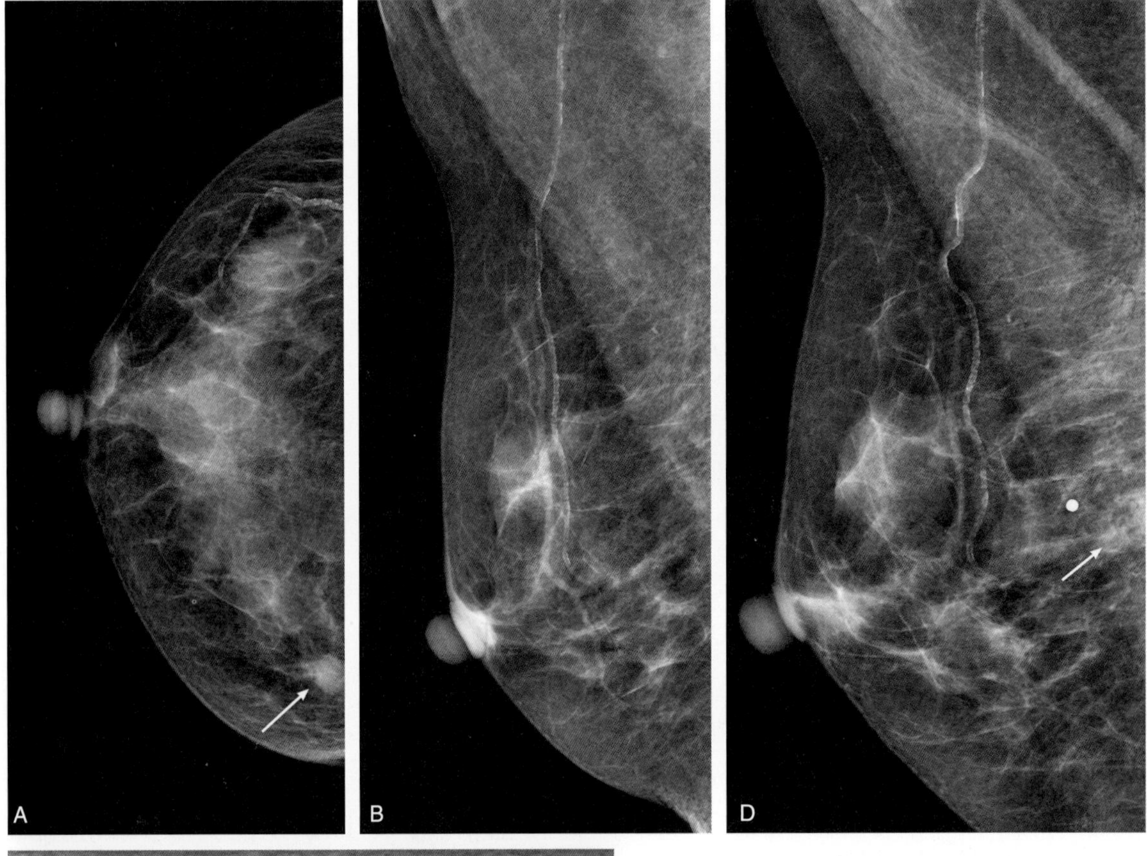


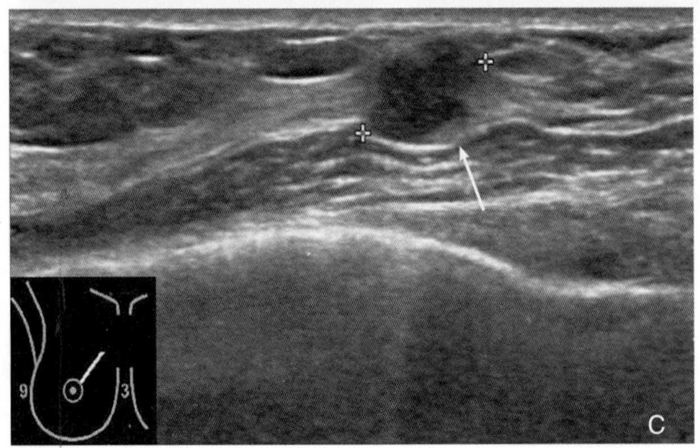


**图 8–9** 仅在 CC 位摄影中可见的乳腺内侧边缘区的病变。A.CC 位摄影显示右乳内侧边缘的肿块（箭头）。B. 在 MLO 位摄影中未发现任何肿块。C. 对右乳内侧进行上下范围较宽的超声扫查，在内上象限 2 点钟方向发现低回声肿块（箭头），与 CC 位摄影中所显示的肿块形状和大小相似，于该部位粘贴金属标记物。D. 调整 MLO 摄影体位，使包含尽可能多的乳房内侧组织，在图像中发现了该肿块（箭头）

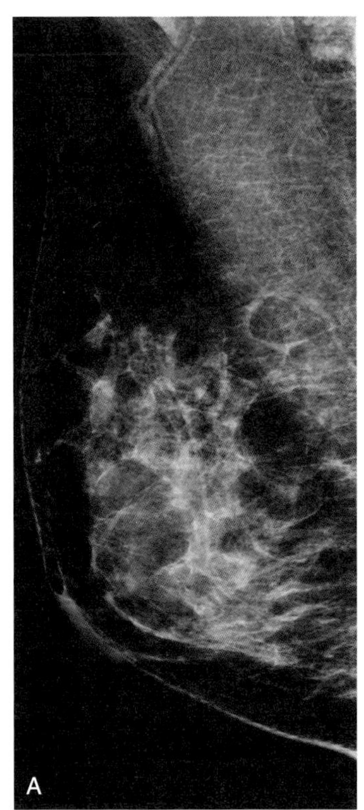
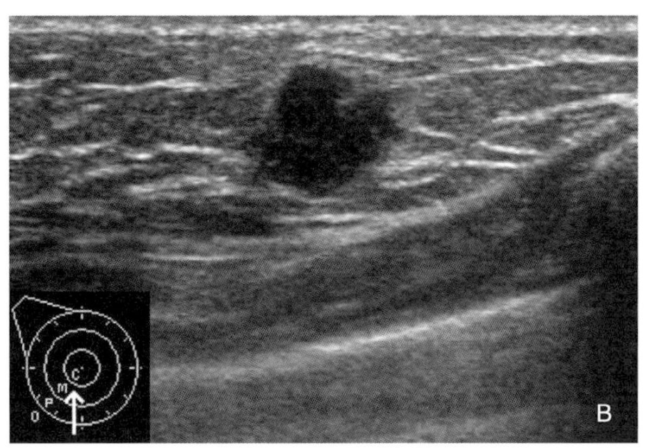
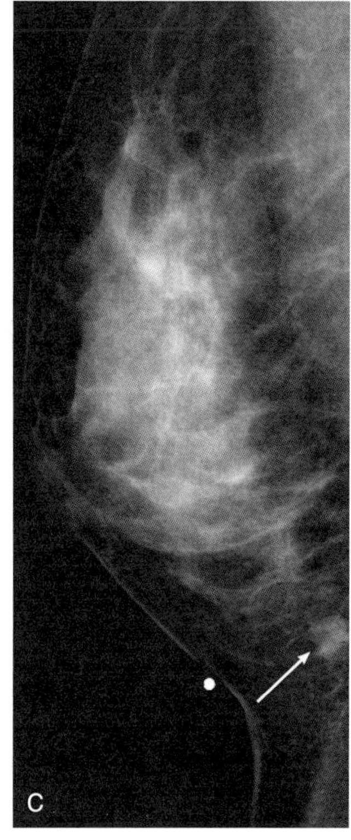

**图 8-10**　位于乳腺下皱褶附近的肿块。A.35 岁的女性患者，行 MLO 位摄影显示右乳未见异常。B. 超声检查发现右乳 7 点钟方向的肿块，在肿块处粘贴金属标记物。C. 在充分包含乳腺下皱褶的 MLO 位影像中确认了该肿块（箭头）。活检证实为浸润性乳腺癌

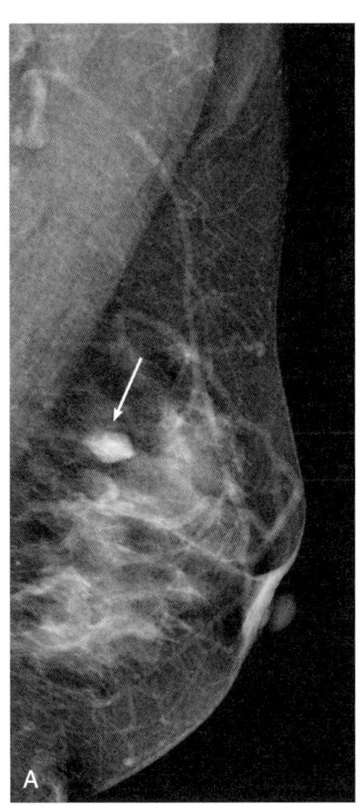
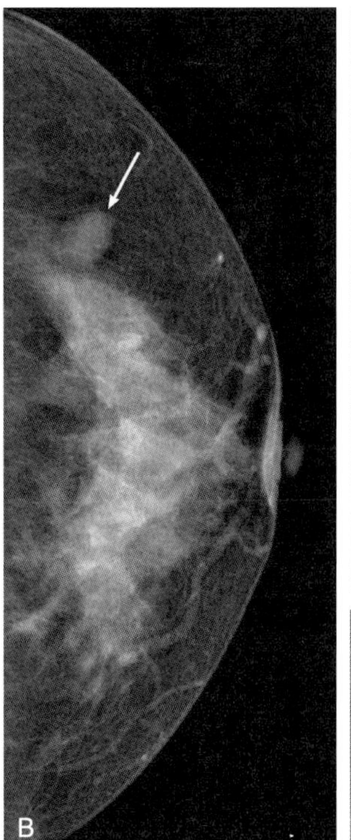
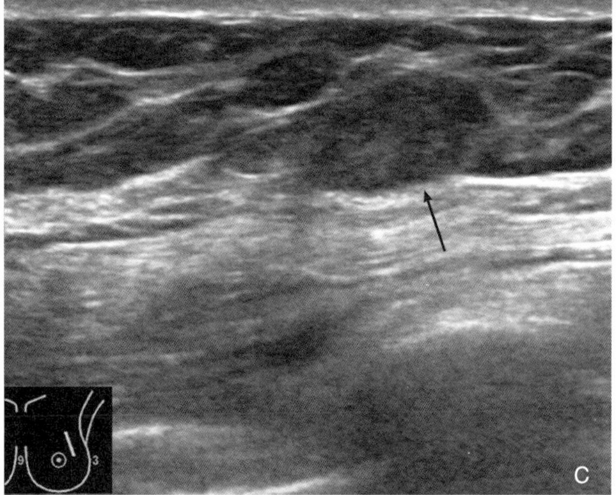
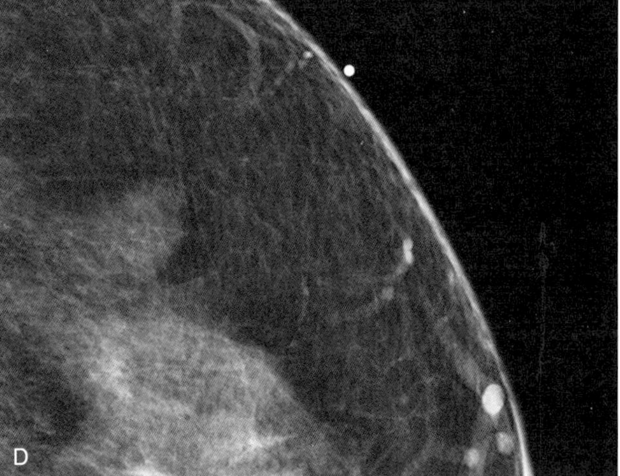

**图 8-11**　被脂肪组织包围的肿块。MLO 位（A）和 CC 位（B）摄影中，在左乳外上象限发现与乳腺实质密度相同的肿块（箭头）。超声检查（C）确认了被脂肪组织包围的等回声肿块（箭头）。在该部位贴上金属标记物后，行放大摄影（D），证实与乳腺 X 线摄影中发现的肿块一致。最终活检确诊为纤维腺瘤

技术（如谐波成像）或根据需要添加超声弹性成像来获得帮助（图 8–12）。尽管如此，还有一些乳腺 X 线摄影中的异常用超声难以确认，尤其是比较小的病变，更容易发生不一致的情况，因此不能因为超声检查未检出，就断定该病变是良性的。

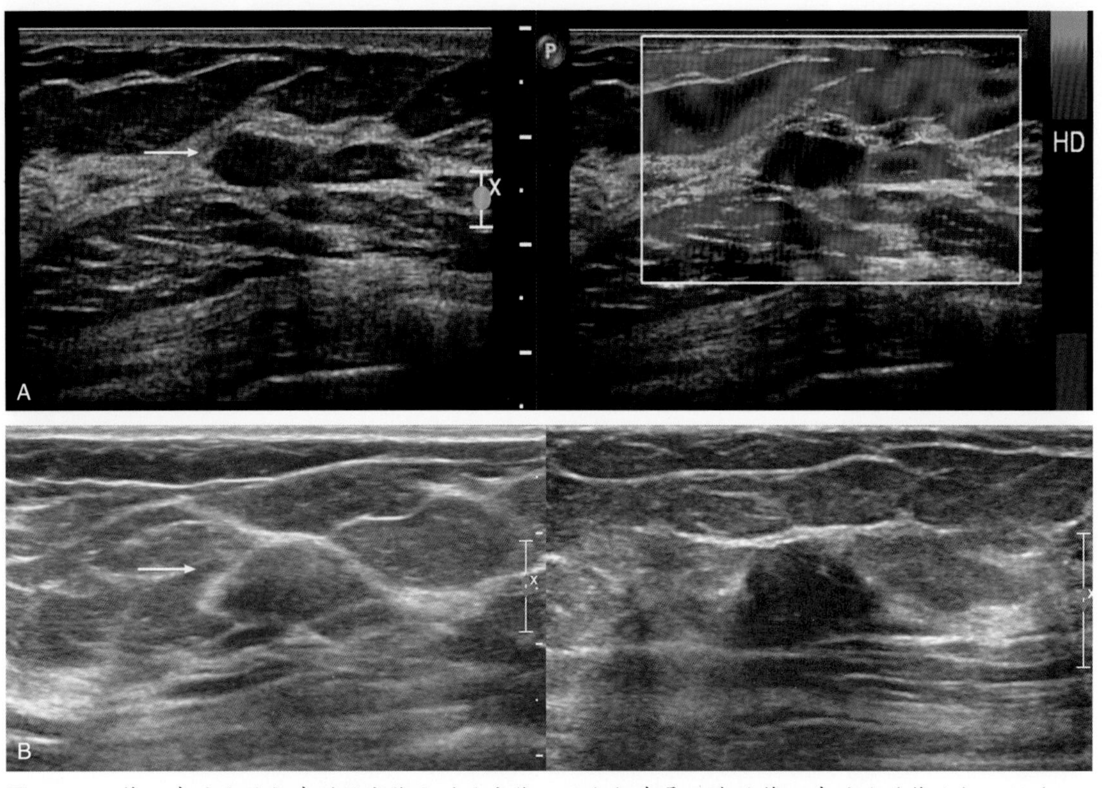


图 8–12 等回声肿块的超声弹性成像和谐波成像。两个超声易漏诊的等回声肿块（箭头）示例（A、B），在传统超声（左）基础上追加弹性成像（A，右）和谐波成像（B，右）会有帮助

## 二、一致性判断

如果在推测位置超声检查发现了乳腺 X 线摄影中的病变，必须确认在两种影像检查中看到的异常是否相符，才能最终判定二者是否一致（表 8–2）。为了做出一致性判定，首先，要了解乳腺 X 线摄影和超声在检查时体位不同，乳房压迫状态和方向存在差异；其次，需要掌握对乳腺 X 线摄影中的病变如何用超声检查呈现的方法。如果不能确定乳腺 X 线摄影与超声检查发现的异常是否一致，应在超声检查发现的病变部位皮肤上放置一个不透射线的小标记，并在该部位再次追加 X 线摄影，在预期的部位发现标记物时，就可以确定病变一致。

### （一）肿　块

#### 1. 大小和形状

囊肿和实性肿块在乳腺 X 线摄影中都会受到一定程度的挤压，因此大小可能比超声检查显得更大，但最大直径在一定程度上是相似的。乳腺 X 线摄影是把组织从胸壁拉起，并使其长轴垂直于胸壁旋转固定。但是超声检查是将组织推向胸壁，使病变的长轴平行于胸壁。因此，两种检查之间可能有 90°的角度差异，形状也会有所不同（图 8–13）。

#### 2. 位　置

靠近 12 点钟和 6 点钟方向的病变在 CC 位上基本没有旋转，因此于相应位置可用超声查到，

表 8-2　乳腺 X 线摄影和超声检查结果的一致性判定

| 乳腺 X 线摄影结果 | 乳腺超声检查结果 | 判定 |
|---|---|---|
| 边缘清晰或遮蔽的肿块 | 囊肿、含脂肪或实性肿块 | 一致（良性或可能良性） |
| | 边缘不光整的肿块 | 一致（疑似恶性） |
| | 毛刺状病变 | 不一致 |
| 边缘不清晰的肿块 | 边缘不光整的肿块 | 一致（疑似恶性） |
| | 毛刺状病变 | 一致（疑似恶性） |
| | 边缘光整的肿块或囊肿 | 不一致 |
| 局灶不对称或结构扭曲 | 脂肪和纤维乳腺组织的混合 | 一致（良性） |
| | 边缘不光整的肿块 | 一致（疑似恶性） |
| | 边缘光整的肿块或囊肿 | 不一致 |
| 团簇样或区域性分布的钙化 | 边缘模糊或呈微分叶的低回声肿块伴有点状高回声 | 一致（疑似恶性） |
| | 乳腺导管内的点状高回声，囊肿或椭圆形肿块内点状高回声 | 一致（良性） |
| | 边缘光整、均质的低回声肿块 | 不一致 |

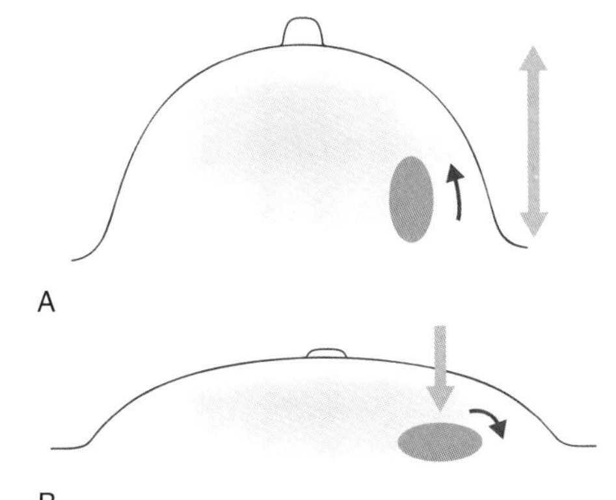


图 8-13　乳腺 X 线摄影与超声检查体位对同一病变的改变。A. 乳腺 X 线摄影的乳腺影像示意图，患者采取站立姿势，乳腺组织被拉伸后受压，肿块沿垂直于胸壁的方向拉伸。B. 乳腺超声检查的乳腺影像示意图，患者采取仰卧位姿势，乳腺组织受到轻微的压迫，肿块沿平行于胸壁的方向拉伸

通常扫查 30°的范围即可。而靠近 3 点钟和 9 点钟方向的病变在 MLO 位的位置要高于或低于超声检查的实际位置，因此，这个位置的病变实际上需要更大范围的扫查。如果仅在乳腺 X 线摄影的单一方位中看到，就可以通过估算病变与乳头的距离扫查整个半球（hemisphere）。如果出现多个病变，不仅是钟面方向和距乳头的距离，深度也是判断一致性的重要标准。

3. 周围组织构成

在乳腺 X 线摄影中，完全被脂肪包围的病变在超声检查中也应该是完全被脂肪包围，同时也要注意病变的深度（图 8-14、8-15）。同理，在乳腺 X 线摄影中，完全被腺体实质包围的病变在超声中也应该被高回声或等回声乳腺组织包围。距乳头较远的边缘病变看起来像完全被脂肪包围。

## （二）非肿块病变

### 1. 不对称和结构扭曲

与寻找肿块相比，用超声检查寻找乳腺 X 线摄影中的不对称和结构扭曲更为困难。用超声检出与单一方位摄影中显示的不对称或结构扭曲相对应的病变，并做出相符的评估时，更需要专业知识和经验。仅在 CC 位和 MLO 位摄影的其中一个方位中发现不对称或结构扭曲时，首先要确定病变的位置，而此时距乳头的距离是重要标准。将距乳头的距离三等分为乳头近处、乳房中间和边缘部位。在 MLO 位摄影中，与胸大肌相邻部位的不对称是距乳头较远的边缘部位病变，因此超声检查也要扫查相应部位，并分析病变的大

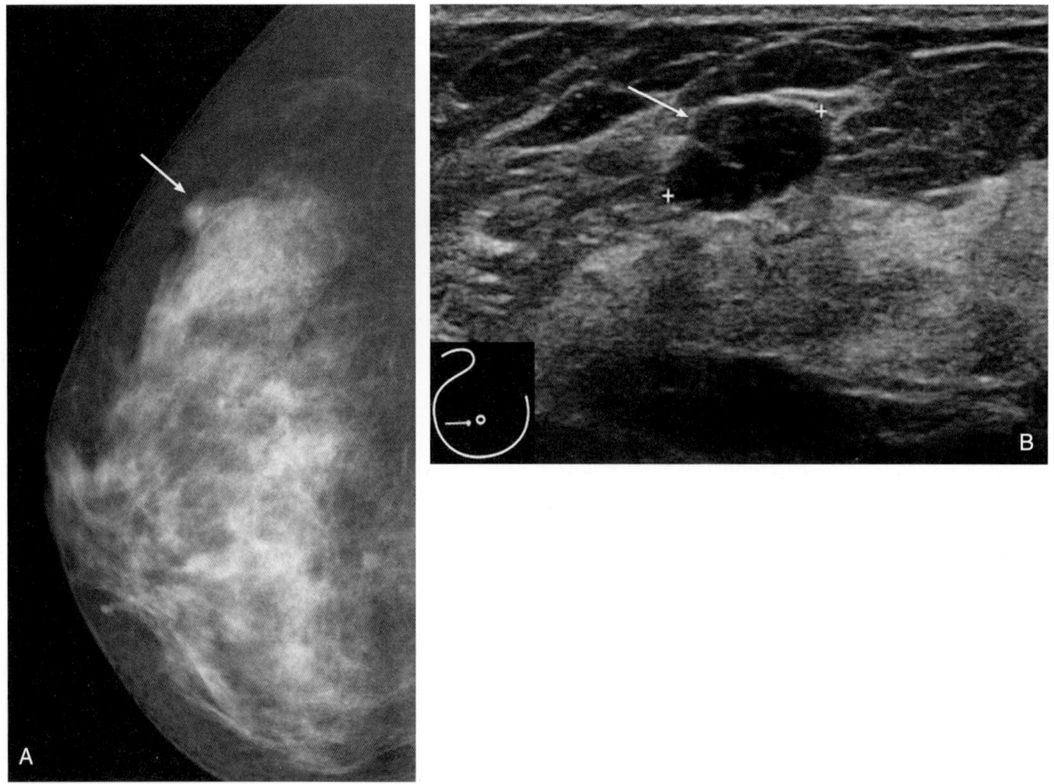


**图 8–14** 位于乳腺组织前方的肿块。A. 右侧乳腺的 CC 位摄影显示外侧肿块，肿块位于皮下脂肪和乳腺实质的交界区。B. 超声检查于右乳 9 点钟方向发现肿块（箭头），位于皮下脂肪与乳腺实质交界处，并向脂肪层凸出，因此可判断为同一病变

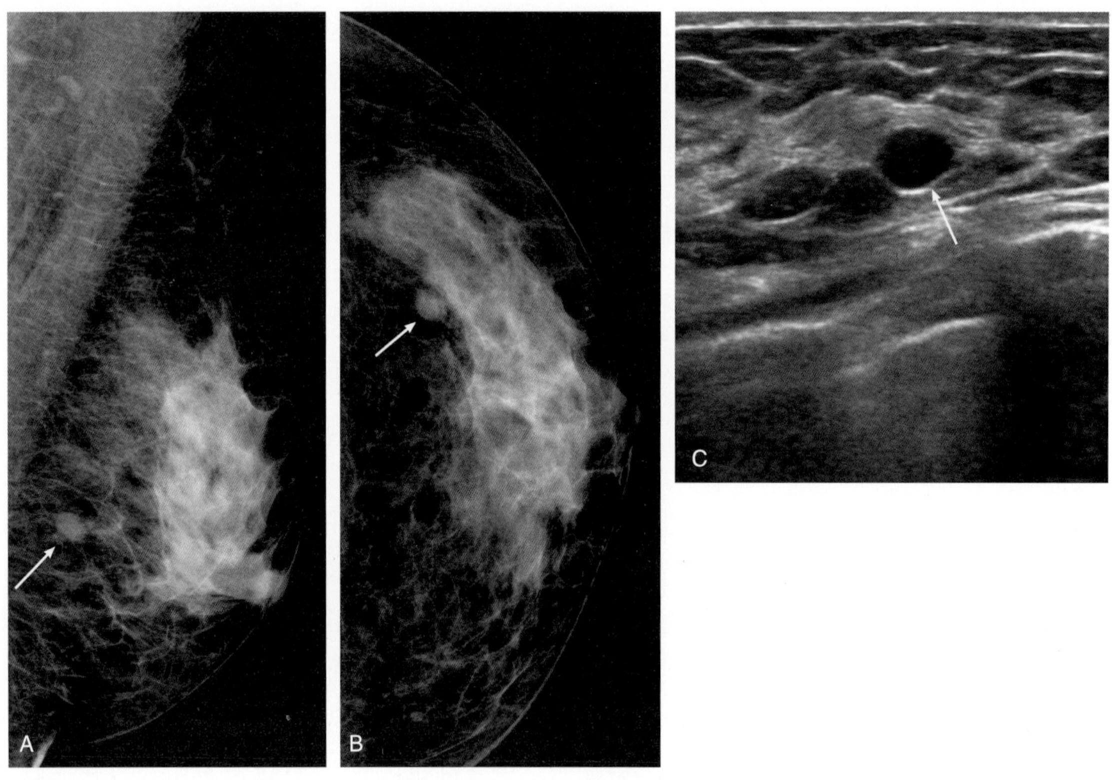


**图 8–15** 位于乳腺组织后方的肿块。MLO 位（A）和 CC 位（B）摄影显示左乳外下象限深部肿块（箭头）。超声检查（C）显示左乳 4 点钟方向可见边缘光整的低回声肿块（箭头）。在超声检查中肿块位于乳腺组织后方，可判定与乳腺 X 线摄影中的位置一致

小、形状、内部构成和周围组织等，以确定其一致性。正常实质所致的不对称，在超声检查中表现为脂肪和纤维腺体组织的混合区（图 8-16）。如果是乳腺癌，在超声检查中则常表现为低回声肿块，形状不规则且边缘不光整（图 8-17）。特别需要注意的是，与既往乳腺 X 线摄影相比，如果发现了新的不对称或是进展性不对称的情况，恶性的可能性将提高 20%，因此需要进一步检查。

近年来，乳腺断层摄影（tomosynthesis）逐渐普及，即使在不追加摄影的情况下，乳腺断层摄影也能明确只在单一方位摄影中显示的不对称或结构扭曲的三维位置。在乳腺断层摄影的阅片工作站使用滚动条上下移动，在多幅断层影像中找到征象最明显的断层，并确认此时滚动条刻度所指的位置（图 8-18）。

### 2. 钙　化

具有高分辨率高频探头超声仪器的普及使超声检测钙化较之前更加容易。值得一提的是，与恶性肿瘤有关的钙化比良性钙化在超声检查中更容易被发现。浸润性乳腺癌伴发的微钙化在超声检查中可以显示为低回声肿块内不伴后方声影的点状高回声。但是小于 1~2cm 的团簇样钙化和与导管原位癌有关的钙化在超声检查中仅显示为点状高回声，很难被发现并做出一致性判定。在这

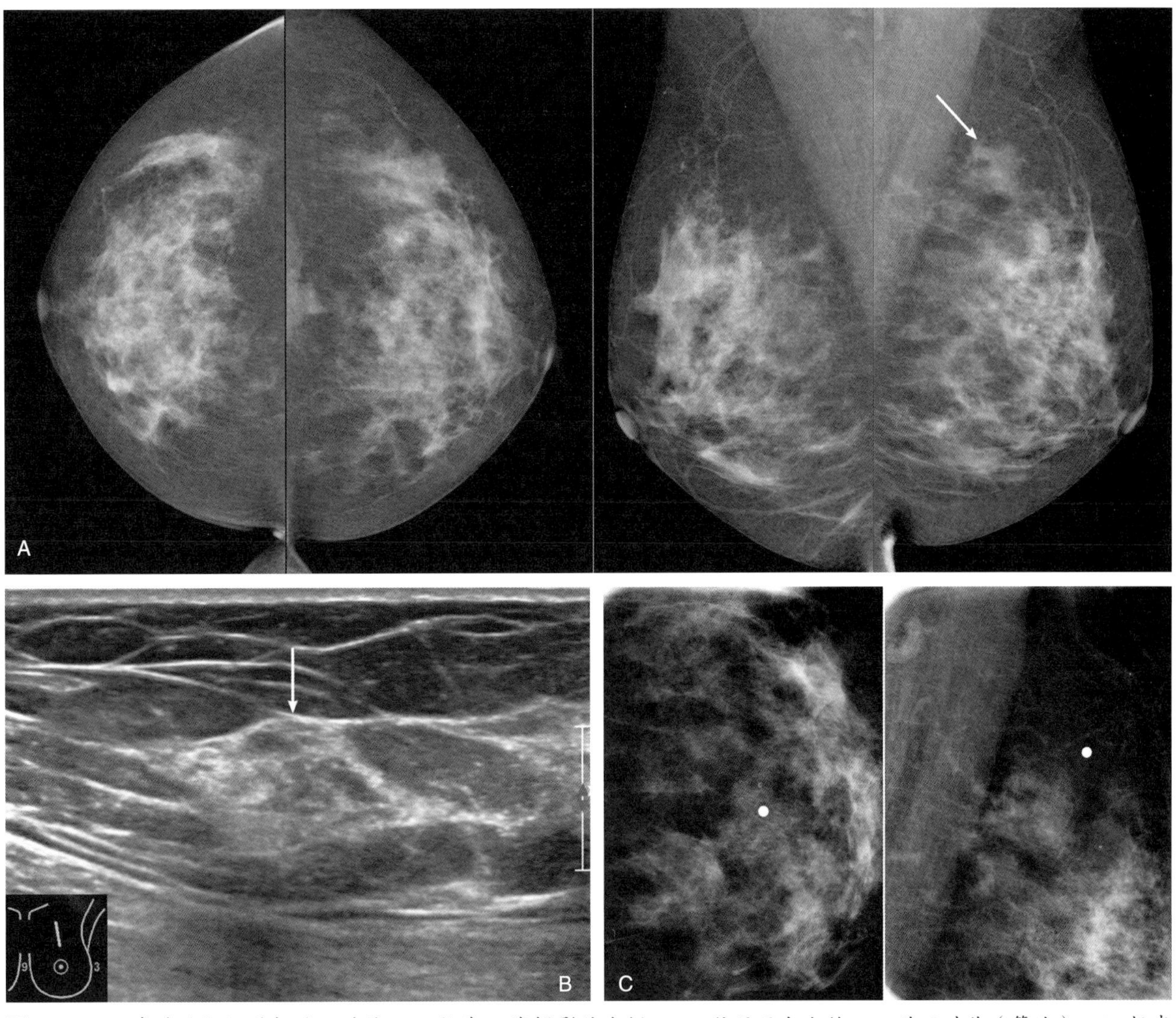


**图 8-16**　正常腺体组织引起的不对称。A. 乳腺 X 线摄影的左侧 MLO 位显示大小约 2cm 的不对称（箭头）。B. 超声检查在左乳 12 点钟方向可见被脂肪围绕的大小约 2cm 的乳腺实质。C. 粘贴标记物后，行乳腺 X 线放大摄影，证实二者一致。经过两年多的随访，这一病变没有发生变化，最终判定为正常组织

种情况下，应在超声发现的可疑部位粘贴金属标记物，再次行乳腺 X 线摄影，以确定钙化的位置一致（图 8–19）。

良性钙化通常在乳腺 X 线摄影中表现为弥漫性或区域性分布的点状或无定形钙化。在超声检查中，如果在相应位置发现导管或囊肿内点状高回声，通常可以确定是一致的（图 8–20）。以钙乳为例，如果在超声检查中发现位于多发性小囊肿内的点状高回声，可以判定为一致。如果在超声检查中显示为边缘光整的椭圆形肿块中的粗糙钙化伴有后方声影，则可一致判定为纤维腺瘤的钙化，但是分散在乳腺实质内的良性钙化很难用超声检查确定其存在，并判断一致性。

如果乳腺 X 线摄影中发现的钙化能用超声检出，在需要活检时可以选择超声引导，因为超声引导简便易行。如果超声对钙化的显示不明确，则乳腺 X 线摄影引导下进行立体定位活检是钙化的标准诊疗方法。超声检查对不确定的钙化病变进行活检，其结果存在不确定性，这也是乳腺癌延迟诊断的重要原因。

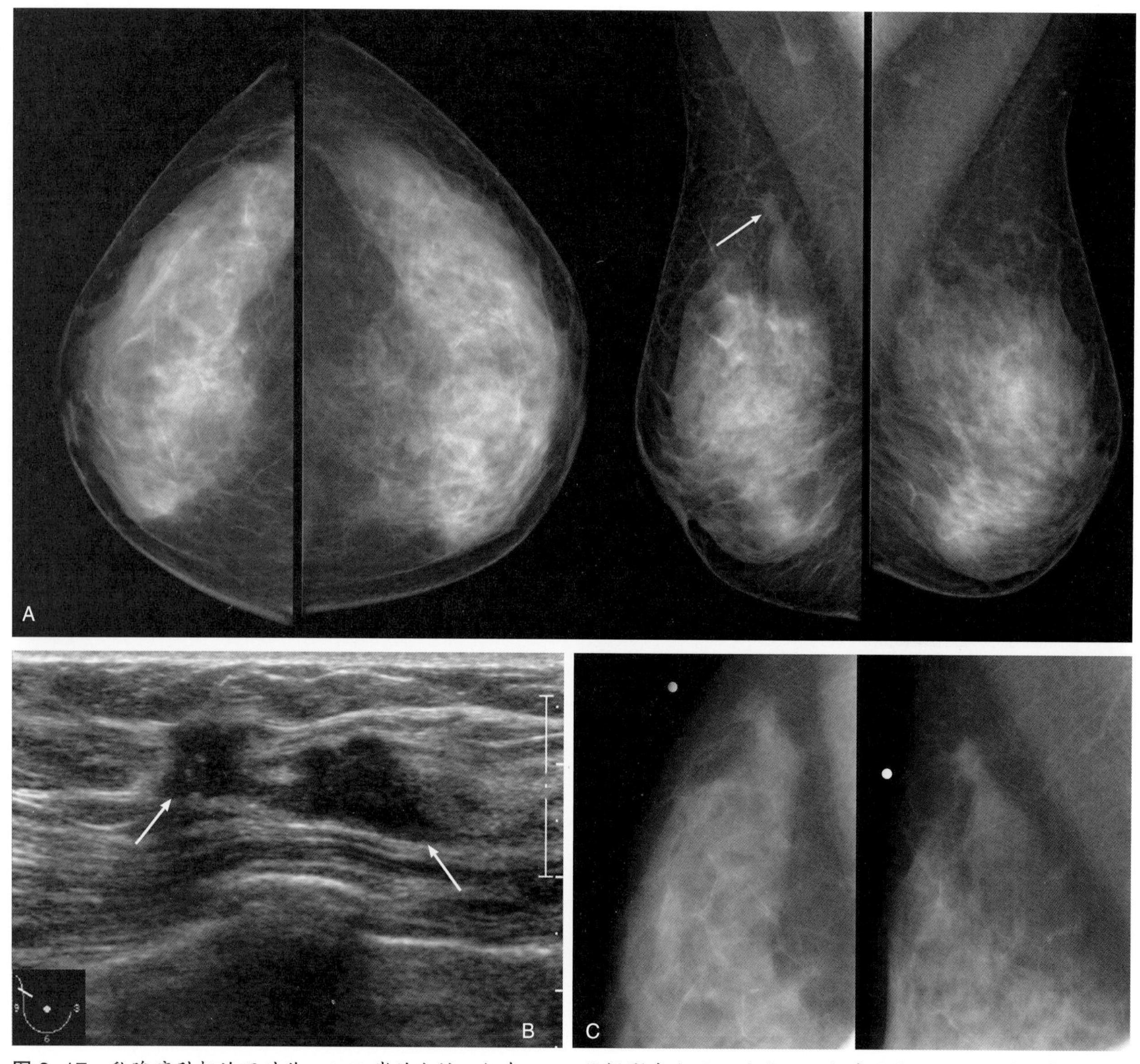


图 8–17　乳腺癌引起的不对称。A.62 岁的女性，仅在 MLO 位摄影中发现不对称。B. 超声检查显示右乳外上象限低回声肿块（箭头），疑似恶性。C. 粘贴标记物后，行局部压迫摄影发现了不规则的肿块。在 CC 位摄影中，肿块位于边缘，被认为是不对称性。活检证实为 3.5cm 大小的浸润性乳腺癌

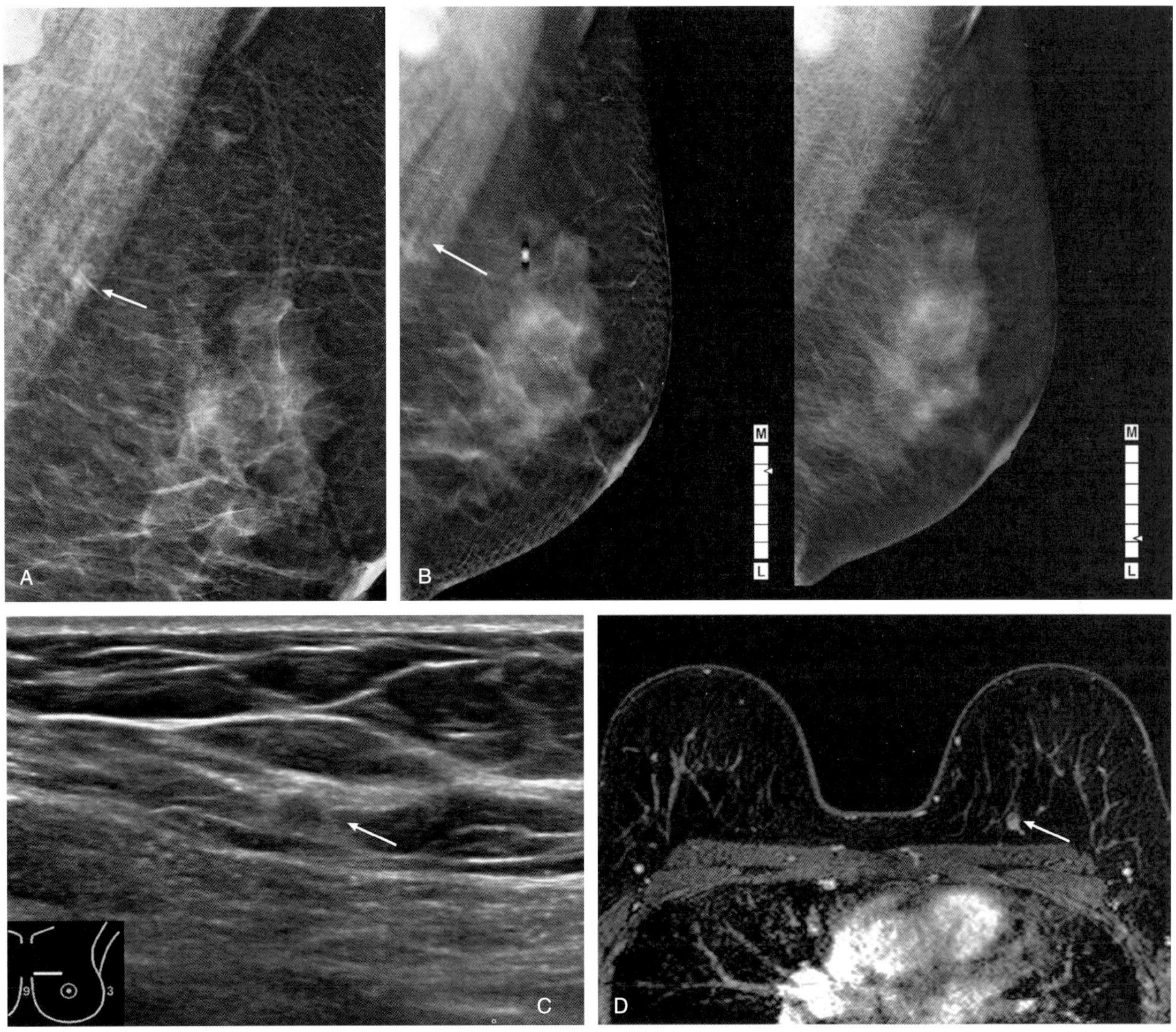


图 8-18　乳腺断层摄影在不对称病变中的应用。A.47 岁的女性患者，仅在左乳 MLO 位摄影中发现不对称（箭头）。B. 在乳腺断层摄影中，滚动条的位置在内侧（箭头）时病变显示最明显，滚动条的位置在外侧时未发现不对称，因此确认不对称位于乳房内侧。C. 超声仔细扫查左乳内上象限，发现不规则形肿块（箭头），活检确诊为浸润性乳腺癌。D. 术前乳腺 MRI 在该部位显示强化的肿块（箭头）

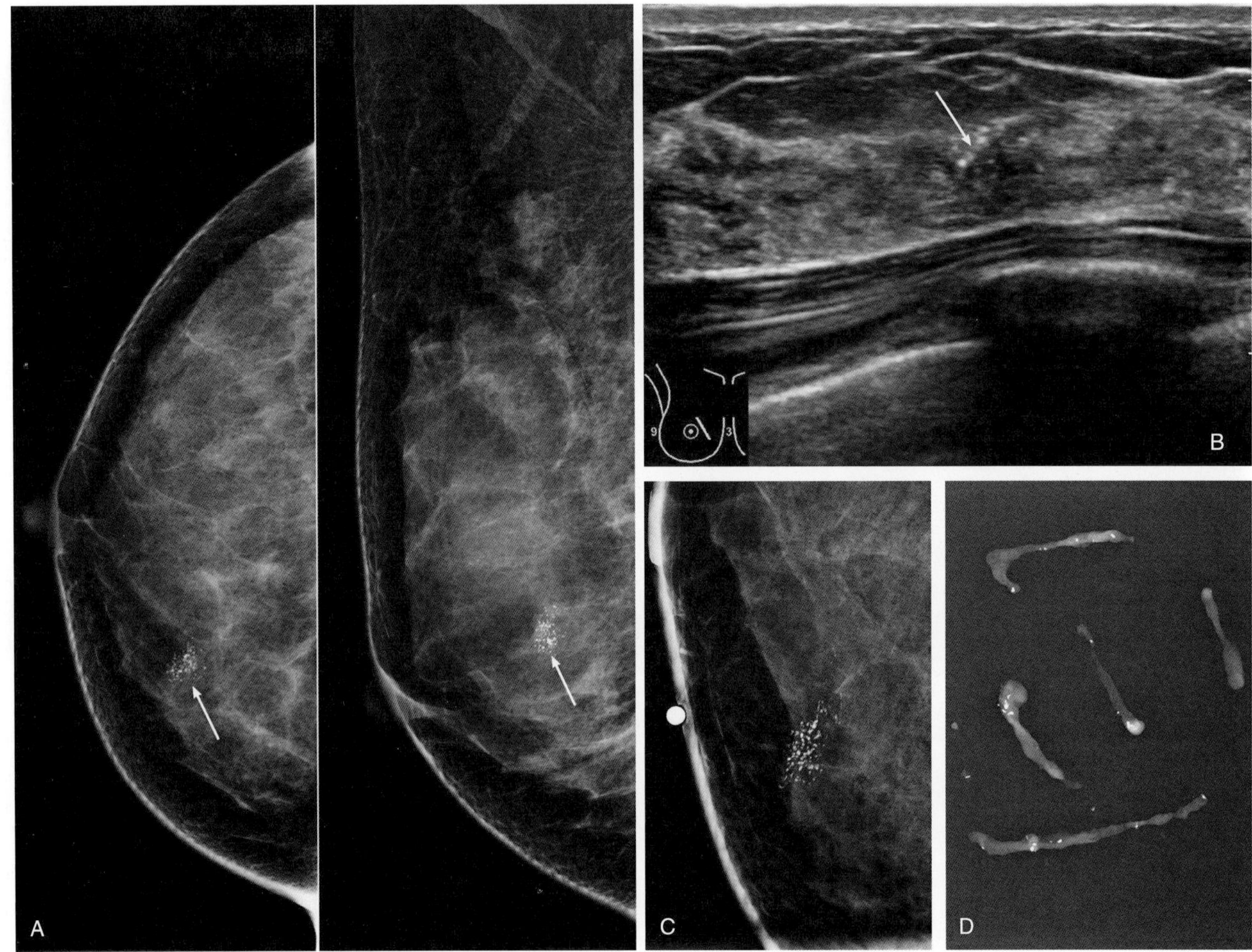


**图 8–19** 恶性微钙化的超声检查。A.52 岁的女性患者，乳腺 X 线摄影显示右乳可疑的团簇样钙化（箭头）。根据 CC 位和 MLO 位摄影结果，推测钙化大概位于右乳内侧 3 点钟方向。B. 超声检查在右乳 3 点钟方向距乳头 2cm 处发现点状高回声钙化，钙化周围有形状不规则、边缘模糊的低回声区（箭头）。C. 于该部位粘贴金属标记物，并行放大摄影，确认与乳腺 X 线摄影中所示的团簇样钙化位置一致。D. 行超声引导下穿刺活检，标本摄影确认了活检组织中含有钙化。最终病理诊断为导管原位癌

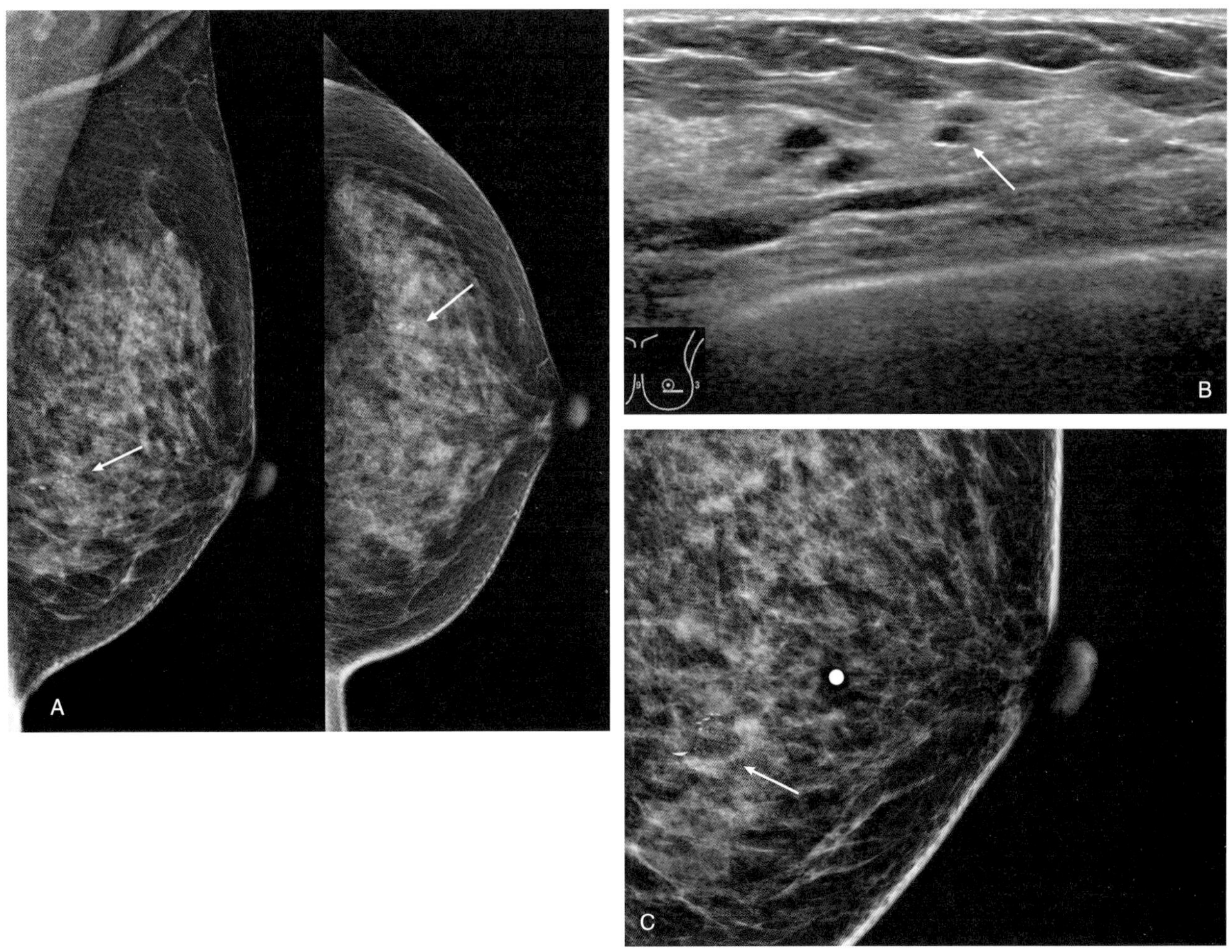


**图 8-20**　良性微钙化的超声检查。A.47 岁的女性，乳腺 X 线摄影显示左乳外下象限团簇样微钙化。B. 超声检查在左乳 4 点钟方向发现了囊肿和囊肿内壁的高回声（箭头），与乳腺 X 线摄影的发现相符。C. 粘贴金属标记物进行放大摄影后，发现钙乳，与超声检查所显示的囊肿一致，为良性病变

## 知识要点

• 三角测量的概念是通过两个可能不明确的位置信息来推断另一个位置信息，获取准确的三维定位。在 MLO 位摄影中，很难确定病变的位置是高于乳头还是低于乳头。因此，为了明确病变的确切定位，需要通过结合 CC 位或 MLO 位中病变的位置，推断病变在 90°侧位摄影中的位置，最终确定病变的三维定位。

• 如果病变只出现在 MLO 位摄影中，可进行 90°侧位摄影，观察其位置变化，获取定位所需的额外信息。近年来，乳腺断层摄影在临床工作中逐渐普及，即使不追加摄影，乳腺断层摄影也能对只在单一方位摄影中发现的不对称或结构扭曲进行三维定位。

• 对于超声检查发现的病变，应仔细评估其大小、形状、边界、深度和周围组织，以及钟面方向和距乳头距离，以确定是否与乳腺 X 线摄影的异常发现一致。

• 当不能确定乳腺 X 线摄影检查结果与超声检查结果是否一致时，可以在病变表面的皮肤上放置一个不透射线的小标记物，然后再次行乳腺 X 线摄影，以确定一致性。

## 参考资料

[1] Ellis RL. Sonographic confirmation of a mammographically detected breast lesion. Am J Roentgenol, 2011.
[2] Friedewald SM, Young VA, Gupta D. Lesion localization using the scroll bar on tomosynthesis: Why doesn’t it always work? Clin Imaging, 2018.
[3] Kim MJ, et al, How to find an isoechoic lesion with breast US. RadioGraphics, 2011.
[4] Majid AS, et al, Missed Breast Carcinoma: Pitfalls and Pearls. RadioGraphics, 2003
[5] Mendelson EB, et al. ACR BI-RADS® Ultrasound. In: ACR BI-RADS® Atlas, Breast Imaging Reporting and Data System. Reston, VA, American College of Radiology, 2013.
[6] Moon WK, et al. US of mammographically detected clustered microcalcifications. Radiology, 2000.
[7] Park JM，Franken EA. Triangulation of breast lesion: Review and clinical applications. Curr Probl Diagn Radiol, 2008.

# 第 9 章　乳腺 X 线摄影与超声联合筛查的综合判断

乳腺 X 线摄影与超声联合筛查（combined screening）比单独乳腺 X 线摄影筛查的检出率高，但特异度降低，增加了假阳性率及活检率。根据日本的临床随机对照试验 J-START（Japan Strategic Anti-cancer Randomized Trial）研究结果，对于年龄在 40 岁以上女性的乳腺癌筛查，与单独采用超声或乳腺 X 线摄影筛查相比，联合筛查能增加患者的受益，因此有必要制定一套综合判断标准，以减少筛查带来的危害。2012 年 5 月，日本乳腺癌筛查协会（Japanese Association of Breast Cancer Screening，JABCS）在 350 名专家的认可下推出了乳腺 X 线摄影和超声联合筛查的标准，并在 2015 年发布了综合判断指南。

本章介绍了日本乳腺 X 线摄影与超声联合筛查的实施方式和综合判断标准，以及进一步的诊断性检查和治疗。

## 一、联合筛查与综合判断

### （一）J-START 研究结果

在 J-START 临床试验中，分别对乳腺 X 线摄影和超声筛查结果进行了独立评估，确定需要诊断性检查的病例。纳入人群被随机分为干预组（乳腺 X 线 + 超声联合筛查组）和对照组（单独乳腺 X 线摄影筛查组），最终 36 859 名女性被纳入干预组，36 139 名女性被纳入对照组，纳入者在 2 年期间接受 2 轮筛查。结果显示，干预组检出 184 例乳腺癌（5/1 000），对照组检出 117 例乳腺癌（3.2/1 000）。干预组发现间期癌（interval cancer）18 例，对照组发现间期癌 35 例（0.05% *vs.* 0.10%，$P$=0.034）。乳腺 X 线摄影和超声联合筛查组的乳腺癌检出率高于单独乳腺 X 线摄影筛查组，敏感度提高（91.1% *vs.* 77.0%，$P$=0.004），间期癌减少了一半，但是特异度降低（87.7% *vs.* 91.4%，$P$<0.0001）。

### （二）联合筛查与综合判断

#### 1. 联合筛查方法

（1）同时筛查和交替筛查

同时筛查：同时进行乳腺 X 线摄影和超声筛查。交替筛查：乳腺 X 线摄影和超声筛查在不同时间分别独立进行。为了便于信息管理，并为受检者提供便利，最好采取同时筛查的策略。

（2）同时评估和分别评估

同时评估：参照乳腺 X 线摄影筛查结果进行超声筛查，综合判断。分别评估：在没有乳腺 X 线摄影筛查信息的情况下进行超声筛查。同时评估的方式可以提高超声筛查的敏感度，以及综合判断的可靠性。

（3）独立判断和综合判断

独立判断：分别独立判断乳腺 X 线摄影和超声筛查结果，根据各自筛查结果确定需要诊断性检查的对象。综合判断：综合判断乳腺 X 线摄影和超声筛查结果，并确定需要诊断性检查的对象。

从检查的准确度，尤其是特异度来看，综合判断的方式是更好的选择。

**2. 综合判断的方式**

（1）综合判断方式 1

在综合判断方式 1（图 9-1）中，应先行乳腺 X 线摄影筛查，然后根据评估结果进行超声筛查。通常超声筛查在乳腺 X 线摄影正式读片前进行，因此，应在超声检查室内安装高分辨率显示器用于读取乳腺 X 线摄影图像。乳腺 X 线摄影和超声筛查结果最好由同一名医生解读，以发挥同时评估的优势。超声结果通常采用静态图像记录，但是对于针对乳腺 X 线摄影发现的异常部位进行的超声检查和需要诊断性检查的病变，用动态图像或视频文件的形式储存，有助于综合判断。

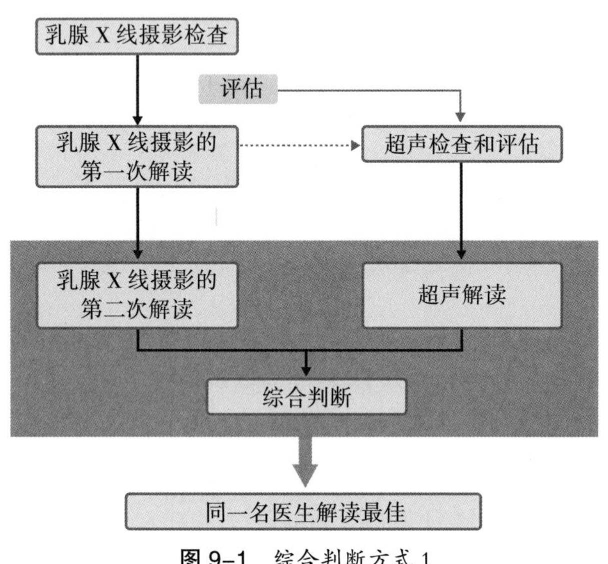


**图 9-1** 综合判断方式 1

（2）综合判断方式 2

在综合判断方式 2 中，乳腺 X 线摄影在筛查机构或医院拍摄，超声筛查则是去附近医院（主诊医生）进行（图 9-2）。为了能够综合判断，受检者需要携带储存有影像资料的光盘，或建立远程阅片系统。主诊医生必须先获得乳腺 X 线摄影阅片和超声检查认证资质，才能从事相关工作。

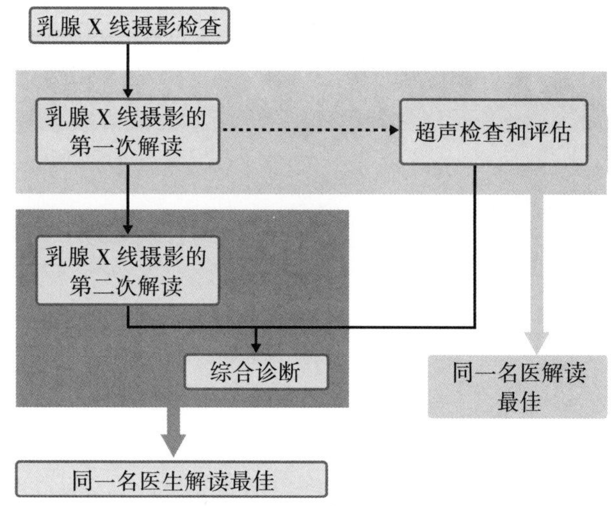


**图 9-2** 综合判断方式 2

### （三）对联合筛查和综合判断的质控

与乳腺 X 线摄影筛查一样，对乳腺 X 线摄影和超声联合筛查方案和综合判断结果的质控非常重要。有必要对病例进行随访，获取相关诊断结果，以确定筛查的准确性。在有条件的情况下，建议结合地区癌症中心数据来计算敏感度。综合判断的实施单位要符合开展筛查所需的乳腺 X 线摄影和超声设备、相关技师和医生的基本标准。医生需要了解乳腺 X 线摄影和超声检查的特点，掌握乳腺疾病的最新诊断知识，以提高联合筛查和综合判断的质量。

## 二、综合判断标准

### （一）概　述

综合判断标准可以根据乳腺 X 线摄影筛查结果分为无可疑发现和有可疑发现两种情况，超声筛查的作用可能有所不同（表 9-1）。如果乳腺 X 线摄影无可疑发现，就以乳腺实质部位为中心进行超声检查。如果乳腺 X 线摄影发现可疑病变，将对相应部位进行超声检查，然后根据乳腺 X 线摄影和超声检查中病变的恶性可疑程度，使用检查分类进行综合判断（表 9-2）。在筛查报告中记录乳腺 X 线摄影和超声检查所见、类别及综合判断结果（图 9-3）。

表 9-1　综合判断标准概要

| 乳腺 X 线摄影所见 | | 优先级 | 超声的作用 |
|---|---|---|---|
| 1 类和 2 类 | 乳腺实质部位 | 超声优先 | 敏感度提高 |
| | 脂肪密度部位 | 注意避免超声的过度判断 | |
| 肿块 | 边缘清楚（评估困难） | 超声优先 | 特异度提高 |
| | 浸润性表现 | 乳腺 X 线摄影优先 | |
| 局灶不对称 | | 超声优先 * | 特异度提高 |
| 钙化 | | 乳腺 X 线摄影优先 ** | |
| 结构扭曲 | | 乳腺 X 线摄影优先 | |

* 如果超声没有找到对应部位，则乳腺 X 线摄影优先
** 如果超声能够提供可信度更高的信息，则超声优先

## （二）乳腺 X 线摄影筛查中无可疑发现

如果乳腺 X 线摄影和超声均无异常，则判定为正常。乳腺 X 线摄影分类为 1 类或 2 类，而超声发现异常时，如果病变位于腺体致密区，应以超声所见为准，如果病变位于脂肪较多的区域，应避免超声检查的过度判断。对于不均匀致密型和极度致密型乳腺，超声检查的作用较大（图 9-4）。对于脂肪型和散在纤维腺体型乳腺，或超声发现的病变位于乳腺 X 线摄影的盲区，应以超声检查结果为主进行综合判断。

表 9-2　综合判断的分类

| |
|---|
| 1 类：无异常发现 |
| 除正常乳腺结构外，没有其他特殊发现 |
| 2 类：虽有异常，但无须诊断性检查 |
| 即使下次检查确诊恶性，也不会因为延误诊断影响预后 |
| 3 类：良性，但不能否定恶性 |
| 需要在诊断机构复查（追加最低限度的影像检查） |
| 4 类：恶性可能性大 |
| 需要进行病理学检查 |
| 5 类：高度提示恶性 |
| 几乎肯定恶性，需要早期诊断和治疗 |

* 以上为筛查分类，与诊断类别不一定完全一致

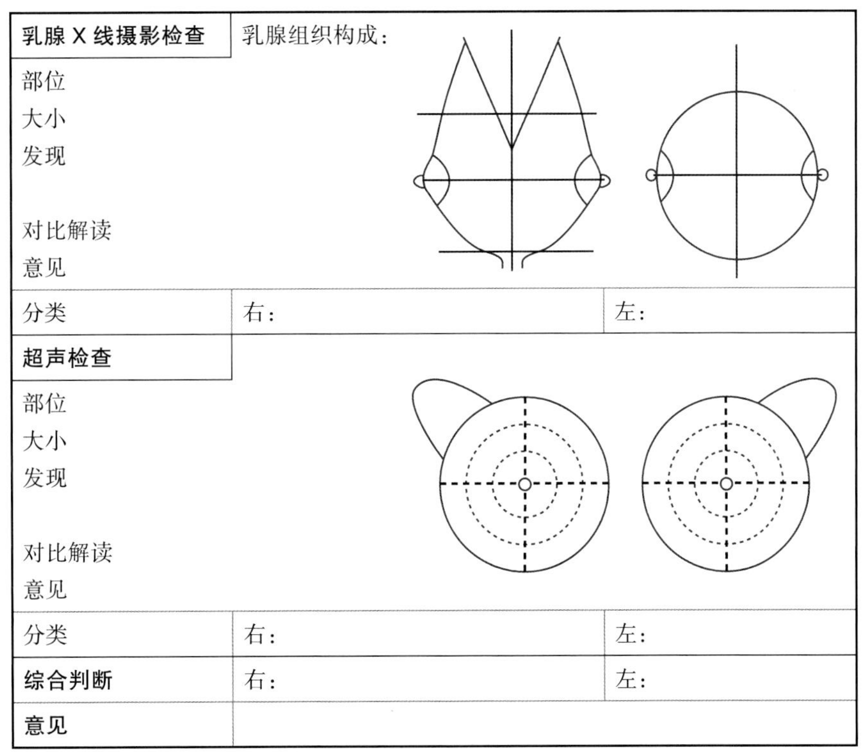


图 9-3　送至诊断机构的筛查报告模板

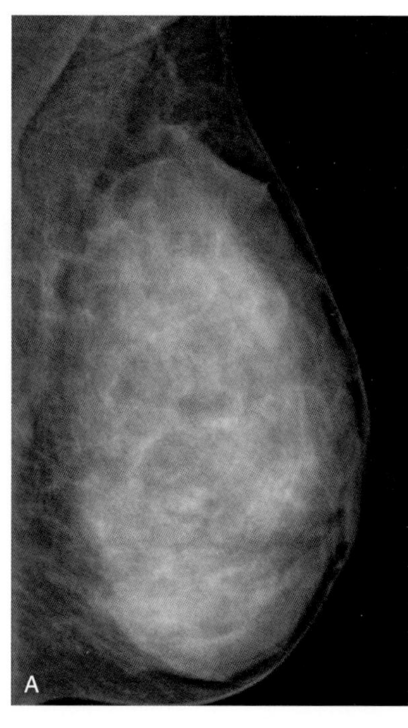


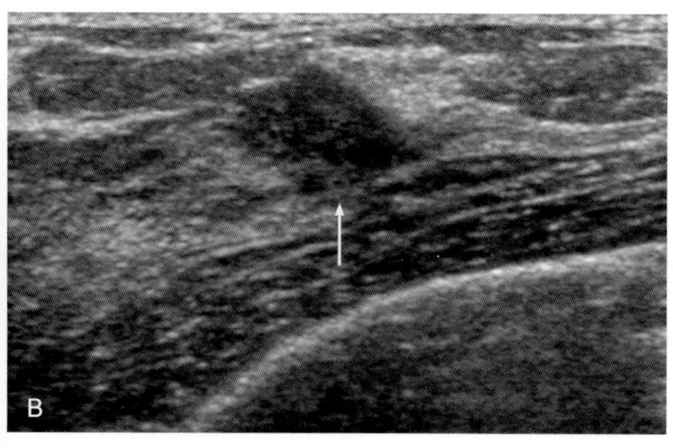


**图 9-4** 乳腺 X 线摄影无可疑发现，但超声发现恶性病变。A.40 岁的女性，左侧乳腺 X 线摄影显示极度致密型乳腺，无异常发现。B. 超声显示左乳外上象限边缘不光整的肿块（箭头）。乳腺 X 线摄影判定为 1 类，超声判定为 4 类，综合判断为 4 类 *

## （三）乳腺 X 线摄影筛查中有可疑发现

### 1. 乳腺 X 线摄影发现肿块

（1）超声发现肿块

对于乳腺 X 线摄影中发现 3 类以上的肿块，如果肿块的边缘清楚或遮蔽，以超声检查结果为准进行判断；如果肿块的边缘呈微分叶、模糊或毛刺，则以乳腺 X 线摄影结果为准进行判断（图 9-5）。囊肿等良性病变与腺体重叠时，也可表现为边缘模糊，因此，如果超声检查确定为良性，

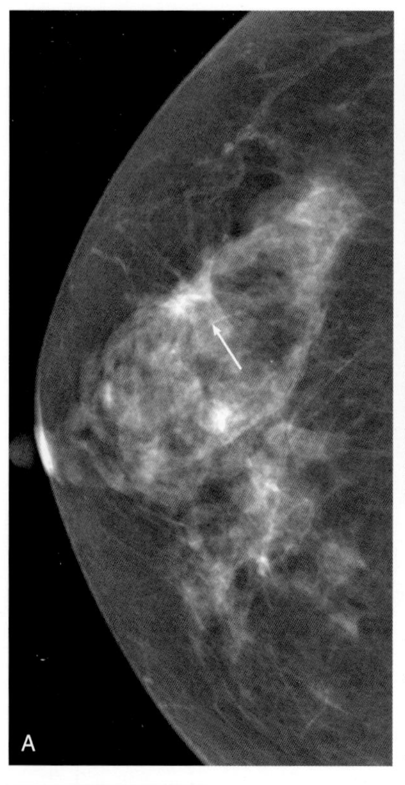


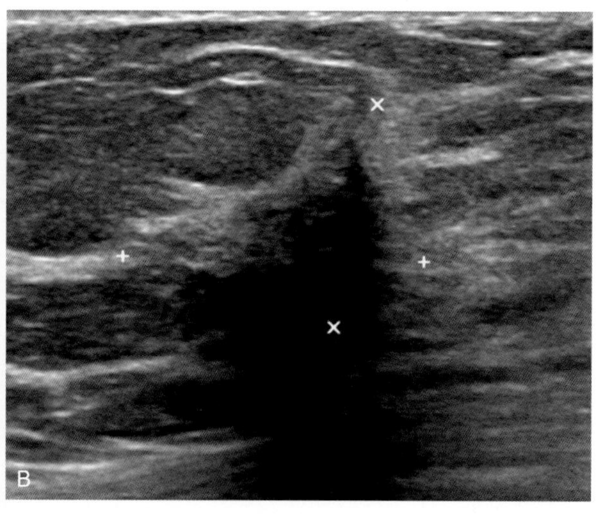


**图 9-5** 乳腺 X 线摄影和超声均发现肿块。A. 77 岁的女性，右侧乳腺 X 线摄影显示不均匀致密型乳腺，于外侧发现可疑肿块（箭头）。B. 超声显示右乳外上象限可见边缘不光整的肿块。乳腺 X 线摄影判定为 4 类，超声判定为 5 类，综合判断为 5 类 *

* 译者注：此为日本分类，下文相同

应判定为 2 类。尽管边缘清楚的肿块大部分为良性病变，但也有囊内乳头状癌或浸润性癌的可能，因此，日本乳腺 X 线摄影指南建议对边缘清楚的 3 类肿块进行诊断性检查。在联合筛查中，如果边缘清楚的肿块在超声中表现为典型的囊肿或纵横比（depth width ratio：D/W ratio）足够小的实性肿块，则判定为 2 类，不需要诊断性检查（图 9–6、9–7）。如果乳房内淋巴结或伴有粗糙钙化的纤维腺瘤在两种检查中均能确诊，综合判断可判定为 2 类。但是如果乳腺 X 线摄影中有可疑恶性征象，则以乳腺 X 线摄影所见为准。

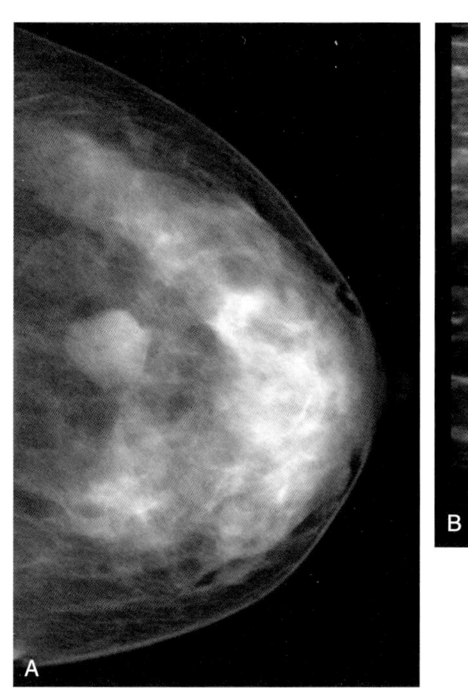


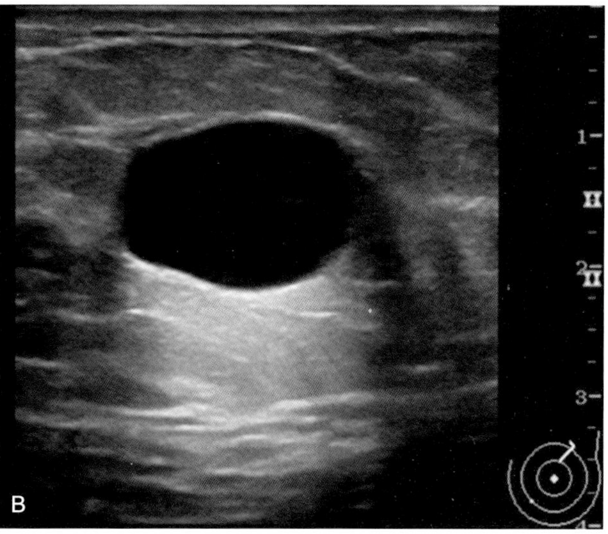


图 9–6　乳腺 X 线摄影和超声均发现肿块。A. 51 岁的女性，左侧乳腺 X 线摄影显示不均匀致密型乳腺，发现边缘清楚的肿块。B. 超声显示左乳外上象限无回声囊肿。乳腺 X 线摄影判定为 3 类，超声判定为 2 类，综合判断为 2 类 *

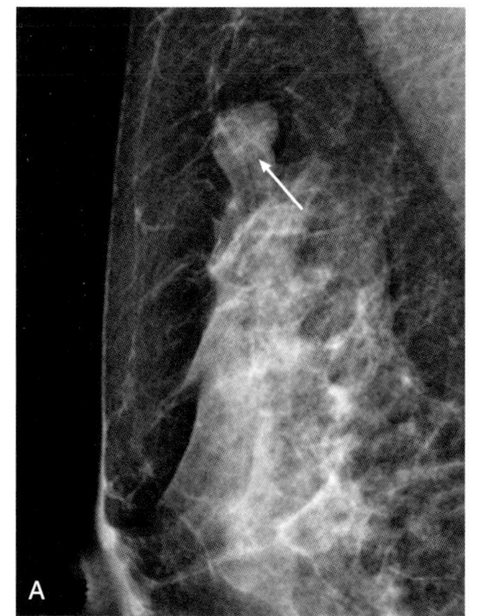


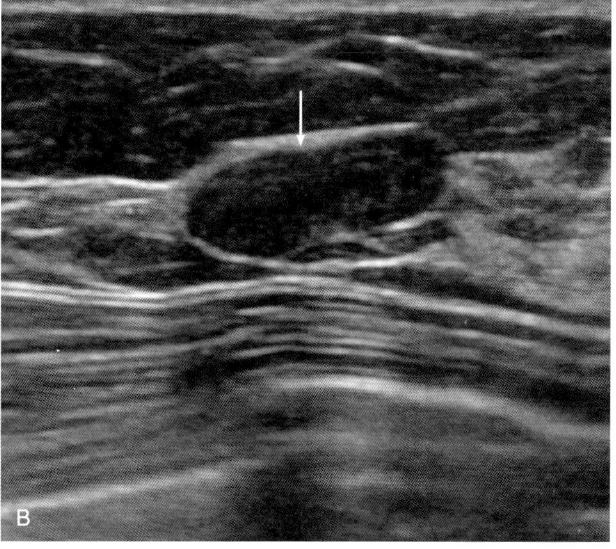


图 9–7　乳腺 X 线摄影和超声均发现肿块。A.51 岁的女性，右侧乳腺 X 线摄影显示不均匀致密型乳腺，发现边缘清楚的肿块（箭头）。B. 超声显示右乳外上象限边缘光整、纵横比（D/W）为 0.41 的等回声肿块，考虑为纤维腺瘤。乳腺 X 线摄影判定为 3 类，超声判定为 2 类，综合判断为 2 类 *

（2）超声未发现肿块

如果乳腺 X 线摄影发现肿块，而超声检查未发现相应异常，这是由于超声检查未扫到病变部位或未识别病变所致，此时应以乳腺 X 线摄影所见为准。乳腺 X 线摄影两个体位均能发现病变，而超声检查未扫查到病变的可能性很小。如果乳腺 X 线摄影有一个方位病变不明确，则超声有可能无法扫查到病变所在部位，因此，超声扫查时应充分包含腺体周围的脂肪层，外至腋中线、上至锁骨、下至乳腺下皱褶区。超声无法识别的乳腺 X 线摄影显示的病变情况包括以下几种：脂肪内的等回声病变、腺体内的高回声病变或较小的病变等。若期望减少超声漏诊的可能性，超声检查时应注意仔细观察相应区域。

**2. 乳腺 X 线摄影发现局灶不对称**

乳腺 X 线摄影中发现需要诊断性检查的局灶不对称或不对称乳腺组织（asymmetric breast tissue，ABT）时，如果超声检查可以确定是正常乳腺组织，应最终判定为 1 类（图 9–8），如果超声在相应部位发现肿块或非肿块病变，应以超声检查所见为准（图 9–9），如果超声检查不能解释乳腺 X 线摄影发现的局灶不对称，则应根据乳腺 X 线摄影所见来判断。

乳腺 X 线摄影中考虑为腺体重叠或孤立的乳腺组织，但也无法完全排除病变时，通常需要诊断性检查，这是增加假阳性的主要原因。如果超声检查显示为正常乳腺组织，可根据超声检查判定为 1 类。如果病变很小或呈等回声，或者病变位于乳头下方、乳房边缘、腺体脂肪交界处等区域，超声检查较难发现。应当指出，一些非浸润性乳腺癌和小叶性乳腺癌，超声检查可能会漏诊，应优先考虑乳腺 X 线摄影所见。如果乳腺 X 线摄影中病变存在的可能性很高，但超声检查分类为 1 类，且可信度较低时，则应以乳腺 X 线摄影所见为准，当判定为 3 类以上时，需要诊断性检查。

**3. 乳腺 X 线摄影发现钙化**

原则上，3 类以上钙化应根据乳腺 X 线摄影所见判定（图 9–10）。即使超声中发现点状高回声，但在乳腺 X 线摄影中相应部位未发现钙化，也不能判定为钙化。超声检查时，应注意乳腺 X 线摄影发现钙化的部位是否有肿块或低回声区。如果超声在相应部分发现了伴有点状高回声的肿块或低回声区，则可对类别进行

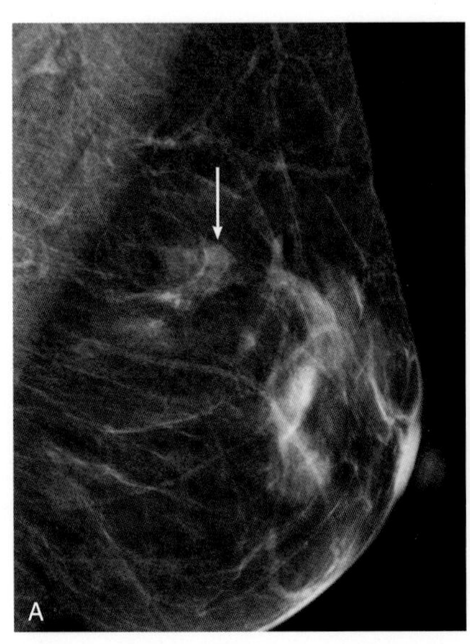


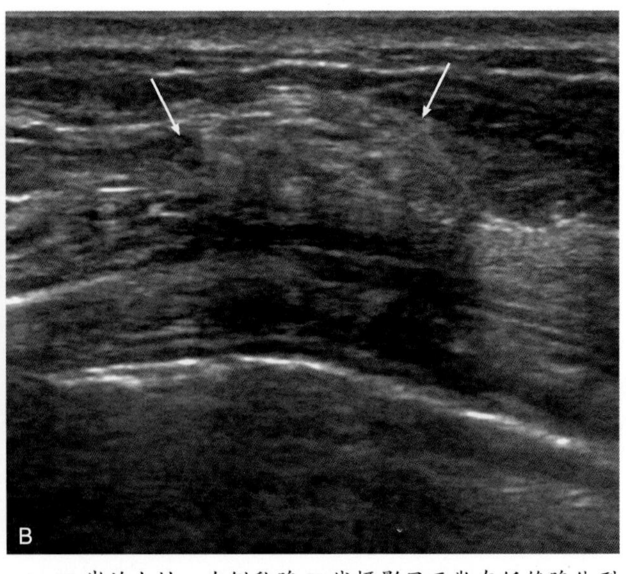


**图 9–8** 乳腺 X 线摄影发现局灶不对称。A. 57 岁的女性，左侧乳腺 X 线摄影显示散在纤维腺体型乳腺，发现局灶不对称（箭头）。B. 超声显示右乳外上象限被脂肪包围的正常腺体（箭头）。乳腺 X 线摄影判定为 3 类，超声判定为 1 类，综合判断为 1 类 *

升级。如果乳腺 X 线摄影中的少量细小圆形钙化无其他伴随征象，通常会判定为 2 类，但在致密型乳腺中，则可能是恶性病变的唯一征象，因此在联合筛查时，超声检查应仔细观察该区域。需要注意的是，即使是乳腺 X 线摄影中归为 3 类以上的钙化，也有可能在综合判断后，判定不需要诊断性检查，例如，在超声检查中显示为边缘光整、纵横比很小，考虑为纤维腺瘤的肿块内发现的粗糙钙化，则判定为 2 类（图 9-11）。综上所述，对于乳腺 X 线摄影中难以

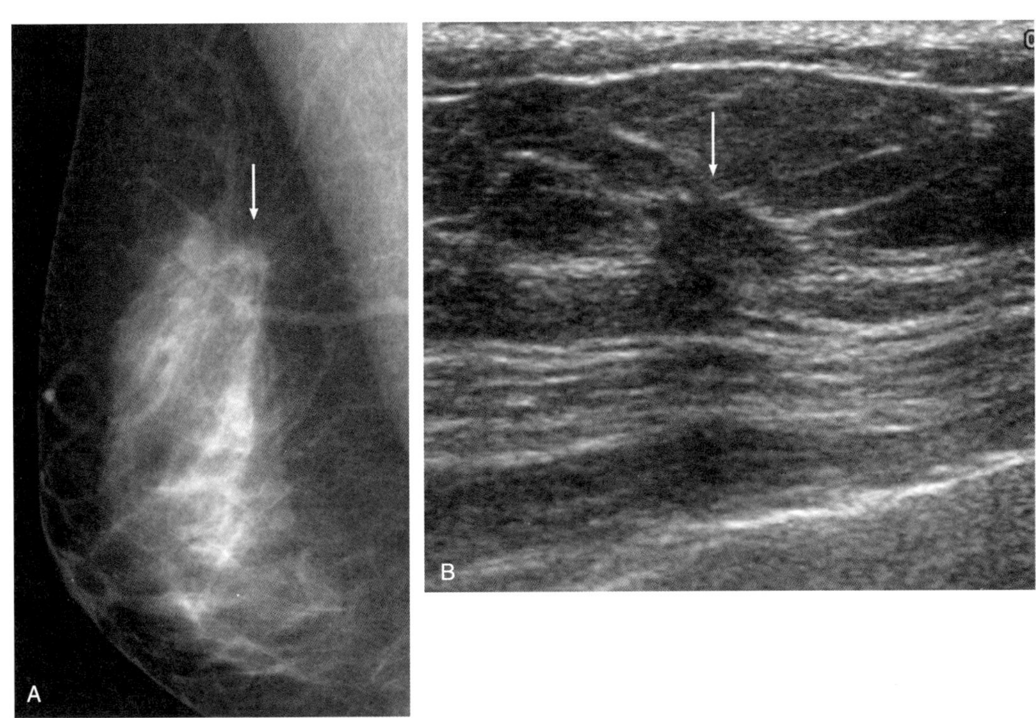

图 9-9　乳腺 X 线摄影发现局灶不对称。A. 57 岁的女性，右侧乳腺 X 线摄影显示不均匀致密型乳腺，上方见局灶不对称（箭头）。B. 超声显示右乳 12 点钟边缘毛刺状肿块（箭头）。乳腺 X 线摄影判定为 4 类，超声判定为 5 类，综合判断为 5 类 *

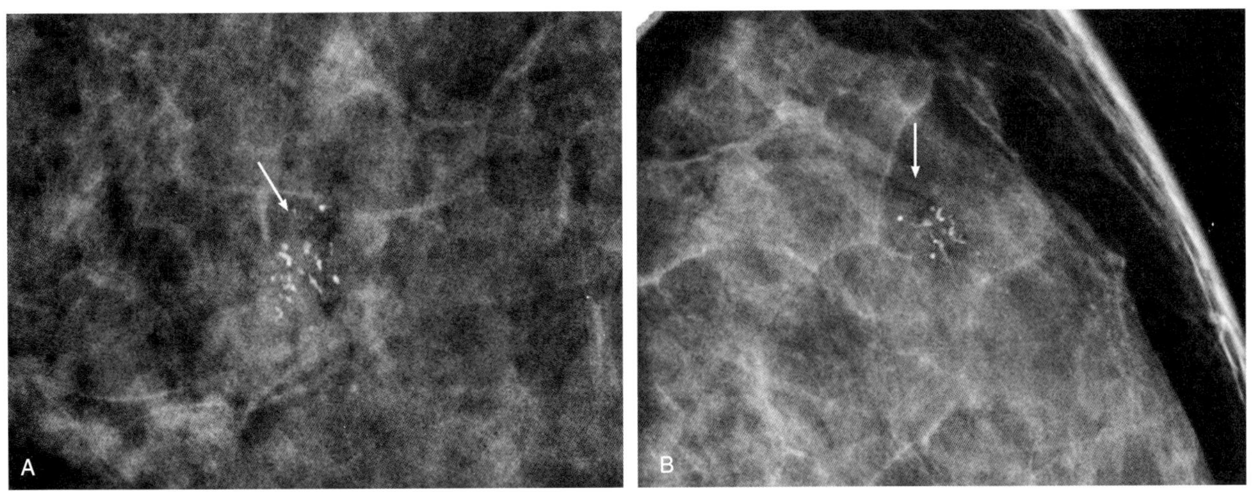

图 9-10　乳腺 X 线摄影发现钙化。49 岁的女性，左侧乳腺 X 线 MLO 位（A）和 CC 位（B）放大摄影显示极度致密型乳腺，见细小多形性成团簇分布的钙化（箭头）。超声在相应部位未发现异常。乳腺 X 线摄影判定为 4 类，超声判定为 1 类，综合判断为 4 类 *，手术诊断为高级别导管原位癌

判断的 2 类或 3 类钙化，超声检查可以成为帮助综合判断的一种手段。

**4. 乳腺 X 线摄影发现结构扭曲**

在乳腺 X 线摄影中发现明显的结构扭曲时，如果没有手术史或既往史可以解释，则为可疑恶性病变（图 9-12）。对于致密型乳腺，如果仅在乳腺 X 线摄影的一个体位发现结构扭曲，则认为病灶很可能在另一个体位被隐藏，因此要根据乳腺 X 线摄影和超声所见进行综合判断。此外，如果在结构扭曲部位，超声发现了分类为 5 类的肿块，则应综合判断为 5 类。

如果仅在乳腺 X 线摄影的一个体位中，Cooper 韧带、血管及腺体脂肪交界区重叠，很难判断是否真的存在结构扭曲，仅通过乳腺 X 线摄影所见决定诊断性检查会增加假阳性，此时，如果另一个体位显示为正常，则大部分情况属于 1 类。如果乳腺 X 线摄影中结构扭曲不明确，病变存在的可信度低，日本乳腺 X 线摄影指南推荐使用 3 类，即使超声检查没有发现异常，也建议诊断性检查。由于在检查中发现结构扭曲的概率较低，并且结构扭曲的 3 类定义也不明确，因此综合判断指南中没有明确说明。

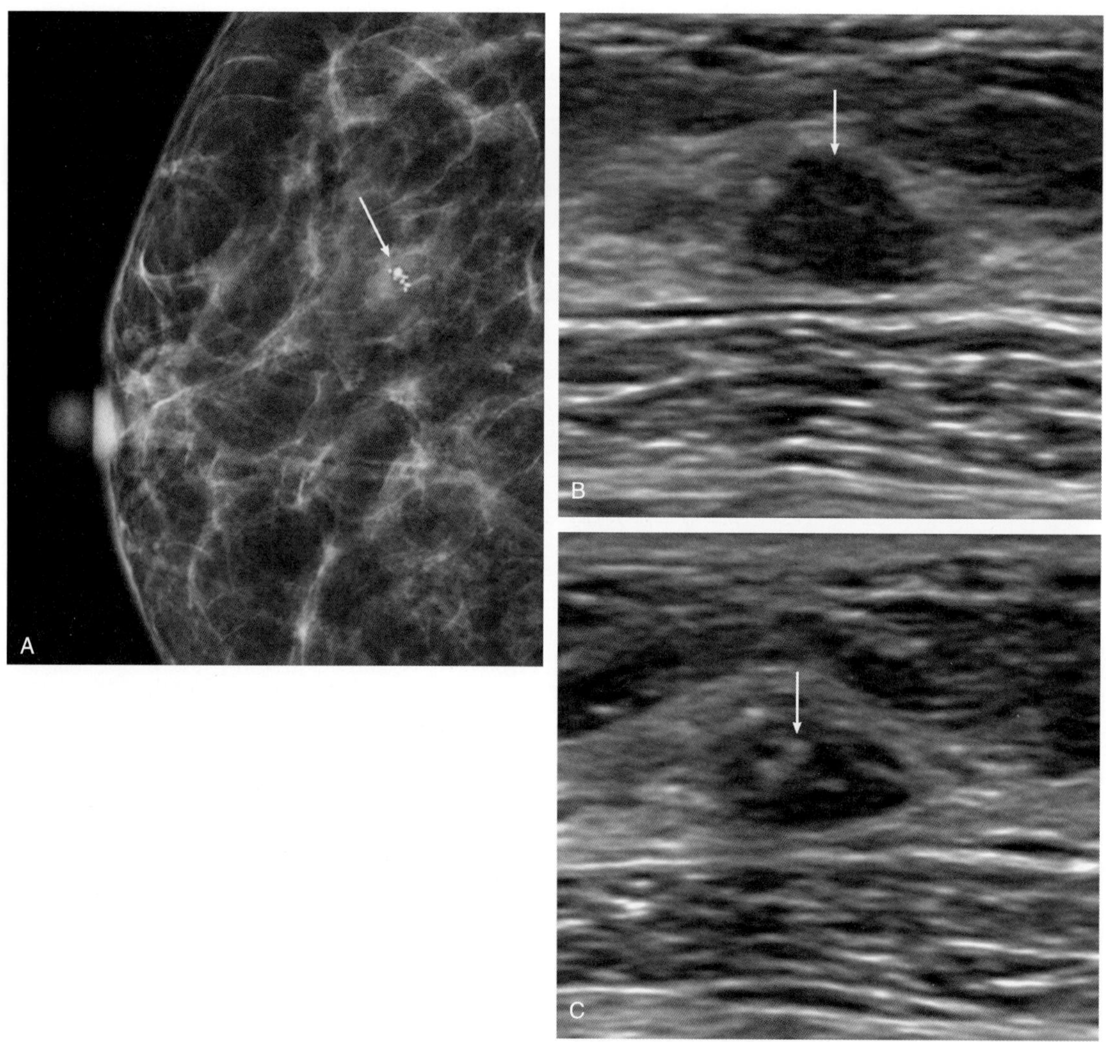


**图 9-11** 乳腺 X 线摄影发现钙化。A. 50 岁的女性，右侧乳腺 X 线 CC 位摄影显示不均匀致密型乳腺，见团簇分布的钙化（箭头）。B、C. 相应部位的超声正交切面，见边缘光整的肿块内部伴有钙化，考虑纤维腺瘤（箭头）。乳腺 X 线摄影判定为 3 类，超声判定为 2 类，综合判断为 2 类 *

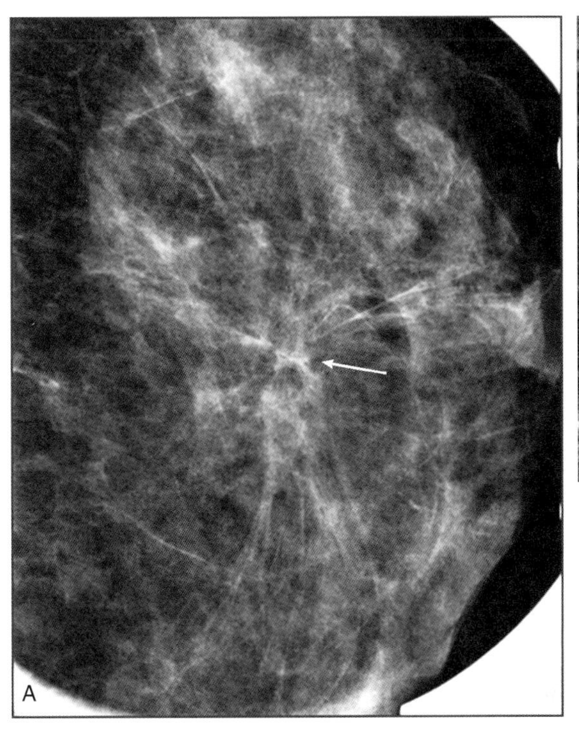


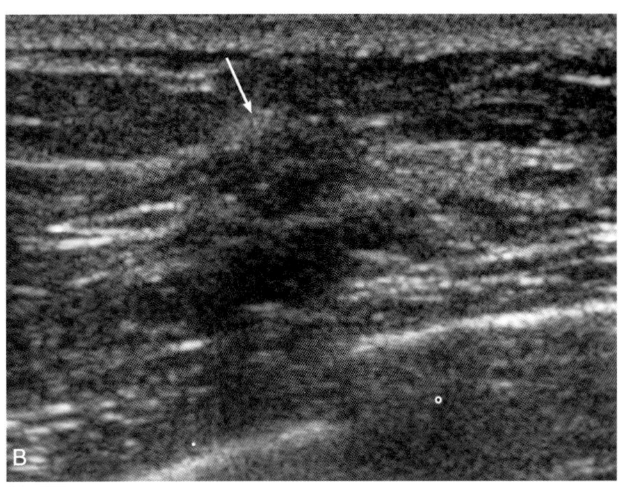


**图 9-12**　乳腺 X 线摄影发现结构扭曲。A. 52 岁的女性，左侧乳腺 X 线 CC 位放大摄影显示不均匀致密型乳腺，中央部位发现结构扭曲（箭头）。B. 超声显示左乳 5 点钟方向边缘不光整的肿块（箭头），伴有周围组织结构扭曲。乳腺 X 线摄影判定为 4 类，超声判定为 4 类，综合判断为 4 类 *，病理确诊为浸润性小叶癌

## 三、诊断与建议

### （一）建立诊断机构的标准

对参与乳腺 X 线摄影筛查的人员和设备的质量控制提高了乳腺癌的筛查准确性，为了进一步提高乳腺癌的诊断准确性，不仅是筛查机构，诊断机构也应接受质量控制。鉴于此，日本癌症学会和日本乳腺癌筛查协会共同制定了与乳腺癌筛查和诊断机构有关的标准。主要内容为：①诊断机构应当满足乳腺 X 线摄影检查和超声检查的相关设备标准；②及时向受检者本人和筛查机构报告诊断结果；③诊断机构应聘有专职的乳腺专科医生。

### （二）诊断的实施

在筛查中发现 3 类以上病变的女性需要诊断性检查。根据患者的年龄、患病风险、症状和影像学表现决定诊断性检查的方法［可以参照最新版美国国立综合癌症网络（NCCN）指南关于乳腺癌筛查和诊断的推荐标准］。对于肿块病变，超声检查比乳腺 X 线摄影更准确，但是对于非肿块病变，应根据乳腺 X 线摄影检查结果进行判断。

**1. 乳腺 X 线摄影诊断**

乳腺 X 线摄影中发现异常时，为了确定病变的位置，对病变（尤其是微钙化）进行详细评估，需要追加其他体位的乳腺 X 线摄影。为了确定病变的位置，需要追加 90°侧位摄影或切线位摄影等，局部压迫摄影用于评估肿块，放大摄影用于评估微钙化。引入数字设备后，可以在显示器上放大观察微钙化，所以放大摄影的使用率逐渐下降。

**2. 超声诊断**

作为诊断性检查中的基本方法，超声检查的首要目的是确定病变的存在和病变的良恶性鉴别。对于乳腺 X 线摄影中的不对称、结构扭曲和钙化等非肿块病变，超声应充分评估。超声确认

病变一致后，应将多普勒或弹性成像等新的检查信息与灰阶超声结果结合，进行综合判断。

## （三）乳腺 X 线摄影和超声的诊断结果与建议

临床检查、乳腺 X 线摄影检查和超声检查结束后，需要确定是否需要进一步活检或随访观察，并记录在诊断报告的最后部分（表 9-3）。

### 1. 正常或确定良性

临床检查、乳腺 X 线摄影和超声检查均判定为 1 类和确诊为良性病变的 2 类，无须随访观察，以及下次检查也不需要进行诊断性检查的女性，均返回筛查机构。建议 40 岁以上女性定期接受由国家组织的群体性筛查，40 岁以下女性可以根据个人意愿进行机会性筛查。

### 2. 1 年后复查

虽然乳腺 X 线摄影和超声检查都判定为 1 类或 2 类，但是如果需要观察病变 1 年后的变化情况，或认为在下一次筛查中被判定为需要诊断性检查可能性高的女性，则不需要返回筛查机构，而是通过 1 年后的复查来判断。例如多发性囊肿这类在筛查中或其他医院可以判定为 3 类的病变，最好 1 年后在同一医疗机构复查。此外，最好让患者本人保管好诊断报告和影像数据。

### 3. 3~6 个月的短期随访

乳腺 X 线摄影和超声检查有明确的良性征象，但有大小发生变化或恶变的可能，或者乳腺 X 线摄影和超声检查并不能完全排除恶性的可能性（即使是恶性，也不会造成生命危险）的患者，需要 3~6 个月后复查。例如乳腺 X 线摄影中发现分泌型钙化，但相应部位超声未发现异常，虽不能完全否定恶性，但没有浸润性癌的可能性。年轻女性中发现疑似纤维腺瘤的椭圆形肿块也属于这种情况。

### 4. 病理检查

如果怀疑肿块是恶性，则在影像引导下进行穿刺活检。应结合病理和影像结果决定病变的治疗方案。

表 9-3　诊断报告模板

| | | | | |
|---|---|---|---|---|
| **初诊日期** | | （20　）年（　）月（　）日 | | |
| **检查项目** | | 1.MMG　2.US　3. 细胞学检查　4.CNB　5.VAB　6. 外科活检 | | |
| **检查并发症** | | 1. 无 | 2. 有（门诊治疗） | 3. 有（住院治疗） |
| | | （具体内容：　　　　） | | |
| **诊断日期** | | （20　）年（　）月（　）日 | | |
| **诊断** | **右** | 1. 正常<br>2. 良性：a. 囊肿　b. 纤维腺瘤　c. 其他（病名：　　　　）<br>3. 乳腺癌：a.0（Tis）　b. Ⅰ　c. ⅡA　d. ⅡB　e. ⅢA　f. ⅢB　g. ⅢC　h. Ⅳ<br>i. 分期未确定→（转诊医院名称：　　　　）<br>4. 其他恶性肿瘤（病名：　　　　）<br>5. 确诊前转院（医院名：　　　　） | | |
| | **左** | 1. 正常<br>2. 良性：a. 囊肿 b. 纤维腺瘤 c. 其他（病名：　　　　）<br>3. 乳腺癌：a.0（Tis）　b. Ⅰ　c. ⅡA　d. ⅡB　e. ⅢA　f. ⅢB　g. ⅢC　h. Ⅳ<br>i. 分期未确定→（转诊医院名称：　　　　）<br>4. 其他恶性肿瘤（病名：　　　　）<br>5. 确诊前转院（医院名：　　　　） | | |
| **建议** | | 1. 筛查　2. 1 年后复查　3. 6 个月后复查　4. 3 个月后复查　5. 治疗 | | |
| **联系事项** | | | | |

## 知识要点

• 乳腺 X 线摄影和超声联合的乳腺癌筛查通常会提高筛查的敏感度，但也会降低特异度。因此，需要制订一套综合判断标准，使与单独使用乳腺 X 线摄影或超声筛查相比，联合筛查能够增加收益，减少弊端。

• 乳腺 X 线摄影无可疑发现，而超声发现可疑征象时，如果病变位于腺体致密区，应以超声所见为准，如果病变位于脂肪较多的区域，应避免超声检查的过度判断。

• 对于乳腺 X 线摄影中发现 3 类以上的肿块，如果肿块的边缘清楚或遮蔽，应以超声检查结果为准进行判断；如果肿块的边缘呈微分叶、模糊或毛刺状，则以乳腺 X 线摄影结果为准进行判断；如果超声未在相应部位发现异常，应以乳腺 X 线摄影所见为准进行判断。

• 乳腺 X 线摄影发现局灶不对称时，超声检查显示为腺体组织，则判断为 1 类，若超声发现肿块或非肿块病变，应以超声检查进行综合判断。如果乳腺 X 线摄影中病变存在的可能性高，超声检查的可信度低时，即使在超声中未发现异常，也要优先考虑乳腺 X 线摄影所见，并进行精密检查。

• 对于钙化和结构扭曲，应以乳腺 X 线摄影所见为主进行判断。对于乳腺 X 线摄影归为 3 类以上的钙化，如果超声确认是与考虑为纤维腺瘤的肿块相关的粗糙钙化，可以综合判定为 2 类。

• 在筛查中，如果发现 3 类以上的病变，则需要进行进一步的诊断性检查，应根据患者的年龄、症状及影像学表现，决定诊断性检查方法。诊断机构将综合临床检查、乳腺 X 线摄影和超声检查结果做出诊断，并推荐处理措施，包括常规筛查、随访或活检。

## 参考资料

[1] Ohnuki K, et al. The criteria for mammography screening combined with ultrasound. J Jpn Assoc Breast Cancer Screen, 2012.

[2] Ohuchi N, et al. Sensitivity and specificity of mammography and adjunctive ultrasonography to screen for breast cancer in the Japan Strategic Anti-cancer Randomized Trial（J-START）: a randomised controlled trial. Lancet, 2016.

[3] Tohno E, et al. Effect of adding screening ultrasonography to screening mammography on patient recall and cancer detection rates: a retrospective study in Japan.Eur J Radiol, 2013.

[4] Uematsu T, Nakamura S, Ohuchi N. Do you know how to get the J-START quality assurance guideline.Breast Cancer, 2018.

第四部分

# 乳腺超声诊断

（吴英花　宋宏萍　张歌　张美花　舒瑞　译）

# 第 10 章　乳腺超声检查方法

乳腺超声检查与乳腺 X 线摄影不同，因为需要影像医生利用探头实时扫查和获得图像，并判断是否存在病变，所以对影像医生的经验依赖性非常高。因此，从事乳腺超声诊断的医生应熟练使用标准检测方法（standard examination technique），这对提高乳腺超声检查的重复性和诊断准确性非常重要。根据不同受检者女性乳房厚度的不同，通过调整患者的姿势、探头加压力度和频率，调节成像视野、增益及焦点等设置，获得最佳图像。当发现异常病变时，应保留记录病变位置、大小等信息的图像和数据，以便于日后复查对比。

本章重点讲述了乳腺超声检查前的准备事项、操作注意事项、图像调节和图像记录等标准超声检查方法，以及临床影像评价。

## 一、检查前准备

### （一）基本检查事项

确认探头是否正确连接，探头线是否缠绕在一起。如果存在探头线缠绕的现象，会造成探头掉落或断线。检查探头匹配层表面有无裂纹等异常，有裂纹会降低图像清晰度，应及时更换。应确认显示器的状况和主机的功能，防止风扇区域灰尘堆积，确保设备正常运行。使用保温装置储存超声耦合剂。因为是针对女性的检查，所以要营造舒适、私密的环境，避免患者产生抵触情绪和害羞心理，减轻患者的焦虑和紧张感，使检查能够顺利进行并结束。要保护患者的安全，特别要警惕跌伤事故，在发生跌伤意外时应尽量减少头部受伤等重大事故。由于同名同姓等原因，可能会出现患者调换的致命错误，所以在检查之前一定要确认患者的就诊编号和出生年月日，确保患者与检查单为同一人。

### （二）掌握检查的理由

影像医生在检查前应熟知超声检查的适应证（表 10-1），掌握患者的临床症状、检查目的和既往检查结果，不要在未了解患者任何信息的情况下进行检查。如果不能查看患者的以往记录，最好是让就诊患者在等候检查时填写一份简单的调查问卷，了解有无可触及性肿块、乳房疼痛或乳头溢液等症状，既往乳腺 X 线摄影和超声检查结果，乳腺癌家族史，组织病理学检查，以及手术史等信息。如果既往超声检查结果有异常，应集中检查该区域。此外，应在仔细阅读并掌握乳腺 X 线摄影结果后再进行超声检查，以对患者的乳腺进行全面综合的评估。

### （三）患者的体位

医生应指导患者摆放体位，尽可能地使乳腺组织厚度最薄且固定，探头表面应与乳腺组织垂直，使超声波有效地穿透组织，减少由于折射而产生的能量衰减。检查时患者的双臂应置于头部，

表 10-1　ACR 乳腺超声检查的适应证（2016 年版）

| |
|---|
| · 评价乳房可触及性肿块和临床症状 |
| · 评价乳腺 X 线摄影、MRI 等其他影像检查中发现的异常 |
| · 未满 30 岁的年轻女性、妊娠或哺乳期女性的乳房检查 |
| · 乳房植入物相关问题的评价 |
| · 引导介入性操作 |
| · 治疗前后的乳房和腋窝检查 |
| · 乳腺组织致密或不适合行 MRI 检查的乳腺癌高风险女性的筛查 |
| · 腋窝淋巴结异常的鉴别和活检引导 |

医生检查乳房内侧时嘱患者平躺，检查乳房外侧时应在患者外侧后背垫上靠垫（图 10-1），患者的乳房越大，采取的姿势就应越倾斜，使乳房和胸壁扁平，抬起手臂会使皮肤紧张，使乳房更加平坦、固定。由于患者在乳腺超声检查时的体位与乳腺手术采取的体位相同，因此乳腺超声检查可以对可疑病变进行定位，为手术提供有价值的信息。建议从患者左侧乳房开始进行检查，这样容易与其进行沟通，而且不会使探头线粘上耦合剂。对于患者站立时才能触及的病变，应嘱患者坐立后进行扫查，以便于找到病变。但是坐立的姿势会使乳房厚度增加，移动度增大，很难进行系统的乳腺检查。

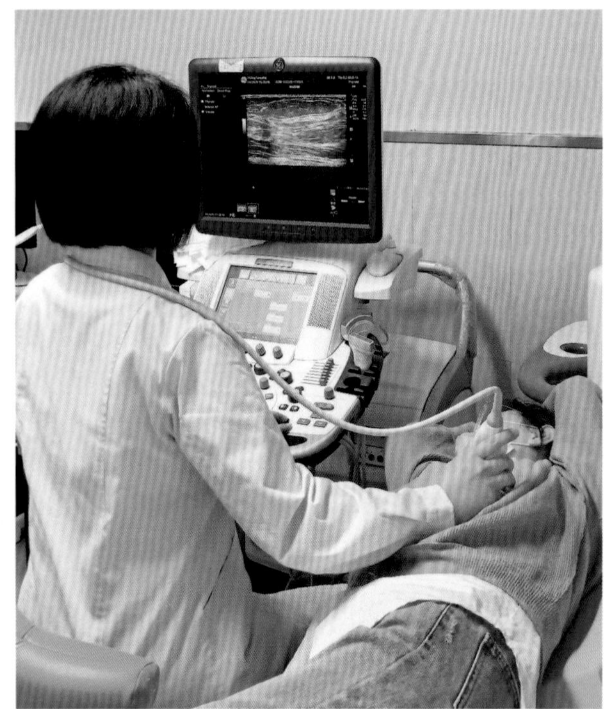

图 10-1　乳腺超声检查。医生坐在患者的左侧，右手握住探头进行乳腺超声检查。检查外侧乳房时，患者应仰卧，并面向医生呈 30°~60°倾斜，使乳腺组织平坦且固定，探头与乳腺组织垂直

## 二、检查概述

### （一）手持探头的方法

医生坐在可移动的椅子上，以舒服的姿势轻握探头底部。为了减轻持探头的手腕和肩膀的负担，最好把探头线搭在肩膀上进行检查。医生使用手腕移动探头仔细检查，而不是用整个手臂。扫查时使用耦合剂（coupling agent）或凝胶（gel）是为了消除探头与患者皮肤之间的空气，使探头能够顺滑地在皮肤表面移动。超声声束应与皮肤垂直入射（图 10-2）。如果手持探头的位置太靠上，就会造成探头倾斜，声束不能垂直进入身体，会严重影响图像质量。

### （二）扫查方法

因为乳房没有可以作为解剖学标识的结构，所以需要系统地移动探头，以进行全面的检查，并且至少要进行两个方向以上的重复扫查，才能确保乳房的所有部位都得到检查（表 10-2）。扫查方式有两种，纵 - 横扫查（longitudinal-transverse scan）和径向 - 反径向扫查（radial-antiradial scan；图 10-3）。纵 - 横扫查的缺点是不符合导

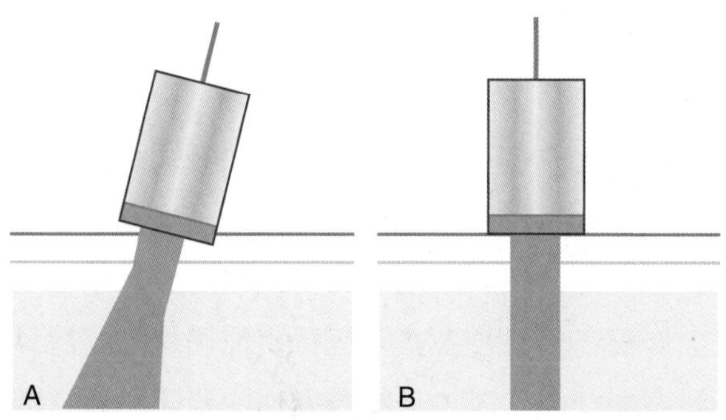



图 10-2　探头和超声声束的入射角。A. 错误示例。B. 标准示例。超声声束应与皮肤垂直

表 10-2　乳腺超声扫查的核心点

- 轻握探头底部，应注意超声声束与皮肤垂直扫查
- 检查正常厚度的乳腺时，探头轻触皮肤即可；对于腺体较厚的乳腺，需要充分加压扫查
- 对于已发生腺体萎缩的乳腺，扫查范围不仅要包括现存的腺体，还要广泛扫查之前有腺体的区域
- 在乳腺超声检查过程中，乳腺周边和乳头深层的病变容易遗漏，因此需要注意
- 检查外侧乳腺时应在患者后背外侧垫上靠垫
- 乳房较大时，应嘱患者屈曲双臂置于头部，采取更倾斜的姿势，用探头充分加压扫查

管的解剖学方向，但可以快速扫查整个乳腺。径向 - 反径向扫查以乳头和乳晕为中心，轮辐状沿导管延伸方向扫查，有利于掌握导管和病变的关系，但扫查整个乳房所需时间较长。因此，为了系统且有效地进行检查，最好先通过纵 - 横扫查寻找局部病变，再通过径向 - 反径向扫查观察导管变化，导管内病变，以及肿块与导管的关系（图 10-4、10-5）。扫查速度太快会漏掉一些部位，最理想的扫查速度为 1~2cm/s。

## （三）盲　点

在乳房扫查过程中，乳房周边和乳头深层的病变容易遗漏，需要特别注意（图 10-6）。腺体萎缩区域易被误认为没有腺体，从而导致遗漏位于外周的病变。因此，不仅要扫查现存的腺体，还要广泛扫查之前有腺体的区域。扫查范围应该广泛，最好是矩形，而不是圆形，并包括腋窝部，以防漏掉腋尾部的腺体。乳头深层的导管走行和超声声束方向平行，乳头中的组织会阻碍声束的传播，可导致遗漏病变。因此在扫查乳头和乳晕下导管时，要用探头将乳头和乳晕推向一侧，斜切扫查（图 10-7）。

## （四）压　迫

在进行乳房检查时，要对乳房施加适当的压力，以减少声影，使解剖结构显示清晰，这样有助于发现病变。如果用力过大，会使乳房的解剖结构发生变化，也会导致病变漏诊。为了观察深部的病变，或消除由于对 Cooper 韧带的斜切出现的后方声影，应用探头以不同强度的压力或以不同的角度扫查（图 10-8）。此外，在分析肿

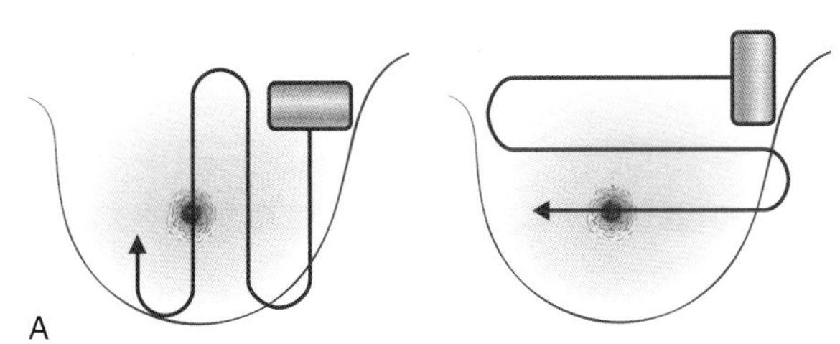

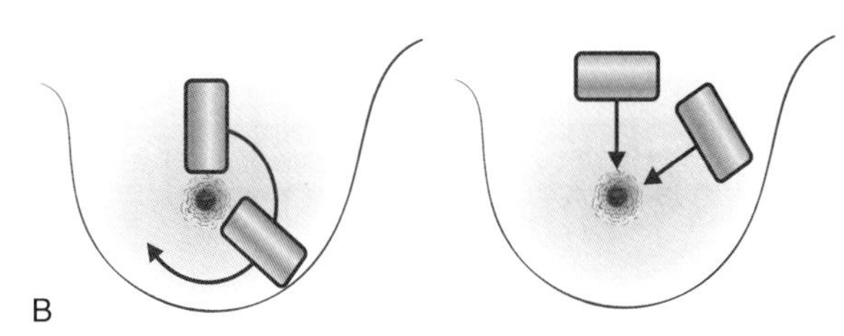


图 10-3　超声扫查方式模式图。乳腺超声扫查方式有两种，纵 - 横扫查（A）和径向 - 反径向扫查（B）

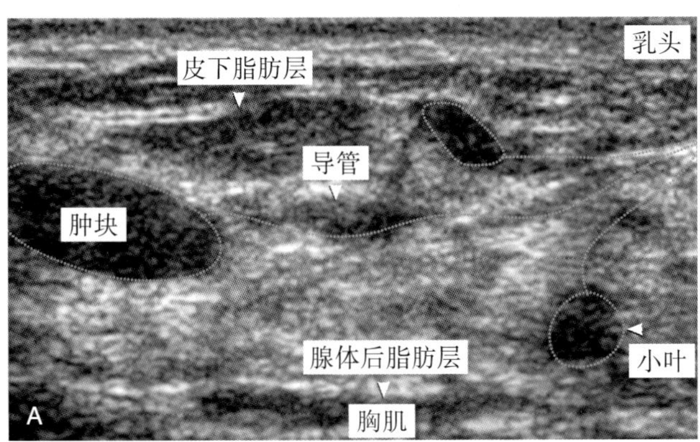

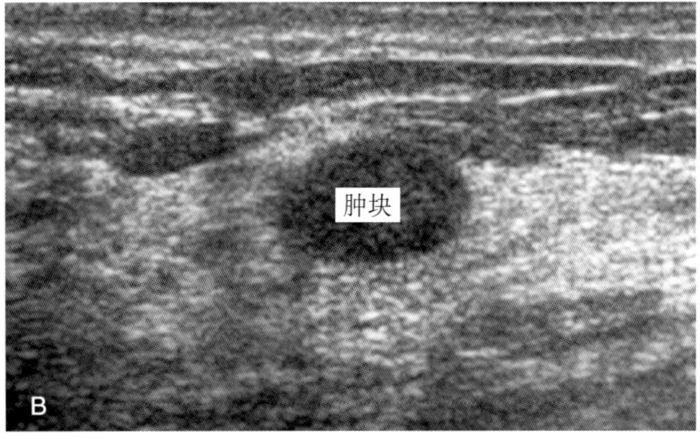


图 10-4　径向 - 反径向扫查。A. 径向扫查可以观察导管与病变的关系。B. 反径向扫查可见肿块呈椭圆形，边缘光整

块的形状、边缘、后方声影时，也应施加适当的压力（图 10–9），而在寻找乳头溢液的原因时，应选择比在其他检查时更小的压力。

分析探头加压后组织形变大小也有助于判断有无病变和鉴别病变的良恶性。与肿瘤相比，正常组织更容易因被探头压缩而产生形变。与纤维

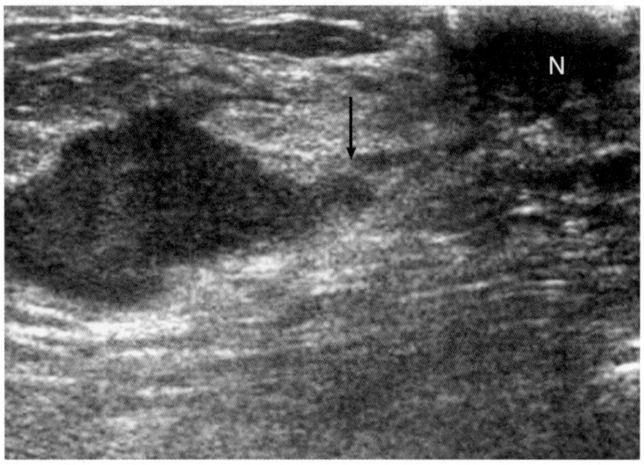

图 10–5　径向扫查。低回声的癌组织通过导管（箭头）侵及乳头（N）

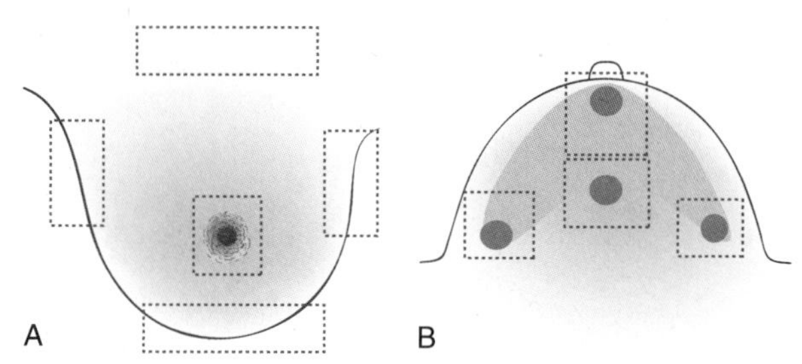


图 10–6　盲点。A. 乳房周边和乳头深层病变最容易遗漏。B. 位于脂肪与腺体交界（fat-gland interface）的肿块，若回声与周围脂肪回声相等，即呈等回声，或图像对比度较低时，也易漏诊

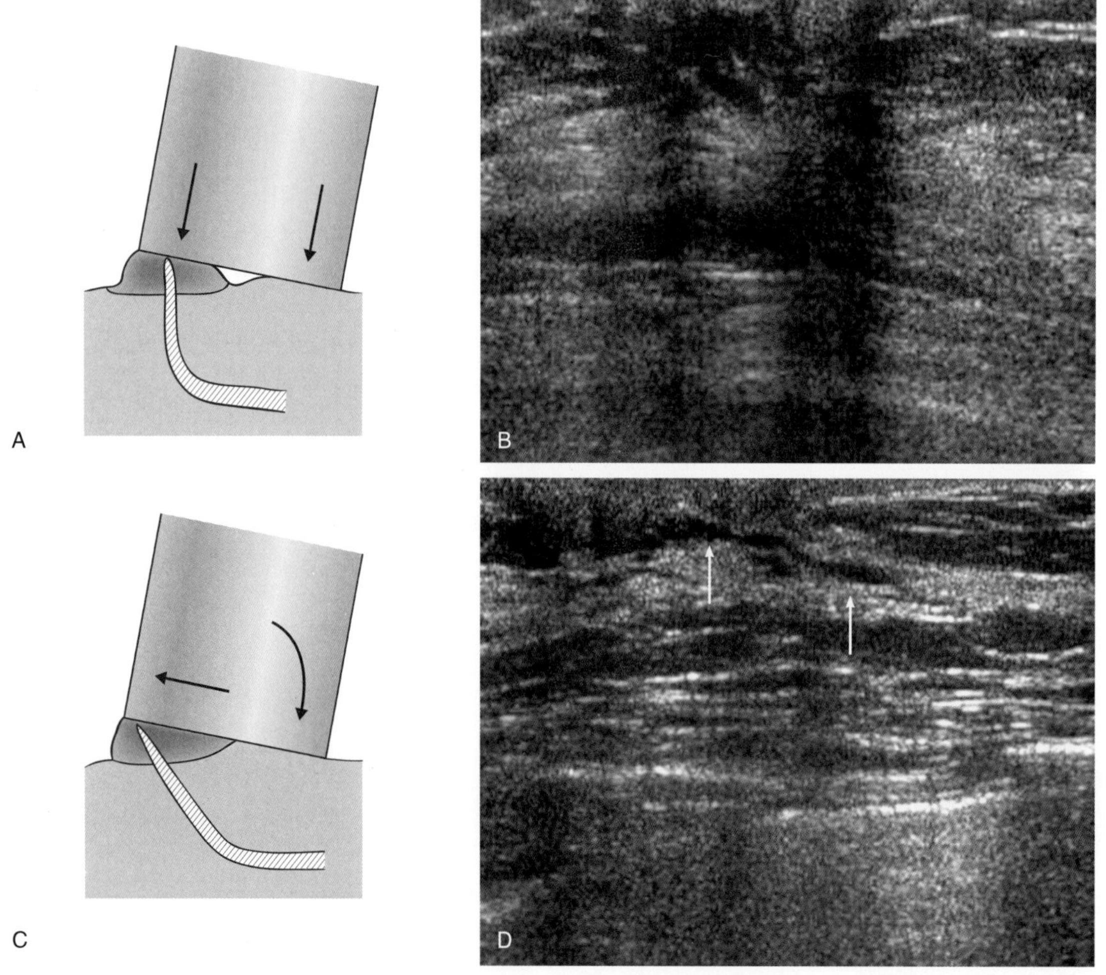


图 10–7　乳头和乳晕深层的导管检查。与探头对乳头和乳晕不加压（A）或垂直对乳头加压（B）的图像相比，用探头将乳头斜推向一侧加压（C、D），乳头深层的导管（箭头）显示得更清晰

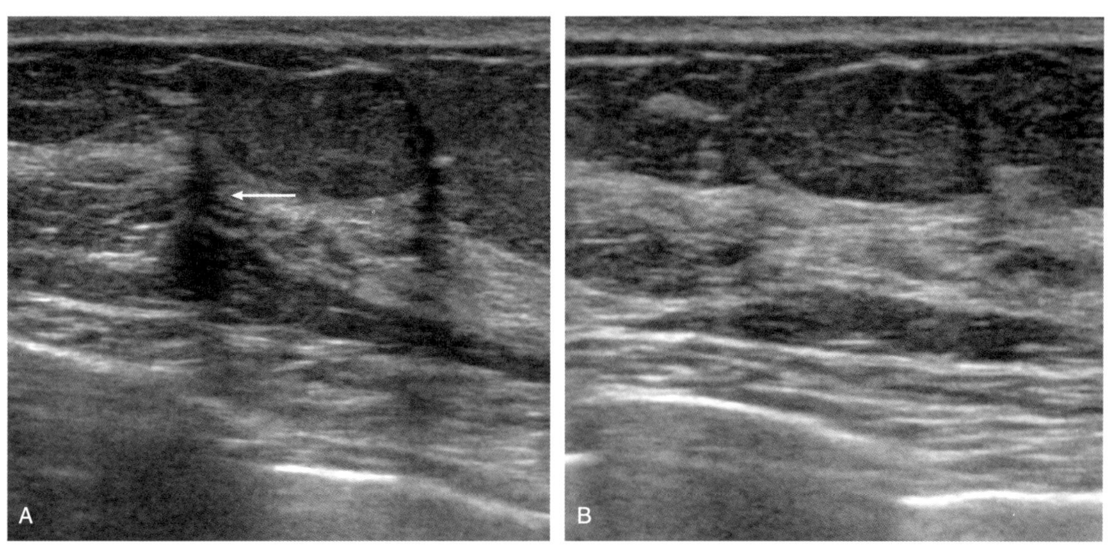

图 10-8　探头加压与后方声影。A.Cooper 韧带引起的后方声影（箭头）。B. 探头加压或换角度扫查后，后方声影减少

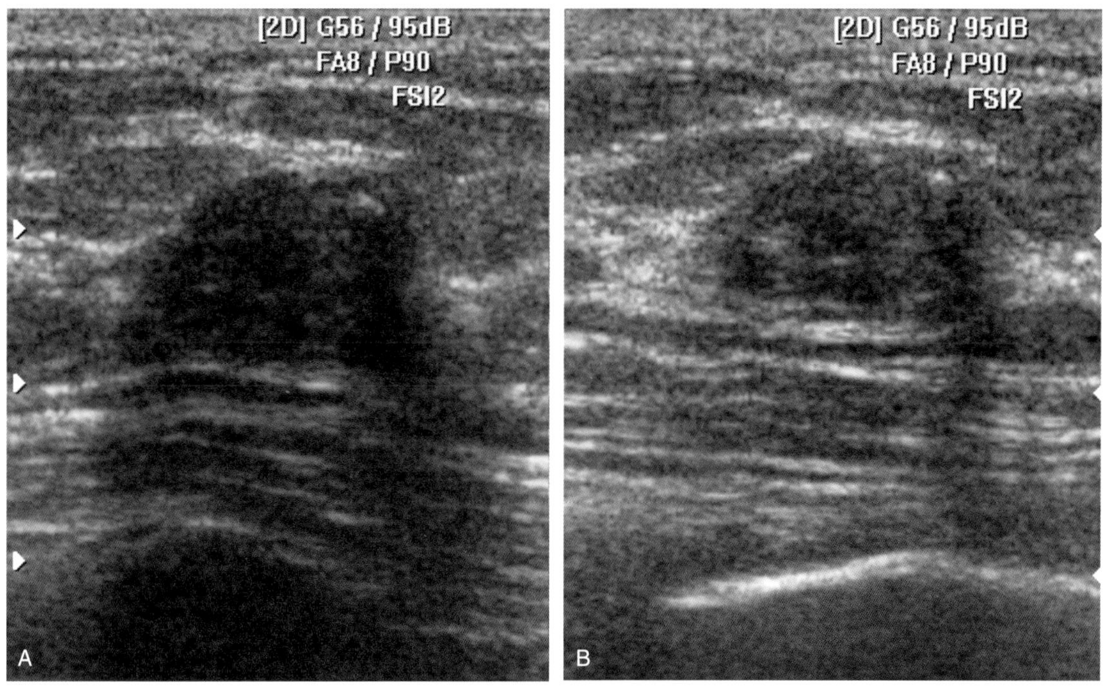


图 10-9　探头加压与肿块。对同一肿块探头未施加压力（A）和施加压力的状态（B），分别记录图像。适当施加压力后，肿块的形状和边缘变得清晰，后方声影基本消失

腺瘤和乳腺癌相比，探头加压时，脂肪小叶（fat lobule）或脂肪瘤（lipoma）产生的形变更大，且不会压迫周围组织。

## 三、图像质量

### （一）探头频率

应根据乳房的厚度使用适当频率（frequency）的探头。在乳房较大的女性中，如果深部图像产生严重衰减，可通过调节时间增益补偿和焦点来优化图像，如果深部结构仍分辨不清，应降低探头的频率（图 10–10）。

### （二）成像视野

成像视野（field of view，FOV）是指图像的深度设置。在寻找乳房病变时，显示深度应足以包括从皮肤到胸大肌的区域，最好不包括胸膜和肺部（图 10–11）。由于乳房不同部位的皮肤到胸肌的深度不同，因此在较厚的部位和腋窝部应增大成像视野（图 10–12）。应特别注意胸大肌是否在成像视野内，以免漏掉位于乳腺后方的病变。

### （三）焦　点

选择适当的聚焦区（focal zone）可以以高分辨率扫查靠近探头的近场结构，而不会造成信号的平均。对于位于皮肤层等非常表浅的病变，为了更清晰地显示，应使用耦合垫（standoff pad；图 10–13）。由于新型超声仪器可实现动态聚焦，设置多个焦点，因此可以不依赖耦合垫得到表层的清晰图像（图 10–14）。

### （四）增　益

由于探头发射的声束能量随着深度的增加而衰减。因此具有相同折射率的结构需要通过调节增益补偿（gain compensation）来保证在不同的深度显示相同的回声强度，也可以使用一键优化来自动调节图像（图 10–15、10–16）。

### （五）谐波成像

探头向体内发射超声波后，发生非线性改变，不同频率的信号会返回，其中包括降低图像分辨率的旁瓣（side lobe）、散射等低频率信号。谐波成像（harmonic imaging）只接受二倍于基波频率的二次谐波信号，并排除低频率信号产生的伪

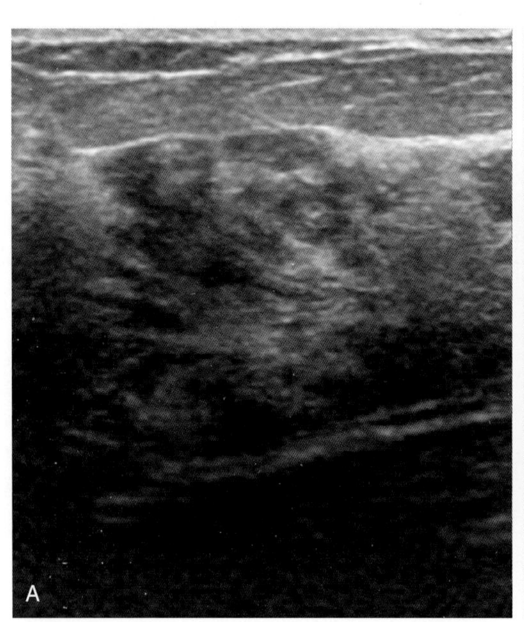


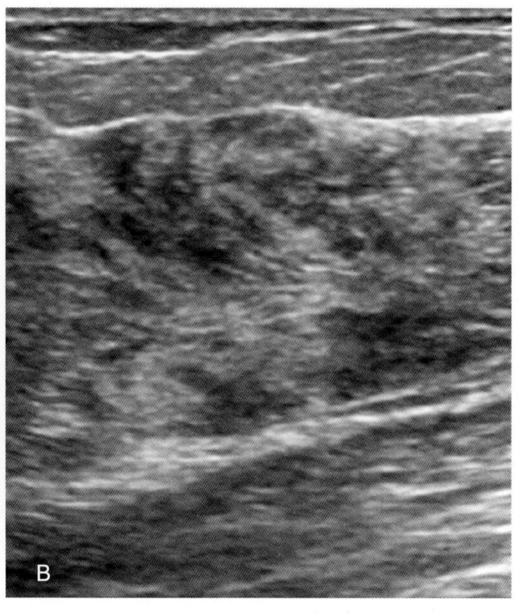


**图 10–10**　探头频率的选择。对于乳房体积较大的女性分别使用 14MHz 探头（A）和 9MHz 探头（B）的图像。通过调节时间增益补偿和焦点，图像仍存在严重衰减，分辨不清深部结构时，应降低探头的频率

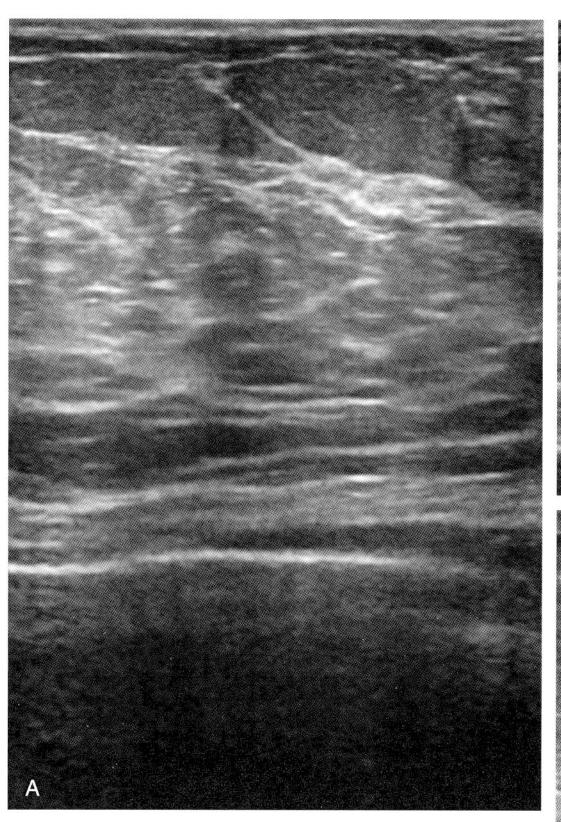


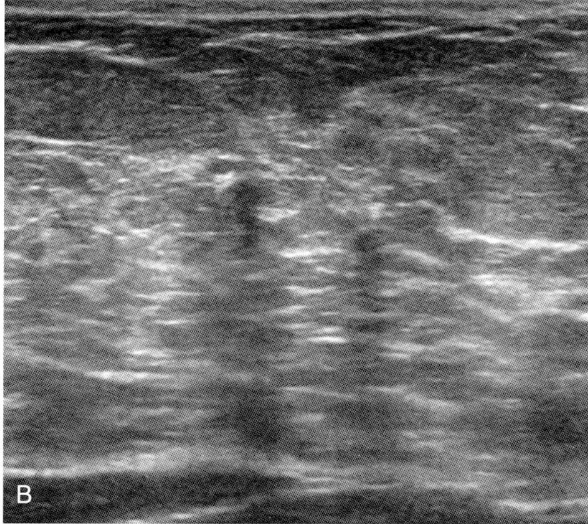


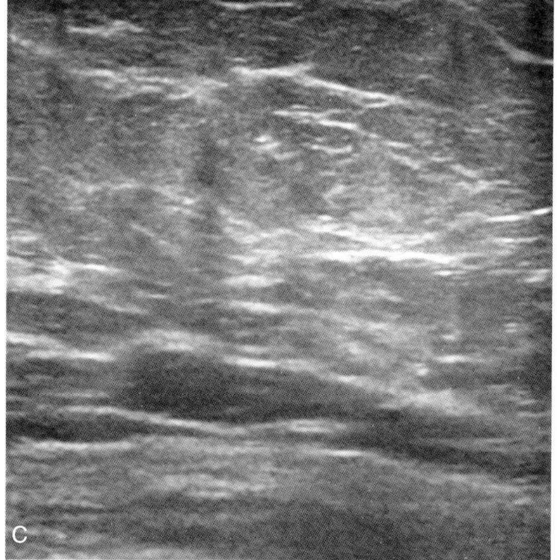


**图 10–11**　乳腺成像视野的设置。A. 错误示例，成像视野设置过大，难以分析病变的细微特征，不必要的胸廓和肺脏占据了一半以上的图像。B. 错误示例，成像视野设置过小，未包括腺体全层，可能会漏掉胸壁附近的肿块。C. 正确示例，成像视野设置适当

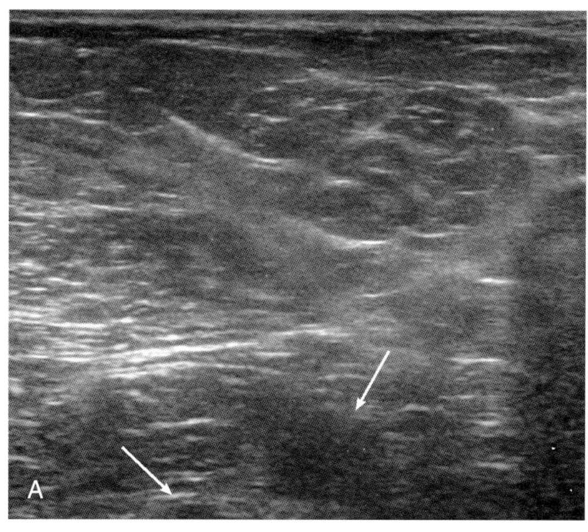


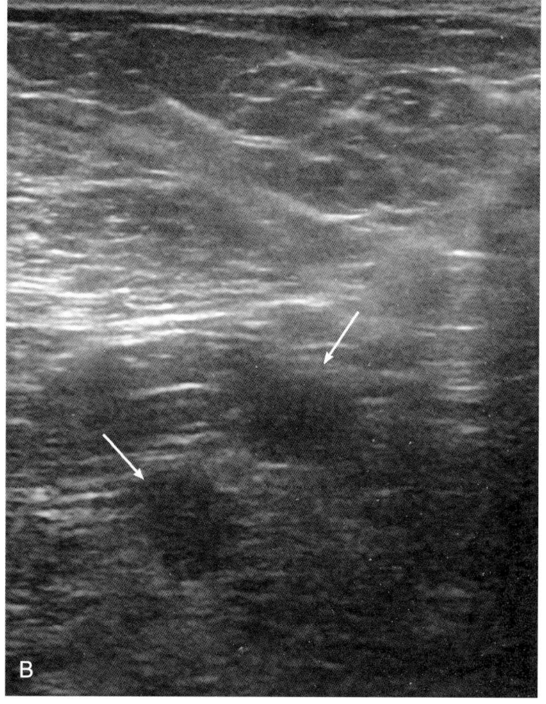


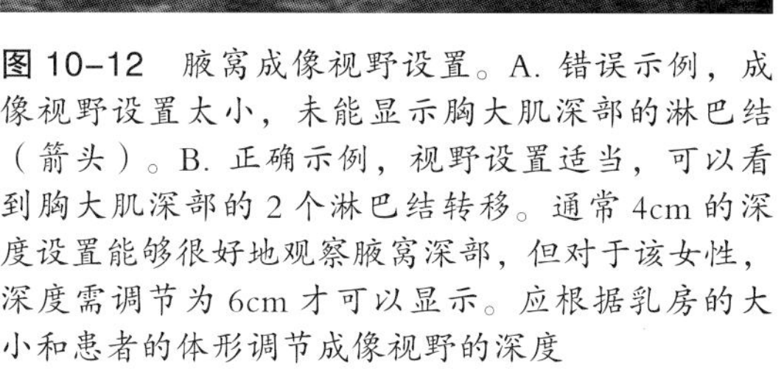

**图 10–12**　腋窝成像视野设置。A. 错误示例，成像视野设置太小，未能显示胸大肌深部的淋巴结（箭头）。B. 正确示例，视野设置适当，可以看到胸大肌深部的 2 个淋巴结转移。通常 4cm 的深度设置能够很好地观察腋窝深部，但对于该女性，深度需调节为 6cm 才可以显示。应根据乳房的大小和患者的体形调节成像视野的深度

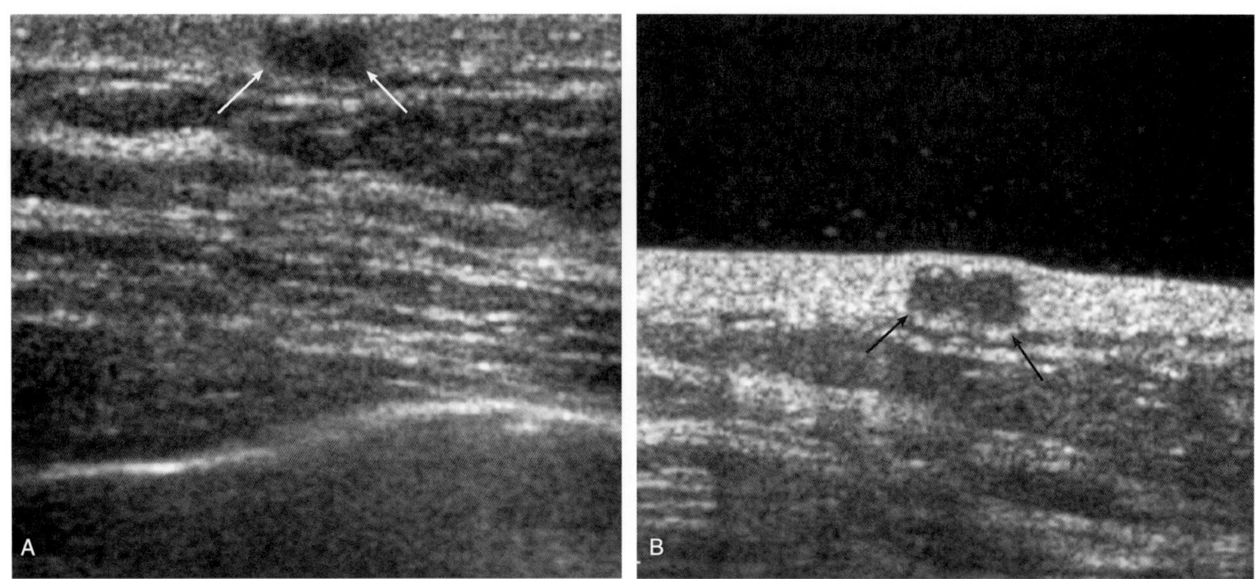

图 10-13 超声耦合垫的使用。皮肤层的病变（箭头）在使用超声耦合垫后（B）比使用前（A）更加清晰

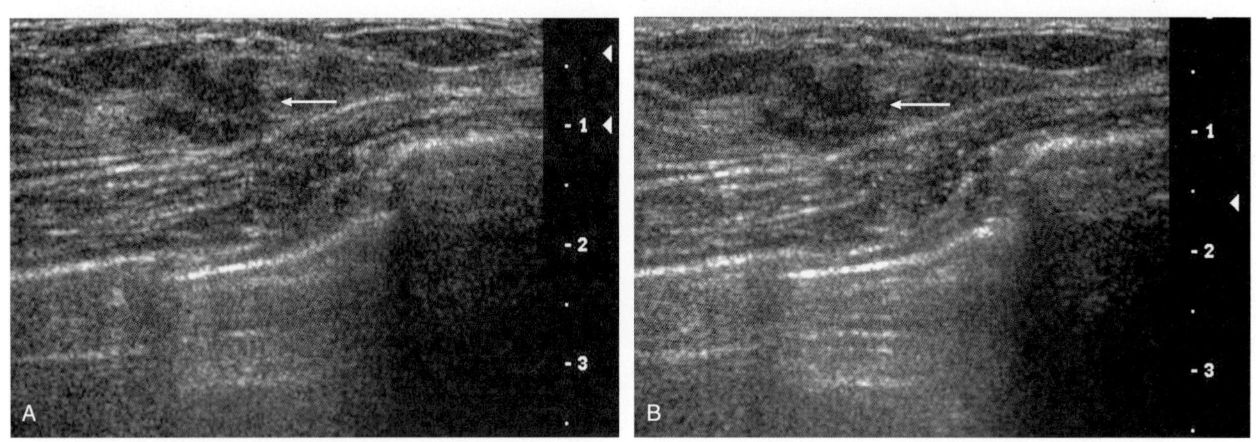

图 10-14 不同焦点设置的图像变化。A. 两个焦点，位于与病灶相同的深度。B. 一个焦点，位于比病灶深的位置。与 B 图相比，A 图中的病灶显示更清晰

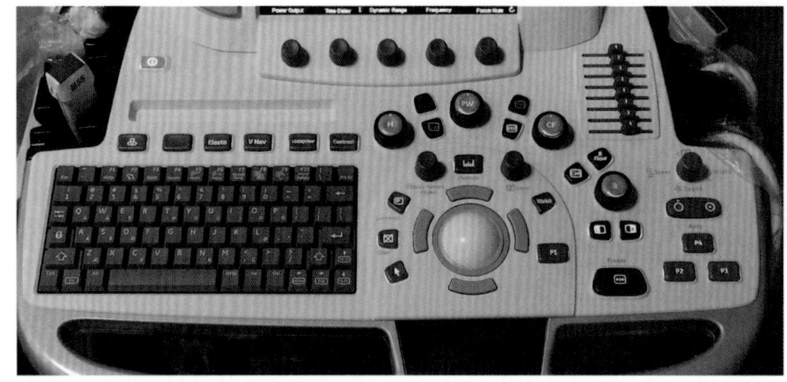

图 10-15 增益调节键。超声仪器控制面板上的总增益调节键（三角箭头）和时间增益补偿调节键（箭头）

像，因此图像的噪声减少，质量提高。谐波成像可以提高图像的对比度，有助于区分囊实性病变，而且能更清晰地显示肿块轮廓和钙化（图 10-17）。对于发现的小的实性肿块，特别是被脂肪围绕的等回声肿块和腋窝淋巴结，谐波成像也有很大帮助（图 10-18）。然而，由于有限的频率带宽，纵向分辨率和对比分辨率并不理想。并且由于仅采用高频信号，成像深度受到限制。谐波成像也会使声影伪像增强。

### （六）复合成像

复合成像（compound imaging）技术是从不同角度发射超声波，将采集到的多幅重叠图像平均为一幅图像的方法（图 10-19）。通过平均多幅重叠图像，可以减少后方声影等伪像，强化组织结构的回声，提高声像图信噪比，因此与传统超声图像相比，能够准确地显示出病变的边缘、内部结构、钙化等，从而提升图像的质量（图 10-20）。对于具有强后方声影的病变，复合成像可以用于观察病变的后边界及周围组织结构。复合成像还适用于引导穿刺活检等介入操作，但需要注意的是，复合成像会导致帧频降低。

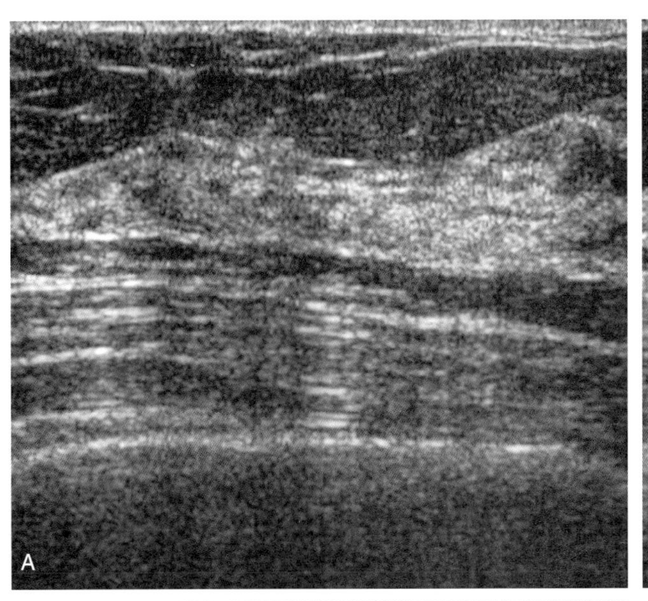


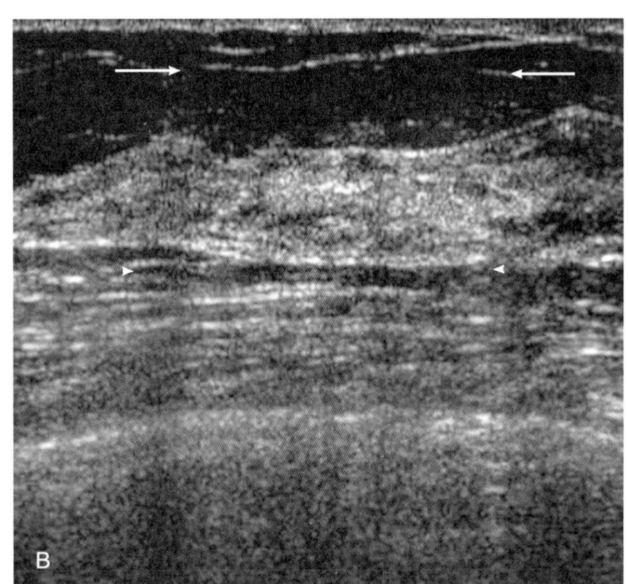


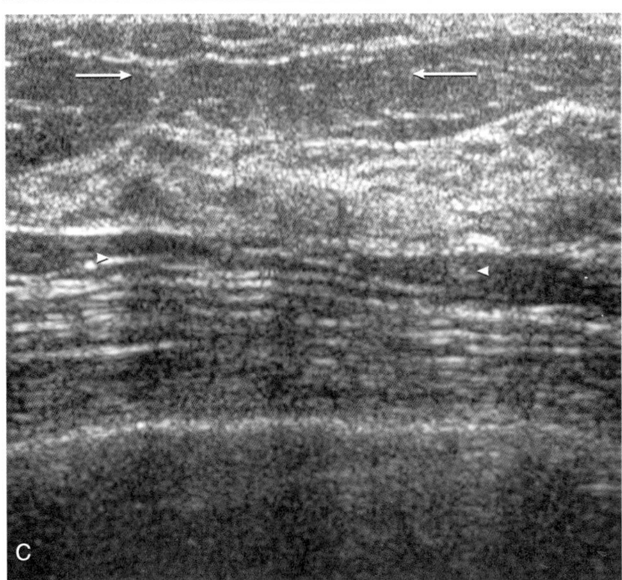


**图 10-16**　时间增益补偿。A. 适当的时间增益补偿使整个脂肪具有相同的亮度。B、C. 如果不适当地调节时间增益补偿，皮下脂肪的回声（箭头）可能低于（B）或高于（C）腺体深层脂肪的回声（三角箭头）

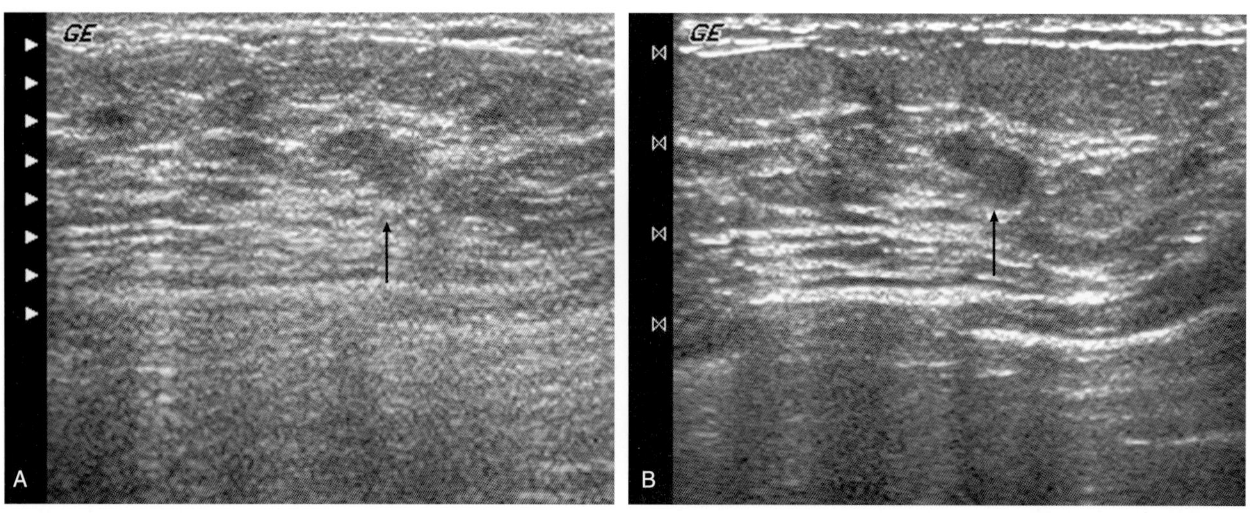


图 10–17　谐波成像。与常规超声成像（A）相比，组织谐波超声成像（B）中的结节（箭头）比周围组织回声相对更低，更容易区分

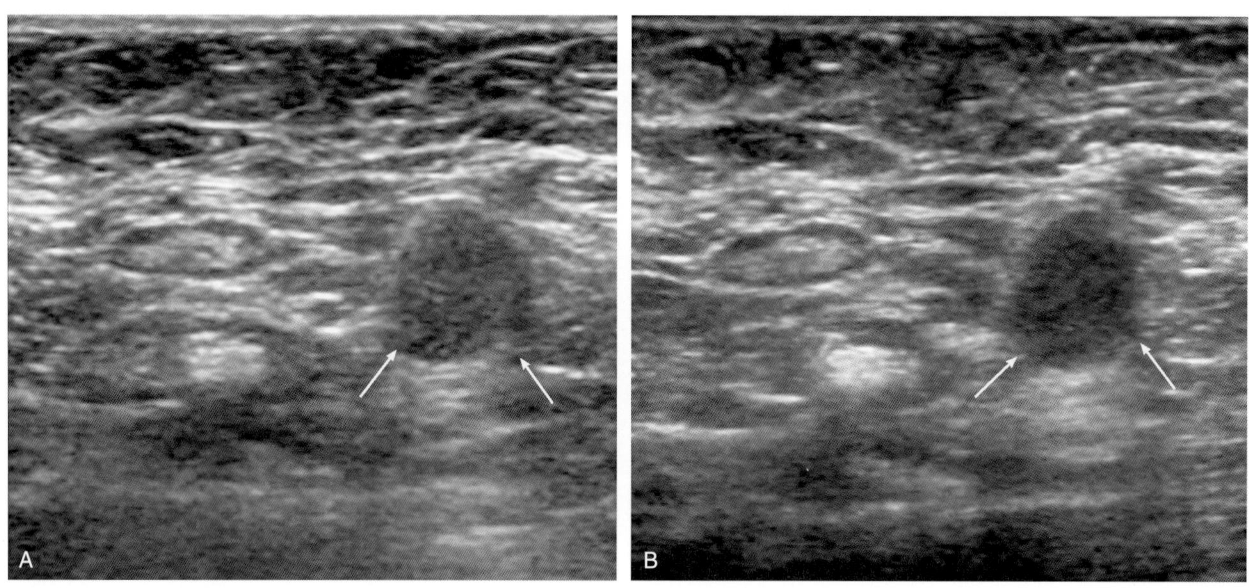


图 10–18　谐波成像。与常规超声成像（A）相比，组织谐波超声成像（B）中的腋窝淋巴结（箭头）比周围组织回声相对更低，更容易区分

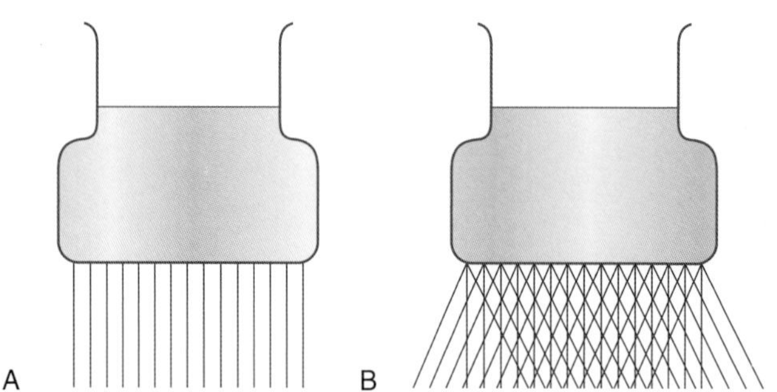


图 10–19　复合成像。与常规超声成像（A）单一方向发射超声波相比，复合成像（B）是从不同角度发射超声波，将采集到的多幅重叠图像平均为一幅图像的方法

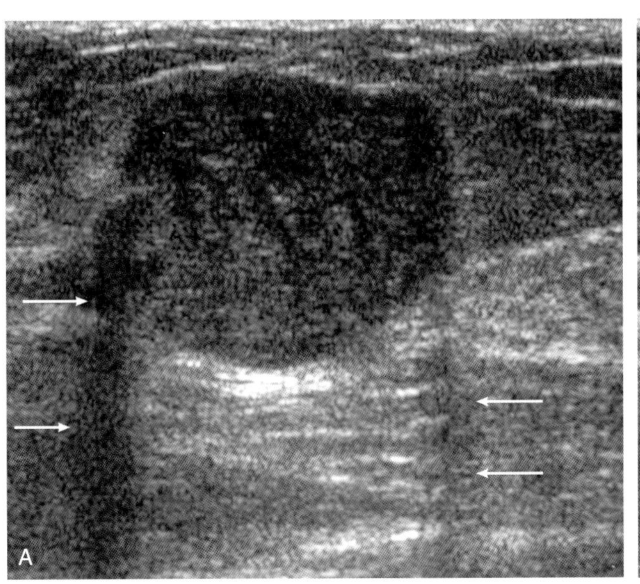


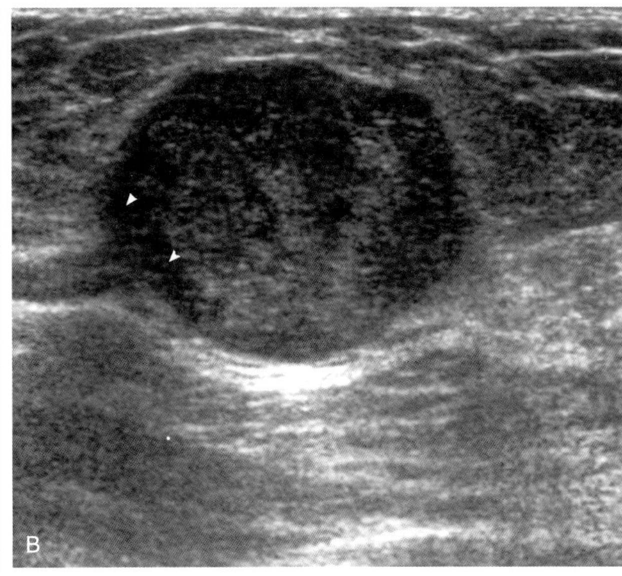


图 10-20　复合成像。与常规超声成像（A）相比，复合成像（B）中肿块的侧方声影（箭头）减少，病变的边缘（三角箭头）显示更加清晰

## 四、影像记录

### （一）标记（labeling）

乳腺超声图像应当记录检查设备的名称，检查日期，患者的姓名、病历号、年龄和出生日期。用体表标记（body marker）来表示扫查的位置和方向（图 10-21），如左 / 右侧乳房、时钟位置和距乳头距离等。此外，还建议记录检查医生的姓名或编号。

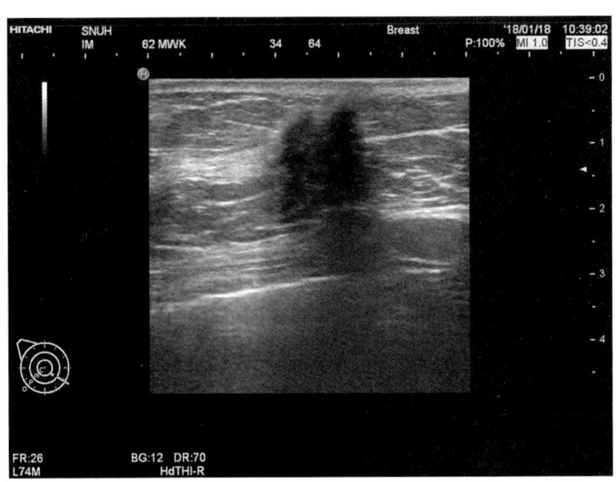


图 10-21　乳腺超声图像的标记方法。超声图像应标记患者的信息（上端，本图中未显示患者的姓名和编号），检查医生的信息（上端，“MWK”），以及病变的位置信息（左下端，体表标记所示）

### （二）测量（measurement）

每个病变应记录 3 个方向上的经线，包括病变的最大径（a）、最大径的垂直径（b）和垂直于最大径切面的切面最大径（c），用 a×b×c 的形式标示，单位选择厘米（cm）或毫米（mm），报告中应使用统一的单位（图 10-22）。

### （三）记录（documentation）

#### 1. 筛查图像

在筛查过程中，如果没有发现异常，记录标

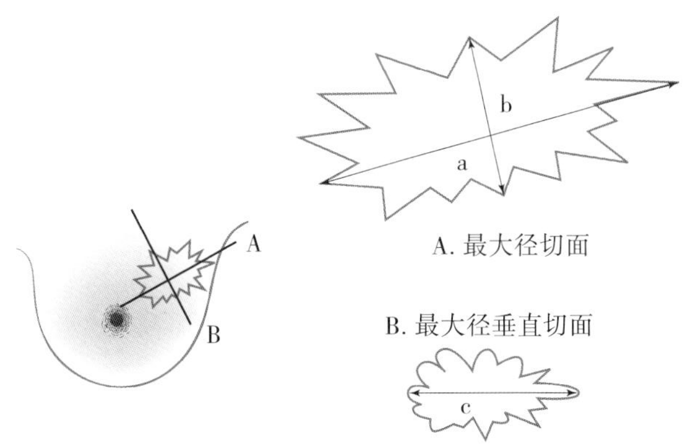


图 10-22　肿块大小的测量。一个肿块应测量 3 个径线，包括肿块的最大径（a）、最大径的垂直径（b）和与最大径切面垂直交叉的切面中肿块的最大径（c），用 a×b×c 表示，单位选择厘米（cm）或毫米（mm）

准为每侧5张图像，包括4个象限区和乳头区，双侧共计10张。虽然腋窝扫查是选择项，但是很多医院都会要求包含在扫查范围内。包括双侧腋窝的2张图像，首尔大学医院对超声筛查正常的乳腺共记录12张图像（图10-23）。为了评价乳腺组织的构成，首先在乳腺组织较多的外上象限（即右乳10点钟或左乳2点钟方向）记录一张代表性的图像，然后记录剩余的3个象限和乳头区、腋窝区的图像。如果双侧乳房发现多个囊肿，建议仅记录每个象限的最大病变，可不测量大小。对于实性肿块，需要记录2个垂直方向的切面图像。

2. 诊断图像

在以诊断为目的的超声检查中，至少记录病变的2个相互垂直的切面图像，必须包含不带有测量标记的病变图像。如果是多发性囊肿，可以只记录显示病变最大径的图像作为代表性图像。如果是多发性实性肿块，通常每个肿块都要记录；如果是明确的良性肿块，可只记录具有代表性的肿块。对于单纯囊肿和乳房内淋巴结，若伴有临床症状，或以乳腺X线摄影发现异常就诊，需记录两个垂直切面的图像；若没有临床症状，仅为偶然发现，则保留一个切面的图像即可。如果是2个或以上的病变，需保留可以同时显示这些病变的图像，以助于掌握病变之间的关系。在针对可触及性病变进行超声检查时，确认其大小、位置并详细记录更为重要，还可以借助手指或标记物的后方声影来确认触及的病变与图像显示的病变之间的关系（图10-24、10-25）。保留准确、可再现的影像记录，有助于减少日后病理检查或随访中的混乱，并帮助影像医生不断积累诊断经验。

3. 拼接和全景成像

有时候需要用拼接图像（split-screen）来记录影像，例如用40mm宽的探头无法一次性显示的较大肿块，对比左右侧乳房，展示病变受压后的变形程度，记录导管或囊肿内碎屑的运动等情况（图10-26）。当两个肿块距离较远，探头不能同时显示，或是需要记录肿块与乳头的关系时，

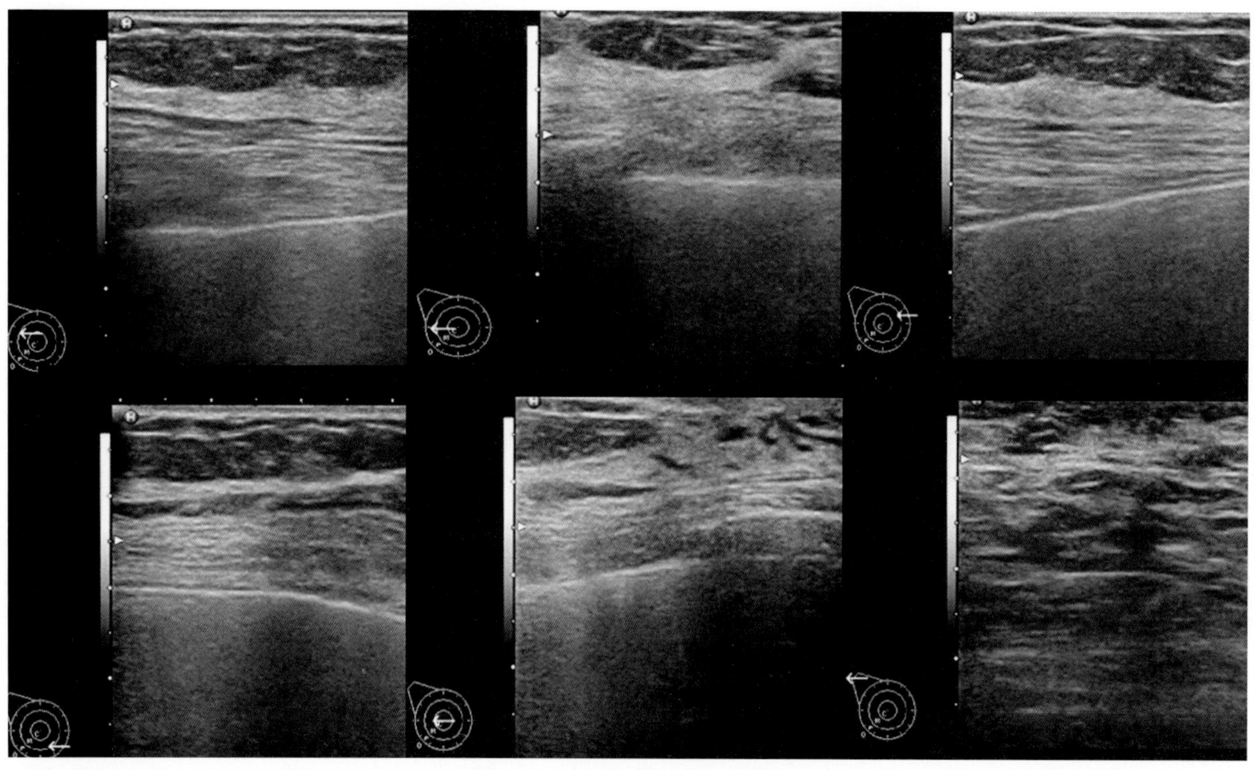

**图10-23** 筛查性超声的图像记录标准。本图显示了右侧乳腺的4个象限、乳头区和腋窝共计6张超声图像。筛查性超声的图像记录标准是包括每侧乳房的4个象限和乳头区的5张图像，双侧共计10张，腋窝扫查是可选项

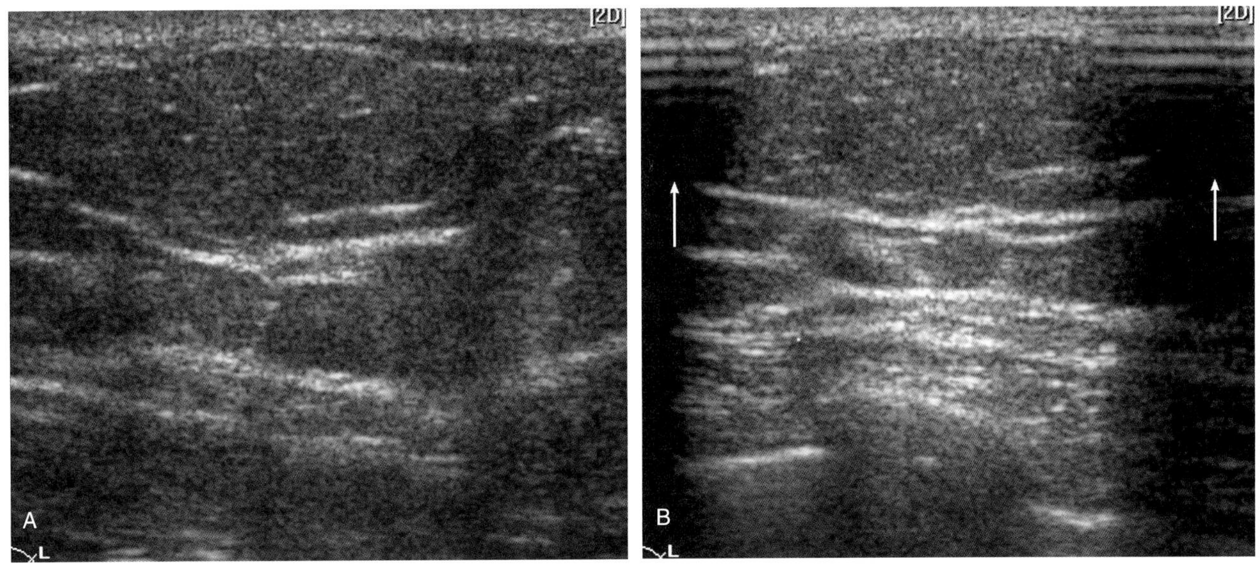


**图 10-24**　可触及性肿块的超声检查。在患者触及肿块的部位行超声检查（A），仅显示凸出的皮下脂肪小叶，乳腺 X 线摄影中仅显示为脂肪密度，无其他阳性发现。为了判断病变与可触及性肿块的位置是否一致，检查医生用食指和中指夹着触及的肿块进行超声（B）检查，确认触及的肿块是皮下脂肪。箭头所示为由两个手指产生的后方声影

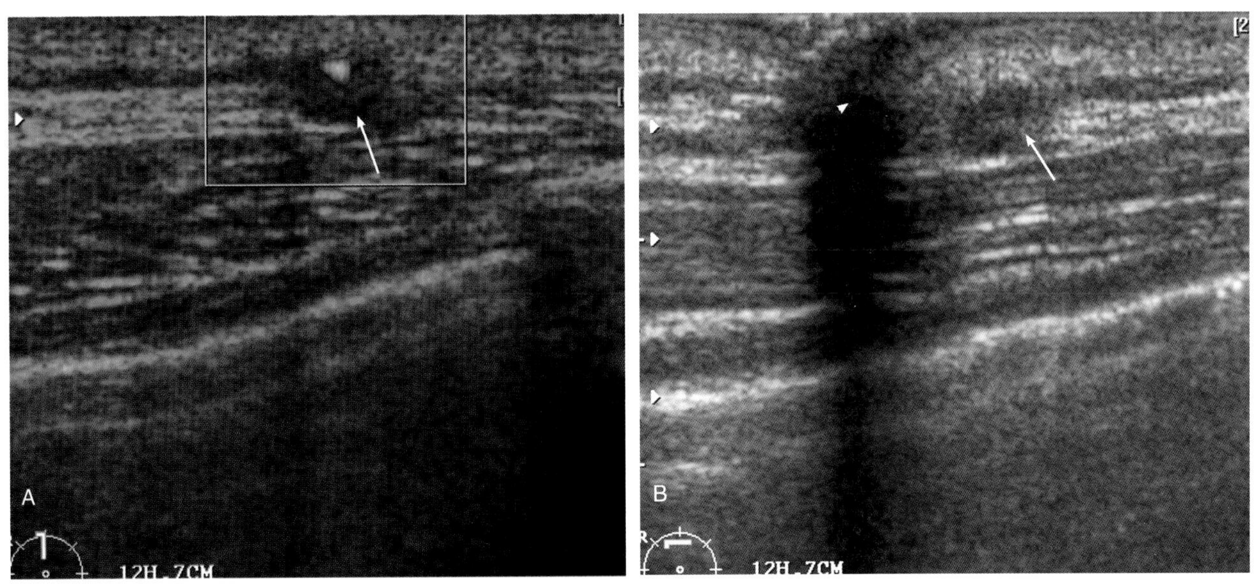


**图 10-25**　可触及性肿块的超声检查。该患者因导管原位癌行保乳手术后 3 年，出现新发的可触及性肿块，超声检查显示乳腺组织内见 0.6cm 大小的肿块（箭头）。能量多普勒检查（A）显示血管分布，怀疑乳腺癌复发。在触及肿块处放置塑料标尺后，再次行超声检查（B），确认可触及性病变与图像显示肿块（箭头）一致，并保留视频记录。可以看到塑料标尺产生的后方声影（三角箭头）

可以采用全景成像（panoramic；图 10–27）；也可以选择把线阵探头的矩形图像底部拉宽，呈梯形（trapezoidal）显示，尤其是当病变深部的两侧较宽，不包含在矩形图像中时，这种方法非常有效（图 10–28）。

4. 三维超声成像

三维超声成像指在指定观察区域的前后、左右和深度范围，探头自动采集容积数据（volume data），重建三维图像的一种方法，在胎儿和心血管超声检查中使用广泛。三维超声成像与CT、MRI一样，可以选择性地查看在常规二维超声图像中难以获得的多种角度断面图像，在检查病变的内部回声和整体边缘时，能够获得更加客观的图像（图 10–29、10–30）。近年来，能够自动扫查整个乳腺的“自动乳腺超声（automated breast ultrasound）”在临床开始使用，这种成像方式具有可自动记录病变位置的优点，医生在工作站读取图像时，将十字光标（crosshair）置于病变处，即可在横断面、矢状面、冠状面上同时显示病变的位置和特征（图 10–31）。

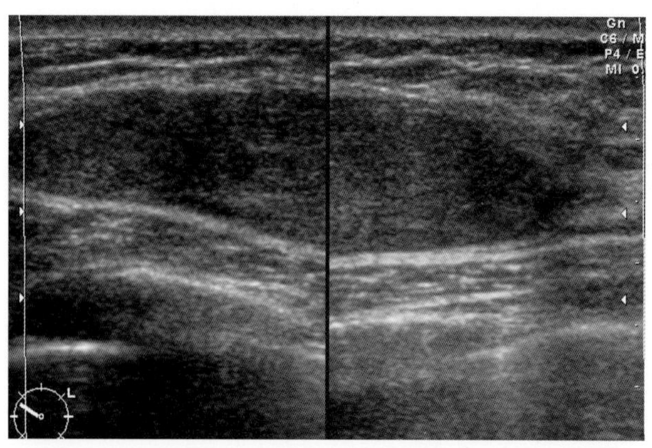

图 10–26　拼接图像。肿块太大无法进入一个视野时，可以利用拼接图像的方法将整个肿块显示在屏幕上

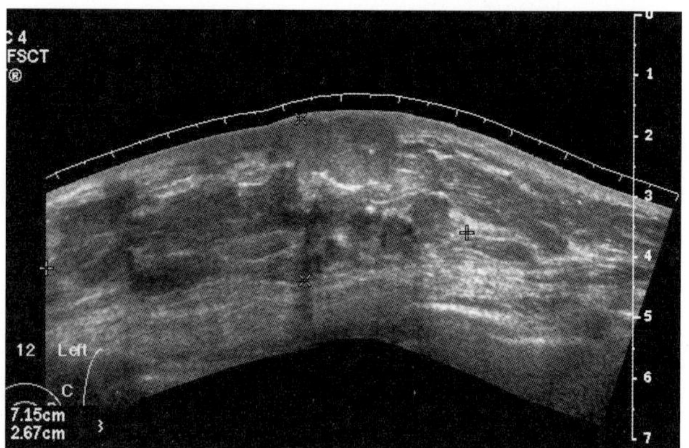


图 10–27　全景成像。对于已侵及乳头的 7.1cm 大小的乳腺癌，使用 3.8cm 宽的探头无法一次显示病灶全貌，可利用全景成像

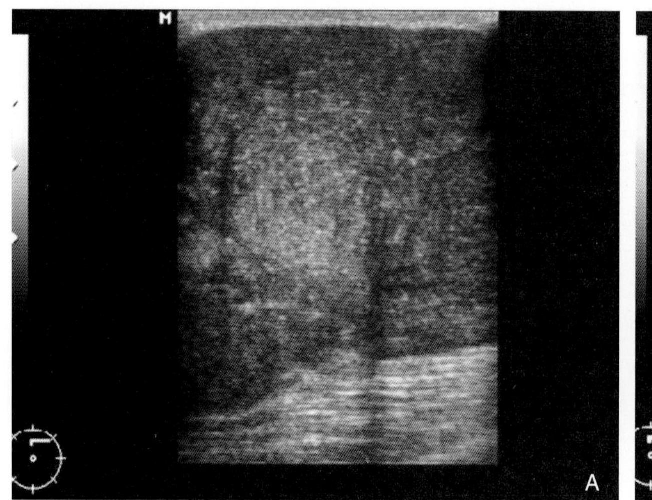


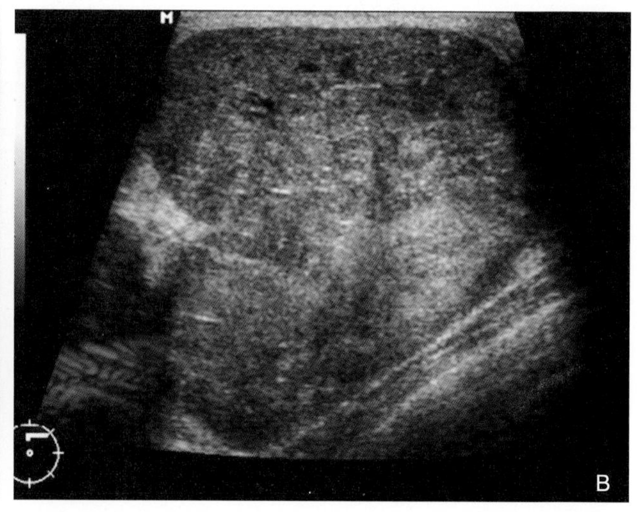


图 10–28　梯形成像。矩形图像无法显示病变的两侧（A），利用线形探头的梯形成像（B），图像底部可以拉宽，呈梯形，病变的深部两侧可以显示在图中

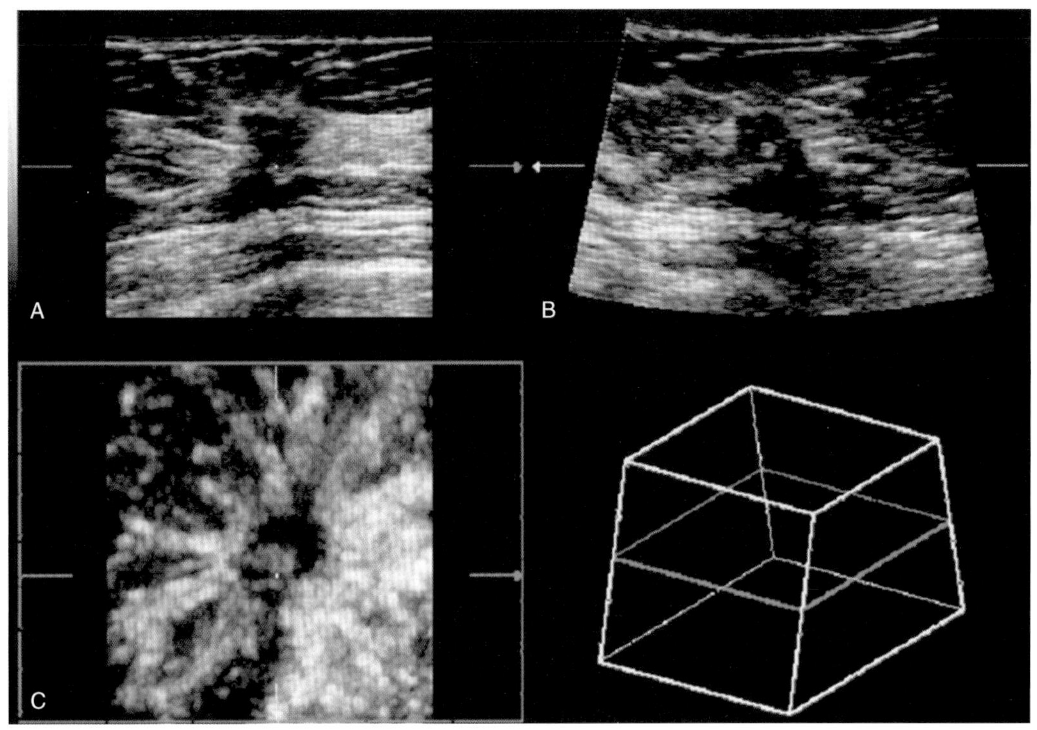


图 10–29　乳腺癌的三维超声成像。在乳腺癌的三维超声成像中，分别显示横断面（A）、矢状面（B）和冠状面（C）图像。肿块呈不规则形状，边缘呈毛刺状，特别是在冠状面图像中可以看到周围组织向肿块汇聚

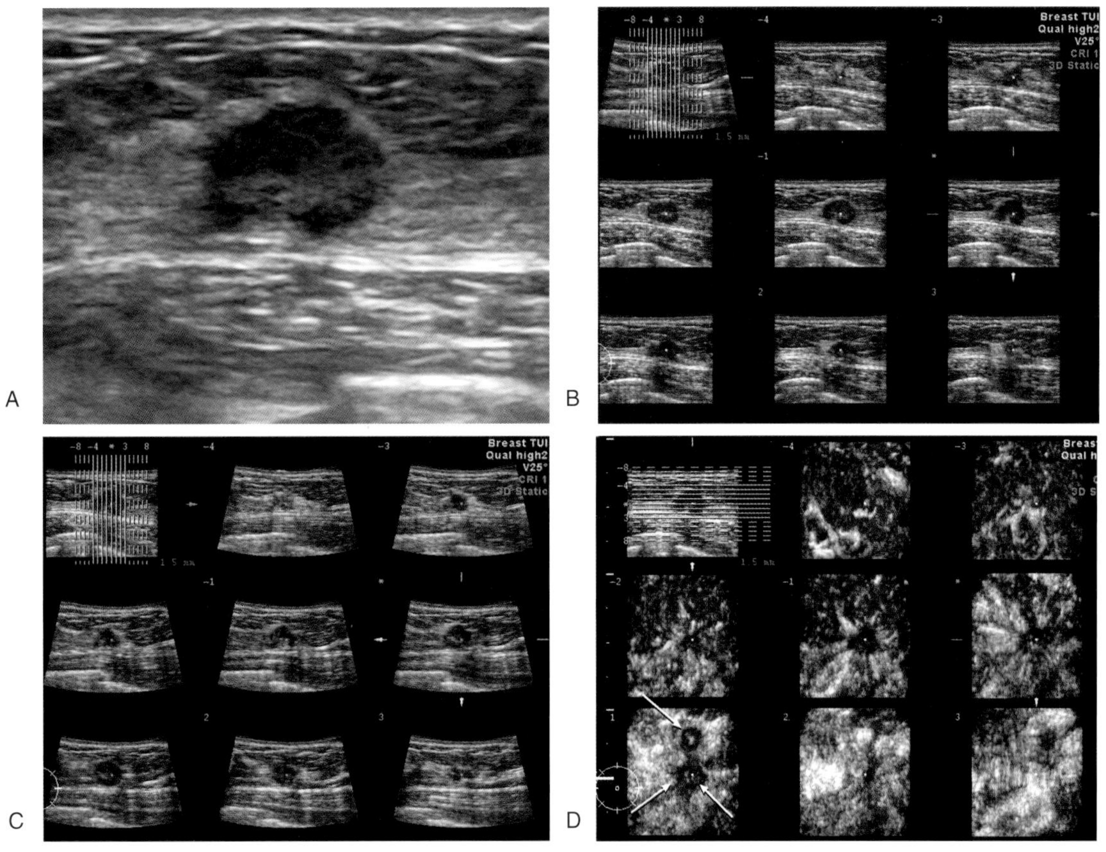


图 10–30　乳腺癌的三维超声成像。A. 高分化乳腺癌在常规超声图像中显示为椭圆形、部分边缘不光整的肿块。与 CT 或 MRI 成像一样，横断面（B）、矢状面（C）和冠状面（D）的三维断层超声图像可以显示 0.5 ~ 1.5mm 厚度的连续断层图像。从冠状面超声断层图像中可以看到肿块呈哑铃状（箭头）

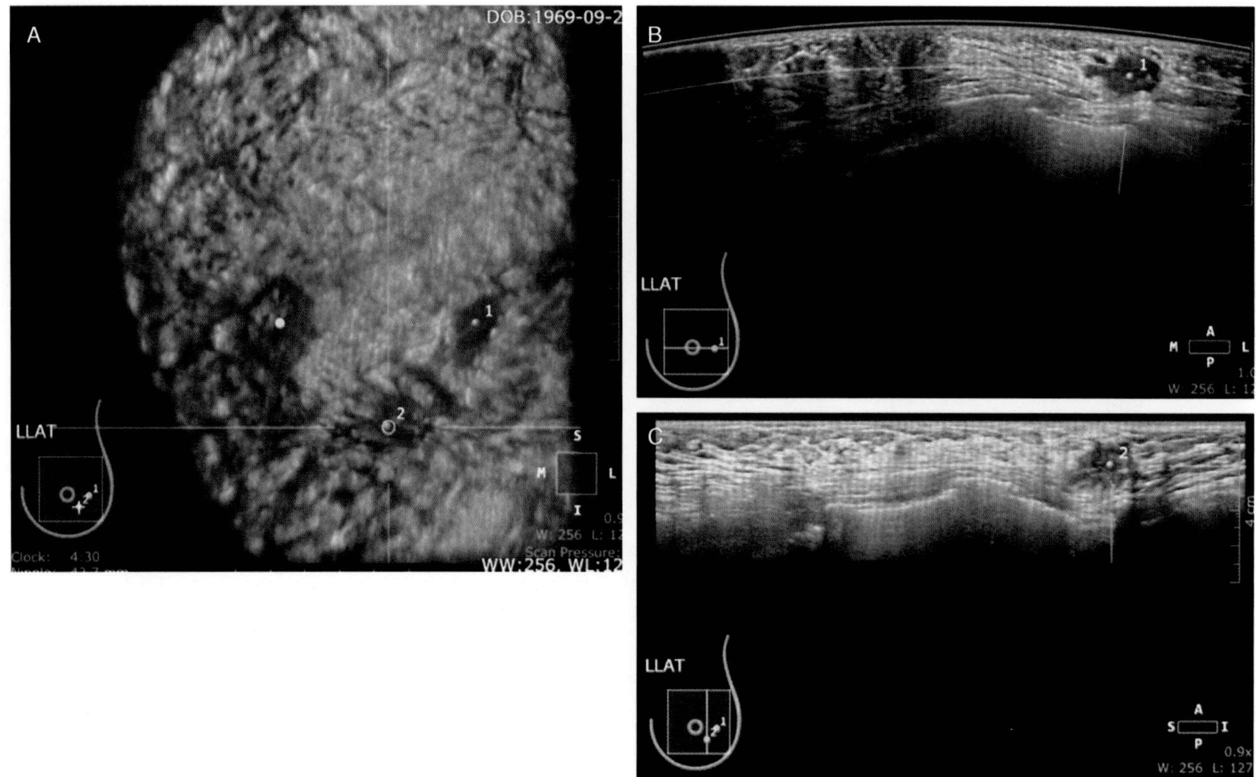


**图 10-31** 多发性肿块的自动乳腺超声检查。A. 自动乳腺超声检查的冠状面图像显示两个肿块（1、2）。B、C. 在横断面和矢状面显示两个肿块（1、2）的位置

## 五、临床影像学评估

### （一）标准化的必要性

乳腺超声检查具有主观性强、再现性较差等缺点。图像质量的管理和评价是乳腺 X 线摄影检查的重要组成部分，如今，乳腺 X 线摄影已成为乳腺疾病筛查或诊断的标准检查方法。对乳腺超声检查也有必要引入类似措施，因此美国放射学会（ACR）等组织制定了有关设备、技术、影像记录、医生资质等方面的指南和认证标准，以优化乳腺超声检查的质量。

### （二）评价方法

所谓对乳腺超声检查机构的临床影像评估，是指以提高影像检查质量为目的，由专家按照既定标准对各机构提交的乳腺超声检查图像进行评估，并将结果反馈给有关单位和检查医生。影像医生在单纯囊肿和实性肿块的病例中选择最清晰的超声图像与乳腺 X 线摄影照片一起提交，用于 ACR 认证评价（表 10-3），但提交的影像中必须包含 2 个相互垂直切面的超声图像和至少 1 个含测量标记的图像。美国的一项研究显示，在对 152 例乳腺超声检查的调查中，60% 的超声检查至少在 1 个以上的项目中未能遵守 ACR 指南（表 10-4）。此外，韩国乳腺超声图像质量评价报告显示，69% 的乳腺超声图像未达标（图 10-32）。有关乳腺超声图像质量指南和认证的详细内容可在 ACR 的网站（www.acr.org）确认。

表 10–3　ACR 乳腺超声检查认证的图像提交标准

| 单纯囊肿 | 实性肿块 |
|---|---|
| 2 张不同体位的乳腺 X 线摄影图像，均仅显示同一囊肿，并用圆圈标出 | 2 张不同体位的乳腺 X 线摄影图像，均仅显示同一肿块，并用圆圈标出 |
| 囊肿的 2 张相互垂直的切面图像（例如，一个横切面，一个纵切面），要求不含测量标记 | 肿块的 2 张相互垂直的切面图像（例如，一个横切面，一个纵切面），要求不含测量标记 |
| 1 张带有正确测量标记的图像 | 1 张带有正确测量标记的图像 |

注 1　囊肿应符合 BI-RADS 对于单纯囊肿（simple cyst）的定义标准：无回声，边缘光整，后方回声增强，形状呈圆形或椭圆形。复杂囊肿（complicated cyst）或囊实复合性肿块（complex mass）不能用于认证

注 2　可以提交谐波成像或复合成像图像

表 10–4　乳腺超声检查认证的推荐标准和认证不合格的常见原因

| 类别 | 推荐标准 | 不合格的常见原因 |
|---|---|---|
| 探头 | 中心频率为 10MHz 以上的线阵探头 | 5~7.5MHz 的线阵或凸阵探头 |
| 成像视野 | 图像包含乳腺腺体和胸大肌 | 图像未包含胸大肌 |
| | 图像不包含肺组织 | 图像包含肺组织 |
| 焦点调节 | 焦点置于皮肤和胸壁之间 | 焦点置于皮肤或胸壁 |
| | 焦点置于所观察病灶水平中间 | 焦点位置远离病灶 |
| 增益调节 | 脂肪小叶显示为中等灰度 | 脂肪小叶回声太高或太低（呈白色或黑色） |
| | 能够区分单纯囊肿与实性肿块 | 增益设置过高或过低，不能有效区分单纯囊肿与实性肿块 |
| 标记 | 标记左、右侧乳腺 | 无标记 |
| | 用钟点法标记解剖位置 | 未使用钟点法标记解剖位置 |
| | 用体表标记标明病灶位置和探头方向 | 未使用体表标记 |
| 测量 | 在病灶长轴测量病灶最大径 | 未测量 |
| | 在两个相互垂直切面上测量病灶的 3 个径线 | 未测量病灶的最大径，而是错误地沿平行于皮肤和垂直于皮肤的径线测量 |
| 病变的图像记录 | 至少保留 2 个以上方向的图像 | 仅保留了含有病变测量标记的图像 |
| | 必须保留不含病变测量标记的图像 | |

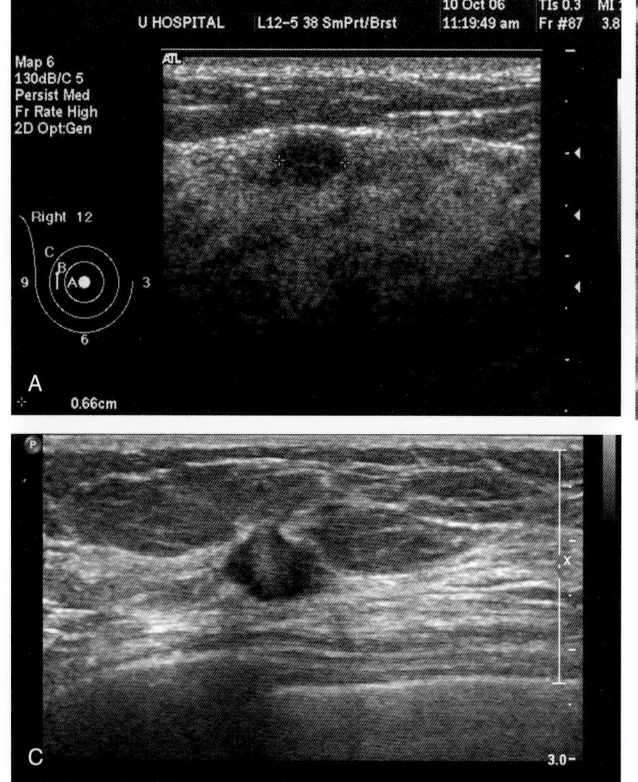


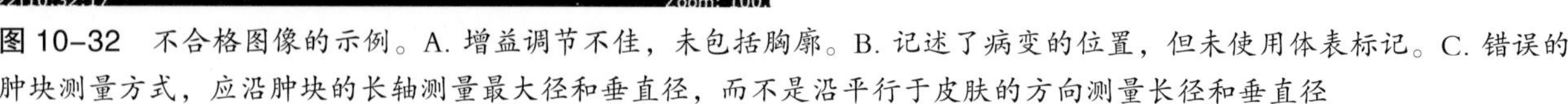
图 10–32 不合格图像的示例。A. 增益调节不佳，未包括胸廓。B. 记述了病变的位置，但未使用体表标记。C. 错误的肿块测量方式，应沿肿块的长轴测量最大径和垂直径，而不是沿平行于皮肤的方向测量长径和垂直径

## 知识要点

- 影像医生在检查前应掌握患者的临床症状、检查目的和既往的检查结果。
- 医生应指导患者摆放体位，尽可能地使乳腺组织厚度最薄且固定，探头表面应与乳腺组织保持平行，使超声波有效地穿透组织，减少由于折射而产生的能量衰减。
- 检查外侧乳房时应在患者后背外侧垫上靠垫。乳房较大的患者，应嘱其屈曲双臂置于头部，同时采取更加倾斜的姿势。
- 为了确保能够检查乳房的所有区域，扫查时至少要在相互垂直的两个方向上进行。避免漏掉乳房周边和乳头深层的病变。
- 为了图像质量的最优化，应适当调节探头的频率、成像视野、焦点和增益。
- 乳腺超声图像应当记录检查设备名称，检查日期，患者姓名、病历号、年龄和出生日期。用体表标记（body marker）来表示扫查的位置和方向，如左 / 右侧乳腺、时钟位置和距乳头的距离等。
- 在超声筛查过程中，如果没有发现异常，记录标准应为每侧 5 张图像，包括 4 个象限和乳头区，双侧共计 10 张。
- 除了单纯囊肿外，实性肿块等病变应记录至少 2 个相互垂直的切面图像，必须包含不带有测量标记的病变图像。如果是多发性囊肿，可以只记录显示病变最大径的图像作为代表性图像。实性肿块应记录包括病变最大径在内的 3 条径线。
- 临床影像评估是指以提高影像检查质量为目的，由专家按照既定标准对各机构提交的乳腺超声检查图像进行评估，并将结果反馈给有关单位和检查医生。

## 参考资料

[1] American College of Radiology. ACR Practice Para-meter For The Performance Of A Breast Ultrasound Examination. Available at: https://www.acr.org/-/media/ACR/Files/Practice-Parameters/US-Breast.pdf. Accessed January 14, 2018.

[2] American College of Radiology. Breast Ultrasound Accreditation Program. Available at: https://www.acraccre-ditation.org/-/media/ACRAccreditation/Documents/Breast-Ultrasound/Requirements.pdf ?la=en. Accessed January 14, 2018.

[3] Baker JA, Soo MS. Breast US: assessment of technical quality and image interpretation. Radiology, 2012.

[4] Cha JH, et al. Differentiation of benign from malignant solid breast masses: conventional ultrasound versus spatial compound imaging, 2005.

[5] Cha JH, et al. Comparison of conventional ultrasono-graphy and tissue harmonic imaging in the characteri-zation of solid breast masses, 2007.

[6] Mendelson EB, et al. ACR BI-RADS Ultrasound//ACR BI-RADS Atlas, Breast Imaging Reporting and Data System, 5th. American College of Radiology. Reston: American College of Radio-logy, 2013.

[7] Stafford RJ, Whitman GJ. Ultrasound physics and technology in breast imaging. Ultrasound Clin, 2011.

[8] Stavros AT. Breast ultrasound. 1st. Philadelphia: Lippincott Williams & Wilkins, 2004.

# 第 11 章 多普勒超声与超声造影成像

乳腺癌从早期就受到血管生成（angiogenesis）作用的影响。由于血管数量增加、形状不规则和动静脉瘘等原因，恶性肿瘤的血管区别于正常血管。多普勒超声（doppler ultrasound）作为功能影像，可非侵入性地分析肿瘤血管形态和血流的特性，因此应与灰阶超声一起使用，进行乳腺结节良恶性鉴别和乳腺癌的治疗评价。超声造影（contrast-enhanced ultrasound）检查是超声声束入射后，超声造影剂发出强信号进行诊断的技术。超声造影剂的研制、造影成像技术和定量分析方法，以及利用靶向造影剂诊治的分子影像研究都在进行中。本章需要了解多普勒超声的基本原理和检查方法，多普勒伪像、超声造影检查，以及二者的临床应用。

## 一、多普勒超声成像

### （一）基本原理

#### 1. 乳腺癌的血管生成

乳腺癌的血管生成（angiogenesis）作用是指在现有的微血管（microvessel）中发生毛细血管，从而形成新生血管。3mm 的肿瘤通过不断形成新生血管而生长。这种非正常血管的形成与肿瘤生长、早期转移等恶性风险增加相关。恶性肿瘤血管的特点是血管数量增加，血管不规则狭窄、闭塞，血管直径严重变异，动静脉瘘（arteriovenous shunt）等（图 11-1）。恶性肿瘤内部不存在正常的毛细血管，血管由薄薄的无平滑肌成分的血管壁或无明显血管壁的窦状空间（sinusoidal space）构成，动脉和静脉连接，显示高速低阻的血流。新生血管的形成在病变的周边尤为突出。抗癌治疗和抗新生血管治疗的药物能抑制这种血管生成。评价乳腺病变时，多普勒检查的目标是通过影像检查发现并分析癌症的新生血管和微血管。许多研究证实在乳腺肿瘤中通过造影剂定量分析血流的结果与通过免疫组化染色（新生血管的标志物）获得的微血管密度（microvessel density）结果之间存在关联。

#### 2. 多普勒的基本物理原理

多普勒效应是声源（sound source）与接受体（receiver）之间存在相对运动，产生频率变化的现象。对于多普勒效应的理解，最经典的示例是以相同速度驶来和离开的火车汽笛声不同。超声检查时，探头发射到体内的超声波与血管内流动的红细胞相撞，返回到探头的超声波频率与探头发射的超声波频率有所不同，这种频率的差异叫作频移（frequency shift）。多普勒公式用 $\Delta f=2fv\cos\theta/c$ 表示，其中人体内的声速（$c$）视为常数 1 540m/sec，频移（$\Delta f$）与频率（$f$）、移动物体的速度（$v$）、$\cos\theta$ 均呈正比。入射角 $\theta$ 代表声束方向与血流方向之间的夹角，如果入射角超过 60°，频移的误差就会突然增大；入射角小于 60°时，则反射会增加；入射角达到临界角（critical angle）以下的话，造成全反射，无法

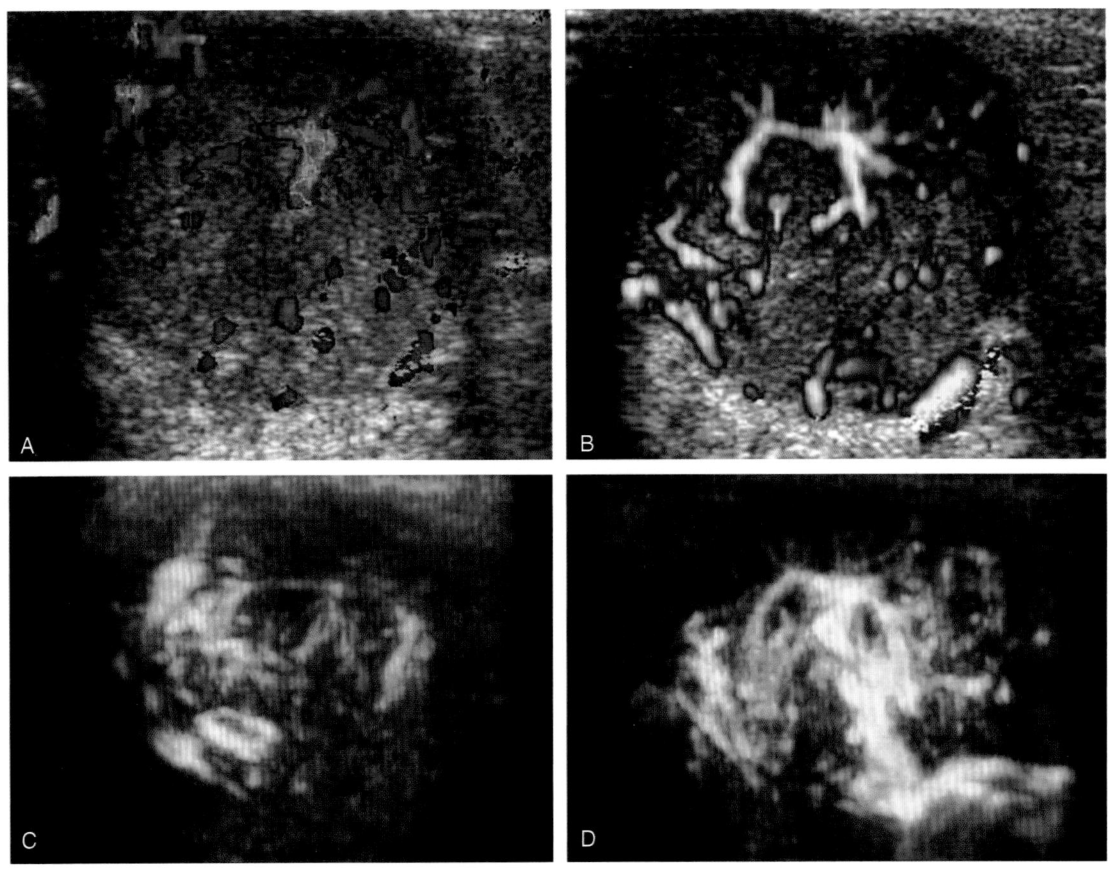


**图 11–1**　乳腺癌的新生血管。A. 彩色多普勒。B. 能量多普勒。C. 能量多普勒三维成像。D. 超声造影三维成像。可以看到肿块内丰富的不规则血流信号。多普勒检查评估乳腺病变的目的是通过成像发现和分析癌症的血管生成

接收到血流信息。人体软组织与血流方向的临界角在 25°左右，因此多普勒检查最理想的入射角为 30° ~60°。

## （二）多普勒检查方法

### 1. 多普勒检查注意事项

多普勒检查的质量受超声仪器的硬件和软件影响（图 11–2）。检查者应熟练操作自己使用的超声仪器，使血管显示最清晰（表 11–1）。多普勒超声检查时最难的是评估血管直径小于 0.1mm 的低速血流信号，特别是在超声波能量衰减显著或血管位置较深的情况下很难评估。增益过高或多普勒标尺阈值过低，会造成噪音干扰较多，难以评价真实的血流情况。但是小血管信号需充分提高增益才能显示，因此最好是先提高彩色增益的情况下确认信号存在，再降低增益消除干扰噪音（noise）储存图像。在进行多普勒超声检查时，应尽量把探头垂直于皮肤表面并轻轻接触，以减少因血管受压而产生的假阴性结果（图 11–3）。

### 2. 多普勒检查方法的种类

适用于临床的多普勒检查种类有脉冲多普勒、双功超声、彩色多普勒、能量多普勒和频谱多普勒等，但实际上乳腺检查最常使用的是彩色多普勒或能量多普勒。

（1）脉冲多普勒与双功超声

在脉冲多普勒中，一个探头将同时承担发送器和接收器两种作用。探头瞬时发生脉冲后，暂时起接收器的作用，再发出下一个脉冲。发出脉冲一段时间后，在这一段时间内只起接收器的作用，则可以只接收到一定深度的血流信号。此时接收信号的时间长度表示接收信号的组织范围，

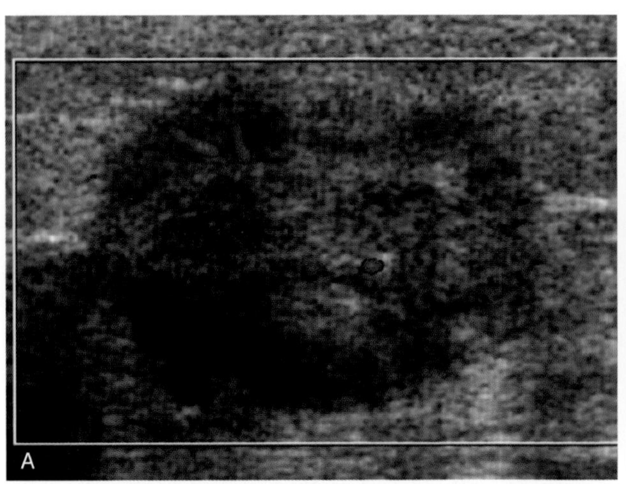


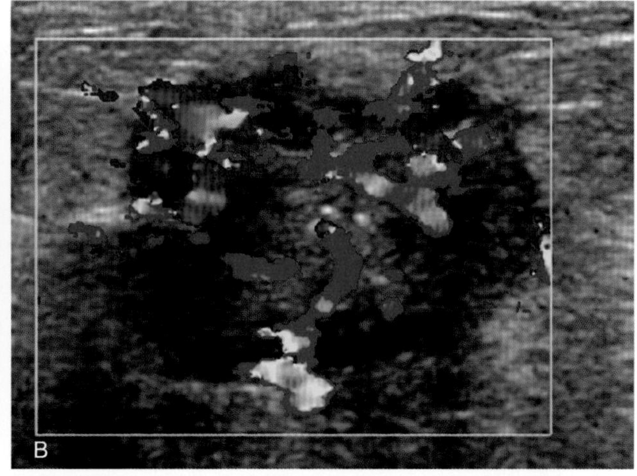


**图 11-2** 多普勒超声仪器与敏感度。在评估肿块内血流时，同一病变使用两种不同超声仪器获得的多普勒图像存在很大差异。多普勒超声的图像质量受到超声仪器硬件和软件的影响极大

**表 11-1 多普勒检查的注意事项**

| |
|---|
| · 尽可能地将探头轻轻地垂直接触皮肤表面 |
| · 设置适当的感兴趣区（ROI），不要过度包括病变以外的组织 |
| · 在充分提高彩色增益的情况下，确定多普勒信号是否持续存在，并在降低增益、消除干扰后储存图像 |
| · 不要只通过最容易显示病灶的中间切面来判断是否存在血流信号，而是应该多切面全面扫查，观察多普勒信号是否存在 |
| · 检查者应调节超声仪器的多普勒设置，以便将小血管也显示清楚 |

称为取样容积（sample volume）。实时灰阶超声检查和脉冲多普勒检查可以同时进行，称为双功超声（duplex sonography）。将超声波取样门（gate）放置在灰阶超声显示的特定血管上，利用脉冲多普勒帮助获得血流信号。

（2）彩色多普勒

彩色多普勒是采用多个超声取样门，从多个取样容积接收信号获取二维图像取样框内所有位置血流信息的方法。血流信息用彩色编码，朝向探头运动者显示为红色，背向探头运动者则显示为蓝色，以表示血流速度的方向，同时用颜色明亮度表示血流速度，颜色暗淡表示流速低，颜色鲜亮则表示流速高（图 11-4）。

彩色多普勒的优点是可以在短时间内获得广泛的血流信息，并且能对血流的速度和方向进行评估。但需注意的是彩色多普勒以平均多普勒频移为基础，因此显示的不是各个点的最大血流速

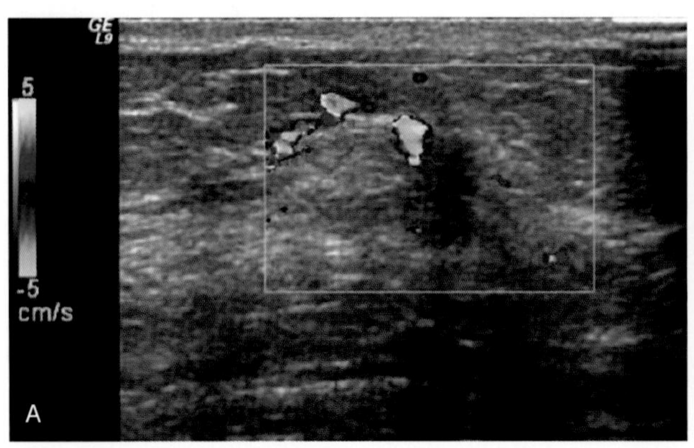


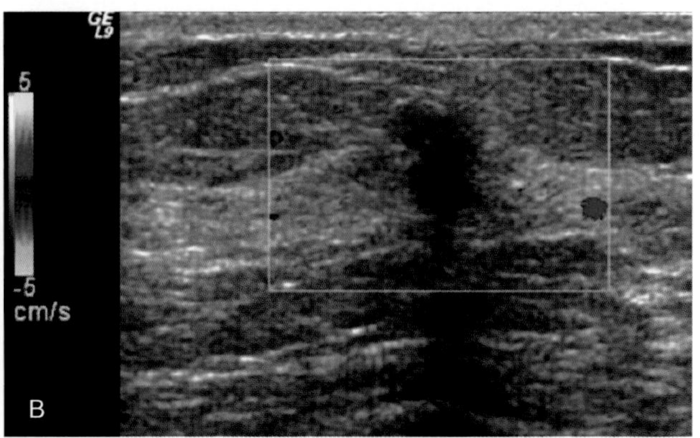


**图 11-3** 压迫和多普勒信号。探头轻触皮肤、不加压获得的多普勒图像（A）显示血流信号，但是探头加压获得的多普勒图像（B）不显示血流信号

度，而是平均速度。此外，彩色多普勒受多普勒频移限制，因此会受到混叠和角度的影响。

（3）能量多普勒

能量多普勒的信号强度与多普勒频移的大小无关，而与引起多普勒频移的反射体的数量（血液中的红细胞）呈正相关。因此它反映的不是血流速度，而是反射体的数量，反射体的数量越多，信号越强。因为动态范围大，所以与彩色多普勒相比，对小血管或低速血流更敏感，且图像能维持更长时间，信 - 噪比高，能更好地显示小血管的分支（图 11-4）。此外几乎不会受到角度的影响，多普勒信号强度不会随着入射角的变化而发生改变，即使在高速的血流中，也不会出现混叠。但是能量多普勒的缺点是无法显示血流的速度和方向，并且没有频谱多普勒，无法区分动脉和静脉。与彩色多普勒和频谱多普勒相比，对于组织的移动更加敏感，周围组织的移动会产生闪烁伪像（flash artifact），如果彩色增益不是最佳，也会产生大量伪像。检查时尽量减少取样框的大小，并使敏感度最大化，可最大限度地减少闪烁伪像的产生。最近，双向能量多普勒（bidirectional power doppler，BPD）和低速血流的超微血管成像（superb microvascular imaging，SMI）技术（图 11-5）使多普勒超声技术进一步提高成为可能。

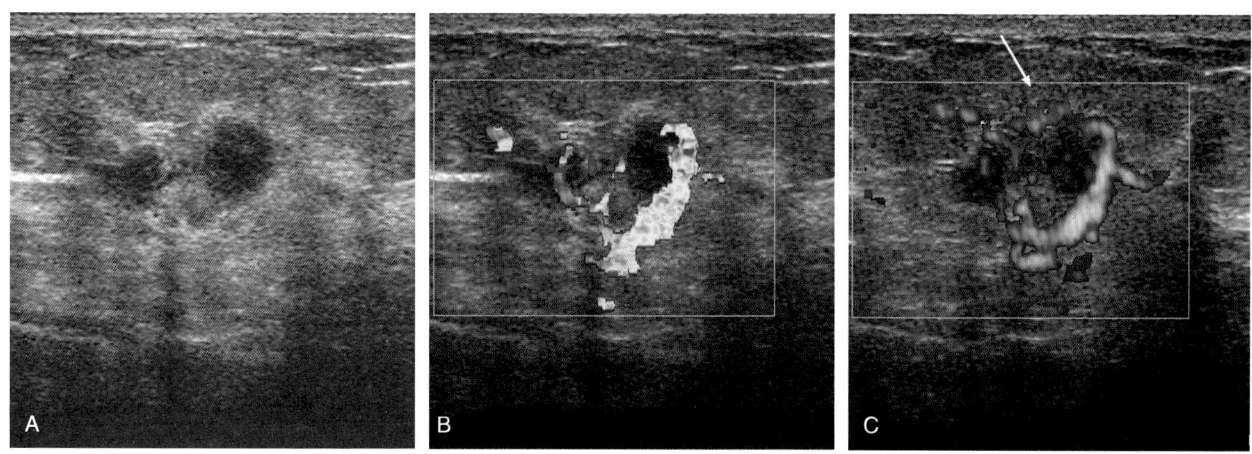


图 11-4　彩色多普勒与能量多普勒成像。从灰阶超声检查（A）中可以看到两个低回声肿块。与彩色多普勒（B）相比，能量多普勒（C）对小血管或低速血流更敏感，能更好地显示小血管和细长分支血管（箭头）

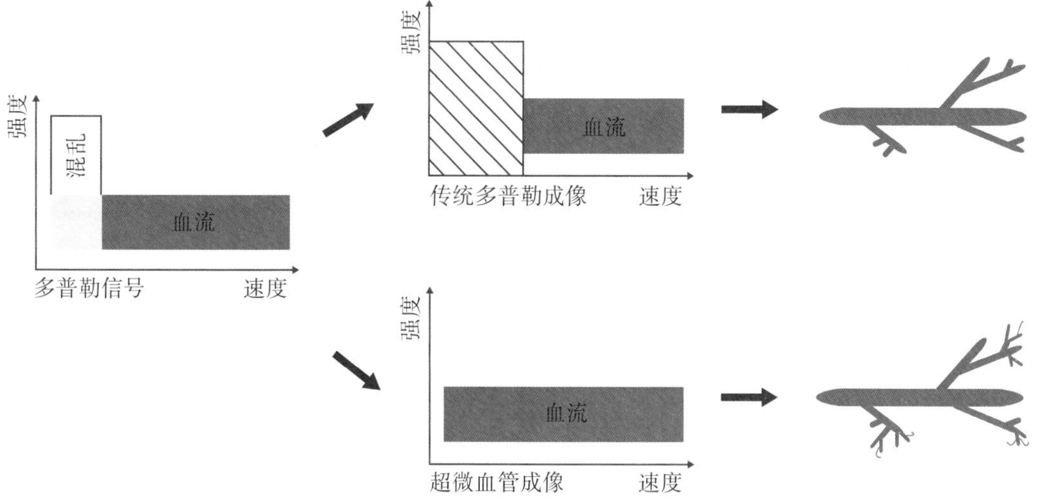


图 11-5　超微血管成像（SMI）的技术原理。SMI 是一种用于微血管成像的出色技术，通过多重滤波器将低速血流分离出来

（4）频谱多普勒

频谱多普勒又称多普勒时间 - 速度波形，时间标在 X 轴上，频移或速度信息标在 Y 轴上。多普勒图像显示的频谱形状代表供应该组织的血管血流阻力程度。阻力较小时，除收缩期外，血管在舒张期也有持续的血流；反之，阻力较大时，血管在舒张期血流会减少，或显示相反方向的血流。表示这种血流特征的指标包括：阻力指数（resistive index，RI）= [ 最大速度（Vmax）- 最低速度（Vmin）]/ 最大速度（Vmax），搏动指数（plsatility index，PI）=[ 最大速度（Vmax）- 最低速度（Vmin）]/ 平均速度（Vmean）等（图 11–6）。多普勒检查中，可以通过频谱多普勒确认动脉波形来区别噪音和真实的血流信号。与彩色多普勒一样，频谱多普勒也是基于平均多普勒频移，易受到混叠和角度的影响，可以对血流速度和方向进行评价，但由于检测时间长，重复性差，临床使用率不高。

**3. 多普勒伪像**

在形成超声图像时，除了想要的效果外，还会产生不愿意看到的效果，并将其表现为图像的情况称为伪像。伪像对解释图像有影响，因此要与真实影像区别开来。准确分析多普勒图像，需要理解影响多普勒信号的各种物理和技术因素。仪器设置不当、解剖学因素、多普勒超声自身在物理或与技术方面存在的局限性等原因均可以造成多普勒伪像（表 11–2）。乳腺彩色多普勒检查可以出现的伪像有：多普勒增益设置伪像、混叠伪像、镜面伪像、闪烁伪像、快闪伪像等。超声医生必须掌握减少或消除这些伪像的方法。

（1）多普勒增益设置伪像

如果彩色多普勒增益设置过高，图像质量会因彩色噪声而受损；如果设置过低，则看不到低速血流。设定增益的适当方法是先将增益调高至产生彩色噪声，然后缓慢回调（调低）至彩色噪声刚好消失的最大增益（图 11–7）。

（2）混叠伪像

脉冲重复频率（pulse repetition frequency，PRF）是探头每秒重复发射脉冲的次数。脉冲重复频率决定多普勒频移取样频率。如果 PRF 足够大，提取的波形会如实反映原来的多普勒频移，如果 PRF 低于最大频移的 2 倍，将会导致信号提

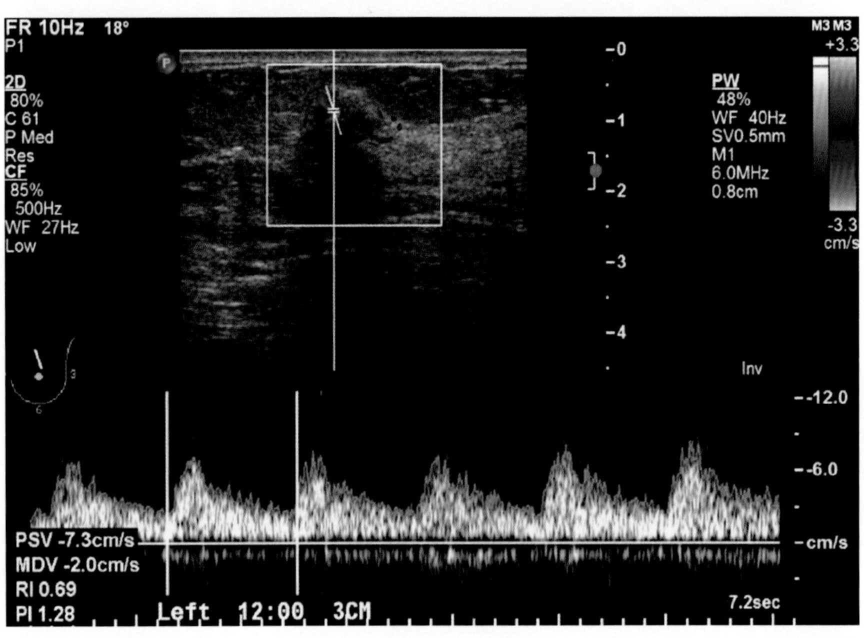


图 11–6　频谱多普勒。通过频谱多普勒分析肿块血流频谱波形，可以获得收缩期峰值血流速度（PSV）、舒张期最小血流速度（MDV）、阻力指数（RI）和搏动指数（PI）

表 11-2　多普勒伪像种类

| 仪器设置不当产生的伪像 |
|---|
| ·多普勒增益设置错误 |
| ·混叠 |
| ·距离模糊（高 PRF* 伪像） |
| ·不合适的入射角 |
| ·壁滤波器设置不当 |
| **解剖学因素导致的伪像** |
| ·镜面伪像 |
| ·血管搏动引起的伪像 |
| ·闪烁伪像 |
| **与物理或技术限制相关的伪像** |
| ·旁瓣或衍射伪像 |
| ·频谱展宽伪像 |
| ·后方声影 |
| ·快闪伪像 |

* PRF：pulse repetition frequency，脉冲重复频率

取欠采样，并呈现低于实际的频移，即当测量的血管内最大频移大于 1/2 PRF 时出现混叠。血流信号过快时，彩色多普勒显示一端的颜色会反转为另一端的颜色，出现“环绕”（wraparound）现象，就像血流的方向发生反转一样。大部分超声仪器在彩色编码（color mapping）中，将朝向探头的血流设定为红色，背向探头的血流设定为蓝色，速度越高颜色越明亮。混叠是从明亮的红色过渡到明亮的蓝色，在两个色调之间用带有明亮部分的色调变化来表示（图 11-8）。通过设置高速标尺使 PRF 提高，或减少多普勒频移的方法可以克服混叠。在频谱多普勒上通过上下移动基线，使最大频移不对称，也可克服混叠。

（3）镜面伪像

在灰阶图像中，遇到类似胸膜的强反射界面，会因此产生折射，在其附近形成镜面伪像。同样的原理，在彩色多普勒和频谱多普勒中也会出现镜面伪像（图 11-9）。在比血管更深部位看到血管内血流的图像时，要认识到这是镜面伪像。

（4）闪烁伪像

在体积较小的低或无回声结构，如小脓肿或囊肿等内部可以观察到彩色信号闪烁伪像（图 11-10），这是由于反射体与探头之间发生相对移动而产生多普勒频移。大部分仪器通过彩色优先（color priority）功能，可以选择优先显示多普勒频移信息，还是优先显示组织信息。但是这种功能不能有效区分低速血流与低回声组织移动，因此不能抑制小脓肿或囊肿内部出现的彩色信号闪烁伪像。彩色敏感度高时，脓肿或囊肿内微小的移动会形成彩色编码，形成闪烁伪像。在大部分超声设备中，灰阶超声增益会影响彩色多普勒信号。

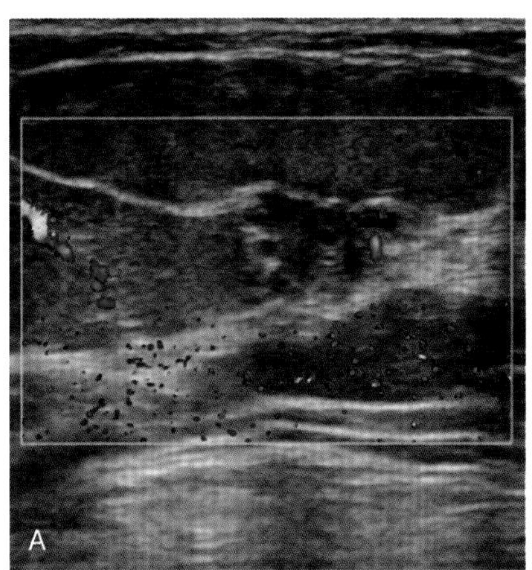

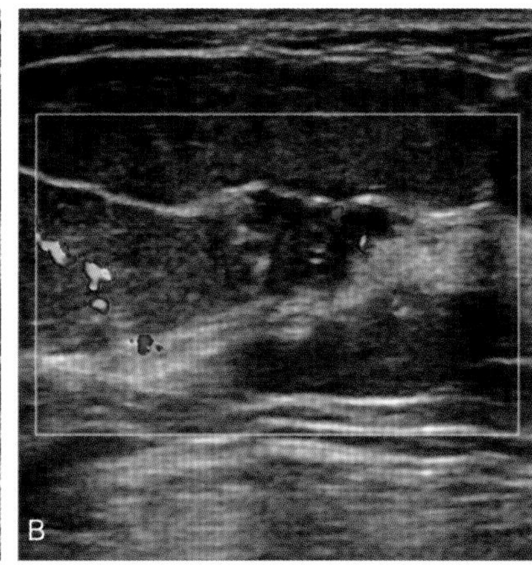

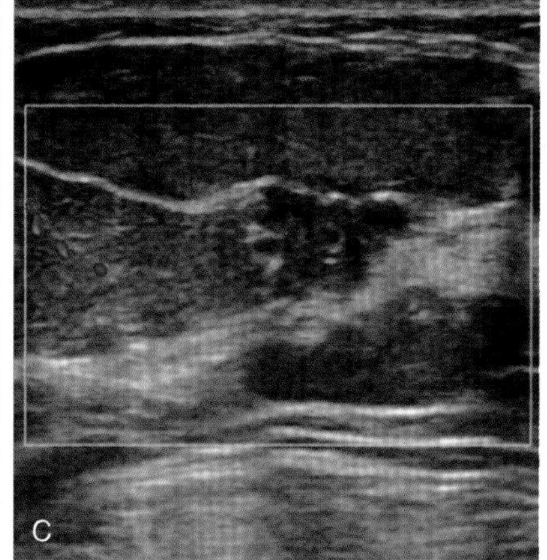


**图 11-7**　多普勒增益设置伪像。A. 增益设定过高，图像底部出现彩色噪声。B. 增益设置适当，有彩色噪声，病变周围的血流清晰可见。C. 增益设定过低，病变周围的血流不显示

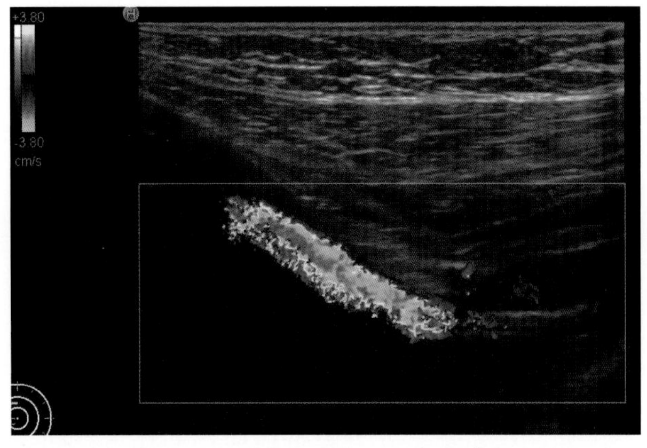


图 11-8　混叠。血流速度过快，彩色多普勒超声显示一端的颜色反转到另一端的颜色，就像血流的方向发生逆转一样。混叠是从明亮的红色过渡到明亮的蓝色，在两个色调之间用明亮的色调变化来表示

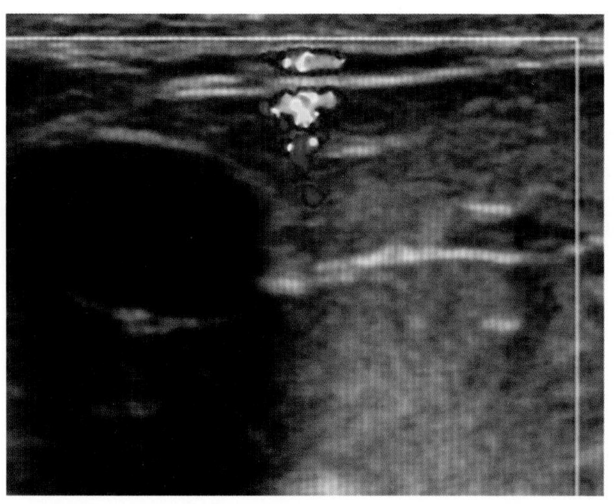

图 11-9　镜面伪像。Cooper 韧带作为强反射界面，声束发生折射，导致血管下方也能看到相同的血流伪像

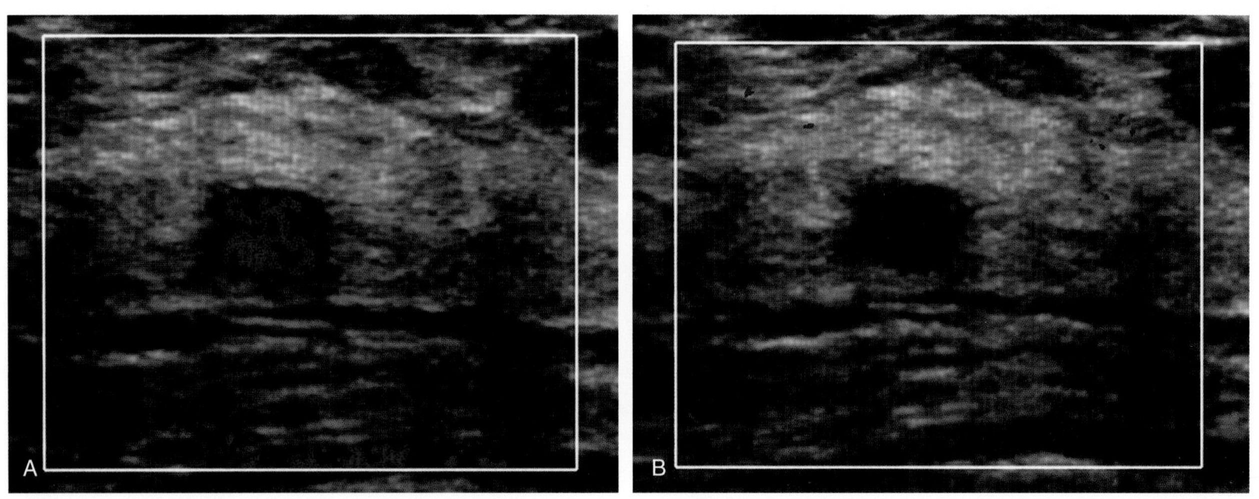


图 11-10　闪烁伪像。A. 微小的低回声或无回声结构，如脓肿或囊肿，由于缓慢运动而显示出闪烁伪像。B. 患者屏住呼吸且不活动，多普勒超声显示病变内部没有血流信号

（5）快闪伪像

彩色多普勒成像可以在钙化的后面显示迅速不规则变化的红、蓝色混合信号，从这个信号中会取到没有固定波形，呈密密麻麻聚集的垂直线状频谱，称为快闪伪像（twinking artifact；图 11-11）。超声波出现在散射体数目相对较少的粗糙界面时，引起漫反射，反射的声束再次被钙化表面的粗糙界面引起多重反射，从而形成复杂的多普勒信号，回波脉冲的持续时间也将延长。此外，在强回声物体后面会出现后方回声衰减、信号变弱，因此彩色多普勒信号被首先表现出来。

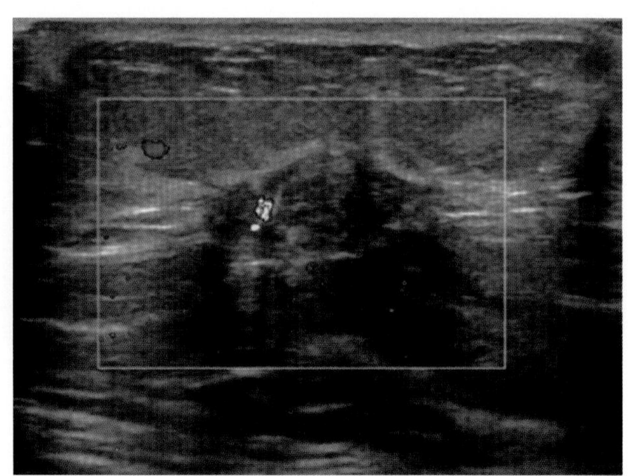

图 11-11　快闪伪像。在钙化的后面可以看到快速变化的红蓝色杂乱信号

对于回声并不强或后方声影微弱、仅用灰阶影像诊断困难的钙化或结石，快闪伪像可以帮助诊断。

## 二、超声造影成像

### （一）基本原理

直径远小于超声波波长的微泡（0.7μm 以下）具有充当散射体的作用。微泡的声学特性依共振频率的不同而不同。当声压强度低时，微泡作为散射体，产生线性振动，但声压强度增加后，就会发生非线性振动，并且由微泡释放的声波中包含谐波（图 11-12）。当具有共振频率的高强度声波进入微泡，微泡开始振动，随着能量的存储，逐渐变大，最终随着能量的释放而破裂，此时会瞬时释放不局限于谐波信号，而包括整个频段的高强度信号。大多数微泡造影剂被认为会在高振幅诊断超声波区域破碎，并表现出瞬时的、高强度、非线性宽带响应。血管中的微气泡会增加超声波的散射，提供有关微血管的信息。

### （二）超声造影剂的种类

早期商用造影剂 Levovist 是 99.9% 的 d- 半乳糖（d-galactose）和 0.1% 的棕榈酸（palmitic acid）与水的混悬液。摇晃混悬液，产生 2~8μm 的气泡，静脉注射后，充当人体中的超声散射体。这种血管造影剂能增加信－噪比，提高对低速血流的敏感性（图 11-13、11-14）。

最近已开发出了高信－噪比和显影时间长的第二代超声造影剂，外壳及包裹气体成分存在差异。目前用于评估乳腺肿瘤的超声造影剂有 Sonazoid 和 SonoVue，它们的直径约为 2.5μm，能在 2~10MHz 的超声声束中产生有效的共振，起到强散射体的作用。它们可以通过肺部的毛细血管网，因此经静脉注射可以到达全身。造影剂注射后在体内显影时间长达 5min，在检查乳腺肿瘤时，通过使用造影剂可以获取更多的血流灌注

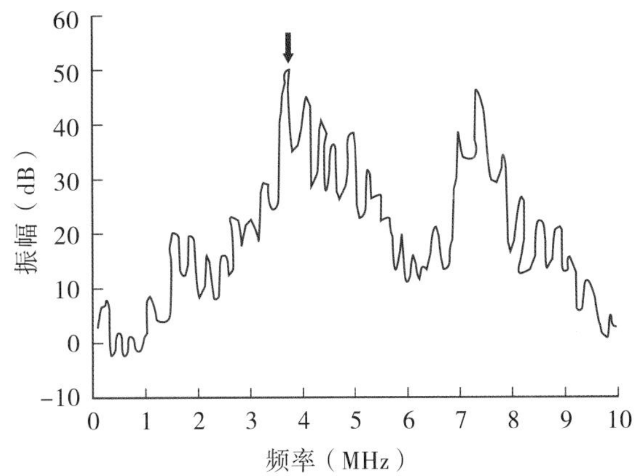


**图 11-12**　微泡造影剂的谐波信号。在中心频率为 3.75MHz 频段内注入微泡造影剂时，最大信号通过线性响应，来自 3.75MHz（箭头），第二个大信号来自它的 2 倍，7.5MHz（星号），该信号是由非线性响应产生的二次谐波信号。谐波成像技术是将谐波信号与基频分离并成像

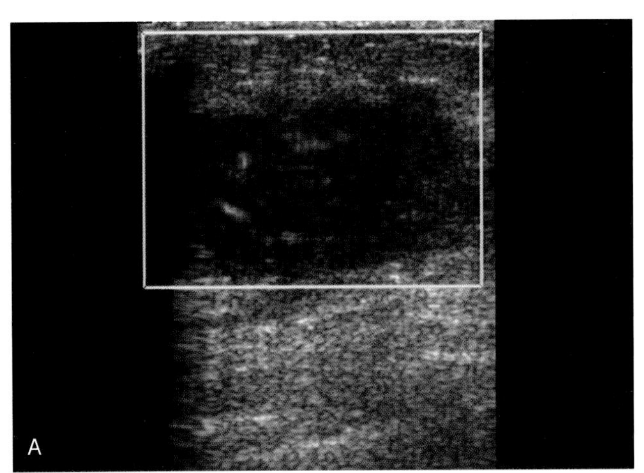

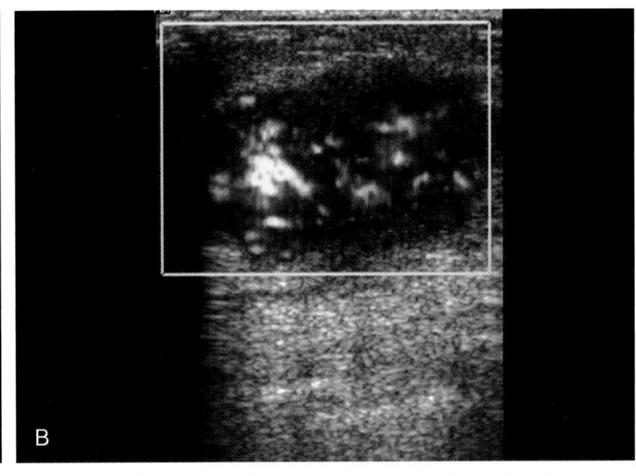


**图 11-13**　第一代超声造影剂。注射超声造影剂 Levovist 前（A）和注射 1min 后（B）的乳腺癌能量多普勒图像，可以看到注射造影剂后血流信号显著增加

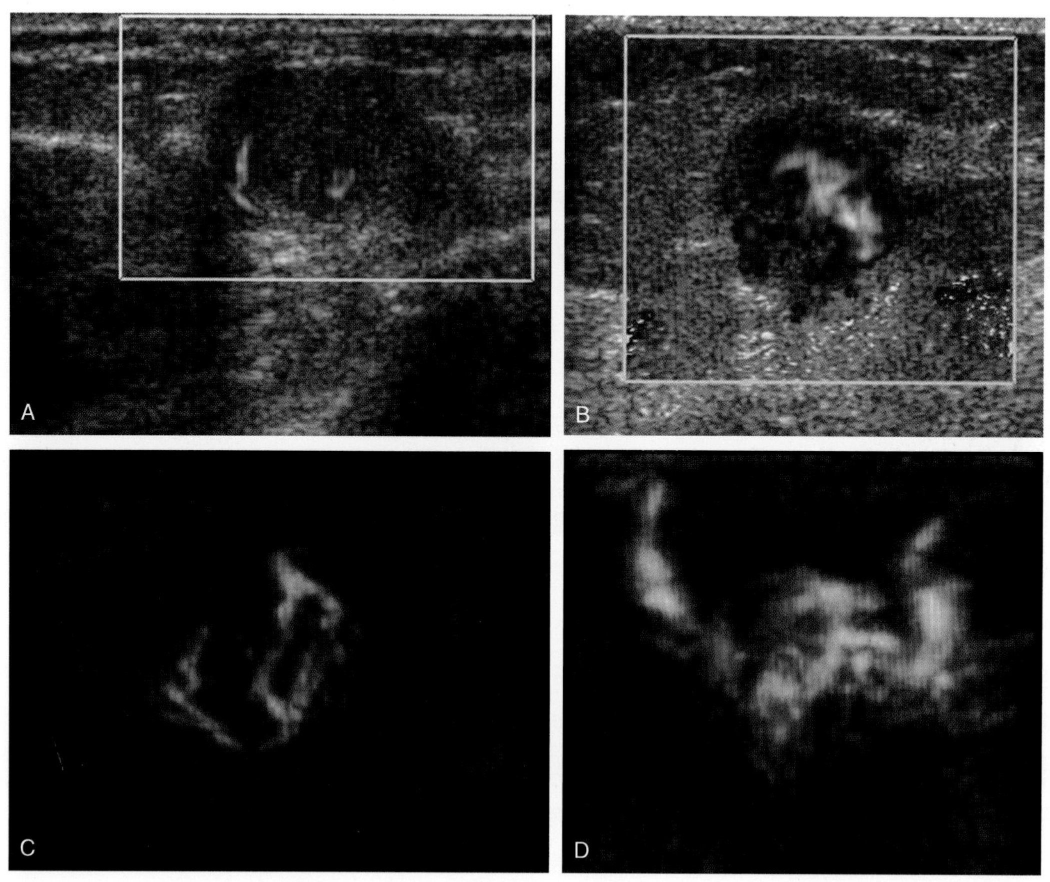

**图 11–14** 纤维腺瘤与乳腺癌的三维超声造影增强的能量多普勒成像。与造影剂注射前的二维能多普勒图像（A、B）相比，注射造影剂后，三维能量多普勒图像（C、D）可以更好地显示纤维腺瘤（A、C）和乳腺癌（B、D）的血管形态及分支形状。乳腺癌的不规则血管在三维能量多普勒图像（D）中显示得更清晰

信息（图 11–15）。微气泡造影剂在静脉注射后，最初几分钟主要在血管内产生对比增强效果，但在延迟期影像中，根据造影剂的种类，造影剂可被特定器官或细胞选择性地吸收。

### （三）超声造影成像

为了检测注入体内的超声造影剂，成像技术抑制了来自组织的线性信号，使用从微气泡发出的非线性信号。它主要利用中等强度的声压使微气泡产生持续性非线性振动，但有时也会利用高声压破坏微气泡产生非线性信号。为了显示声压强度和推测生物效应，使用机械指数（mechanical index，MI）表示，当 MI 在 0.3 以下时称为低机械指数。SonoVue 作为造影剂时，MI 常规设置在 0.1 以下；Sonazoid 作为造影剂时，MI 常规设置在 0.2~0.3。

各超声仪器公司均开发和提供不同的成像技术，可以从组织线性信号中分离并使用非线性谐波信号，从而选择性地接收来自造影剂的信号（图 11–16）。

## 三、临床应用

### （一）乳腺良恶性病变的鉴别诊断

由于许多病变在乳腺 X 线摄影或灰阶超声中难以区分良恶性，因此活检的恶性概率只有 10%~35%。早期的有关多普勒成像的研究结果表明，多普勒超声能以 100% 的敏感度和特异度预测恶性肿瘤，即所有恶性病变都显示多普勒信号，所有良性病变都不显示多普勒信号。但随着

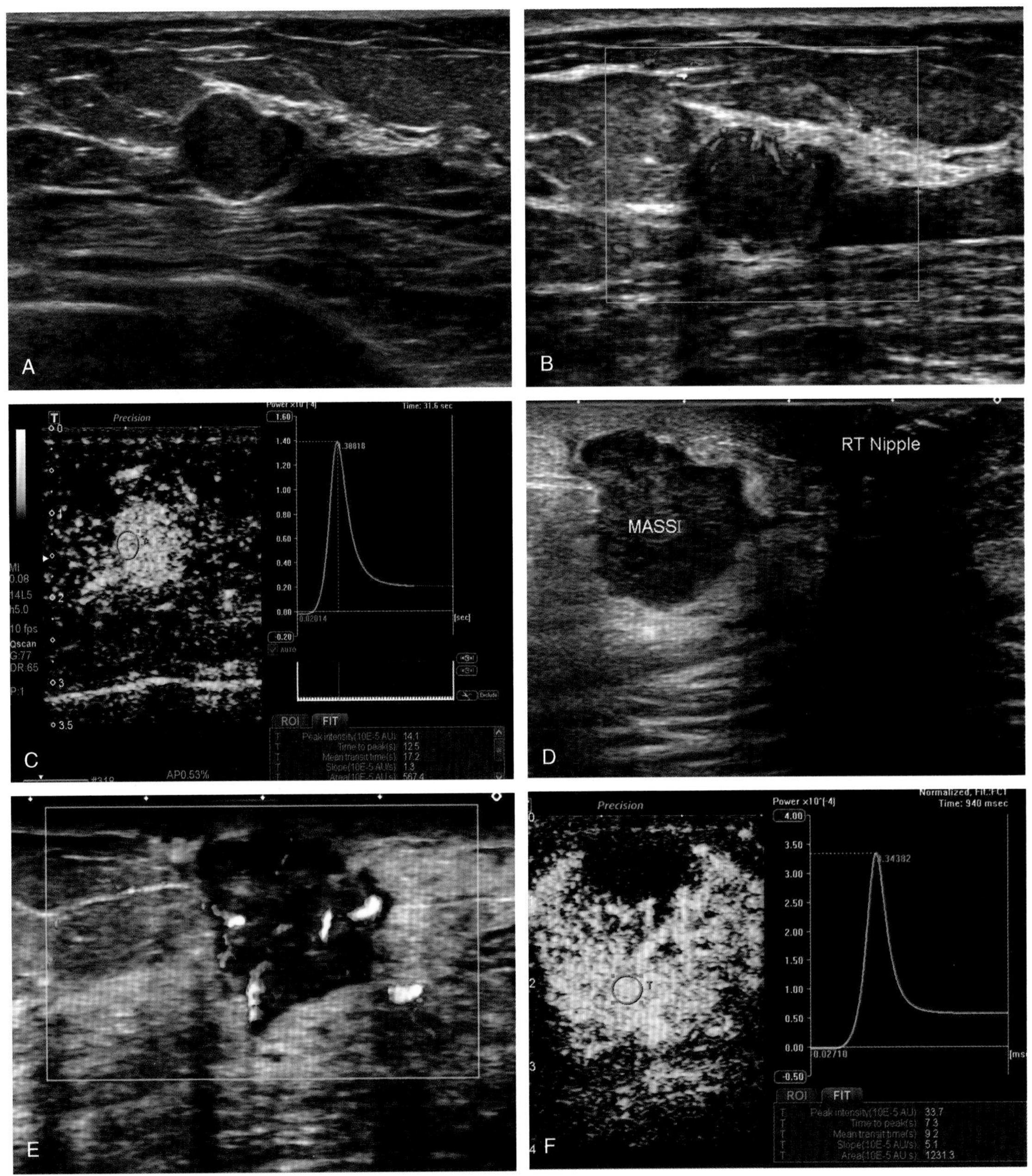


**图 11-15**　第二代超声造影剂。A~C. 纤维腺瘤的灰阶超声（A）、超微血管成像（SMI，B）和注射超声造影剂（SonoVue）后的图像（C）。D~F. 乳腺癌的灰阶超声（D）、SMI（E）和注射超声造影剂（SonoVue）后的图像（F）。浸润性癌（F）显示不均匀增强和灌注缺损，而纤维腺瘤（C）呈均匀增强。与纤维腺瘤相比，浸润性癌的时间信号强度曲线分析显示峰值强度（peak intensity）更高，达峰时间（time to peak）更短、斜率（slope）更大（由 Kyung Kyo、Korea University 教授提供）

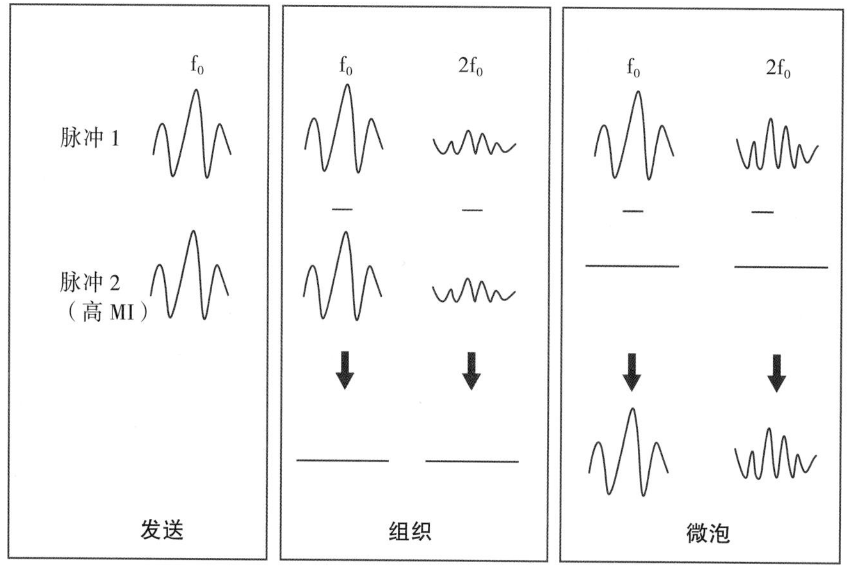


**图 11-16** 超声造影成像原理。发射两个相位和形状相同的脉冲，并减去接收到的信号。组织产生的信号因两个脉冲相同，因此在接收信号时会被清除，但微气泡会被第二次高 MI 脉冲破坏，因此第二次脉冲的回波中没有微气泡的基波和谐波信号，而第一次脉冲产生的信号将保留原样。通过这种成像技术，可以获得微泡的基波信号和谐波信号

多普勒技术的不断发展和超声仪器的不断改进，在多普勒超声检查中，包括良性和恶性在内的所有实性肿块的血流检测均得到改善，因此降低了预测恶性肿瘤的特异度。一般 20%~30% 的良性病变显示多普勒血流信号，80%~90% 的乳腺癌显示多普勒血流信号（图 11-17）。此外，在导管原位癌、小于 1cm 的浸润性癌（图 11-18）和黏液癌（图 11-19）中经常看不到血流信号，而纤维腺瘤和叶状肿瘤等病变可与恶性病变一样，血供增多。与非增强超声相比，使用 Sonazoid 或 SonoVue 的超声造影检查有助于提高乳腺良恶性疾病的鉴别诊断能力。表 11-3 总结了非增强多普勒超声和超声造影对良、恶性病变鉴别诊断的标准。

**1. 血管分布和形态分析**

利用彩色多普勒或能量多普勒分析血管的分布和形态，有助于鉴别良性和恶性病变。多普勒检查中，肿瘤的血管分布分为无血管（avascular）、

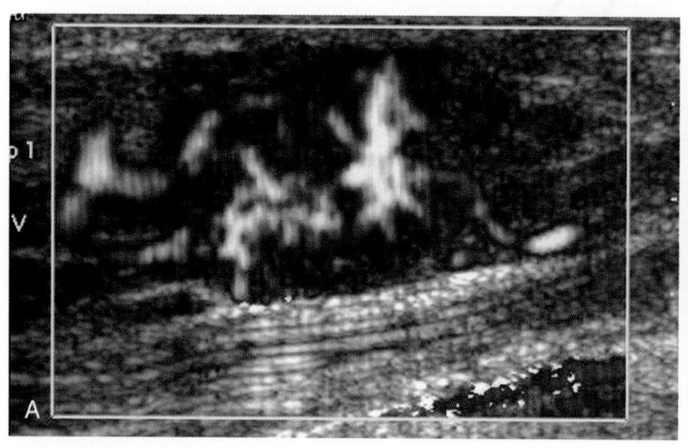


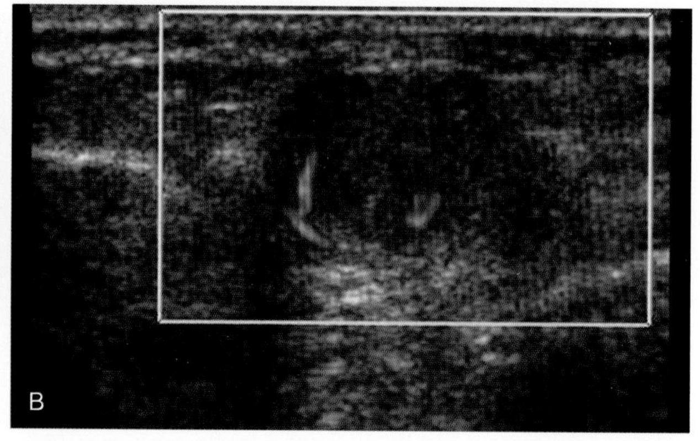


**图 11-17** 乳房肿块的能量多普勒成像。乳腺癌（A）和纤维腺瘤（B）中均可见多普勒血流信号，但乳腺癌病灶中的血流信号更丰富，且不规则

周边型（peripheral）血管、中心型（central）血管和穿入型（penetrating）血管。不规则的分枝形态或无序杂乱的血管形态都提示为恶性肿瘤血管。而纤维腺瘤的血管分布特征为规则、平滑的血管呈环绕（surrounding）型或沿边缘（marginal）分布。增加能量多普勒成像信息可以提高诊断的敏感度和特异度。据美国一项研究报道，在灰阶超声的基础上增加能量多普勒成像，将穿入型血管定义为恶性征象，诊断的敏感度和特异度均提高至 100%。

此外，血流进入肿块的入射角（incident angle）也与肿块的良恶性相关，乳腺癌的入射角明显小于纤维腺瘤。日本的研究结果显示，如果以 30°为界值，则诊断乳腺癌的敏感度为 86%，特异度为 88%（图 11-20）。在日本，乳腺癌多普勒成像中的血管被称为“潜水动脉”（plunging artery），因为它们具有与潜水相似的入射角。

**2. 血流波形分析**

已有研究尝试使用阻力指数、搏动指数、平均速度和最大速度等频谱多普勒参数鉴别良、恶

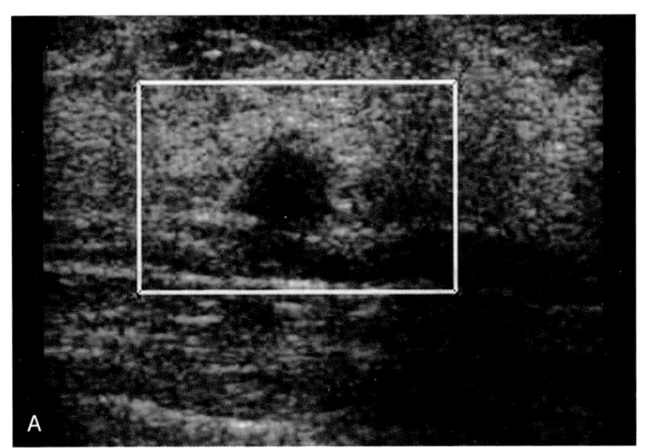


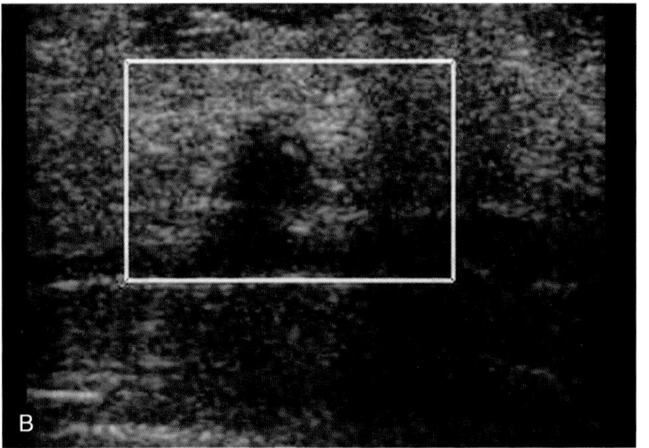


图 11-18　小乳腺癌超声造影增强的能量多普勒成像。A. 大小约 0.6cm 的浸润性癌，注射造影剂前，能量多普勒检查未显示血流信号。B. 注射造影剂 1min 后，能量多普勒检查显示肿块周边存在血供

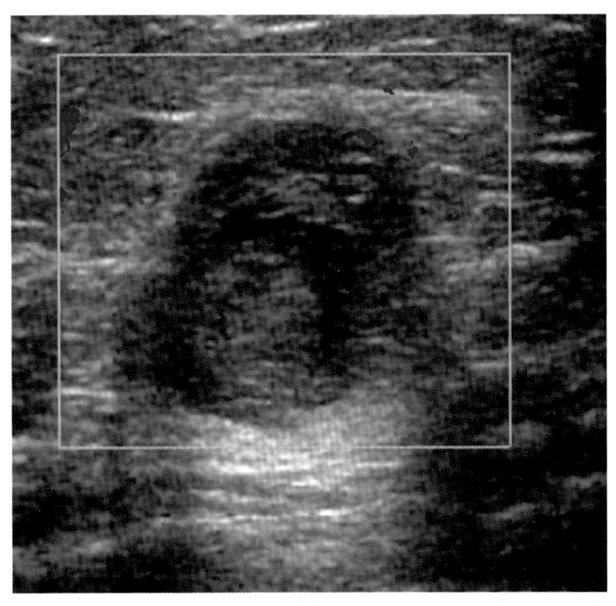

图 11-19　黏液癌的能量多普勒成像。与同样大小的非特殊型浸润性癌相比，含黏液成分较多的黏液癌往往看不到血流信号

**表 11-3　超声多普勒和超声造影对肿块的鉴别诊断**

| | 参数 | 良性 | 恶性 |
|---|---|---|---|
| 超声多普勒（彩色或能量多普勒） | 血流信号 | 无或少 | 有（丰富） |
| | 血流分布 | 肿块周边 | 周边和内部 |
| | 形态学特征 | 环绕周边 | 穿入、扭曲 |
| | | 规则、管径一致 | 管径不规则 |
| | | 单相血流、缓慢 | 马赛克状 |
| | 入射角 | 大 | 小 |
| | 阻力指数 | 低 | 高 |
| 超声造影 | 增强程度 | 无，弱，强 | 强 |
| | 增强模式 | 均匀 | 不均匀 |
| | 灌注缺损 | 无 | 有 |
| | 周围增强 | 无 | 有 |
| | 达峰时间 | 长 | 短 |
| | 流出类型 | 慢 | 快 |

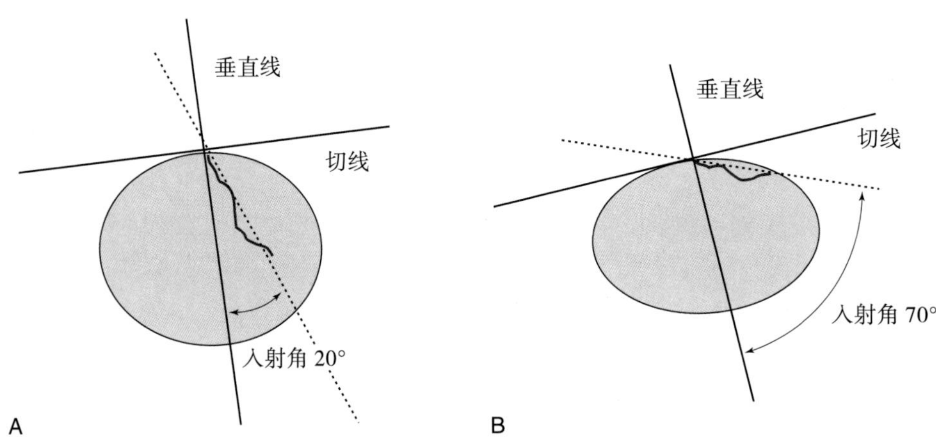


**图 11-20** 肿瘤血管的入射角。A、B. 于肿瘤血管流入瘤体的交点处做一条切线和一条垂直于该切线的垂直线，垂直线与流入血管形成的角度就是入射角。乳腺癌（A）的入射角明显小于纤维腺瘤（B）的入射角

性病变，但大多数研究结果不理想或相互矛盾。这是因为不同的研究项目采用了不同的测量方法，例如血流测量部位的不同，并且在正常组织、良性及恶性病变中，最大血流速度和阻力指数等参数均存在相当大的重叠。因此，收缩期最大血流速度、阻力指数等定量参数不能提供足够的诊断信息。然而，病变的中心和周边血管之间的频谱差异可成为恶性疾病的强预测因子。恶性肿瘤病灶中心血管受高渗透压的细胞外基质压迫，呈收缩期高速和高阻力指数血流，而周边血管则不受细胞外基质压迫，因此保持低阻力指数血流。

**3. 日本前瞻性多中心研究**

日本的研究人员提出了乳腺病变的超声造影鉴别诊断判定标准，评估参数包括增强程度、内部均匀性、灌注缺损、周围增强和动态增强曲线等（图 11-21）。诊断为良性病变的 3 种类型是：肿瘤整体呈无增强型、均匀的弱增强型和均匀的高增强型。相反，可以诊断恶性病变的 4 种类型是：伴或不伴有灌注缺损的不均匀增强型、较周边组织快速流出型（rapid washout）和肿块周围增强型。日本的前瞻性多中心研究采用了 Sonazoid 造影剂和该诊断标准，入组患者 117 例，结果显示准确度、敏感度和特异度分别为：常规超声诊断为 65.5%、83.8% 和 57.7%；超声造影为 87.2%、91.4% 和 85.4；增强 MRI 为 69.5%、84.8% 和 63.0%，超声造影诊断的效果最佳。在

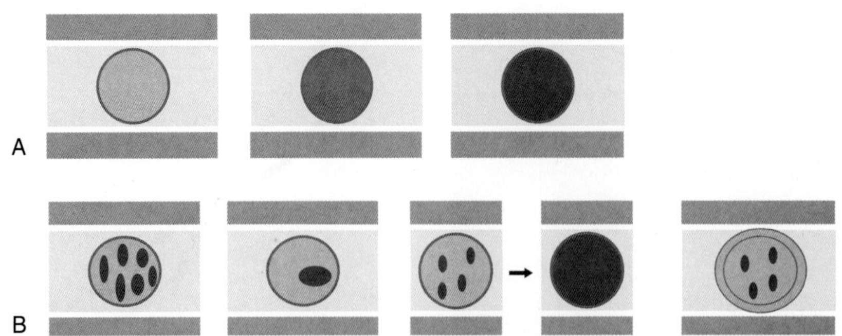


**图 11-21** 乳房肿块的超声造影灌注模式及良恶性鉴别。A. 3 种可以诊断为良性病变的灌注模式：病灶整体呈均匀性高增强型，病灶整体呈均匀性低增强型，病灶整体呈无增强型。B. 4 种可以诊断为恶性肿瘤的灌注模式：无灌注缺损的不均匀增强，伴有灌注缺损的不均匀增强，肿块内部比周边组织消退更快，肿块增强范围超出肿块边界（来源：Miyamoto Y，et al. Am J Roentgenol，2014）

进一步按病灶大小进行的亚组分析中（小于 1cm 组和大于 1cm 组），超声造影的鉴别诊断能力仍表现为最优。以上结果说明，采用第二代超声造影剂和新型造影成像技术有助于乳腺局灶性病变的鉴别诊断。

**4. 分子影像**

使用载有肿瘤特异性配体（ligand）的超声造影剂可以获得乳腺癌的分子影像。激酶插入域受体（kinase insert domain receptor，KDR）是癌症新生血管的重要调节分子，一种新型靶向超声造影剂（KDR-targeted contrast microbubble，MBKDR）可以特异性地结合 KDR，Willmann 等首先将其用于人体，鉴别乳腺和卵巢肿块的良恶性，报道了该造影剂的安全性和有效性。该项临床研究共包括 21 例乳腺局灶性病变和 24 例卵巢局灶性病变，在 90% 的乳腺癌和 77% 的卵巢癌中观察到高靶信号，而在 67% 的乳房良性病变和 78% 的卵巢良性病变中没有观察到靶信号。对 40 例受试者进行免疫组化染色检查，发现肿瘤的 KDR 表达与超声分子影像的信号强度具有很好的相关性。

## 四、实际操作

### （一）乳腺良恶性病变的鉴别诊断

对于直径 <2cm 的肿块，多普勒超声应作为灰阶超声的补充检查。如果在可能良性或低度可疑恶性病变中没有发现多普勒血流信号，可以选择跟踪随访，而不是病理活检。此外，如果在边缘光整的可能良性病变中发现血流，可进行病理活检，以减少假阴性诊断。髓样癌或高级别浸润性癌常在超声图像中表现为边缘光整的肿块，但在彩色多普勒和能量多普勒中显示有丰富的血供，可以防止在灰阶超声中错误地将其分类为 BI-RADS 3 类可能良性病变（图 11–22、11–23）。应该注意的是，多普勒检查的准确性取决于机器和操作方法，不显示血流信号的恶性肿瘤并不罕见。因此，不能因为多普勒检查结果而放弃对中度以上可疑恶性肿块的活检。弹性成像是近些年来被广泛应用的另一种功能性超声成像方法，与多普勒超声检查具有互补性，可联合使用。

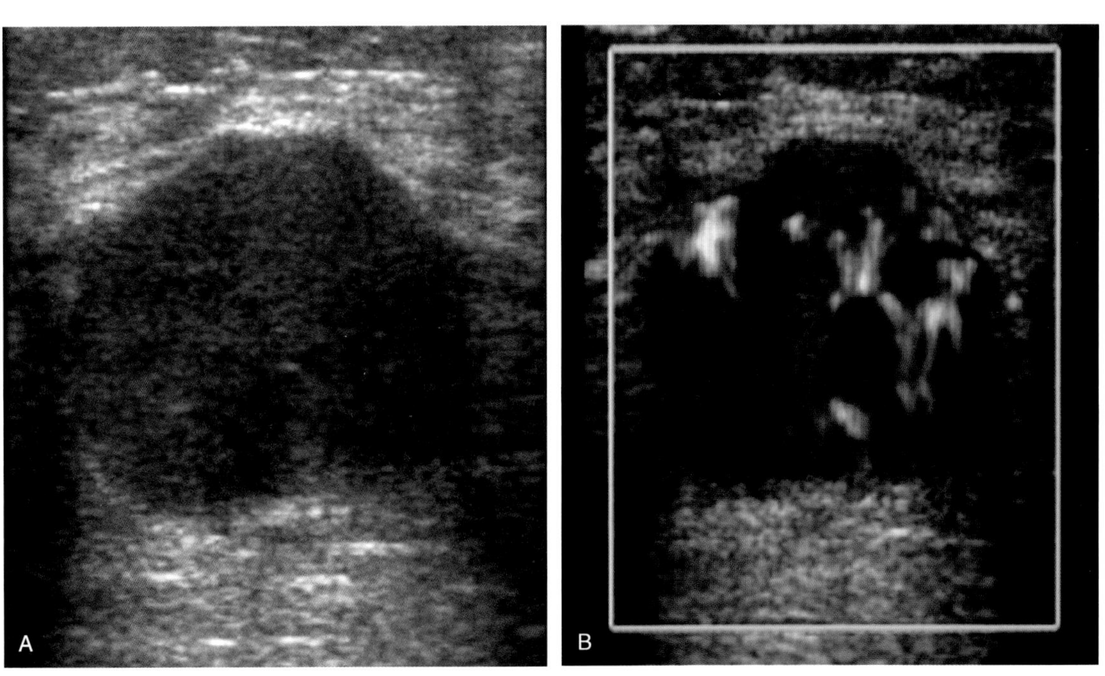


**图 11–22** 髓样癌的多普勒超声成像。A. 髓样癌在灰阶超声中显示为边缘较光整、后方回声增强的肿块。B. 多普勒检查中显示丰富的血管分布，有助于避免被错误地归类为良性病变

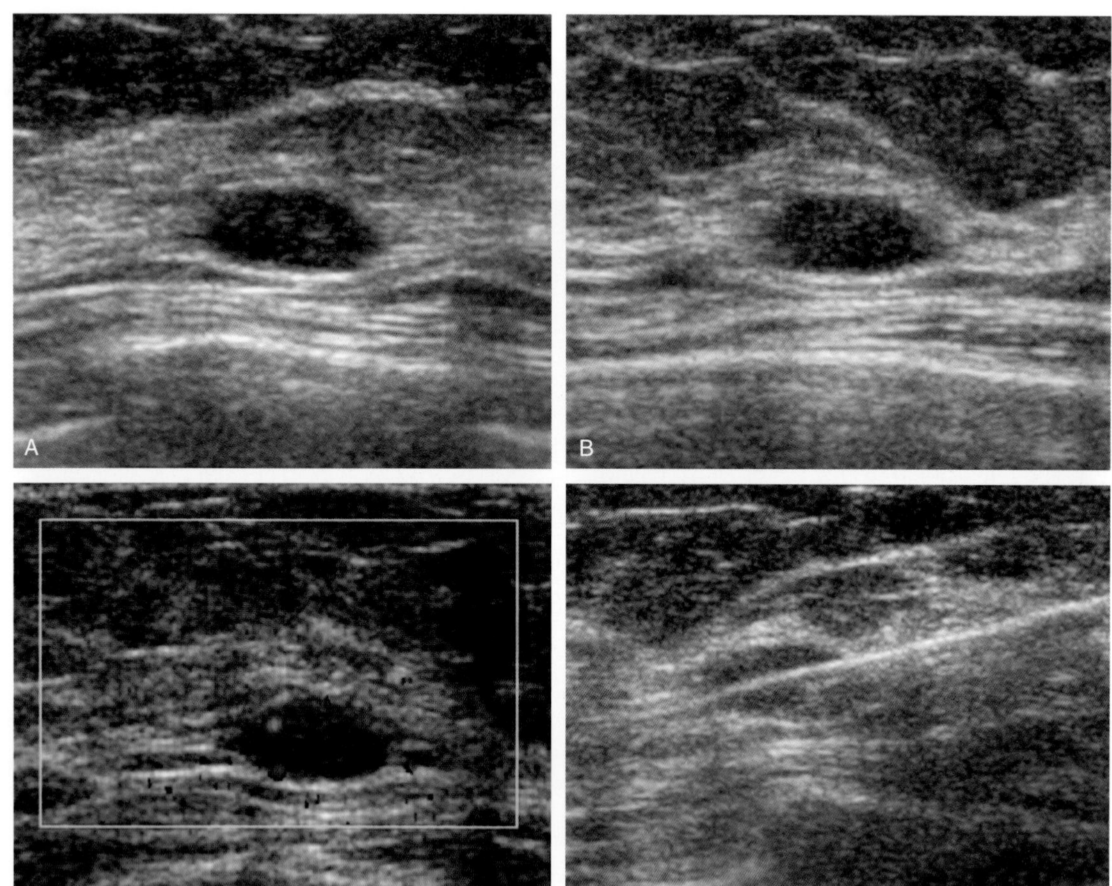


**图 11-23** 高级别浸润性乳腺癌的多普勒超声成像。A、B. 灰阶超声显示边缘光整的椭圆形肿块，容易被误诊为良性病变。C. 能量多普勒超声检查显示肿块内部的血流。D. 空芯针穿刺活检诊断为高级别浸润性癌

## （二）低回声囊肿和实性肿块的鉴别诊断

有时仅凭灰阶超声检查很难判断肿块是囊性还是实性，使用多普勒超声检查会有所帮助。单纯囊肿和复杂囊肿中没有血流，相反，在纤维腺瘤或囊实性肿瘤中往往能看到血流信号。大多数低回声的复杂囊肿内为含脂肪或蛋白成分的液体，或被乳头状大汗腺化生（papillary apocrine metaplasia）所占据，但少数情况下，也可为囊内乳头状瘤（癌）（图 11-24）。乳头状大汗腺化生因不形成纤维血管轴心（fibrovascular stalk），在彩色多普勒或能量多普勒超声检查中不显示血流信号，相反，囊内乳头状瘤（癌）形成可被多普勒超声清晰显示的纤维血管轴心（图 11-25）。另一方面，良、恶性壁结节（mural nodule）的纤维血管轴心内的血流形态存在差异。良性乳头状瘤呈现单根滋养血管，恶性则呈现多根滋养血管（图 11-26）。

髓样癌、乳腺内淋巴瘤和高级别浸润性癌等虽是实性病变，但常表现为非常均匀的极低回声，可被误认为囊肿。如果多普勒超声检查在病变内部发现血流，可以防止将其误判为囊肿。

## （三）复发癌和术后瘢痕的鉴别诊断

手术后瘢痕在超声和乳腺 X 线摄影检查中均可能与恶性病变相似。在多普勒超声检查中，术后 6 个月以内的瘢痕以肉芽组织为主，内部可显示有血流信号。但超过 6 个月后，术后瘢痕出现

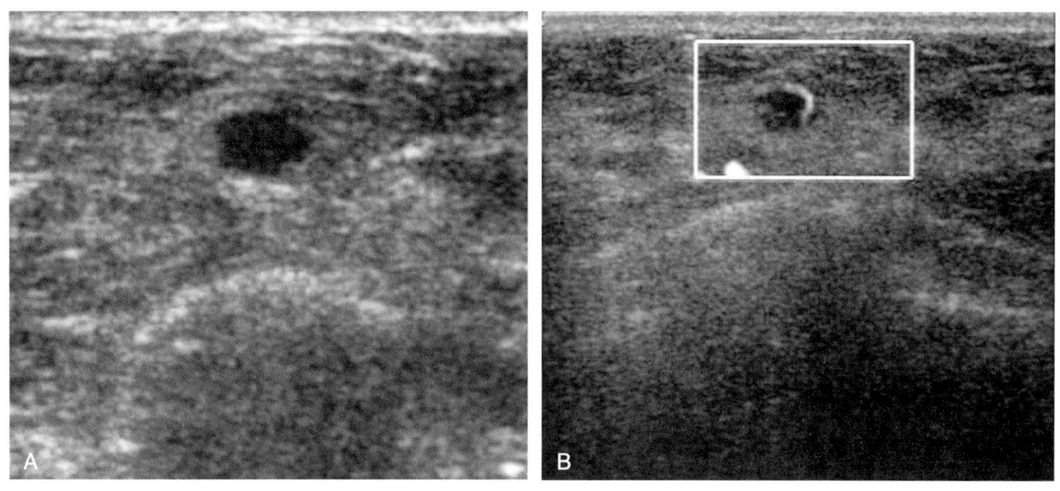


图 11-24　复杂囊肿和实性肿块的区别。A. 灰阶超声显示 0.7cm 大小的低回声肿块，难以鉴别是囊肿还是实性肿块。B. 能量多普勒超声显示肿块周边有血流，空芯针穿刺活检诊断为乳腺癌

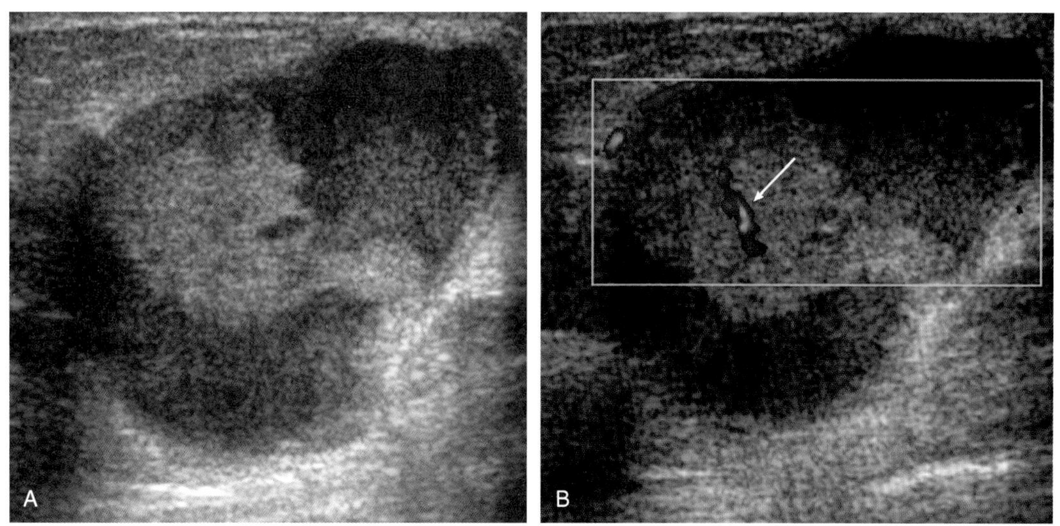


图 11-25　乳头状癌。A. 灰阶超声显示内部有高回声结构的囊实复合性肿块。B. 能量多普勒超声显示囊实复合性肿块中的高回声内部有因纤维血管轴心产生的血流信号（箭头）

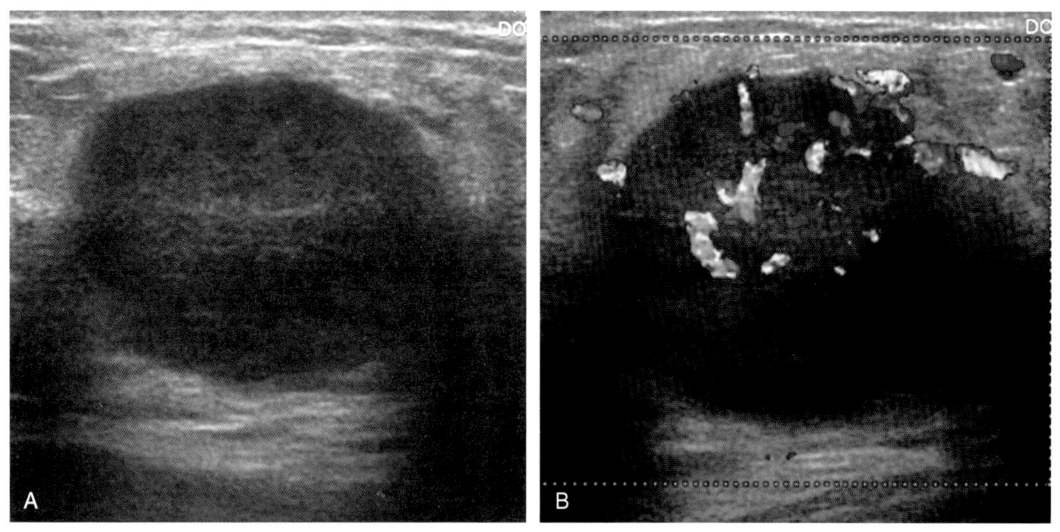


图 11-26　伴有囊性变的乳腺癌。A. 顶部呈实性、底部呈囊性、边缘光整的囊实复合性肿块。B. 多普勒检查见丰富的血流信号，病理确诊为高级别三阴性乳腺癌

血流信号的情况非常罕见，脂肪坏死在任何时候均表现为无血供。反之，虽然一些复发癌可能不显示血流信号，但大部分复发癌内部可以发现血流，因此如果术后6个月以上病灶内部出现血流信号，应怀疑复发癌，进行活检（图11-27）。然而相比血肿或瘢痕等术后改变，复发癌的发生率低很多，为了减少不必要的活检，多普勒超声检查可以发挥重要作用。

## （四）腋窝淋巴结评估

淋巴结的异常可以概括为体积未增大但形态异常，或体积增大但形态正常，尽管有研究认为多普勒超声检查可能有助于鉴别诊断，但由于正常、良性和恶性淋巴结中均可以显示血流信号，因此不推荐将存在多普勒血流信号作为恶性淋巴结的诊断标准。淋巴结血供的形态学分析也被证实有助于诊断。穿被膜滋养血管（transcapsular feeding vessel）的存在是淋巴结转移的特征性发现，而炎性淋巴结呈现经淋巴门（hilum）的血流增加，淋巴结被膜看不到滋养血管（图11-28）。在淋巴瘤中，血流也大多通过淋巴门流入。能量多普勒能量图通常比彩色多普勒能够更敏感地发现穿被膜滋养血管。

应用第二代超声造影剂对前哨淋巴结的研究也在进行中。根据英国的一项多中心研究，1906例乳腺癌患者术前皮下注射微泡造影剂，行超声造影引导下的前哨淋巴结空芯针穿刺活检，成功率为78%~88%。采用该方法，在灰阶超声检查显示腋窝淋巴结正常的患者中，有54%发现转移。一项共纳入1 520例患者的meta分析显示，超声造影引导皮肤定位，确认并定位前哨淋巴结的成功率为70%~100%，虽然低于美蓝联合同位素双示踪法，但与美蓝染色单示踪法相当。

## （五）肿瘤恶性程度评估

虽然多普勒血流分布和肿瘤分级之间是否存在显著相关性存在争议，但是高级别浸润性癌具有高细胞密度和强烈的炎症反应，使彩色多普勒或能量多普勒血流增加。相反，低级别浸润性癌呈毛刺状边缘，纤维化反应强烈，细胞密度低，在彩色多普勒或能量多普勒中常不显示为丰富血流信号（图11-29）。有报道称原发肿瘤的血流信号与淋巴结及远处转移之间存在相关性，当肿瘤体积小，多普勒超声检查没有血流信号时，淋

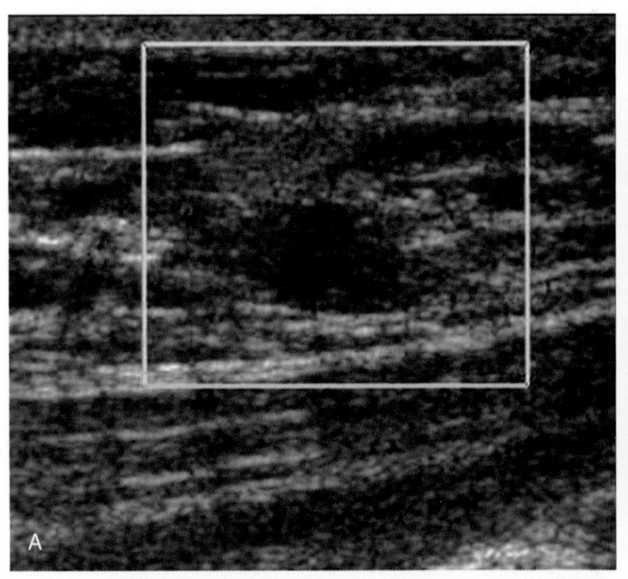


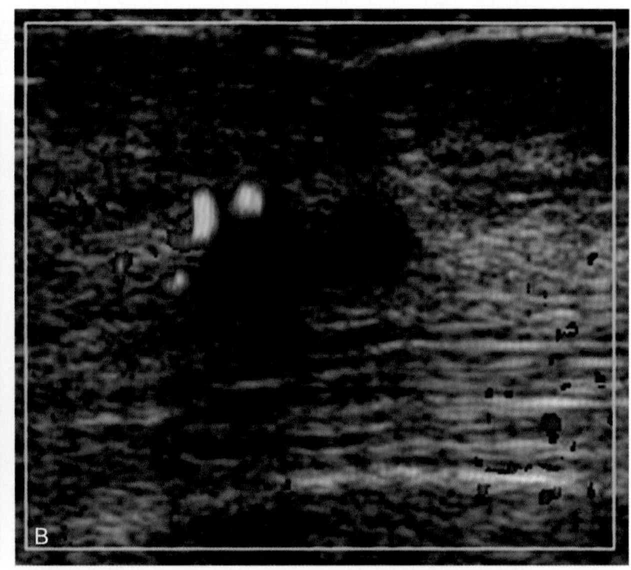


**图11-27** 脂肪坏死与局部复发。两个病灶（A、B）在灰阶超声中均呈边缘不光整的可疑恶性病变，但在多普勒检查中，术后脂肪坏死（A）无血流信号，而复发癌（B）内部有血流信号

巴结转移的阴性预测值（NPV）高达 96%（图 11-30）。

## （六）治疗反应评估

多普勒超声检查可用于评估肿瘤的全身或局部治疗效果，三维多普勒超声优于二维多普勒超声。根据最新的一项研究，在肿瘤的治疗反应评估中，使用第二代造影剂的超声造影检查与增强 MRI 具有相同的价值。影像获取和解读的标准化是决定临床实用性的重要因素。

### 1. 术前全身治疗

据报道，多普勒超声检查可以用于评估术前新辅助化疗等全身性治疗的疗效。即当治疗有效时，血供先减少发生在肿瘤大小变化之前；当治疗无效时，血供没有变化或增加。对 8 项研究的 meta 分析显示，评估术前乳腺癌新辅助化疗的疗效时，超声造影检查中肿瘤的大小和时间强度曲线下面积这两项指标具有重要意义。与乳腺增强

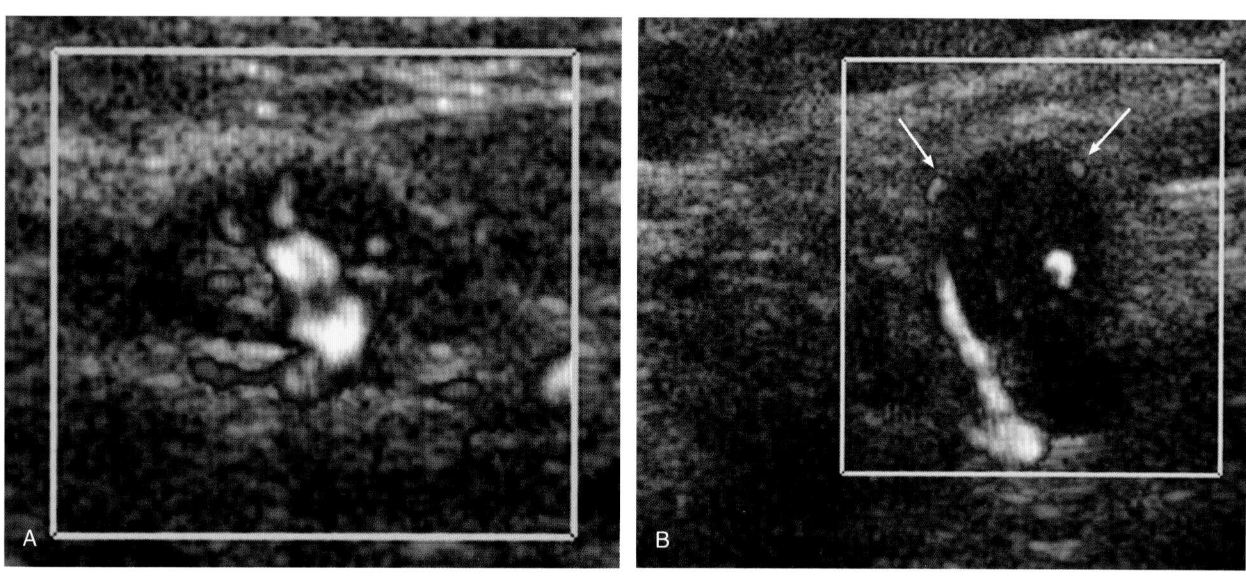

**图 11-28**　腋窝淋巴结评估。在能量多普勒成像中，炎性淋巴结（A）和转移性淋巴结（B）均显示血流信号的增加。炎性淋巴结中，通过淋巴门的血流增加；而在转移性淋巴结中，在淋巴结被膜（箭头）中也能看到血流信号

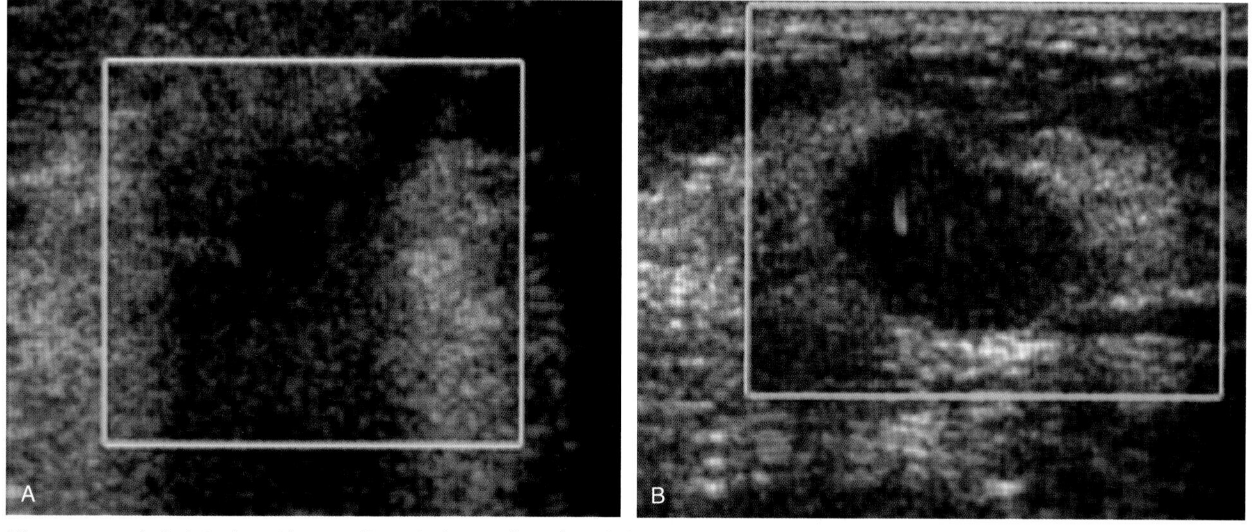

**图 11-29**　肿瘤分级与血供。A. 低级别浸润性癌边缘不光整，因为纤维化反应强烈，细胞密度低，多普勒检查显示血流信号不增加。B. 高级别浸润性癌因细胞密度高，炎症反应强烈，多普勒检查显示血流信号增加

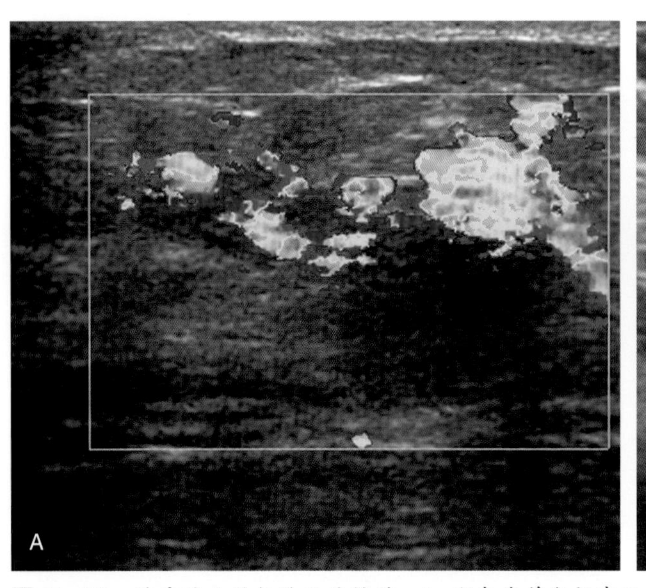


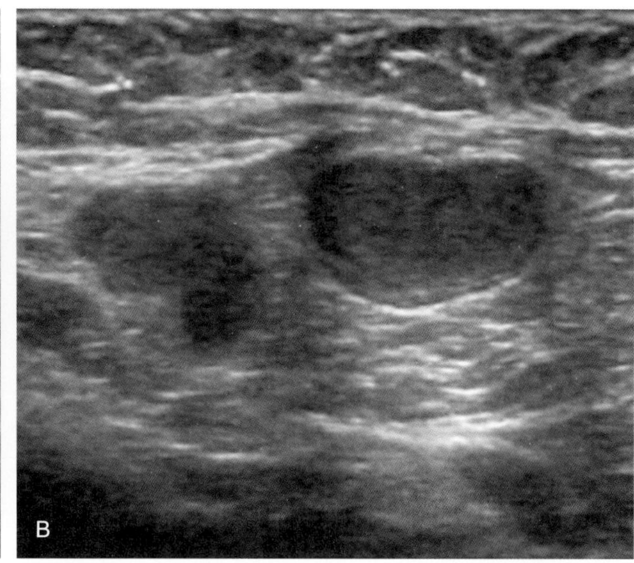


图 11-30 肿瘤的血供与淋巴结转移。A. 彩色多普勒超声显示肿块内见极丰富的血流信号。B. 患者同侧腋窝见 2 个转移淋巴结

MRI 相比，超声造影测量的术前肿瘤大小与术后病理中的肿瘤大小一致性较好。另一项研究表明，利用超声造影早期评估肿瘤血流灌注，可能有助于预测血管生成抑制剂的治疗效果。

**2. 局部治疗**

目前已对乳房良性和恶性肿瘤开展了各种无创或微创介入局部治疗，例如射频、微波、冷冻和高强度聚焦超声（HIFU）等。为了判断局部治疗是否成功，正确评价肿瘤是否残存非常重要。与常规超声相比，超声造影检查可以更准确地观察未被消融的肿瘤组织，并可用于局部治疗后的现场即刻评估。如果要确定肿瘤的全身治疗或局部治疗后无残留病变，多普勒超声检查应观察不到血流。

## （七）炎症性充血的确认

急、慢性感染或炎症性疾病导致疼痛时，可通过多普勒超声检查确认是否充血（hyperemia），这些信息对患者的处理有帮助。炎性脓肿、蜂窝织炎、导管周围乳腺炎等疾病的多普勒超声检查可以观察到充血引起的血管数量增加，或高速低阻的血流信号（图 11-31）。此外，也可以利用多普勒超声检查识别植入假体是否引起包膜感染。

## （八）穿刺活检前的血管评价

在乳腺介入术之前进行多普勒超声检查，可以最大限度地减少出血和血肿等并发症。用 8~14G 针直接刺向动脉可引起大量出血，因此建议使用多普勒检查观察病变周围的血管分布状况，避免活检针穿透大血管（图 11-32）。在进

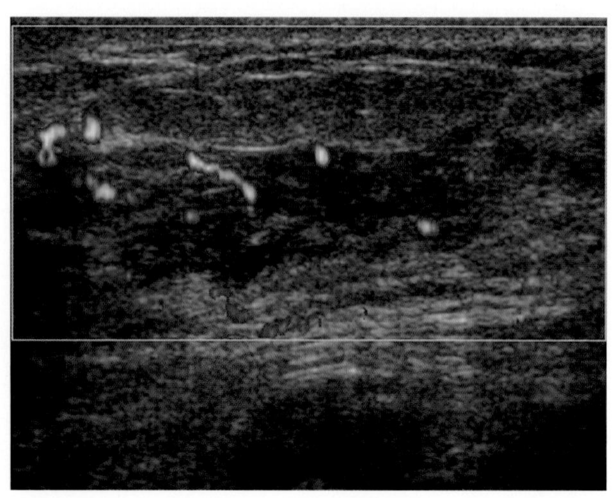

图 11-31 炎症性充血。乳腺炎患者的能量多普勒显示不规则的低回声区因充血可见血供增加

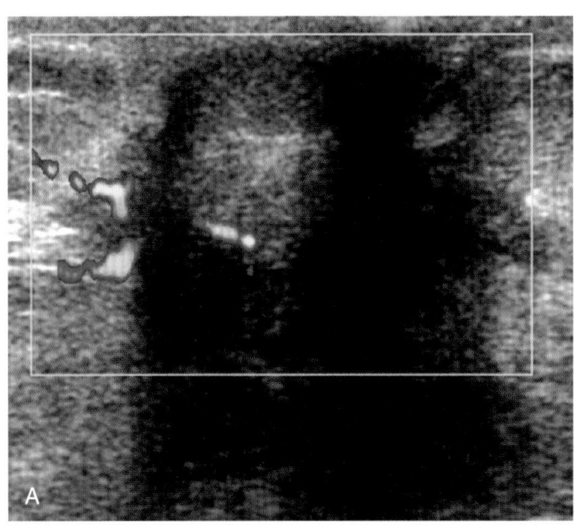


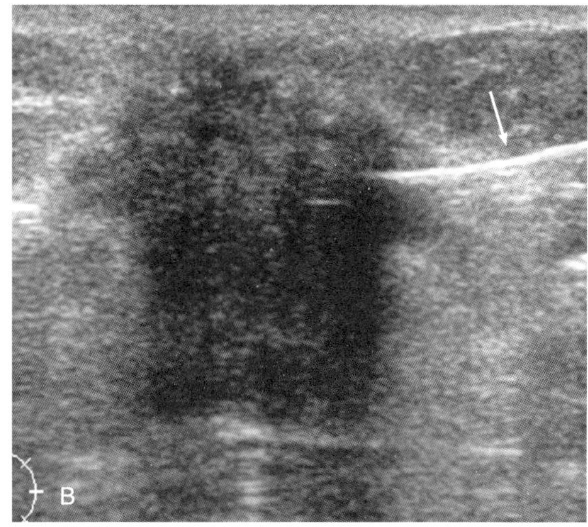


**图 11-32**　多普勒超声与穿刺活检。A. 在穿刺活检前进行多普勒超声检查，发现病灶左侧有一根粗大的血管。B. 避开病灶左侧的粗大血管，活检针进入病灶右侧（箭头），进行空芯针穿刺活检

行腋窝淋巴结穿刺活检时，也应使用多普勒超声检查避开周围血管。真空辅助活检后出现持续出血时，通过多普勒检查可准确掌握出血部位。

## 知识要点

- 进行乳腺多普勒检查时应尽可能地将探头轻轻地垂直接触皮肤表面，减少因血管受压而产生的假阴性。在用彩色多普勒或能量多普勒评价低速血流时，应在不产生噪声的基础上尽可能地提高增益。
- 在乳腺超声检查中，彩色多普勒或能量多普勒伪像的产生可由于仪器设置不当、人体解剖学因素、超声自身物理特性或技术限制，包括多普勒增益设置伪像、混叠、镜面伪像、彩色信号闪烁伪像、快闪伪像等。
- 超声造影检查是指利用超声造影剂进行诊断的技术，超声造影剂是接收超声声束后产生强烈信号的物质。第二代超声造影剂和造影成像技术的开发为肿瘤血管的超声评价提供了新的机会。
- 彩色多普勒和能量多普勒检查可以分析肿瘤血管的形态和血流性质，因此在肿块的良恶性鉴别和治疗反应评估中，可以与灰阶超声联合使用。髓样癌或高级别浸润性癌在超声检查中显示为边缘光整的肿块，但在多普勒超声检查中肿块内部显示丰富血供，可以防止在灰阶超声中将其误判为 BI-RADS 3 类病变。如果要确定全身治疗或肿瘤局部治疗后无残留病变，病灶的多普勒超声检查就不应该出现血流信号。
- 在进行穿刺活检之前，多普勒超声检查可以了解病变周边的血管分布状况，以避开大血管。

## 参考资料

[1] Chang RF, et al. Solid breast masses: neural network analysis of vascular features at three-dimensional power Doppler US for benign or malignant classification. Radiology, 2007.

[2] Cho N, et al. Distinguishing benign from malignant masses at breast US: combined US elastography and color doppler US-influence on radiologist accuracy. Radiology, 2012.

[3] Dong T. Early Response Assessed by Contrast Enha-nced Ultrasound in Breast Cancer Patients Undergoing Neoadjuvant Chemotherapy. Ultrasound Q, 2018.

[4] Moon WK, et al. Nonpalpable breast lesions: evaluation with power Doppler US and a microbubble contrast agent-initial experience. Radiology, 2000.

[5] Park AY, Seo BK. Up-to-date Doppler techniques for breast tumor vascularity: superb microvascular imaging and contrast-enhanced ultrasound. Ultrasonography, 2018.

[6] Miyamoto Y, et al. Efficacy of sonazoid （perflubutane） for contrast enhanced ultrasound in the differentiation of focal breast lesions: phase 3 multicenter clinical trial. Am J Roentgenol, 2014.

[7] Nielsen Moody A, et al. Preoperative sentinel lymph node identification, biopsy and localisation using contrast enhanced ultrasound （CEUS） in patients with breast cancer: a systematic review and meta-analysis. Clin Radiol, 2017.

[8] Willmann JK, et al. Ultrasound Molecular Imaging With BR55 in Patients With Breast and Ovarian Lesions: First-in-Human Results. J Clin Oncol, 2017.

[9] Zhang W, et al. Ultrasound-guided percutaneous microwave ablation for benign breast lesions: evaluated by contrast-enhanced ultrasound combined with magnetic resonance imaging. J Thorac Dis, 2017.

# 第 12 章　乳腺弹性成像

通常情况下，乳腺癌较周围正常组织或良性肿瘤质地更硬，通过测量组织硬度（stiffness）来成像的方法被称为弹性成像（sonoelastography）。这种检查方法与通过临床触诊（palpation）获得的信息相似，但触诊结果受检查者的主观影响，结果差异较大，此外，对位于深部的小病变敏感度较低。相比之下，弹性成像能更加客观、灵敏地评价组织的硬度，并通过图像来显示人体组织的特性。弹性成像根据所测量的物理量不同，分为应变弹性成像（strain elastography）、剪切波弹性成像（shear-wave elastography）和声辐射力脉冲成像（acoustic radiation force impulse imaging，ARFI）。超声医生只有理解了检查原理，掌握了准确的检查方法和评价标准，才能正确地进行弹性成像检查。

本章将介绍在乳腺超声检查中所使用的弹性成像的种类、原理、检查方法和分析方法，以及其在临床的实用性和局限性。

## 一、弹性成像的原理及检查方法

弹性成像检查技术可根据对组织施加的力量和测量的物理量不同进行分类，主要有两种方法：对组织施加一定程度的微弱压力，从而导致组织发生应变（strain）的测量方式和随时间对组织施加不同的力，测量剪切波（shear-wave）在组织内传播速度的方法。根据其所施加压力的形态，可分为静态（static）弹性成像和动态（dynamic）弹性成像；也可根据测量物理量不同分为应变弹性成像、剪切波弹性成像和声辐射力脉冲成像（表 12-1）。

### （一）应变弹性成像

2000 年初引入临床后，已有多个制造商生产出商业化设备应用于临床，该方法是通过对组织施加微弱的压力（compression），造成组织发生形变，对之前和之后的超声回波信息进行比较来测量形变。当施加微弱的压力时，根据胡克定律，组织的弹性模量 E 与应变成反比（弹性模量 E= 外加压力 / 应变）。由于应变弹性成像无法测量施加给组织的压力，所以比较的是相对的应变比，而不是弹性模量。假设施加的压力一定，则组织越硬，应变越小。通常检查者利用超声探头进行轻压，或利用患者的心跳、呼吸等生理运动施压。使用探头施加压力时，应在垂直方向上以恒定的力量反复轻压，根据屏幕上显示的压迫质量的标尺来调整适当的压迫速度和强度，防止探头打滑或推挤组织。获得的感兴趣区（region of interest）图像应充分包括病变、周边正常实质和皮下脂肪（不包含皮肤），感兴趣区内的组织应变以黑白或彩色图像实时显示（图 12-1）。

表 12-1　弹性成像的分类和分析指标

| 施加的压力 \ 测量的物理量 | 应变（strain） | 剪切波速度（shear-wave velocity） |
|---|---|---|
| 探头压迫 / 心脏搏动或呼吸引起的生理运动 | 应变弹性成像<br>· 应变（strain）<br>· 病变的最大直径或面积（geometric measures）<br>· 应变比（strain ratio）<br>· 弹性成像 / 灰阶中病变大小比 （E/B size ratio） | |
| 超声波脉冲 | 声触诊组织成像（VTI）<br>· 位移（displacement）<br>· 病变的最大直径或面积比（geometric measures）<br>· 应变比（strain ratio）<br>· 弹性成像 / 灰阶中病变大小比（E/B size ratio） | 声触诊组织量化技术（VTQ）或剪切波弹性成像（SWE）<br>· 剪切波速度（m/s）<br>· 弹性模量（kPa） |

VTI：virtual touch tissue imaging，声触诊组织成像；VTQ：virtual touch tissue quantification，声触诊组织量化技术；SWE：shear-wave elastography，剪切波弹性成像

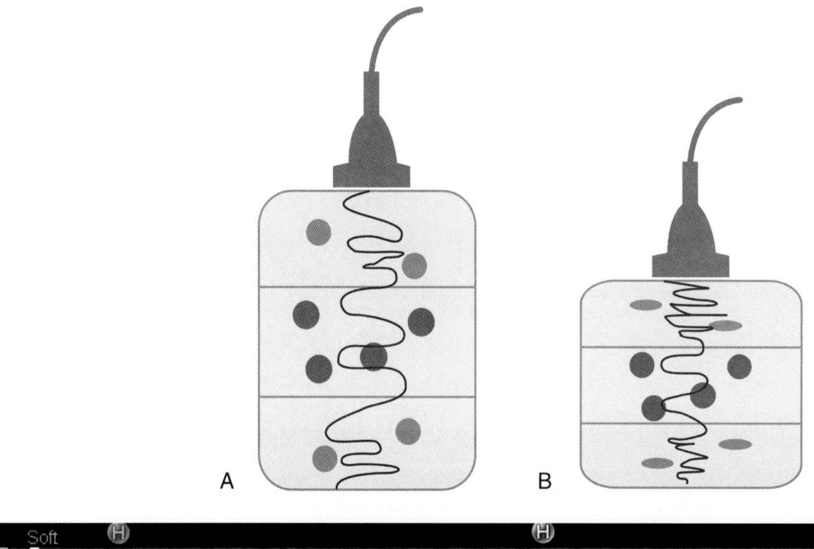


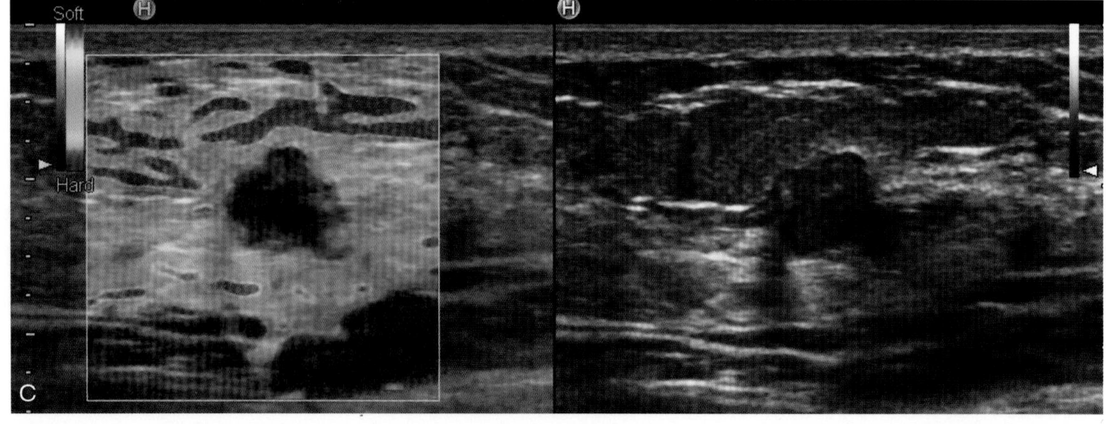


图 12-1　应变弹性成像的原理。通过比较对组织施加微弱压力之前（A）和之后（B）的超声回波信息来测量组织形变，越硬的组织形变越小。感兴趣区内组织的相对应变将实时显示为黑白或彩色图像（C）

## （二）剪切波弹性成像

超声波脉冲在组织内产生剪切波，通过超高速成像（>5 000fps）测量剪切波传播速度的方式来反映组织硬度，称为剪切波弹性成像，已经应用于临床。组织越硬，剪切波传播的速度越快。通过测量剪切波的传播速度，就可以定量测量组织的弹性模量（$E=3\rho c_s^2$，$\rho$：组织密度，$c_s$：剪切波速度）。与应变弹性成像不同，剪切波弹性成像在探头轻触皮肤的状态下检查，不应施加压力，最好充分利用耦合剂消除缝隙内空气。此外，在剪切波弹性成像图像稳定下来之前，探头应保持稳定不动数秒左右，此时患者屏住呼吸，可能会对获取优质图像有所帮助。获取图像的感兴趣区应设定为不包括皮肤或肋骨，感兴趣区内组织的剪切波速度（m/s）可实时转换成弹性模量（kilopascals，kP），并以色谱图像显示。在乳腺剪切波弹性成像检查中，使用的最大值为180kPa（7.7m/s；图 12-2）。

## （三）声辐射力脉冲成像

声辐射力脉冲成像包括声触诊组织成像 VTI（virtual touch tissue imaging）和声触诊组织量化技术 VTQ（virtual touch tissue quantification）。VTI 是指通过测量由超声波信号产生的辐射压所引起的组织变形程度，并获取弹性图像的方法。该技术主要用于对皮肤施加的压力无法有效到达的深部器官，如肝脏等。VTQ 利用聚焦超声波束的声辐射力在组织内部形成“脉冲”，并测量由此产生的垂直方向的剪切波速度（图 12-3），近年来，感兴趣区内的剪切波速度也可以实时显示为色谱图像。

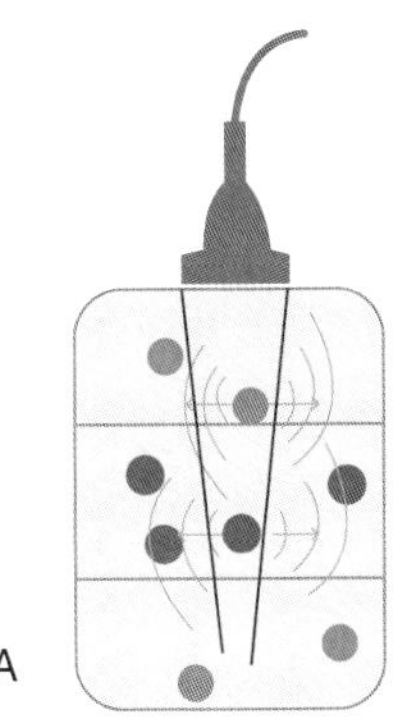

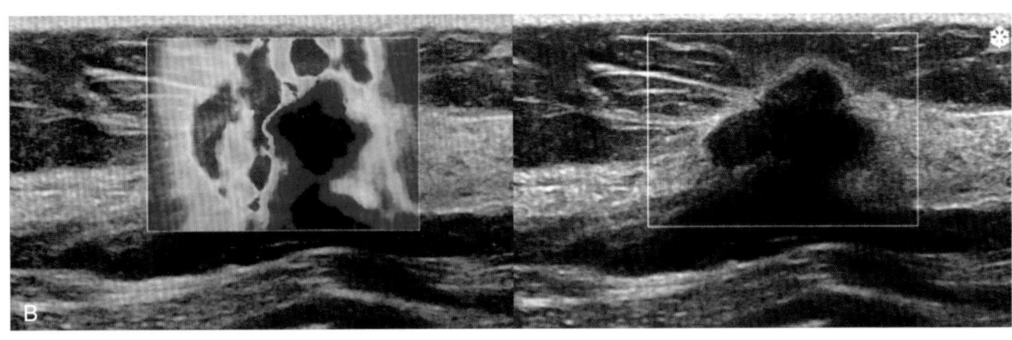


图 12-2 剪切波弹性成像原理。通过超声波脉冲在组织内产生剪切波，运用超高速成像测量剪切波在组织中的传播速度（A），剪切波传播速度越快，说明组织越硬。感兴趣区内剪切波的传播速度可转换成弹性模量，并实时显示为色谱图像（B）

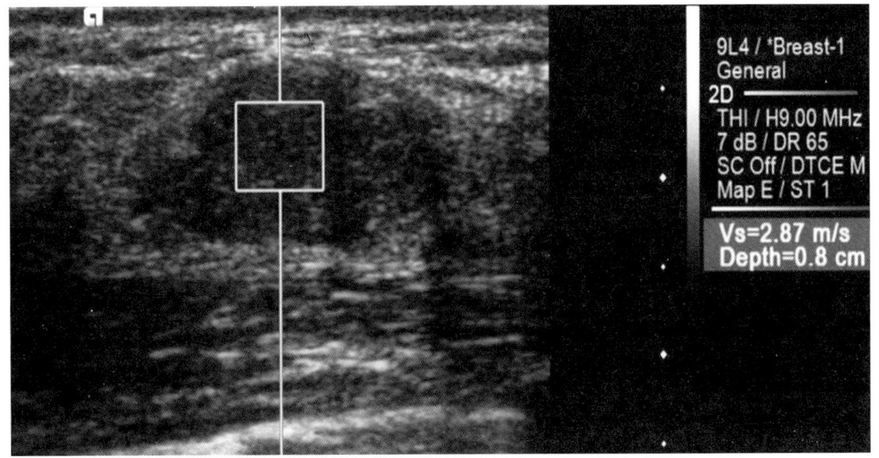


图 12-3 声辐射力脉冲成像中的剪切波速度测量。在肿瘤内部设置大小为 5mm × 5mm 的感兴趣区，在相应部分测量剪切波的传播速度，以 m/s 为单位显示

## 二、弹性成像的分析

弹性成像的分析方法因不同的成像技术和仪器而异，可以通过评价颜色图案、病变大小比（size ratio）、应变比（strain ratio）或定量的弹性模量（kPa）等特征分析。通过颜色模式进行诊断的方法简便易懂，但存在主观性强的问题。2013 年修订的乳腺影像报告和数据系统（BI-RADS）中建议将病变的硬度分为质软（soft）、质中（intermediate）和质硬（hard）三种类型。

### （一）应变弹性成像

在应变弹性成像的黑白图像中，形变小的质硬组织为黑色，形变大的质软组织为白色。在彩色图像中，代表形变小的质硬组织的颜色取决于超声仪器的制造商或仪器的设置。在弹性超声成像中，病变区域内代表质硬组织的颜色越多，恶性的概率就越高。在黑白图像中，测量弹性成像中病变的黑色区域和灰阶图像中病变的大小，比较二者的最大直径或面积，如果比值 >1，即弹性成像所显示的病变更大，就提示恶性，这与肿瘤周围结缔组织的纤维增生反应（desmoplatic reaction）或纤维化（fibrosis）有关。此外，如果弹性成像显示“靶环征或牛眼伪像”（target sign or Bull’s eye artifact），则提示为囊肿（图 12–4）。

在彩色图像中，通常使用弹性评分或 Tsukuba 评分，根据代表质硬组织颜色（蓝色）的面积给予 5 种评分（图 12–5）。在弹性图像中，如果病变的绝大部分为表示质硬组织的颜色，即弹性评分在 4 分以上，代表病变的恶性可能性很高；当病变中没有表示质硬组织的颜色时，即弹性评分为 1 分时，则病变的恶性可能性很低。此外，在弹性图像中，出现由“蓝 – 绿 – 红”三层颜色组成的三原色征（Blue-Green-Red sign）或称 BGR 征时，提示囊肿（图 12–6）。

除这些定性评价指标外，还有测量脂肪 – 病变的相对应变比（fat-to-lesion ratio，FLR）作为反映组织硬度的定量指标（图 12–7）。以皮下脂肪为标准来反应病变的硬度，应变比越高，病变组织就越硬。韩国的一项单中心研究表明，乳腺癌和良性肿瘤的 FLR 分别为 6.6 和 2.6，在鉴别良恶性肿块方面具有很高的准确度。在日本，把 FLR 为 4.3 作为乳房肿块良恶性鉴别的界值。

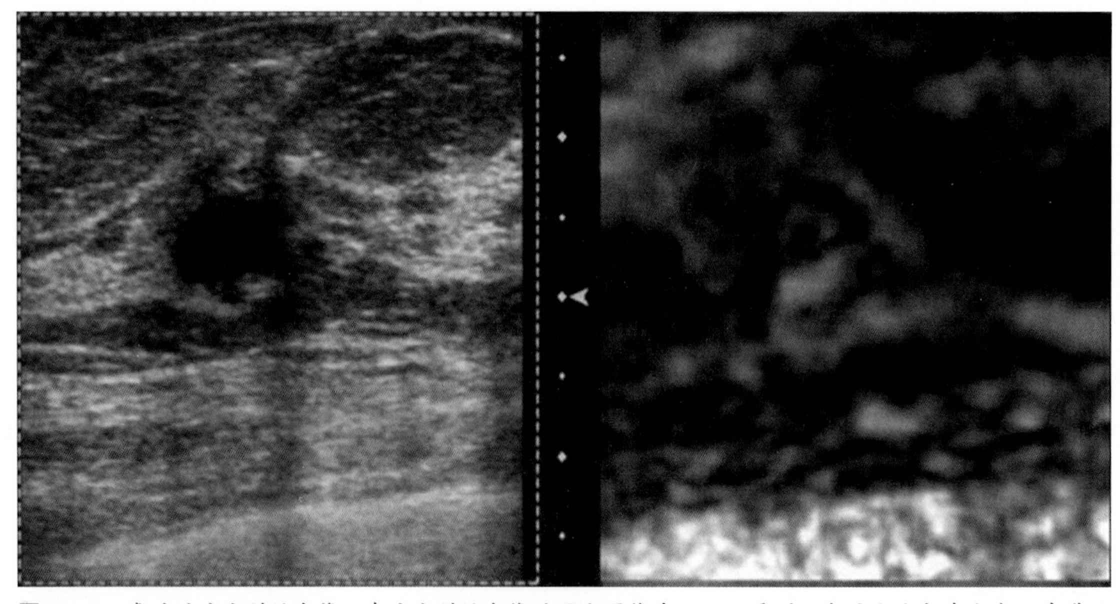

**图 12–4** 囊肿的应变弹性成像。在应变弹性成像的黑白图像中，可以看到黑色病变内部有灰色回声带的牛眼伪像（Bull’s eye artifact），提示为囊肿

## （二）剪切波弹性成像

剪切波弹性成像中通常用红色表示质硬组织，用色谱图表示不同的硬度。在乳腺剪切波弹性成像中，一般用红色表示 180kPa 以上的高弹性模量，用深蓝色表示 0kPa 左右的低弹性模量。在乳房肿块的内部及边缘部分，评价显示最高弹性模量的颜色，与应变弹性成像不同，颜色的分布比颜色的面积更有意义。如果沿着肿块的边缘部分表现出坚硬的边缘征象——硬环征（stiff rim sign），或者在坚硬的肿块内部出现信号缺失（signal void），则恶性的可能性很大（图 12-8），但囊肿也会表现为内部信号缺失，要加以鉴别。

剪切波弹性成像可以定量测量乳腺组织的弹性模量（图 12-9），且与手术后利用切除的

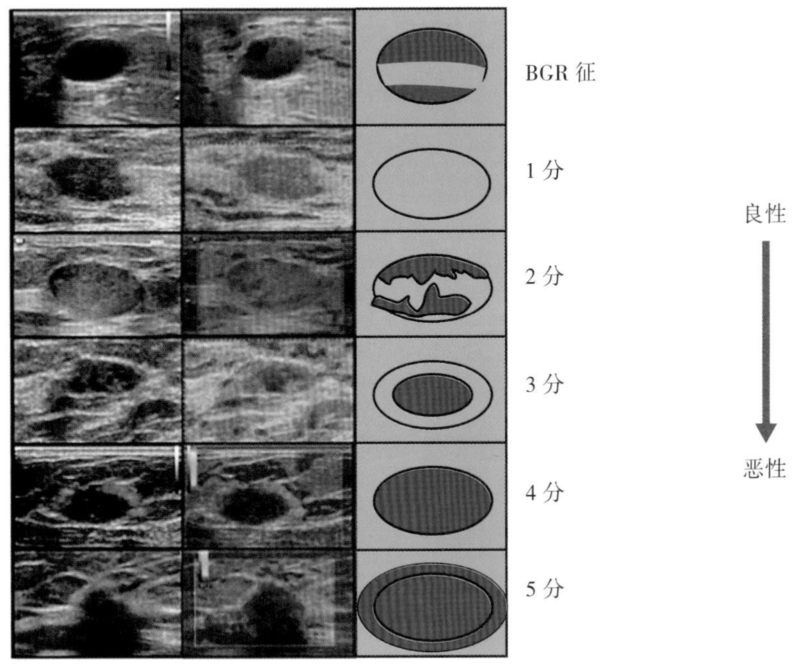


图 12-5　应变弹性成像的定性分析。通常使用弹性评分或 Tsukuba 评分，根据代表质硬组织颜色（蓝色）的面积给予 5 种评分。BGR 征象（提示囊肿）和 1 分代表质软；2 分和 3 分代表质中；4 分以上代表质硬，与恶性肿瘤相关

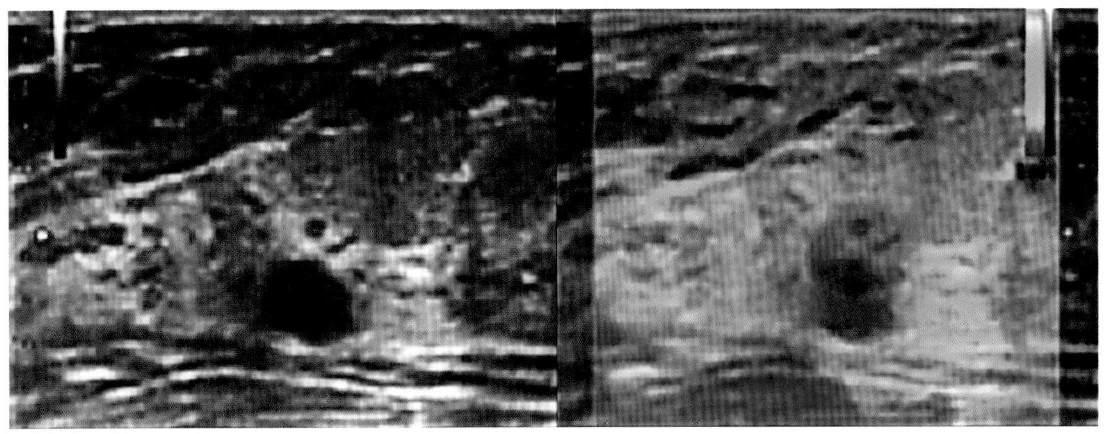

图 12-6　囊肿的应变弹性成像。BGR 征是囊肿在应变弹性成像彩色图像中的特征性表现，表现为从上到下的“蓝 - 绿 - 红”三层颜色。因此选择了随访，而不是活检

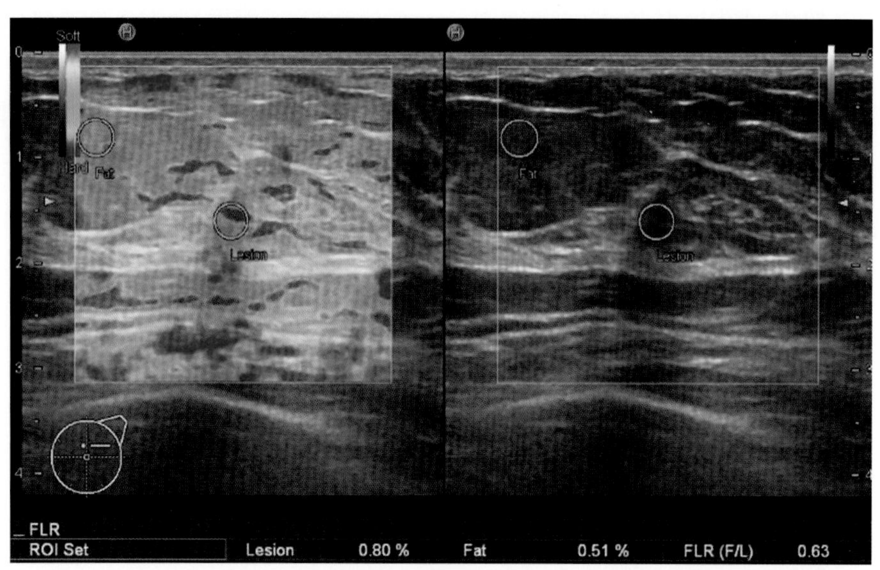


图 12–7 应变弹性成像的定量分析。测量皮下脂肪和病变之间的应变比，可以作为反映组织硬度的定量指标，越硬的组织应变比越高

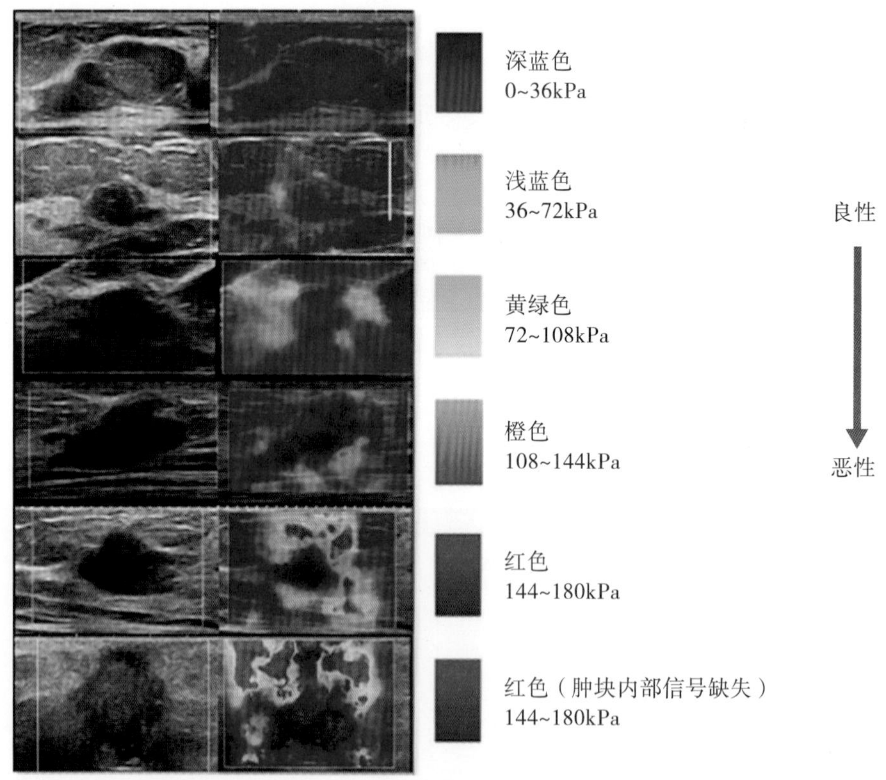


图 12–8 剪切波弹性成像的定性分析。评估乳房肿块的内部和边缘部分显示最高弹性模量的颜色。蓝色表示质软，绿色和橙色表示质中，红色表示质硬。与代表质硬组织的颜色面积相比，颜色分布更有意义，如果沿着肿块的边缘部分出现坚硬的边缘轮廓，或者在坚硬的肿块内部出现信号缺失，说明肿块的恶性可能性较高

乳腺组织实测的弹性模量高度相关。通过剪切波弹性成像检测，可以测量的组织弹性模量范围为 0~300kPa，超过以上量程现有技术无法测量。定性评价的颜色分别对应一定范围的弹性模量值，深蓝色表示 0~36kPa，浅蓝色表示 36~72kPa，黄绿色表示 72~108kPa，橙色表示 72~108kPa，红色表示 144~180kPa。关于区分良恶性的定量弹性模量值的标准，很多研究提出了多种不同的值，一项韩国单中心研究表明，与良性肿瘤相比，乳腺癌的弹性模量显著增高，以 80.17kPa 为界值，区分良恶性病变的敏感度为 88.8%，特异度为 84.9%。

### （三）声辐射力脉冲成像

从声触诊组织成像 VTI 中获得的弹性图像与应变弹性成像中的黑白图像相似，均根据弹性图像和灰阶图像中病变的大小和面积比来判断良恶性。在感兴趣区使用测量剪切波速度的 VTQ 法，可以通过定量的速度值鉴别良恶性病变。一项研究表明，乳腺恶性病变的剪切波平均速度为 4.49m/s，显著高于良性病变的剪切波平均速度 2.68m/s（图 12-10）。此外，内部回声不均匀的恶性病变或囊肿，由于无法测量感兴趣区内的剪切波速度，显示为“X.XXm/s”。因此，如果在灰阶图像显示的实性肿块内出现此类表现，常提示为恶性。

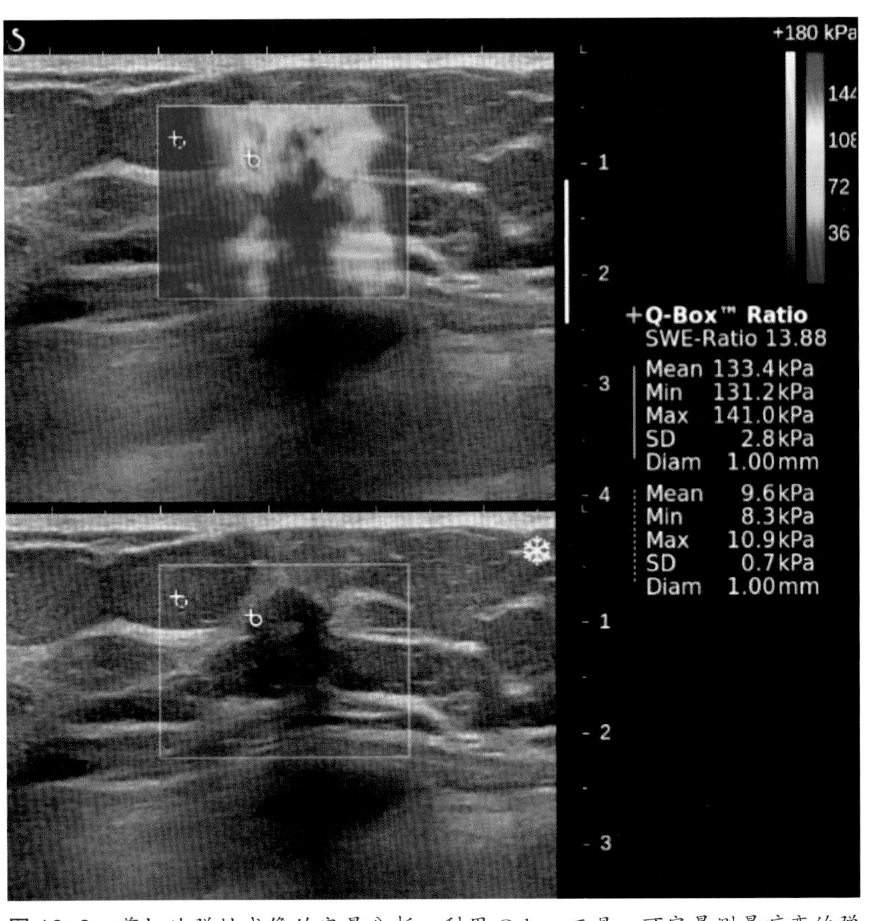


图 12-9 剪切波弹性成像的定量分析。利用 Q-box 工具，可定量测量病变的弹性模量，以千帕（kPa）为单位。定量弹性模量值与定性评估的颜色相匹配。深蓝色表示 0~36kPa，浅蓝色表示 36~72kPa，黄绿色表示 72~108kPa，橙色表示 72~108kPa，红色表示 144~180kPa

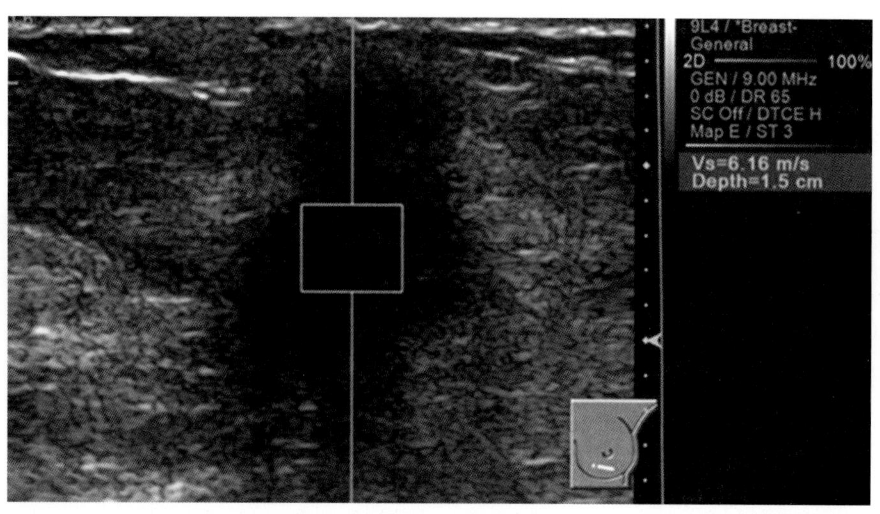


**图 12-10** 声辐射力脉冲成像。当测量感兴趣区内剪切波速度时，可以通过定量的速度值来鉴别良恶性病变。该肿块剪切波速度为 6.16m/s，提示恶性

## 三、弹性成像的临床应用

在过去的 10 年中，已经进行了许多有关弹性成像临床应用的研究，其有效性已被 2013 版 BI-RADS 认可并采纳。目前，弹性成像与灰阶超声一起作为基本检查手段用于乳房肿块的良恶性鉴别，以及乳腺癌和腋窝淋巴结的评价。

### （一）乳房肿块的鉴别

弹性成像检查一般与灰阶超声（或多普勒超声）一起使用，不单独使用。乳腺超声检查可以发现致密型乳腺女性在乳腺 X 线摄影中未被发现的乳腺癌，但是根据形态分析的 BI-RADS 分类具有较高的假阳性率，因此会引起活检或随访增加。弹性成像为灰阶超声中的 BI-RADS 4A 类（低度可疑恶性）和 3 类（可能良性）病变提供额外的信息，有助于确定活检或随访时间。与单独使用灰阶超声相比，联合弹性成像对乳房肿块良恶性鉴别诊断的特异度（specificity）更高，因此可以通过减少不必要的活检或短期随访来提高乳腺超声的阳性预测值（PPV）。

**1. 减少不必要的活检**

如果恶性可能性较低的 BI-RADS 4A 类病变在弹性成像中表现为质软，则用随访代替活检可以显著减少活检（图 12-11A），尤其对复杂囊肿或纤维腺瘤的诊断有帮助。韩国首尔大学医院进行的应变弹性成像研究表明，弹性分数为 1 分的 BI-RADS 4A 类乳房肿块的恶性概率非常低，仅为 0~0.8%。因此建议对这些病变进行随访，而不是活检。在美国和欧洲多机构参与的 BE1 研究中，对筛查异常或触及肿块的 939 名女性中发现的乳房肿块进行分析，剪切波弹性成像结果显示，对于呈现亮蓝色或最大弹性模量低于 80kpa 的 BI-RADS 4A 类病变，可以考虑进行随访，而不是活检。但是根据韩国针对无症状女性进行的单中心筛查研究，筛查中发现的乳腺癌大部分体积较小，表现为低弹性模量的情况并不少见，为了防止乳腺癌的延迟诊断，建议以深蓝色或最大弹性模量低于 30kPa 为标准。此外，已经发表的对复杂回声肿块（complex echoic mass）或非肿块样病变（non-mass lesion）的研究结果与实性乳房肿块相似。

**2. 减少不必要的短期随访**

对可能良性的 BI-RADS 3 类病变，建议随访 6 个月，但恶性概率非常低，不超过 2%，因此大多数情况下病变在随访中没有太大变化。为了减少这种不必要的短期随访，对于弹性成像中表

现质软的 BI-RADS3 类病变，可以将 6 个月的随访改为 1 年的定期检查，以减少对良性病变的短期随访（图 12-12A）。对于应变弹性超声检查中弹性分数为 1 分的病变，或剪切波弹性成像中呈深蓝色或最大弹性模量低于 20kpa 的 BI-RADS 3 类病变，考虑进行 1 年的定期检查。

**3. 防止乳腺癌的延迟诊断**

边缘光整的乳腺癌可能被误诊为 BI-RADS 3 类（可能良性病变），导致延误诊治。这种类型的乳腺癌多为高级别浸润性癌，在弹性成像中显示为较高的弹性模量。因此，当 BI-RADS 3 类病变在弹性成像中表现出质硬时，可考虑活检（图 12-12B）。然而，较小的高级别乳腺癌在弹性成像中可能会表现为质软，另一方面，BI-RADS 3 类病变的恶性概率非常低，良性病变在弹性成像中也可能显示为质硬，这实际上增加了不必要的活检。因此，对此条建议尚存争议，需要进一步研究。

**4. 提高诊断信心**

在灰阶超声检查中，BI-RADS 4A 类病变在形态上显示为低度恶性，如果弹性成像显示质硬，则恶性概率增加。在这种情况下，虽然依然进行活检，但可以提高医生的诊断信心（图 12-11B）。此外，如果脂肪小叶或复杂囊肿等分类为 BI-RADS 3 类的病变表现为质软，则可以更加确信是良性病变。

## （二）评价肿瘤的恶性程度和对治疗的反应

评价肿瘤恶性程度与弹性相关性的研究一致认为，病灶直径大、组织学分级高和伴有淋巴结转移的乳腺癌表现出更高的弹性模量（图 12-13、12-14）。超声弹性成像还可用于预测导管

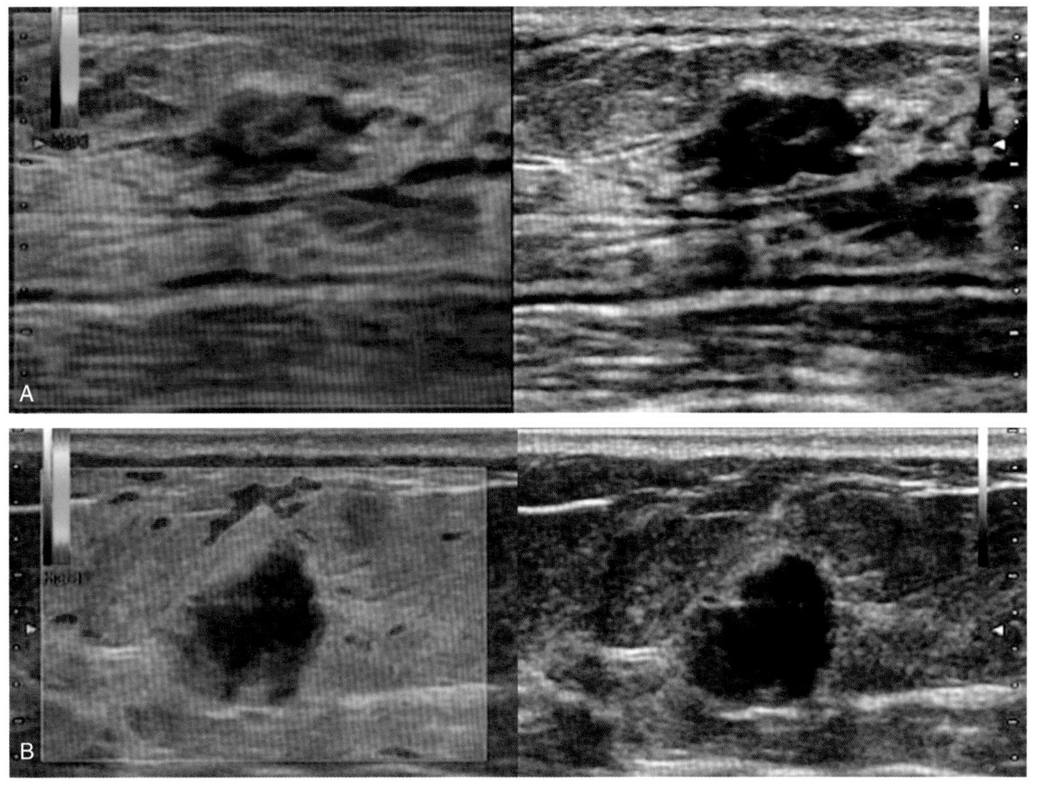

图 12-11　弹性成像对 BI-RADS 4A 类乳房肿块进行进一步鉴别。A. 灰阶超声检查中被评价为 BI-RADS 4A 类的乳房肿块，应变弹性成像显示质软。在这种情况下，随访代替活检，可以减少不必要的活检。该病变经活检确诊为纤维腺瘤。B. 另一例 BI-RADS 4A 类乳房肿块，应变弹性成像显示质硬。这种情况下，虽然活检的决策没有改变，但是可以增强检查医生对恶性可能性的诊断信心。该病变经活检确诊为浸润性癌

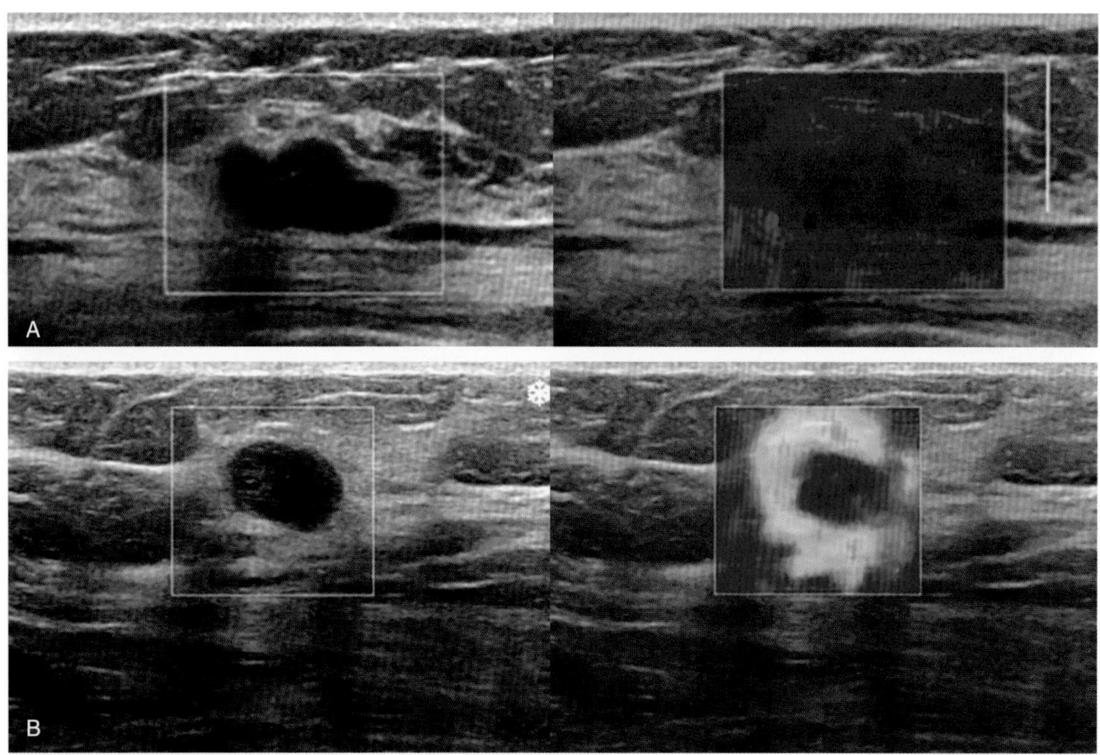

图 12-12　弹性成像对 BI-RADS 3 类乳房肿块进行进一步鉴别。A. 灰阶超声显示椭圆形、边缘光整的肿块，剪切波弹性成像显示质软的肿块。这种情况下，建议用 1 年定期检查取代 6 个月的短期随访，以减少对良性病变不必要的短期随访。B. 灰阶超声检查显示椭圆形、边缘光整的肿块，剪切波弹性成像显示质硬。这种情况下，建议活检代替短期随访，以避免乳腺癌的延迟诊断

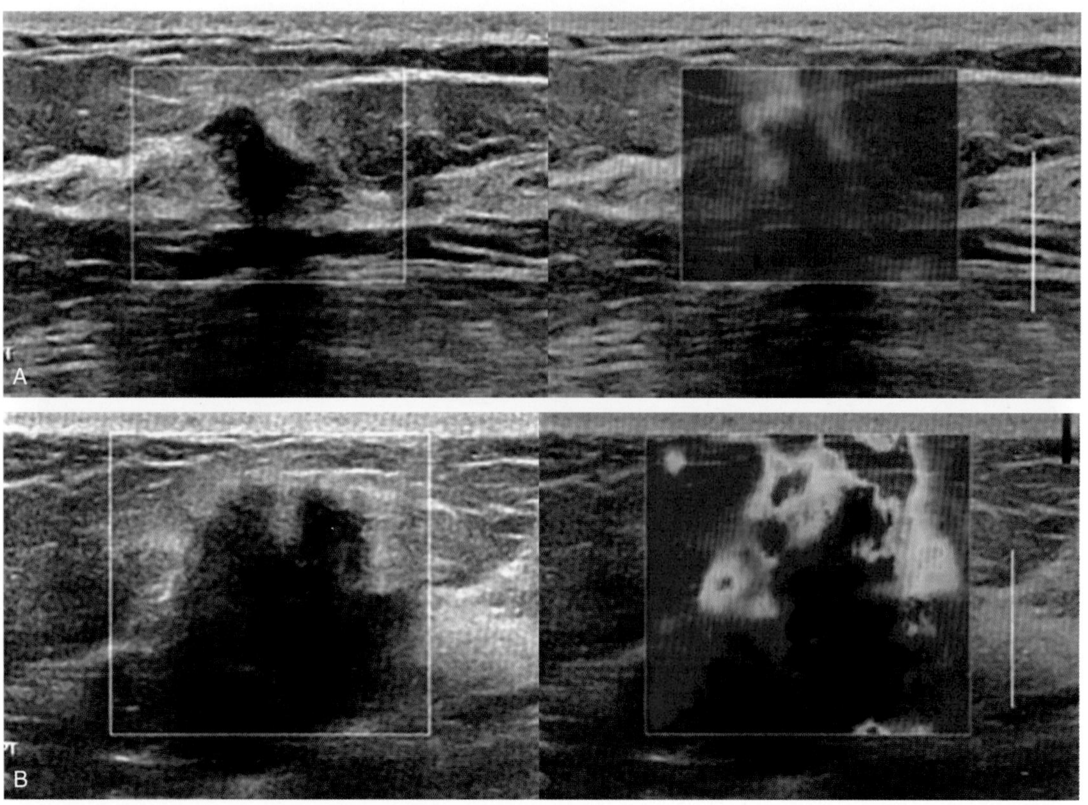

图 12-13　乳腺癌硬度与恶性程度的关系。A. 最大径为 1.1cm 的中等级别浸润性癌，剪切波弹性成像显示低弹性模量。B. 最大径为 2.5cm 的高级别浸润性癌，剪切波弹性成像显示较高的弹性模量

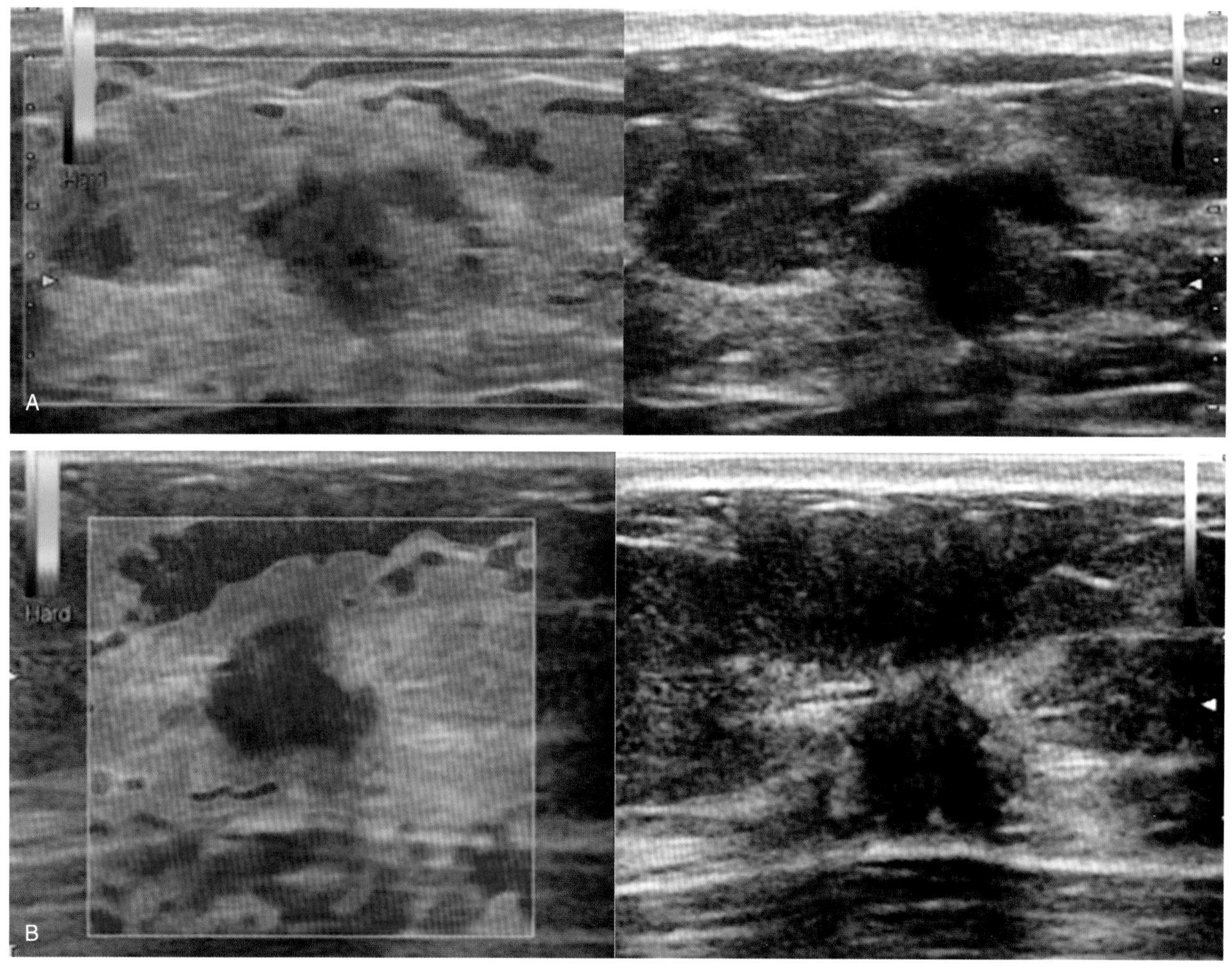


图 12-14 乳腺癌硬度与腋窝淋巴结转移的关系。乳腺癌患者的原发肿瘤硬度与是否伴有腋窝淋巴结转移相关。A. 一例 T1 期浸润性癌，应变弹性成像显示质软的肿块，患者同侧腋窝淋巴结阴性。B. 另一例 T1 期浸润性癌，应变弹性成像显示质硬的肿块，患者同侧腋窝淋巴结阳性

原位癌是否伴有浸润。与质软的乳腺癌相比，质硬的乳腺癌对新辅助化疗的反应小，病理缓解率低，特别是治疗前和治疗中获得的弹性变化与病理完全缓解显著相关。因此，弹性成像不仅适用于乳房病变的良恶性鉴别，还可能用于乳腺癌患者的预后预测和对治疗反应的评价。此外，多普勒检查联合弹性成像也会提高对肿瘤恶性程度及治疗反应的预测能力，因此，与单独使用弹性成像检查相比，更建议与多普勒检查联合使用。

### （三）腋窝淋巴结评价

利用弹性成像评估乳腺癌患者腋窝淋巴结的研究表明，有转移灶的淋巴结的硬度高于正常淋巴结，与灰阶超声结合使用时，超声对淋巴结转移的诊断性能得到改善。不过，另一项研究报告称，追加弹性成像并没有提高对腋窝淋巴结转移的超声诊断性能，因此尚存在争议。由于腋窝在解剖学结构上不易施加均匀的压力，因此比起应变弹性成像，更期望能够通过剪切波弹性成像真实地再现组织的弹性模量。对腋窝淋巴结转移情况的准确评估可能有助于尽量减少不必要的腋窝淋巴结手术。

## 四、弹性成像的局限性

弹性成像是通过测量组织的硬度来区分良恶

性病变，一般而言，恶性病变比良性病变硬，但它们之间也存在重叠，会出现假阳性或假阴性结果。弹性成像图像的质量会影响诊断能力，它受病变大小、深度、腺体厚度和患者胖瘦等因素影响。因为检查仪器或检查医生的不同，弹性成像可能会出现不同的结果，重复性有待进一步提高。

## （一）肿瘤与患者因素

弹性成像中检测出的乳房病变的硬度与其说是乳腺癌细胞本身引起的，不如说是间质的增生及硬化引起的，也有可能是其他原因引起的。在组织学上，乳头状瘤、纤维腺瘤和间质纤维化等良性病变在弹性成像中可以表现为质硬；相反，乳腺黏液癌，体积小、伴有坏死的乳腺癌，或者原位癌在弹性成像中可以表现为质软（图 12-15、12-16）。此外，病变越大、距皮肤越远或乳腺组织越厚，就无法给予压力，剪切波也难以传播，因此可能无法获得具有诊断价值的弹性图像。

## （二）仪器因素

弹性成像结果可能会因为检查仪器的种类不同而存在差异。对于相同的病变，应变弹性成像和剪切波弹性成像之间可能会出现不同的结果。即使是同样类型的弹性成像，二维或三维成像设备之间也会出现差异。韩国的一项研究表明，在乳房病变的良恶性鉴别上，应变弹性成像与剪切

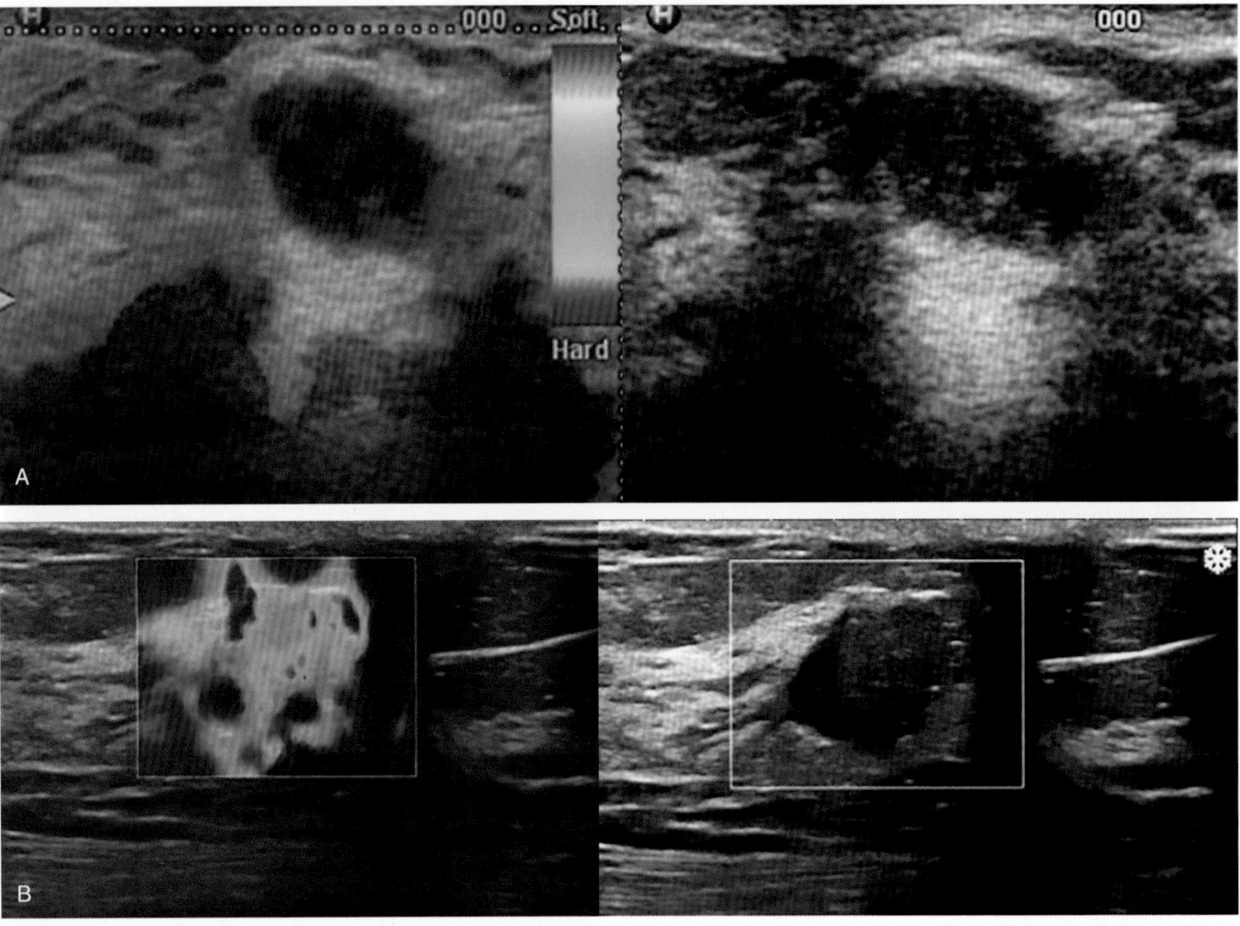


图 12-15　弹性成像的假阳性示例。弹性成像检测到的乳房病变的硬度增加不是由癌细胞本身导致，而是由间质的增生或硬化所致，如乳头状瘤（A，应变弹性成像，蓝色代表质硬）或纤维腺瘤（B，剪切波弹性成像，红色代表质硬）等良性病变也可以显示为质硬

波弹性成像仪器之间的诊断性能相似，但敏感度和特异度因病变的病理诊断和分型不同而存在差异。剪切波弹性成像的敏感度为 96%，高于应变弹性成像的 82%；应变弹性成像的特异度为 94%，高于剪切波弹性成像的 85%。

像灰阶超声检查一样，如果弹性成像在两个方向获取图像来进行评价，可以提高诊断准确性。三维弹性成像还可以帮助了解整个肿瘤的弹性和异质性（图 12-17）。

## （三）操作者因素

超声是一种依赖于操作者的检查方法，弹性成像也同样受操作者的影响，特别是对于需要用探头进行压迫的应变弹性成像，压迫的程度或速度会影响结果，因此在操作者自身或操作者之间会有不同的结果。如果探头压迫不当，质软的良性病变会显示为质硬，或质硬的恶性病变会显示为质软。剪切波弹声成像不需要压迫，因此是重复性相对较好的检查方法，但是由于探头本身的重量导致的压力或探头移动等，可能会产生伪像，因此，应最大限度地减少探头本身的压力。为了获得高信噪比和有意义的高质量图像，有必要进行反复的训练（表 12-2；图 12-18）。在剪切波弹声成像中，从皮肤或胸壁垂直方向产生的带状回声是因探头过度压迫而产生的伪像。总的来说，弹性成像检查具有学习曲线，操作这些检查的医生应掌握标准化的图像获取技术和分析解释的知识，并努力取得再现性高的图像。

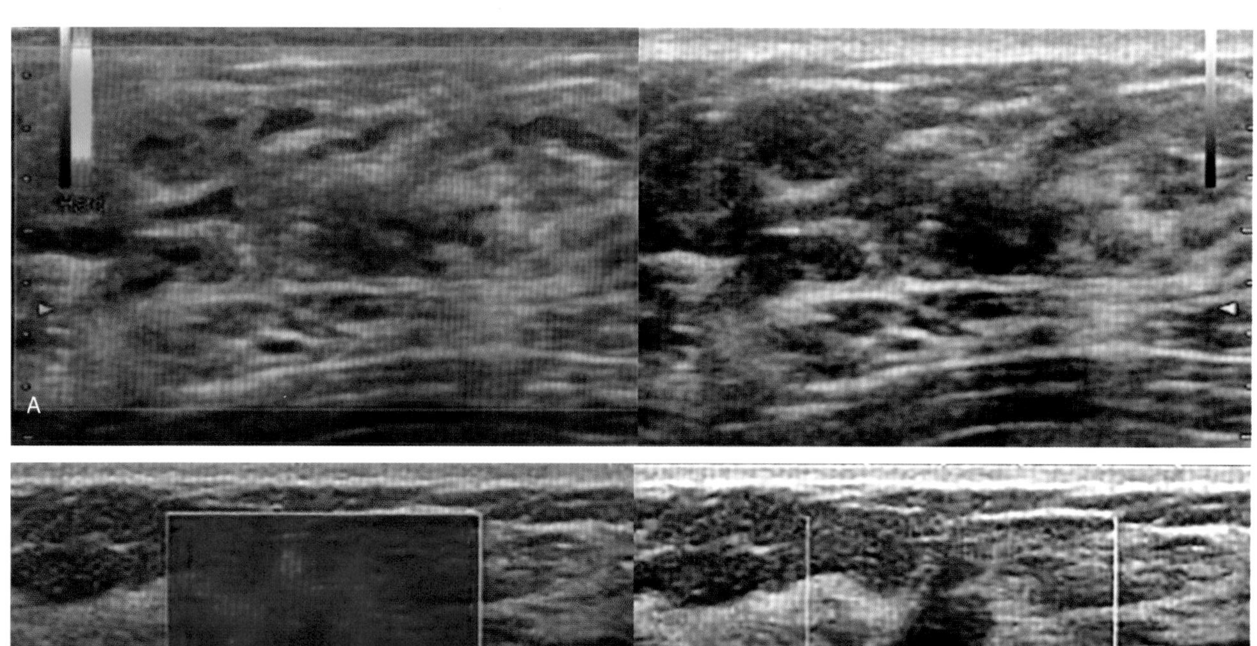


图 12-16　弹性成像的假阴性示例。即使是恶性病变，如果不伴有间质增生及硬化，也会表现为质软，如原位癌（A，应变弹性成像，蓝色代表质硬）或较小的浸润性癌（B，剪切波弹性成像，红色代表质硬），弹性成像可能表现为假阴性

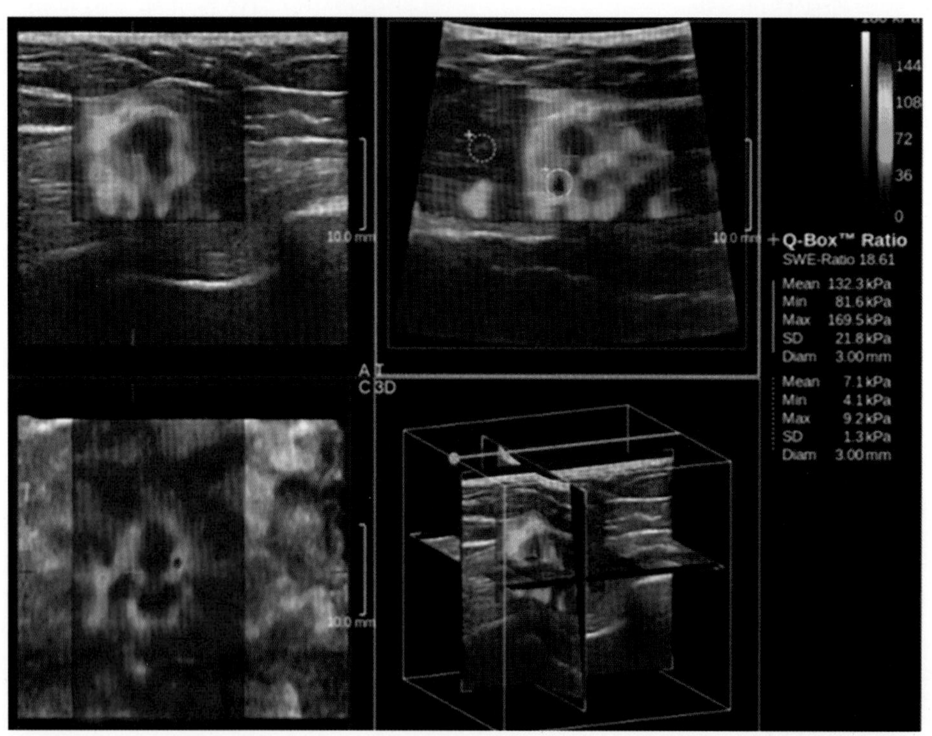


**图 12-17** 三维剪切波弹性成像。从多平面显示方式的三维剪切波弹性成像中可以轻松掌握肿瘤整体和不同部位的弹性分布情况。二维弹性成像可能会遗漏肿瘤中最硬的部位

**表 12-2 获取弹性成像数据的注意事项**

| 1. 掌握所使用的弹性成像仪器的检查原理和所标记信息的意义 |
|---|
| 2. 弹性成像检查具有学习曲线，需要进行训练以获取优质图像 |
| 3. 将探头垂直于皮肤，病变与胸壁平行。获得图像的感兴趣区包括整个病变、周围正常实质和皮下脂肪，但不包括皮肤和肋骨 |
| 4. 应变弹性成像检查时，应采取反复轻压的方式，避免探头滑动。对于剪切波弹性成像，则应尽量减少压力和探头移动，并使用充分的超声耦合剂 |
| 5. 了解仪器可能产生的伪像，并尽量减少伪像的产生，努力获取最佳图像 |

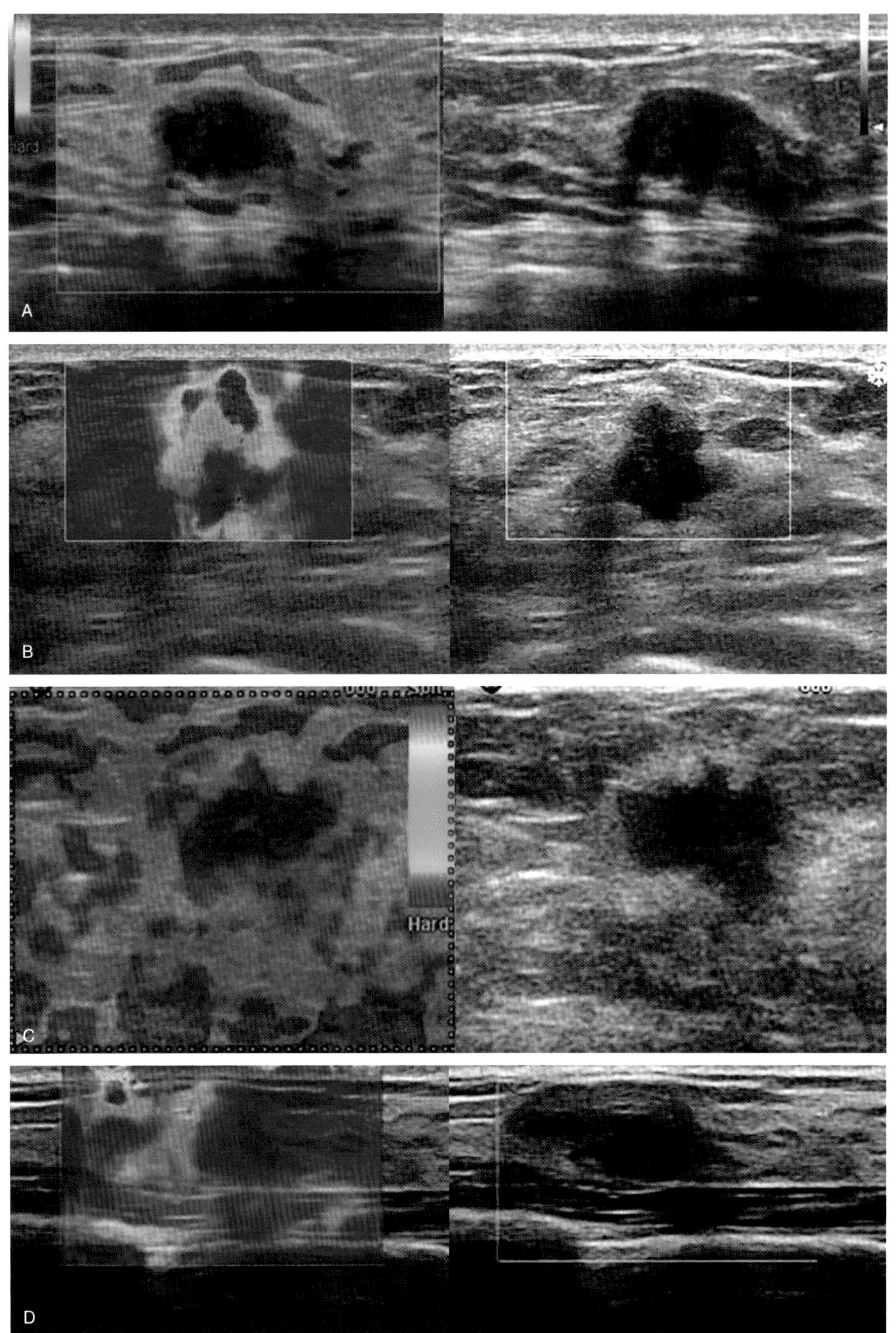


**图 12-18**　弹性成像的图像质量。A、B. 信噪比高的高质量弹性图像可以提供有关病变硬度的可靠信息，具有较高的诊断价值。C、D. 当周围正常组织与病变的信噪比低时，或因皮肤或胸壁产生伪像时，很难对病变的硬度评估提供有意义的信息，诊断价值较低。因此，在进行弹性成像时，应尽量减少伪像的产生，获取高信噪比的优质图像

## 知识要点

• 弹性成像检查技术可根据对组织施加的力量和测量的物理量进行分类，分为应变弹性成像、剪切波弹性成像和声辐射力脉冲成像。

• 弹性超声图像的分析方法根据成像种类和设备的不同而有所不同，因此要熟悉目前使用的检查仪器的结果显示方式和图像解读标准，通过超声弹性成像的颜色分布模式、病变大小比、应变比、剪切波速度（m/s）、弹性模量（kpa）等参数进行解释，并加以分析。使用最多的颜色分布模式诊断方法虽然简单易懂，但是存在主观性强的缺点。

• 在 2013 版的 BI-RADS 中建议将病变的硬度分为质软（soft）、质中（intermediate）和质硬（hard）三个等级。囊肿在应变弹性成像中表现为“牛眼伪像”（Bull’s eye artifact）或“蓝－绿－红”三层颜色组成的三原色征，剪切波弹性成像表现为内部信号缺失。

• 弹性成像在灰阶超声检查依赖形态学鉴别病变良恶性的基础上，提供组织硬度信息，有助于鉴别诊断，提高特异度可减少不必要的活检或短期随访，也可以提高乳腺超声检查的阳性预测值。对于 BI-RADS 3 类病变，如果应变弹性成像的弹性评分为 1 分，或剪切波弹性成像显示为深蓝色或最大弹性模量低于 20kPa，则可以考虑为期 1 年的定期检查。

• 弹性成像图像的质量会影响诊断能力，它受病变大小、深度、腺体厚度和患者胖瘦等因素的影响，注意不要因为压迫或移动等原因产生伪像。

• 弹性成像检查具有学习曲线，因此，为了获取优质图像，有必要进行训练。将探头轻置于垂直于皮肤的位置，感兴趣区设置应充分包括病变、周围正常实质及皮下脂肪，但不包括皮肤和肋骨。

## 参考资料

[1] Barr RG, et al. WFUMB guidelines and recommendations for clinical use of ultrasound elastography: Part 2: breast. Ultrasound Med Biol, 2015.

[2] Berg WA, et al. Shear-wave elastography improves the specificity of breast US: the BE1 multinational study of 939 masses. Radiology, 2012.

[3] Chang JM, et al. Breast mass evaluation: factors influencing the quality of US elastography. Radiology, 2011.

[4] Chang JM, et al. Clinical application of shear wave elastography （SWE） in the diagnosis of benign and malignant breast diseases. Breast Cancer Res Treat, 2011.

[5] Cho N, et al. Distinguishing benign from malignant masses at breast US: combined US elastography and color doppler US—influence on radiologist accuracy. Radiology, 2012.

[6] Evans A, et al. Prediction of Pathological Complete Response to Neoadjuvant Chemotherapy for Primary Breast Cancer Comparing Interim Ultrasound, Shear Wave Elastography and MRI. Ultraschall Med, 2017.

[7] Itoh A, et al. Breast disease: clinical application of US elastography for diagnosis. Radiology, 2006.

[8] Lee SH, et al. Evaluation of Screening US-detected Breast Masses by Combined Use of Elastography and Color Doppler US with B-Mode US in Women with Dense Breasts: A Multicenter Prospective Study. Radiology, 2017.

[9] Tozaki M, Isobe S, Fukuma E. Preliminary study of ultrasonographic tissue quantification of the breast using the acoustic radiation force impulse （ARFI） technology. Eur J Radiol, 2011.

# 第 13 章　自动乳腺超声

乳腺的手持超声检查（hand-held ultrasound）受操作者的影响，检查结果差异较大，而由影像医生直接操作检查，存在时间效率低下的问题。因此，对操作者经验依赖较小、能够获得可再现图像的自动乳腺超声（automated breast ultrasound）设备被开发。该设备在患者仰卧位或俯卧位的情况下，使用专用或现有探头扫查整个乳腺，目前已商用化并用于临床实践（表 13-1）。与手持超声不同，自动乳腺超声具有相互独立的成像和阅片过程，因此更容易确保影像成像的标准化和阅片过程的专业性，但是因与现有的手持超声检查方法不同，在引入临床过程中可能会出现很多需要解决的问题。

本章将介绍自动乳腺超声设备，图像采集和阅片方法，临床应用，以及存在的问题。

## 一、设备与图像采集

### （一）设　备

**1. 仰卧位扫查设备**

在临床领域中被广泛使用的大多数自动乳腺超声设备都是采用仰卧位（supine）扫查，其优

**表 13-1　采用不同扫查体位的自动乳腺超声设备的比较**

| 类别 | 仰卧位 | | | 俯卧位 |
|---|---|---|---|---|
| 是否使用专用探头 | 使用 | 使用 | 未使用 | 使用 |
| 商品名称（公司） | Invenia ABUS（U-Systems, GE） | Acouson ABVS（Siemens） | SonoCine AWBUS（SonoCine, Philips） | Sofia（iVu, Hitachi Aloka） |
| 扫查方式 | 使用在乳房压迫板上移动的大面积探头采集影像 | 使用在乳房压迫板上移动的大面积探头采集影像 | 将常规探头连接到可跟踪位置的机械臂上来获取影像 | 位于乳房下方的探头旋转 360° 以获取图像 |
| 大小和形状 | 15cm，曲面 | 15cm，线性 | 5.2cm，线性 | 9.2cm，线性 |
| 图像采集时间 | 15min | 15min | 20min | 5min |
| 三维图像采集及多平面重建 | 可实现 | 可实现 | 不可实现 | 可实现 |
| 是否有用于诊断目的的手持探头 | 无 | 有（附加） | 有 | 有 |
| 美国 FDA 批准年度 | 2012 年（批准用于筛查） | 2012 年 | 2008 年 | 2012 年 |
| 特点 | 可采集均匀的图像，两侧无遗漏部位 | 配有常规的二维探头 | 可扫查腋窝 | 可一次自动扫查整个乳腺 |

点是患者的体位舒适，且图像分辨率高。

（1）使用专用探头

使用专用探头的自动乳腺超声设备，利用带宽15cm的高分辨率（5~14MHz）探头的压迫板轻压乳房并一次大范围覆盖扫查，获取大量影像数据（图13-1）。早期自动乳腺超声设备的专用探头没有考虑乳房弯曲的线性结构，存在两端非接触区域产生伪影的问题。为了解决这一问题，最新的自动乳腺超声设备采用了为符合女性乳房形状设计的逆向曲面探头（reverse curved transducer），该探头可以均匀压迫整个乳房获取高质量的图像，减少两端遗漏部位（图13-2）。曲面探头利用转向式宽波束（steered wide beam）技术，在所有像素上形成合成传输焦点（synthetic tansmit focus），从而使深部组织也能够形成清晰的影像。

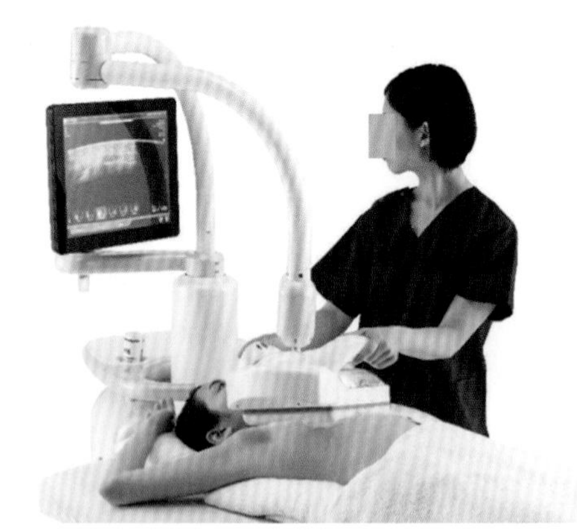


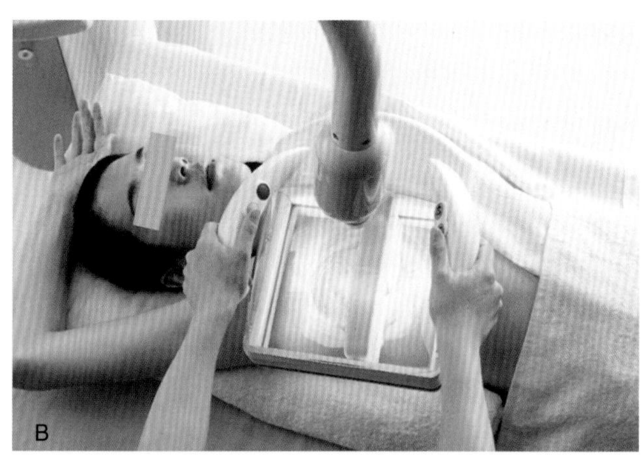


图13-1 仰卧位自动乳腺超声设备。A. 扫查一侧乳腺时，将受检者同侧手臂向上抬起，置于头部上方，将装有15cm曲面探头的压迫板对准乳腺获取图像。B. 充分涂抹耦合剂进行扫查（照片由GE Healthcare提供）

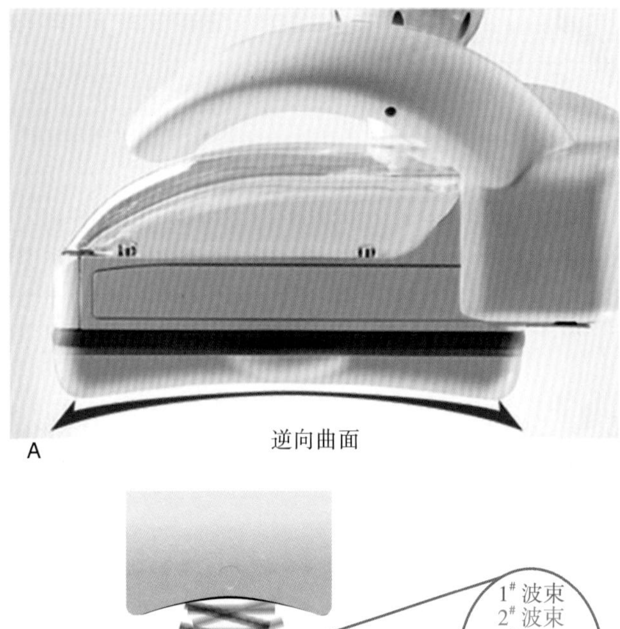


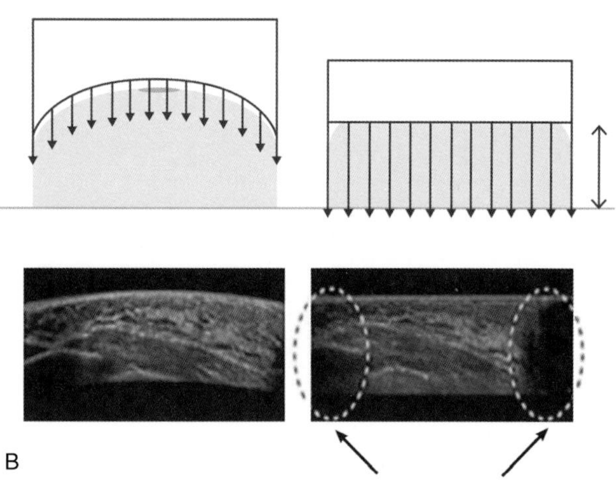


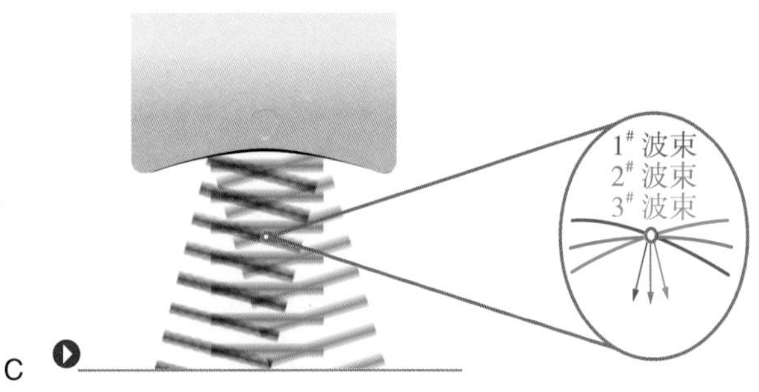


图13-2 自动乳腺超声专用探头。A、B. 曲面探头较线性探头更贴合于检查部位，可以减轻压迫带来的疼痛，使整个乳腺均匀受压，两侧边缘部位无遗漏，获得高质量的图像。C. 通过转向式宽波束技术并处理大量数据，再通过批量合成和重建，迅速获得均匀的高分辨率容积数据

（2）使用现有探头

仰卧位扫查的另一种方法是将标准超声设备的探头连接到可追踪位置的机械臂（articulated arm）上，移动换能器以获得整个乳房图像，类似于手持超声扫查（图 13-3）。影像医生使用宽 5.2cm 的探头可以确定路径，因此可以扫查包括腋窝和胸骨旁在内的整个乳房。

2. 俯卧位扫查设备

仰卧位自动乳腺超声检查的缺点是必须有影像技师参与实际检查才能获取影像，因此图像质量取决于影像技师的操作熟练程度，并且检查时间较长。俯卧位（prone）方式的自动乳腺超声检查可以像 CT 或 MRI 一样进行自动扫查，具有扫查误差小、影像再现性高和检查时间短等优点（图 13-4）。自 20 世纪 70 年代后期以来，俯卧位自动乳腺超声仪器一直用于乳腺癌筛查。过去研发的设备分辨率较低，不能覆盖整个乳房，最新研发的设备使用宽 9.2cm 的探头，360°环绕乳房，并可快速获取高分辨率图像。

## （二）图像采集与存储

1. 体 位

在进行仰卧位自动乳腺超声扫查时，患者平躺在检查床上，在所检查乳房的同侧背部下方垫上厚毛巾或枕头（图 13-1）。前后位（anterior-posterior，AP）扫查时，应确保乳头朝向正上方，不向侧方倾斜，保证乳腺组织均匀分布。使用专用探头扫查乳房外侧位（lateral，LAT）或前后位时，将受检者同侧手臂向上抬起；扫查内侧位（medial，MED）时，通常先将受检者同侧手臂放下，再进行扫查。为防止超声探头与皮肤之间产生空隙，应充分涂抹超声耦合剂，将探头轻压在乳房上，固定后再进行扫查。

在进行俯卧位自动乳腺超声扫查时，将受检者的一侧乳房放置在涂有耦合剂的桶内，确保患者的乳头不向一侧倾斜，乳腺组织均匀分布。将受检者同侧手臂放低，对侧手臂抬高，摆好姿势，以尽可能地将乳房置于桶内，确定好体位后开始扫查（图 13-4）。

2. 扫查过程

使用专用探头的仰卧位自动乳腺超声扫查时，为了将整个乳房覆盖全，需要调整探头位置，对乳房进行 3 个体位的扫查，包括前后位、外侧位和内侧位，3 个体位的扫查范围相互有重叠（图 13-5、13-6）。对于体积较大的乳房，可补充下位（inferior，INF）和上位（superior，SUP）扫查。扫查时可调整压力大小，为了获得高分辨率的影像，需均匀地压迫乳房，避免产生伪像，这一点很重要。前后位扫查时，乳头应位于影像的中间，探头覆盖好两端，避免产生声影或缺损。扫查乳房外侧位时，要确保扫查至外侧和上侧的腺体边缘，并包括周围的部分脂肪；扫查乳房内侧位时，要确认从下侧的腺体边缘开始，这样才能确保扫查完整，不遗漏腺体组织。使用仰卧位扫查设备，获取 1 例患者的双侧乳房影像需要的时间约为 15min。采用俯卧位扫查时，探头自动围绕乳房四周旋转 360°，一次性获取一侧乳房的整体影像，因此对技师的操作熟练程度依赖较小，一侧乳房的扫查时间为 30s，双侧乳房检查所需时间约为 5min。影像技师在获取影像的同时使用显示器检查影像质量，确认包括了整个乳腺组织后再结束检查。

3. 图像传输与存储

获取的三维影像数据可以利用自动乳腺超声仪器自身及外部存储介质进行存储，并可传送至 PACS（picture archiving communication system）。手持超声检查的缺点是只能储存检查者认为需要的影像，不能储存完整的乳房影像，并且会因为检查者技能水平的差异，造成图像获取和诊断的可信度不同。自动乳腺超声检查可以采用标准化方式扫查整个乳房并存储数据，从而提高了图像采集的可靠性，也便于对病变的随访观察。

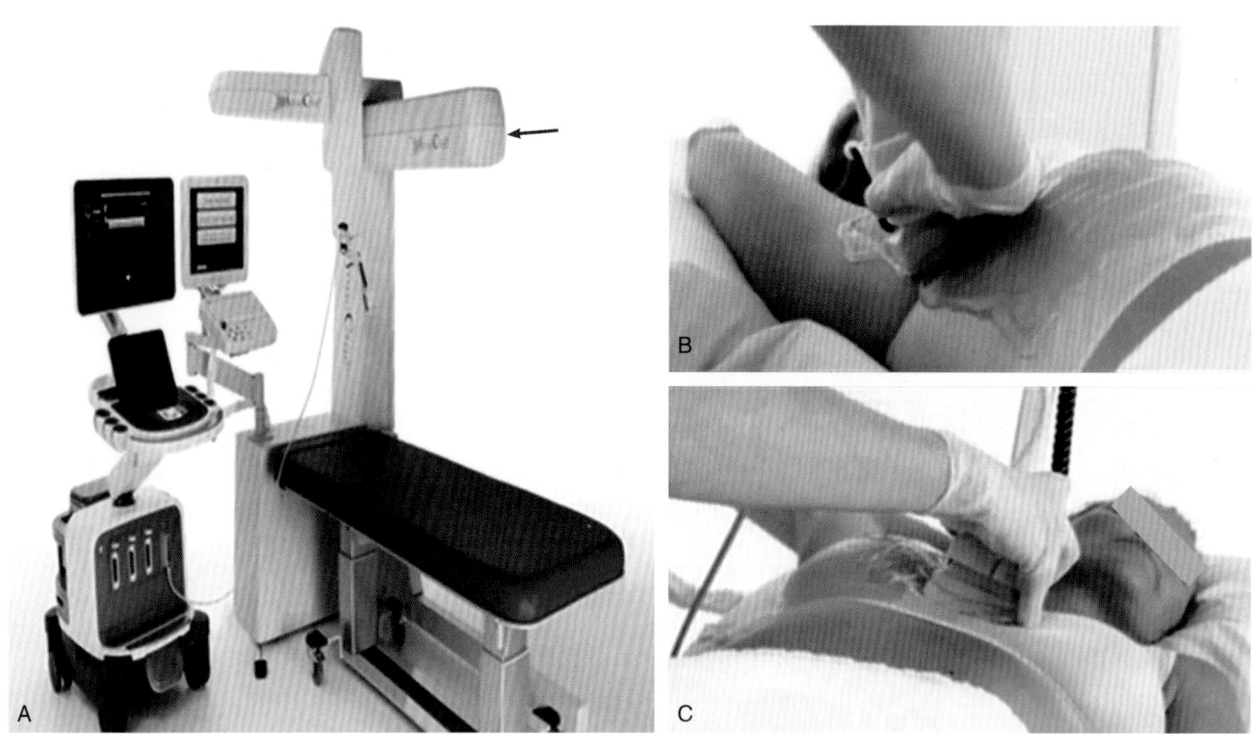


**图 13-3** 使用机械臂扫查的自动乳腺超声设备。一种仰卧位自动乳腺超声设备（A），将常规超声探头连接到可追踪位置的机械臂（箭头）上使用。通过移动宽 5.2cm 的探头，可以获取包括腋窝（B）和胸骨旁（C）的图像（照片由 SonoCine 提供）

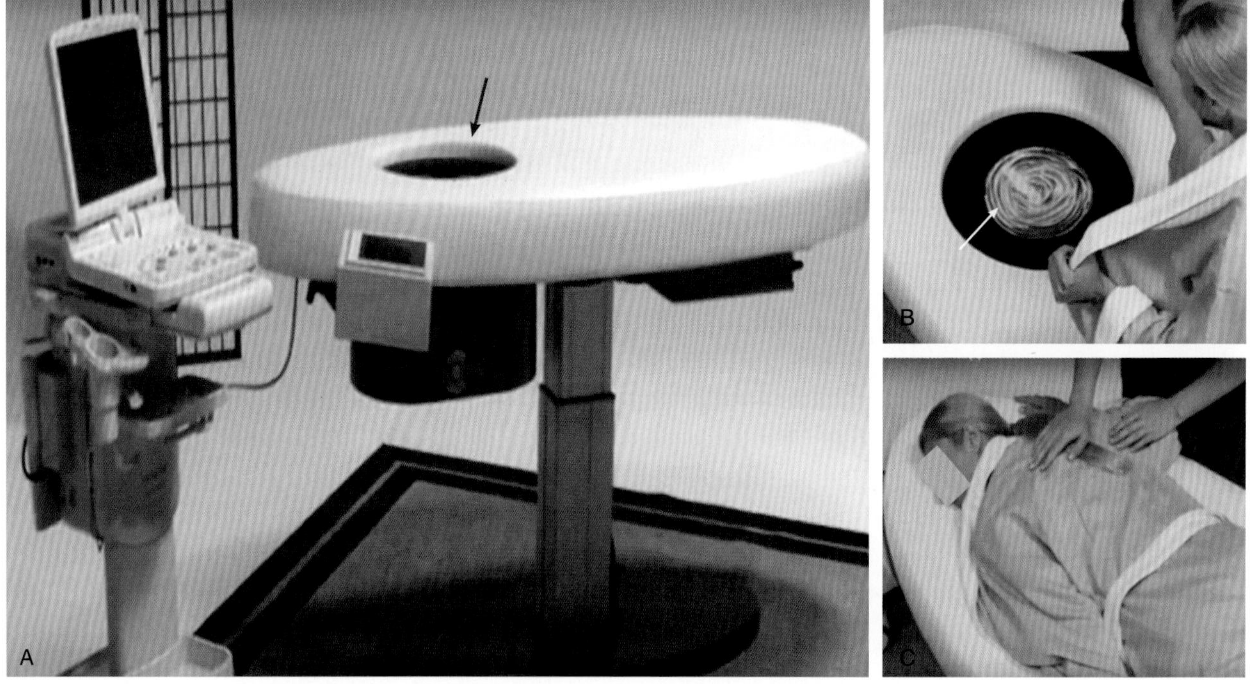


**图 13-4** 俯卧位自动乳腺超声设备。受检者取俯卧位，将检查侧乳房放入桶内（A；箭头所示）进行检查，位于下方的探头（B；箭头所示）围绕乳房旋转 360°获取图像。检查时将受检者同侧的手臂放低，另一侧手臂抬高，保持姿势，尽量使外上侧乳房包括在桶内（C；照片由 Hitachi Aloka 提供）

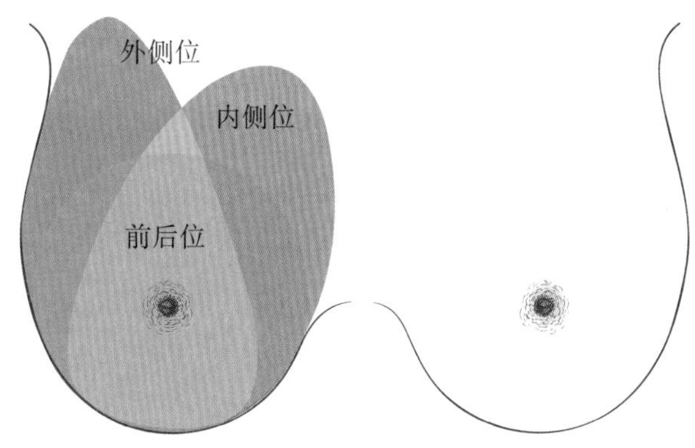


图 13-5　使用专用探头的仰卧位自动乳腺超声检查的扫查范围。一般建议对一侧乳房的前后位、外侧位和内侧位进行 3 次扫查。进行 3 次扫查时，因为扫查范围有重复，必要时可以从多个图像中确认可疑部位

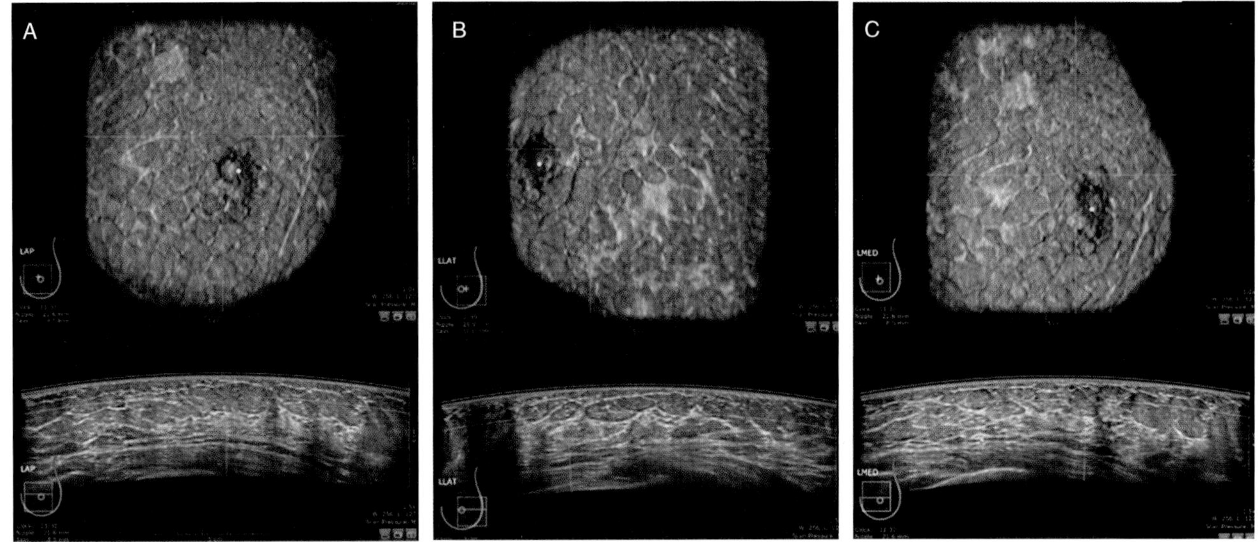


图 13-6　使用专用探头的仰卧位自动乳腺超声检查的图像。前后位（A）、外侧位（B）和内侧位（C）扫查容积数据的冠状面及横断面图像。黄色的圆点表示乳头，绿色、蓝色和黄色直线表示每个图像中感兴趣区的横断面、矢状面和冠状面位置

## 二、影像读取

### （一）多平面重建与阅片方法

尽管各种类型的自动乳腺超声仪器存在不同，但是在能够获取三维乳腺容积图像的设备中可使用各种厚度的横断面（transverse）、矢状面（sagittal）和冠状面（coronal）图像进行多平面重建（multiplanar reconstruction，MPR）以用于阅片（图 13-7）。为了评估是否有病变，建议首先在冠状面影像中确认双侧乳房的影像，因为冠状面易于比较双侧乳房的对称性，并且在发现大肿块、结构扭曲和导管改变等方面表现出色。可以缩短阅片时间，特别是对体积较大乳房的检查。但是，仅读取冠状切面可能会漏掉小病变，因此应结合横断面图像阅片。对可疑的病变可以根据病变的情况，同时评估横断面及矢状面图像。位于边缘部位的可疑病变可综合两个容积数据进行评估（图 13-8）。平均而言，阅读 1 例患者的自动乳腺超声图像需要 10~15min，但是随着经验的积累，阅片时间可以缩短到约 5min。一例患

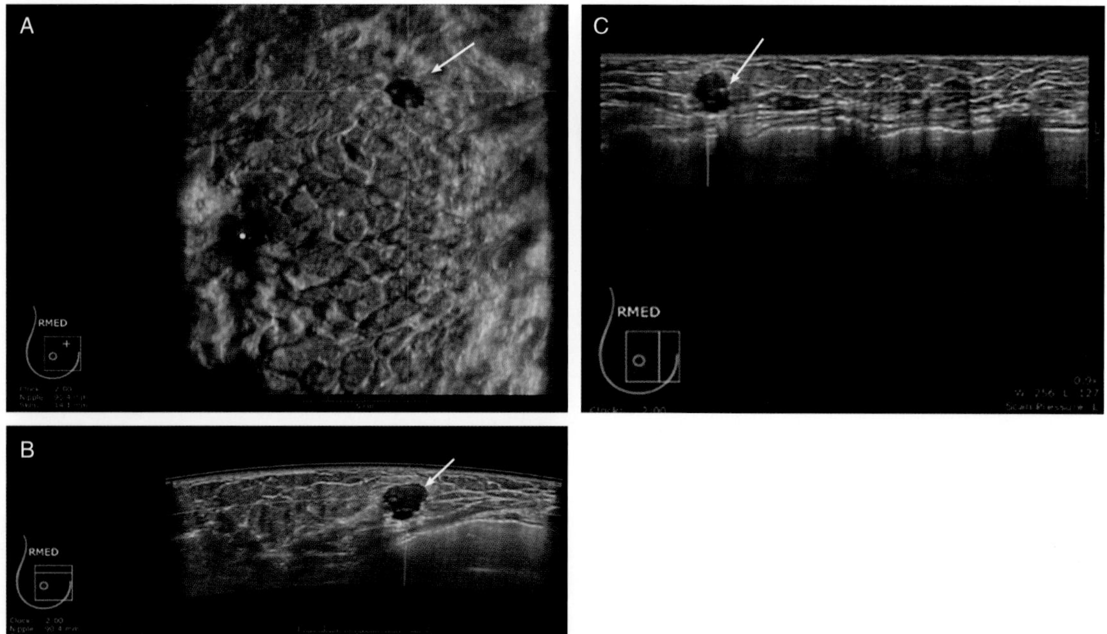


**图 13-7** 使用专用探头的仰卧位自动乳腺超声检查的多平面重建图像。56 岁的女性，右侧浸润性乳腺癌的冠状面（A）、横断面（B）和失状面（C）图像，在右乳 2 点距乳头 9cm 处发现不规则的低回声肿块（箭头）

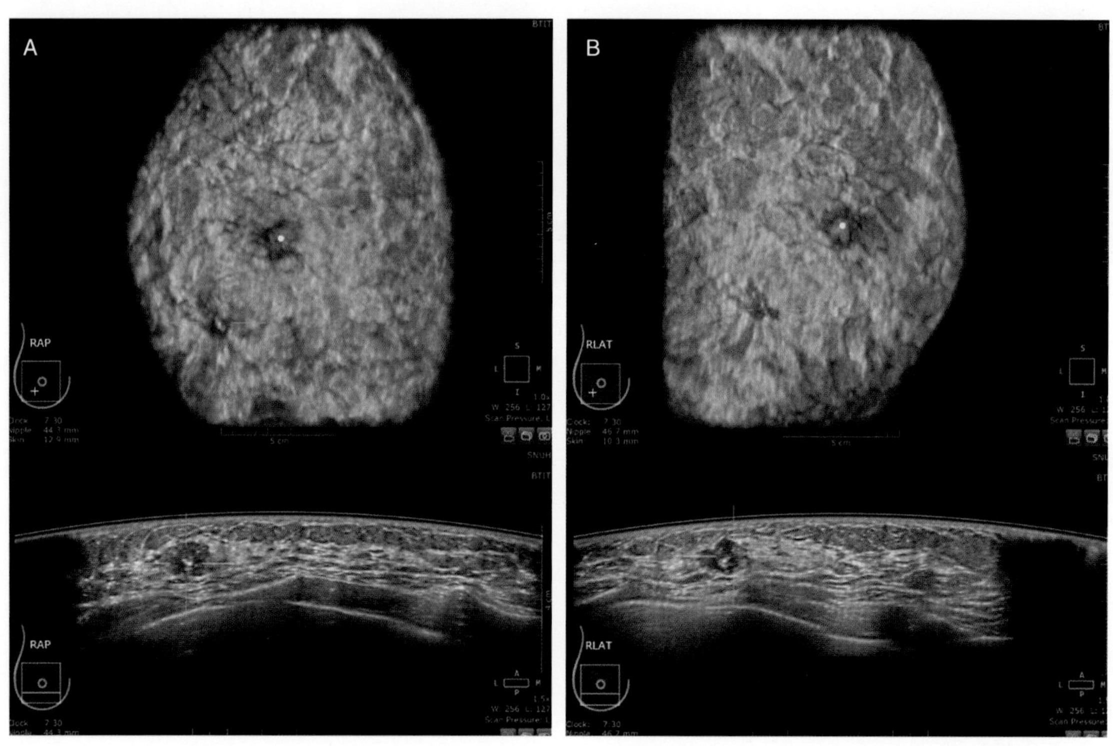


**图 13-8** 自动乳腺超声检查中不同扫查位的容积图像对病变的相互确认。A. 在前后位的 7 点半方向，距乳头 4.4cm 处，发现伴有钙化的不规则形低回声肿块，可疑恶性病变。B. 在外侧位的同一位置发现同样形态的可疑恶性肿块

者进行自动乳腺超声检查平均需要 10~15min，但是对于有经验的技师可以缩短到 5min 左右。

采取仰卧位扫查的 SonoCine 仪器，由于不能提供容积数据，所以用于工作站查看视频电影模式（cine mode）阅片，而非进行 MPR（图 13-9）。而采取俯卧位的 Sofia 仪器能够一次扫查一侧整个乳房，利用专用工作站查看一侧乳房的三维图像（图 13-10）。由于一侧乳房只阅读一个容积影像即可，因此与其他自动乳腺超声检查方式相比，阅片时间短，可以缩短到 1min 以内。

## （二）正常和异常发现

在自动乳腺超声检查中，正常乳房的图像与手持超声检查相同。皮肤呈薄的高回声线，其下方的皮下脂肪层呈低回声。乳腺实质由不同比例的纤维及腺体组织构成，纤维组织呈较高的回声，腺体组织呈稍低的回声。在手持超声检查中无法显示的冠状面图像中，可以更好地理解脂肪层、Cooper 韧带和腺体的结构（图 13-11）。自动乳腺超声检查中，肿块、结构扭曲、导管改变和皮

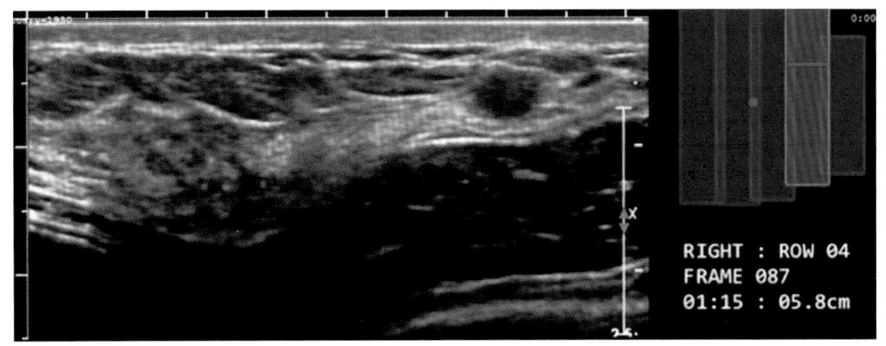


**图 13-9**　SonoCine 自动乳腺超声阅片工作站屏幕。位置信息记录在右下角，乳腺癌病灶（箭头）位于第 4 列、第 87 帧图像中。该检查方法与标准手持二维超声检查图像相同，无须额外的阅片训练

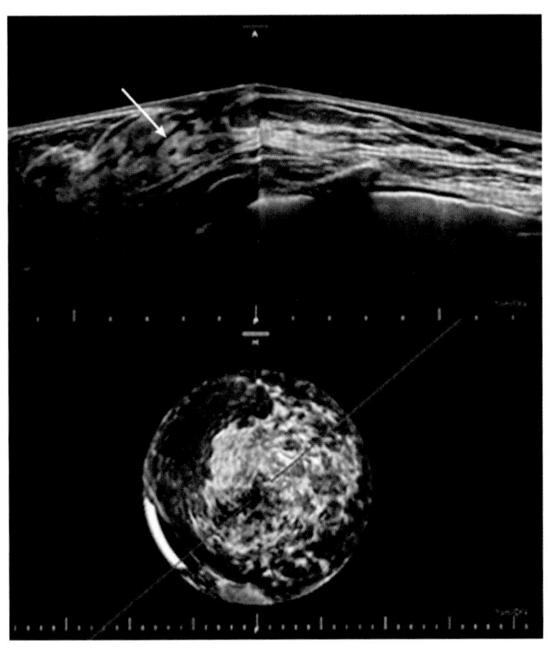

**图 13-10**　Sofia 自动乳腺超声阅片工作站屏幕。全乳容积数据显示 7 点半方向的正常导管和小叶显示清晰（箭头）。转动下方冠状面图像中的红线，即可在上方显示相应位置的径向图像

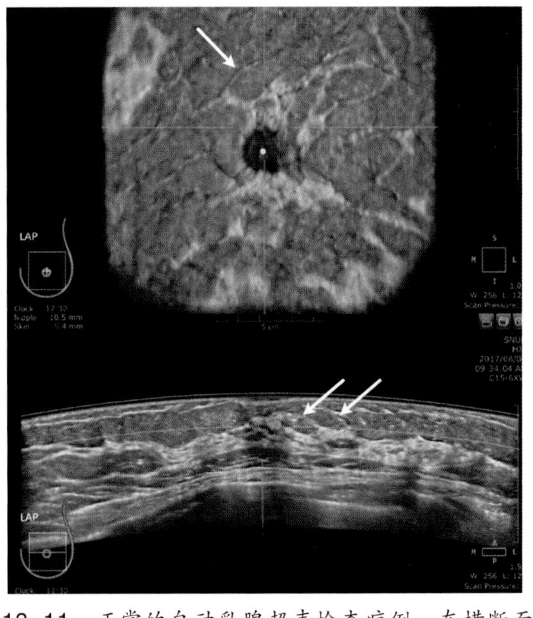


**图 13-11**　正常的自动乳腺超声检查病例。在横断面图像中，类似于手持超声检查图像，从上至下依次显示皮下脂肪层、纤维腺体层和胸壁。皮下脂肪层的厚度可以多种多样，横穿脂肪层的高回声结构（箭头）是 Cooper 韧带，在冠状面图像中显示清晰

肤改变等表现也与手持超声中的表现相同，在致密型乳腺中，肿块或导管改变的回声低于周围实质或脂肪的回声（图 13–12）。

因为自动乳腺超声检查比手持超声检查的图像视野更广，病变显示相对较小，所以体积较小的实性肿块容易被忽略。相反，因为具有冠状面成像，在手持超声检查中难以发现的结构扭曲在自动乳腺超声检查中易于被发现（图 13–13）。自动乳腺超声与手持超声检查一样，寻找与乳腺癌相关的异常发现非常重要。如果有异常发现，应记录该病变的位置和大小，根据 BI-RADS 描述的异常发现并做出最终判定。必要时可补充手持超声或乳腺 X 线摄影等其他检查。

## 三、临床应用

### （一）乳腺癌筛查

在对有致密型乳腺的女性进行筛查的研究中，使用自动乳腺超声联合乳腺 X 线摄影筛查，每 1 000 人中多发现了 1.9~2.4 例乳腺癌，乳腺癌检出的敏感度比单独使用乳腺 X 线摄影增加了 27%~41%，特异度减少了 1%~14%（表 13–2）。在仅通过自动乳腺超声发现的乳腺癌中，93% 是无淋巴结转移的浸润性乳腺癌，平均大小为 1.5cm，87% 直径小于 1.9cm。在一项对高危女性的 MRI 和超声筛查对比研究中，MRI 的敏感度为 85%~95%，而超声检查的敏感度为 30%~50%，在所有检出的癌症中，没有仅由手持超声或自动乳腺超声检查发现的癌症。

### （二）乳房病变的鉴别诊断

使用自动乳腺超声的三维数据对乳房局部病

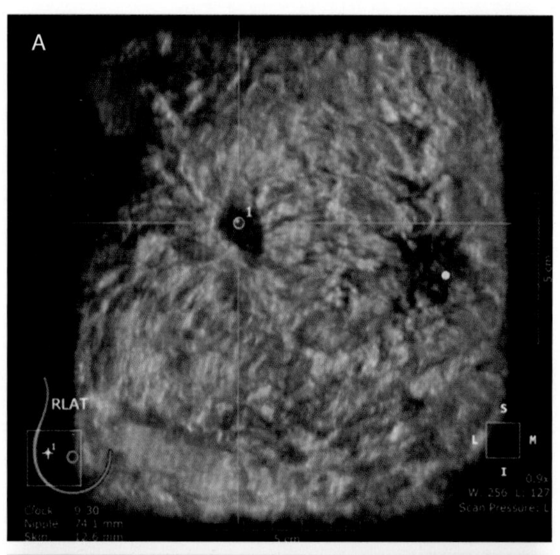


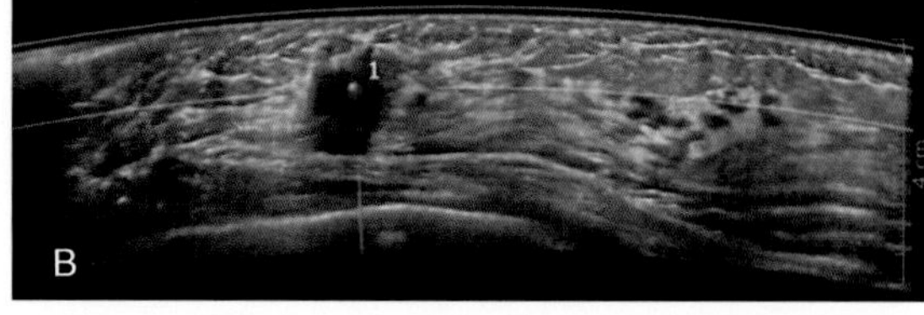


图 13–12　浸润性乳腺癌的自动乳腺超声图像。47 岁的女性，自动乳腺超声检查的右乳冠状面（A）和横断面（B）图像，于 9 点半钟方向、距乳头 4.7cm 处见形态不规则、边缘模糊的低回声肿块（1）

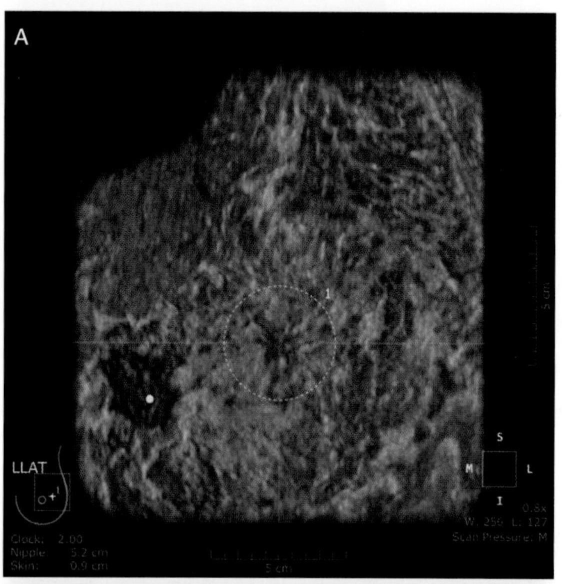


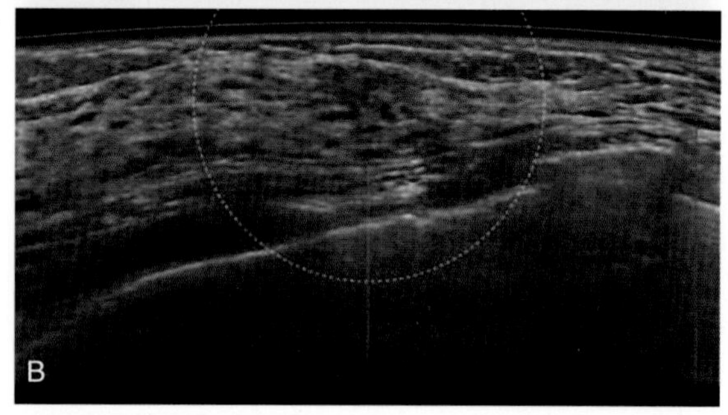


图 13–13　筛查发现的乳腺癌。40 岁女性，自动乳腺超声检查的冠状面（A）和横断面（B），病灶在横断面（B）不显著，在冠状面（A）见明显的结构扭曲。病理结果为中核级导管原位癌

表 13-2　单独乳腺 X 线摄影筛查和联合自动乳腺超声筛查的结果比较

| 研究者（发表期刊） | 筛查评价指标 | 单独乳腺 X 线摄影筛查 | 乳腺 X 线摄影联合自动乳腺超声筛查 | 差异 |
|---|---|---|---|---|
| Wilczek 等（EJR，2016） | 筛查人数 | 1 668 | 1 668 | 0 |
| | 召回人数 | 23 | 38 | 15 |
| | 召回率（每 1 000 人） | 13.8 | 22.8 | 9.0 |
| | 癌症总检出人数 | 7 | 11 | 4 |
| | 癌症检出率（每 1 000 人） | 4.2 | 6.6 | 2.4 |
| | 敏感度 | 63.6% | 100% | 36.4% |
| | 特异度 | 99.0% | 98.4% | -0.6% |
| Brem 等（Radiology，2015） | 筛查人数 | 15 318 | 15 318 | 0 |
| | 召回人数 | 2 301 | 4 364 | 2 063 |
| | 召回率（每 1 000 人） | 150.2 | 284.9 | 134.7 |
| | 癌症总检出人数 | 82 | 112 | 30 |
| | 癌症检出率（每 1 000 人） | 5.4 | 7.3 | 1.9 |
| | 敏感度 | 73.2% | 100% | 26.8% |
| | 特异度 | 85.4% | 72.0% | -13.4% |
| Kelly 等（Eur Radiol，2010） | 筛查人数 | 6 425 | 6 425 | 0 |
| | 召回人数 | 247 | 669 | 422 |
| | 召回率（每 1 000 人） | 4.2 | 9.6 | 5.4 |
| | 癌症总检出人数 | 23 | 46 | 23 |
| | 癌症检出率（每 1 000 人） | 3.6 | 7.2 | 3.6 |
| | 敏感度 | 50% | 81% | 31% |
| | 特异度 | 31% | 29% | -2% |

变进行鉴别诊断，其结果与手持超声检查相似或更好。根据一项对 239 个乳房病变进行的两种检查方法的对比研究结果，自动乳腺超声检查的癌症诊断敏感度为 95.3%，手持超声检查为 90.6%，自动乳腺超声检查的特异度为 80.5%，手动超声检查的特异度为 82.5%。对于囊性病变，自动乳腺超声检查的诊断能力优于手持超声检查（图 13-14）；对于乳腺癌和纤维腺瘤，两种检查方式的诊断能力相当（图 13-15）。在导管扩张、导管内病变（图 13-16）及微小钙化（图 13-17）的诊断能力方面，手持超声优于自动乳腺超声检查。

### （三）术前评估病变范围

与手持超声检查相比，可提供全乳数据的自动乳腺超声检查在评估病变范围及多发性病变方面有优势。在术前评估导管原位癌病变范围方面，自动乳腺超声检查与病理检查的一致性也高于手持超声检查。在评估多灶性或多中心性乳腺癌时，自动乳腺超声检查的三维影像信息提供了客观的位置关系，如与乳头的距离、与皮肤的距离及与胸壁的距离等，这有助于制订手术计划及掌握分期（图 13-18）。

### （四）评估其他检查发现的异常

MRI、CT 和 PET 等检查发现可疑病变时，

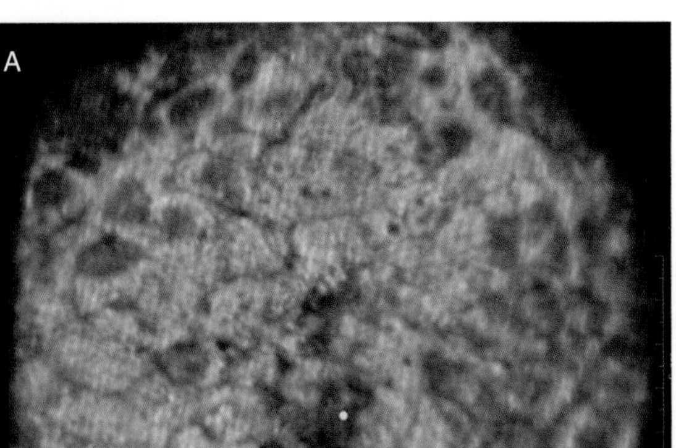


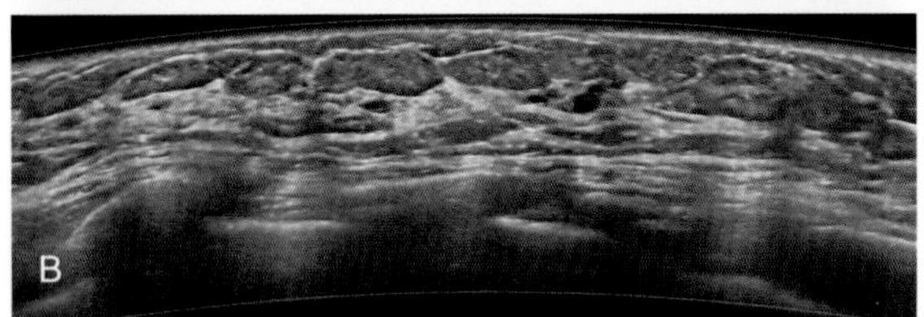


图 13-14　多发性囊肿的自动乳腺超声图像。34 岁的女性，自动乳腺超声检查的冠状面（A）和横断面（B）图像，特别是冠状面上可以清晰地显示右侧乳腺散在分布的各种大小的囊肿

可使用超声检查确认病变部位，重新评估病变，必要时进行超声引导下的活检。但是在超声检查确认病变的过程中，手持超声检查依赖于操作者，无法从整体显示出与周围结构的关系，而自动乳腺超声检查相对客观，并可提供三维数据。根据韩国的研究，对补充 MRI 检查发现的病变进行手持和自动乳腺超声检查，后者发现了更多的病变。因此，对于乳腺癌患者手术前追加 MRI 发现的病变，自动乳腺超声可以作为识别肿块的方法（图 13-19）。

## （五）随　访

自动乳腺超声检查提供了全乳的三维影像信息，且具有很高的可重复性，可以客观地与既往检查进行比较。由于自动记录病变位置（时钟位置和距乳头距离），因此将核心影像保存在 PACS 系统中，可以轻松地找到以前发现的病变，并比较病变的大小及形状变化。基于这些优势，自动乳腺超声检查可以用于 BI-RADS 3 类病变

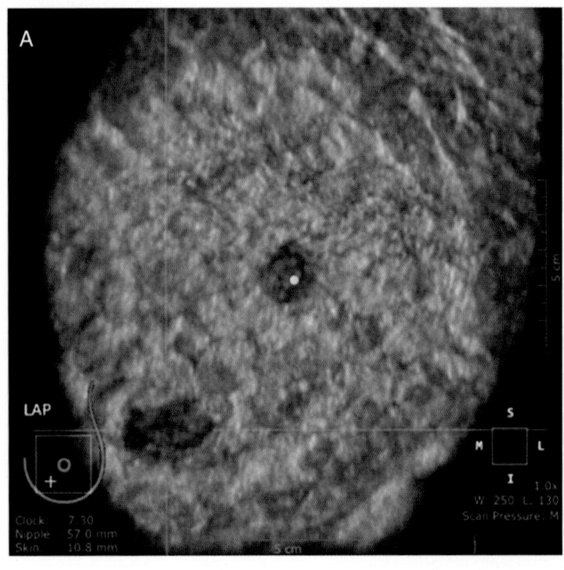


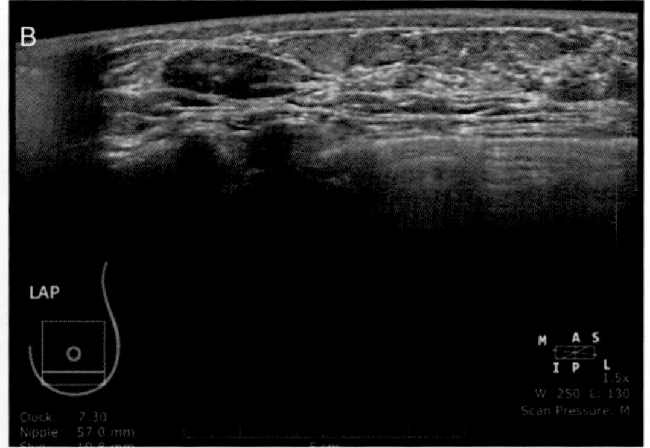


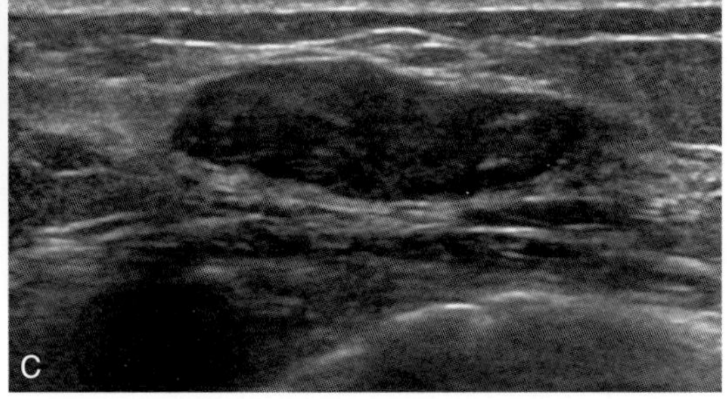


图 13-15　纤维腺瘤的自动乳腺超声图像。42 岁的女性，自动乳腺超声检查的左乳冠状面（A）和横断面（B）图像，于 7 点半方向、距乳头 5.7cm 处见约 2.9cm 大小的椭圆形低回声肿块，边缘光整。手持超声检查（C）显示形态相同的肿块，活检确诊为纤维腺瘤

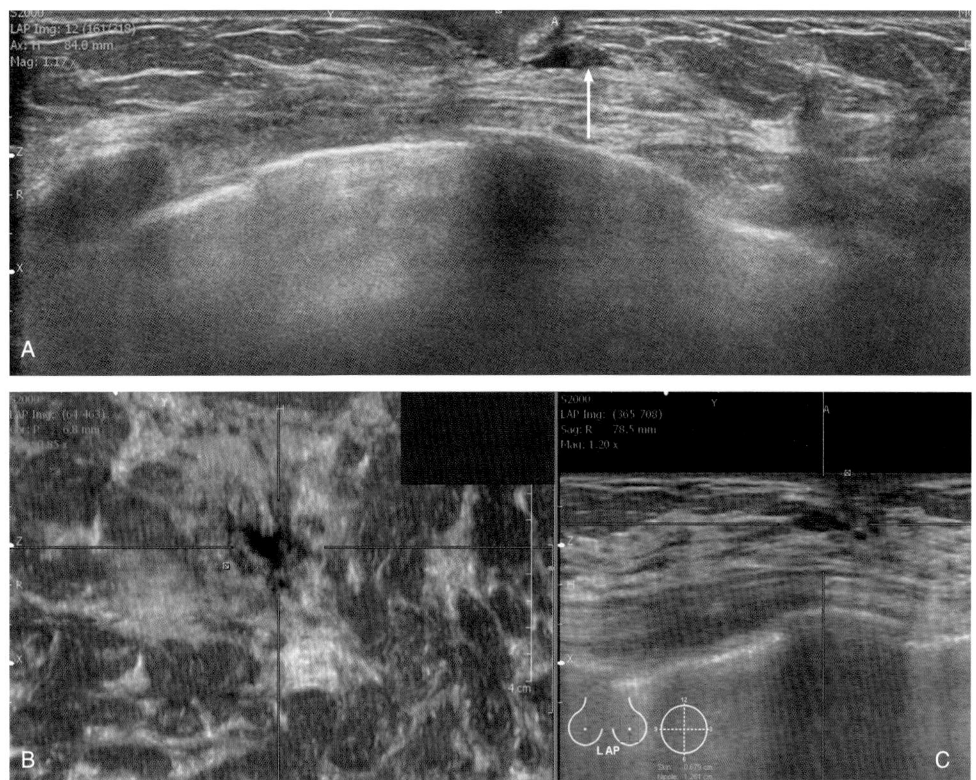

**图 13-16**　导管内乳头状瘤的自动乳腺超声图像。49 岁的女性，自动乳腺超声检查的左乳冠状面（A）和横断面（B）图像，于乳头正下方扩张的导管内见与周围脂肪组织回声相似的椭圆形肿块（箭头）。活检确诊为导管内乳头状瘤

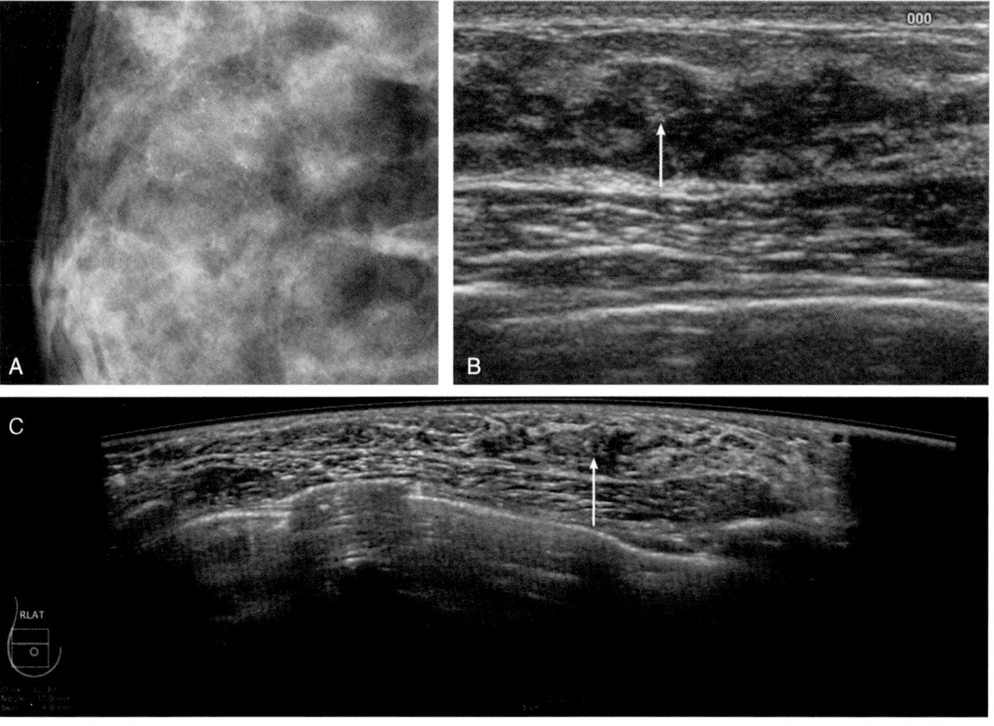

**图 13-17**　伴有微钙化的导管原位癌的自动乳腺超声图像。40 岁的女性，乳腺 X 线摄影检查（A）发现右乳上方微钙化。手持超声（B）扫查相应位置，见边缘模糊的低回声病变内部多发点状高回声（箭头）。与手持超声图像相比，在自动乳腺超声检查的横断面图像（C）中，低回声病变和内部点状高回声清晰度稍差（箭头）

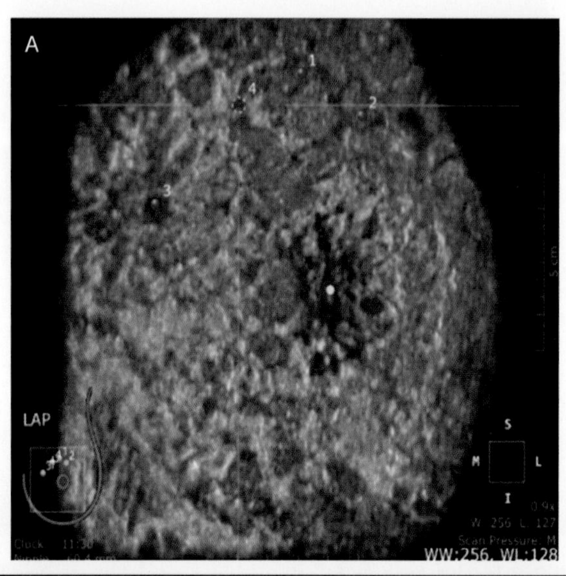


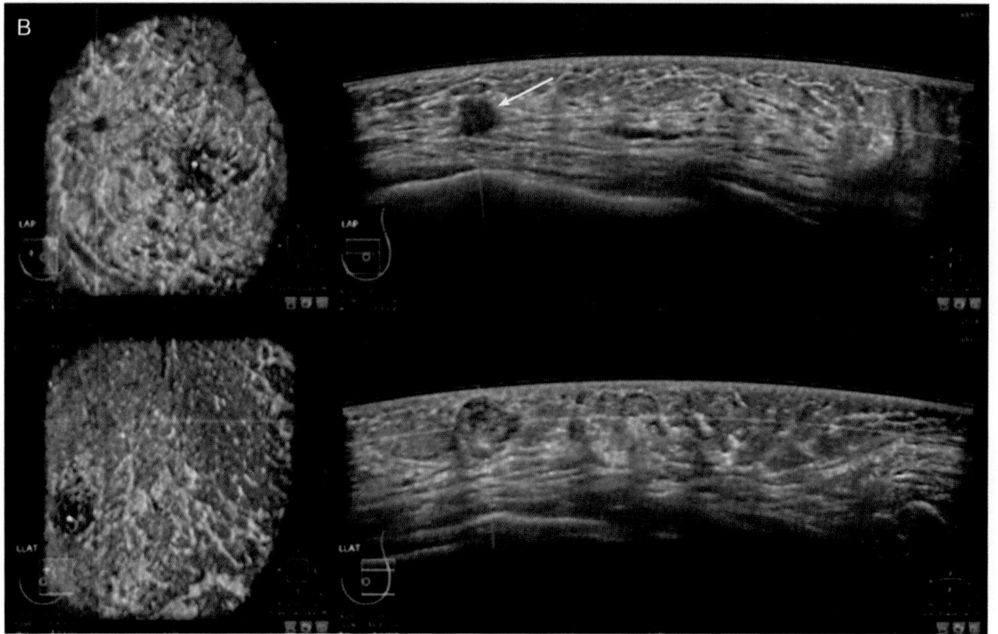


**图 13–18** 多灶性乳腺癌的自动乳腺超声图像。61 岁的乳腺癌患者，在自动乳腺超声检查的左乳冠状面（A）图像中，于乳房上方见 4 个病灶，分别用 1~4 表示，左下角的体表标志清晰显示各病灶的位置和距乳头的距离。在横断面图像（B）中，显示 10 点钟方向、距乳头 6.2cm、距皮肤 1.4cm 处见低回声肿块（箭头），1 点钟方向、距乳头 5.9cm、距皮肤 1cm 处见等回声肿块（箭头）

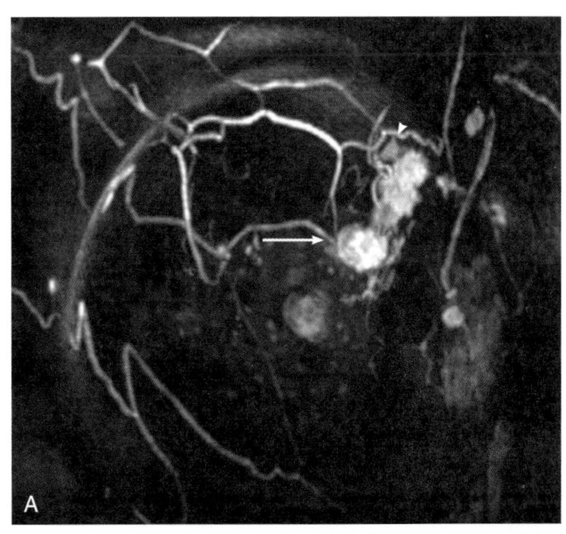

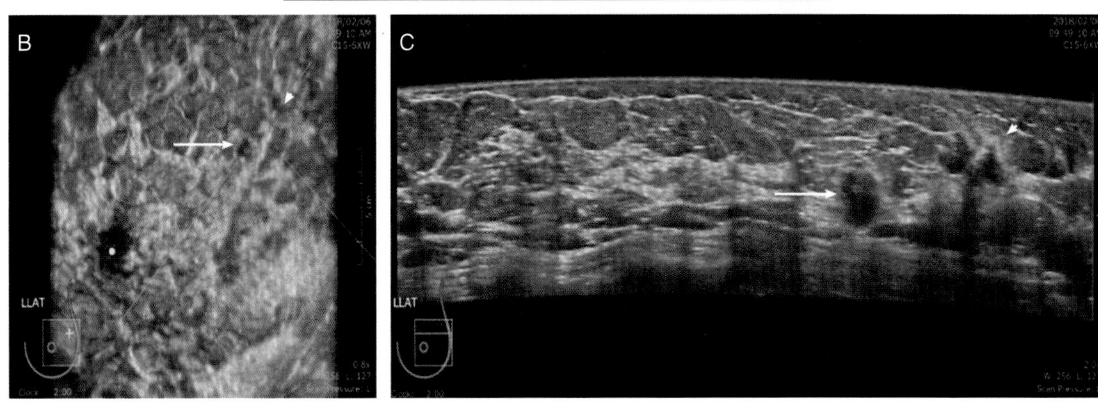

**图 13-19**　MRI 发现的异常的二次超声确认。A.MRI 三维最大强度投影（MIP）图像显示左乳 1 点钟和 2 点钟处见 2 个肿块（箭头，三角箭头）。B. 自动乳腺超声冠状面图像的相同位置见 2 个低回声肿块（箭头，三角箭头），与 MRI 所见吻合。C. 在自动乳腺超声横断面图像中，同样显示 2 个相距 3cm 的形态不规则的肿块（箭头，三角箭头）

（图 13-20）的短期随访，以及乳腺癌术前全身治疗效果评估和术后监测。

## 四、存在的问题与解决方案

### （一）技术方面

#### 1. 扫查过程

对于使用专用宽探头的仰卧位自动乳腺超声检查，图像的可靠性和质量受技师的操作熟练程度影响。如果患者的体位摆放不正确，可能会遗漏乳房的外上或外下侧深部组织，如果专用探头与乳房表面接触不好，会产生伪影和局部图像缺损。此外，腋窝扫查存在技术上的困难，因为大部分自动乳腺超声设备均设计为仅扫查乳腺，需要进行额外的腋窝检查，理论上其局限性在于不能发现位于腋窝的异常淋巴结和乳腺癌。但是在对无症状且乳腺 X 线摄影检查中未发现异常的女性进行的乳腺癌筛查中，腋窝超声检查不是必须的。根据韩国的一项最新研究，在对乳腺 X 线摄影筛查阴性女性的超声补充筛查中，未发现腋窝淋巴结转移或位于腋窝的乳腺癌。

#### 2. 诊断与活检

目前使用专用探头的自动乳腺超声检查只能进行灰阶成像，不具备多普勒或弹性成像功能，与手持超声检查相比，自动乳腺超声检查实时确认病变或对病变的鉴别诊断能力受限（表 13-3），因此，必要时应对可疑部位进行二次手持超声检查。此外，在自动乳腺超声检查发现异常时，不能进行自动乳腺超声引导下活检，需要进行手持超声引导下活检。为了解决这一问题，一些自动乳腺超声仪器除了配有专用的宽探头外，还配有手持超声探头，在自动乳腺超声检查过程中发现可疑病灶时，可以直接切换到手持超声进行检查。但在很多情况下，图像扫查和阅片往往不是同时进行，因此通常需要召回患者，进行手持超声检查明确诊断。这是未来自动乳腺超声检查临床应用中需要考虑和改进的部分。

## （二）阅片方面

### 1. 假阳性

使用自动乳腺超声检查可能会产生假阳性（false-positive），由乳头、Cooper 韧带和纤维化等引起的伪影，或既往手术导致的结构扭曲等，易被误认为病变（图 13–21）。通过冠状面和横断面两个方向进行比较，可以减少假阳性。与手持超声检查一样，自动乳腺超声可以通过改变三

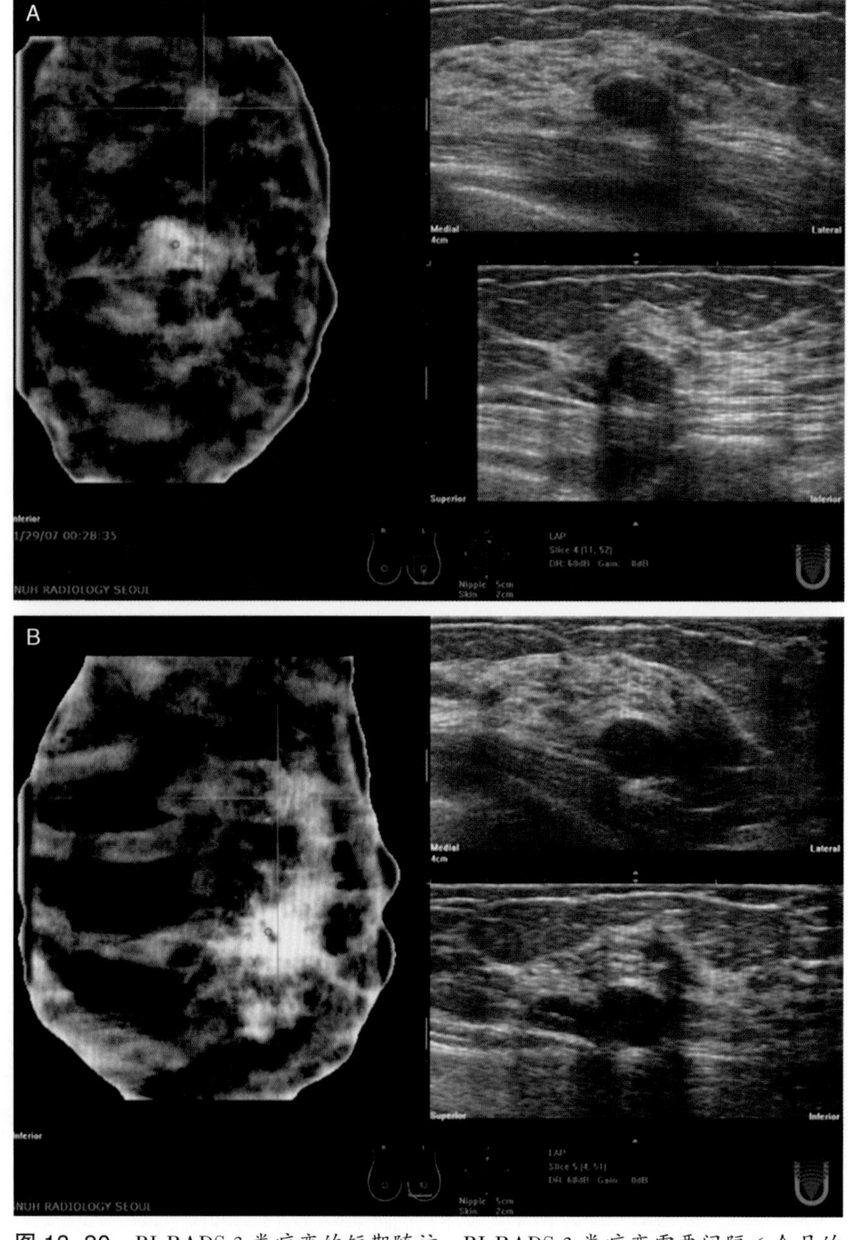


**图 13–20** BI-RADS 3 类病变的短期随访。BI-RADS 3 类病变需要间隔 6 个月的随访复查，对比前后两次的自动乳腺超声检查（A、B），从横断面（右上）和矢状面（右下）图像可以确认病变大小及形态无变化

表 13-3　手持超声检查与自动乳腺超声检查的临床应用比较

| 类别 | 手持超声检查 | 自动乳腺超声检查 * |
|---|---|---|
| 操作者依赖性（图像采集） | 极高 | 低 |
| 腋窝扫查 | 能 | 困难 |
| 图像分辨率 | 极高 | 高 |
| 图像再现性 | 低 | 高 |
| CAD 适用性 | 可能 | 好 |
| 多平面重建 | 难 | 好 |
| 多普勒或弹性成像 | 能 | 不能 |
| 引导活检 | 能 | 不能 |

* 使用专用宽探头方式

维重建图像的角度，分析伪影，并在阅片时参考既往史，以降低召回率。随着医生阅片经验的增加和与既往影像资料对比，召回率和假阳性率会逐渐降低。

2. 假阴性

使用自动乳腺超声检查也可能产生假阴性（false-negative），这与乳腺 X 线摄影检查一样，可能是因为病变未包含在扫查图像中或图像的分辨率较低；位于图像边缘的乳腺癌、乳房较厚形成的后回声衰减或探头与乳房接触不良等原因导致的图像分辨率降低（图 13-22）；将恶性病灶误判为良性也属于假阴性，特别是形状类似纤维腺瘤的三阴性乳腺癌或肿块形成不明确的导管原位癌，即使被发现，也很容易被误认为良性病变（图 13-23）。根据荷兰的一项对 *BRCA* 基因突变女性进行的高风险人群筛查研究结果，尽管在先前的自动乳腺超声检查中也发现了病变，2 例三阴性乳腺癌仍被漏诊，被误判为 BI-RADS 2 类。在高风险人群中，对那些看似像纤维腺瘤或囊肿的良性发现需要积极召回，并进行多普勒超声等诊断性检查。

3. 计算机辅助诊断

自动乳腺超声检查获取双侧乳腺的三维图像，数据完整且更客观，但需要读取的图像数量多达 2 000 张，导致阅片时间增加，也会增加阅片医生的疲劳度。为了提高阅片的准确性，提升阅片效率，计算机辅助诊断（CAD）技术被引入，已有一种 CAD 产品获得了美国 FDA 的认证（图 13-24）。根据将 CAD 应用于自动乳腺超声数据读取的研究结果，使用 CAD 前后的诊断能力没有差异，但大部分医生的诊断特异度都显著提高，诊断时间减少了 30%。在中国进行的 1 000 多例自动乳腺超声检查结合 CAD 的研究中，使用 CAD 后诊断能力得到显著改善，诊断时间减少了约 30%。根据韩国首尔大学医院的研究，自动乳腺超声的 CAD 对发现体积较大、伴有结构扭曲的浸润性乳腺癌方面显示出良好的结果，但对体积较小、肿块不明显、不伴有结构扭曲的乳腺癌或沿导管分布较广的导管原位癌容易漏诊

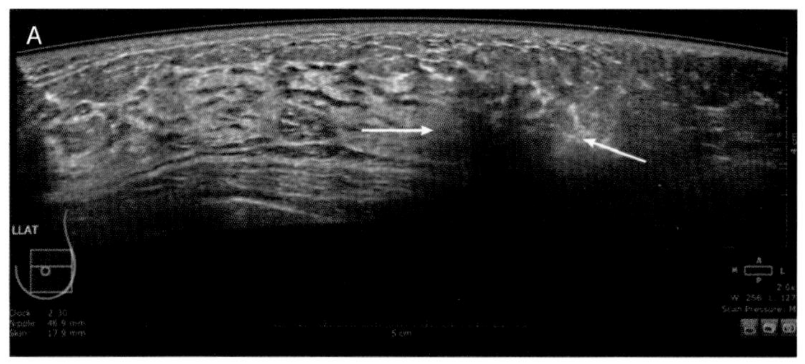


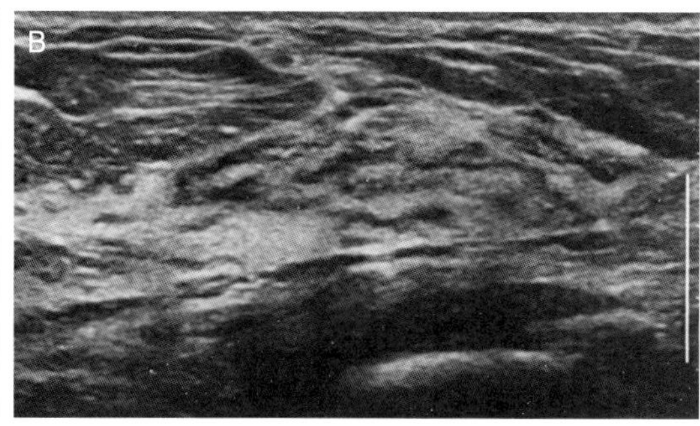


图 13-21　自动乳腺超声检查的假阳性。36 岁的女性，自动乳腺超声检查（A）显示左乳外上象限腺体层内见边缘模糊、伴有后方声影的疑似病变（箭头）。手持超声检查（B）确认相应部位无特殊异常，因此确定为因伪像引起的假阳性。获取自动乳腺超声检查图像时，可能会由于探头边缘部位与乳房贴合不良造成图像不佳，或者由于不合适的压力造成 Cooper 韧带后方声影增强，将正常结构误认为异常

（图 13-25）。将近年来迅速发展的机器学习和人工智能技术应用于乳腺癌筛查和诊断，将有望开发出性能更好的自动乳腺超声 CAD。

## （三）教育和培训

引入自动乳腺超声检查之前，需要进行阅片培训，涵盖包括乳腺癌在内的多种病例。建议在具有丰富的自动乳腺超声诊断经验的医生指导下，至少阅读 50 例包含正常和异常乳腺病例的图像后，再进行独立阅片。与手持超声检查不同，自动乳腺超声是一种将图像采集和读取分开的检查方式，在临床引进过程中可能会发生各种需要

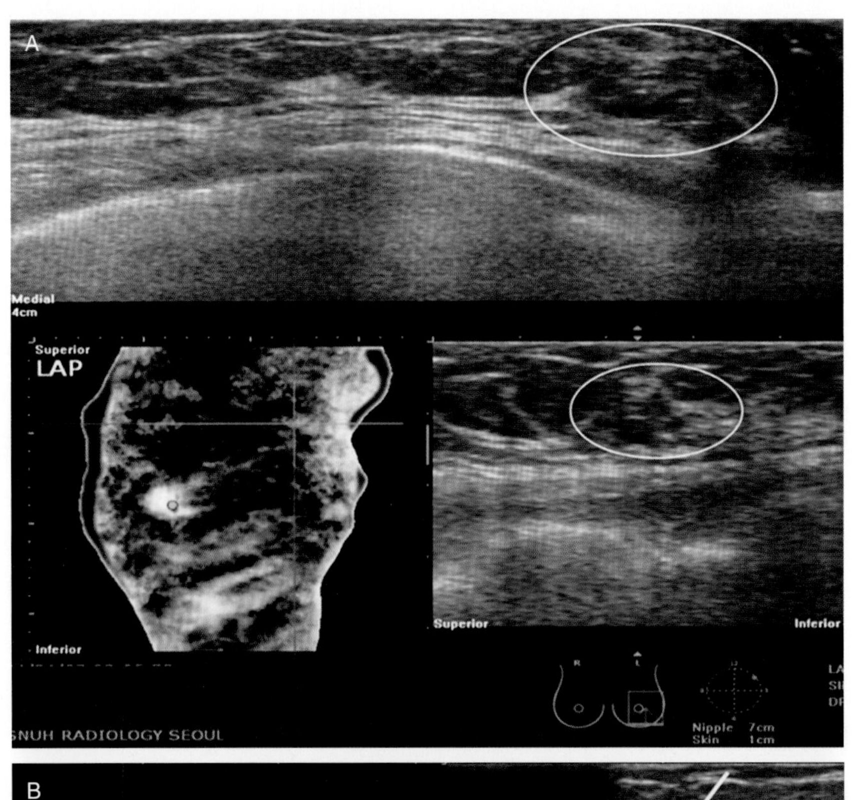


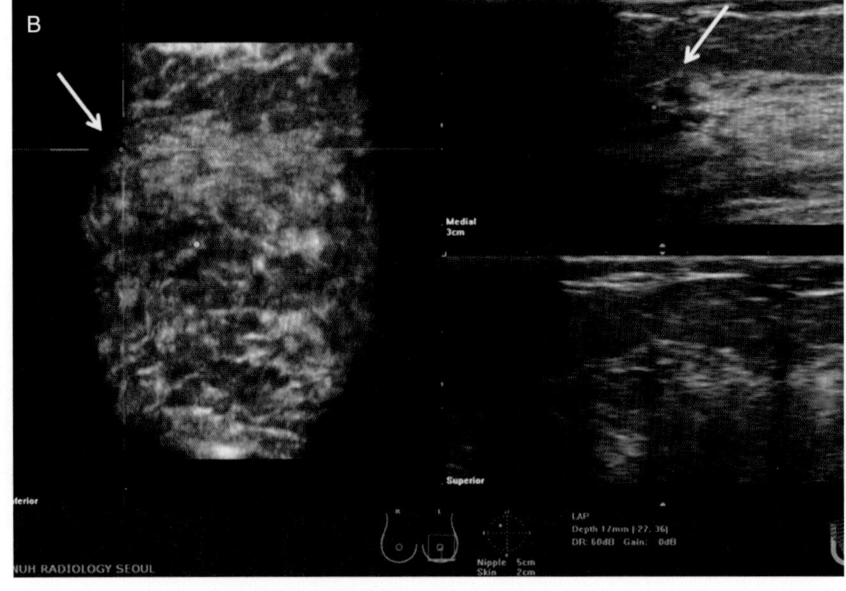


**图 13-22** 自动乳腺超声检查漏诊的浸润性乳腺癌。56 岁女性（A）和 45 岁女性（B）的浸润性乳腺癌，因病灶分别位于图像的外上侧（A，圆圈）和内上侧（B，箭头所示）边缘，在阅片过程中，3 名医生均漏诊。如果病灶仅包含在一个容积图像中，且位于图像的边缘，就容易被漏诊

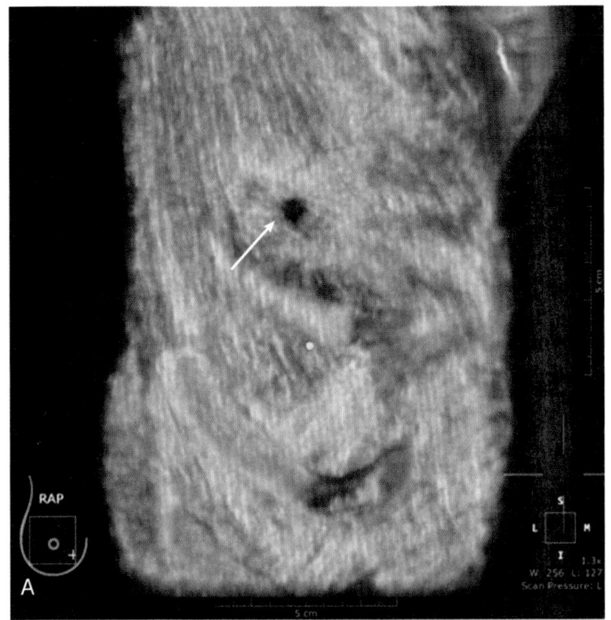


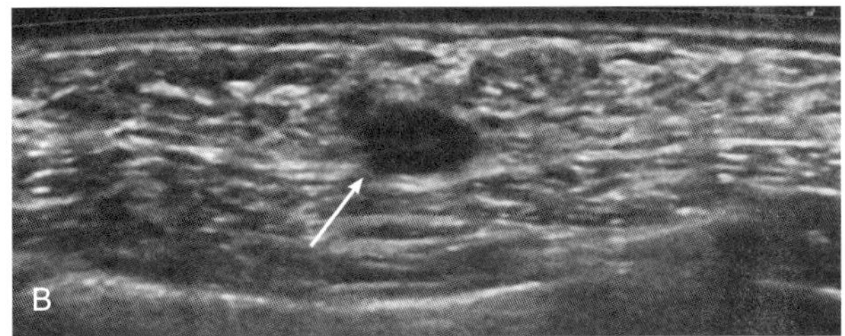


图 13-23　边缘光整的乳腺癌的自动乳腺超声图像。41 岁的女性，右乳 12 点钟、距乳头 6cm 处见椭圆形的肿块（箭头），冠状面（A）和横断面（B）图像中显示为均匀的极低回声，不伴有结构扭曲，类似纤维腺瘤，容易被误认为良性病变

解决的问题，为了让操作技师、影像医生和患者逐渐熟悉这种新的工作流程，需要教育培训、宣传和时间。在美国，建议对影像医生进行为期 8h 的阅片培训，对操作技师进行为期 3d 的扫查技能培训。

## 五、未来展望

### （一）对超声筛查需求的增加

在制定了《乳腺密度声明法》（Breast Density Notification Law）的美国、欧洲和亚太地区，人们对乳腺癌筛查的认识有所提升，在乳腺 X 线摄影的基础上补充超声筛查的需求迅速增加。乳腺超声检查安全、舒适、无辐射、不需要注射造影剂或同位素，因此与乳腺 X 线摄影、MRI、核医学检查相比，乳腺超声检查更容易被女性接受。据一份全球市场预测报告显示，2015 年自动乳腺超声设备的市场为 2.36 亿美元，2016—2024 年将以 21.6% 的年均增长率增长。在韩国，女性乳房小，致密型乳腺比例高，与手持超声检查相比，具有较多优势的自动乳腺超声检查的需求将会增加。

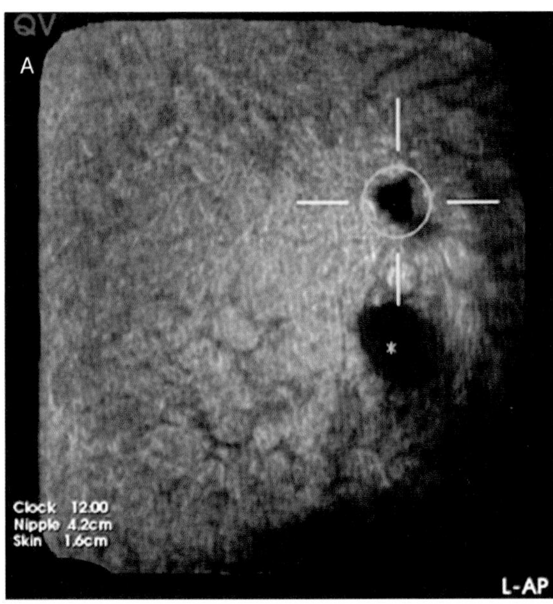


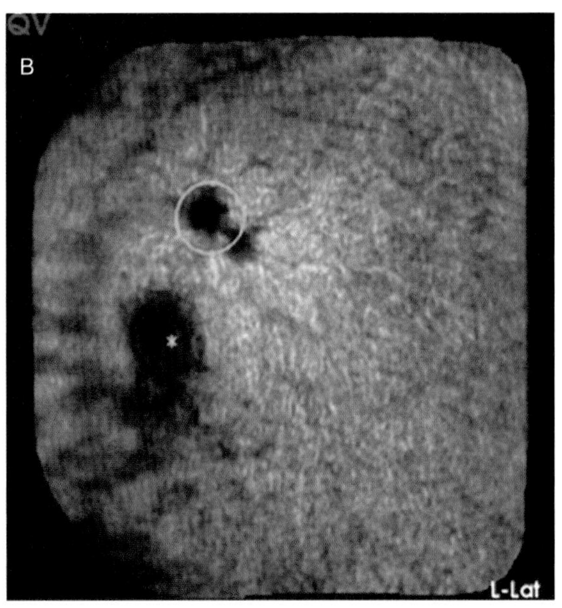


图 13-24　自动乳腺超声检查的计算机辅助诊断（发现病灶）。56 岁的女性，浸润性乳腺癌，在左乳前后位（A）和外侧位（B）的冠状面图像中，计算机辅助诊断系统（QVCAD；QV Medical，USA）用绿色圆圈标记出病变的部位

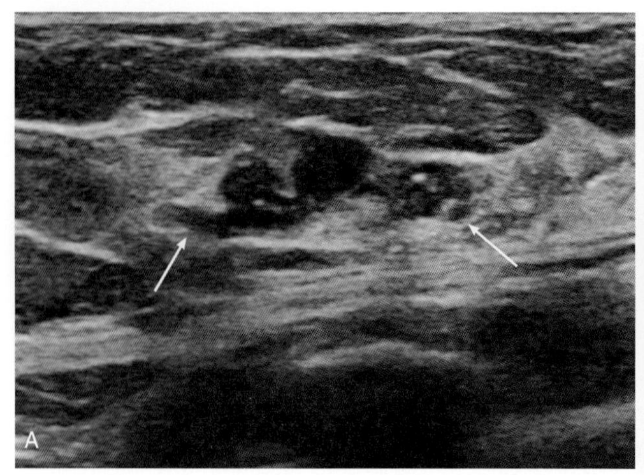


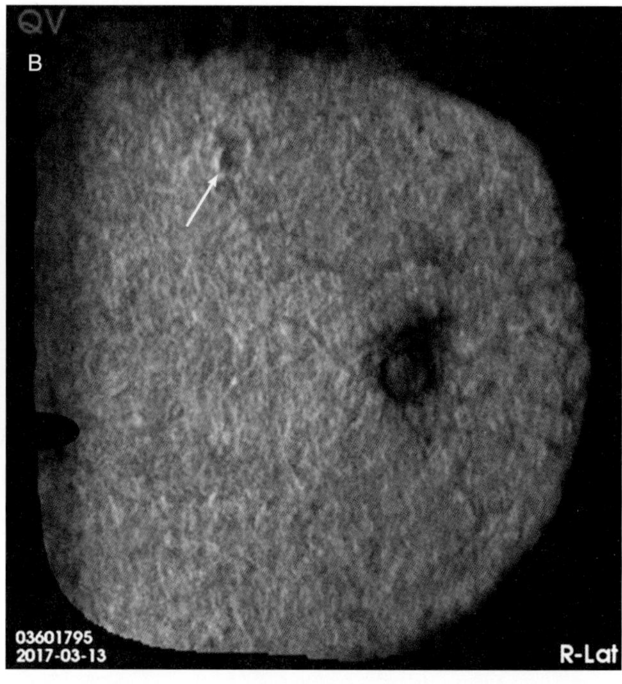


**图 13-25** 自动乳腺超声检查的计算机辅助诊断（未发现病灶）。63 岁的女性，手持超声检查（A）于右乳外侧发现伴有钙化的低回声病变（箭头）。自动乳腺超声计算机辅助诊断系统（B）未提示比周围回声略低的区域（箭头）为可疑恶性病变。手术结果为 2.5cm 大小的导管原位癌伴浸润

## （二）设备的改进与发展

可以推测，设备的改进将朝着增加多普勒和弹性成像，以及向具备活检引导相关功能的方向进行，这些功能的缺乏目前被指出是自动乳腺超声的局限性。目前，大多数自动乳腺超声设备采取仰卧位扫查，但可以预期的是，将会有更多像 CT 和 MRI 一样、可以进行全自动扫查，且扫查时间较短的俯卧位设备被研发。此外，一些易于与乳腺 X 线摄影图像结合的超声仪器，或可以一次性进行乳腺 X 线摄影和超声两种检查的立式或压迫式仪器正在研发中。

在新型三维超声断层摄影（ultrasound tomography）设备中，使用了圆形（circular）探头，同时提供反射（reflection）、声速（sound speed）和衰减（attenuation）3 种成像方式，该设备的声速成像显示出与乳腺增强 MRI 相似的对比度（图 13-26）。分析声速影像信息还可以了解乳腺组织的结构和密度，因此定量的超声检查信息有望弥补现有自动乳腺超声检查低特异度的不足。

## （三）远程诊断

现有的手持超声检查是在检查的同时实时进行诊断，存在不能远程读取的缺点。随着自动乳腺超声设备的引进，在获取双侧乳房整体的三维图像后，可以轻松地传送存储的容积数据，因此只要设备齐全，就可以随时随地检查，图像解读可以委托其他地方的专家进行远程诊断。远程诊断的引入将极大地提高乳房检查和诊疗流程的效率，有助于乳腺癌超声筛查的普及。特别是结合最新的 CAD，可以提高筛查效率，减少了不必要的复检和误诊。

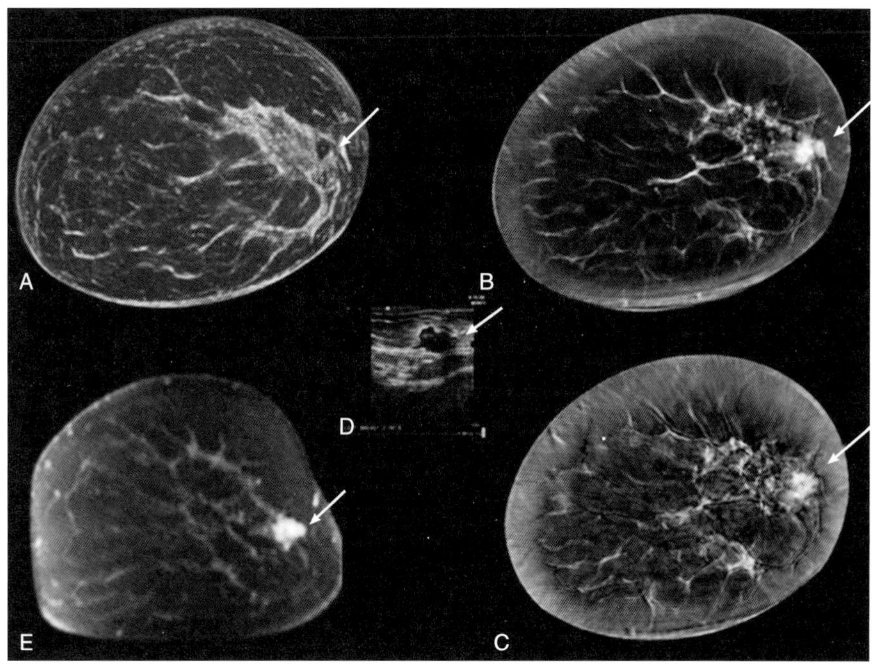


**图 13-26** 超声断层摄影。在超声断层摄影（A、B、C）、手持超声 （D）和 MRI（E）图像上均可显示位于左乳 3 点钟方向的乳腺癌（箭头）。超声断层摄影使用圆形探头，提供 3 种成像方式：反射、声速和衰减（图像由 SoftVue，Delphinus Medical Technologies，Inc，USA 提供）

## 知识要点

- 自动乳腺超声设备可以根据检查时患者的体位分为仰卧位和俯卧位，采用专用探头或常规探头进行扫查。
- 与手持超声检查不同，自动乳腺超声检查的图像采集和读取分离，由技师在检查室获取图像，图像传输至工作站，影像医生使用工作站进行图像读取。
- 自动乳腺超声检查可获取全乳三维数据，可重复性高，对操作者的经验依赖性低。因此，自动乳腺超声不仅适用于筛查，还可用于良恶性病变的鉴别诊断、术前评估病变范围、确认其他检查异常发现和随访复查等方面，其性能与手持超声相似或更好。
- 在自动乳腺超声检查中，乳头、Cooper 韧带及纤维化等引起的后方声影易被误认为病变，而位于周边部位的乳腺癌可能会漏诊，因此阅片时需注意。
- 自动乳腺超声检查结合计算机辅助诊断（CAD）有望减少诊断时间，提高诊断准确率。
- 自动乳腺超声检查的图像扫查和解读与传统的手持超声检查不同，在临床引入过程中可能遇到各种需要解决的问题，为了让技师、医生及患者逐渐熟悉新的工作流程，需要教育培训、宣传和时间。

## 参考资料

[1] Brem RF, et al. Assessing improvement in detection of breast cancer with three-dimensional automated breast US in women with dense breast tissue: the SomoInsight Study. Radiology, 2015.

[2] Chang JM, et al. Automated breast ultrasound system: reproducibility of mass localization, size measurement, and characterization on serial examinations. Radiol, 2015.

[3] Chang JM, et al. Radiologists' performance in the detection of benign and malignant masses with 3D automated breast ultrasound system. Eur J Radiol, 2011.

[4] Giger ML, et al. Automated breast ultrasound in breast cancer screening of women with dense breasts: reader study of mammography-negative and mammography-positive cancers. Am J Roentgenol, 2016.

[5] Kelly KM, et al. Breast cancer detection using automated whole breast ultrasound and mammography in radiogra-phically dense breasts. Eur Radiol, 2010.

[6] Lee SH, et al. Supplemental screening breast US in women with negative mammographic findings: effect of routine axillary scanning. Radiology, 2018.

[7] van Zelst JCM, et al. Surveillance of women with the *BRCA*1 or *BRCA*2 mutation by using biannual automated breast US, MR Imaging, and Mammography. Radiology, 2017.

[8] van Zelst JCM, et al. Dedicated computer-aided detection software for automated 3D breast ultrasound; an efficient tool for the radiologist in supplemental screening of women with dense breasts. Eur Radiol, 2018.

[9] Sak M, et al. Using speed of sound imaging to characterize breast density. Ultrasound Med Biol, 2017, 43(1):91-103.

[10] Shin HJ, Kim HH, Cha JH. Current status of automated breast ultrasonography. Version 2. Ultrasonography, 2015.

[11] SOFIA for Whole Breast Imaging. http://www.hitachi-aloka.com/products/sofia/whole-breast-imaging

[12] Wilczek B, et al. Adding 3D automated breast ultrasound to mammography screening in women with heterogeneously and extremely dense breasts: Report from a hospital-based, high-volume, single-center breast cancer screening program. Eur J Radiol, 2016.

[13] Yang S, et al. Performance and reading time of automated breast US with or without computer-aided detection. Radiology, 2019.

# 第 14 章 乳腺超声诊断与报告书写

为了保证临床医生、影像医生和患者之间的顺利沟通和诊断的标准化，美国放射学会（ACR）开发的乳腺影像报告与数据系统（BI-RADS）正在全世界范围内使用。BI-RADS 制定了标准化的乳腺病灶特征术语和报告术语。与 2003 年 BI-RADS 第一次引入的超声内容相比，2013 年修订的 BI-RADS 中的超声部分有一些重要变化：相关征象项目中增加了弹性成像评估，特殊病例（special cases）中包括了单纯囊肿、血管异常、术后积液和脂肪坏死等，肿瘤边界这一术语已被放弃，以及 BI-RADS 分类评估中把处理方法单独列出等（表 14–1）。

本章将以 2013 版 BI-RADS 为核心，对乳腺超声诊断的术语、评估和报告书的书写进行分析。

## 一、术语的定义

### （一）组织构成

在乳腺 X 线摄影检查中，每个人的乳腺具有不同的组织结构（tissue composition），乳腺超声检查也可以有类似表现。乳腺组织构成分为 3 种类型：均匀背景回声 – 脂肪（homogeneous background echotexture-fat），均匀背景回声 – 纤维腺体（homogeneous background echotexture-fibroglanduar），不均匀背景回声（heterogeneous background echotexture；图 14–1）。具有不均匀背景回声的乳腺超声图像表现为多个小范围区域的回声增强或减低，导致假阳性增加，同时也会导致乳腺癌的漏诊。BI-RADS 规定患者的乳腺组织构成的记录仅限于乳腺超声筛查时。

表 14–1 2003 版和 2013 版 BI-RADS 超声术语比较

| 2003 版 | 2013 版 | 变化 |
|---|---|---|
| A. 背景回声 | A. 组织构成 | 更改名称 |
| B. 肿块<br>1. 形状<br>2. 方位<br>3. 边缘<br>4. 边界<br>5. 回声模式<br>6. 后方回声特征<br>7. 周围组织 | B. 肿块<br>1. 形状<br>2. 方位<br>3. 边缘<br>4. 回声模式<br>5. 后方特征 | 在肿块描述中删除了“边界”这一术语，“周围组织”包含在“相关征象”中 |
| C. 钙化<br>1. 粗钙化<br>2. 微钙化 | C. 钙化<br>1. 肿块内钙化<br>2. 肿块外钙化<br>3. 导管内钙化 | 不再以大小区分钙化，增加了“导管内钙化” |
| | D. 相关征象<br>1. 结构扭曲<br>2. 导管改变<br>3. 皮肤改变<br>4. 水肿<br>5. 血管供应<br>6. 弹性评估 | 增加了“相关征象”“弹性评估” |
| D. 特殊病例 | E. 特殊病例 | 增加了“单纯囊肿”“血管异常”“术后积液”和“脂肪坏死” |
| E. 血管供应 | | 将“血管供应”合并在“相关征象”中 |

### （二）肿 块

肿块具有三维空间和占有效应。使用二维超声时，肿块应该在2个不同的切面显示；而在三维超声中，它应该在3个不同的断面显示。肿块可以通过多切面实时扫查，注意与肋骨和脂肪等正常解剖学结构区分。

#### 1. 形状（shape）

肿块的形状分为椭圆形（oval）、圆形（round）和不规则形（irregular）3种（图14-2）。大分叶（macrolobulated）的肿块也属于椭圆形范畴。圆形即环形或球形，圆形肿块的前后径和横径相同。不属于椭圆形和圆形的肿块称为不规则型。

#### 2. 方位（orientation）

根据肿块的长轴与皮肤平行的情况，将肿块方位分为平行（parallel）和不平行（not parallel）。圆形属于不平行（图14-2）。

#### 3. 边缘（margin）

肿块的边缘是病灶的边界，与形状的描述词相似，边缘的描述词是判断肿块良恶性的重要预测指标。根据与周围组织的过渡情况，将其分为光整（circumscribed）和不光整（not circumscribed）。边缘光整的含义是边缘光滑、完整，在2003版的BI-RADS超声和BI-RADS MRI中分别称其为“well defined”和“smooth”。当我们描述肿块的边缘光整时，就像你可以在围绕肿块的整个边界画一条完整、光滑的线，并且能从各个角度清晰地看到。边缘不光整的肿块可进一步描述为边缘模糊（indistinct）、成角（angular）、微小分叶（microlobulated）或毛刺（spiculated），或者这4种情况的任意组合（图14-3）。需要注意的是，“不规则”用于描述形状，而不用于描述边缘。边缘模糊是指肿块的全部或部分边缘与周围组织难以划界，在2013版BI-RADS中，“高回声晕（echogenic rim or echogenic halo）”不再独立存在，属于边缘模糊范畴。成角是指部分或全部边缘有锐利角度，通常形成锐角。微小分叶是指肿瘤边缘具有微小起伏的特征。毛刺是指从肿块边缘呈放射状突出的线状物。

#### 4. 回声模式（echo pattern）

通过与周围皮下脂肪组织回声对比，来确定肿块的回声水平。回声模式分为以下6种：无回声，即肿块内部没有回声；低回声，即肿块回声低于脂肪组织，如纤维腺瘤和复杂囊肿，乳腺癌

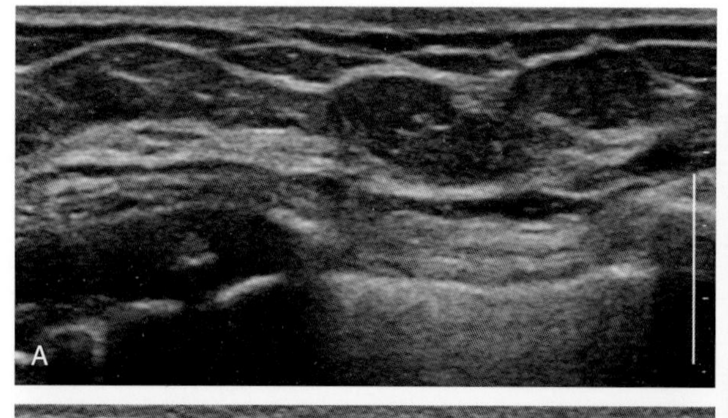


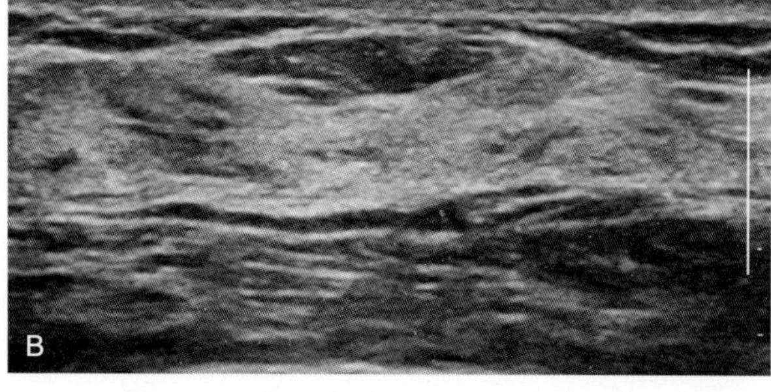


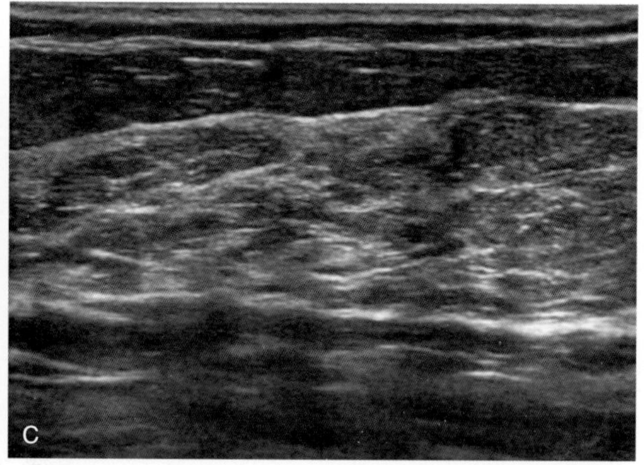


**图14-1** 组织构成。A. 均匀背景回声－脂肪。B. 均匀背景回声－纤维腺体。C. 不均匀背景回声

也常表现为低回声；等回声，即肿块和脂肪回声相同，当肿块位于脂肪小叶区域时，等回声会影响超声诊断的敏感度；高回声，即肿块回声高于脂肪组织或与纤维腺体组织回声相同；囊实复合回声（complex cystic and solid），即肿块同时含有无回声（囊性）和有回声（实性）成分；不均匀回声，即实性肿块内以多种回声模式混合存在（图 14–4），纤维腺瘤和乳腺癌均可以表现为不均匀回声。

5. 后方特征（posterior features）

后方特征体现了超声波通过肿块后的衰减特征，在良恶性鉴别诊断中仅具有次要价值。与同深度周围组织回声相比，肿块后方特征分为 4 种：后方回声无改变（no posterior features），即紧邻肿块后方区域的回声与相同深度的邻近区域回声无差异。后方回声增强（enhancement），即肿块后方回声与相同深度的邻近区域回声相比增高，表现为肿块深部呈柱状回声增强（白色）。后方回声增强是囊肿诊断的一个重要指标，此外，一些回声均匀的实性肿块也会出现后方回声增强，如纤维腺瘤和高级别乳腺癌。后方声影（shadowing），即肿块后方回声与相同深度的邻近区域回声相比减低。声影与纤维化有关，术后瘢痕、纤维性乳腺病、伴有促纤维增生反应的乳腺癌（常见于低级别乳腺癌）均可表现为后方声影。此外粗大钙化也伴有后方声影。需要注意的是侧方声影（lateral shadowing）不属于后方声影的范畴。后方混合型模式（combined pattern），即病灶有一种以上的后方回声模式（图 14–5）。

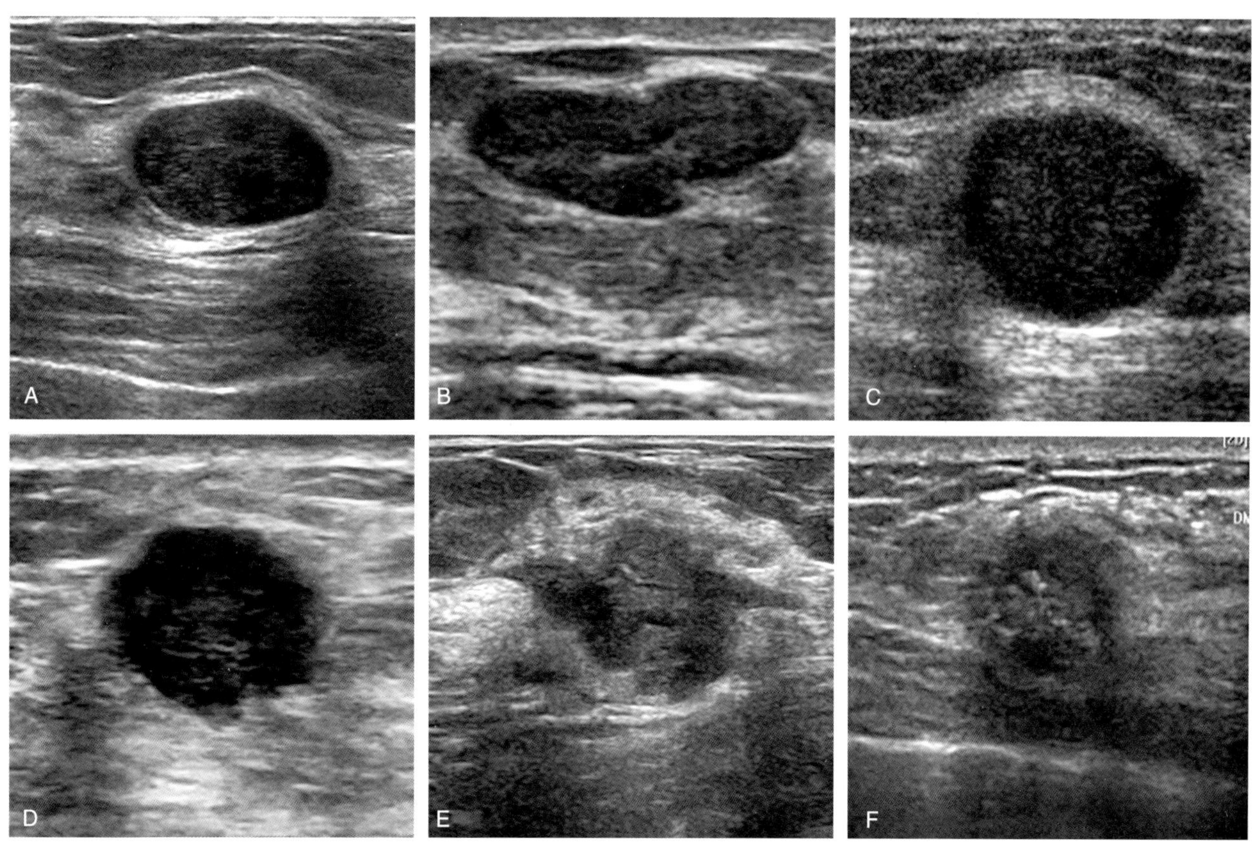


图 14–2　肿块的形状。A、B. 椭圆形：肿块呈鸡蛋形（A），具有两三个起伏的大分叶（B）的情况也包括在椭圆形中。这两个肿块都是椭圆形的，肿块的长轴与皮肤平行，肿块边缘光整，与周围组织有明显区分，均评估为 BI-RADS 3 类，可能良性。C、D. 圆形：球形的肿块，前后径和横径相等，肿块的长轴与皮肤不平行，分别评估为 BI-RADS 4A 类和 4B 类。E、F. 不规则形：不属于椭圆形或圆形，肿块的长轴分别与皮肤平行（E）或不平行（F），分别评估为 BI-RADS 4C 和 5 类

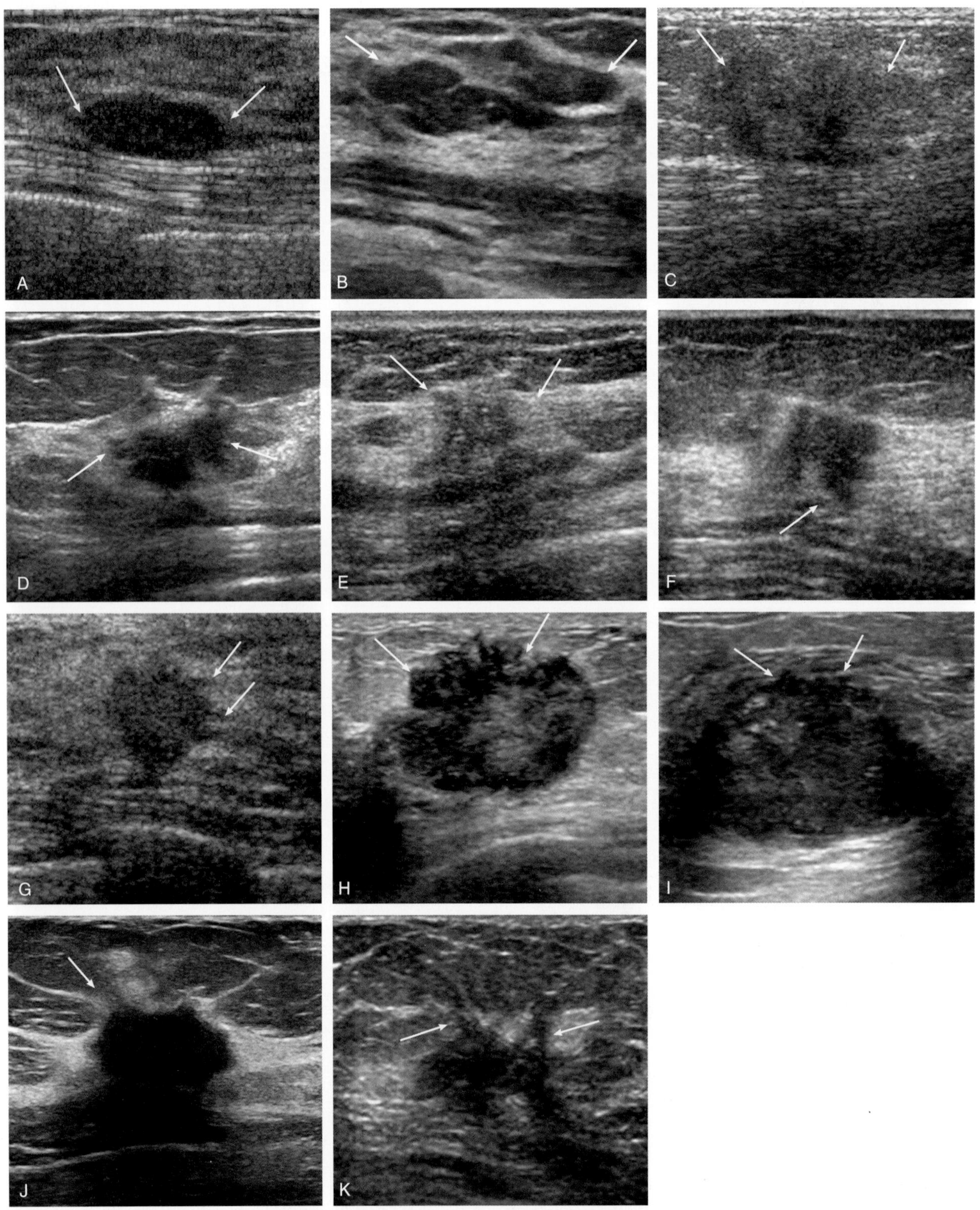


**图 14-3** 肿块的边缘。A、B. 光整：肿块边缘光滑，与周边组织的分界完整清晰（箭头），均评估为 BI-RADS 3 类。C~E. 不光整，模糊：肿块与周边组织无清晰分界（箭头），分别评估为 BI-RADS 4A 类、4C 类和 5 类。F、G. 不光整，成角：部分或全部边缘呈锐角（箭头），分别评估为 BI-RADS 4C 类和 4B 类。H、I. 不光整，微小分叶：短锯齿状小分叶（箭头），边缘呈扇形，具有微小波动的特征，均评估为 BI-RADS 5 类。J、K. 不光整，毛刺：从肿块边缘呈放射状突出的线状物（箭头），均评估为 BI-RADS 5 类

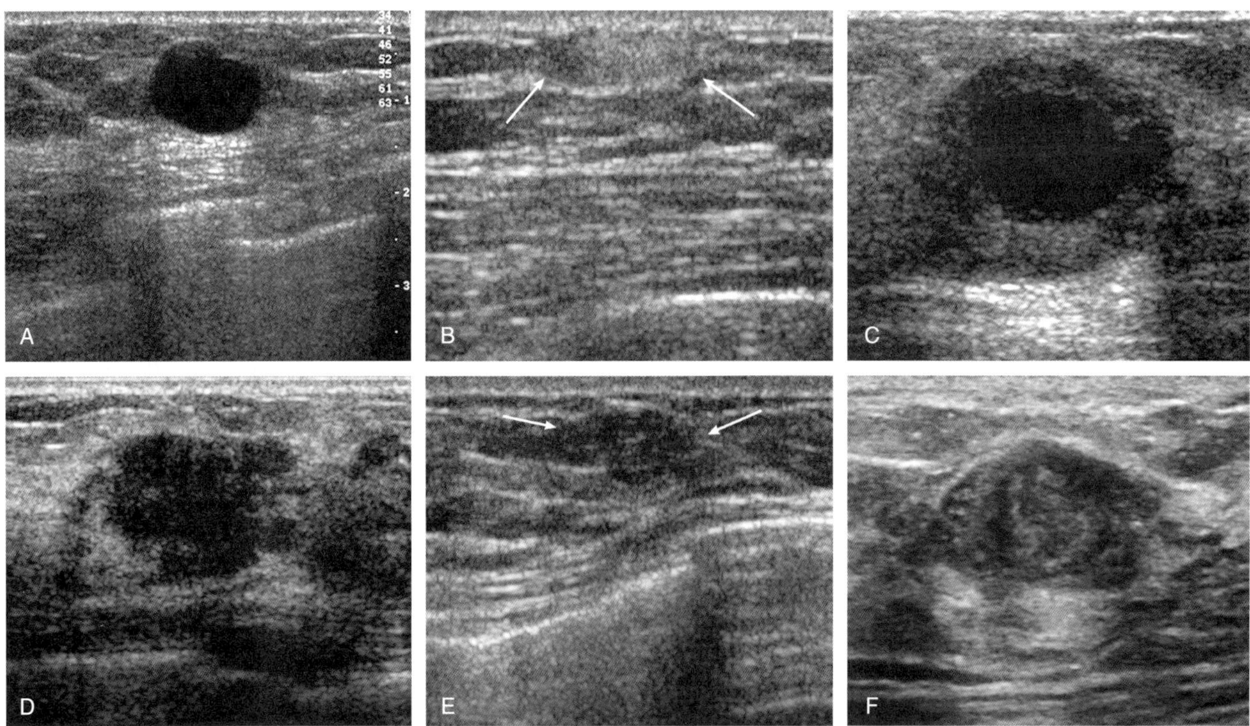

图 14-4　回声模式。A. 无回声：肿块内部没有回声。B. 高回声：肿块回声高于脂肪组织，或与纤维腺体组织回声相同。C. 囊实复合回声：肿块为无回声（囊肿）和有回声成分（实性）共同组成的囊实性回声。D. 低回声：肿块回声低于脂肪组织。E. 等回声：肿块回声与脂肪组织相同。F. 不均匀回声：肿块内为多种回声模式混合在一起的回声

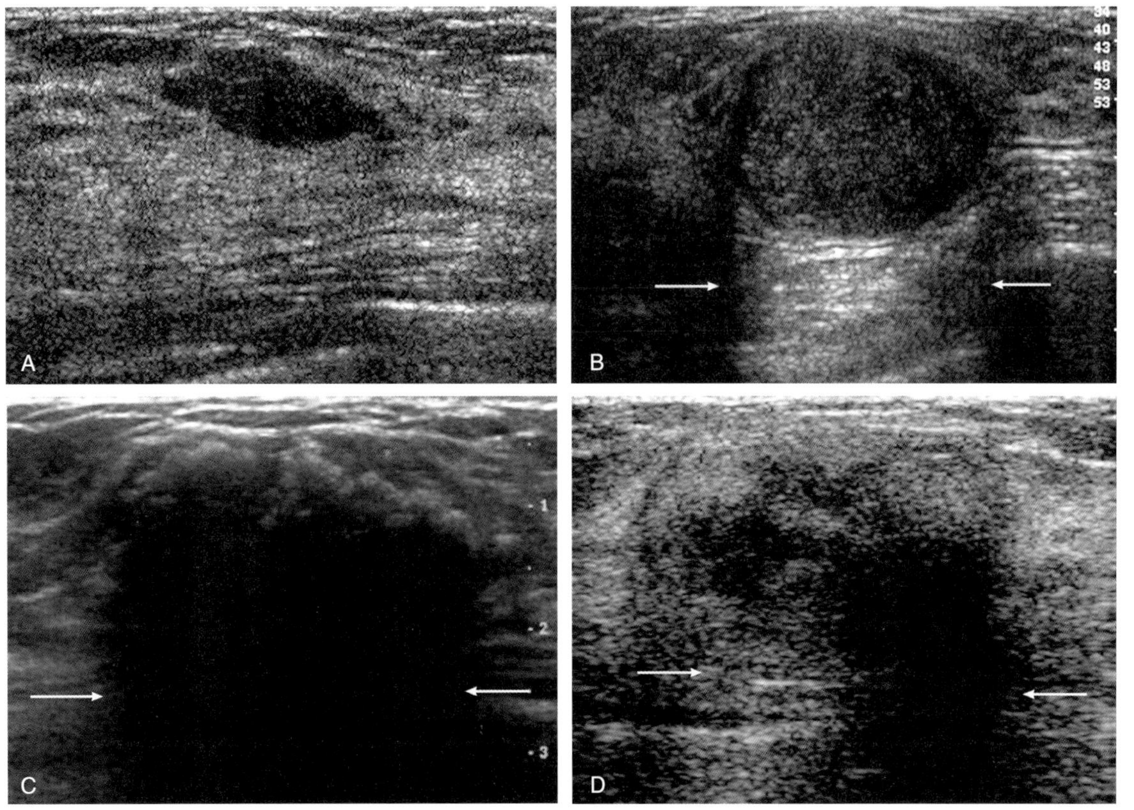

图 14-5　后方特征。A. 后方回声无改变：病变后方回声和相同深度的其他区域回声无差异。B. 后方回声增强：病变后方回声高于相同深度的其他区域回声。C. 后方声影：病变后方回声低于相同深度的其他区域回声。D. 后方混合型模式：病变后方回声同时存在增高或减低的混合型改变

## （三）钙化（calcifications）

与乳腺X线摄影相比，虽然超声不易显示钙化的全部特征，但超声仍可以识别部分钙化，尤其是位于肿块内部的钙化更容易显示，表现为点状强回声。具有高分辨率的超声高频探头也可以显示导管内微钙化。2013版BI-RADS的超声内容中根据钙化位置，将钙化分为肿块内钙化（calcifications in a mass）、肿块外钙化（calcifications outside of a mass）和导管内钙化（intraductal calcifications）（图14-6）。而在2003版BI-RADS的超声内容中，钙化曾被分为直径≥0.5mm的粗大钙化（macrocalcifications）和直径 <0.5mm的微钙化（microcalcifications）。

## （四）相关征象

相关征象这一部分记录了肿块对周围组织产生的影响、血供的彩色多普勒和能量多普勒评估，以及组织硬度的弹性成像评估。

### 1. 结构扭曲（architectural distortion）

引起结构扭曲的原因包括肿块周围组织受到挤压；病变浸润性生长，与周围组织的界线模糊；Cooper韧带缩短或僵直；以及高回声晕等变化（图14-7A、B）。结构扭曲可以不伴有肿块存在。

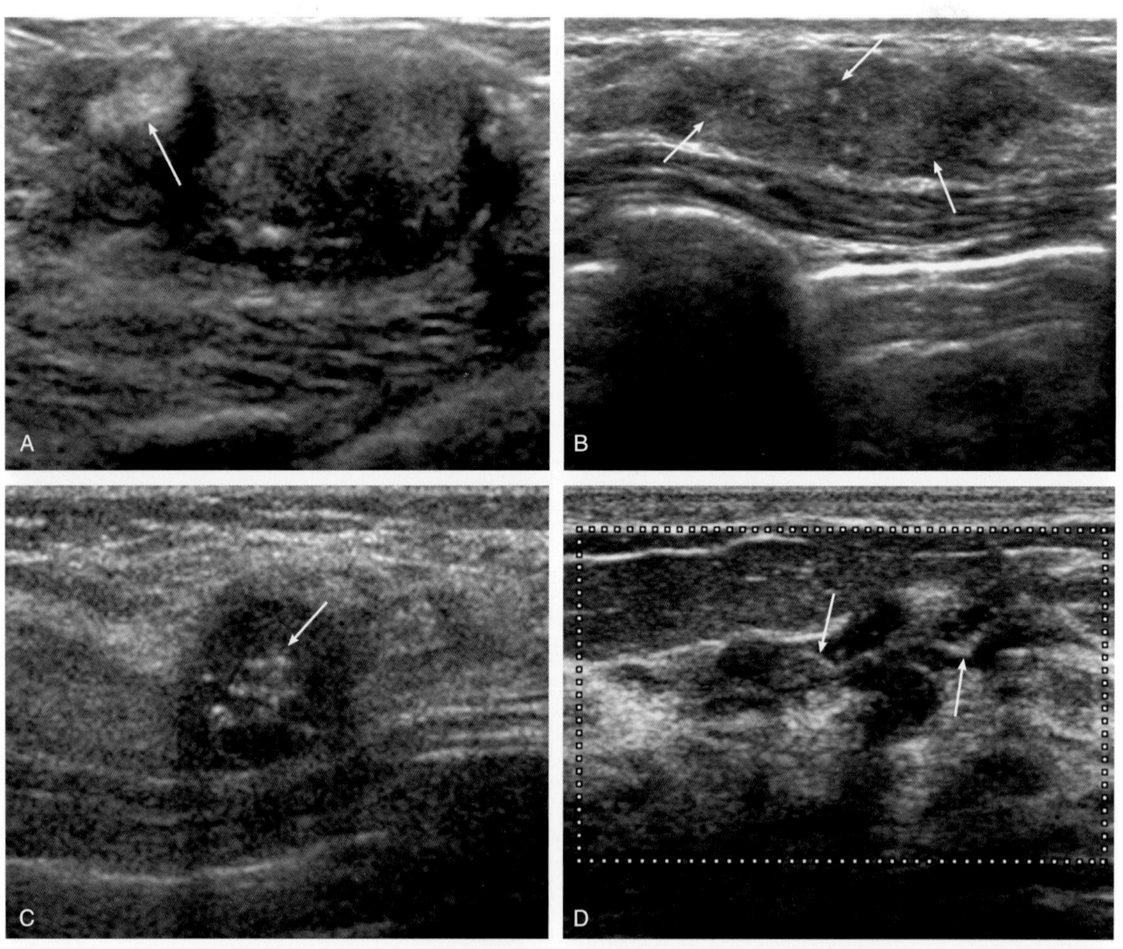


**图14-6** 钙化。A. 粗钙化：直径≥0.5mm的钙化，常见于退行性纤维腺瘤内部（箭头）。B. 肿块外钙化（箭头）：在脂肪层或纤维腺体组织内的微小钙化，与肿块内部钙化相比，肿块外钙化缺乏明显的对比度，不易显示。如果小的点状高回声位于正常结构内时，可能会因与周围的Cooper韧带或正常实质组织的回声特征不同而被超声显示。微小钙化对超声波的传播没有影响，因此不产生后方声影。C. 肿块内钙化（箭头）：低回声肿块内的微小钙化在超声图像中很容易被显示。D. 导管内钙化（箭头）：低回声的导管内可见微小钙化

2. 导管改变（duct changes）

正常导管通常平滑、规则、逐级分支，从乳头到远端直径逐渐减小。异常的导管改变包括：1 支或多支导管呈囊状或不规则扩张；恶性肿块延伸至导管内；导管内实性肿块、血栓或碎屑等（图 14–7C）。

3. 皮肤改变（skin changes）

皮肤改变分为皮肤增厚（skin thickening）与皮肤回缩（skin retraction）两大类（图 14–7D）。正常皮肤厚度在 2mm 以下，但是在乳晕周围和乳房下皱襞区域，正常皮肤厚度可达 4mm。皮肤回缩是指皮肤表面向内牵拉，产生凹陷。

4. 水肿（edema）

水肿表现为周围组织回声增强，并呈网格状结构（图 14–7E）。图像中呈网格状的线状低回声代表扩张的淋巴管或间质积液。显著的皮肤增厚和水肿通常是炎性乳腺癌、乳腺炎或全身性疾病如充血性心力衰竭（congestive heart failure）的伴随症状。常在淋巴管聚集的乳晕周围（subareolar plexus）观察到水肿。

5. 血管供应（vascularity）

血管供应可以用于分析包括肿块在内的各种乳腺病变。通常表现为乳腺癌的边缘和内部血供增加，或有不规则扭曲的血管从周围组织穿入肿瘤（图 14–7F）。纤维腺瘤或脓肿等良性肿瘤的血供一般仅在肿瘤的边缘或周围增加，而周围组织整体呈现出血供增加往往是炎症的表现。此外，导管内乳头状瘤也可以表现为内部高血供。描述血管供应时，必须与对侧正常乳腺区域或同侧乳腺非病变区域进行对比。在 2013 版 BI-RADS 分类中，将血管供应分为无血供（absent）、内部血供（internal vascularity）和边缘血供（vessels in rim）3 种，但是彩色多普勒和能量多普勒对检查技术、操作者技术和仪器性能的依赖性强，因此不能将血管供应作为单独的诊断标准。

6. 弹性评估（elasticity assessment）

在 2013 版 BI-RADS 中，将病变的硬度半定量为质软（soft）、质中（intermediate）和质硬（hard）3 类，也可用定量的数值提示（图 14–7G）。通常，弹性图像中病灶的大小与灰阶图像中病变的大小比值（size ratio；色彩 / 灰阶）用于诊断，传播速度（m/sec）或弹性模量（kpa）等指标也有助于诊断。需要特别注意的是，不同厂家的仪器采用不同的颜色编码组织的软硬度。

### （五）特殊病例

特殊病例是指具有特别的诊断意义或者特殊表现或征象的病例。

1. 单纯囊肿（simple cyst）

肿块呈圆形或椭圆形、边缘光整、无回声，并伴有后方回声增强时，就可以诊断为单纯囊肿（图 14–8A）。

2. 簇状小囊肿（clustered microcyst）

簇状小囊肿表现为一簇直径 <（2~3）mm 的多个微小无回声，分隔薄（<0.5mm），不含实性成分（图 14–8B）。因为由一个个小囊肿组成，边缘可呈微小分叶状，但不应该是模糊的。如果是不可触及性病变，应分为 2 类或 3 类。在超声筛查时，如果是双侧乳腺多发，可以归为 2 类。与簇状小囊肿相关的病理学诊断包括纤维囊性变和大汗腺化生。

3. 复杂囊肿（complicated cyst）

复杂囊肿内包含碎屑，无独立的实性成分，具有不易分辨的囊壁，常表现为均匀低回声。液体 – 液体层（fluid-fluid level）或液体 – 碎屑层（fluid-debris level）在患者改变体位时可缓慢移动（图 14–8C、D）。复杂囊肿这个术语是指超声检查所见，并不是说内部回声是脓液或血液，复杂囊肿的内部不包括实性成分，过去将此类病变称为复合囊肿（complex cyst）。如果囊肿内部有实性成分，则称为囊实复合性肿块（complex cystic and solid mass），此类病变须行组织活检。

4. 皮肤内或表面肿块（mass in or on skin）

这类肿块临床表现明显，包括皮脂腺囊肿

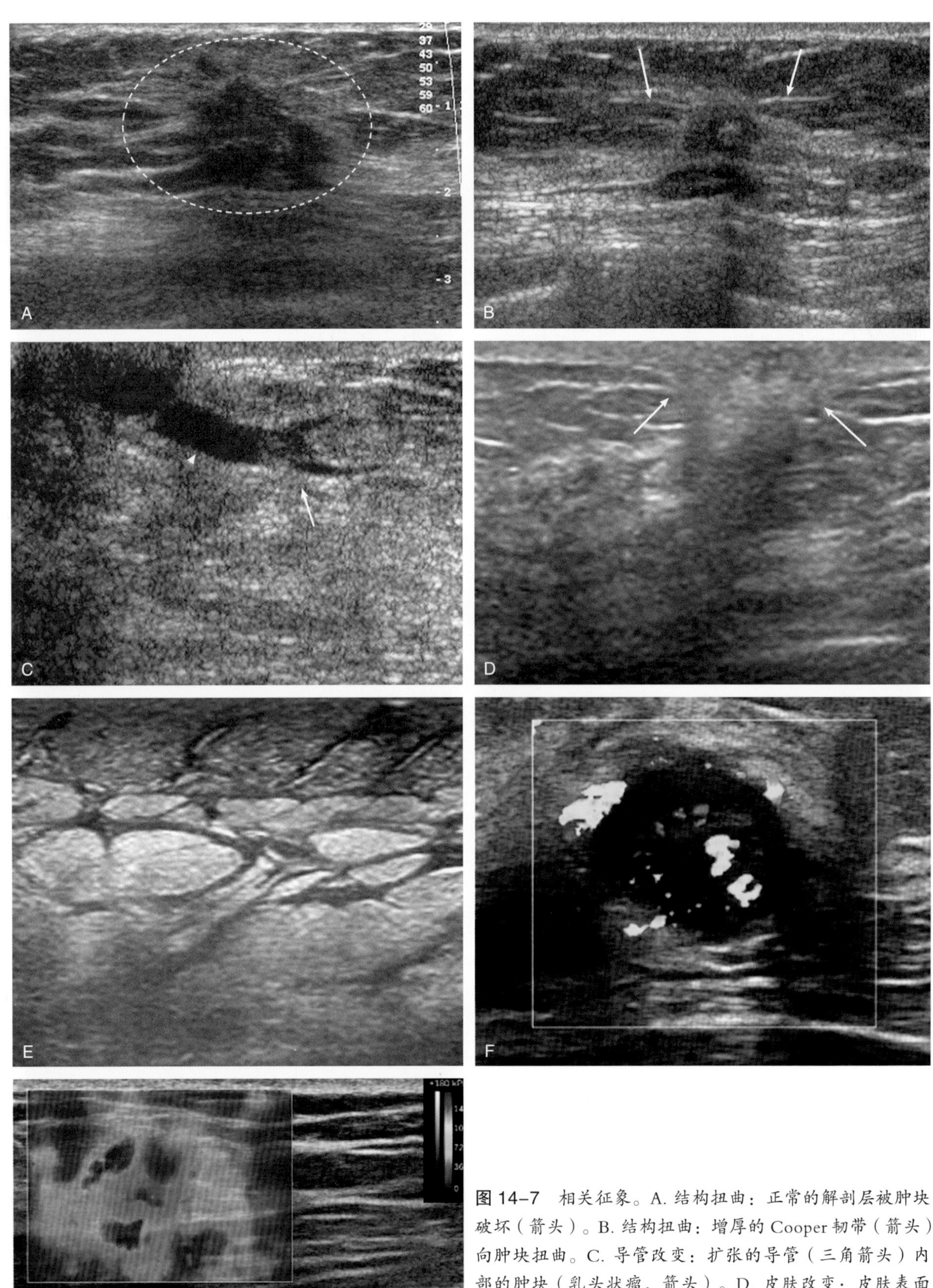

图 14-7　相关征象。A. 结构扭曲：正常的解剖层被肿块破坏（箭头）。B. 结构扭曲：增厚的 Cooper 韧带（箭头）向肿块扭曲。C. 导管改变：扩张的导管（三角箭头）内部的肿块（乳头状瘤，箭头）。D. 皮肤改变：皮肤表面下凹陷且边缘不清，向内牵拉（箭头）。E. 水肿：皮肤增厚，皮下脂肪和周围组织回声增强，内见低回声网格状结构。F. 血管供应：肿块内部及边缘血供。G. 弹性评估：红色表示质硬，蓝色表示质软

（sebaceous cyst）、表皮包涵囊肿（epidermal inclusion cyst）、瘢痕（keloid）、痣（mole）、神经纤维瘤（neurofibroma）和副乳头（accessory nipple）等（图 14-8E）。重要的是找到皮肤和乳腺实质之间的分界面，至少确认肿瘤的一部分在皮肤的 2 层高回声带内。少数情况下，皮肤肿块可能为较罕见的转移灶，尤其是对行乳腺全切术后的乳腺癌患者，应当注意局部胸壁皮肤是否出现新发的肿块。

5. 异物（包括植入物；foreign body including implant）

乳腺内的常见异物有标记夹、线圈、金属丝、导管套管（catheter sleeves）、硅、外伤后遗留的金属或玻璃碎片等（图 14-8F）。既往病史有助于判断和确认异物种类。乳腺实质内的硅在超声显示中呈"暴风雪征"，它向肿块的后方传播，产生噪声，使深部结构变得模糊。乳腺植入物也被包括在此类（图 14-8G）。

6. 淋巴结——乳腺内（lymph node-intramammary）

乳腺内的淋巴结常呈肾形，是由高回声的淋巴门（echogenic hilus）和围绕着淋巴门的低回声皮质构成。乳腺内淋巴结大多位于乳腺外上象限，有时也位于内侧。正常的乳腺内淋巴结大小为 3~4mm 至 1cm（图 14-8H）。如果淋巴结的皮质部分或整体增厚，或者淋巴结内存在微钙化，就应该怀疑转移性疾病的可能，以及感染或其他炎症性疾病、淋巴瘤，白血病、结核等肉芽肿性疾病，或者风湿性关节炎等结缔组织疾病等。

7. 淋巴结——腋窝（lymph node-axillary）

正常腋窝淋巴结的长轴 <2cm，呈肾形，由高回声的淋巴门和围绕淋巴门的低回声皮质构成（图 14-8I）。如果低回声的皮质很薄，且形态完好，即使淋巴结长轴 >2cm，也是正常淋巴结。如果淋巴结大小正常，但形状是圆形，看不到含有脂肪成分的高回声淋巴门结构或淋巴门受压，也属于异常淋巴结。应当注意的是，存在高回声的淋巴门结构不是排除"转移性淋巴结"的指征。乳腺癌患者的同侧腋窝淋巴结皮质局部增厚或回声改变要考虑乳腺癌转移的可能。应双侧腋窝淋巴结对比扫查，有助于诊断。

8. 血管异常（vascular abnormalities）

血管异常包括动静脉畸形（arteriovenous malformation，AVM）、假性动脉瘤（pseudoaneurysm）和胸壁血栓性浅静脉炎（Mondor disease），表现为皮下异常血管显示。动静脉畸形或假性动脉瘤（图 14-8J）常见于活检后，在多普勒超声引导下用探头压迫漏口，可以形成血栓，使出血停止。胸壁血栓性浅静脉炎常发生于乳腺外侧表面，临床体检时可以触及明显的条索状结构，由表皮静脉血栓引起。彩色多普勒检查显示静脉内无血流信号，可以协助诊断。

9. 术后积液（postsurgical fluid collection）

手术部位有积液时可形成术后血清肿（seroma），诊断为 BI-RADS 2 类（图 14-8K）。血清肿内有时还会含有血液凝聚物，可以在超声检查时观察到随体位或探头震动而移动的细小密集点状回声。结合患者的手术等治疗史、既往影像学检查结果及乳腺 X 线摄影图像等相关资料综合判断，有助于将因手术形成的瘢痕或结构扭曲等与乳腺癌相鉴别，以避免不必要的活检。

10. 脂肪坏死（fat necrosis）

基于病变分期、脂肪囊肿和纤维性瘢痕的相对含量等因素，不同疾病时期脂肪坏死的影像表现不同（图 14-8L）。在超声图像中，脂肪坏死的初期表现为由于脂肪小叶水肿引起的脂肪回声增强，这种表现与乳腺炎引起的水肿或脂肪瘤相似，很难区分。经过水肿期后，脂肪坏死会在脂肪内部产生由纤维包膜包裹的脂肪囊肿（oil cyst）。随着病情的发展，囊肿周边形成环形钙化。脂肪坏死虽然可以单独征象出现，但多数情况下与术后瘢痕、血肿、血清肿等征象并存。

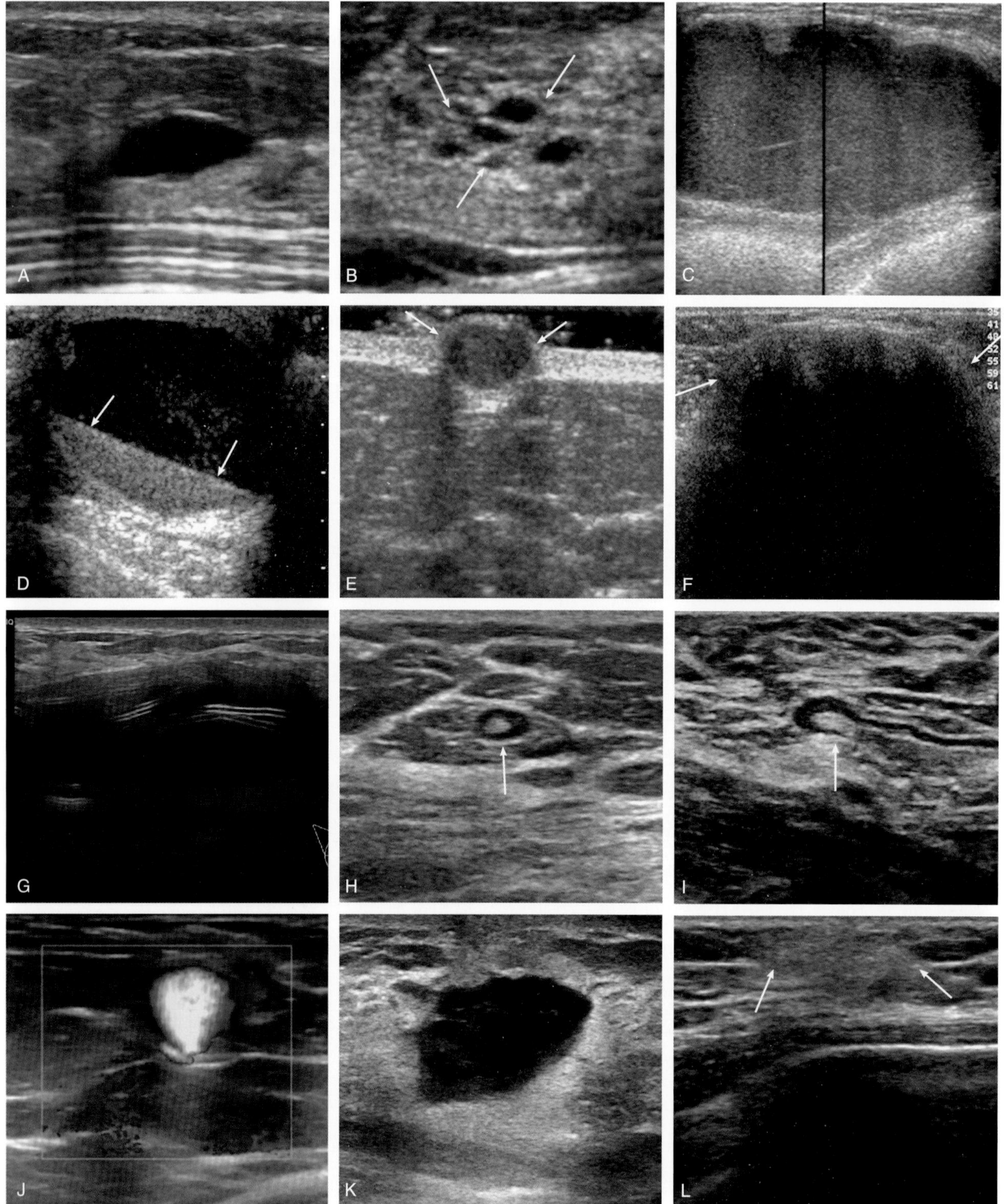


**图 14-8** 特殊病例。A. 单纯囊肿。B. 簇状小囊肿：由一簇直径 <（2~3）mm 的微小无回声组织组成。分隔薄，直径 <0.5mm（箭头）。C. 复杂囊肿：均匀的低回声囊肿，内无实性成分。D. 复杂囊肿：液体－液体层或液体－碎屑层（箭头）在患者改变体位时缓慢移动。E. 皮肤内部肿块：皮肤内部可见表皮包涵囊肿（箭头）。F. 异物：因手术后残留的纱布形成的肉芽肿（箭头）。G. 植入物破裂：硅植入物纤维膜内破裂的超声图像。在低回声的硅内部见多条强回声带，称为“梯子征”（stepladder sign；箭头）。H. 淋巴结：乳房内（箭头）。I. 淋巴结：腋窝。J. 血管异常。K. 术后积液。L. 脂肪坏死（箭头）

## 二、评　估

### （一）评估分类

综合所有的图像分析，并根据临床重要性和恶性概率进行分类评估，分为评估未完成（incomplete assessment）的“0 类”和评估完成（complete assessment）的“1~6 类”（表 14-2）。掌握正常、典型良性、考虑良性、怀疑恶性和典型恶性征象的图像特征是进行适当评估的前提。

**1. 0 类：评估未完成（需行进一步影像学检查或与既往影像对比）**

乳腺癌筛查，乳腺超声检查不能给出最终评估结果，需补充超声图像或结合乳腺 X 线摄影检查，和（或）需要与既往影像学检查相比较的情况都属于 0 类。与既往外院检查结果相比较仅限于必要的情况，应在患者提供既往检查结果后尽快改为最终评估。2013 版 BI-RADS 明确指出，在乳腺影像诊断报告中，如果医生建议患者进一步行 MRI 检查，就不应给出 0 类评估结果，而应给出最终评估结果，目的是避免影像医生对 MRI 产生依赖。

在进行乳腺癌筛查时，对于需要召回（recall）行进一步检查的病例，一般不直接给出最终分类（BI-RADS 3 类、4 类或 5 类），而是先给出 BI-RADS 0 类的评估结果。在美国，乳腺影像中心会将召回病例的最终诊断结果发送给做筛查的影像科医生和首诊医生。但在某些筛查机构，为了方便医生之间的沟通，同时避免漏诊，仍会将高度可疑的病例评估为 BI-RADS 4 类或 5 类。

中国与美国的乳腺癌诊断流程有所不同。在中国，对于筛查和诊断的概念区分尚不明确，大多数医院都缺少独立的乳腺影像中心，超声与乳腺 X 线摄影、MRI 分置于两个不同的科室，乳腺超声检查是由超声科医生对患者进行实时评估并给出诊断报告，一般较少给出 0 类评估。作者个人的经验是，当患者口述有明确的可疑病史（如外院超声发现可疑征象，或外院乳腺 X 线检查显示可疑钙化、结构扭曲、肿块和非对称致密影，但又无相关影像资料）或有明确的临床症状（如触及肿块），但此次超声检查没有发现足以解释患者病史和体征的相应超声图像时，在没有得到前次检查报告或相应乳腺 X 线影像之前，可以先给出 BI-RADS 0 类评估，在获取相关资料后进行第二眼超声检查，并给出最终评估结果。

**2. 1 类：阴性（negative）**

阴性指乳房无肿块、结构扭曲、皮肤增厚和钙化等任何异常发现，属于正常的超声检查结果。需要注意的是，如果乳腺 X 线检查结果有异常，超声在给出 1 类评估结果之前应对照乳腺 X 线检

表 14-2　评估分类

| 评估结果 | 处理措施 | 恶性可能 |
|---|---|---|
| 0 类：评估未完成（incomplete）——需要行进一步影像学检查 | 召回，行进一步影像学检查 | N/A |
| 1 类：阴性（negative） | 常规筛查 | 0 |
| 2 类：良性（benign） | 常规筛查 | 0 |
| 3 类：可能良性（probably Benign） | 短期随访（6 个月）或继续监控 | ≤ 2% |
| 4 类：可疑恶性（suspicious） | 活检 | 4A：2%~10% |
| 4A：低度可疑恶性（low suspicion） | | 4B：10%~50% |
| 4B：中度可疑恶性（moderate suspicion） | | 4C：50%~95% |
| 4C：高度可疑恶性（high suspicion） | | |
| 5 类：高度提示恶性（highly suggestive of malignancy） | 活检 | ≥ 95% |
| 6 类：活检证实恶性（known biopsy-proven malignancy） | 选择临床合适时机手术切除 | N/A |

查结果，仔细检查 X 线显示异常的部位，综合判断后再给出最终评估结果。处理方式为依据年龄进行常规筛查。

**3. 2 类：良性（benign）**

良性是指没有恶性征象，恶性可能性为 0。包括单纯囊肿、乳腺内淋巴结、乳房假体、无变化的术后瘢痕、随访 2~3 年无变化的复杂囊肿和考虑纤维瘤等。与 BI-RADS 1 类一样，处理方式为依据年龄常规筛查。

**4. 3 类：可能良性（probably benign）**

可能良性是指良性可能性大、恶性可能性≤2% 的病变，需要进行短时间的随访观察。影像诊断医生认为在短时间的随访观察中没有任何变化的概率很高，但仍有必要确认没有变化。只有深刻理解此类影像发现和随访程序（图 14–9），并严格执行，才能减少乳腺癌的延迟诊断。在乳腺超声影像中，被评估为常见的 BI-RADS 3 类的病变包括：椭圆形、边缘光整、平行位生长的实性肿块，以纤维腺瘤最常见（图 14–10A）；内部呈均匀低回声的单发复杂囊肿（图 14–10B）；由多个 2~3mm 的囊肿组成的簇状小囊肿（图 14–10C）；从两个切面均能观察到的脂肪小叶，且边缘产生折射声影（refraction shadowing）；考虑为脂肪坏死的结节；中心为低回声或无回声的高回声肿块；术后瘢痕所致的结构扭曲等（表 14–3）。

**5. 4 类：可疑恶性（suspicious）**

可疑恶性指病灶虽然未发现典型乳腺癌的征象，但已足够可疑，恶性可能性为 2% ~ 95%，需要进行活检。由于 4 类可疑恶性的范围非常广，为了给临床或病理医生提供更具体的影像分析信息，便于沟通，根据病灶的恶性可能性进一步将 4 类细分为低度可疑恶性（low suspicion；4A）、中度可疑恶性（moderate suspicion；4B）和高度可疑恶性（high suspicion；4C），但在 2013 版 BI-RADS 中超声部分并没有给出 4A、4B 和 4C 类的具体分类建议。具体细分方法应根据

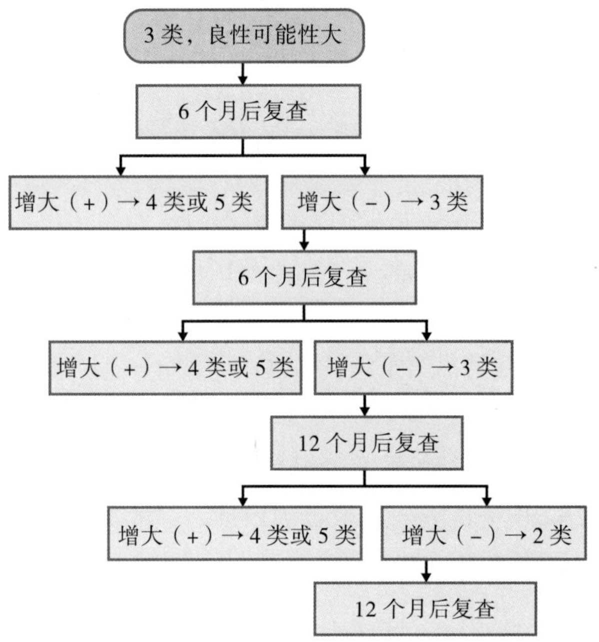


图 14–9　BI-RADS 3 类病变监测流程图

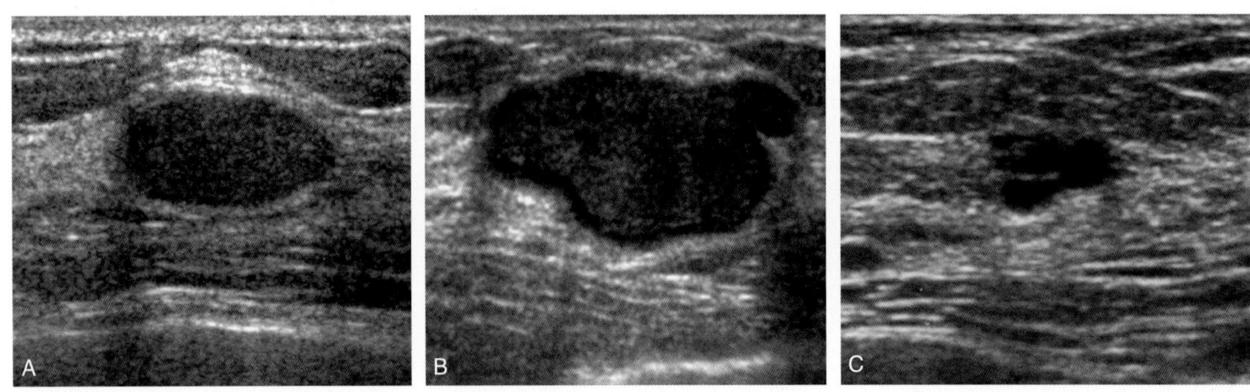


图 14–10　BI-RADS 3 类评估。A. 纤维腺瘤：大小为 1.2cm，边缘光整、椭圆形、平行位生长的低回声肿块。B. 复杂囊肿：均匀的低回声肿块，内见可移动的碎屑。C. 簇状小囊肿：由多个微小无回声构成

表 14-3　常见 BI-RADS 3 类病变的超声表现

| |
|---|
| 1. 边缘光整的椭圆形肿块，平行位生长 |
| 2. 内部回声低且均匀的单发复杂囊肿 |
| 3. 完全由簇状小囊肿构成的肿块，呈椭圆形，或边缘呈微小分叶状 |
| 4. 中央为低回声或无回声的高回声肿块，考虑为脂肪坏死 |
| 5. 从两个切面观察到的脂肪小叶，边缘产生折射声影 |
| 6. 术后瘢痕所致的结构扭曲 |

图像、患者的病史和年龄等信息综合判断。

4A 类评估用于低度可疑恶性，恶性概率为 2%~10% 的病变。需要明确的是，影像科医生对 4A 类病灶的总体印象为良性，只是恶性风险高于 3 类，需通过活检证实，通常病理结果呈良性。如果活检结果良性，进行 6 个月或常规随访观察（routine follow-up）即可。常见的 4A 类病变包括：边缘光整的低回声实性肿块，内部见异常囊性成分；体积增大的疑似纤维腺瘤（图 14-11）；可触及的疑似纤维腺瘤；近乳头的导管内肿块；新发或增大的复杂囊肿。弹性成像有助于 3 类和 4A 类肿块的鉴别。

4B 类评估用于是中度可疑恶性，恶性概率为 10%~50% 的病变。常见的类型为边缘不光整的实性肿块和囊实复合性肿块（图 14-12）。对于 4B 类病变，应认真核对穿刺病理结果与影像诊断结果，当穿刺病理结果为良性时，只有在确认乳腺影像 - 病理结果一致（imaging-histo-logic concordance）后，才能决定对病例进行随访。例如边缘呈局限性或部分不光整的肿块，穿刺病理结果为纤维腺瘤或脂肪坏死，就可以确认为良性病变，并省略手术切除活检步骤；如果穿刺病理结果为乳头状瘤，就可能需要进一步手术切除并活检。

4C 类评估用于高度可疑恶性，恶性可能性为 50%~95% 的病变。常见的 4C 类病变包括伴有微钙化的边缘不光整的肿块（图 14-13）和导管内微钙化。4C 类病变高度可疑恶性，但达不到典型的 5 类病变标准。当穿刺病理结果为良性时，应判断为影像 - 病理结果不一致（imaging-histologic discordance），病理医生应对组织进行进一步评估。

### 6. 5 类：高度提示恶性（highly suggestive of malignancy）

5 类评估用于影像检查几乎可以确诊为乳腺癌，恶性可能性达 95% 以上的病变，需进行活检。例如形态不规则、边缘模糊或呈毛刺状的肿块（图 14-14A），伴微小钙化的不规则肿块（图 14-14B），如果患者伴有同侧腋窝淋巴结形态异

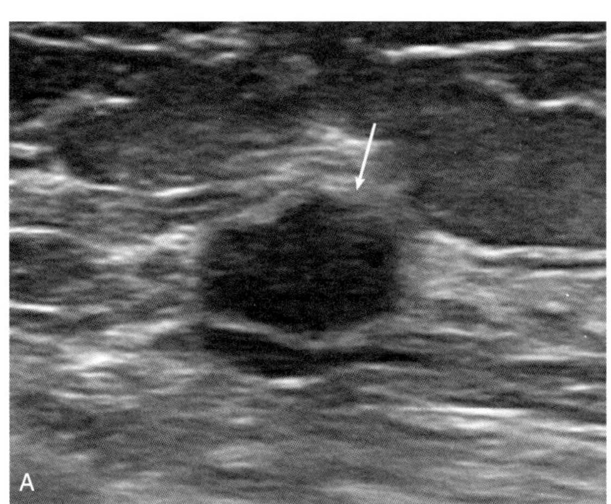

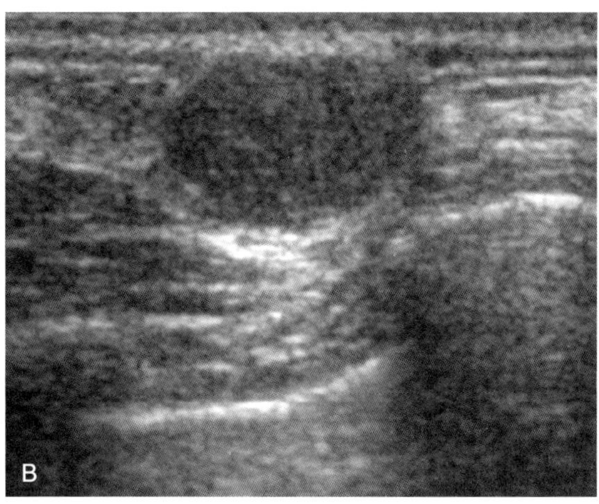


图 14-11　BI-RADS 4A 类评估。A. 大部分边缘光整，只有小部分边缘模糊（箭头）的椭圆形肿块，大小为 1.0cm，被评估为 BI-RADS 4A 类。空芯针穿刺活检结果为纤维腺瘤。B. 边缘光整的椭圆形肿块，略呈球形，大小为 1.0cm，被评估为 BI-RADS 4A 类。空芯针穿刺活检结果为高级别浸润性乳腺癌

常可增强诊断信心，如果被判定为5类的病变穿刺病理结果是良性，应明确诊断为影像－病理结果不一致，即对于被评估为5类的病变，穿刺结果为良性是不能接受的，此时影像医生需要及时与外科及病理科医生沟通，安排再次活检，可选择真空旋切或手术切除活检。

**7. 6类：活检证实恶性（known biopsyproven malignancy）**

6类评估用于病理诊断已明确为恶性，但尚未手术完全切除的病变，需要寻找临床合适的时机行手术切除。6类评估常见于以下情形：穿刺病理已证实病变为恶性，但仍需要对双侧乳腺

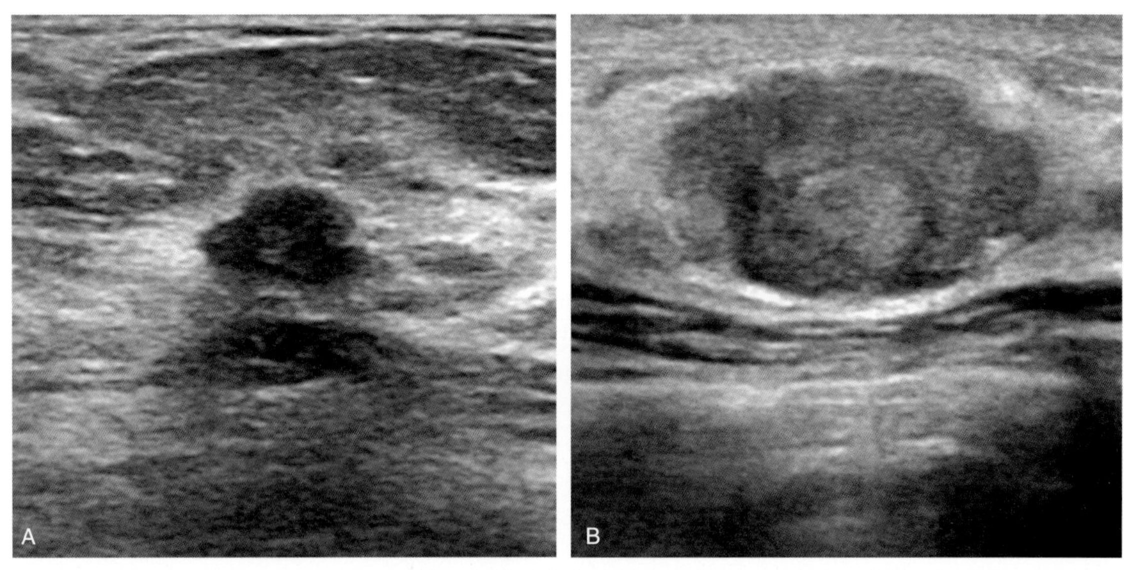


图14-12　BI-RADS 4B类评估。A. 边缘不光整的囊实性复合回声肿块，伴后方声影，大小为0.9cm，评估为BI-RADS 4B类。空芯针活检结果为中等级别浸润性乳腺癌。B. 局部呈边缘微小分叶状的不均匀回声的肿块，大小为1.4cm，伴后方回声增强，评估为BI-RADS 4B类。空芯针活检结果为复合型纤维腺瘤

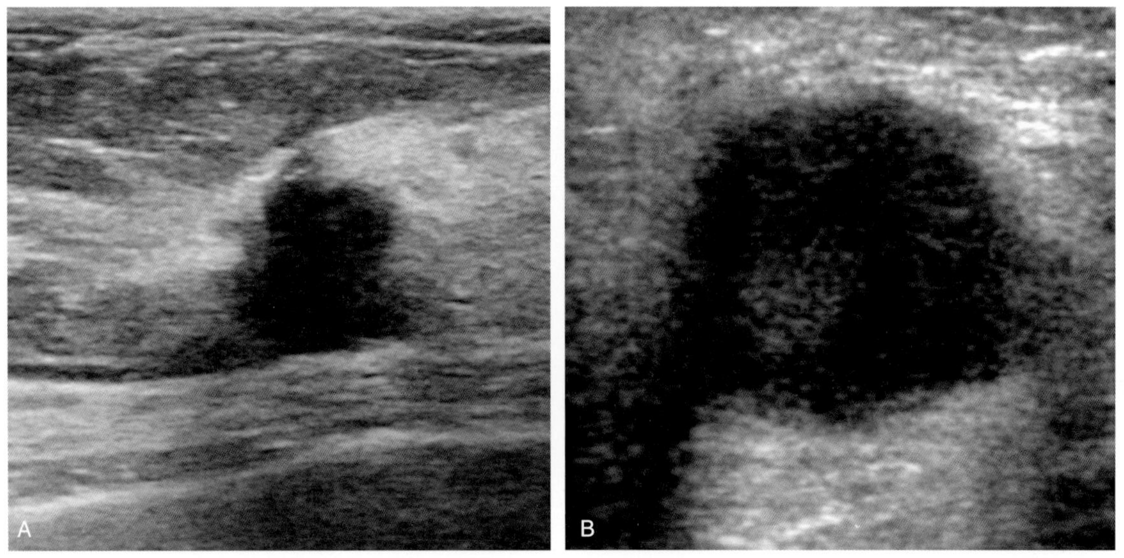


图14-13　BI-RADS 4C类评估。A. 形态不规则、边缘不光整的低回声肿块，不平行位生长，大小为1.1cm，评估为BI-RADS 4C类。空芯针活检结果为中等级别浸润性乳腺癌。B. 边缘模糊的不均匀回声肿块，不平行位生长，大小为2.4cm，BI-RADS 4C类。空芯针活检为高级别浸润性乳腺癌

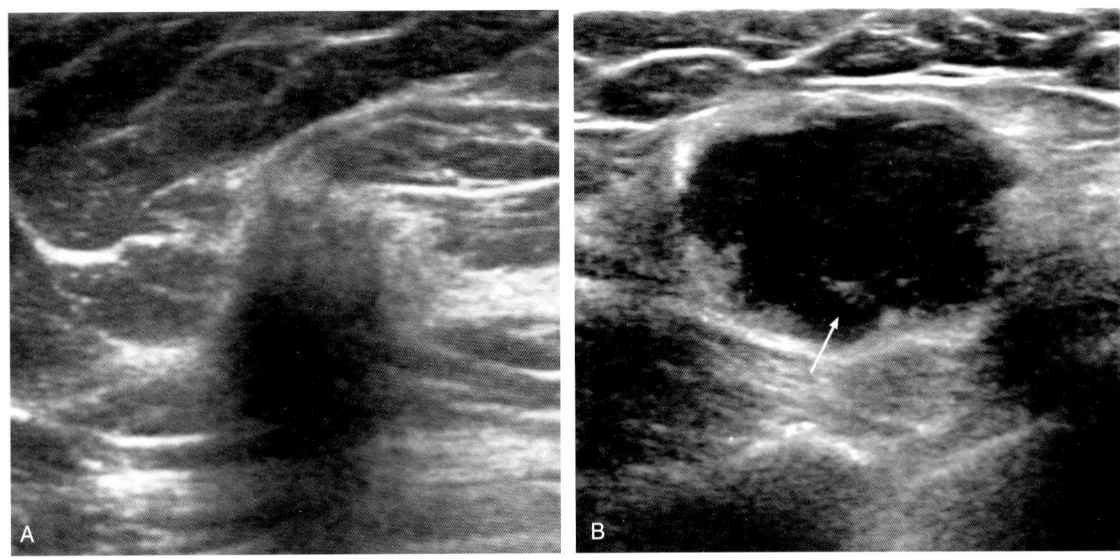


**图 14-14**　BI-RADS 5 类评估。A. 形态不规则、边缘呈毛刺状的肿块，不平行位生长，大小为 1.1cm，评估为 BI-RADS 5 类。空芯针活检结果为低级别浸润性乳腺癌。B. 形态不规则、边缘呈微小分叶状的低回声肿块，大小为 2.4cm，内部见钙化（箭头），评估为 BI-RADS 5 类。空芯针穿刺活检结果为高级别浸润性乳腺癌

或腋窝淋巴结进行进一步影像评估；新辅助化疗期间乳腺癌对药物反应的影像监测和评估；病变作为良性肿瘤切除，但术后病理结果为恶性，未评估手术切缘或手术切缘阳性；乳腺癌术后病理报告为切缘阳性，且影像评估发现残留肿瘤（residual tumor）迹象。乳腺癌切除术（lumpectomy）后，切缘显示为阴性，如果影像学检查仅显示术后瘢痕，没有残余病灶，则评估为 2 类；如果影像学检查显示有可疑残余病灶或新发的可疑恶性征象，则评估为 4 类或 5 类。

此外需要注意的是，在对进行评估分类的乳腺影像审计时（breast imaging audits），应该排除评估为 6 类的病灶。因为 6 类病灶已明确为恶性，其纳入会导致癌症检出率（cancer detection rate）、阳性预测值（positive predictive value）等指标偏倚，高于实际情况。

## （二）实性肿块的良恶性鉴别

Hong 等于 2005 年在 *American journal of roentgenology*（*AJR*）杂志发表了一篇论文，以除囊肿之外的 403 个肿块（良性 262 个和恶性 141 个）为研究对象，报告了针对 BI-RADS 中的超声术语的阳性预测值（positive predictive value）和阴性预测值（negative predictive value）的研究结果，并作为肿块的评估依据（表 14-4）。在 BI-RADS 分类的超声术语中，恶性阳性预测值最高的征象是边缘毛刺状（86%，19/22），其次为不平行方位（69%，75/109）、不规则形（62%，102/164）；良性病变阳性预测值最高的征象是边缘光整（90%，160/178），其次为椭圆形（84%，200/237）、平行方位（78%，228/294）。其他使用 2013 版 BI-RADS 中的术语的小规模研究也报告了相似的结果。

多普勒和弹性成像也有助于对实性病变的良恶性进行鉴别。无论是肿瘤内部的血管，还是较硬的质地，均为恶性征象。在对乳腺肿块进行良恶性鉴别诊断时，综合各种征象进行评估非常重要，而不是只根据某一种特定的征象进行评估。

表 14-4 BI-RADS 超声术语在良恶性肿块中出现的频率（Duke 大学对 403 个肿块的研究结果）

| 术语 | | | 良性可能 | 恶性可能 |
|---|---|---|---|---|
| 形状（shape） | 椭圆形（oval） | | 84% | 16% |
| | 圆形（round） | | 0 | 100% |
| | 不规则形（irregular） | | 38% | 62% |
| 边缘（margin） | 光整（circumscribed） | | 90% | 10% |
| | 不光整（not circumscribed） | 模糊（indistinct） | 54% | 46% |
| | | 成角（angular） | 40% | 60% |
| | | 微小分叶（microlobulated） | 49% | 51% |
| | | 毛刺（spiculated） | 14% | 86% |
| 方位（orientation） | 平行（parallel） | | 78% | 22% |
| | 不平行（not parallel） | | 31% | 69% |
| 后方特征（posterior features） | 回声增强（enhancement） | | 67% | 33% |
| | 回声无改变（no posterior features） | | 79% | 21% |
| | 声影（shadowing） | | 48% | 52% |
| | 混合型模式（combined pattern） | | 50% | 50% |
| 边界 *（lesion boundary） | 边界锐利（abrupt interface） | | 71% | 29% |
| | 高回声晕（echogenic halo） | | 30% | 70% |
| 回声模式（echo pattern） | 高回声（hyperechoic） | | 100% | 0 |
| | 等回声（isoechoic） | | 84% | 16% |
| | 低回声（hypoechoic） | | 60% | 40% |
| | 囊实性复合回声（complex cystic and solid） | | 90% | 10% |
| | 无回声（anechoic） | | 50% | 50% |

* 2013 版 BI-RADS 中已删除

## 三、报告的书写

### （一）报告的结构

超声检查报告中应记录下列事项：①简单的临床症状，本次乳腺检查的原因；②既往是否做过乳腺超声检查，结果如何；③检查范围和使用的技术手段；④记录病变的大小和位置（位置用钟点和距乳头的距离表示），并分析病变的特征；⑤与体格检查、乳腺 X 线摄影及 MRI 等异常发现相关的超声影像发现；⑥评估结果及处理建议（图 14-15）。

报告中首先应记录本次检查的目的，包括对无症状女性的筛查，筛查中发现异常召回的病例、对临床发现（如触及乳房肿块或其他影像学发现的乳腺异常等）的评估、对可能良性的肿块或乳腺癌术后的定期随访等。其次应记录受检者有无临床症状，有无乳腺癌家族史等乳腺癌高风险因素，以及乳腺手术史或乳腺穿刺活检史等情况。以上内容有助于检查医生正确理解并掌握患者的病史和检查目的等重要信息，从而使医生与患者进行有效沟通。如果发现异常病变，需记录病灶的位置和大小，以便于医生和患者之间的沟通及

患者姓名：金 × ×
出生日期：1943 年 5 月 3 日

**检查项目：乳腺超声检查**
检查日期：2018 年 4 月 25 日

**影像所见：**

无症状女性，致密型乳腺，因常规体检行双侧乳腺超声检查。既往未做过乳腺超声检查。乳腺 X 线摄影检查结果无异常发现。

在超声检查中，乳腺组织为类型均匀背景回声（b）——纤维腺体。双侧乳腺和腋窝未见肿块等异常发现。

**结论：正常（BI-RADS 1 类）**
**建议：1 年后进行乳腺 X 线检查和超声检查**

阅片医生：影像科医生 × × ×

**图 14-15**　乳腺超声检查报告示例：正常。BI-RADS 1 类 阴性报告举例，报告中应包括有无症状，本次乳腺检查的原因，过去是否做过乳腺检查，乳腺组织构成类型，超声所见，评估和建议等内容。BI-RADS 1 类的报告中应无有关异常发现的记述，如有典型良性异常所见描述，虽建议仍为定期检查，也应评估为 BI-RADS 2 类

患者姓名：崔 × ×
出生日期：1963 年 7 月 23 日

**检查项目：乳腺 X 线摄影和乳腺超声检查**
检查日期：2017 年 8 月 21 日
**检查目的：**筛查

**影像所见：**无症状。既往未做过乳腺影像学检查。

在乳腺 X 线摄影检查中，乳腺实质的密度为不均匀致密型（c），很难发现较小的乳腺癌。左侧乳腺外上象限后方见一大小为 0.7cm × 0.5cm、呈椭圆形、边缘光整的等密度肿块，肿块被脂肪组织包围，不伴有钙化。

在乳腺超声检查中，组织构成为不均匀背景回声（c）。左侧乳腺 1 点方向距乳头 6cm 处见一大小为 0.7cm × 0.6cm 的低回声肿块。肿块呈椭圆形，方向平行于皮肤，边缘光整。该肿块与乳腺 X 线摄影检查中左乳外上象限病变的位置、大小、形态和周围组织类型相同，并且对皮肤进行标记，行乳腺 X 线内外斜位摄影确认为同一病变。无其他异常发现。

**结论：良性可能性大（BI-RADS 3 类）**。建议 6 个月后进行超声检查

阅片医生：影像科医生 × × ×

**图 14-16**　乳腺 X 线摄影和超声检查同时进行的报告示例：可能良性。此患者的乳腺 X 线摄影和超声检查同时进行，影像医生应在一份报告内分别记述两种影像技术各自所见，并综合得出最终评估类别。在超声扫查中发现的肿块部位贴上标记后，确认与乳腺 X 线摄影发现的肿块是同一病变，且认为是纤维瘤等良性病变的可能性大，因此评估为 BI-RADS 3 类，建议 6 个月后单独复查超声即可

追踪随访，同时做好影像和文字记录。应记录与临床发现、乳腺X线摄影或MRI等发现相关的超声所见（图14-16）。对于复查的患者，应注明前次检查日期，记录比较结果和病灶大小变化，并注明处理建议事项。需要注意的是，报告中所见和评估结果应分开记录。

## （二）报告书写注意事项

报告是影像学检查的正式文件，对于检查结果，影像医生要与申请医生进行沟通，重要的是要防止后续处理措施产生混乱，因此，要做到超声所见、评估结果和处理建议三者一致，当同时对乳腺X线摄影和超声检查结果进行解读时，应综合评估，尽量减少结论和处理的混乱。

### 1. 超声所见与评估结果一致

在报告中，如果超声所见和最终结论不一致，可能会引发混乱。因此，应确认报告中是否用了符合最终结论分类的术语来描述所见。1类阴性评估中不应含有钙化或肿块等异常所见记录。如果有确定良性所见记录，就应评估为2类。在2类和3类的报告记录中，出现新发可疑恶性发现、钙化的大小或范围增加、实性肿块增大、边缘不光整、形状不规则、不平行方位等均是不恰当的（图14-17、14-18）。由于这些所见属于对4类病变的描述，因此除特殊情况外，应尽量避免在2类或3类病变的评估报告中出现以上描述。在超声检查中新发现的实性肿块一般也属于4类，如评估为3类，应该记录评估的依据。

### 2. 影像与描述一致

由于报告中需将影像展示给患者，并说明检查结果，因此如果影像与描述不一致，就存在问题，特别是影像中病变的数量、大小、位置等要与描述一致。如囊肿或纤维腺瘤被评估为2类或

患者姓名：刘 × ×
出生日期：1949年11月3日

**检查项目：乳腺X线摄影和乳腺超声检查**
检查日期：2017年9月11日
**检查目的：**诊断（对上次检查中发现的左侧乳房肿块进行随访）

**影像所见：**

在乳腺X线摄影检查中，乳腺实质的密度为不均匀致密型（c），因此很难发现较小的乳腺癌。双侧乳腺未见肿块和钙化。

乳腺超声显示左侧乳腺11点方向距乳头2cm处见一大小5mm × 4mm的椭圆形低回声肿块，与2008年2月的超声检查结果相比，大小没有变化，评估为BI-RADS 3类，良性可能性大。右侧乳腺12点方向距乳头1.5cm处见一大小为7mm × 11mm、边缘模糊的低回声，为新发病灶，这个病灶也评估为BI-RADS 3类。无其他异常发现。

**结论：良性可能性大（BI-RADS 3类）**。建议6个月后进行超声检查

阅片医生：影像科医生 × × ×

**图14-17** 不规范的报告示例：超声所见与评估结果不一致。报告中描述了新发肿块边缘模糊，但最终结论为BI-RADS 3类，可能良性。如果是新发肿块，且缺少像囊肿一样明确的良性特征，应评估为BI-RADS 4类，并推荐活检。或者应提供肿块被评估为BI-RADS 3类的充分依据，如提供多普勒或弹性成像的阴性结果

患者姓名 ：金 × ×
出生日期：1957 年 9 月 11 日

**检查项目：乳腺 X 线摄影和乳腺超声检查**
检查日期：2018 年 4 月 12 日
**检查目的：**左侧乳房保乳术后检查

**影像所见：**

无具体症状，与 2016 年 9 月的乳腺 X 线摄影和乳腺超声检查结果进行比较。双侧乳腺呈散在纤维腺体型（b）。

左侧乳腺外上象限手术部位见结构扭曲。与 2017 年 3 月 10 日的乳腺 X 线摄影结果相比，左侧乳头下方钙化增加。

在超声检查中，囊实复合回声肿块较前次检查缩小，但边缘由模糊变为毛刺，后方声影增强。右侧乳腺和腋窝无异常发现。

**结论：良性可能性大（BI-RADS 3 类）**，建议 6 个月后进行超声检查

阅片医生 ：影像科医生 × × ×

**图 14–18**　不规范的报告示例：对良性所见的不必要强调。乳腺 X 线摄影检查显示结构扭曲和营养不良性钙化，超声检查显示的囊实复合性肿块与手术后伤口自然治愈过程有关，但是在报告书中强调“钙化增加”“边缘毛刺”等变化，临床医生会被报告误导认为有复发征象，并建议病理学检查，导致不必要的活检。因此在评估为良性或可能良性的超声报告中，强调钙化增加或其他恶性征象是不可取的

3 类时，应记录相应影像所见。如果报告的描述和评估结果为良性，但影像却疑似恶性病变，就可能存在沟通上的问题。腋窝血管的横断面有可能与腋窝淋巴结肿大相混淆，因此在获取图像时需注意。对可能导致沟通上出现问题的影像记录，最好在报告中提及，如左乳 11 点可疑恶性病变为脂肪。此外，还需注意体表标记是否正确。

### 3. 评估结果与处理建议一致

应秉承以影像所见为基础，最终评估结果和处理建议一致的报告书写规则。1 类或 2 类病变需要根据年龄定期检查，3 类病变需要短期随访检查，4 类或 5 类病变则需要组织病理学检查。处理建议有时不仅根据影像所见和评估结果，还会根据乳腺癌风险度和患者的症状不同而异，因此 2013 版 BI-RADS 将评估结果和处理建议分开，评估结果和处理建议不一致的情况仅限于特殊情况。在这种情况下，应先描述与影像学检查评估结果相符合的处理建议，然后再增加与影像所见不一致的处理建议。例如，虽然有可触及性肿块或乳头溢液，但超声检查未发现异常，此时可评估为 1 类，由于超声影像的局限性，有可能存在超声不能检出的病变，建议进一步行乳腺 X 线摄影或 MRI 等检查，或短期监测随访；如果临床怀疑为癌症，可增加“建议进行手术切除活检”的补充说明。对于诊断为乳头 Paget 病的患者，即使影像学检查结果为阴性，也应在结论中追加适当的处理原则。对于有痛感的单纯囊肿，可以根据影像所见评估为 2 类，但在处理意见中补充“鉴于患者的临床症状，建议行以治疗为目的的抽吸术”。乳房植入物破裂的女性影像解读也是常见的评估结果与处理建议不一致的病例类型，因最终评估结果没有可疑恶性发现，所以可以评估为

2类，但在“建议进行定期检查”之后，可以追加“必要时对破裂的植入物采取适当的措施”的建议。对脓肿、乳房水肿、血肿、异物等也可评估为2类，并进一步给出“需要采取适当措施”的建议。影像医生应努力掌握各类疾病的影像为检查评估结果与处理建议不一致的原则，尽量避免采用夸大或低估的处理方式。

定期随访的时间间隔根据患者的乳腺癌风险和疾病不同有可能存在差异，分别为6个月、1年或2年。如果出现影像学检查报告建议为1年定期复查，而临床医生建议6个月定期复查，或影像学检查报告建议为6个月定期复查，但临床医生建议1年定期复查的情况，则说明影像科医生和临床医生之间的沟通存在问题。影像医生最好是与临床医生商议，对各类疾病的随访原则达成一致。

**4. 综合判断的优先顺序**

在对乳腺影像的解读中，仅凭乳腺超声的单独评估结果往往不全面，还需要结合乳腺X线检查。在国外，诊断报告一般会综合诊断性乳腺X线检查和超声检查结果，影像医生分段描述两种影像学检查各自所见，并综合两种影像学检查结果做出最终评估。最终评估结果是以最可疑的发现和需要立即采取措施为优先分类。对异常所见以5、4、0、6、3、2、1类的先后顺序来进行两种检查的综合判断，恶性风险度高的病灶列在前面，恶性风险度低的病灶列在后面。例如，对右乳为3类，左乳为4类的情况，最终评估为4类；对右乳为0类，左乳为3类的情况，最终评估为0类；乳腺X线检查评估为0类，超声检查评估为4类，最终评估为4类；乳腺X线检查评估为6类，超声检查评估为4类，最终评估为4类。对于乳腺X线摄影评估为0类或4类的肿块样病变，且无明确钙化，如果超声确认为囊肿，可以评估为2类。对此类情况，有必要慎重确认超声发现的病变与乳腺X线检查的病变相对应。

## 知识要点

• 对乳腺组织构成的记录仅限于乳腺癌超声筛查时。组织构成分为3种类型：均匀背景回声——脂肪，均匀背景回声——纤维腺体，不均匀背景回声。

• 对肿块的描述包括形状、方位、边缘、回声模式和后方特征。相关征象包括记录肿块对周围组织产生的影响，血管供应的彩色和能量多普勒评估，以及组织硬度的弹性评估。特殊病例包括：单纯囊肿、簇状小囊肿、复杂囊肿、皮肤内部或表面肿块、异物、淋巴结、血管异常、术后积液和脂肪坏死等。

• 将评估结果分为评估未完成（incomplete assessment；0类）和评估完成（complete assessment；1~6类）。BI-RADS 0类是还没确定结果，需行进一步的影像学检查或需要与既往的影像学检查结果相比较。BI-RADS 1类是正常的超声检查结果，BI-RADS 2类是确定良性的病变，1类和2类的处理原则均为根据年龄常规随访。BI-RADS 3类是良性可能性大、恶性可能性≤2%的病变，需要6个月的短期随访。BI-RADS 4类是虽然未发现典型的乳腺癌征象，但恶性为2%~95%的病变，根据恶性可能性将病变细分为低度可疑恶性（low suspicion；4A类）、中度可疑恶性（moderate suspicion；4B类）和高度可疑恶性（high suspicion；4C类）。BI-RADS 5类是高度提示恶性的病变，恶性可能性≥95%。4类和5类病变的处理原则均为活检。BI-RADS 6类是病理证实恶性的病变。

• 超声检查报告中应记录简单的临床症状，本次乳腺检查的原因，过去是否做过乳腺超声检查及结果对比，检查范围和使用的技术手段，对病变大小和位置分析，以及与临床和其他影像学检查异常发现相关的超声影像表现、评估结果及处理建议。

• 记录报告时应注意三个一致：超声所见

与评估结果一致，影像与描述一致，评估结果与处理建议一致。乳腺影像学检查报告应按照 5、4、0、6、3、2、1 类的先后顺序进行综合判断。

## 参考资料


[1] Hong AS, et al. BI-RADS for sonography: positive and negative predictive values of sonographic features. Am J Roentgenol, 2005.

[2] Lee J. Practical and illustrated summary of updated BI-RADS for ultrasonography. Ultrasonography, 2017.

[3] Mendelson EB, et al. ACR BI-RADS Ultrasound//ACR BI-RADS Atlas, Breast Imaging Reporting and Data System. 5th. Reston: American College of Radiology, 2013.

[4] Rao AA, et al. A Pictorial Review of Changes in the: BI-RADS. 5th. Radiographics, 2016.

[5] Stavros AT, et al. Solid breast nodules: use of sonography to distinguish between benign and malignant lesions. Radiology, 1995.

# 第 15 章　结果判断与监测

随访（follow-up）和结果监测（outcome moni-toring）是提高影像学检查质量的保障。乳腺超声检查医生应通过适当的医学审计（medical audit）方法，每年分析癌症检出率、异常判读率及活检阳性预测值等结果。超声筛查是对无症状的女性进行结果指标分析，并将阅片质量维持在较高水平比。与乳腺 X 线摄影筛查相比，已报告的超声筛查的指标相对较少，在以往的研究中也存在重要结果的统计方法不统一等问题。美国放射学会（ACR）BI-RADS 第 5 版中，将随访和结果监测部分分离，提供了乳腺 X 线摄影和超声检查统一的分析方法，本章将对此进行介绍。

本章将介绍对乳腺 X 线摄影和超声筛查结果进行随访和结果监测所需的数据和分析方法，以及医学审计的重要性。

## 一、医学审计方法

### （一）术语的定义

为了使医学审计（medical audit）结果具有意义，重要的是严格按照术语定义分类规定原始数据（raw data）和衍生数据（derived data）的结果指标。尤其是要熟知筛查和诊断的区别，以及各监测指标的阳性和阴性分类标准等。

**1. 筛查性检查**

这是一项针对无症状女性的检查，目的是为了能够更早地发现无临床症状的乳腺癌，包含乳腺 X 线摄影和乳腺超声检查。筛查结果分为两类：在下次常规筛查前需做进一步检查或短期随访的阳性检查（positive examination）结果，和在下一次常规筛查前不需要做进一步检查或短期随访的阴性检查（negative examination）结果。

**2. 诊断性检查**

诊断性超声检查包括以下几种情况：患者有疑似乳腺癌的临床症状或征象，或者最近被诊断为乳腺癌；因其他筛查或诊断性影像学检查异常而被建议的进一步超声检查；因在超声筛查中发现异常而进行的进一步超声检查；对之前超声检查为可能良性（probably benign）结果进行的定期随访检查；对新辅助化疗或保乳术后患者进行的短期随访检查等。有研究把有乳腺癌手术史女性或植入假体的无症状女性归类为诊断性检查，但是出于审计目的，这两类应归为筛查人群。

**3. 病理诊断**

细针抽吸细胞学检查、空芯针穿刺活检和切除活检均属于需要获取标本的病理学诊断。囊肿诊断性抽吸也属于病理学诊断的范畴，此类囊肿在乳腺 X 腺摄影和超声检查中不具备典型的良性特征，如果囊液抽吸后肿块消失，则无须进一步行病理诊断，但为了缓解局部疼痛、肿胀症状或减轻患者的焦虑而进行的针对典型良性囊肿的治疗性囊液抽吸不属于病理学诊断范畴。

### 4. 阳性筛查性检查

阳性筛查性检查（positive screening examination）是指该检查结果发现异常，推荐在下一次常规筛查之前进一步行诊断性影像学检查或病理学诊断。如果在进行超声筛查时为了进一步评估发现的病变补充了额外的诊断性超声图像，从审计视角来看，也应属于阳性筛查性检查。阳性筛查性检查包括 BI-RADS 0、3、4 和 5 类。

### 5. 阳性诊断性检查

阳性诊断性检查（positive diagnostic examination）是指推荐行病理学诊断的诊断性检查，即 BI-RADS 4 类和 5 类。

### 6. 阴性诊断性检查

阴性诊断性检查（negative diagnostic examination）是指不推荐行病理学诊断的诊断性检查，即 BI-RADS 1、2 和 3 类。

### 7. 癌

癌即病理学诊断结果为导管原位癌或浸润性乳腺癌；仅指原发性乳腺癌，不包括转移性癌。出于医学审计目的，该定义指筛查间隔时长内由病理学确诊的乳腺癌（因为绝大部分的筛查间隔时间为 1 年，因此在本书的相应术语定义中我们均默认为 1 年）。

### 8. 真阳性

真阳性（true-positive，TP）指在阳性检查后 1 年内被病理学诊断为癌的情况。

### 9. 真阴性

真阴性（true-negative，TN）指阴性检查后 1 年内未出现被病理学诊断证实为癌的情况。

### 10. 假阴性

假阴性（false-negative，FN）是指在阴性检查后 1 年内被病理学诊断为癌的情况。

### 11. 假阳性

假阳性（false-positive，FP）又被细分为 FP1、FP2 和 FP3。

FP1：指阳性检查后的 1 年内未发现被病理学确诊为癌的情况。

FP2：指推荐行病理学诊断或手术的阳性检查（BI-RADS 4 或 5 类）后 1 年内未发现被病理学确诊为癌的情况。

FP3：指推荐行病理学诊断的阳性检查（BI-RADS 4 或 5 类）且确实行病理学诊断，在 1 年内经病理确诊为良性或未被病理发现为癌的情况。

### 12. 阳性预测值

阳性预测值（positive predictive value，PPV）又被细分为 PPV1、PPV2 和 PPV3。

PPV1：指阳性筛查（即 BI-RADS 0、3、4 和 5 类）中在 1 年内被病理学确诊为癌的百分率。PPV1=［TP/（TP+FP1）］×100%。

PPV2：指推荐病理学诊断或手术的阳性检查（即 BI-RADS 4 和 5 类）在 1 年内被病理学确诊为癌的百分率。PPV2=［TP/（TP+FP2）］×100%。

PPV3：指 BI-RADS 4 和 5 类中实际行病理学诊断的病例中 1 年内被判定为癌症的百分率，也称作阳性活检率（positive biopsy rate，PBR）。PPV3=［TP/（TP+FP3）］×100%。

### 13. 敏感度

敏感度（sensitivity）指癌症病例中被影像检查判定为阳性的概率。敏感度 =［TP/(TP+FN)］×100%。

### 14. 特异度

特异度（specificity）指非癌症病例中被影像学检查判定为阴性的概率。特异度 =［TN/（TN+FP）］×100%。

### 15. 癌症检出率

癌症检出率（cancer detection rate，CDR）指每 1 000 名进行影像学检查的人群中检出的癌症例数所占的比例。

### 16. 异常判读率

异常判读率（abnormal interpretation rate，AIR）指全部检查中被判定为阳性的百分率。在筛查性检查中指全部检查中 BI-RADS 0、3、4 和

5 类的百分率，诊断性检查中是全部检查中 BI-RADS 4 类和 5 类的百分率。与筛查中的召回率（recall rate）属同一概念。

## （二）数据的收集和分析

表 15-1 为乳腺影像筛查的结果随访和结果监测提供了基本的医学审计参数（影像学检查方法的敏感度除外）。原始数据（raw data）指在乳腺影像学检查和病理报告中可以直接获得的首要信息，包括以下 9 项：①影像学检查方式；②审计期和该期间的总检查数；③筛查性检查的病例数量及诊断性检查的病例数量（应分别进行审计）；④建议行进一步影像学检查的病例数量

**表 15-1　医学审计的基本信息**

1. 需要收集的原始数据
   （1）影像学检查方式
   （2）审计期和期间的总检查数
   （3）筛查性和诊断性检查的数量（应分别进行审计）
   （4）建议进一步影像学检查的数量（召回检查，即 BI-RADS 0 类）
   （5）建议短期随访的数量（BI-RADS 3 类）
   （6）建议病理学诊断的数量（BI-RADS 4 和 5 类）
   （7）病理学诊断结果：恶性或良性
   （8）乳腺癌分期：组织学类型、浸润性癌灶大小、淋巴结状态和肿瘤分级
   （9）假阴性检查的数量
2. 需要计算的衍生数据
   （1）真阳性（TP）
   （2）假阴性（FP1、FP2、FP3）
   （3）阳性预测值（PPV1、PPV2、PPV3）：
      ① PPV1：BI-RADS 0、3、4 和 5 类中在 1 年内被病理学确诊为癌的百分率
      ② PPV2：BI-RADS 4 和 5 类中在 1 年内被病理学确诊为癌的百分率
      ③ PPV3：BI-RADS 4 和 5 类中实际行病理学诊断的病例中 1 年内被判定为癌症的百分率［阳性活检率（PBR）］
   （4）癌症检出率
   （5）淋巴结阴性的浸润性癌的百分率
   （6）微小癌（1cm 以下浸润性癌或任何大小的导管原位癌）的百分率
   （7）0 期或 1 期乳腺癌的百分率
   （8）筛查中的异常判读率（召回率）

（召回检查，即 BI-RADS 0 类）；⑤建议短期随访的病例数量（BI-RADS 3 类）；⑥建议病理学诊断的病例数量（BI-RADS 4 和 5 类）；⑦病理学诊断结果：恶性或良性（基于阳性筛查，及 BI-RADS 0、3、4 和 5 类评估）；⑧乳腺癌分期：病理学类型、浸润性癌灶大小、淋巴结状态和肿瘤分级；⑨假阴性检查的数量。衍生数据（derived data）是利用基础资料数值分别计算：①真阳性（TP）；②假阳性（FP1、FP2、FP）；③阳性预测值（PPV1、PPV2、PPV3）；④乳腺癌检出率；⑤淋巴结阴性的浸润性癌的百分率；⑥微小癌（1cm 以下浸润性癌或任何大小的导管原位癌）的百分率；⑦ 0 期或 1 期乳腺癌的百分率；⑧筛查中的异常判读率（召回率）。

根据乳腺影像学和病理学检查结果（表 15-2）分别定义真阳性、真阴性、假阳性和假阴性，并在此基础上计算敏感度、特异度和阳性预测值。为避免发生错误，应遵循筛查和诊断的阳性及阴性定义。

为得到更完整的审计结果，原始数据需补充风险因素、是否为首次检查、乳腺癌的影像学特征、是否为可触及性乳腺癌等（表 15-3、15-4）。衍生数据需补充真阴性和假阴性、筛查第 1 年以及随后几年的乳腺癌检出率、不同类别的诊断性检查的乳腺癌检出率、不同年龄组的乳腺癌

**表 15-2　影像检查结果的分类方法**

| 乳腺影像结果 / 病理学诊断结果 | | 阳性 * | 阴性 ** |
|---|---|---|---|
| 阳性 | 筛查性检查：BI-RADS 0、3、4 和 5 类 | 真阳性（TP） | 假阳性（FP） |
| | 诊断性检查：BI-RADS 4 和 5 类 | | |
| 阴性 | 筛查性检查：BI-RADS 1 和 2 类 | 假阴性（FN） | 真阴性（TN） |
| | 诊断性检查：BI-RADS 1、2 和 3 类 | | |

*1 年内病理学诊断为癌症；**1 年内病理学诊断为良性或未发现癌症

表 15-3　完整审计：需要收集的原始数据

1. 影像学检查方式 *
2. 审计期和期间的总检查数
3. 风险因素 *
   （1）检查时患者的年龄
   （2）乳腺癌及卵巢癌病史：个人史或家族史（尤其是一级亲属，如母亲、姐妹或女儿绝经前的乳腺癌病史）
   （3）既往活检证实非典型小叶增生或小叶原位癌
   （4）激素替代治疗
   （5）由乳腺 X 线摄影评估的腺体密度
4. 检查的数量和种类
   筛查性或诊断性检查的数量 *
5. 是否为首次检查
6. 各类推荐（BI-RADS 分类）的数量
   （1）行进一步影像学检查（召回，BI-RADS 0 类）*
   （2）常规筛查（BI-RADS 1 类和 2 类）
   （3）短期随访（BI-RADS 3 类）*
   （4）病理学诊断（BI-RADS 4 类和 5 类）*
7. 病理学诊断结果：良性或恶性 *
8. 癌症数据
   （1）影像学征象：肿块、钙化、其他征象、正常
   （2）是否可触及（影像学检查时）
   （3）乳腺癌分期：组织学类型、浸润性癌灶大小、淋巴结状态和肿瘤分级 *
9. 假阴性检查的数量 *

* 属于基本审计分析的内容

表 15-4　完整审计：需要计算的衍生数据

1. 真阳性 *、假阳性（FP1、FP2、FP3）*、真阴性[a]和假阴性[a]
2. 阳性预测值（PPV1、PPV2、PPV3）*
   （1）在筛查或诊断机构，PPV 被细分为以下 3 种：
      ① PPV1：BI-RADS 0、3、4 和 5 类中在 1 年内被病理学确诊为癌的百分率 *
      ② PPV2：BI-RADS 4 和 5 类中在 1 年内被病理学确诊为癌的百分率 *
      ③ PPV3：BI-RADS 4 和 5 类中实际行病理学诊断的病例中 1 年内被判定为癌症的百分率［阳性活检率（PBR）］*
   （2）筛查机构只分析 PPV1
3. 癌症检出率
   （1）筛查性和诊断性检查的癌症检出率 *
   （2）筛查中第 1 年及随后几年的癌症检出率
   （3）不同类别的诊断性检查的癌症检出率
   （4）不同年龄组的癌症检出率
4. 不可触及乳腺癌的百分率
5. 淋巴结阴性的浸润性癌的百分率 *
6. 微小癌（1cm 以下浸润性癌或任何大小的乳腺导管原位癌）的百分率 *
7. 0 期或 1 期乳腺癌的百分率 *
8. 筛查中的异常判读率（召回率）*
9. 不同类别的诊断性检查的异常判读率
10. 敏感度[a]
11. 特异度[a]

* 属于基本审计分析的内容

a 真阴性、假阴性、敏感度和特异度只有在数据结果与地方肿瘤登记处（regional tumor registry）的乳腺癌数据相关联后，才能进行合理准确的计算和分析

检出率、不可触及性乳腺癌的百分率、不同类别的诊断性检查的异常判读率、敏感度和特异度等。

## 二、评价结果指标

### （一）重要结果指标

有关机构对乳腺影像学检查的审计是为了通过分析结果指标，评估是否符合以下 3 个基本要求：①通过计算乳腺癌检出率或敏感度，确定是否在筛查人群中发现了高比例的乳腺癌。②通过计算召回率和阳性预测值，确定召回标准是否合理有效，能够通过适度的进一步影像学检查和病理学诊断发现更多的乳腺癌。③通过统计分析，确定是否发现了高比例的体积小、淋巴结阴性、预后好的早期乳腺癌。

### （二）建议目标

在医学审计中，评估每个筛查机构或影像医生的工作质量，最好的方法是与已经发表的标准进行比较，对照年度筛查结果的趋势，有助于分析每个独立机构的筛查结果。但是这个建议目标根据不同国家及地区、是筛查性检查还是诊断性检查、是否是乳腺 X 线摄影联合超声筛查、是否是超声对致密型腺体的补充筛查和医院级别的不同，可能存在差异。

**1. 美　国**

美国放射学会（ACR）建议的乳腺 X 线摄影筛查目标值见表 15-5，根据美国乳腺癌监测联盟

（Breast Cancer Surveillance Consortium，BCSC）的报告建议，以1996—2005年的152个机构收集的以4 032 556例乳腺X线摄影筛查为对象计算获得，代表了美国乳腺X线摄影筛查的平均结果。专家小组提出的可以接受的乳腺X线摄影筛查指标为：乳腺癌检出例数（每1 000例）≥ 2.5例，异常判读率（召回率）5%~12%，PPV1 3%~8%，PPV2 20%~40%，敏感度≥ 75%，特异度88%~95%。同一机构对401 572例诊断性乳腺X线摄影和741名诊断医生计算出的诊断性乳腺X线摄影指标为：乳腺癌检出率（每1 000例）30.0%，浸润性癌的中位大小17.0mm，淋巴结阴性的浸润性癌比例为68.2%，微小癌的比例为39.8%，0期或1期乳腺癌的比例为60.7%，异常判读率为9.6%，PPV2为31.2%，PPV3为35.9%，敏感度为83.1%，特异度为93.2%。

BI-RADS第5版中建议的超声筛查目标值见表15-6。对乳腺X线摄影筛查为阴性的致密型乳腺补充超声筛查的结果为：乳腺癌检出例数（每1 000例）为3.7，浸润性癌的中位大小为10.0mm，淋巴结阴性的浸润性癌比例为96%，PPV3为7.4%。BI-RADS 3类的比例为20%。但是，此标准是基于ACRIN 6666的筛查研究结果，该研究的对象为年龄超过40岁的美国乳腺癌相对高风险人群，进行对比时应该考虑到该人群乳腺癌发病率是韩国的2倍这个事实。

2. 日　本

日本对年龄超过40岁的平均风险女性进行的乳腺癌筛查随机对照研究——J-START研究分别采用乳腺X线摄影单独筛查（31 139例）和乳腺X线摄影联合超声筛查（36 859例），研究结果显示：乳腺癌检出例数（每1 000例）为3.2例和5例，敏感度分别为77.0%和91.1%，特异度分别为91.4%和87.7%，浸润性癌的比例为74%和82%，浸润性癌的中位大小为15.1mm和

表15-5　美国乳腺X线摄影筛查的建议目标[a]

| 癌症检出率（每1 000例） | 4.7例 |
|---|---|
| 浸润性癌的中位大小 | 14.0mm |
| 淋巴结阴性的浸润性癌的百分率 | 77.3% |
| 微小癌的百分率[b] | 52.6% |
| 0或1期乳腺癌的百分率 | 74.8% |
| 异常判读（召回）率 | 10.6% |
| PPV1 | 4.4% |
| PPV2 | 25.4% |
| PPV3 | 31.0% |
| 敏感度[c] | 79.0% |
| 特异度[c] | 89.8% |

a 以美国乳腺癌监测联盟（BCSC）医学审计结果为基准，资料定期更新于 http://breastscreening.cancer.gov/data/benchmarks/screening/

b 微小癌指直径≤ 1cm的浸润性癌或任意大小的导管原位癌

c 敏感度和特异度只有在数据结果与地方肿瘤登记处（regional tumor registry）的乳腺癌数据相关联，才能进行合理准确的计算和分析

表15-6　美国乳腺超声筛查的建议目标[a]

| 癌症检出率（每1 000例） | 3.7例 |
|---|---|
| 浸润性癌的中位大小 | 10.0mm |
| 淋巴结阴性的浸润性癌的百分率 | 96% |
| 微小癌的百分率 | TBD[b] |
| 0或1期乳腺癌的百分率 | TBD[b] |
| 异常判读（召回）率 | TBD[b] |
| PPV1 | TBD[b] |
| PPV2 | TBD[b] |
| PPV3 | 7.4% |
| 敏感度[c] | TBD[b] |
| 特异度[c] | TBD[b] |

a 以美国ACRIN 6666医学审计结果为基准。该研究由有经验的影像医生操作，以乳腺癌风险增加的40岁以上美国女性为研究对象，因此难以反应大多数国家的真实超声筛查结果

b TBD（to be determined）——待定，尤其是对于以致密型腺体为唯一风险的女性为目标人群的筛查

c 敏感度和特异度只有在数据结果与地方肿瘤登记处（regional tumor registry）的乳腺癌数据相关联，才能进行合理准确的计算和分析

15.3mm，淋巴结阴性的浸润性癌比例为 63% 和 79%。召回率为 8.8% 和 12.6%，活检率为 1.8% 和 4.5%，PPV3 为 33.3% 和 16.7%，见表 15-7。此外，间隔癌（interval cancer）占所有筛查例数的比例为 0.10% 和 0.05%，间隔癌占所有乳腺癌的比例为 23.0%（35/152）和 8.9%（18/202）。

上述结果指标依然是以参与专向性研究的有经验的乳腺超声医生的筛查结果为依据而制订的，但比美国的筛查指标更适合亚洲参考。特别是对于乳腺 X 线摄影联合超声筛查，每 1 000 例中乳腺癌检出 5 例、召回率 15% 和 PPV3 为 15%~20% 是比较适合的建议目标。在该研究中，乳腺 X 线摄影和超声筛查的图像是分别独立判读的，而在临床实际工作中往往会结合两种检查结果综合判定，因此我们可以推断在实际筛查工作中会有更高的特异度。

3. 韩　国

根据首尔大学医院的 3 个体检中心公布的对致密型腺体进一步补充超声筛查的结果显示（表 15-8），与美国建议的目标值相比，其中浸润性癌的中位大小和淋巴结阴性的浸润性癌比例与美国建议的目标相似，但乳腺癌检出例数（每 1 000 人）分别为 2.9 例、2.0 例和 3.3 例，低于美国 3.7 例的建议目标，活检阳性预测值 PPV3 分别为 2.3%、5.7% 和 11.1%，其中两个机构低于美国的建议目标 7.4%，另一个机构高于美国的建议目标。乳腺癌检出率不同的原因是韩国的结果是以平均风险人群为研究对象，且韩国乳腺癌的发病率较低。与乳腺 X 线摄影相比，超声检查的假阳性率较高，所以活检的阳性预测值 PPV3 相对较低。

在韩国，乳腺 X 线摄影筛查的同时经常联合超声筛查，影像医生会实时对乳腺 X 线摄影中发现的异常通过乳腺超声检查确认，其中最常见的情况是确认由正常腺体组织导致的非对称，以及对乳腺 X 线摄影中的阳性发现补充超声影像记录，以乳腺 X 线摄影和超声检查的综合结果为基础进行医学审计。敏感度和特异度这两项指标只有在数据与地区肿瘤登记处的乳腺癌数据相关联后，才能合理准确地统计。根据韩国乳腺癌国家筛查年度结果报告，40 岁年龄段女性的假阳性率和假阴性率均高于其他年龄段，假阳性率高于美国的 10%，达 20%。各筛查机构的召回率存在很大偏差（图 15-1），在每年检查例数 500 例以下的机构中，乳腺 X 线摄影筛查的召回率相对较高。因此有必要对筛查人数少、召

表 15-7　日本乳腺 X 线摄影联合超声筛查的建议目标[a]

| | |
|---|---|
| 癌症检出率（每 1 000 例） | 5.0 例 |
| 浸润性癌的中位大小 | 15.3mm |
| 淋巴结阴性的浸润性癌的百分率 | 79% |
| 微小癌的百分率 | TBD[b] |
| 0 或 1 期乳腺癌的百分率 | 71.3% |
| 异常判读（召回）率 | 12.6% |
| PPV1 | TBD[b] |
| PPV2 | TBD[b] |
| PPV3 | 16.7% |
| 敏感度 | 91.1% |
| 特异度 | 87.7% |

a 以日本 J-START 研究医学审计结果为基准。该研究以乳腺癌平均风险度的 40 岁以上日本女性为筛查对象
b TBD（to be determined）待定

表 15-8　韩国超声筛查的医学审计结果

| 研究者（年） | 筛查数量（例） | 癌症检出率（/1 000） | 异常判读率 | 活检阳性预测值 |
|---|---|---|---|---|
| Chae（2013） | 8 359 | 2.9 | 5.5% | 11.1%（PPV2） |
| Moon（2015） | 2 005 | 2.0 | 31.1% | 3.4%（PPV3） |
| Chang（2015） | 1 526 | 3.3 | 6.0% | 5.7%（PPV2） |

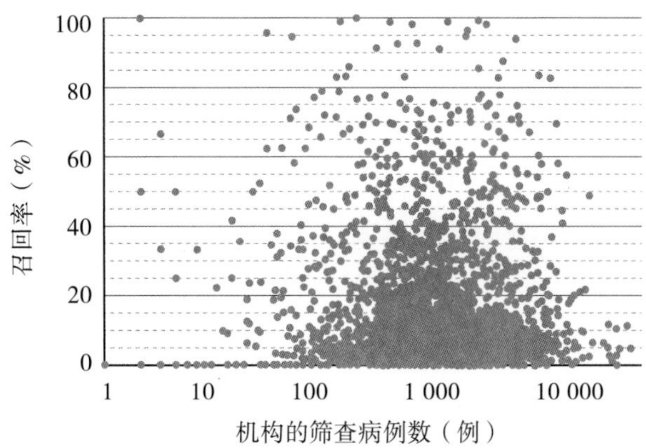


**图 15-1** 韩国各筛查机构乳腺 X 线摄影的筛查病例数量和召回率。在全部 2 511 个机构中，1 177 个（46.9%）机构的召回率在 10% 以上。每年筛查数量在 500 例以下的机构的召回率相对较高（来源：2014 年度韩国国家癌症筛查项目）

回率高的机构进行相关信息的反馈和培训，以降低假阳性率。

## 三、医学审计的价值

### （一）教学价值

通过收集和统计医学审计的结果指标，可以对各筛查机构或个人的筛查效果进行评估和指导。自 1987 年起，Linver 等对约 2 万例乳腺 X 线摄影筛查结果实施医学审计，报告了几个组的筛查结果变化。这些研究结果均发现，从进行医学审计的第 2 年开始，乳腺癌的确诊数量急剧增加。乳腺癌的检出人数增加了约 50%，敏感度由 80% 增至 87%，但 PPV3 和 PPV2 保持不变，分别为 32% 和 27%。此外，筛查发现的乳腺癌病灶中位大小从 1.5cm 降至 1.2cm，淋巴结阳性率从 26% 降至 18.5%。这种筛查结果提升的原因是通过结果追踪和随访，以及各种技术培训，使筛查水平不断提高。实施医学审计可以发现以下几点值得关注之处：①随着每年筛查的推行，首次进行乳腺 X 线摄影筛查的女性比例逐渐下降，乳腺癌的检出率也相应下降。即在随访筛查女性中发现的乳腺癌（incident cancer）比例低于首次筛查女性中发现的乳腺癌比例（prevalent caner），如 1989 年每 1 000 人中检出 6.24 例乳腺癌，1992 年每 1 000 人中检出 4.75 例乳腺癌。②有症状组和无症状组的肿瘤大小和淋巴结阳性率均逐渐降低，且这种诊断结果的提高是在未增加不必要的活检的情况下实现的，PPV3 维持在 31%~35%，PPV2 维持在 26%~29% 的水平。这些资料均证明通过筛查达到了早期发现乳腺癌的目的。③即使在同一筛查机构内，不同医生的筛查水平也参差不齐。一些医生的敏感度很好，但阳性预测值过低；反之，一些医生的敏感度差，但阳性预测值高，通过审计结果数据的反馈可以进行矫正。特别是对于假阴性病例，可以通过每 6 个月至 1 年举行一次质控会，探讨病例并查明漏诊原因。这种基于医学审计而建立的质量控制系统成为宝贵的教学方法，对乳腺影像筛查技术和诊断水平的提高大有裨益（图 15-2）。

### （二）学术价值

美国乳腺癌监测联盟（Breast Cancer Surveillance Consortium，BCSC）或国家乳腺 X 线摄影数据库（National Mammography Database，NMD）收集了大规模的影像筛查结果，并与乳腺癌检出率及生存率数据相结合，为医院和诊所提供了重要的乳腺癌筛查相关的学术性资料。以美国 BCSC 为例，收集了 1994—2009 年的 2 300 万例乳腺 X 线摄影资料及相关人口学、风险因素、筛查发现的乳腺癌特征等数据，发表了 500 多篇以上的研究结果。NMD 与只有部分州参与的 BCSC

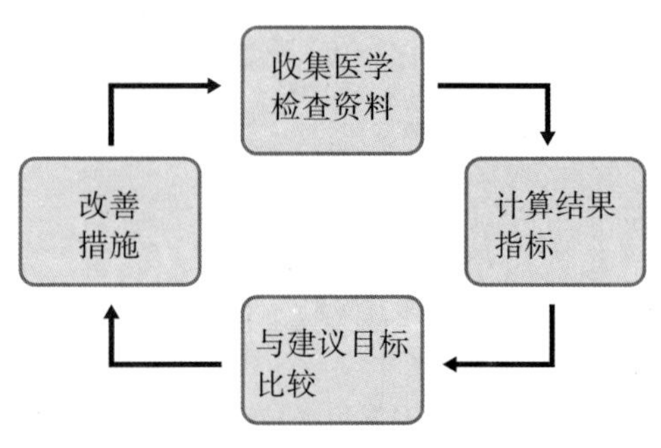


**图 15-2** 医学审计的循环流程

不同，该数据库收集了全美各州参与乳腺 X 线摄影筛查机构的数据，分析结果具有全国代表性。以韩国单一中心或多中心乳腺超声筛查的结果为依据，在有影响力的国际学会及学术刊物上发表了多篇论文。通过进一步长期随访乳腺癌患者，韩国还首次报告了由超声筛查所发现的乳腺癌的生存率和与生存率相关的影像表现。此外，在主张新的乳腺癌筛查方法或影像设备的有效性时，也需要提供医学审计的重要结果指标，才能与之前使用的乳腺影像筛查方法进行比较分析。

## 知识要点

• 乳腺影像学检查的医学审计是指收集和计算筛查性检查及诊断性检查的结果数据，对乳腺癌检出率、异常判读率、活检阳性预测值及与检出的乳腺癌特征进行分析统计。

• 医学审计中，阳性筛查性检查是指在下一次常规筛查之前需要进一步做诊断性影像学检查或病理学检查，包括 BI-RADS 0、3、4 和 5 类。阳性诊断性检查，指推荐进行病理学诊断的诊断性检查，包括 BI-RADS 4 和 5 类。

• 在医学审计中，乳腺癌指筛查间隔时长内（通常为 1 年）由病理学确诊的导管原位癌和浸润性乳腺癌。乳腺癌检出例数指每 1 000 例筛查影像中发现的乳腺癌病例数，在没有地方肿瘤登记处的数据时，可代替筛查的敏感度使用。阳性预测值（PPV）指在阳性判定中 1 年内经病理学诊断为乳腺癌的百分率，计算时，分子为乳腺癌的数量，而根据分母不同，PPV 可进一步被细分为分母为阳性筛查性检查例数 PPV1、分母为推荐活检例数 PPV2 和分母为实际活检例数 PPV3。

• BI-RADS 第 5 版中建议对相对高风险人群的超声筛查目标值为：乳腺癌检出例数（每 1 000 例）3.7 例，浸润性癌中位大小 10.0mm，淋巴结阴性的浸润性癌百分率为 96%，PPV3 为 7.4%。异常判读率应维持在 20% 以下。日本 J-START 研究的结果提示，乳腺 X 线摄影联合超声筛查时，乳腺癌检出例数（每 1 000 例）为 5 例，召回率为 15%，PPV3 为 15%~20%。

• 医学审计结果和监测不仅具有提高乳腺影像学检查水平的教学价值，更是学术资料和国家统计资料的来源。

## 参考资料


[1] Berg WA, Mendelson EB. How should screening breast US be audited? The patient perspective. Radiology, 2014.

[2] Berg WA, et al. Detection of breast cancer with addition of annual screening ultrasound or a single screening MRI to mammography in women with elevated breast cancer risk. JAMA, 2012.

[3] Chae EY, et al. Evaluation of screening whole-breast sonography as a supplemental tool in conjunction with mammography in women with dense breasts. J Ultrasound Med, 2013.

[4] Chang JM, Koo HR, Moon WK. Radiologist-performed hand-held ultrasound screening at average risk of breast cancer: results from a single health screening center. Acta Radiol, 2015.

[5] Kim SY, et al. Breast Cancer Detected at Screening US: Survival Rates and Clinical-Pathologic and Imaging Factors Associated with Recurrence. Radiology, 2017.

[6] Lee CS, et al. The National Mammography Database: Preliminary Data. Am J Roentgenol, 2016.

[7] Linver MN. The medical audit. In: Basett LW, ed. Diagnosis of diseases of the breast. 2nd. Philadelphia: Elsevier Saunders, 2005.

[8] Moon HJ, et al. Comparison of Cancer Yields and Diagnostic Performance of Screening Mammography vs. Supplemental Screening Ultrasound in 4394 Women with Average Risk for Breast Cancer. Ultraschall Med, 2015.

[9] Ohuchi N, et al. J-START investigator groups. Sensitivity and specificity of mammography and adjunctive ultrasonography to

screen for breast cancer in the Japan Strategic Anti-cancer Randomized Trial (J-START): a randomised controlled trial. Lancet, 2016.

[10] Sickles EA, D'Orsi CJ. Follow-up and outcome monitoring: Breast Imaging Reporting and Data System. 5th ed. Reston: American College of Radiology, 2013.

[11] Sprague BL, et al. National Performance Benchmarks for Modern Diagnostic Digital Mammography: Update from the Breast Cancer Surveillance Consortium. Radiology, 2017.

# 第五部分

# 乳腺 MRI

（边甜甜　安光哲　苏晓慧　宋宏萍　林青　赵静玉　译）

# 第 16 章　乳腺 MRI 检查的理解

磁共振成像（magnetic resonance imaging，MRI）由产生磁场的装置发出高频射频脉冲，将磁共振的氢质子核信号经计算机重新组合以生成图像。MRI 对人体无害，软组织分辨率高，具有多平面成像的优点，因此在乳腺癌的筛查、诊断和治疗中应用正在增加。但是乳腺 MRI 检查价格昂贵，需要注射对比剂，并且会增加假阳性率，从而造成不必要的活检和扩大手术范围，因此要重视检查的适应证和诊断的解读。

本章将介绍乳腺 MRI 检查方法、适应证和美国放射学会（ACR）乳腺影像报告和数据系统（BI-RADS）的解读，以及 MRI 引导下活检的方法。

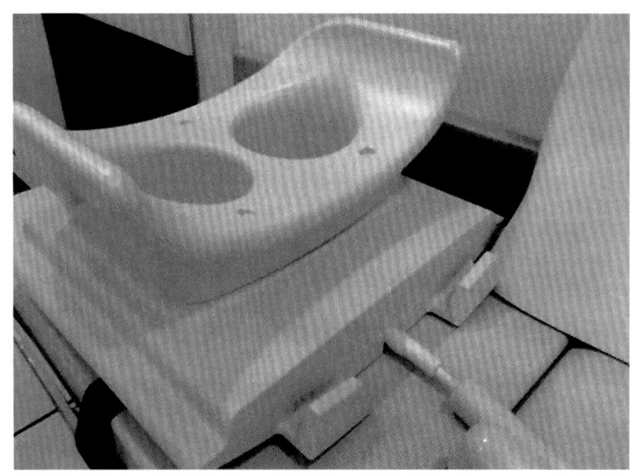

**图 16-1**　乳腺专用线圈，是乳腺 MRI 专用的 16 通道相位矩阵乳腺线圈，能够固定两个乳房，患者采取俯卧位接受乳腺 MRI 检查

## 一、设备与检查技术

### （一）检查设备

使用 1.5T 或 3.0T MRI 设备，多通道乳腺专用线圈。乳腺专用线圈设计成能够在患者俯卧位时进行扫描，以最大限度地减少因呼吸和心跳引起的伪影和乳腺组织的重叠（图 16-1）。乳腺线圈有 4、8、16、32 通道等多种类型，通道数量越多，信噪比越高。目前临床试验使用的乳腺 MRI 图像空间分辨率（in-plane）在 $1mm^2 \times 1mm^2$ 以内，时间分辨率在 2min 以内，层厚在 1~3mm 以内（表 16-1）。

**表 16-1　乳腺 MRI 技术参数建议**

| |
|---|
| · 1.5T 以上的高磁场设备 |
| · 乳腺专用线圈 |
| · 检查时间为月经周期的第 2 周 |
| · 层厚为 1~3mm |
| · 空间分辨率在 $1mm^2 \times 1mm^2$ 以内 |
| · 时间分辨率为 2min 以内 |
| · 脂肪抑制技术 |
| · 同时获取双侧乳腺影像 |
| · 对比增强（注入 0.1mmol/kg 对比剂，然后用 10mL 盐水洗涤） |
| · 注入对比剂前后，采集早期和晚期影像 |
| · 乳腺 MRI 引导活检设备 |

## （二）检查技术

乳腺 MRI 检查采用高分辨率的 T1 加权成像、脂肪信号抑制技术来准确评估病变的存在和形态。为了获得组织成分和血流动力学信息，对水敏感的 T2 加权像和动态增强（dynamic contrast-enhanced，DCE）成像是标准检查技术。为了减少费用和缩短检查时间，并且提高特异性，近年来，对弥散加权成像（diffusion-weighted imaging，DWI）和乳腺简化 MRI（abbreviated breast MRI，ABMR）的关注也在增加。

### 1. 标准检查序列

在注射对比剂之前获取脂肪抑制T1加权像，脂肪抑制 T2 加权像，脂肪抑制 3D 梯度回波 T1 加权像。T2 加权像对囊肿的发现诊断十分重要，有助于评估肿块的组织学特征（图 16–2）。注入对比剂后的动态增强检查为提高时间分辨率和空间分辨率，采用 TR（repetition time）和 TE（echo time）较短的 3D 扰相位梯度回波（spoiled gradient echo，SPGR）序列。动态增强 MRI 是在对比剂注入前和对比剂快速静脉注射后，在短时间内多次反复扫查获得图像。乳腺癌早期增强迅速，延迟期对比剂迅速退出，而正常乳腺纤维组织会随着时间的推移而逐渐增强。因此，乳腺癌与周围组织的对比度在注射对比剂 60~120s 时最大，此后逐渐减少。因此需在此时段获得第一期动态增强图像。如果图像获取时间推迟至 2min 以上，则正常乳腺实质的强化程度会增加，而病变与背景实质的对比度会降低。因此，第一期的增强图像应该在 2min 之内获得，而在对比剂注射后 5~7min 获得最后一期的图像，一般获得 3~5 个系列的图像，进而获得病变的血流信息。目前双侧乳腺的动态增强 MRI 检查通常使用横断面扫描，经对比剂注射前后的减影图像重建成冠状位、矢状位和三维最大密度投影（maximum intensity projection，MIP）图像。

### 2. 乳腺简化 MRI

近年来，为了减少乳腺 MRI 检查的高成本和缩短检查时间，引入了乳腺简化 MRI。以前使用的动态增强 MRI 需要花费 30min 以上的检查时间，乳腺简化 MRI 只获取对比剂注射后 2min

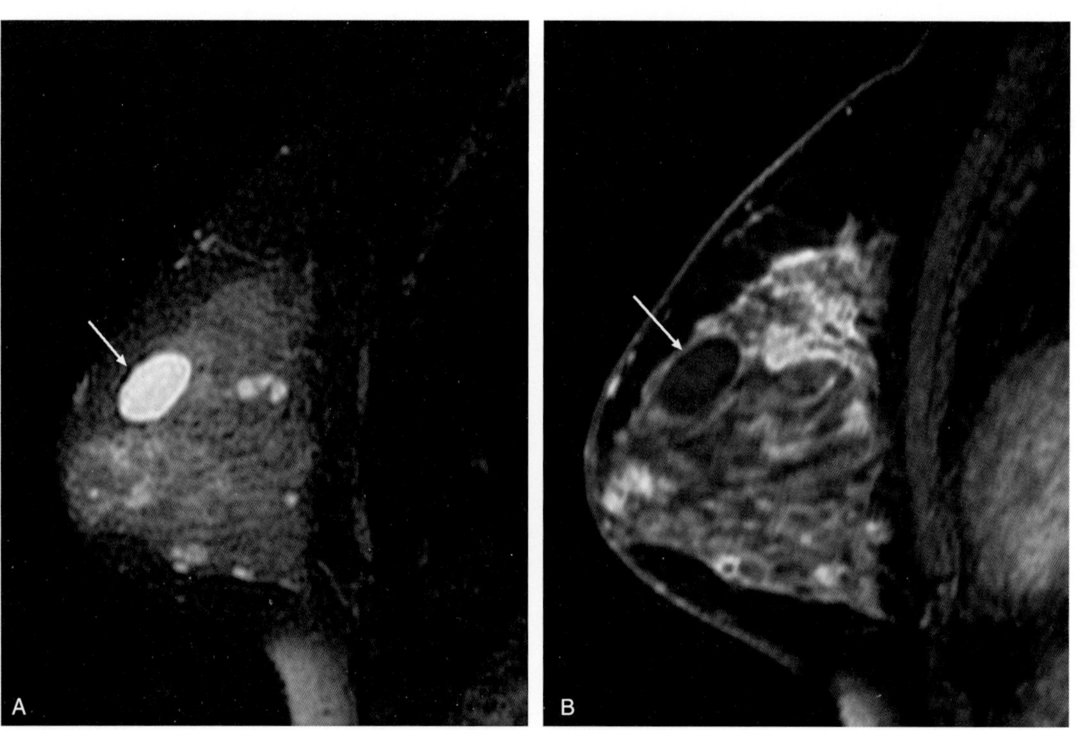


**图 16–2** 囊肿。A.T2 加权像中呈高信号的椭圆形肿块（箭头）。B. 在增强 T1 加权像中无强化（箭头）

之内的动态增强 T1 加权像，因此检查时间和阅片时间都大大减少（图 16-3）。研究结果显示，即使没有传统的增强晚期强化图像，仅凭恶性肿瘤的对比增强早期图像，也可以进行诊断。即使包括 T2 加权像，也建议乳腺简化 MRI 的检查时间在 10min 以内。

### 3. 弥散加权成像

弥散加权成像（DWI）是利用组织内水分子的布朗运动（Brownian motion）扩散程度成像的方法，使用 T2 增强自旋回波，在 180°相位重聚脉冲的前后加上扩散敏感的梯度磁场，则可以得到扩散加权影像。扩散加权成像中被限制的组织表现为高信号强度（图 16-4）。为了进行定量分析，使用表观扩散系数（apparent diffusion coefficient，ADC）来显示不同像素的扩散系数，但与弥散加权成像相反，扩散受限的组织显示为低信号强度。弥散加权成像是通过测定组织内水分子的流动性，提供组织细微结构的信息，用于监测病灶的治疗反应，或增强 MRI 发现的乳腺病变的鉴别诊断。与单独应用动态增强成像相比，动态增强成像和弥散加权成像联合应用能提高 MRI 对乳腺病变鉴别诊断的准确性。弥散加权成像具有无须注射对比剂即可获得图像、无创伤、检查时间短、费用低、可以反复检查等优点，但其分辨率低，所以不能从弥散加权图像中发现较小的浸润性癌或导管原位癌。

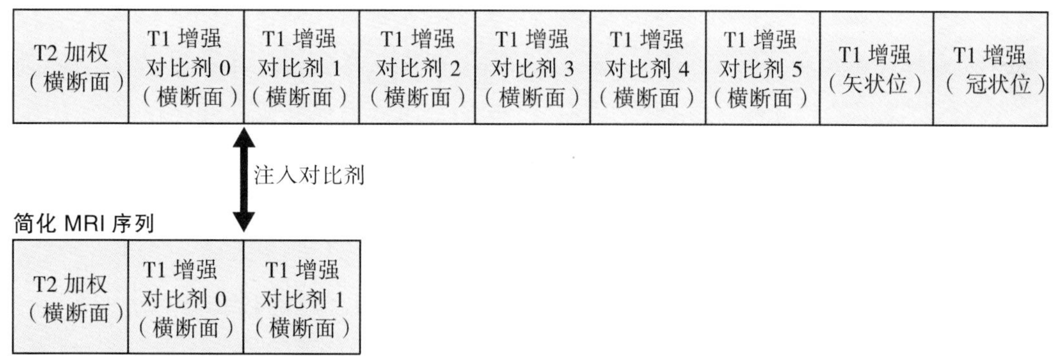


**图 16-3**　乳腺动态对比增强 MRI 和乳腺简化 MRI 扫描序列的比较。乳腺动态对比增强 MRI 通常在注射对比剂（对比剂 0）前后，以 1min 至 1min30s 的时间间隔扫描 1 期对比增强图像，共扫描 5 期对比增强图像，而乳腺简化 MRI 增强后仅采集 1 期对比增强图像（对比剂 1）

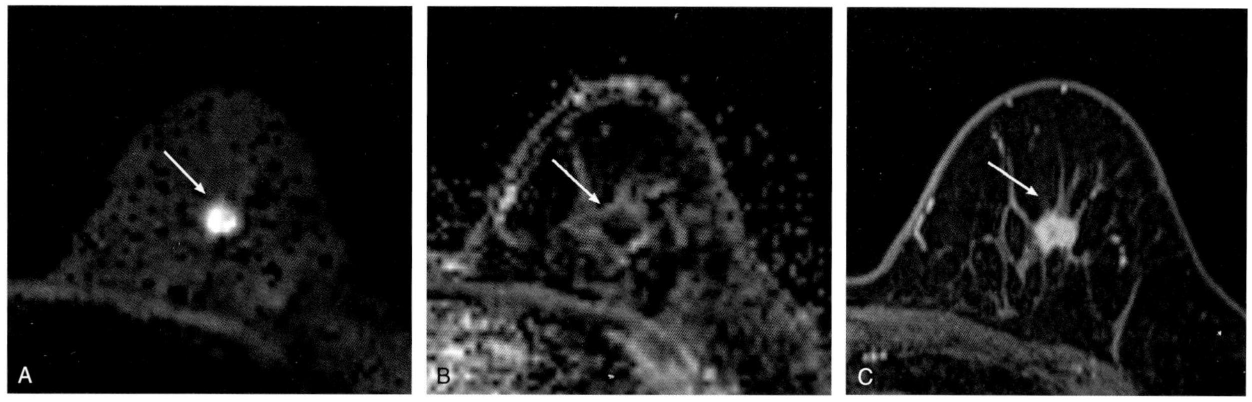


**图 16-4**　弥散加权成像。A. 在弥散加权图像中，可以看到高信号强度的肿块（箭头），B=1 000s/mm$^2$。B. 在表观扩散系数（ADC）图像中，肿块显示为低信号（箭头）。C. 在对比增强 T1 加权像中，肿块呈不规则形（箭头）。病理诊断为中等级别非特殊型浸润性癌（ER+/PR+/HER2-，Ki67 5%），病理分期为 T2N1

## 二、适应证与禁忌证

### （一）适应证

ACR与欧洲乳腺癌专家学会（European Society of Breast Cancer Specialists，EUSOMA）建议目前的乳腺MRI适应证如下（表16-2）。

**1. 乳腺癌患者的术前评估**

在被确诊为乳腺癌的患者中，MRI可用于局部分期和对侧乳腺检查，这是韩国进行乳腺MRI检查最常见的适应证。在行MRI检查的乳腺癌患者中，约16%的患者在同侧乳腺和4%~5%的患者在对侧乳腺发现了乳腺X线摄影或体格检查中未发现的乳腺癌。但是，没有足够的证据表明术前乳腺MRI对患者的预后有积极的影响，例如降低再手术率和改善生存率。相反，因增强扫描发现更多病变，乳腺MRI的使用可能增加全乳切除手术率。因此，仅对难以通过乳腺X线摄影和超声检查来评估病变范围的患者（例如浸润性小叶癌、HER2阳性乳腺癌和三阴性乳腺癌），才建议使用乳腺MRI检查。在致密型乳腺组织中或伴淋巴结转移的浸润性小叶癌患者中，有大约30%的病例在MRI检查中发现了追加的癌灶。

表16-2　MRI的适应证和禁忌证

| 适应证 |
| --- |
| ·乳腺癌的术前评估 |
| ·高风险女性的乳腺癌筛查 |
| ·乳腺癌化疗前后的治疗效果评估 |
| ·不明原因的腋窝淋巴结转移的评估 |
| ·整形乳房的评估 |
| ·对不能解释的临床症状或其他影像征象的进一步评估 |
| **禁忌证** |
| ·幽闭恐惧症 |
| ·有心脏起搏器等金属植入物的患者 |
| ·严重的对比剂副作用史 |
| ·慢性肾衰竭患者 |
| **相对禁忌证** |
| ·孕妇（依胎龄和病情需要选择） |

**2. 高风险人群筛查**

在乳腺癌高风险人群中，因为乳腺X线摄影敏感度低，间期癌（interval cancer）的发生率高，所以建议使用乳腺MRI筛查。美国癌症协会（American Cancer Society，ACS）和国家综合癌症网络（National Comprehensive Cancer Network，NCCN）建议，对乳腺癌终生罹患风险高于20%或者具有*BRCA*1/2基因突变的高风险女性，在乳腺X线摄影筛查的基础上补充乳腺MRI筛查。乳腺MRI筛查应该在遗传咨询和准确的风险评估之后进行。此外，对于接受乳腺癌手术的女性，如果其罹患继发性乳腺癌的终生风险超过20%或年龄在50岁以下，为了早期发现复发癌，建议行乳腺MRI筛查。不建议将MRI用于致密型乳腺或平均风险女性的乳腺癌筛查。

**3. 术前化疗效果的评价**

在接受术前化疗的乳腺癌患者中，乳腺MRI可用于监测治疗反应，并在手术前评估化疗后的残存病灶。

**4. 原因不明的腋窝淋巴结转移的评估**

对于原因不明的腋窝淋巴结转移或乳头Paget病患者，在体格检查、乳腺X线摄影及超声检查均未发现原发病变时，MRI是最敏感的检查方法。在MRI检查中，如果在乳腺实质中没有发现可疑的恶性病变，可以避免进行乳腺切除术。但是，由于假阳性病变比较常见，所以不能仅凭乳腺MRI检查结果确定是否手术切除，如果MRI发现可疑恶性病变，应先行活检明确诊断。

**5. 整形乳房的评价**

对于乳房内植入假体或接受异物注射等隆胸术的女性，当乳腺X线摄影难以诊断乳腺癌或者为了评估乳房假体是否破裂、损伤时，可以进行MRI检查。此外，如果隆胸女性确诊乳腺癌，MRI检查有助于明确手术范围，如是否侵犯胸肌筋膜、胸肌或肋间肌。

**6. 可疑影像所见和临床症状等问题的解决**

对于有乳头溢液或可触及性肿块等症状的女

性，如果乳腺 X 线摄影和超声检查未能发现异常，可以采用乳腺 MRI 进一步检查。特别是因致密型乳腺或术后变化等原因导致乳腺 X 线摄影或超声检查无法明确病变时，乳腺 MRI 检查可能有帮助。如果仅因为在乳腺 X 线摄影或乳腺超声中发现的钙化或肿块难以鉴别良恶性，是否选择行 MRI 检查因医院条件和医生决策不同而异。

### （二）禁忌证

MRI 检查的一般禁忌证包括幽闭恐惧症、人工植入物、孕妇或哺乳期女性、对比剂副作用等。受检者检查前应填写问卷表，以排除禁忌证（表 16-2）。

**1. 幽闭恐惧症**

幽闭恐惧症是指在 MRI 检查中因产生强烈的不安和恐惧需要停止检查的情况，占总受检者的 1%~3%。在 ACRIN 6666 的研究中，有 25.4% 的女性由于幽闭恐惧症未进行免费的乳腺 MRI 检查。

**2. 人工植入物**

检查前应询问受检者体内是否有金属人工植入物，如心脏起搏器、脑血管夹、人工耳蜗、用于乳房切除术后再造植入的金属扩张器等。

**3. 孕妇或哺乳期妇女**

MRI 对胎儿的长期影响尚不清楚，并且对比剂钆对孕妇、胎儿或哺乳期女性的安全性尚不明确，但是对比剂可以通过胎盘传递给胎儿，也可以通过乳汁少量分泌。此外，孕妇或哺乳期妇女的乳腺组织中有较强的生理性对比增强，且能观察到显著的背景实质强化（background parenchymal enhancement，BPE），导致诊断难度增加。因此，怀孕和哺乳期女性须慎重行乳腺 MRI 检查。

**4. 高风险筛查人群的对比剂副作用**

在极少数情况下，对比剂引发的超敏反应会引起过敏性休克，肾功能障碍的患者可能因对比剂导致肾源性系统性纤维化（nephrogenic systemic fibrosis，NSF）。因此，有严重对比剂过敏史或慢性肾衰竭的患者不建议行乳腺 MRI 增强检查。此外，有报道用反复注射对比剂钆的受检者的脑组织中可能会有钆沉着，因此须慎重。

## 三、诊 断

### （一）BI-RADS 术语和判定类别

乳腺 MRI 诊断使用最新的 BI-RADS（2013 年版）中定义的标准术语和判定类别。

**1. 背景实质强化**

背景实质强化（background parenchymal enhanomed，BPE）是正常乳腺实质组织的强化。在注入对比剂后，从强化早期到延迟期，乳腺实质的强化程度通常逐渐增加，且强化范围逐渐增大。在注射对比剂后约 90s，用第一期增强后图像评估 BPE，分为极少（minimal）强化、轻度（mild）强化、中度（moderate）强化和重度（marked）强化（图 16-5）。BPE 可能与月经周期有关，但与乳腺实质的含量不呈正相关，即使是在致密型乳腺的女性中也会出现极少的 BPE，但通常具有致密型乳腺的年轻女性表现出更明显的 BPE。对于 BPE 明显的乳腺，MRI 检查对肿瘤检出的敏感度和病变良恶性区分的特异度均会降低。重度 BPE 通常出现在女性月经周期的黄体期，因此，对高风险女性的 MRI 筛查通常建议在受检者月经周期的第二周进行，以最大限度地减少 BPE 的影响。然而，对于已确诊为乳腺癌的患者，为了确定术前分期进行 MRI 检查，则无须考虑月经周期。两侧乳腺的 BPE 呈对称性，通常出现在乳腺上方或下方血管分布的位置，但也可能呈非对称性。

**2. 病变分类**

在动态增强 MRI 中，强化的病变可分为点状强化（focus）、肿块（mass）、非肿块样强化（non-mass enhancement，NME；图 16-6）。

（1）点状强化

点状强化是小于 5mm 的增强病变，因其非常小，所以难以分析其形状和内部增强特征。在 2013 版的 BI-RADS 分类中，多发点状强化被认为是 BPE 的一种，而不是多发病变。点状强化在良性和恶性病变中均可出现。当点状强化呈流出型强化曲线、新发或逐渐增大，则恶性可能性较大。相反，良性病变与 BPE 常无明显区别，如果病变在 T2 加权图像上呈高信号、内部有脂肪门、为渐进性的强化曲线或与之前的图像比较无明显变化，则可能是良性病变。

（2）肿　块

肿块是向外凸出的三维空间病变，需要进行良恶性鉴别诊断，如考虑浸润性乳腺癌或类似于纤维腺瘤的良性肿瘤。在第一期增强图像中进行肿块的形状和边缘分析。形状分为椭圆形（oval）、圆形（round）和不规则形（irregular）。边缘分为清晰（circumscribed）和不清晰（not circumscribed），边缘不清晰进一步分为不规则（irregular）和毛刺状（spiculated）。边缘清晰提示良性，边缘不规则或毛刺状提示恶性（表 16-3；图 16-7）。内部强化特征中，均匀强化提示良性，不均匀强化（特别是环形强化）提示恶性。肿块内部低信号分隔是纤维腺瘤的典型表现（图 16-8），特异度达 93%~97%（表 16-4）。增强扫描无强化的肿块也是良性的，大部分是玻璃样变的良性纤维腺瘤。炎性囊肿或脂肪坏死增强扫描有强化，有可能被误判为恶性，需

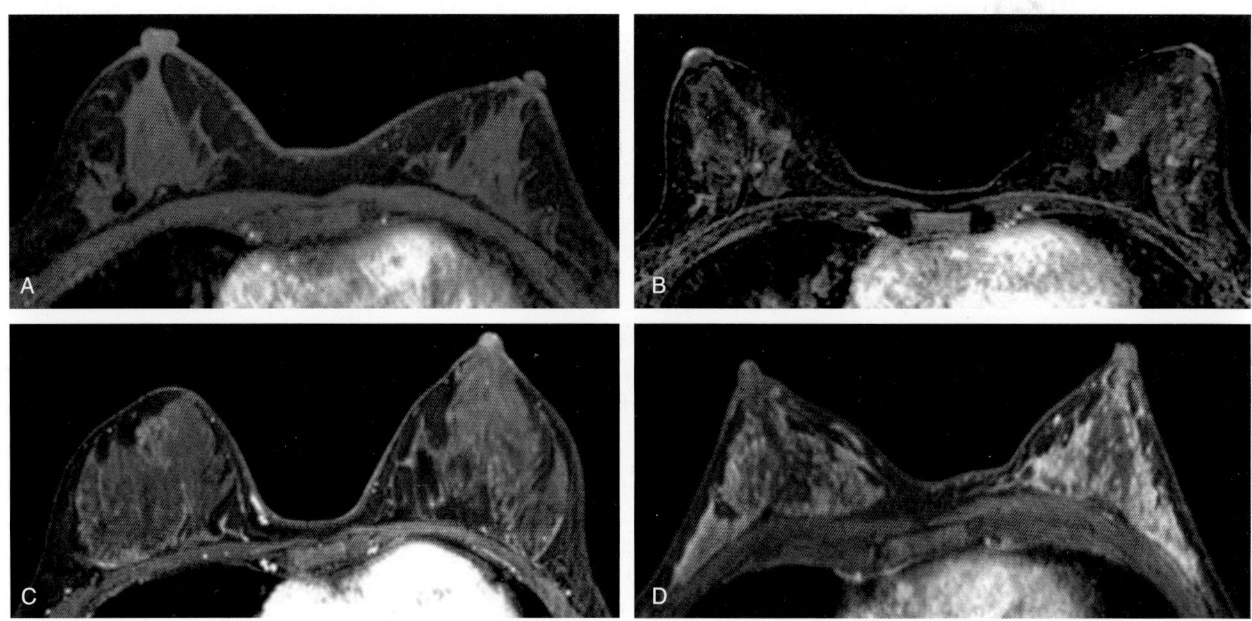

图 16-5　背景实质强化。A. 极少。B. 轻度。C. 中度。D. 重度

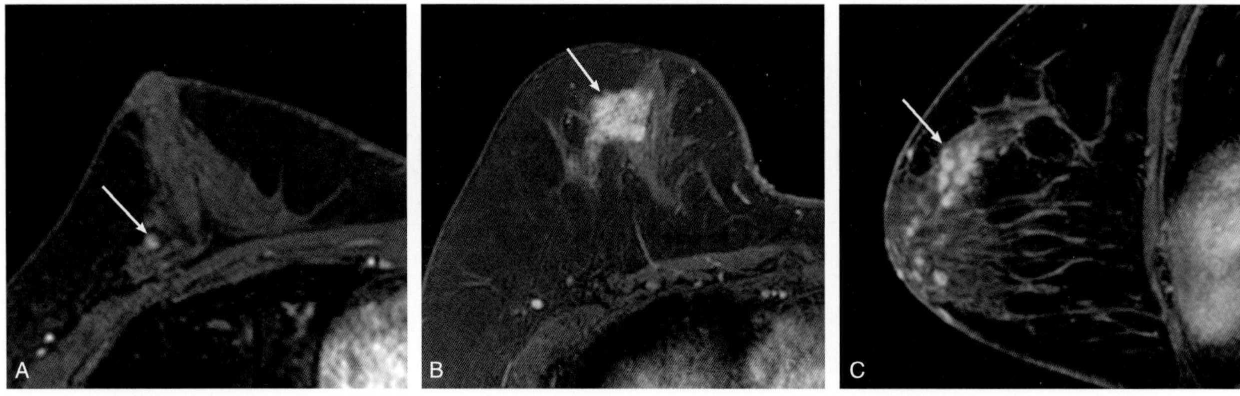

图 16-6　对比增强病变的分类。A. 点状强化（箭头）。B. 肿块（箭头）。C 非肿块样强化（箭头）

参考 T2 或 T1 加权像的信号强度（图 16-9、16-10）。对于较小的病变，边缘或内部强化特征分析可能会因为 MRI 图像的空间分辨率不同而有所差异。

（3）非肿块样强化

非肿块样强化是指除点状强化或肿块样强化之外的一类强化方式，常见的原因包括导管原位癌、不典型增生、雌激素刺激或炎症性病变等，病变的分布特征和内部的强化模式有助于鉴别诊断。强化分布形式分为局灶性（focal）、线样（linear）、段样（segmental）、区域性（regional）、多发区域性（multiple regions）和弥漫性（diffuse）强化。在 2013 版的 BI-RADS 分类中，已将之前使用的点状或导管样分布强化删除。局灶性强化出现在面积小于乳房 1/4 的情况（图 16-11）。线样强化相当于一个乳腺导管病变，是提示恶性病变的征象。段样强化是指顶点朝向乳头方向的三角形或圆锥形的强化，是沿主导管及其分支分布的强化方式（图 16-12）。区域性强化至少占据一个象限，比一个腺叶分布更广。弥漫性强化是大范围散在分布的强化。区域、多区域、弥漫性强化的病变良性可能性较大，但也有多灶性恶性病变的可能性。非肿块样强化病变的内部强化模式分为均匀（homogeneous）、不均匀（heterogeneous）、集簇状（clumped）或簇环状（clustered ring）。集簇状或簇环状强化是指葡萄串珠样、鹅卵石样、珍珠项链样强化，常提示恶性病变。

**表 16-3　肿块和非肿块样强化的常用术语和阳性预测值＊**

| 类别 | | 良性（$n$=73） | 恶性（$n$=11） | 阳性预测值 |
|---|---|---|---|---|
| 肿块 | | 55 | 29 | 0.329（0.237~0.437） |
| 形状 | 圆形 | 11 | 3 | 0.214（0.076~0.476） |
| | 椭圆形 | 6 | 0 | 0（0~0.392） |
| | 不规则形 | 38 | 26 | 0.406（0.295~0.529） |
| 边缘 | 清晰 | 19 | 3 | 0.136（0.047~0.333） |
| | 不规则 | 29 | 10 | 0.256（0.146~0.411） |
| | 毛刺状 | 7 | 16 | 0.696（0.491~0.844） |
| 内部强化特征 | 均匀 | 13 | 1 | 0.071（0.013~0.315） |
| | 不均匀 | 28 | 21 | 0.429（0.300~0.567） |
| | 环状强化 | 14 | 7 | 0.333（0.172~0.546） |
| | 非肿块样强化 | 18 | 11 | 0.379（0.227~0.560） |
| 分布 | 局灶 | 5 | 3 | 0.375（0.137~0.694） |
| | 线样 | 1 | 3 | 0.750（0.301~0.954） |
| | 段样 | 6 | 3 | 0.333（0.121~0.646） |
| | 区域 | 5 | 2 | 0.286（0.082~0.641） |
| | 多发区域 | 1 | 0 | 0（0~0.796） |
| 内部强化模式 | 均匀 | 1 | 0 | 0（0~0.796） |
| | 不均匀 | 17 | 8 | 0.320（0.172~0.516） |
| | 集簇状 | 0 | 2 | 1（0.340~1） |
| | 簇环状 | 0 | 1 | 1（0.204~1） |

＊来源：Gweon HM, et al, Eur Radiol，2014

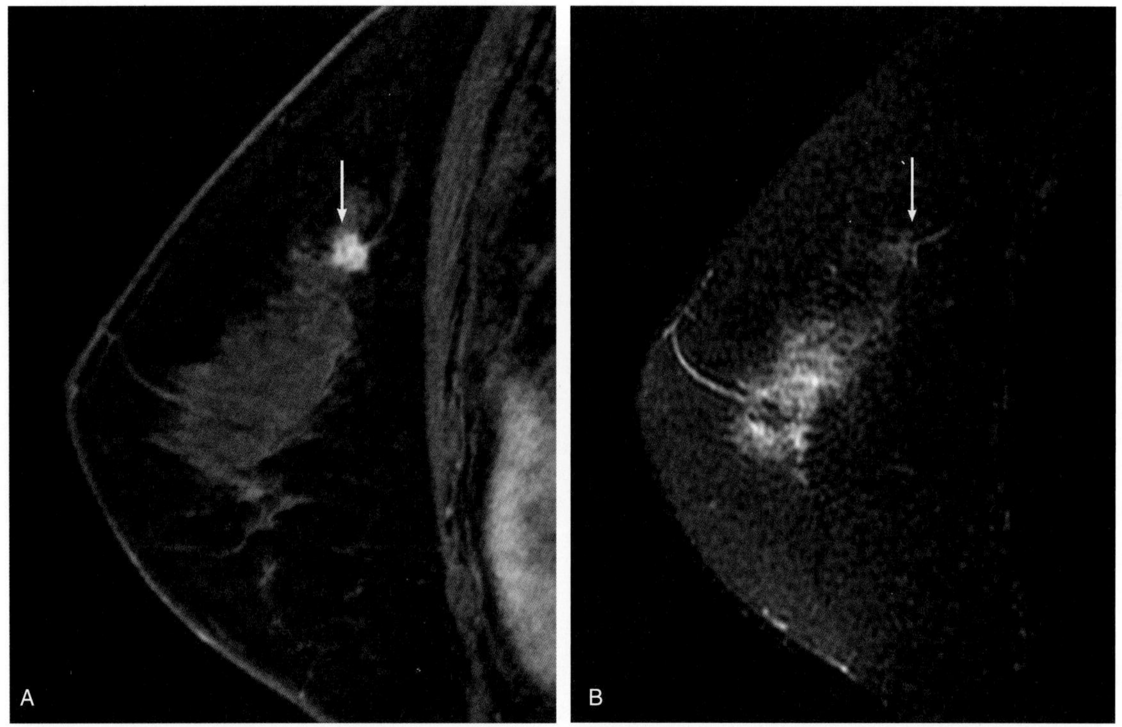


**图 16-7** 肿块：乳腺癌。A. 在增强 T1 加权像中，肿块呈不规则形，边缘毛刺状，内部不均匀强化。B. 在 T2 加权图像上，肿块的信号强度似乎低于周围的实质。病理诊断为中等级别非特殊型浸润性癌（ER+/PR+/HER2-，Ki67 5%），病理分期为 T1N0

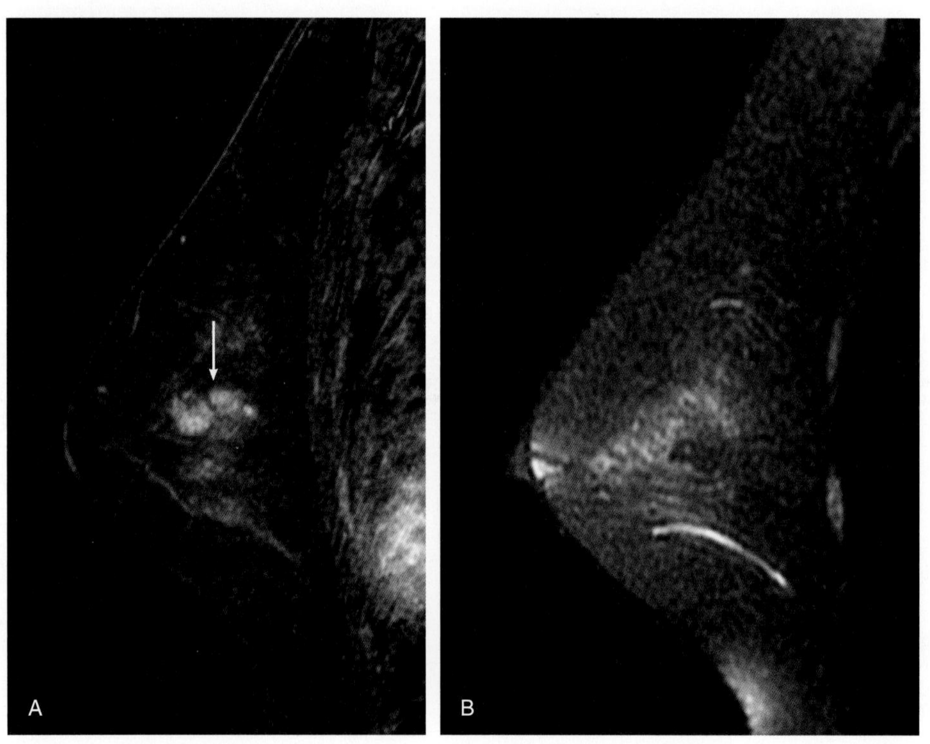


**图 16-8** 肿块：纤维腺瘤。A. 在增强 T1 加权像中，肿块呈椭圆形，边缘清晰，其内可见不强化的分隔（箭头）。B. 在 T2 加权像中，肿块的信号与周围组织相似。切除活检病理诊断为纤维腺瘤

**表 16-4　对乳腺癌阴性预测值超过 95% 的 MRI 征象**

| |
|---|
| · 当 MRI 中没有对比增强病变时 |
| · 边缘清晰和 T2 加权像具有高信号强度的肿块 |
| · 内有不强化分隔的椭圆形肿块 |
| · 不强化或强化低于周围乳腺组织的肿块 |

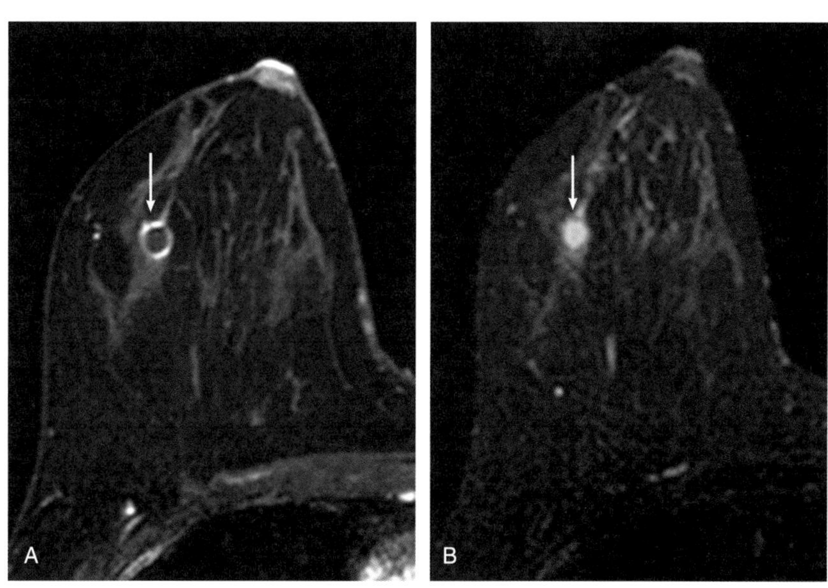


**图 16-9**　炎性囊肿。A. 对比增强 T1 加权像显示 5mm 的肿块（箭头），呈环形强化，病变壁薄且规则。B. 在 T2 加权像中，无强化的中心部分呈高信号强度（箭头），被归类为 BI-RADS 2 类

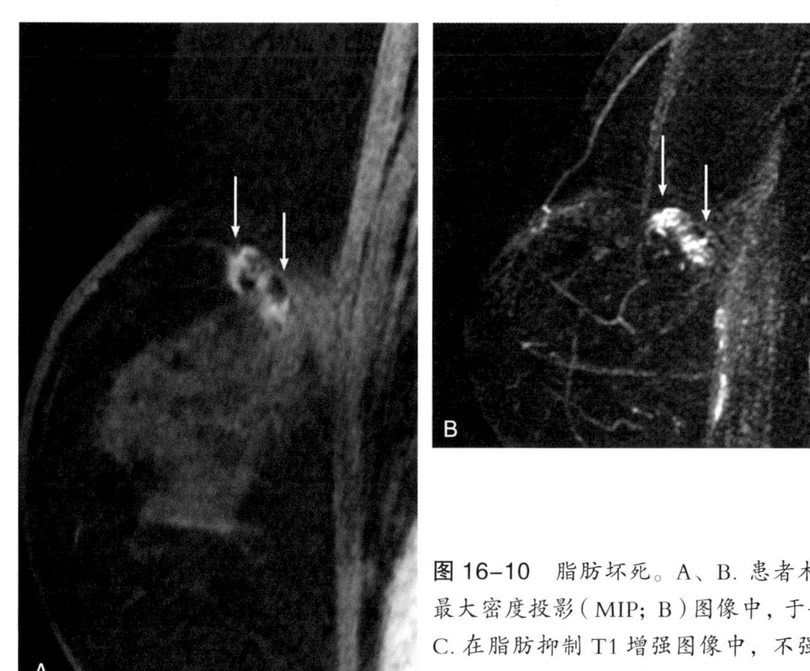


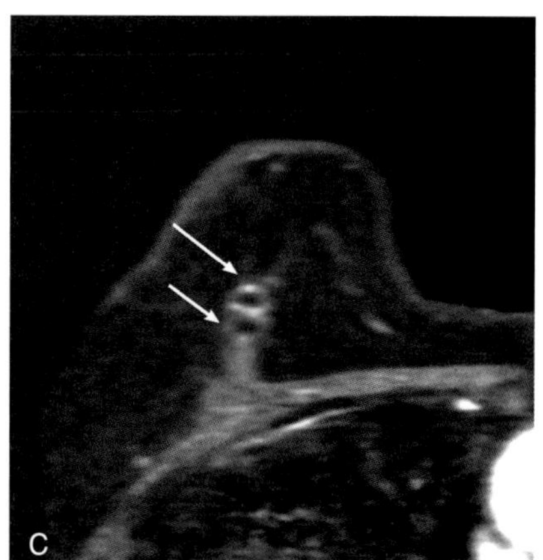


**图 16-10**　脂肪坏死。A、B. 患者术后 1 年半，在对比增强 T1 加权像（A）和最大密度投影（MIP; B）图像中，于手术部位显示两个边缘强化的病变（箭头）。C. 在脂肪抑制 T1 增强图像中，不强化的病变中心部分的信号强度比周围脂肪的信号强度更低（箭头）。被归为 BI-RADS 2 类

**3. 动态增强曲线评估**

通过肉眼观察动态对比增强的图像或通过测量病变内较小目标区域的信号强度，然后绘制随时间变化与信号强度相关的时间信号强度曲线（time-signal intensity curve）来进行动力学曲线（kinetic curve）评估，分析动态增强曲线早期和延迟期图像。将感兴趣的区域放置在对比增强最强的区域并进行分析，还可以用计算机辅助诊断（computer-aided diagnosis，CAD）将病变的增强模式用彩色图像表示。当分析病变中的多个感兴趣区域时，应记录最可疑的恶性曲线。感兴趣区域的大小应至少为3个像素。信号强度的增加测量的是相对于参考值（SIpre）的相对值，公式为［（SIpost-SIpre）/ SIpre］×100％。例如，如果病变在对比增强之前为500个单位，而对比增强之后的信号强度为750个单位，则为［（750–500）/ 500］×100%，即对比增强率为50%。早期的强化率是时间信号强度曲线的前1~2min的斜率，这表示对比增强发生的速度和程度，分为缓慢（slow）、中度（medium）和快速（fast）。延迟期增强是指在注入对比剂后约3min，在初始信号强度增加之后发生的信号强度的变化（图16–13）。根据Kuhl等的研究：① Type Ⅰ渐增型（persistent-trpy），信号强度在早期强化后

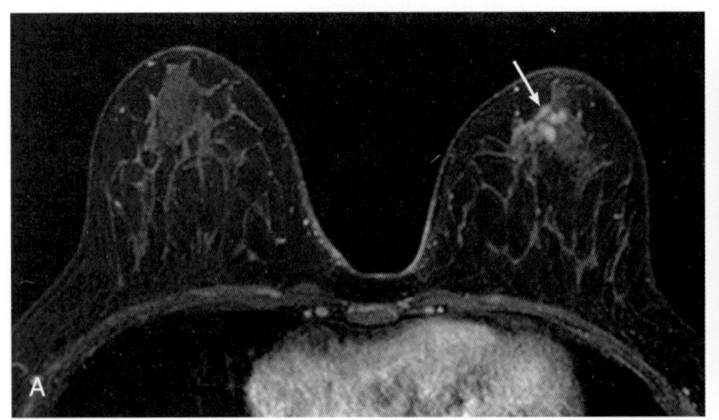

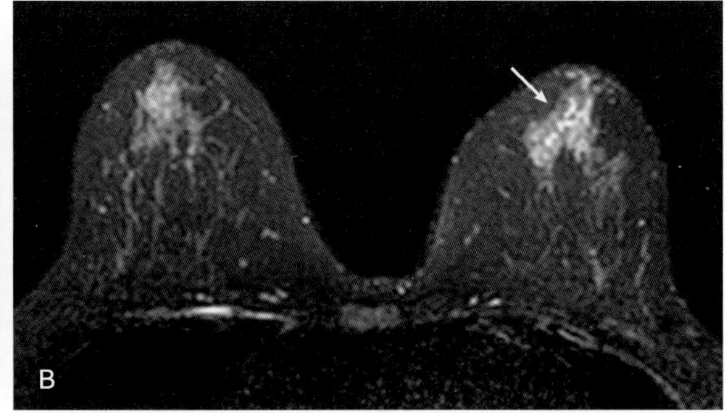

**图16–11** 非肿块样强化－导管内乳头状瘤。A. 增强T1加权像显示局灶分布、不均匀的非肿块样强化（箭头），病理诊断为导管内乳头状瘤。B. 在T2加权像中，非肿块样强化与正常实质之间界限不清（箭头）

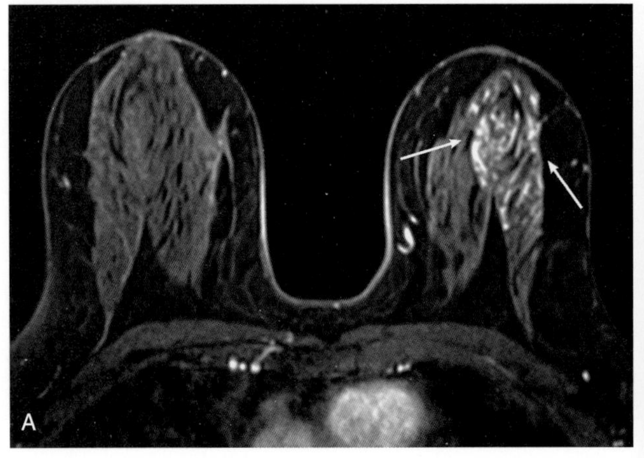

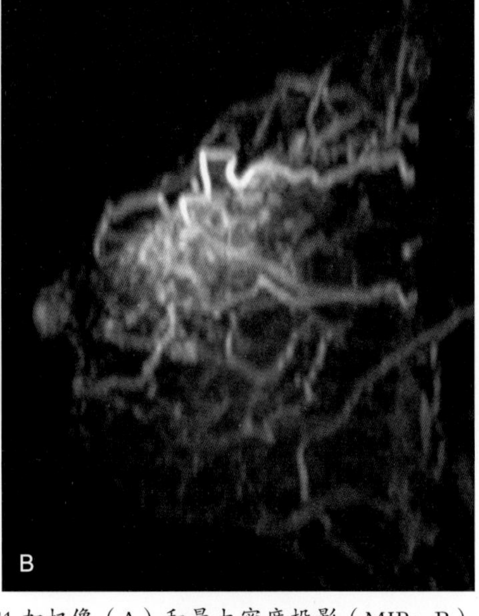

**图16–12** 非肿块样强化－导管原位癌。A、B. 对比增强T1加权像（A）和最大密度投影（MIP；B）图像显示段样分布和簇环状强化（箭头）的非肿块样病变，病理诊断为高级别导管原位癌

持续增强，信号增强 >10%。② Type Ⅱ 平台型（plateau-type），信号强度在早期强化升高后不随时间延长而发生变化。③ Type Ⅲ流出型（washout-type），信号强度在升高达峰值后开始降低，信号降低 >10%。平台型和流出型的主要区别在于前 2min 内对比增强是否出现峰值。一般来说，良性病变是渐增型曲线，恶性病变是流出型曲线。平台型在良性和恶性病变中都可显示。在良性病变中，三种类型的动态增强曲线分别占 83%、12% 和 6%；而在恶性病变中，三种类型的动态增强曲线分别占 9%、34% 和 57%。由于低级别癌（如乳腺小叶癌或黏液癌）可以呈渐增型曲线，因此在判定病变性质时应同时考虑形态学表现。时间信号强度曲线技术主要有助于肿块的评估，对鉴别非肿块样强化的病变（如导管原位癌）没有帮助。

4. BI-RADS 评估

判定类别分为 BI-RADS 0 类，评估未完成；BI-RADS 1 类，阴性；BI-RADS 2 类，良性；BI-RADS 3 类，可能良性；BI-RADS 4 类，可疑恶性；BI-RADS 5 类，高度提示恶性；BI-RADS 6 类，活检证实恶性。在 MRI 诊断报告上尽量不要使用“0 类”，但在可能影响随访周期或建议的情况下可以使用。例如椭圆形、边缘清晰的肿块在 T2 加权像中显示高信号时，建议使用超声检查，确定是否为乳腺内淋巴结，在这种情况下，可使用 0 类。但是，当 MRI 发现可疑恶性病变，需要活检时，建议进一步行超声检查，在确定穿刺活检引导方法时，应使用 4 类。如果确诊乳腺癌患者的 MRI 检查中发现其他可疑恶性病变，应使用 4 类，而不是 6 类。同乳腺 X 线摄影一样，3 类用于恶性可能性≤ 2% 的可能良性病变，此时短期随访优于活检。

## （二）病变的鉴别诊断方法

对点状病变、肿块和非肿块样增强的乳腺病变，可通过以下方法进行鉴别诊断：首先是形态学信息（肿块形状和边缘、非肿块样强化分布及病变的内部增加特征）；其次，未使用脂肪抑制法的 T1 或 T2 加权像中病变的信号强度；再次，综合动态增强曲线的信息（早期和延迟期曲线类型）进行鉴别诊断（图 16-14~16-17）。如果发现可疑边缘强化、毛刺状边缘等恶性表现，不论曲线类型如何，都应立即进行活检。首尔大学医院的研究表明，乳腺癌在肿块样病变中主要表现为不规则形，边缘不规则或毛刺样，流出型曲线；而在非肿块样强化的病变中常呈段样或线样分布，集簇状或簇环状强化。在乳腺癌的预测能

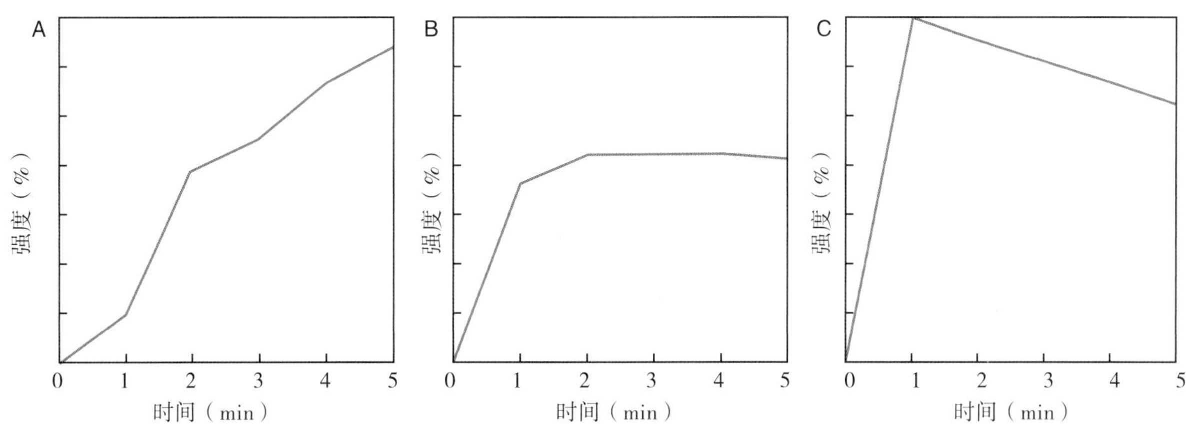


图 16-13　时间 - 信号强度曲线。A. 渐增型，随着时间的延迟，信号强度持续增加，多为良性病变。B. 平台型，在早期对比增强后，立即出现平坦的信号强度，在良性和恶性病变中均可见。C. 流出型，在早期对比增强后，信号强度立即降低，通常在恶性病变中出现

力方面，肿块的形态学特征比动态曲线更强（表16-3）。

在可能良性的边缘清晰的肿块中，时间信号强度曲线分析有助于判断病变应行活检还是短期随访。如出现早期快速强化和流出型强化曲线，即使病变在形态学上表现为良性征象，也应进行活检。在未使用对比剂的 T1 加权像中，高蛋白或伴出血的囊肿呈高信号，在 T2 加权像中囊肿、导管、淋巴结、水肿、细胞成分较多的纤维腺瘤、

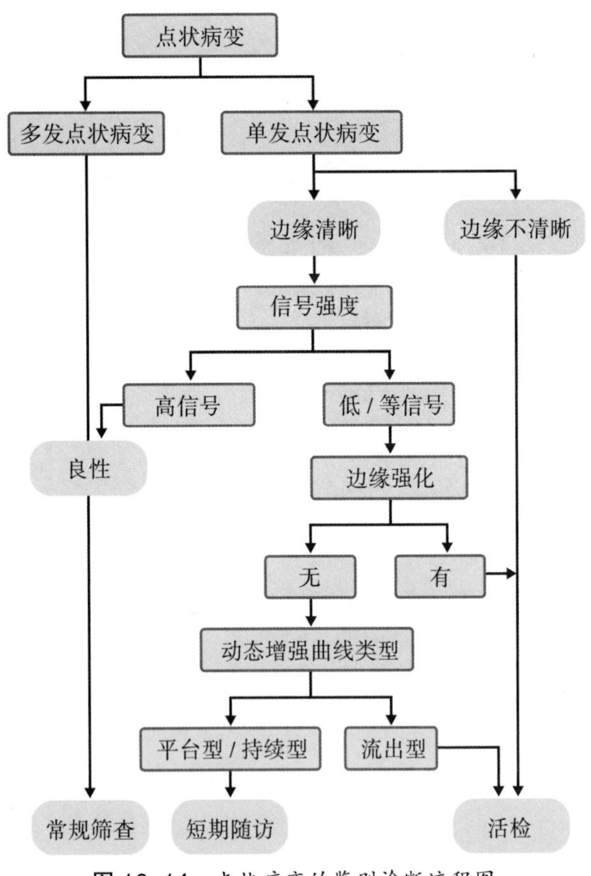


图 16-14　点状病变的鉴别诊断流程图

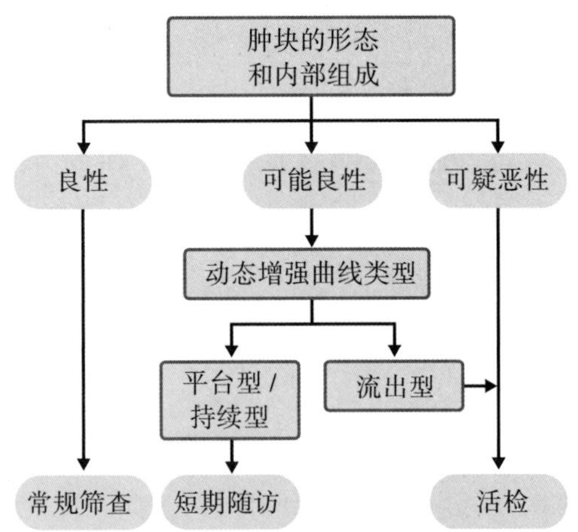


图 16-15　肿块的鉴别诊断流程图

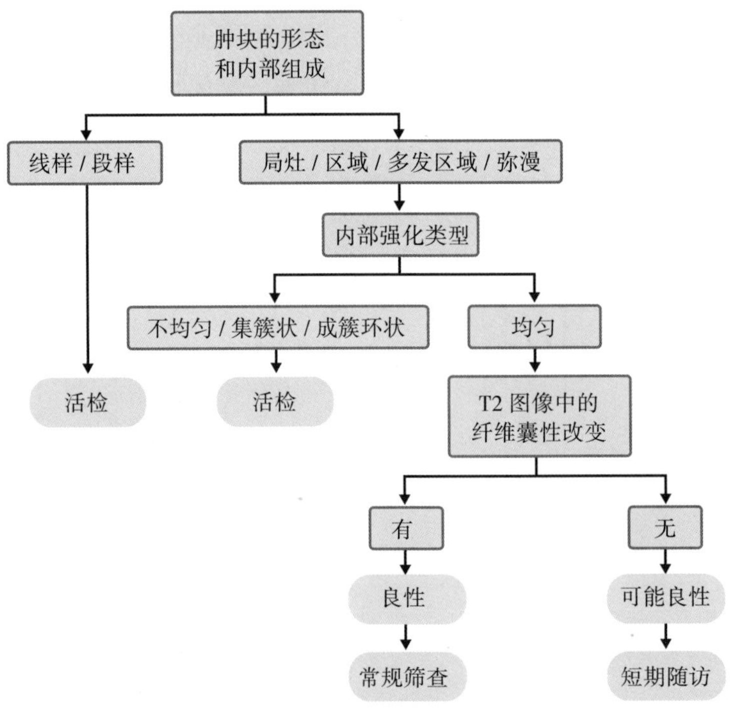


图 16-16　非肿块样强化的鉴别诊断流程图

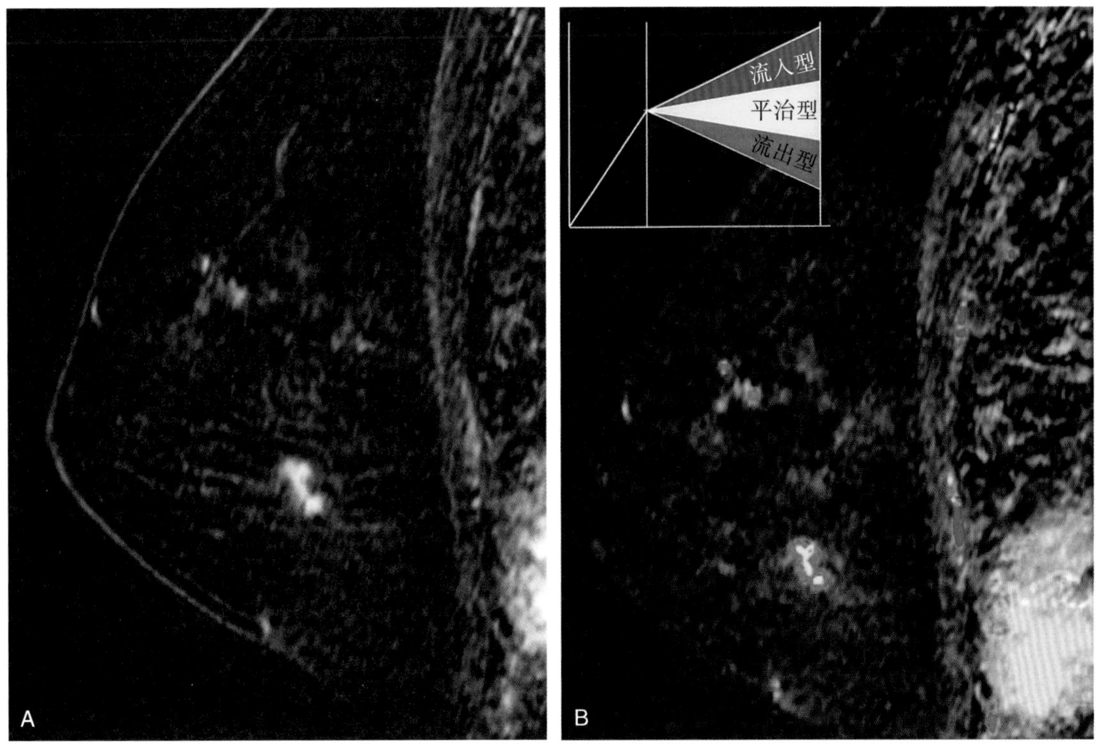


**图 16–17**　乳腺 MRI 的计算机辅助诊断程序。A. 乳腺癌患者的对侧乳腺见不规则形肿块。B. 彩色图像显示肿块中央呈平台型（黄色）和流出型（红色），术后诊断为低级别导管原位癌

黏液癌等含有黏蛋白的病变呈高信号，脂肪坏死或纤维化呈低信号。

### （三）报告的书写

报告应首先记录患者是否有可触及的肿块、乳头溢液等临床症状，有无乳腺活检或手术史，以及病理结果，有无激素替代疗法和抗激素药物使用史，有无乳腺癌家族史等高风险因素。应与先前的乳腺 MRI 检查结果比较，描述是否发生变化，是否有新发病变等影响对患者的处理的信息。此外，还要对乳腺 X 线摄影和超声检查等其他影像学检查的检查日期和影像表现进行描述。应描述 MRI 设备的磁场强度、乳腺线圈的类型、脉冲序列、脂肪抑制技术的使用、对比剂的类型和剂量、增强后的图像数量及动态增强 MRI 的时间间隔。应使用 MRI 的 BI-RADS 术语描述，综合评价判定，并进行分类和给出建议。

## 四、MRI 引导下活检

### （一）适应证

对于仅在乳腺 MRI 检查中可见，而在乳腺 X 线摄影或超声检查中不能显示的可疑恶性病变，需在 MRI 引导下经皮穿刺活检。为此，需要能够在 MRI 磁场中使用的针和 MRI 引导活检的专用装备（图 16–18），并使用真空辅助设备。如果通过第二眼超声检查能够发现病变，则首选超声引导下活检，而不是 MRI 引导下活检，因为 MRI 引导的乳腺活检难以在厚度较薄的乳房中收集组织，不仅需要注射对比剂，而且在患者处于舒适感较差的俯卧位姿势下进行操作。然而，超声检查不能显示的病变中约有 15% 被诊断为乳腺癌，因此对此类可疑恶性病变应进行 MRI 引导下活检。如果患者很难保持检查时的姿势，穿刺针无法触及深部病变或病变位置难以定位，则 MRI 引导下乳腺活检可能会很困难。

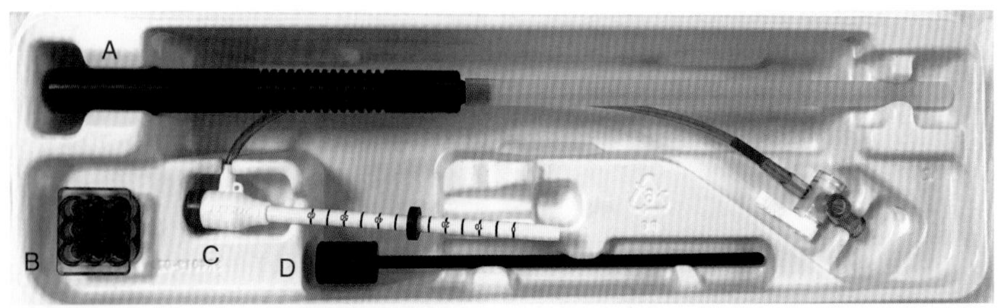


图 16-18　MRI 引导下乳腺活检所需的器材。为了确定活检针的路径与病变部位之间的关系，需要以下器材：A. 导引针。B. 导针器。C. 导针鞘。D. 闭孔器

## （二）MRI 引导下乳腺活检的方法

行 MRI 引导下乳腺活检时，应首先对乳腺 MRI 影像进行研究，确定从皮肤到病变最短距离的方向，然后让患者俯卧于开放型乳腺专用线圈上，将定位栅格板轻轻固定在邻近方向的皮肤上。在栅格板上插入维生素 E 胶囊，作为计算病变位置的基准点。首先，通过扫描脂肪抑制 T1 加权像矢状位和横断位图像，确认病变是否包括在图像内，栅格板和维生素 E 胶囊是否出现在 MRI 图像中。注射对比剂后，在相同序列的矢状位和横断位图像中确认病变。如果未发现病变，应确认乳房压迫是否过度。如果压力适当，仍不能显示增强的病灶，应取消 MRI 引导下活检，并在 6 个月内通过复查乳腺 MRI 检查确认病变是否存在。以维生素 E 胶囊的位置为基准，确认栅格板内的 X-Y 坐标点和皮肤到病变的深度，从而确定增强扫描的目标病变位置。患者从 MRI 机器的磁场中出来后，在栅格的目标位置皮肤上注射局部麻醉剂，将探针与针套一起插入至计算好的深度。插入后，将探针取出，通过针套插入塑胶封闭管，将患者送入磁场，获取 MRI 图像。此时，因对比剂流出，目标病变可能会消失，可以通过对比前次图像中显示的病变和周边实质来明确位置关系。封闭管的作用是确认活检针和病变之间的路径。确认封闭管末端准确地位于病变内后，再将患者拉离出磁场，插入活检针进行活检。样本采集结束后，再次扫描 MRI 图像，确认目标病变是否被成功采集（图 16-19）。活检结束后，止血和伤口治疗与常规的真空辅助活检相同。

## （三）结果分析和随访

当活检结果是恶性时，如果在 MRI 引导下的病变活检时置入了标记物，可以使用乳腺 X 线摄影来引导定位病变的位置，并进行手术；如果未置入标记物，可以对活检后产生的缺损部位通过超声引导定位病变位置，并进行手术。当活检结果为良性时，应进行随访观察，如果活检后病灶能够在乳腺 X 线摄影或超声检查中显示，可以通过这两种方法进行复查；如果病变仍仅能在 MRI 检查中显示，则通过 MRI 进行复查。由于 MRI 引导下的活检很难像超声引导下活检那样实时确定针尖的位置，也难以像立体定位活检那样通过拍摄活检样本来判断目标组织采集是否成功。因此，MRI 引导下活检后，应进行病理结果与影像所见的一致性判定，慎重决定之后的随访观察方法和周期。

## 知识要点

- 获得乳腺 MRI 图像需使用 1.5T 或 3.0T MRI 设备，多通道乳腺专用线圈，空间分辨率为（$1mm^2 \times 1mm^2$）以内，时间分辨率为 2min 以内，层厚在 1~3mm 以内。
- 乳腺 MRI 的适应证包括对乳腺癌患者进行病变范围评估，对乳腺癌高风险人群进行检查，术前全身抗癌疗法后反应的评估，在不知原发病灶的腋窝淋巴结转移患者中寻找乳腺实质内的原

发病灶，整形植入假体的评价等。禁忌证包括：有心脏起搏器等金属医疗人工植入物的患者；对孕妇或哺乳者需慎重行 MRI 检查；有严重的对比剂副作用病史患者；慢性肾衰竭患者等。

- 乳腺 MRI 的判读根据 ACR BI-RADS 分类，包括背景实质强化，形态学分析，时间 – 信号强度曲线分析和范畴评估。

- 在对比增强 MRI 中，对比增强的病变分为点状、肿块、非肿块样强化。在肿块样病变中，乳腺癌主要表现为不规则形病变、毛刺样边缘、流出型曲线；而在非肿块样强化病变中常呈段样、线样分布、集簇状或簇环状强化。

- T2 加权像显示囊肿、炎性囊肿、导管、淋巴结、水肿、细胞成分多的纤维腺瘤呈高信号，

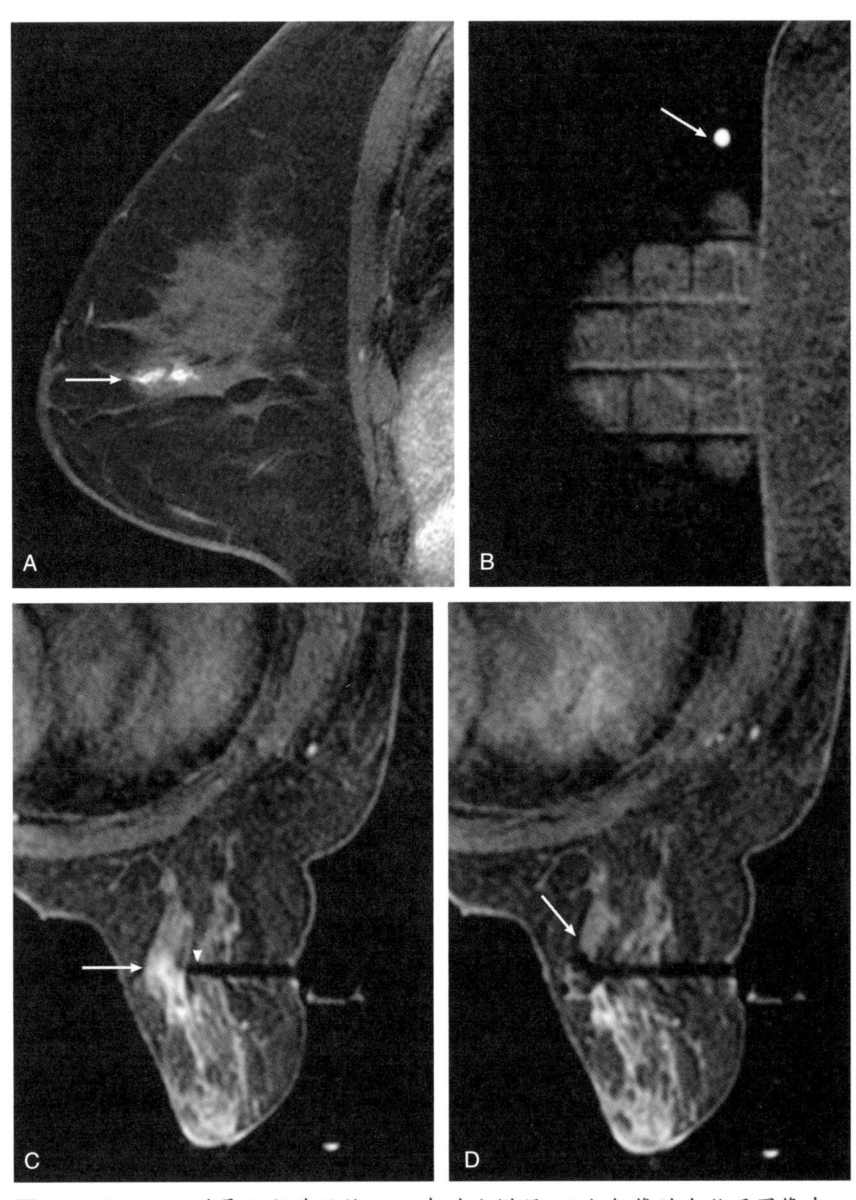

图 16–19　MRI 引导下乳腺活检。A. 在对比增强 T1 加权像的矢状面图像中，可以看到强化的肿块（箭头）。B. 在 T1 加权像矢状位图像中，可以看到用栅格板压在皮肤上的印痕和维生素 E 胶囊（箭头）。C. 在 T1 加权像横断面图像中，闭孔器（三角箭头）末端精准地位于对比增强病变（箭头）内。D. 组织活检之后已看不到该对比增强病变，其穿刺位置处可见由空气产生的无信号影（箭头）

而脂肪坏死或纤维化呈低信号，从而有助于与乳腺癌的鉴别。

- 只在 MRI 上才能显示，而在乳腺 X 线摄影或第二眼超声中不可见的疑似恶性病变，建议在 MRI 引导下行经皮穿刺活检。

## 参考资料

[1] Berg WA, et al. Reasons women at elevated risk of breast cancer refuse breast MR imaging screening: ACRIN 6666. Radiology, 2010.

[2] Comstock CE, et al. Abbreviated MRI of the Breast: A Practical Guide Thieme, 2018.

[3] Giess CS, et al. Background parenchymal enhancement at breast MR imaging: normal patterns, diagnostic challenges, and potential for false-positive and false-negative interpretation. Radiographics, 2014.

[4] Gupta D, et al. Breast MR imaging in newly diagnosed breast cancer. Radiol Clin North Am, 2017.

[5] Gweon HM, et al. Computer-aided evaluation as an adjunct to revised BI-RADS Atlas: improvement in positive predictive value at screening breast MRI. Eur Radiol, 2014.

[6] Ha SM, et al. Breast MR imaging before Surgery: outcomes in patients with invasive lobular carcinoma by using propensity score matching. Radiology, 2018.

[7] Kuhl CK, et al. Abbreviated breast magnetic resonance imaging (MRI): first postcontrast subtracted images and maximum-intensity projection—a novel approach to breast cancer screening with MRI. J Clin Oncol, 2014.

[8] Lehman CD, et al. Association of MRI and a 12-gene expression assay with breast DCIS treatment. JAMA Oncol, 2019.

[9] Morris EA, et al. ACR BI-RADS® Magnetic Resonance Imaging//ACR BI-RADS® Atlas, Breast Imaging and Reporting and Data System. Reston, VA, American College of Radiology, 2013.

[10] Pinker K, et al. Diffusion-weighted imaging with apparent diffusion coefficient mapping for breast cancer detection as a stand-alone parameter: comparison with dynamic contrast-enhanced and multiparametric MRI. Invest Radiol, 2018.

[11] Rahbar H, et al. Utility of Diffusion-weighted imaging to decrease unnecessary biopsies prompted by breast MRI: a trial of the ECOG-ACRIN Cancer Research Group (A6702). Clin Cancer Res, 2019.

[12] Santiago L, et al. MR imaging-guided breast interventions: indications, key principles, and imaging-pathology correlation. Magn Reson Imaging Clin N Am, 2018.

# 第 17 章　MRI 引导的超声检查与融合影像

随着乳腺癌高风险人群和乳腺癌患者手术前乳腺 MRI 检查的增加，在 MRI 上首次发现异常强化可疑恶性小病变的情况逐渐增多，用超声寻找乳腺 MRI 发现的可疑癌变称为 MRI 引导的超声（MRI-directed ultrasound）或第二眼超声（second-look ultrasound）。由于 MRI 引导下活检仅能在部分设施齐全的医院才能进行，而使用第二眼超声确认 MRI 发现的可疑恶性病变，就可以开展更为普遍和便捷的超声引导下活检。但是，由于两种检查的患者体位不同，导致初学者很难通过超声发现乳腺 MRI 上发现的病变。因此，一种可以提供融合影像（fusion imaging）的超声设备被研发出来，该设备通过在超声探头上安装位置传感器，实时显示病变的超声和 MRI 图像。

本章节主要介绍了通过第二眼超声寻找乳腺 MRI 发现的病变的方法和相应病变的处理，以及乳腺 MRI 和超声融合影像实时显示技术的临床应用。

## 一、MRI 引导的超声检查

### （一）定义和必要性

#### 1. 定　义

MRI 引导的超声检查是指通过超声确认 MRI 检查发现的病变，通常被称为第二眼超声，多在 MRI 检查前的首次超声检查中未发现病变的情况进行。这是一种诊断性超声技术，用于评估 MRI 及其他影像学检查（如乳腺 X 线摄影、胸部或腹部 CT、PET-CT 等）中发现的异常。MRI 引导的超声检查是对 MRI 检查中发现的病变部位实施的局部超声检查。MRI 引导的检查目的是在超声图像中寻找乳腺 MRI 发现的病变，通过分析病变内部回声、多普勒和弹性成像信息，分析是否需要行病理学检查。对于怀疑恶性的病变，进行超声引导下活检。

#### 2. 必要性

尽管对于乳腺 MRI 发现的可疑病变建议行 MRI 引导下活检，但与超声引导下活检相比，MRI 引导下活检存在一定的局限性。MRI 引导下穿刺活检费用较高，只有在部分设施齐全的医院才能进行，并且操作时间长，患者容易感到不适。此外，与超声和乳腺 X 线摄影引导下的活检不同，MRI 引导活检的缺点是不能实时确认是否准确获取了病变。因此，如果超声检查能发现 MRI 检查中的可疑病变，可以比较容易地在超声引导下进行活检。此外，由于乳腺 MRI 的特异度较低，不易鉴别良恶性，有时复杂囊肿等良性病变也会出现强化，因此进一步超声评估能帮助鉴别。

### （二）超声确认乳腺 MRI 检出病变的技术

#### 1. 患者体位的比较

为了通过超声检查准确找出乳腺 MRI 发现的病变，有必要了解每种影像学检查所采用的不同体位。乳腺 MRI 检查时患者取俯卧（prone）位，而超声是在患者仰卧（supine）位时进行检查，乳腺腺体的位置和压迫程度不同，因此医生需要非常了解乳腺的解剖结构和形态，并将其很好地联系起来。与仰卧位相比，俯卧位的 MRI 检查在冠状面、矢状面和横断面可以看到 3~6cm 的移位。乳腺癌患者的手术是在仰卧状态下进行的，因此在手术前有必要对在俯卧位获得的 MRI 图像上的肿瘤位置、范围等信息，通过超声进行标记或定位。

**2. 方　法**

（1）确认病变位置

通过横断面 MRI 图像可以大致预测超声检查中病变的位置，如病变与乳头的上、下位置关系和病变与乳头之间的距离，以缩小寻找病变的范围（表 17-1）。但是，病变与乳头之间的距离可能会受到乳腺腺体密度的影响。MRI 发现的病变越靠近乳头，在首次超声检查时，由于没有 MRI 的提示信息，可能因乳头后方声影而很难被发现，但在 MRI 引导的超声检查中，以乳头为参考标记，更容易发现病变。反之，MRI 发现的病变离乳头越远，越靠近腺体边缘，受乳腺流动性影响，MRI 引导的超声越不容易发现病变。

（2）确认病变深度及其与周围组织的关系

确认病变的深度信息及其与周围腺体和脂肪组织的关系，对 MRI 引导的超声发现和诊断病变有很大帮助。在标准的 MRI 图像中，病变的位置要先根据腺体浅层、腺体层和腺体深层进行分区，再确认在超声检查中的位置。特别是当腺体深层的脂肪组织较多时，其在仰卧位变得薄而扁平，因此，同一病变在超声检查中显示的位置会更深（图 17-1）。尽管病变的深度在超声与 MRI 检查中不完全一致，但病变位于哪一层不会改变，因此，应利用这些信息来寻找病变。如果在超声图像中确认了腺体层周围的浅筋膜和深筋膜，可以通过与 MRI 中腺体的前后筋膜比较，来确定病变在超声检查中的位置（图 17-2）。如果在超声检查中不能清晰显示腺体的前后筋膜层，则可根据乳腺的相对深度（上、中、下）来匹配病变的位置。小的囊肿或纤维腺瘤多位于腺体内部，而乳腺癌（尤其是浸润性癌）则往往位于乳腺脂肪层的边缘（图 17-3）。

（3）根据病变特征确定位置

根据病变的大小和形状信息来寻找 MRI 发现的病变，是 MRI 引导的超声检查的重要方法之一。如果在预测的位置上，两种影像中病变的形状和大小相似，则病变的一致性增加。此外，如果病变伴有周围导管改变，也可以通过超声确认，帮助找出与 MRI 上匹配的病变（图 17-4）。乳腺内淋巴结通常在 MRI 中表现为明显强化，可能被误诊为可疑恶性肿块，但乳腺内淋巴结在 T2 加权像上呈高信号，其内可见脂肪信号，可以此进行鉴别（图 17-5）。然而，病变的大小和形状在 MRI 和超声图像上并不总是一致，特别是对于非肿块样强化（non-mass enhancement，NME）病变，一致性下降。超声检查时，由于操作者施加垂直的压力，病变会变小，形状也会发生变化。病变的间距也可能在仰卧位时因所受的压力而发生变化，特别在脂肪较多的乳腺中更为明显。

（4）利用周围病变确定病变位置

目标病变周边的其他病变，例如已知的纤维腺瘤、囊肿、术后瘢痕、乳房内植入物或原发

**表 17-1　用超声寻找乳腺 MRI 发现的病变的相关知识**

| | |
|---|---|
| 病变距乳头的距离 | 病变的位置根据 MRI 图像中病变与乳头的上、下位置关系和与乳头之间的距离确定 |
| 病变的深度 | 即使病变的深度在超声和 MRI 中不一致，病变所在层不会改变 |
| 病变的形状和大小 | 在预测的位置，通过分析超声所发现的病变的形状和大小来判断是否与 MRI 中的病变一致 |
| 利用参考病变 | 参考分析与参考病变（纤维腺瘤、囊肿、术后瘢痕、植入物或原发癌）之间的位置关系来寻找目标病变 |

癌等，都可以成为很好的参考点（图 17–6）。这些参考点在不抑脂平扫 T1 加权像及 T2 加权像中得到确认。熟悉了这些参考点，在存在多发病变时，可以帮助判断超声看到的病变与 MRI 的可疑病变是否一致。

## （三）MRI 引导的超声检查结果

对 MRI 发现的可疑病变进行 MRI 引导的超声检查时根据操作者不同，检出率范围在 22.6%~ 82.1%，阳性和阴性预测值分别为 30.7% 和 87.8%。美国的一项研究表明，对于 MRI 发现的病变，MRI 引导的超声检查能发现其中 56%

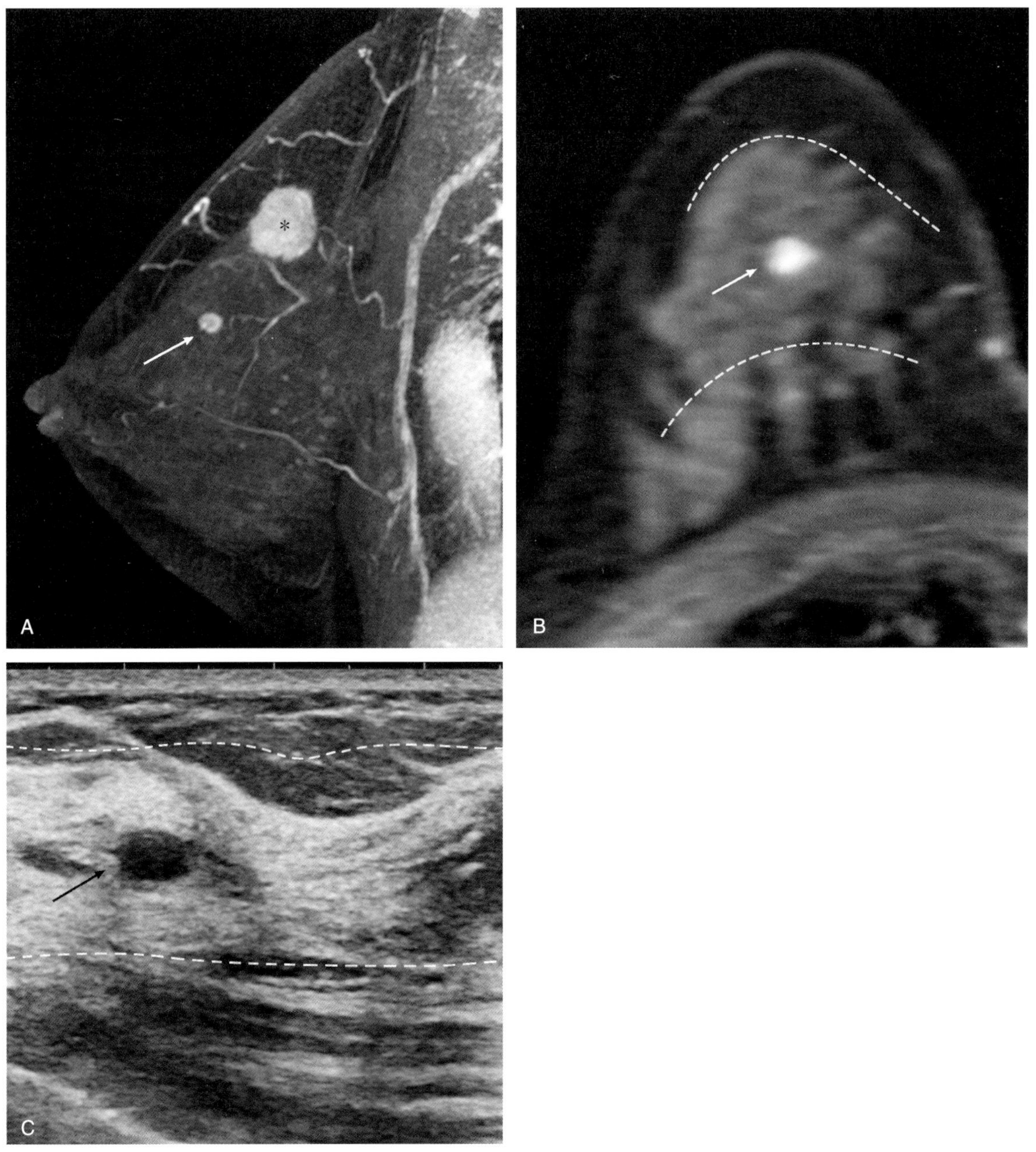


**图 17–1**　位于乳腺腺体层中间的小叶原位癌。对比增强后，矢状面抑脂像（A）及横断面抑脂像（B）MRI 中，可触及的乳腺癌（星号）位于腺体层（虚线）的深层，腺体层中间见异常强化小肿块（箭头）。横断面中两条虚线的中央是腺体层所在区域。超声检查（C）显示腺体层内见椭圆形的低回声肿块（箭头）。手术证实为小叶原位癌（箭头）和中等级别浸润性乳腺癌（星号）

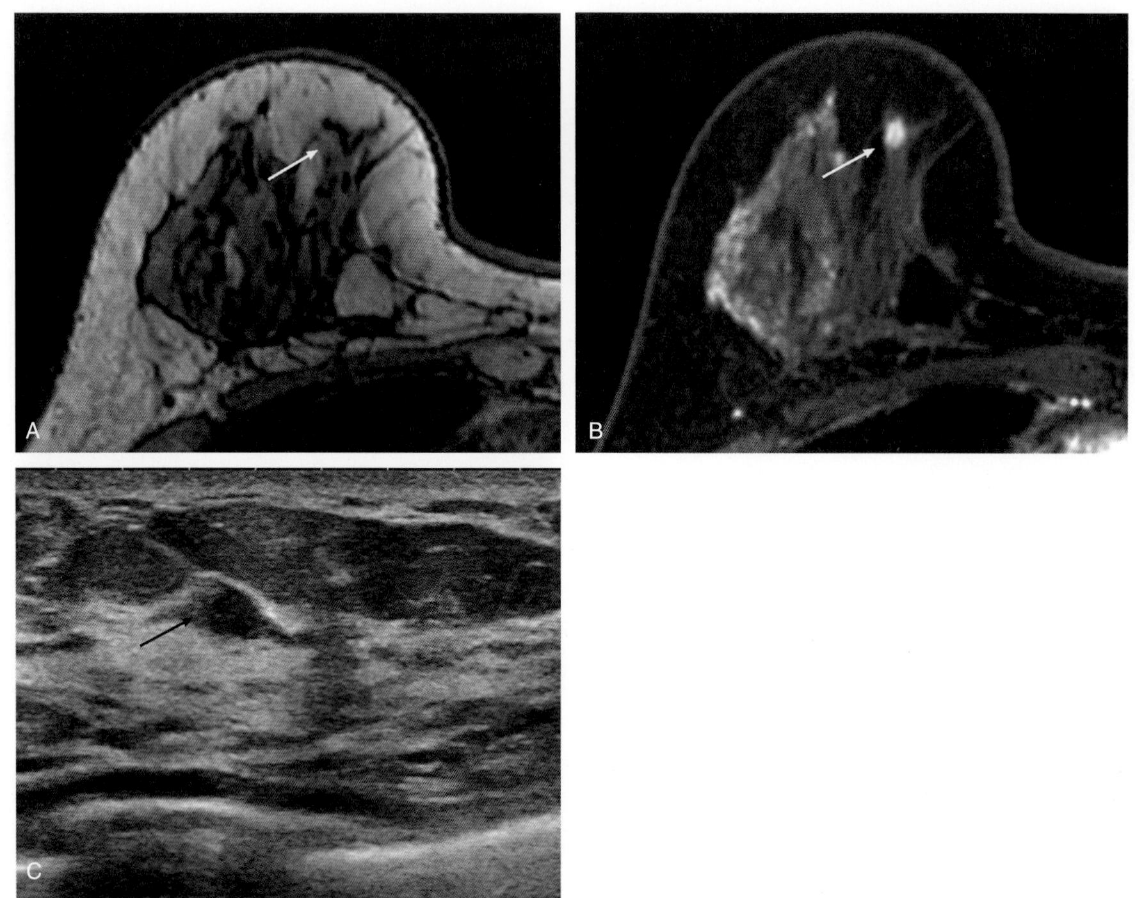

**图 17–2** MRI 引导的超声检查发现的乳腺导管原位癌。在 44 岁的乳腺癌患者的横断面 T2 加权像（A）中发现了位于乳腺浅筋膜的小肿块，明显强化（B；箭头）。MRI 引导的超声检查发现靠近脂肪层的低回声肿块（C）。超声引导下导丝定位后，手术确诊为 1cm 大小的中等级别乳腺导管原位癌

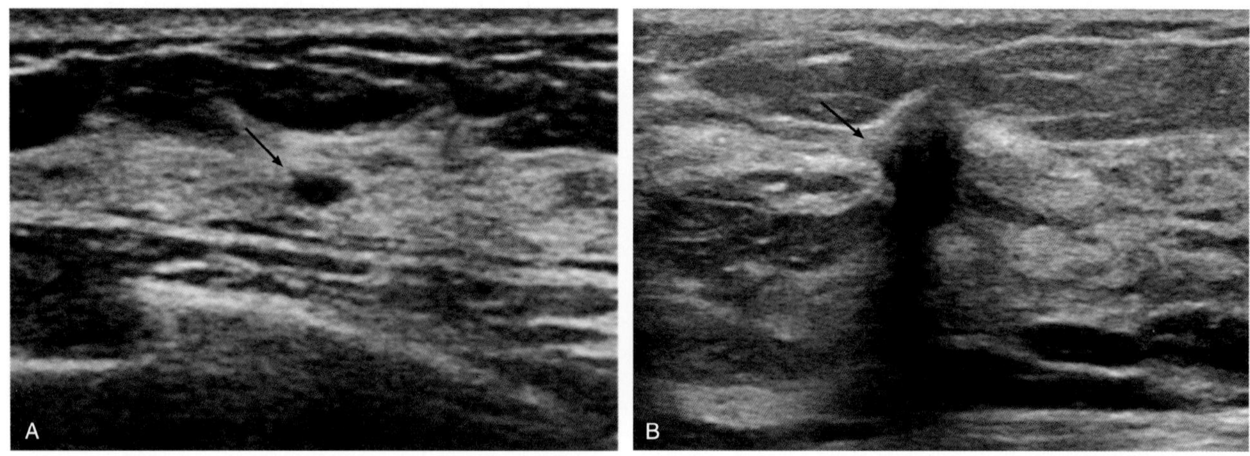

**图 17–3** 乳腺良、恶性病变的位置。A. 囊肿，位于腺体内部（箭头）。B. 浸润性乳腺癌，位于脂肪与腺体的交界处（箭头）

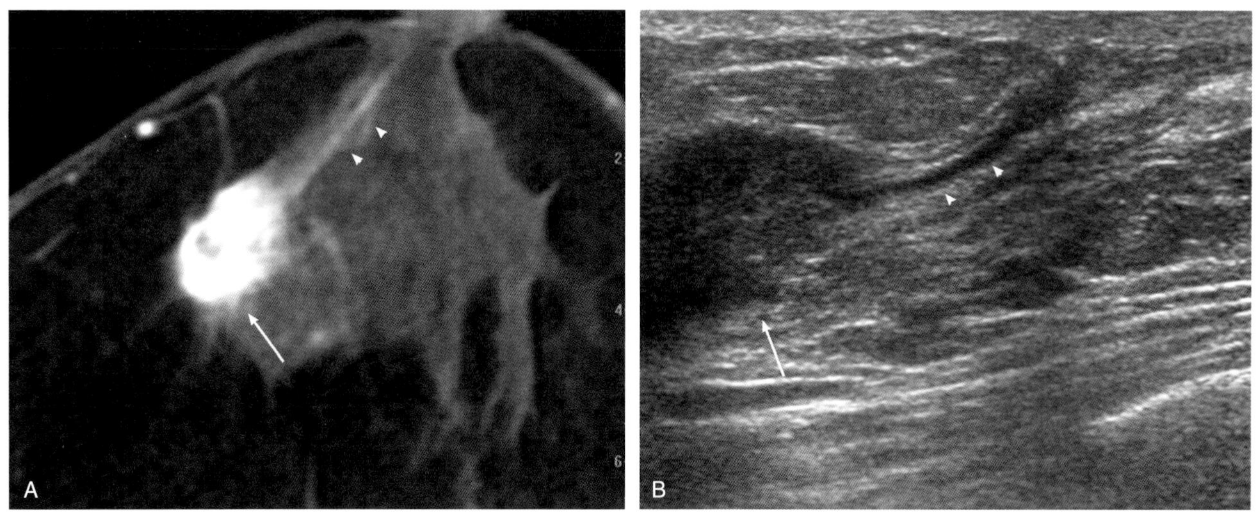

**图 17–4**　伴随导管原位癌的浸润性乳腺癌。53 岁的乳腺癌患者，左乳横断面增强 T1 加权像（A）见不规则形肿块（箭头）和向乳头方向延伸的线状非肿块样强化增强影（三角箭头）。针对该区域的超声检查（B）发现不规则形肿块（箭头）和与之相连的扩张导管（箭头）。手术确诊为中等级别浸润性乳腺癌伴中等级别的导管原位癌

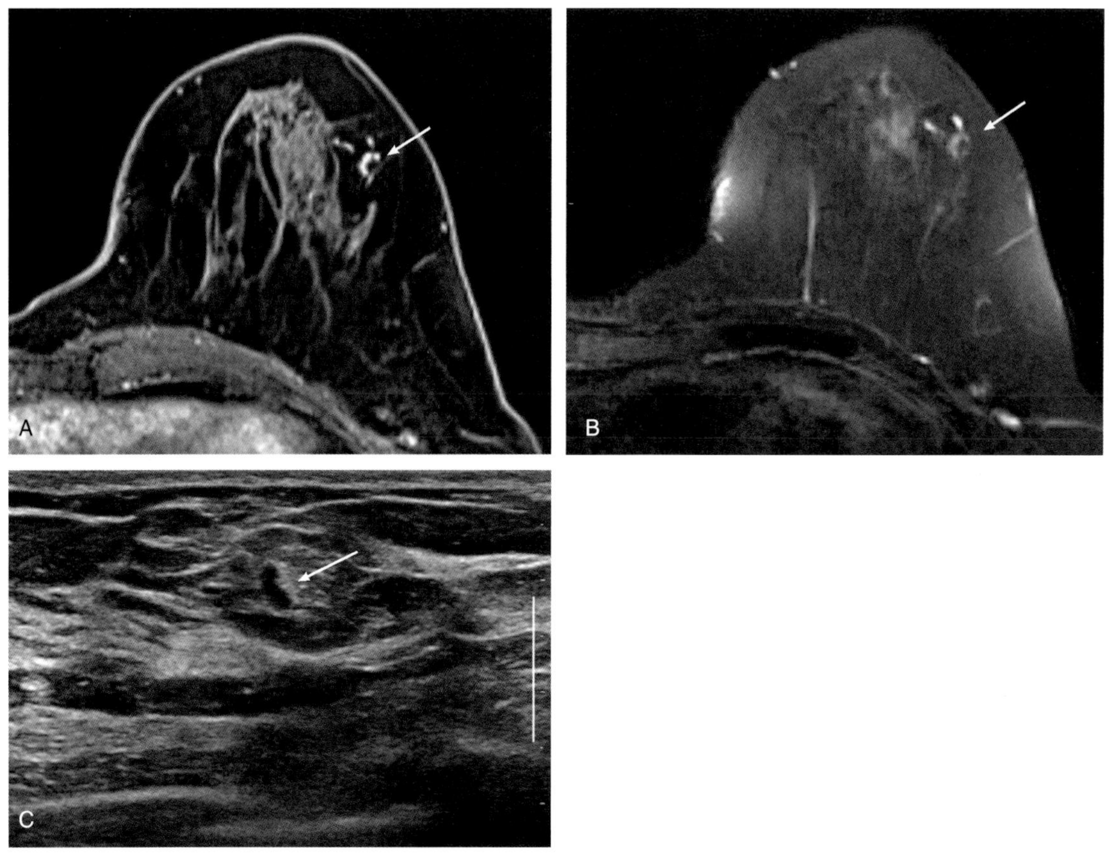

**图 17–5**　乳腺内的肿大淋巴结。54 岁的女性患者，在横断面增强 T1 加权像（A）中，左乳外侧可见边缘强化的椭圆形肿块（箭头）。在 T2 加权像（B）中，高信号肿块内部见脂肪信号（箭头）。该部位的超声检查显示典型的淋巴结（C）

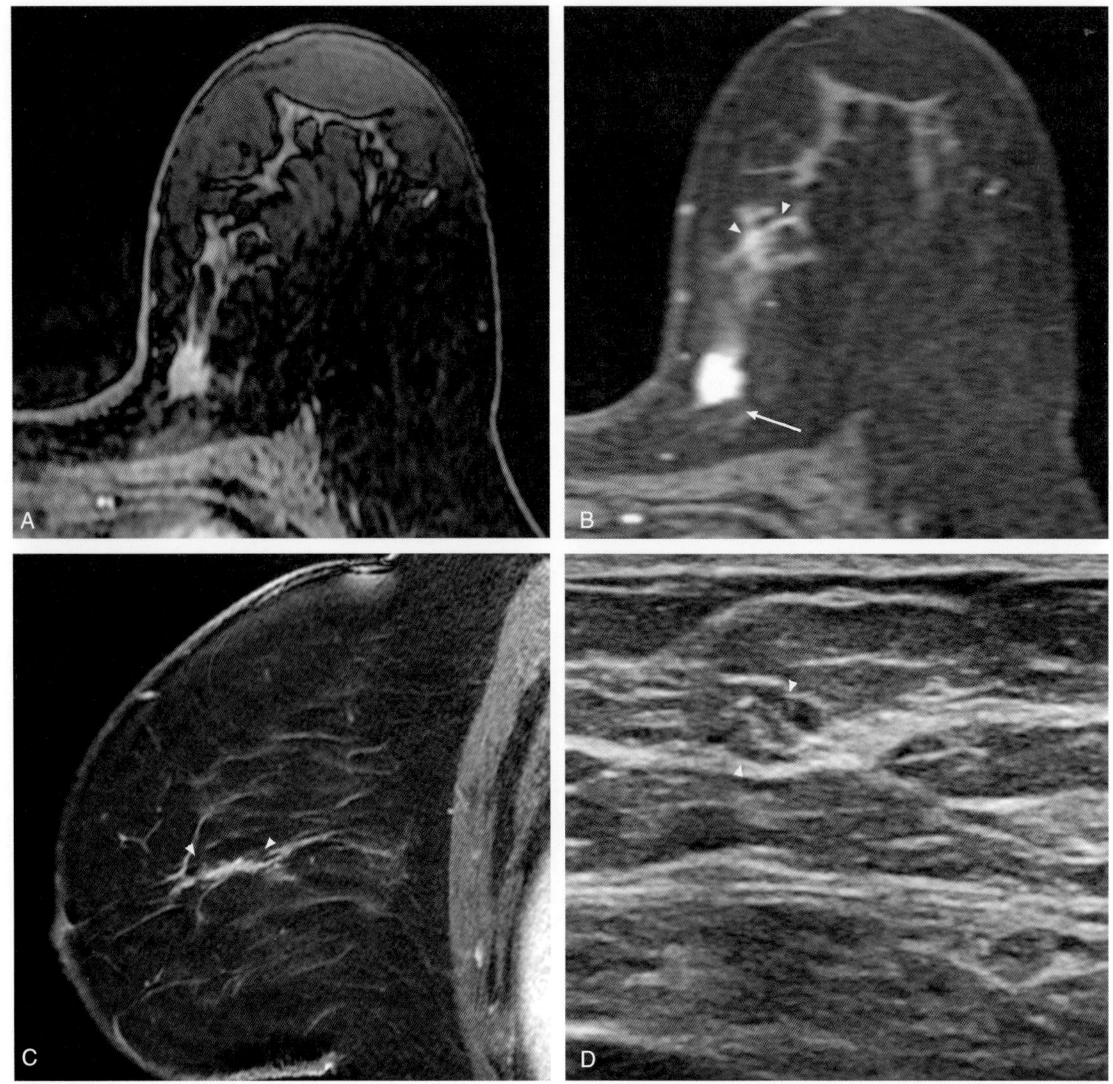

**图 17–6** 浸润性乳腺癌和导管原位癌。58 岁的女性患者，横轴面 T1 加权像平扫（A）及增强（B）图像显示左乳内侧见大小约 1.5cm 的肿块（箭头）。从肿块向乳头方向见非肿块样强化（三角箭头），在矢状面 T1 加权像（C）中同样见到线状非肿块样强化。该区域的超声检查显示肿块周围导管呈不规则改变（箭头），符合导管原位癌的诊断。手术确诊为 1.5cm 的中等级别浸润性乳腺癌伴低级别导管原位癌

的病变，肿块比非肿块样病变显示得更清楚（62% *vs.* 31%），恶性病变显示率更高。根据意大利的一项研究，直径≥ 1cm 的病变的检出率为 88%，直径 <1cm 的病变的检出率为 62%，BI-RADS 4 类比 3 类病变更容易被发现（88% *vs.* 53%）。虽然 MRI 引导的超声检查可以发现更多的恶性病变的事实证实了其实用性，但是在 MRI 引导的超声检查未检出的病变中有 13%~20% 为恶性，因此超声未检出的病变并不意味着是良性病变（表 17–2）。

韩国的一项研究表明，在 MRI 中发现可疑，但超声未检出的 6 个病变中有 1 个（17%）是恶性的。总之，当病变较大或呈肿块样时，超声检出比较容易，但如果病变较小、呈非肿块样强化，或者患者的乳房较大时，超声检出就比较困难。

### （四）MRI 引导的超声检查结果的处置原则

#### 1. 活检后病变的再确认

根据乳腺 MRI 发现的病变的解剖位置和病变特征等，如果超声在相同的位置发现病变，并确定是相同病变时，可以进行超声引导下穿刺活检。此时，在病变部位置入标记物（marker），可客观地验证超声和 MRI 检出的病变是否一致（图 17–7）。置入的标记物要求是钛夹（titanium clip），因其是非磁性物体，产生的伪影较少。

#### 2. 超声和活检结果的分析

当 MRI 引导的超声检查检出的病变在常规超声检查中呈良性征象时，会产生能否避免超声引导下活检的疑问。一项对 68 例 MRI 偶然发现的病变进行的第二眼超声检查的研究结果表明，MRI 引导的超声检查检出的恶性病变多界限不清，无明显特征性恶性征象，只有 4%~8% 的病变有后方声影，因此是否进行活检应根据 MRI 所见，并且如果活检结果为恶性，应进行手术。然而，如果活检结果为良性，应考虑超声所见与 MRI 所见是否一致，以及 MRI 所见与病理结果是否一致，以确定随访计划（图 17–8）。如果超声所见与 MRI 发现的病变不匹配，应根据 MRI 的检查结果进行 MRI 引导下活检。

## 二、乳腺 MRI 与超声融合影像

### （一）必要性

对 MRI 发现的病变进行超声检查时的最大困难是找到相应位置，检出率可能会因为操作者的经验不同而存在差异。为了克服这一不足，近年来开发了利用磁定位系统（magnetic tracking system）实时显示 MRI 与超声的融合影像，用来匹配病变在两种影像中的相对位置。根据公司的机型不同，称为容积导航超声（volume navigation ultrasound）或实时虚拟超声（real-time virtual sonography）。

融合影像可以通过对比两种影像学检查，不仅可以提高 MRI 病变的检出率，还可以对 MRI 发现的病变进行灰度超声、多普勒及弹性检查，提高诊断信心，并进行超声引导下的活检（表 17–3）。与 MRI 引导的活检相比，超声引导下活检具有检查费用低、耗时少、操作过程中患者更舒适等优势。

表 17–2 对 MRI 中可疑恶性病变的第二眼超声检查结果 [ *n*（%）]

| 作者（年份） | 病例数 | 超声发现的病变 | 超声发现的恶性病变 | 超声未发现的病变 | 超声未发现的恶性病变 |
|---|---|---|---|---|---|
| LaTrenta 等（2003） | 93 | 21（23%） | 9（43%） | 72（77%） | 10（14%） |
| DeMartini 等（2009） | 167 | 76（46%） | 27（36%） | 91（54%） | 18（20%） |
| Meissnitzer 等（2009） | 519 | 290（56%） | 87（30%） | 229（44%） | 34（15%） |
| Abe 等（2010） | 202 | 115（57%） | 33（29%） | 87（43%） | 11（13%） |

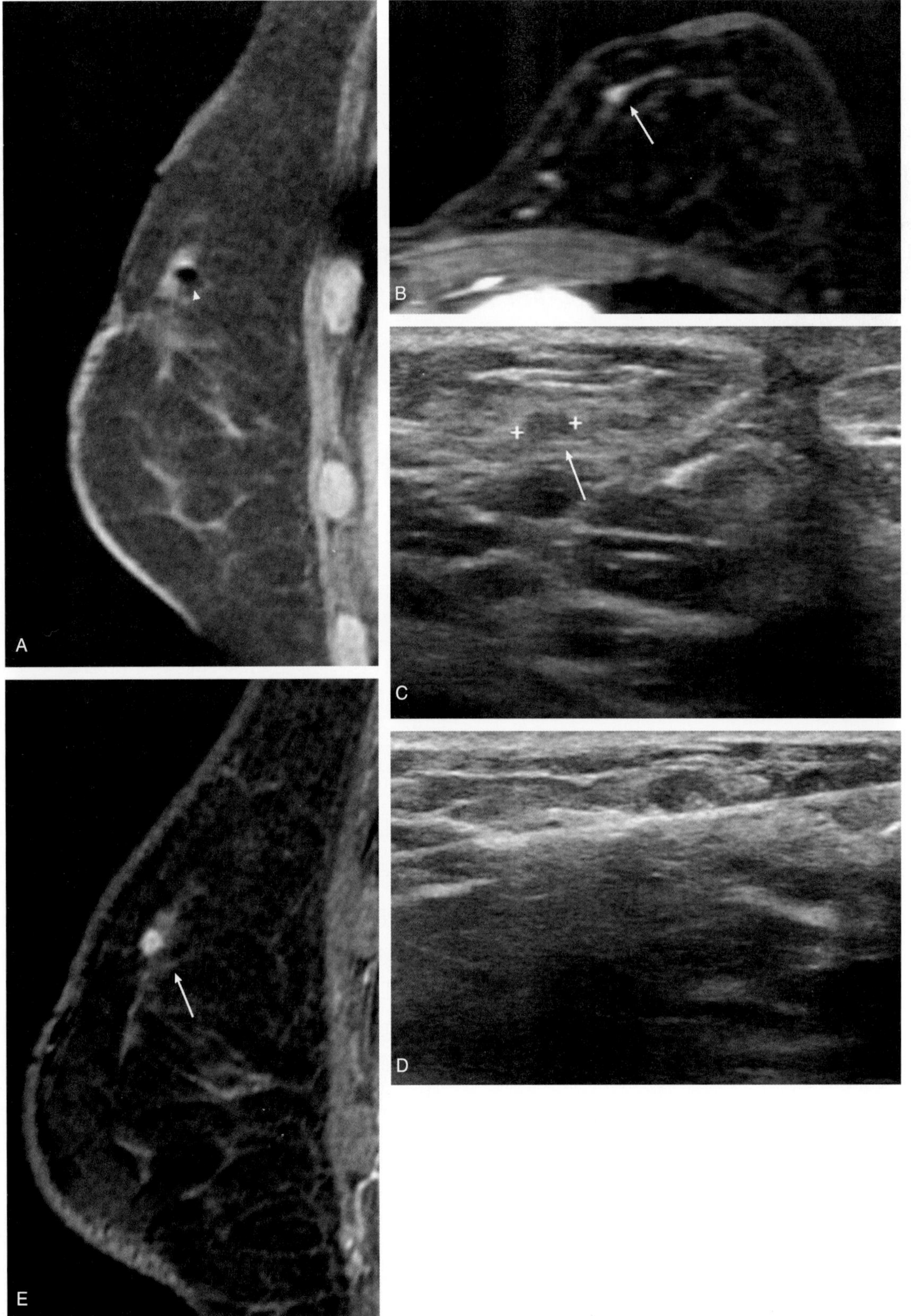


**图 17–7** 利用标记物确认 MRI 与超声发现的病变一致。47 岁的女性患者，左乳浸润性癌术后，左乳矢状面（A）及横断面（B）MRI 上偶然发现一个大小为 0.5cm 的肿块（箭头）。MRI 引导的超声检查（C）发现了同样大小的椭圆形肿块，对该肿块进行超声引导下活检，同时植入了标记物（D）。植入了标记物的矢状面脂肪抑制 T1 加权像（E）显示标记物（三角箭头）准确地位于该肿块内。活检证实为异物肉芽肿伴间质纤维化

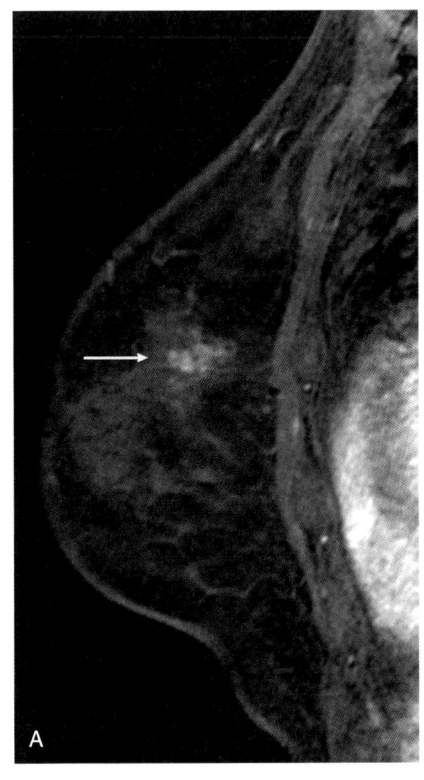


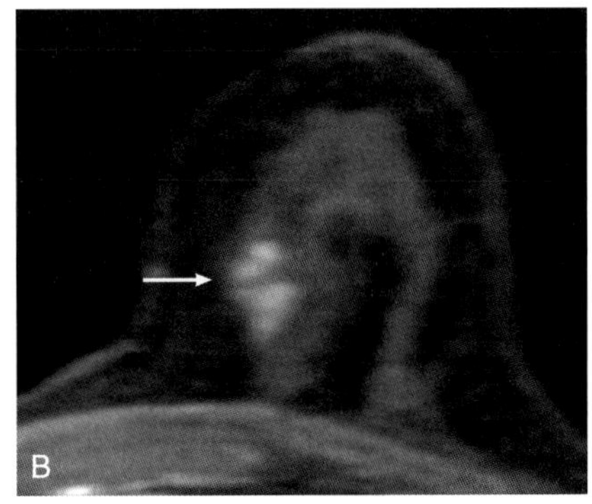


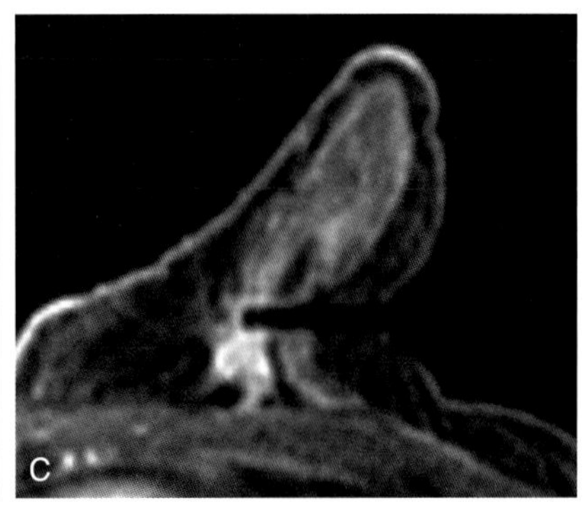


**图 17-8**　MRI 引导的超声检查未检出的乳腺导管原位癌。43 岁的女性患者，左侧乳腺癌术后，左乳增强 MRI 矢状面（A）及横断面（B）图像中可以看到非肿块样强化（箭头）。MRI 引导的超声检查未发现病变，在 MRI 引导下行真空辅助活检（C），最终被证实为中等级别导管原位癌

**表 17-3　乳腺 MRI、乳腺超声与 MRI 和超声融合影像的比较**

| 分类 | 乳腺 MRI | 乳腺超声 | MRI 和超声融合影像 |
|---|---|---|---|
| 检查体位 | 俯卧位 | 仰卧位 | 仰卧位 |
| MRI 的病变发现率 | 100% | 20%~70%（根据病变的大小和类型及操作者熟练程度不同） | 80%~90% |
| 优点 | 仅在 MRI 中可见病变的标准活检方法 | >1cm 的肿块可以快速找到病变并进行活检 | 可以对包括小肿块在内的大部分 MRI 发现的病变进行活检 |
| 局限性 | 检查费用高；<br>MRI 引导下的活检设备未普及 | 依赖于操作者的经验；<br>活检病变可能与 MRI 上的病变不一致；<br>对于乳房大的患者可能存在困难 | 要有仰卧位 MRI 影像结果；<br>准备融合超声成像需要时间 |

## （二）基于电磁场定位的融合图像

### 1. 设　备

进行融合影像的超声检查时，首先将磁场发射器（electromagnetic transmitter）放在患者旁边，靠近需要超声扫查的组织区域，发射一定频率的磁场，相对磁场发射器的距离和方位不同，磁场的大小和方向就不一样。根据磁场的大小和方向建立空间坐标系，待扫查组织区域的每一个点都有自己对应的坐标。超声探头上安装有磁场感应器，可以检测磁场的大小和方向，从而确定超声探头在磁场发射器建立的空间坐标系内的坐标位置，这样也就确定了超声探头扫查得到的超声图像上各个像素的空间坐标位置（图 17-9）。通过这种方式，超声实时图像可以与 MRI 数据一起被配准，并且至少对 3 个点进行配对，以确认两种影像的位置关系。这样融合图像就能够在超声显示屏上并排显示（图 17-10），如果将超声探头移向 MRI 上的目标病变，就可以在超声图像中找到相同区域的点。

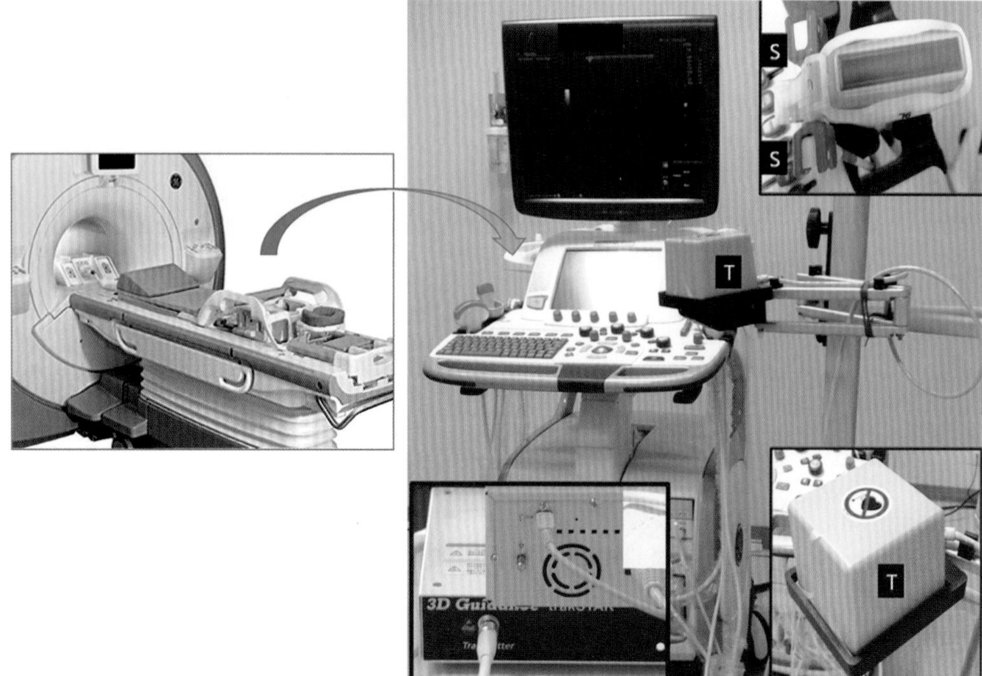


图 17-9　融合影像采集系统。连接常用的超声设备和磁场发射器（T），将两个小磁场感应器（S）安装在 6~15MHz 探头后，记录 MRI 或 CT 等数据信息。通过该程序可以在超声屏幕上显示融合的 CT 或 MRI 影像，使其与超声影像并排或重叠显示，随着超声图像的移动，融合的 CT 或 MRI 图像也将随之移动

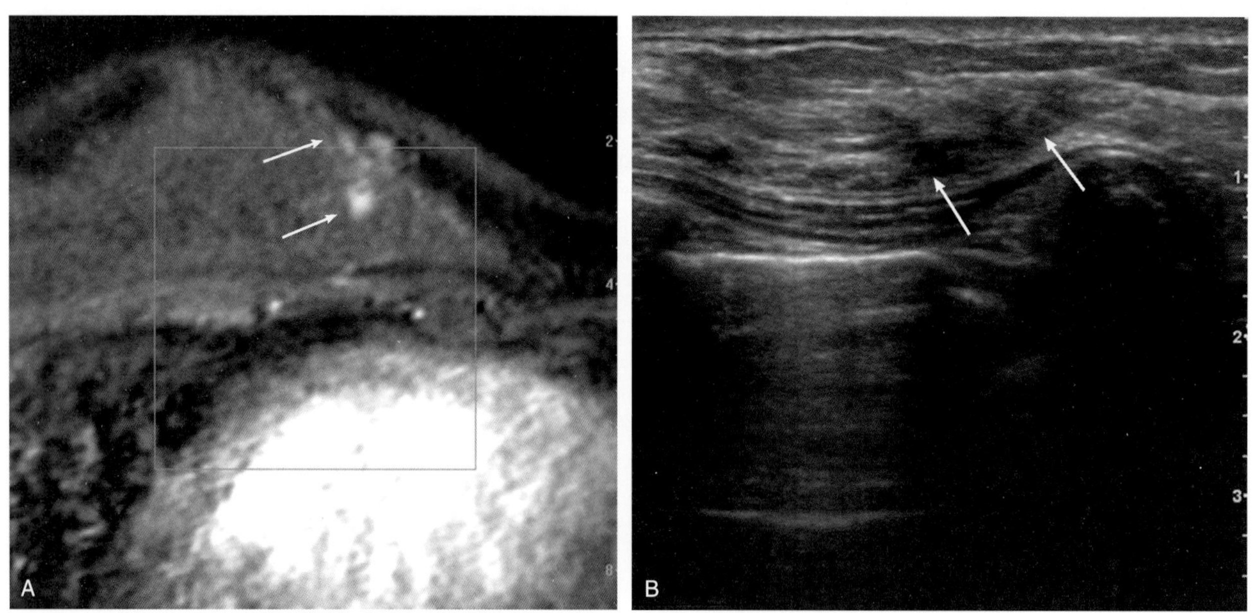


图 17-10　全身治疗后残留病变的 MRI 和超声融合影像。40 岁的乳腺癌患者，手术前全身化疗后，利用 MRI 和超声的融合影像在超声图像（B）中发现了 MRI 显示的残留强化病变

2. 基准点

为了将目标病灶在超声和 MRI 图像中正确匹配，在解剖学上找到匹配两种图像的基准点非常重要。由于乳腺 MRI 和乳腺超声检查所采用的患者体位不同，因此为了获得完全匹配的融合影像，必须获取与超声检查体位一致的仰卧位 MRI 影像。然而，重复一次增强 MRI 检查是不现实的。此外，在设定乳腺 MRI 和超声融合影像的基准点时，除了乳头之外，找到其他完全一致的位置是有限的。虽然可以利用比周围组织更突出的脂肪小叶、Cooper 韧带或已知的乳腺内病变来匹配位置，但准确性因人而异。

3. 皮肤标记

在患者乳房皮肤表面贴上含有维生素 E 成分的皮肤标记物后进行 MRI 检查，再行超声检查，可以利用标记物的位置来匹配图像。在意大利的一项研究中，以健康人为对象，贴上 3 个皮肤标记物后行 MRI 检查，在 MRI 位置跟踪下分析了超声中标记物的位置，结果显示误差仅为 0.42~0.58cm。此外，由于不同操作者之间的测量差异较小，因此认为 MRI 与超声融合成像是一种准确、可信度高、可重复性强的检查技术。

## （三）乳腺 MRI 和超声融合影像的临床应用

1. 发现乳腺病变

根据意大利的研究，当对 MRI 发现的 20 个可疑恶性病变进行超声融合成像时，找到了 17 个病变，排除其中 4 个明显良性病变，其余 13 个病变可以进行超声引导下活检。在该研究中，对 3 个利用融合成像无法显示的病变进行 MRI 引导下活检，其中 2 个病变被证实为良性，另 1 个为直径 0.9cm 的乳腺导管原位癌。日本的一项对 70~100 例患者的研究结果，在 MRI 发现的可疑病变中，MRI 引导的超声检查仅发现其中的 30%~40% 的病变，但超声融合影像可以发现 80%~90% 的病变，并且可以通过超声引导下穿刺活检明确诊断。此外，研究结果还显示，对这些病变进行多普勒或弹性成像，可以提高病变活检的阳性预测值。

2. 术前评估病变范围

对乳腺癌患者的融合影像可以帮助发现多灶性和多中心性乳腺癌的其他病灶，并有助于识别中央病变周围组织的微浸润，以及导管内成分等。特别是全身治疗后，在 MRI 上呈肿块或非肿块样强化的残留病变很难被超声发现，而融合影像会有所帮助（图 17–10）。此外，融合影像利用 MRI 影像能更准确地预测病变范围的优势，弥补超声容易低估病变范围的缺点，更接近病变的病理范围。特别是在保乳术时，融合影像帮助超声更准确地预测病变范围，通过超声引导下皮肤标记或置入导丝等方法，帮助提高切缘阴性率。除 MRI 之外，还可以根据需要提供 CT 或 PET-CT 的超声融合影像（图 17–11）。

## （四）乳腺 MRI 和超声融合影像存在的问题和应用前景

1. 仰卧位乳腺 MRI 检查的问题

到目前为止，市面上销售的 MRI 与超声融合影像机器基本上要求以仰卧位重新行 MRI 检查，部分主张直接行仰卧位 MRI 检查，但是还没有适合仰卧位 MRI 检查的乳腺线圈，且俯卧位的乳腺 MRI 分辨率更高，以仰卧位再次行乳腺 MRI 检查以获得超声融合影像是否有效仍缺乏客观依据。目前，以仰卧位重新获得 MRI 影像，再通过超声融合影像寻找病变，仅适用于 MRI 引导的超声检查不能发现的病例（图 17–12）。

2. 解决问题的方向

为了实现乳腺 MRI 和超声影像的准确融合，预计会在以下两个方向进行设备及技术的研发。一是研发以相同体位获取两种影像的设备。首先，与俯卧位相比，仰卧位检查更有利于制订乳腺癌手术计划和判定术后残留病变，因此，开发仰卧位的 MRI 线圈或装置有临床应用价值。或者，研发俯卧位超声检查设备，获取两种影像的精确匹配信息，以便用成本更低、更便捷的超声引导下活检替代 MRI 引导下活检。目前，一些厂家通过俯卧位获取超声图像的自动乳腺超声设备已实现了商业化。此外，根据加拿大的一项研究结果，针对 MRI 发现的 13 个囊肿或实性肿块，通过俯卧位 MRI 和超声融合影像，经超声引导下活检成功证实了 3 例乳腺癌。二是通过改进乳房建模和计算机技术来提高融合影像的精确度。虽然很久以前就有研究利用俯卧位的乳腺三维 MRI 信息重构仰卧位图像来自动显示病变位置的技术，但因为乳房大小、形态及弹性的个体差异，这项技术成为非常具有挑战性的难题。但是，利用迅速发展的大数据和人工智能技术，这一问题有望得到解决。今后用超声评价 MRI 发现的病变和超声引导下活检的必要性将进一步增加，因此，为了解决这一难题，融合影像技术相关领域的研究也必将增加。

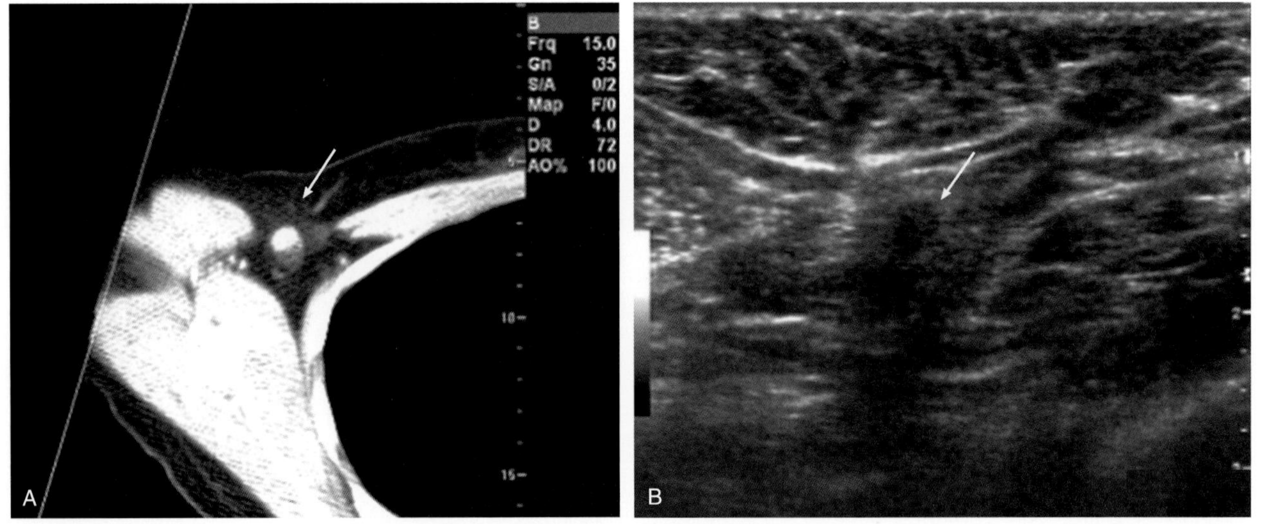


图 17-11　腋窝淋巴结转移的 CT 和超声融合影像。CT 显示乳腺癌患者的腋下肿大淋巴结（A），利用 CT 和超声融合成像技术在超声图像中（B）确认。手术证实腋窝淋巴结转移

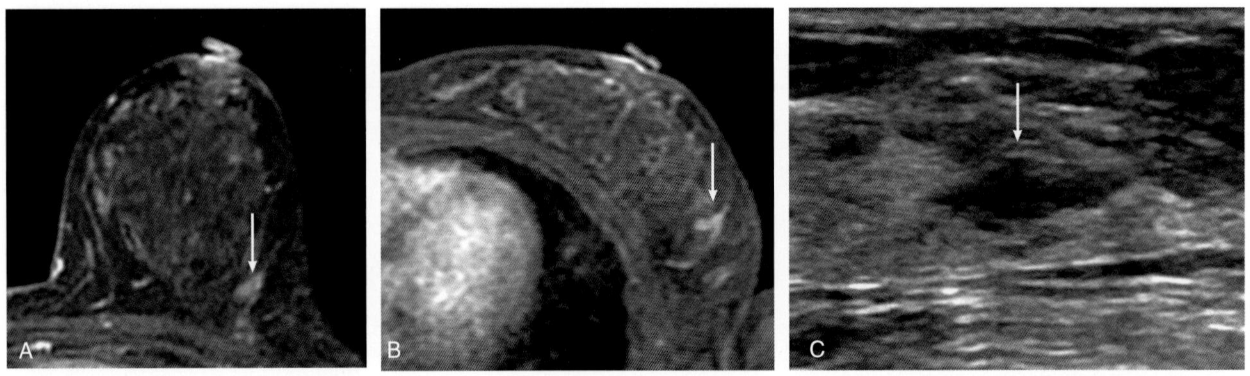


图 17-12　俯卧位与仰卧位乳腺 MRI 的比较。因乳头 Paget 病就诊的 50 岁女性患者，俯卧位横断面增强 MRI（A）于左乳 3 点方向发现 9mm 的椭圆形肿块（箭头）。再次行仰卧位 MRI （B），同样显示左乳 3 点的病变（箭头）。利用融合成像技术在该位置的超声图像（C）中发现大小约 10mm 的低回声肿块（箭头）。手术诊断为浸润性微乳头状癌（图片由韩国亚洲大学金泰熙教授提供）

## 知识要点

- MRI 引导的超声检查和融合成像技术的优势在于，可以通过超声确认乳腺 MRI 中发现的病变，也可对病变进行多普勒或弹性成像来进一步评估，并且可以轻松地进行超声引导下活检。该方法也适用于在胸部 CT 或 PET-CT 中发现的乳腺病变。
- 为了确保超声检查中发现的病变与乳腺 MRI 中发现的病变一致，应确认病变的位置（时钟方向、与乳头的距离和深度），形状，大小，以及与周围病变的关系。
- 如果乳腺 MRI 中发现的病变较大或呈边缘清晰的肿块，超声检出就比较容易；如果病变较小、呈非肿块样强化，或者患者的乳房较大时，超声检出比较困难。此外，相对于良性病变，MRI 引导的超声检查对恶性病变或浸润性癌的检出率更高。
- 在乳腺 MRI 中发现可疑，但是 MRI 引导的超声检查未能检出的病变中有 13%~20% 被证实为恶性，因此对于 MRI 引导的超声检查未显示的病变并不意味着是良性病变。
- 对乳腺 MRI 发现的病变行超声引导下活检时，在病变处置入标记物可以帮助验证超声和 MRI 发现的病变是否一致。
- 与常规的 MRI 引导的超声检查相比，基于电磁场跟踪的超声融合影像可以将 MRI 中发现的可疑病变的超声检出率和超声引导下活检的准确率提高到 90%。
- 乳腺 MRI 与超声的融合影像可以提高 MRI 引导的超声检查的可靠性和再现性，提高 MRI 发现病变的超声引导下穿刺活检的成功率，有助于在手术体位上显示肿瘤位置或范围信息。

## 参考资料


[1] Chang JM, et al. Evaluation of tumor extent in breast cancer patients using realtime MR navigated ultrasound: preliminary study. Eur J Radiol, 2012.

[2] Fausto A, et al. A new method to combine contrast-enhanced magnetic resonance imaging during live ultrasound of the breast using volume navigation technique: a study for evaluate, feasibility, accuracy and reproducibility in healthy volunteers. Eur J Radiol, 2012.

[3] Gombos EC, et al. Intraoperative Supine Breast MR Imaging to Quantify Tumor Deformation and Detection of Residual Breast Cancer: Preliminary Results. Radiology, 2016.

[4] Kang DK, et al. Clinical Utility of Real-Time MR-Navigated Ultrasound with Supine Breast MRI for Suspicious Enhancing Lesions Not Identified on Second-Look Ultrasound. Ultrasound Med Biol, 2017.

[5] Kim WH, et al. The Spatial Relationship of Malignant and Benign Breast Lesions with Respect to the Fat-Gland Interface on Magnetic Resonance Imaging. Sci Rep, 2016 .

[6] Lee SH, et al. Role of second-look ultrasound examinations for MR-detected lesions in patients with breast cancer. Ultraschall Med, 2015.

[7] Song SE, Cho N, Han W. Post-clip placement MRI following second-look US-guided core biopsy for suspicious lesions identified on breast MRI. Eur Radiol, 2017.

[8] Spick C, Baltzer PA. Diagnostic utility of second-look US for breast lesions identified at MR imaging: systematic review and meta-analysis. Radiology, 2014.

[9] Uematsu T, et al. Real-time virtual sonography examination and biopsy for suspicious breast lesions identified on MRI alone. Eur Radiol, 2016.

# 第六部分

# 乳腺良性病变诊断

（吴英花　宋宏萍　张歌　张美花　金铁峰　舒瑞　译）

# 第 18 章　炎症性病变与反应性病变

哺乳期乳腺炎和乳腺脓肿曾经是乳腺炎症性（inflammatory）病变的常见类型，近年来有所减少，而非哺乳期乳腺炎却逐渐增加。非哺乳期乳腺炎可能存在乳腺导管扩张症、乳腺导管鳞状上皮化生等，复发率较高。乳腺炎因具有炎症性病变的典型临床症状，诊断起来并不困难，但如果使用抗生素后仍未见好转，应通过超声检查确认是否已形成脓肿或患有炎性乳腺癌。乳腺反应性（reactive）病变包括因穿刺活检或外伤引起的出血、脂肪坏死、瘢痕，以及因异物引起的肉芽肿。患者的穿刺活检史和手术史对于诊断非常重要。乳腺炎症性及反应性病变在乳腺 X 线摄影和超声检查中会形成可疑的钙化或肿块，需要与乳腺癌进行鉴别。但多数情况下，无须行病理学检查，仅通过随访观察即可达到诊疗目的，因此有必要加强对这部分内容的理解（表 18–1）。

本章将介绍各种乳腺炎症性和反应性病变的临床、病理及超声表现。

## 一、炎症性病变

### （一）乳腺炎和脓肿

#### 1. 临床和病理表现

根据发生的时期不同，乳腺炎（mastitis）和乳腺脓肿（abscess）分为与哺乳相关的哺乳期（lactational）[或产褥期（puerperal）]乳腺炎和与哺乳无关的非哺乳期（non-lactational）[或非产褥期（non-puerperal）]乳腺炎（图 18–1、18–2）。大部分哺乳期乳腺炎为细菌性，其中金黄色葡萄球菌是最常见的致病菌。有时也会因表皮葡萄球菌和链球菌感染引起。非哺乳期乳腺炎和脓肿按照病因不同分为与乳腺导管扩张症相关的乳晕周围炎，乳腺导管鳞状上皮化生（squamous metaplasia of lactiferous duct，SMOLD）引起的乳晕下炎症，糖尿病患者或免疫力低下时好发于乳腺周边的周围性乳腺炎。急性乳腺炎患者常表现为乳房局部或弥漫性水肿和红斑，伴有乳房疼痛和压痛、发热、白细胞计数增多等。脓肿成熟或乳腺囊肿伴有感染的患者可以表现为局部触痛和可触及搏动性肿块。如果对抗生素治疗不敏感，会出现脓肿和皮肤窦道。反复出现的乳晕下脓肿和输乳管瘘称为 Zuska 病，输乳管鳞状上皮化生，男女均可发病，患者常有吸烟史（图 18–3）。Zuska 病主要发生于非哺乳期乳腺脓肿切开引流后，但也可以发生于乳晕下脓肿自然引流后或乳晕周围炎穿刺活检术后。

#### 2. 影像学表现

乳腺炎症性病变（包括乳腺炎和脓肿）最常见的乳腺 X 线摄影表现是炎症部位水肿引起的皮肤增厚及乳房体积增大，并伴有密度增高。这种表现可以弥漫性存在，但多数情况下在乳头下方或周围更明显（图 18–3）。在乳腺 X 线摄影中，正常乳房皮肤的厚度不应超过 3mm。当脓肿形成后，可见边缘不清晰的高密度肿块。

乳腺炎在超声影像中也会表现为皮肤和皮下组织厚度和回声增加，皮下组织与乳腺实质界限不清（图 18–1），Cooper 韧带变厚等。早期组织水肿可能是唯一的超声表现。亚急性期侵犯乳腺实质致回声减低，在液化坏死发生前，导管、小叶、周边纤维组织等结构的回声差别消失，乳腺整体厚度增加。

乳腺脓肿的超声表现通常多样，但常见的为囊实复合回声肿块，可以通过观察内部丰富的高回声碎屑来诊断（图 18–2）。有时脓肿表现为

**表 18–1　乳腺主要炎症和反应性病变的临床和影像学表现**

| 疾病名称 | 临床表现 | 病因 | 乳腺 X 线影像表现 | 超声表现 |
|---|---|---|---|---|
| 乳腺脓肿 | 伴随疼痛的乳房肿块、发热、肿胀和乳汁分泌 | 哺乳期脓肿（葡萄球菌感染）<br>非哺乳期脓肿（导管上皮化生、吸烟、外伤、混合细菌感染） | 不对称、肿块和皮肤增厚 | 不规则形的囊实复合回声肿块，内有丰富的高回声碎屑 |
| 乳腺导管扩张症 | 乳汁分泌，乳头 / 皮肤凹陷，乳头下肿块 | 不明确 | 大杆状钙化，轮廓不清的不对称或肿块 | 乳头下导管扩张，不规则或圆形肿块 |
| 乳腺肉芽肿性小叶炎 | 肿块，红斑，乳头 / 皮肤凹陷，疼痛 | 特发性<br>妊娠相关 | 轮廓不清的不对称或肿块 | 多发性不规则形低回声肿块，导管扩张 |
| 糖尿病性乳腺病 | 可触及肿块 | 1 型糖尿病<br>自身免疫性疾病 | 轮廓不清的不对称或肿块 | 不规则的低回声肿块，严重的后方声影，无多普勒血流信号 |
| 红斑狼疮性乳腺炎 | 可触及肿块 | 系统性红斑狼疮 | 多发性或弥漫性钙化 | 位于皮下组织的多发性肿块 |
| 脂肪坏死 | 肿块，乳头 / 皮肤凹陷 | 外伤、手术、穿刺活检、放射治疗等 | 脂肪囊肿，钙化，边缘毛刺的肿块 | 脂肪囊肿，实性质块，囊实复合回声肿块 |
| 异物肉芽肿 | 质硬的肿块或乳房变形 | 石蜡、硅胶、膏药等 | 高密度多发性肿块，钙化 | “暴风雪征” |

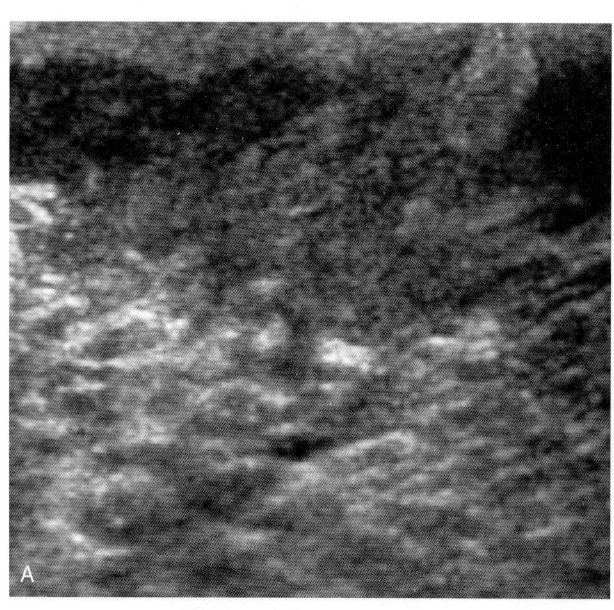


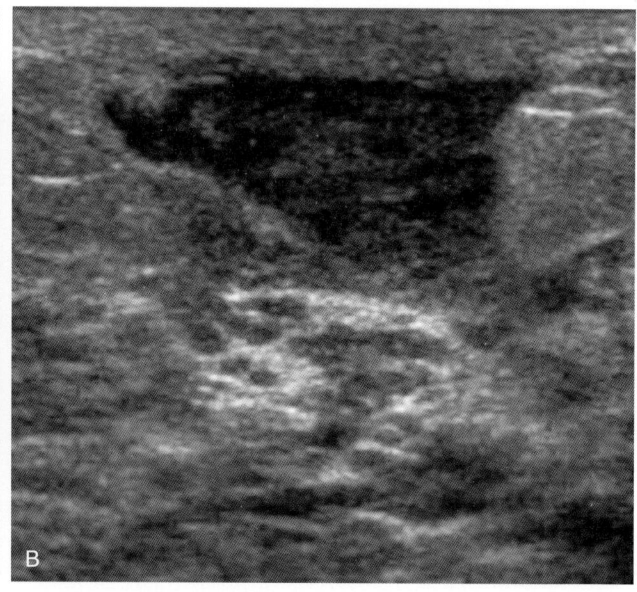


**图 18–1**　哺乳期乳腺炎和脓肿。A. 皮肤和皮下组织增厚，皮下组织与乳腺实质界限不清。B. 乳头下低回声肿块，这是脓肿的表现，可给予切开引流和抗生素治疗

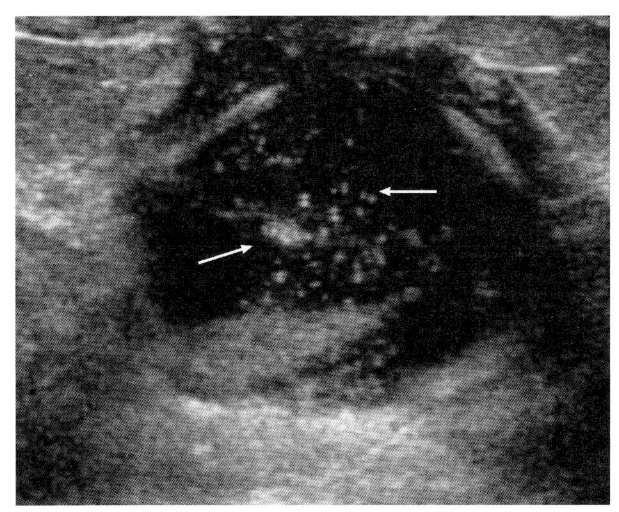

图 18-2　非哺乳期乳腺脓肿。凹陷的乳头下见囊实复合回声肿块，内部的高回声碎屑（箭头）是脓肿的特征

不规则的低回声肿块，伴有腋窝淋巴结肿大，很容易与乳腺癌相混淆。因此需结合其他临床表现，必要时需要在超声引导下进行穿刺活检或对脓肿引流液进行检查，以排除乳腺癌的可能。大部分脓肿可以通过手术切开引流治疗，对于一些小的周边性脓肿，可以进行超声引导下经皮引流。

急 - 慢性乳腺炎和脓肿应与乳腺癌相鉴别。它们都可以引起水肿和炎症，并且在超声图像中表现为显著增大的低回声肿块。妊娠相关乳腺癌或三阴性乳腺癌虽然也可能表现为囊实复合回声肿块，但不规则的厚壁是其与脓肿的鉴别点（图 18-4）。此外，在极少数情况下，乳腺炎和乳腺癌可以同时发生（图 18-5）。

## （二）乳腺导管扩张症

### 1. 临床和病理表现

乳腺导管扩张症（duct ectasia）常见于围绝经期或绝经后女性，通常以乳头下肿块为主诉，很少出现疼痛或红肿等症状。约 30%~40% 出现乳头溢液，早期为透明或绿色的溢液，随着时间的推移，逐渐转变为颜色较深的白色或黄色的溢液。

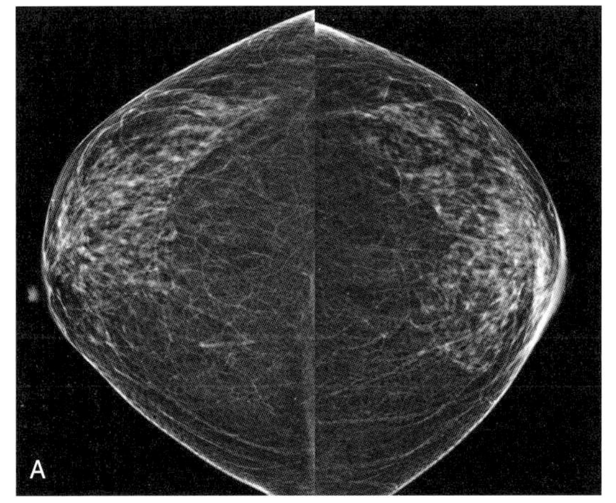


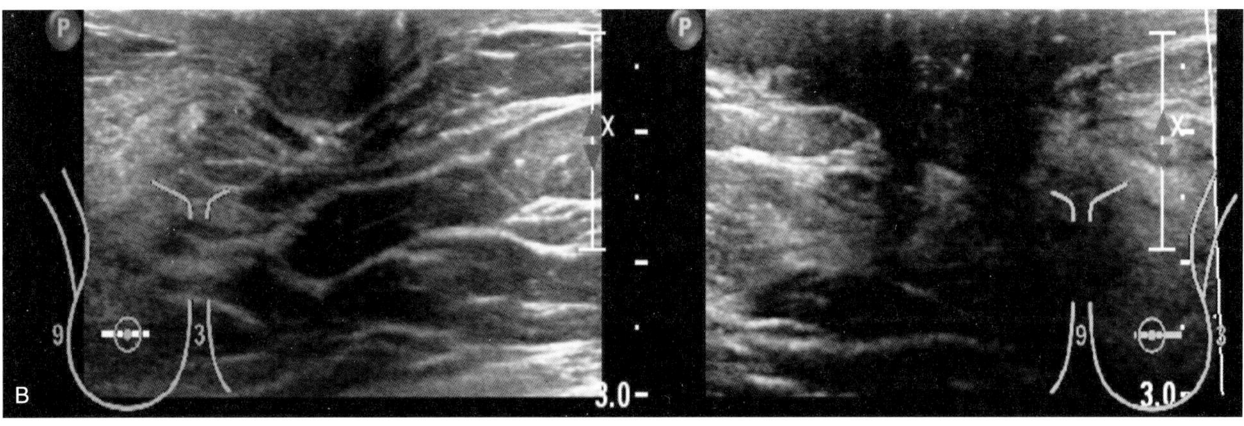


图 18-3　Zuska 病。一例有吸烟史的 50 岁女性的乳腺 X 线摄影（A）显示左侧乳头周围的皮肤厚度和乳腺实质密度增加。在左侧乳头部位的超声检查（B）中，可以看到皮肤增厚和低回声病变。右侧乳头部位正常

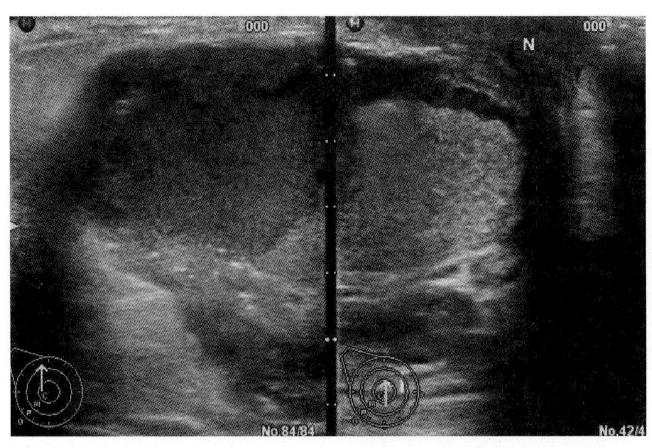


**图 18–4** 需要与脓肿相鉴别的乳腺癌。63 岁的女性患者，因乳头旁触及肿块就诊，超声显示乳头旁囊实复合回声肿块，应注意其具有不规则的厚壁。病理证实为乳腺癌

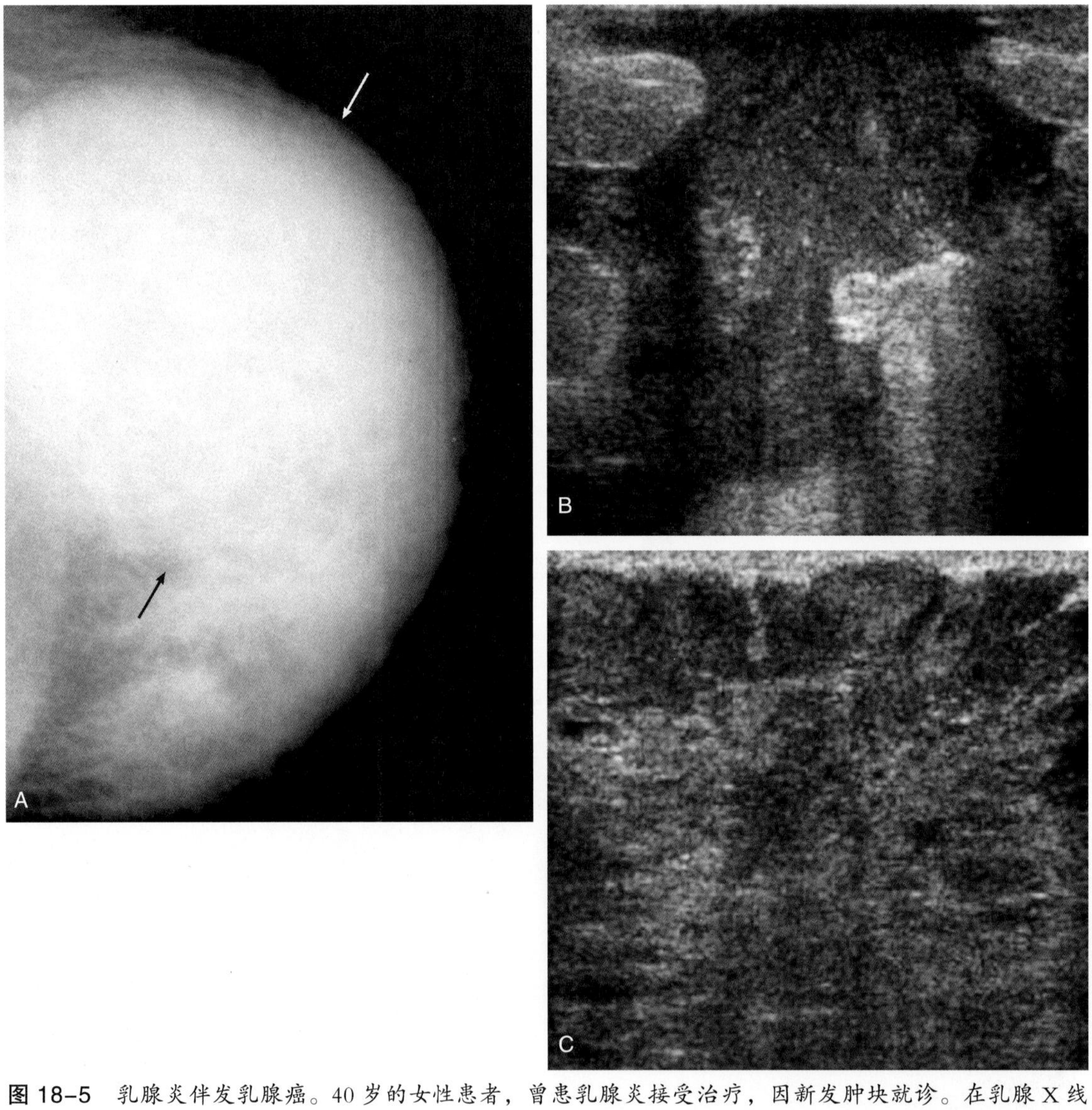

**图 18–5** 乳腺炎伴发乳腺癌。40 岁的女性患者，曾患乳腺炎接受治疗，因新发肿块就诊。在乳腺 X 线摄影（A）中，乳腺外侧可以看到巨大的肿块（箭头）。超声显示乳腺内侧见囊实复合回声肿块，并形成了皮肤窦道（B），乳腺外侧见巨大的实性肿块并伴有皮肤增厚（C）。空芯针活检和手术病理均诊断为乳腺脓肿（B）和乳腺癌（C）

乳腺导管扩张症的病因并不明确，目前有两种假说：一些学者认为导管壁炎症为触发因素，导致导管壁弹性蛋白（elastin）破坏，进而导致导管扩张和周围纤维化；另一种观点认为乳腺导管闭锁是乳腺导管扩张的原因，炎症是由于导管内的物质渗出而形成的继发改变。从病理学角度来看，乳腺导管扩张症是指乳腺导管因充满角化物和浓缩分泌物而引起导管扩张，并伴有导管周围浆细胞浸润等炎症性改变。偶尔也可以在导管周围形成肉芽肿或黄色肉芽肿。当病程迁延不愈、长期存在时，炎症表现逐渐不明显，导管周围出现纤维化。从病理学角度来看，有必要将其与囊肿或导管鳞状上皮化生相鉴别。

**2. 影像学表现**

乳腺导管扩张症的 X 线摄影表现是双侧乳头下导管的多发性扩张或典型的大杆状钙化。当出现结构扭曲、乳头凹陷、早期局部分泌性钙化和不明确的密度增加时，很难将其与乳腺癌相鉴别。

乳腺导管扩张症的超声表现取决于病程分期及导管内容物（图 18-6）。在早期和中期，常可以看到因充满液体而扩张的乳头下导管，液体可以表现为无回声、低回声或等回声。炎症性导管表现为导管壁异常增厚呈等回声，彩色多普勒可见血供增多。在亚急性期，在导管的外围可见等回声的纤维带。在晚期，导管周围纤维化压迫乳腺导管，使其发生变形，导管内充满实性物质，导管稍扩张或不规则（图 18-7、18-8）。另外，瘢痕的产生也可导致乳头凹陷（图 18-9）。乳腺导管扩张症的这种晚期表现常常很难与导管原位癌相鉴别。导管周围乳腺炎转为慢性后可以形成实性肿块，其特征是发生在 Cooper 韧带和乳腺实质的交界部位（图 18-10），发生机制是对导管外的胆固醇结晶产生的异物肉芽肿性反应。

## （三）乳腺肉芽肿性小叶炎

**1. 临床和病理表现**

乳腺肉芽肿性小叶炎（granulomataus lobular mastitis）好发于产后女性，病理学表现为一种局限于乳腺小叶的无菌性非干酪样肉芽肿（non-caseating granuloma）。如果炎症持续存在，虽然皮质类固醇治疗有效，但会经常复发，并有可能形成漏管。本病的发生原因不明，典型表现为较硬的肿块，且常为单发，临床上易被误诊为乳腺癌。单纯依靠细胞学检查很难做出正确诊断，需结合组织学检查。

**2. 影像学表现**

乳腺肉芽肿性小叶炎在乳腺 X 线摄影中可表现为肿块或不对称，不伴有钙化。超声检查多

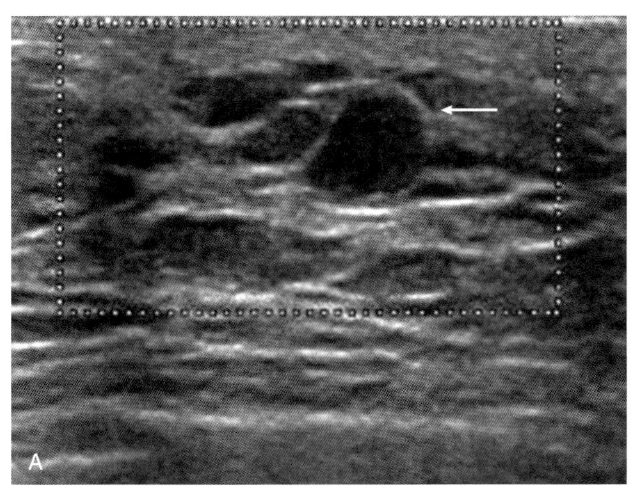


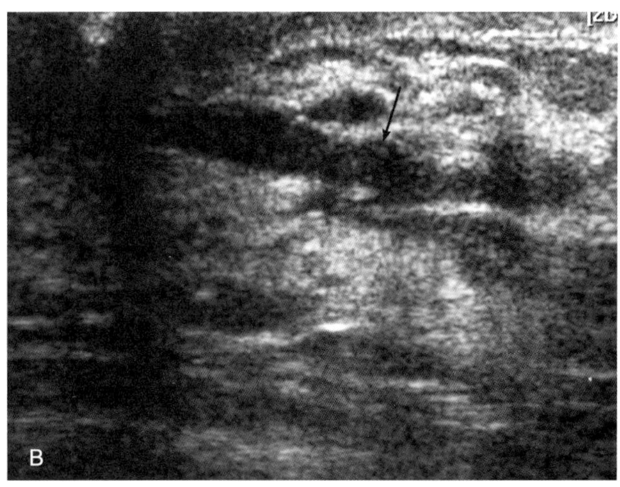


**图 18-6**　乳腺导管扩张症。A. 乳头下导管扩张至 6mm，内部为低回声（箭头），多普勒超声检查无血流信号。B. 乳头下导管扩张至 3mm，内部为等回声（箭头）

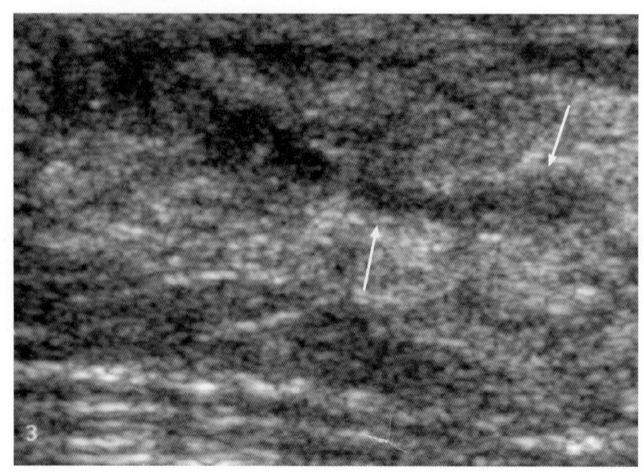


图 18-7 乳腺导管扩张症。导管周围乳腺炎患者经过 3 次治疗，超声显示乳头下导管壁的炎症和纤维化，使导管不规则（箭头），内部充满高回声物

为多发性管状不均匀低回声病变，边界清晰（图 18-11）。管状低回声病变有时可伴有较大的低回声肿块（图 18-12）。如果是复发性病变，超声可以发现窦道。由于乳腺肉芽肿性小叶炎易复发，因此应掌握其影像学表现，以避免误诊为乳腺癌而反复进行活检。

## （四）结 核

### 1. 临床和病理表现

乳腺结核很少为原发性，大部分通过淋巴管、血管、乳头或导管感染，也可因胸膜和胸壁的侵犯而继发感染，或由腋窝淋巴结或颈部淋巴结逆行感染。常见症状是无痛性肿块，但有时也可能伴有疼痛或乳头溢液。乳腺结核病灶固定在皮肤上，有时会形成溃疡或窦道。

### 2. 影像学表现

由于为非特异性的临床和影像学表现，乳腺结核诊断较困难。根据影像学表现，乳腺结核被分为 3 种类型：脓肿型（或弥漫型）、结节型和硬化型。脓肿型在乳腺 X 线摄影中表现为模糊的高密度影，皮肤厚度明显增加，超声表现为乳头下或腺体深层较大的低回声肿块（图 18-13），这种表现在病理上称为结核性冷脓肿（cold abscess）。超声检查有时可以观察到脓肿与胸壁或皮肤之间形成的窦道。结节型在乳腺 X 线摄影或超声检查中表现为类似恶性的单发或多发结节，其病理改变为结核性肉芽肿。硬化型在影像学检查中呈现出不对称凹陷的乳腺，相当于结核的纤维化期，特征是无微钙化，腋窝可有增大的淋巴结。

乳腺结核应与乳腺癌、淋巴瘤、转移癌、细菌性脓肿、放线菌病（actinomycosis）、乳腺导管扩张症、肉瘤、肉芽肿性乳腺炎等相鉴别。有报道称结节病（sarcoidosis）也有类似于结核病

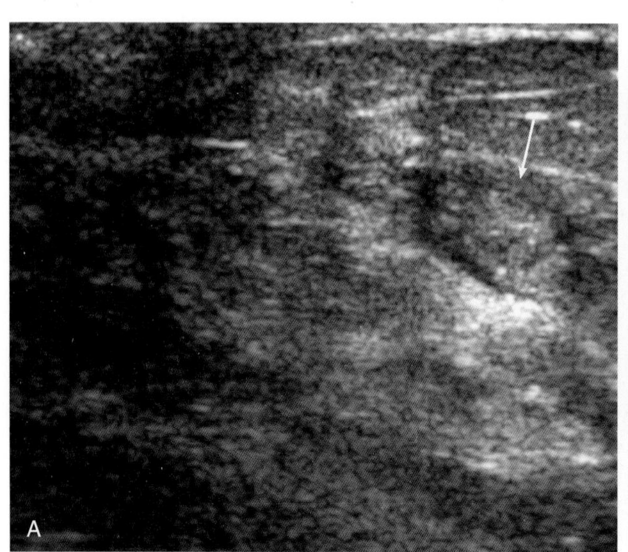


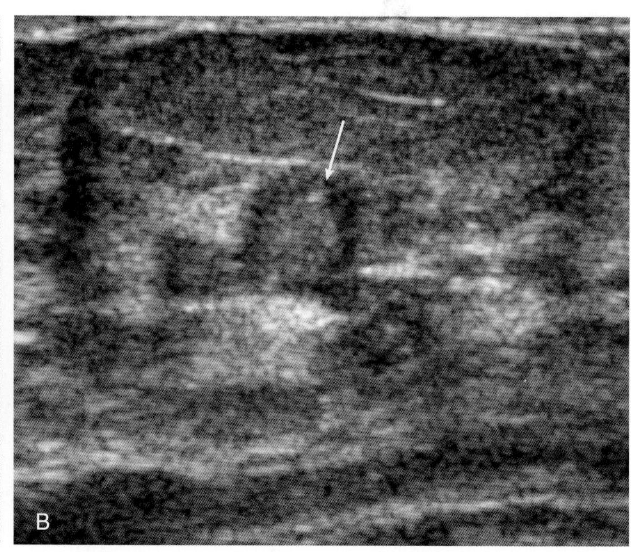


图 18-8 乳腺导管扩张症。40 岁的女性患者，因乳头溢液就诊，径向（A）－反径向（B）超声扫查图像显示扩张的乳头下导管内可见高回声肿块（箭头）

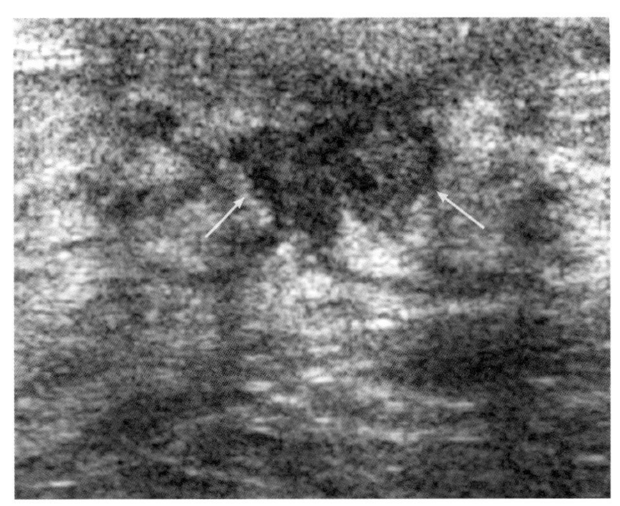

图 18–9　乳腺导管扩张症。患者女性，50 岁，超声可见乳头下导管内复合回声病变（箭头），导致乳头（N）凹陷

的表现。偶尔也可以出现乳腺癌和乳腺结核同时存在的情况。

## （五）糖尿病性乳腺病

### 1. 临床和病理表现

糖尿病性乳腺病（diabetic mastopathy）或淋巴细胞性乳腺炎（lymphocytic mastitis）是一种诱发慢性乳腺炎和间质纤维化（stromal fibrosis）的疾病，好发于患有 1 型糖尿病的中年人，但在桥本甲状腺炎等自身免疫性疾病患者中也可见。临床表现为单侧或双侧质硬的肿块，很难与癌相鉴别。从病理学上看，肿块由胶原蛋白性基质构

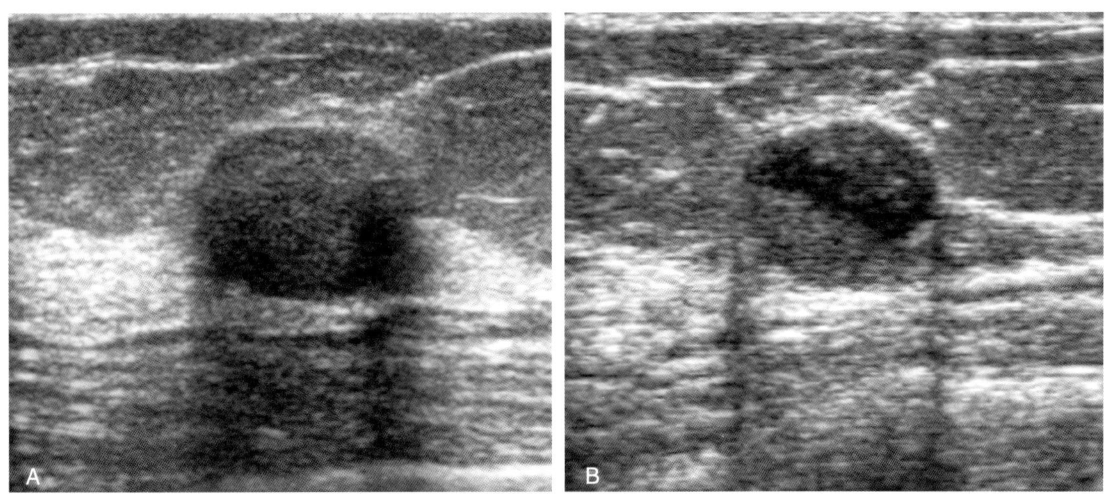

图 18–10　乳腺导管扩张症。于 Cooper 韧带和乳腺实质之间发现的 2 个小于 1cm 的肿块，左侧图像（A）为圆形实性肿块，右侧图像（B）为囊实复合回声肿块。穿刺活检诊断为慢性炎症，镜下见胆固醇裂隙、巨噬细胞和炎细胞

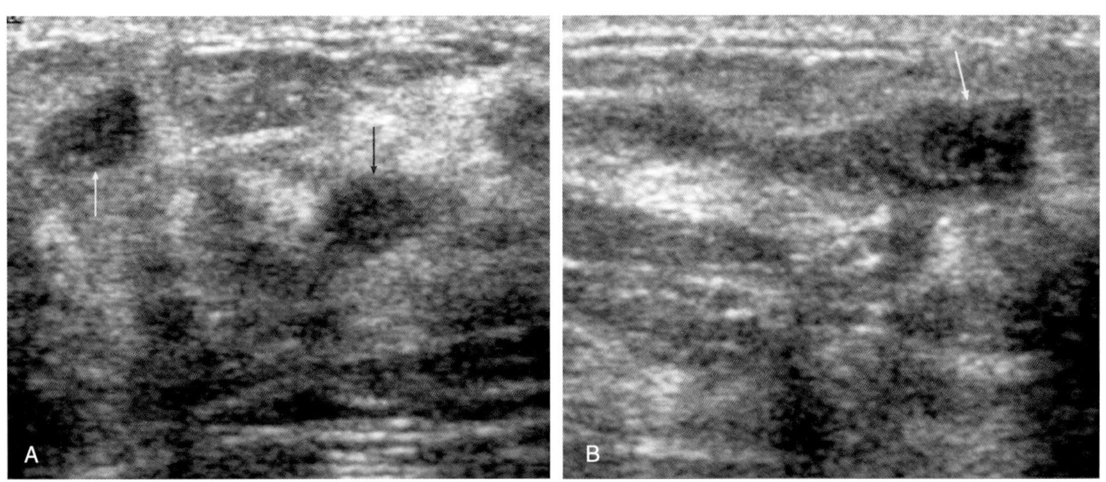

图 18–11　乳腺肉芽肿性小叶炎。患者女性，36 岁，因反复发作性乳腺炎就诊，超声反径向（A）– 径向（B）扫查图像显示多发性的不均匀低回声病变（箭头）。在径向（B）扫查中，病变呈管状

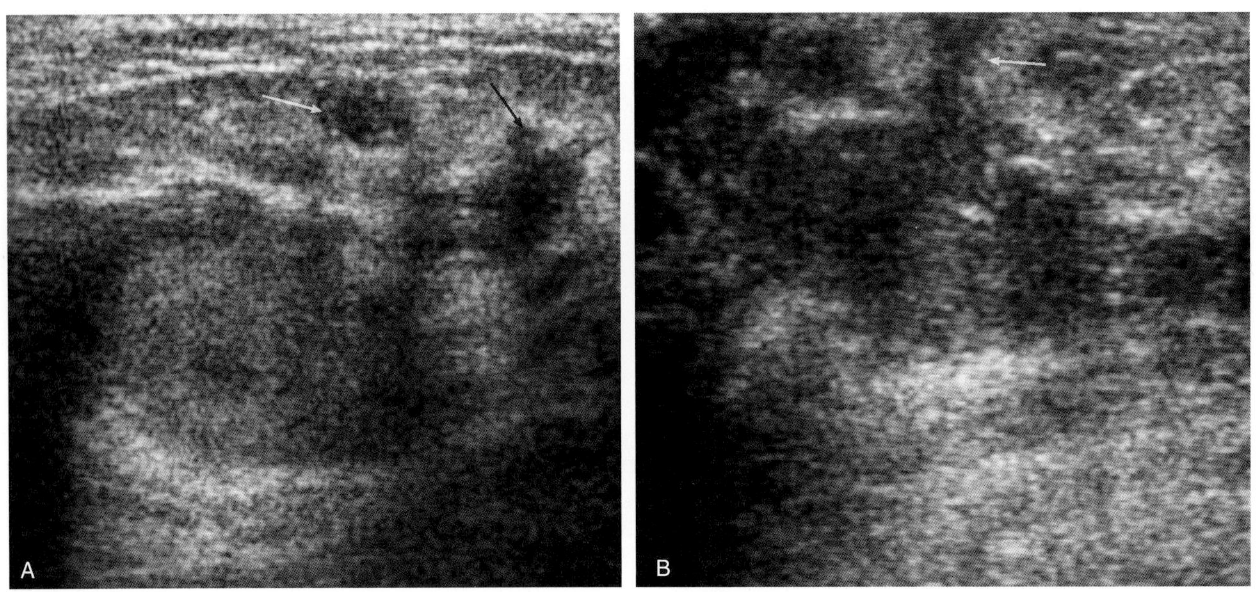

**图 18-12** 乳腺肉芽肿性小叶炎。A. 27 岁的女性患者，因乳房触及肿块就诊，超声显示除大的低回声肿块外，另可见数个小的低回声病变（箭头）。B.30 岁的女性患者，因产后反复发作的乳腺炎就诊，超声显示在低回声病变与皮肤之间形成窦道（箭头）

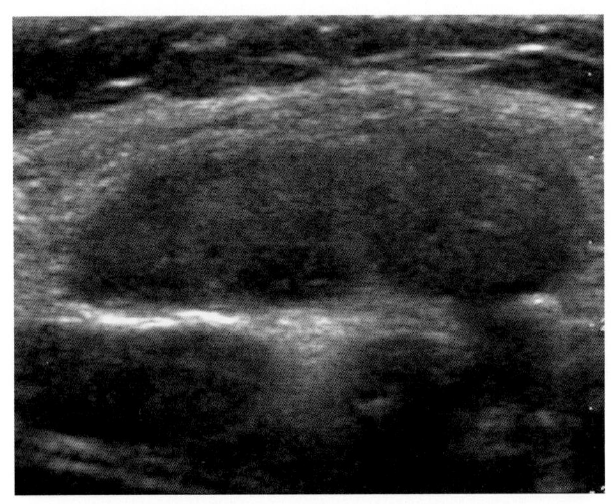
**图 18-13** 乳腺结核。27 岁的女性患者，因触及右乳内侧肿块就诊，超声检查显示在胸壁前可见边缘光整的低回声肿块。穿刺活检诊断为乳腺结核

成，并且含有更多的成纤维细胞，类似瘢痕组织。特征是在导管、小叶及血管周围有淋巴细胞浸润和基质纤维化。多发性、双侧受累常见，复发少见。

**2. 影像学表现**

糖尿病性乳腺病的乳腺 X 线摄影无特异性表现，多数情况下对病变显示不清，但有时也可以表现为非特异的高密度影。在超声图像中表现为不规则形低回声肿块，常伴有后方声影（图 18-14），这种表现与一些恶性病变常难以鉴别，如低级别浸润性导管癌、导管原位癌、浸润性小叶癌等。在多普勒成像中，糖尿病性乳腺病不会表现为血流信号增加，可与乳腺癌相鉴别。病变往往被评估为 BI-RADS 4 类或 5 类，进行超声引导下活检时，为明确诊断应获取充分的组织。如活检结果为良性，应结合患者的特征性病史和病变无血供增多的特点综合考虑，避免切除活检的情况发生。

## （六）寄生虫病

**1. 临床和病理表现**

丝虫病（filariasis）、血吸虫病（schistosomiasis）、旋毛虫病（trichinosis）、囊尾虫病（cysticercosis）、肺吸虫病（paragonimiasis）、裂头蚴病（sparganosis）等都会导致乳腺寄生虫感染。虫体通常侵犯皮下组织，并引起周围组织的炎症及肉芽肿反应。

**2. 影像学表现**

影像学表现多为非特异性，可表现为肿块、

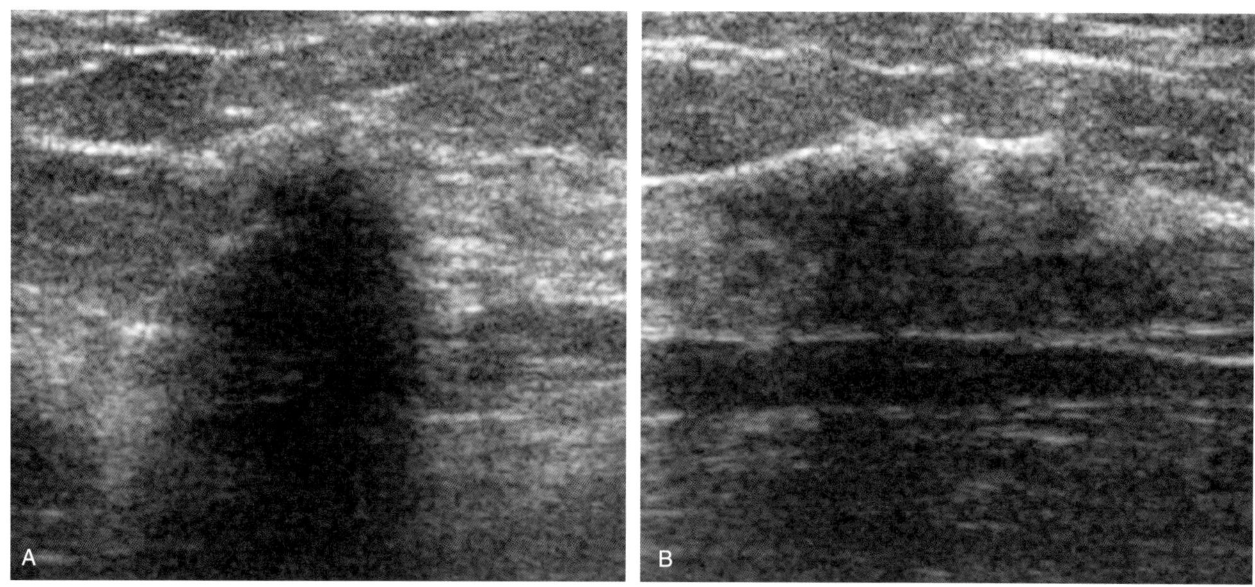


**图 18–14** 糖尿病性乳腺病。70 岁的女性患者，有 30 年的糖尿病病史，超声显示左侧（A）和右侧（B）乳腺各有 1 个形态不规则的低回声肿块，伴后方声影

弥漫性或局限性乳房水肿、钙化等。在急性或亚急性期，可表现为单发或多发性乳房肿块，在晚期可发生钙化。旋毛虫病和囊尾虫病在乳腺 X 线摄影中可表现为局限于胸肌的弥漫性钙化。在乳腺 X 线摄影和超声检查中，裂头蚴病表现为特征性的聚集在皮下组织的长梭形阴影或低回声病变（图 18–15），通过穿刺活检可确诊。由于虫体可移动，手术前需用超声定位。

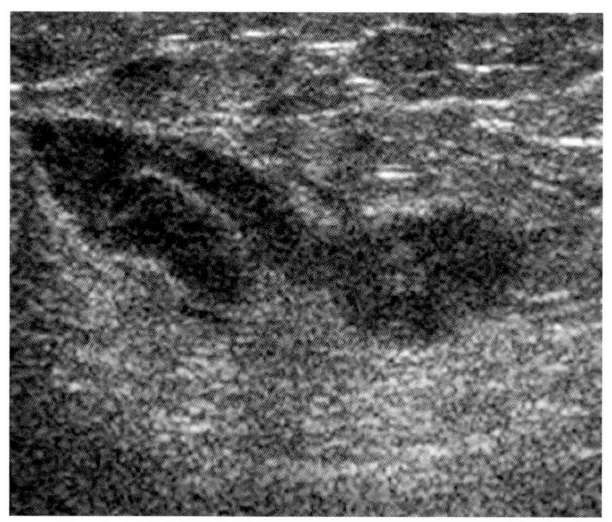

**图 18–15** 裂头蚴病。57 岁的女性患者，因右侧腋窝部不适伴移动性肿块就诊，超声检查见管状低回声病变。穿刺活检和手术诊断为裂头蚴病

## （七）Mondor 病

### 1. 临床和病理表现

Mondor 病（Mondor disease）是一种良性和自限性疾病，以乳腺皮下组织内的血栓性浅静脉炎为特征。大部分患者都有乳房手术或外伤史，汽车安全带损伤是最常见的原因，也可因过度运动、脱水或在孕期发生。最常见于胸腹壁静脉（thoracoepigastric vein），其次为胸外侧静脉（lateral thoracic vein），也可见于乳内静脉（internal mammary vein）。急性期会出现疼痛、压痛、线形皮肤红斑等，可见皮下条索样结构。极少数情况下会双侧发病，有时还会出现皮肤凹陷，但没有全身性炎症。

### 2. 影像学表现

乳腺 X 线摄影中通常看不到任何异常，但如果未被乳腺实质覆盖，在皮下脂肪组织内可以见到管状物。超声扫查显示静脉长轴时，可见充满血栓的静脉呈管状或念珠状。急性血栓不会被压缩，也不会显示多普勒血流信号，因此不可压缩和无血流信号是超声观察急性血栓的特征性表现（图 18–16）。急性血栓较粗大，呈念珠状，更接近无回声，而慢性血栓较纤细，呈管状，具有

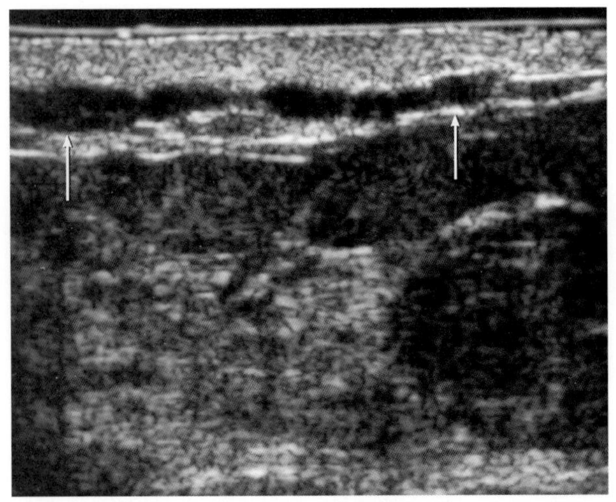

图 18-16　血栓性浅静脉炎（Mondor 病）。39 岁的女性患者，因触及条索样肿块就诊，超声检查显示皮下脂肪层内细长的无回声结构（箭头）。多普勒超声检查无血流信号，诊断为 Mondor 病

回声。切勿将低回声的血栓误认为导管内的肿瘤或分泌物。因静脉是表浅的，所以借用耦合垫进行扫查有助于更好地显示静脉。

Mondor 病是一种无须特殊治疗就能自愈的疾病，因此无须进行活检。但是，有报道称高达 12% 的 Mondor 病患者伴有乳腺癌，因此要仔细观察乳腺内是否有其他可疑病变。

### （八）自身免疫和结缔组织病

#### 1. 临床和病理表现

乳腺疾病分类中有许多自身免疫病和结缔组织病，如硬皮病（scleroderma）、皮肌炎（dermatomyositis）、红斑狼疮（lupus erythematosus）、IgG4 相关硬化性乳腺炎（IgG4-related sclerosing mastitis）、肉芽肿性多血管炎（granulomatosis with polyangiitis）、巨细胞动脉炎（giant cell arteritis）、多发性动脉炎（polyateritis）等，需要参考特殊检查和临床表现，从病理学角度进行诊断。在组织病理学上，检查结果包括脂肪坏死伴淋巴细胞浸润、小叶性脂膜炎（lobular panniculitis）、淋巴细胞性血管炎（lymphocytic vasculitis）和钙化，常累及双侧乳腺。

#### 2. 影像学表现

在乳腺 X 线摄影中，自身免疫性乳腺炎表现为 1 个或多个边缘不清晰的肿块或营养不良性（dystrophic）钙化。在乳腺 X 线摄影中，肉芽肿性多发性血管炎不表现为钙化，而是形态不规则的肿块。但皮肌炎、红斑狼疮和多发性动脉炎多表现为弥漫性的粗糙或环形钙化，从乳腺 X 线切线位摄影（tangential view）可以看出，钙化不是位于乳腺内部，而是位于皮肤或皮下组织。在超声检查中，红斑狼疮性乳腺炎表现为皮下组织单发或多发的边缘模糊的低回声肿块（图 18-17）。手术可能会使患者的症状恶化，故应避免，可根据穿刺活检和患者的病史与乳腺癌进行鉴别诊断。

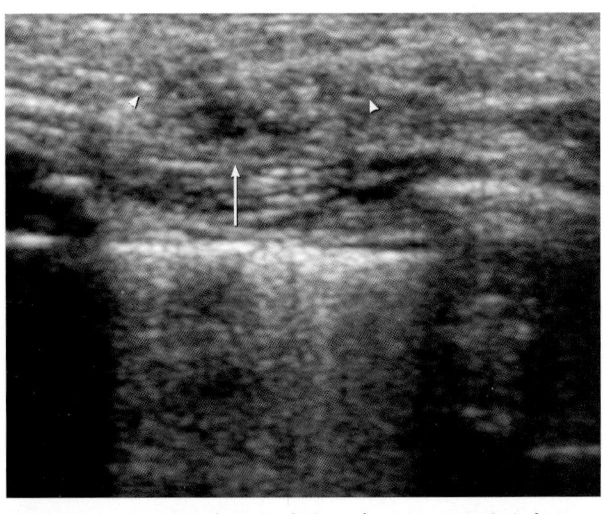

图 18-17　红斑狼疮性乳腺炎。在可触及的肿块部位，超声检查显示边缘模糊的病变（箭头）。皮肤增厚，脂肪和腺体层之间的界限消失，Cooper 韧带因病变而中断（三角箭头）

## 二、反应性病变

### （一）脂肪坏死

#### 1. 临床和病理表现

脂肪坏死由乳腺中的脂肪损伤引起，常见原因有外伤、穿刺活检、手术、放射治疗等。脂肪坏死患者可无症状，也可为单发或多发性伴有压痛的肿块。临床表现通常与术后瘢痕、血肿、乳

腺导管周围乳腺炎等难以区分，此外与乳腺癌的鉴别非常重要。

早期的组织学表现是脂肪的炎症性变化和出血。受损的脂肪细胞会把脂肪成分释放到周围的间质中，这些脂肪分解后形成的液化脂肪酸刺激周围组织诱发炎症。病变可产生纤维性被膜，如果有钙盐沉着，会形成蛋壳样钙化。脂肪酸未被纤维被膜包裹时，可诱发异物反应，随着时间的推移，可引起不同程度的纤维化。

**2. 影像学表现**

脂肪坏死的影像学表现根据疾病分期、脂肪囊肿和纤维的相对量不同而存在差异。早期在乳腺 X 线摄影中可表现正常，随后表现为脂肪和水密度的混合性病变。这其中有水密度的薄层被膜和边缘清晰的低密度脂肪囊肿，随后也会出现被膜钙化。这种脂肪囊肿的乳腺 X 线摄影应归为 BI-RADS 2 类，无须进一步检查。如果是慢性脂肪坏死，会出现毛刺或结构扭曲，与原发癌或复发癌很难区分。近年来，有报道称乳腺断层摄影（tomosynthesis）有助于脂肪坏死的诊断，如观察到脂肪密度的肿块和被膜钙化，无须做进一步的检查。

脂肪坏死的早期超声表现为脂肪小叶的水肿导致脂肪的回声增加（图 18–18），与乳腺炎引起的水肿或脂肪瘤相似，有时难以区分。病变可以表现为单纯性脂肪坏死，但更多病例会与术后瘢痕、血肿、浆液性肿瘤等伴发。单纯性脂肪坏死在经历水肿期后，内部会出现被纤维被膜包裹的无回声脂肪囊肿（图 18–19）或囊实复合回声，最后形成薄的高回声囊壁。

在血肿或浆液性肿瘤产生的脂肪坏死中，虽然也会出现与单纯性脂肪坏死相同的病理过程，但血肿或浆液性肿瘤自身的超声特征更为显著，坏死的脂肪内部回声较高，有些看起来像实性。手术后的脂肪坏死可能呈不规则形、边缘成角，因此在超声检查中看似恶性病变，但如果将探头垂直于瘢痕进行扫查，病变的形状呈线性，有利于鉴别诊断。此外，多普勒检查对于区分脂肪坏死和乳腺癌也有意义，脂肪坏死的特点是内部没有血供（图 18–20）。

## （二）异物肉芽肿

**1. 临床和病理表现**

以美容或治疗为目的将各种异物如石蜡（图 18–21）、硅胶或膏药（图 18–22）等植入或注射入乳腺中，会发生炎症反应，临床可触及坚硬

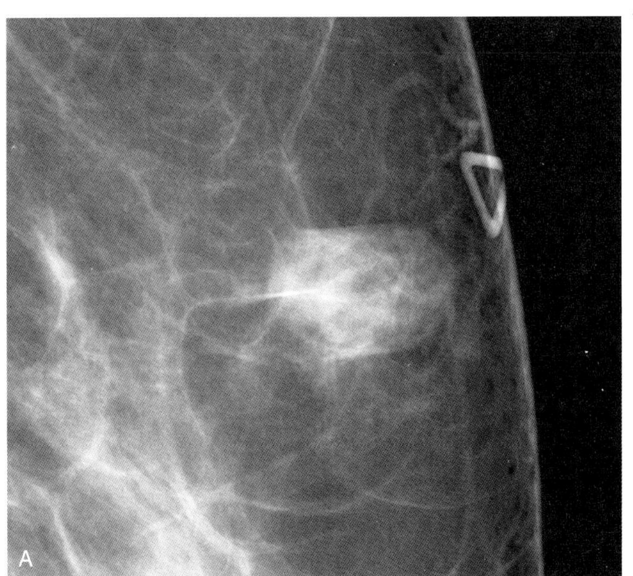


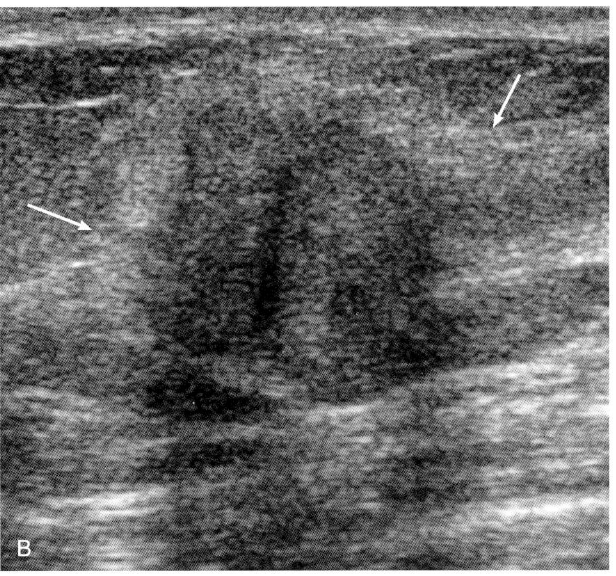


**图 18–18**　脂肪坏死。53 岁的女性患者，因触及乳房肿块就诊。乳腺 X 线摄影（A）显示边缘清晰的肿块，含脂肪密度；超声检查（B）却显示疑似恶性的边缘不光整的肿块，肿块周围脂肪的回声增强（箭头）

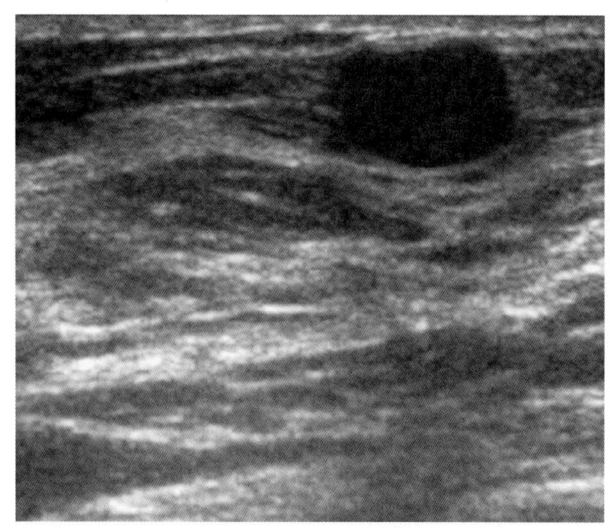

图 18-19 脂肪坏死。50 岁的女性患者，因触及乳房肿块就诊，超声检查显示脂肪层见边缘光整的无回声肿块。追问病史得知患者 1 年前曾因交通事故导致乳腺上部受伤

的肿块，并伴有压痛。异物周围的组织形成纤维膜，随着时间的推移，纤维膜发生萎缩，并可以导致乳房严重变形。在组织学上可以看到各种大小的空洞，在空洞的壁上可以看到不同程度的纤维化、慢性炎症、脂肪坏死、肉芽肿组织、组织细胞和巨噬细胞浸润。即使是在有硅胶袋的情况下，也可能发生硅胶泄漏，形成圆形的囊状结构。周围组织还可以观察到滑膜化生（synovial metaplasia），腋窝淋巴结中也可能出现硅胶（图 18-23）。

**2. 影像学表现**

硅胶肉芽肿在乳腺 X 线摄影中呈现高密度多发性肿块和边缘钙化。肿块大多呈圆形或椭圆形，也可呈不规则形。超声特征性表现为“暴风雪”（snow storm）征，呈均匀的高回声肿块，前方有明确的圆形边缘，伴有后方声影。并非所有的硅胶肉芽肿都呈现这种“暴风雪征”，也可以表现为不均匀回声或等回声肿块，特别是由于长时间的异物反应，导致纤维化的肉芽肿在乳腺 X 线摄影中表现为边缘毛刺的肿块，超声表现为肿块后方回声严重衰减，与恶性病变相似。曾接受乳腺脓肿膏药治疗的患者，膏药残留物可能被误认为微钙化，其特征是金属性密度和分布于皮肤伤口部位，很少在超声中形成肿块（图 18-22）。

异物肉芽肿在灰阶超声中看似恶性病变，但在多普勒检查中没有血流信号，可与乳腺癌相鉴别。由于石蜡或硅胶肉芽肿可引起强烈的后方回声衰减，很难通过超声检查进行全面的评价，因此建议使用对比增强 MRI。

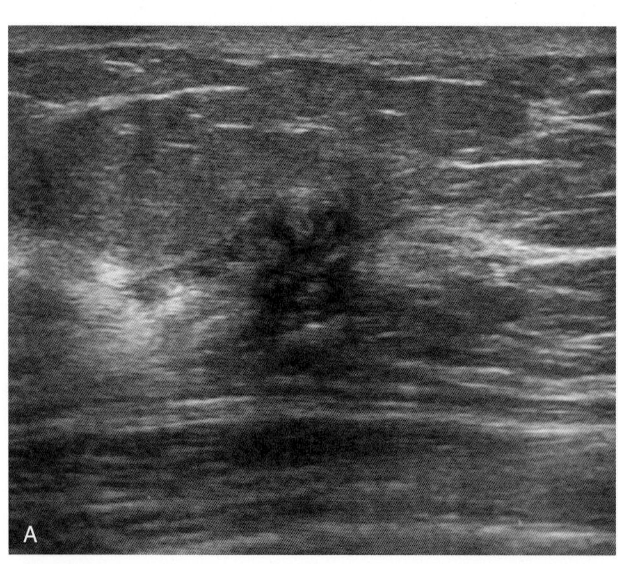


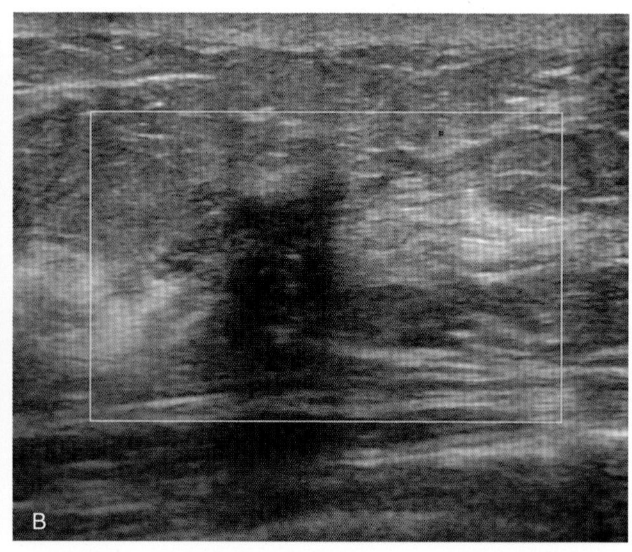


图 18-20 脂肪坏死。灰阶超声（A）显示形状不规则的可疑恶性肿块。在多普勒超声检查（B）中，肿块内部看不到血流信号

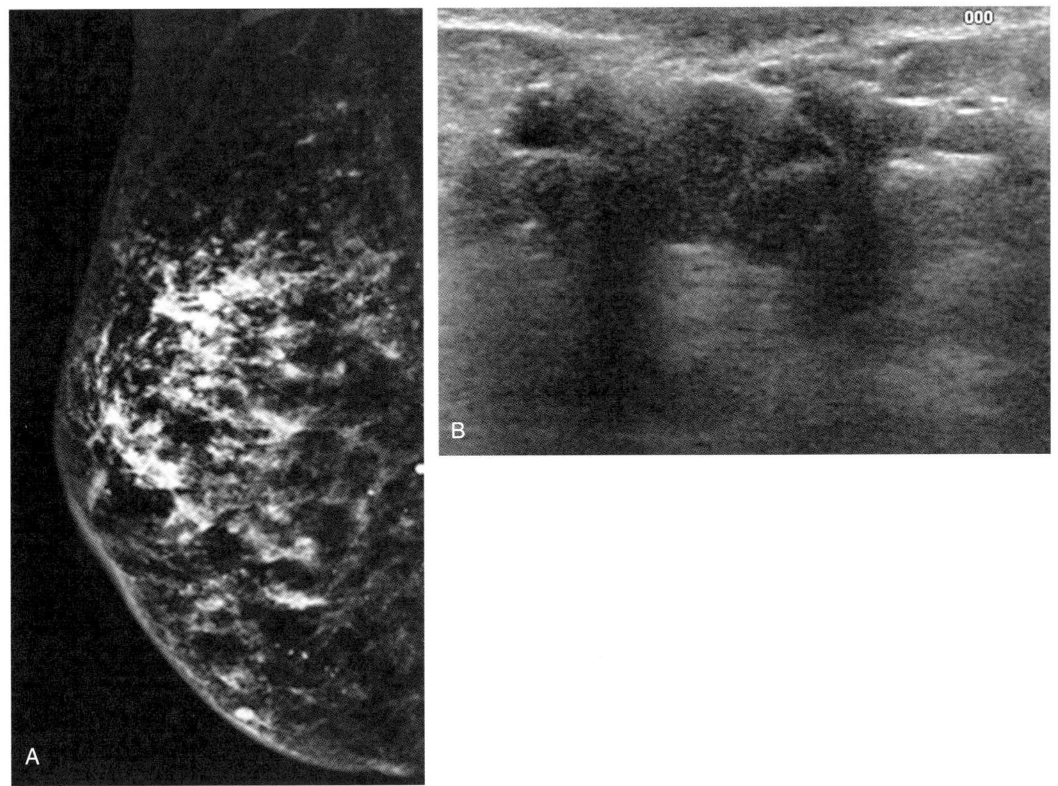

**图 18-21**　注射石蜡后形成的可触及性肿块。52 岁的女性患者，因触及乳房肿块就诊，乳腺 X 线摄影（A）仅显示注射的石蜡异物。超声检查（B）于右乳头下见一大小约 3cm 的不均匀回声肿块，活检确诊为石蜡瘤（paraffinoma）

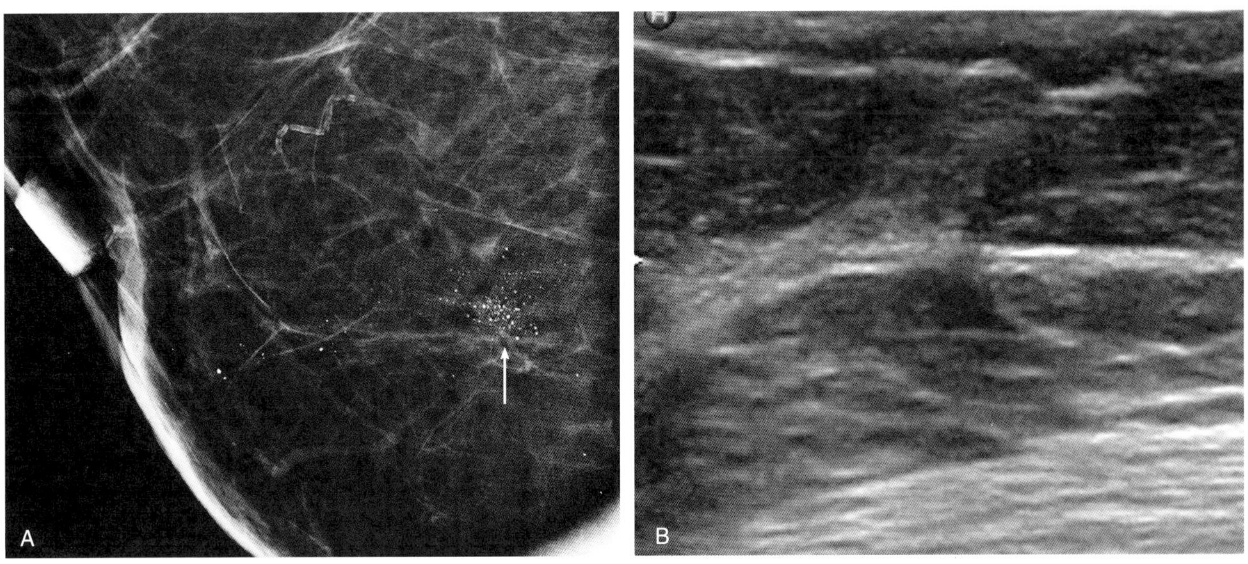

**图 18-22**　膏药肉芽肿。A.61 岁女性的乳腺 X 线放大摄影，在乳头下方发现点状钙化（箭头）。该患者曾有膏药治疗乳腺脓肿的病史，金属密度和不沿导管分布是其影像特征。B. 超声检查未见异常

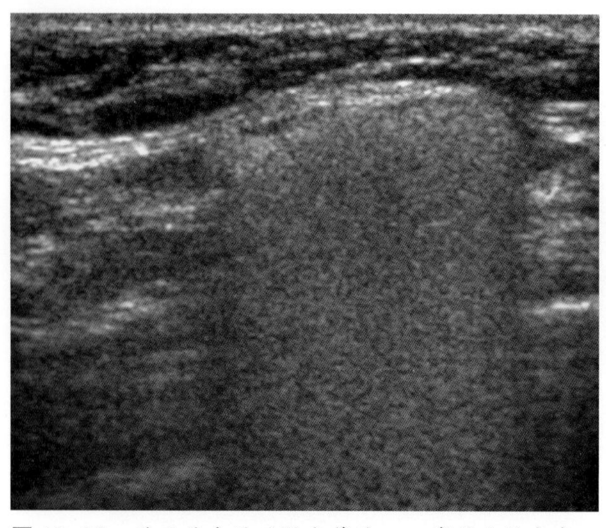

**图 18-23** 淋巴结内的硅胶肉芽肿。70 岁的女性患者，曾接受注射硅胶隆乳术，因腋下触及肿块就诊，超声检查显示右腋下高回声肿块，伴后方密集声影。活检确诊为淋巴结内的硅胶肉芽肿

## 知识要点

• 根据发生时期，乳腺炎和乳腺脓肿可分为与哺乳有关的哺乳期乳腺炎和与哺乳无关的非哺乳期乳腺炎。如果哺乳期乳腺炎在应用抗生素后仍不见好转，应通过超声检查确认是否形成脓肿和有无炎性乳腺癌的可能。乳腺脓肿的超声表现虽然多样，但当出现囊实复合回声肿块，并看到内部丰富的高回声碎屑时，即可诊断。

• 乳腺导管扩张症是指导管内充满角化物和浓缩的分泌物而引起的导管扩张，伴有导管周围炎症和纤维化。在超声中通常可以看到因充满液体而扩张的乳头下导管，如果导管内充满实性物质，应与乳腺导管原位癌相鉴别。

• 乳腺肉芽肿性小叶炎在超声检查中多表现为多发性管状不均匀的低回声病变，边界清晰。如果是复发性病变，超声检查可以发现窦道。

• 根据影像表现不同，乳腺结核分为脓肿型（或弥漫型）、结节型和硬化型三种。脓肿型在超声检查中表现为乳头下或腺体深层较大的低回声肿块，与胸壁或皮肤之间可能形成窦道。

• 糖尿病性乳腺病的超声表现为不规则的低回声肿块，边缘模糊，常伴有后方声影，但在多普勒超声检查中血流信号不增加，可与乳腺癌相鉴别。

• 红斑狼疮性乳腺炎和 Mondor 病具有特殊的临床表现和皮下组织影像学特征，可帮助诊断。

• 脂肪坏死或异物反应往往具有外伤、穿刺活检、手术、石蜡或硅胶注射史。影像学表现有脂肪囊肿、实性肿块、囊实复合回声肿块等多种特征，随时间发生变化是其特点。

## 参考资料

[1] Chung SY, et al. Breast sparganosis: mammographic and ultrasound features. J Clin Ultrasound, 1995.
[2] Guray M, Sahin AA. Benign breast diseases: classification, diagnosis, and management. Oncologist, 2006.
[3] Han BK, et al. Granulomatous mastitis: mammographic and sonographic appearances. Am J Roentgenol, 1999.
[4] Kim J, et al. Diabetic mastopathy: imaging features and the role of image-guided biopsy in its diagnosis. Ultrasonography, 2016.
[5] Lester, Susan C, Hicks, et al. Inflammatory Lesions. In Diagnostic Pathology: Breast, 2nd Ed. Elsevier Health Sciences, 2016.
[6] Oh KK, Kim JH, Kook SH. Imaging of tuberculous disease involving breast. Eur Radiol, 1998.
[7] Sabaté JM, et al. Radiologic evaluation of uncommon inflammatory and reactive breast disorders. Radiographics, 2005.
[8] Soo MS, Kornguth PJ, Hertzberg BS. Fat necrosis in the breast: sonographic features. Radiology, 1998.
[9] Vijayalakshmi AA, Anand S. Mondor’s Disease. N Engl J Med, 2017.

# 第 19 章 良性肿瘤

根据 WHO 的乳腺肿瘤分类，乳腺的非上皮性良性肿瘤包括纤维上皮性肿瘤（纤维腺瘤、叶状肿瘤和错构瘤），间叶性肿瘤（脂肪瘤、血管瘤、假血管瘤样间质增生、颗粒细胞瘤、纤维瘤病等；表 19–1）。建议对具有特征性影像表现的良性肿瘤进行随访观察，如纤维腺瘤、错构瘤及脂肪瘤等。但疑似乳腺癌或大小、形状发生变化的病灶需要进行活检。良性肿瘤中，叶状肿瘤、颗粒细胞瘤、纤维瘤病具有局部侵袭性，需要手术切除。

本章将讨论纤维上皮性肿瘤和间叶性良性肿瘤的临床病理及超声影像表现，包括最常见的良性乳腺肿瘤——纤维腺瘤。

表 19–1　非上皮性良性肿瘤（2019 年 WHO 分类）

| 纤维上皮性肿瘤 |
|---|
| · 纤维腺瘤 |
| · 叶状肿瘤 |
| · 错构瘤 |
| **间叶性肿瘤** |
| · 脂肪瘤 |
| · 血管瘤 |
| · 假血管瘤样间质增生（PASH） |
| · 颗粒细胞瘤 |
| · 韧带样型纤维瘤病 |

## 一、纤维上皮性肿瘤

### （一）纤维腺瘤

#### 1. 临床和病理表现

纤维腺瘤是最常见的良性肿瘤，其主要表现为小叶内间质和上皮局限性增生，导致小叶体积增大，大部分纤维腺瘤边界清楚，好发年龄为 20~30 岁。发病机制为局部乳腺组织对雌激素的敏感性增加。

临床上多因触及肿块或在乳腺 X 线摄影中发现异常后行超声检查发现。可触及的纤维腺瘤质地较韧、有弹性，活动度好，可以随着生理及妊娠周期发生改变。15%~20% 的纤维腺瘤表现为多发。年轻女性的肿瘤组织内上皮细胞增生活跃，因此肿瘤体积可以增大。在绝经后女性中，上皮细胞退化，间质内细胞成分逐渐减少，表现为液化、纤维化、透明样变和钙化等二次变性。绝经后女性的纤维腺瘤体积增大的情况非常罕见，因此当绝经后女性出现体积增大的实性肿块时，不应考虑纤维腺瘤，应考虑恶性肿瘤的可能，并进行活检。巨大纤维腺瘤（giant fibroadenoma）是体积异常增大的纤维腺瘤。虽然对大小没有明确的判定标准，但通常指肿瘤的直径在 6~8cm 以上。幼年性纤维腺瘤（juvenile fibroadenoma）指青少年时期形成的纤维腺瘤，组织学表现上与典型的纤维腺瘤并没有区别，巨大纤维腺瘤与幼年性纤维腺瘤均表现为间质成分的细胞含量增多，体积巨大，与良性的叶状肿瘤常难以鉴别

表 19–2　需要与纤维腺瘤相鉴别的病变

| 良性病变 |
|---|
| · 叶状肿瘤 |
| · 纤维腺瘤样改变 |
| · 假血管瘤样间质增生（PASH） |
| · 腺瘤（尤其是管状腺瘤） |
| · 乳头状瘤 |
| · 间质纤维化 |
| · 脂肪小叶 |
| · 复杂囊肿 |
| **恶性病变** |
| · 黏液癌 |
| · 非特殊型浸润性癌 |
| · 具有髓样特征的癌 |
| · 乳头状癌 |
| · 导管原位癌（DCIS） |
| · 转移癌 |

（表 19–2；图 19–1）。如果病理学检查表现为纤维腺瘤，但没有形成明确的肿块，就称为纤维腺瘤样增生（fibroadenomatous hyperplasia），约有半数的纤维腺瘤和叶状肿瘤可以出现纤维腺瘤样增生。

### 2. 继发浸润性癌的风险

纤维腺瘤是乳腺癌的危险因素，被诊断为纤维腺瘤的女性继发乳腺癌的风险增加 1.5~2 倍。有报道称，当纤维腺瘤伴发囊肿、硬化性腺病、上皮钙化和乳头状大汗腺化生时被称为复杂性纤维腺瘤（complex fibroadenoma），继发乳腺癌的风险可以增加到 3 倍以上。纤维腺瘤自身的恶变非常罕见，即使发生恶变，也多为小叶原位癌或导管原位癌，大部分发生于与纤维腺瘤相邻的乳腺组织，也可以发生于纤维腺瘤内部的上皮细胞，这种情况通过影像学检查很难做出正确诊断。

### 3. 影像学表现

典型的纤维腺瘤超声表现为椭圆形肿块，部分呈浅分叶形，边缘光整，肿块长轴方向多与胸壁平行，与脂肪回声相等或略低，肿块周围包绕着纤细的强回声包膜，与周围组织相比，后方回声相似或增强，可见侧方声影（图 19–2）。纤维腺瘤的长轴方向多与胸壁平行，是因为纤维腺瘤向阻力最小的组织面生长。退行性纤维腺瘤的特征性表现为“爆米花”样钙化，钙化可以在肿块的中心和周边任何部位形成。在早期，由于钙化特征不够典型，往往与囊肿壁的钙化和细点状或多形性恶性钙化难以区别（图 19–3）。具有 3 个以下分叶及高回声纤细包膜的实性肿块的恶性可能性小于 2%（图 19–4），相反，肿块表面的分叶越多、越小，恶性的可能性越高。因此，当肿块分叶数目为 3 个以上或呈微小分叶时，可将其归为 BI-RADS 4A 类（图 19–5）。有时 1cm 以下的纤维腺瘤表现为圆形，这种病变与纤维囊性变中的复杂囊肿难以区分，复杂囊肿内部的均

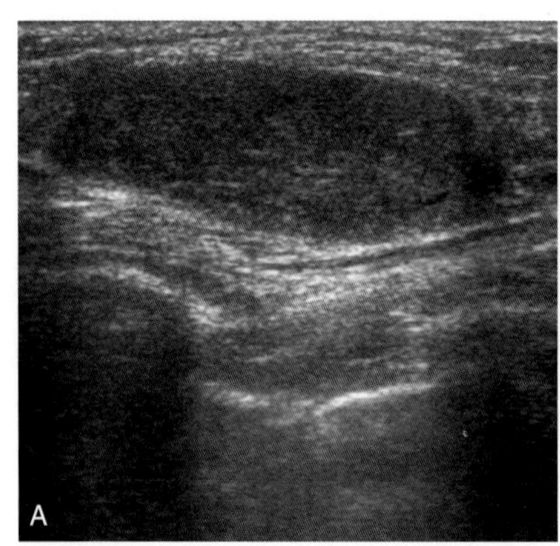


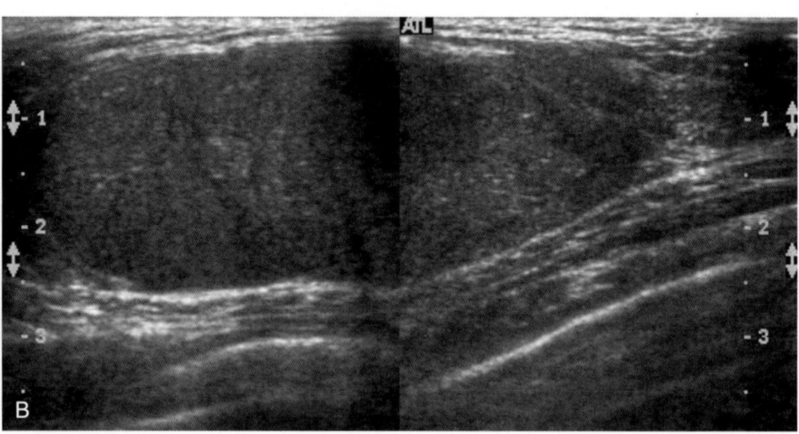


**图 19–1**　巨纤维腺瘤。A. 22 岁的女性患者，超声检查显示 3cm 大小的边缘光整的椭圆形低回声肿块。B. 5 个月后，肿块迅速增大至 6cm，行乳腺包块切除术，病理诊断为纤维腺瘤

匀性低回声是由大汗腺细胞、巨噬细胞、白细胞、红细胞、蛋白质、细胞碎屑和胆固醇结晶等成分构成（图 19–6）。

纤维腺瘤的内部回声大部分是与皮下脂肪相同的回声或略低的回声。上皮成分多，回声就偏低；间质成分多，回声就偏高。上皮与间质分布均匀，回声就偏低；上皮与间质分布不均匀，回声就偏高。此外，间质成分内含大量玻璃样变、纤维化或钙化时，表现为高回声，无细胞成分的间质有表现为等回声的倾向。纤维腺瘤内部可以出现横向延长的细线样高回声，形态如麦粒或咖啡豆（图 19–7），在 MRI 中表现为内部不增强的隔膜（图 19–8）。复杂性纤维腺瘤因肿瘤内上皮细胞发生囊性变、大汗腺化生、导管上皮增生、硬化性腺病等增生性变化，在超声图像中可

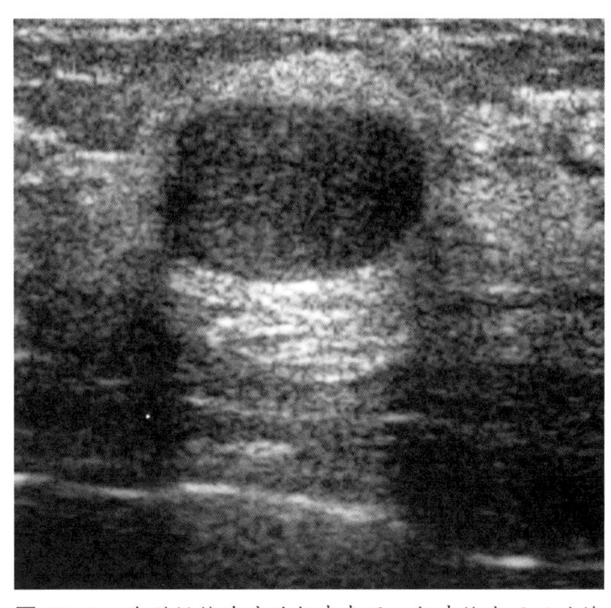

**图 19–2**　典型纤维腺瘤的超声表现。超声检查显示边缘光整的椭圆形肿块，被覆有柔软且纤薄的包膜，内部为均匀的低回声，伴后方回声增强和侧方声影

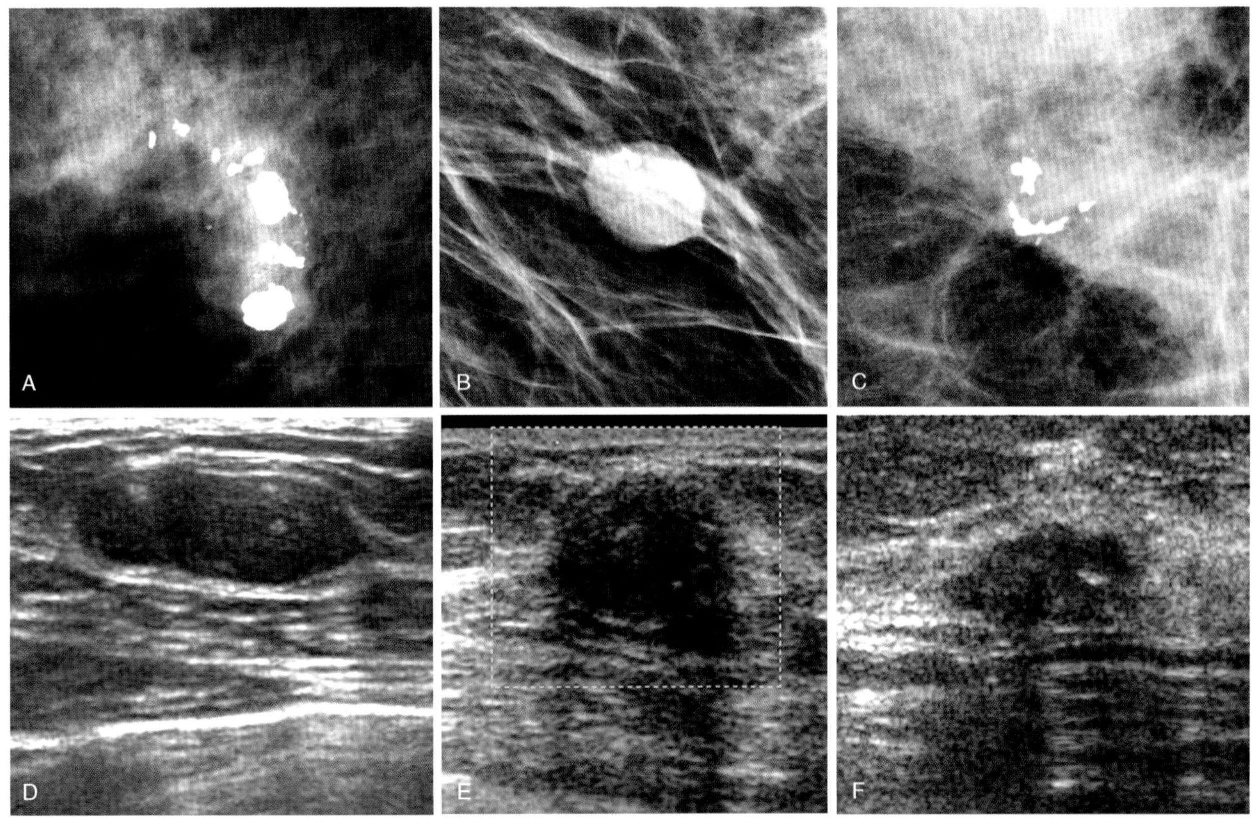


**图 19–3**　退行性纤维腺瘤。A~C. 退行性纤维腺瘤在乳腺 X 线摄影中可以表现为各种粗大钙化。当有典型的“爆米花”样钙化时，可以直接归为 BI-RADS 2 类，无须做进一步检查。钙化可发生在肿块的中心或周边。D~F. 伴有钙化的退行性纤维腺瘤的超声表现。由于钙化程度不同，会呈现出各种形状、边缘和后方特征的超声图像，多为不规则形状、微分叶形边缘和后方声影，当出现上述特点时很难与恶性肿瘤相鉴别，可以根据病史和乳腺 X 线摄影中钙化的形态特点加以鉴别

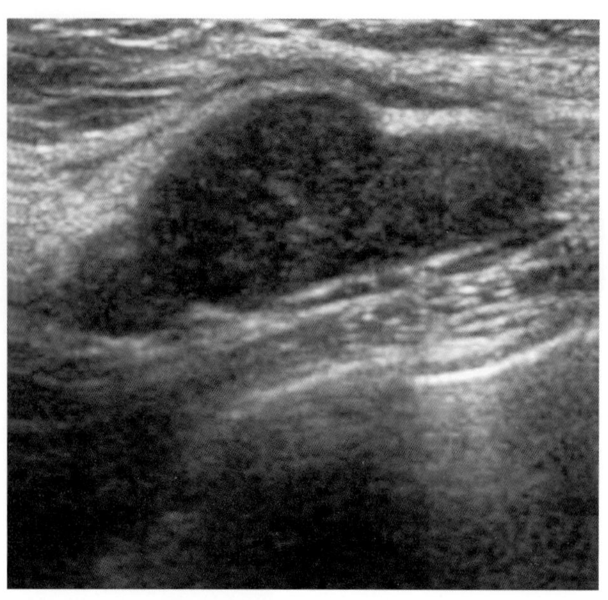

**图 19-4** 分叶型纤维腺瘤的超声表现。边缘光整的椭圆形肿块，有 3 个浅分叶，周边由纤薄均匀的包膜围绕

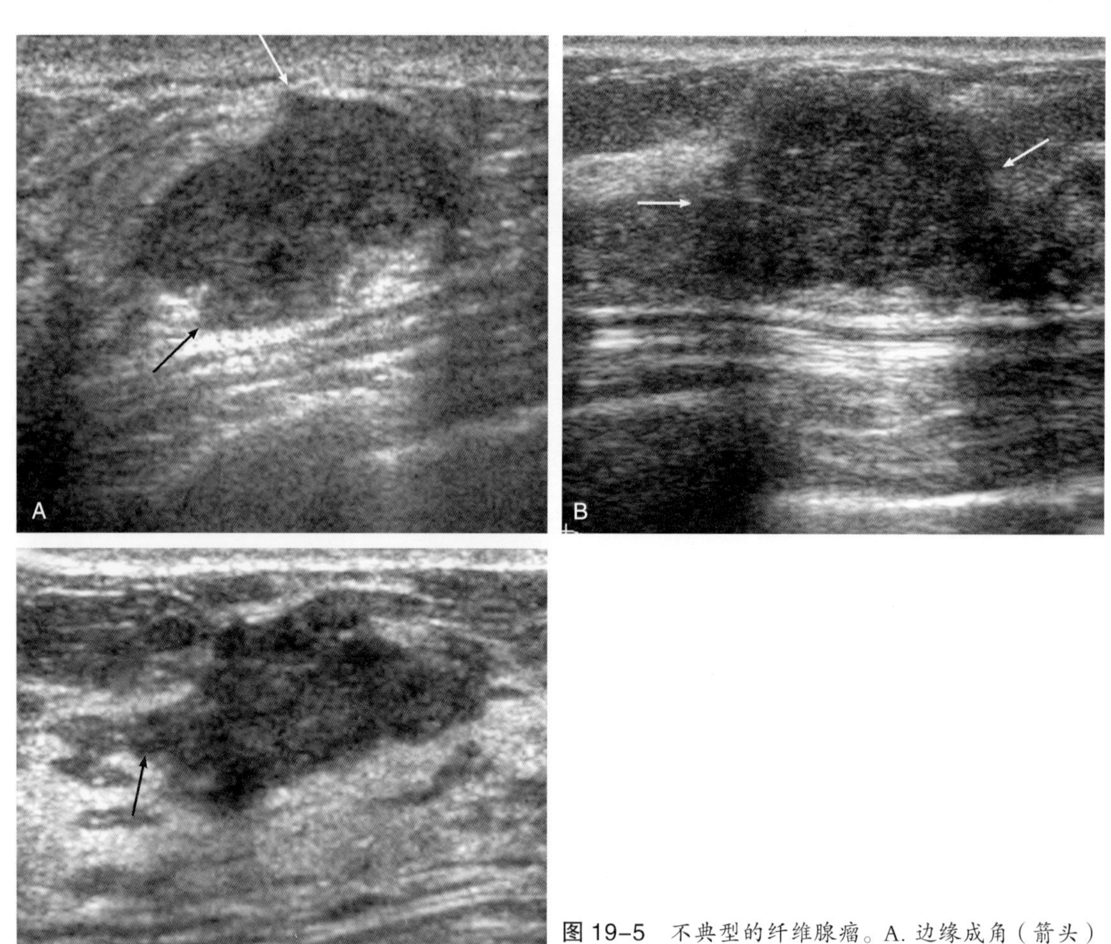


**图 19-5** 不典型的纤维腺瘤。A. 边缘成角（箭头）的纤维腺瘤。B. 边缘部分呈微小分叶状、部分模糊（箭头）的纤维腺瘤。C. 向导管内延伸（箭头）的纤维腺瘤

以表现为肿块内部见囊性成分或肿块回声不均匀（图 19–9）。

多切面扫查见肿块具有纤细的高回声包膜是重要的良性征象。在单纯囊肿及复杂囊肿中，包膜实际上是导管或小叶壁，由多种细胞及纤维成分构成。而像纤维腺瘤这样的良性肿瘤，经常会受到周围正常乳腺组织挤压而形成假性包膜。纤细的高回声包膜向两侧呈梭形延伸时最容易被观察到，这是因为此时包膜与超声的声束垂直。而当肿块前后径比左右径大、肿块呈圆形或分叶增多时，因为包膜与声束不垂直，所以观察包膜较为困难。不具有完整的纤细高回声包膜的实性肿块应被判定为 BI-RADS 4 类以上，需进行活检。超声检查时不能仅凭肿块最大径线所在的横断面和纵断面图像鉴别良恶性，因为恶性肿块也可以在局部表现为纤细的包膜，但其他部位可有边缘成角、毛刺或高回声晕等表现，所以应 360° 全方位无死角地获取图像，以避免将局部边缘不光整的恶性肿瘤误诊为良性肿瘤（图 19–10、19–11）。侧方声影是肿块侧面被覆有纤细的高回声包膜的间接证据。超声声束与肿块侧面的包膜平行，形成折射，因此肿块侧面的包膜虽难以直接观察，但可以通过观察肿块后方的线状侧方声影间接体现（图 19–12）。

不典型的纤维腺瘤可以表现为形状不规则和边缘不光整（图 19–5），这种表现与纤维化、玻璃样变、硬化性腺病等病理改变相关。多数纤维腺瘤来源于终末导管小叶单位（terminal duct-lobular unit，TDLU），在小叶内呈膨胀性生长，与大导管毗邻的纤维腺瘤可以挤压周围乳腺导管或突入导管管腔内，超声图像中可呈分叶状。肿块周围的纤维化可能会造成纤维腺瘤的边缘呈毛刺状，但这种情况非常罕见。

**4. 处理原则**

对 25~30 岁年轻女性的典型纤维腺瘤进行短期随访，对于 30 岁以上的女性，应仔细评价

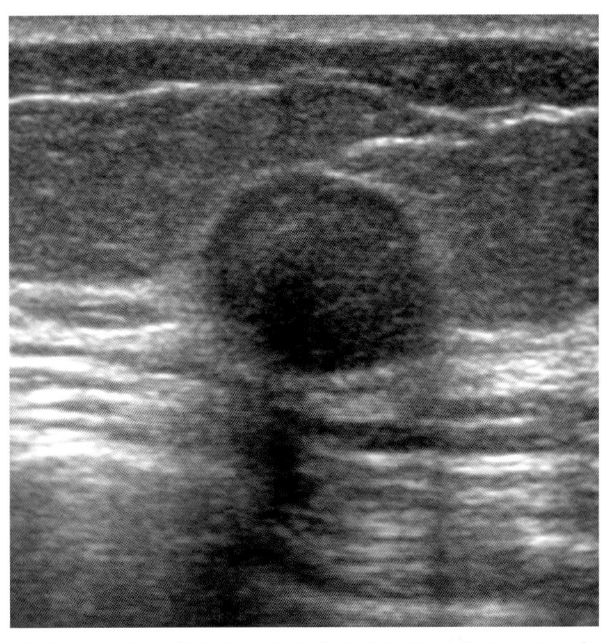

**图 19–6**　低回声囊肿。边缘光整的椭圆形肿块，因内部呈现均匀的低回声，被判断为实性肿块，穿刺活检后肿块变小。病理结果为含有胆固醇结晶的囊肿，这些成分形成内部回声，难以与纤维腺瘤相鉴别

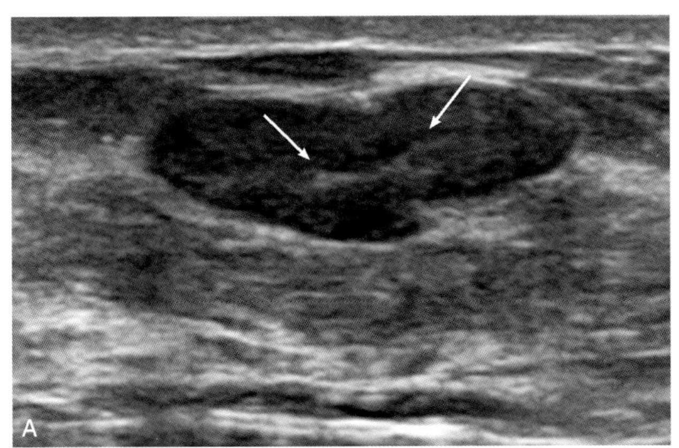


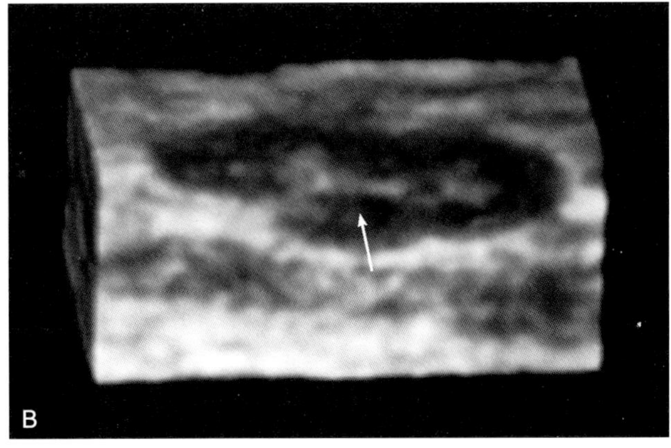


**图 19–7**　纤维腺瘤内部的线状高回声结构。A. 纤维腺瘤内部向两侧延伸的细线样高回声，类似麦粒或咖啡豆（箭头）。B. 重建的三维超声图像清晰地显示了从肿块边缘连接到内部的高回声细线样结构

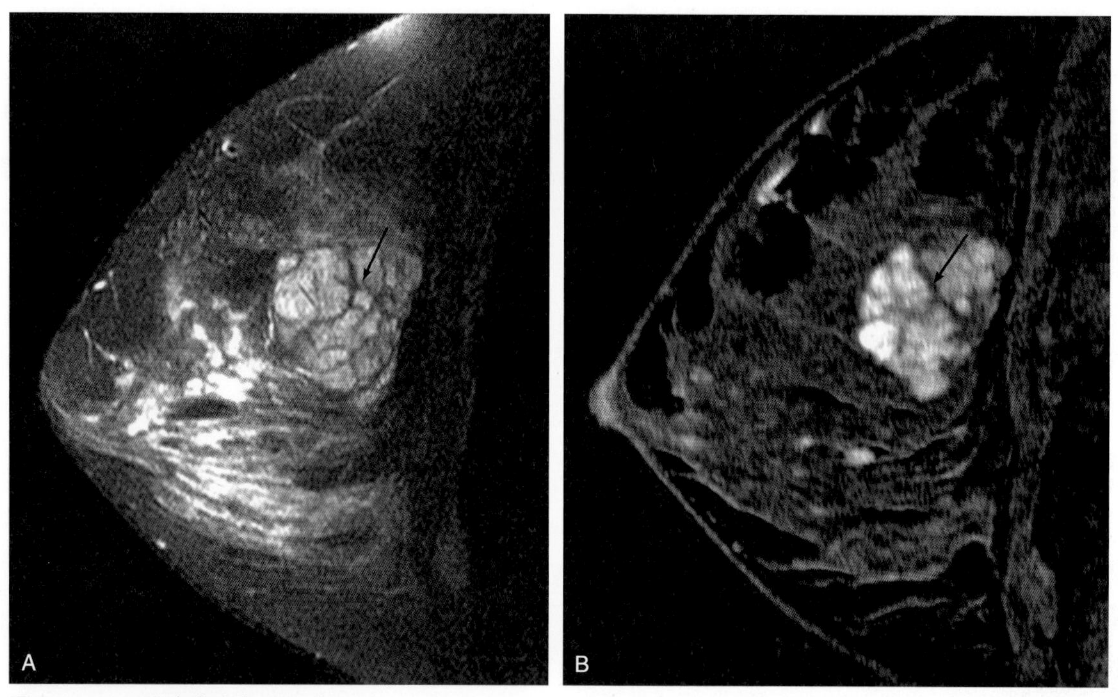

**图 19-8** 纤维腺瘤内部的纤维隔膜。MRI 显示纤维腺瘤内部有纤维隔膜。T2 加权像（A）中，肿块内部可见低信号强度的纤维隔膜（箭头）。在增强后减影 MRI（B）中此隔膜不增强。这种纤维性隔膜在超声图像中显示为肿瘤内部线状高回声，类似咖啡豆

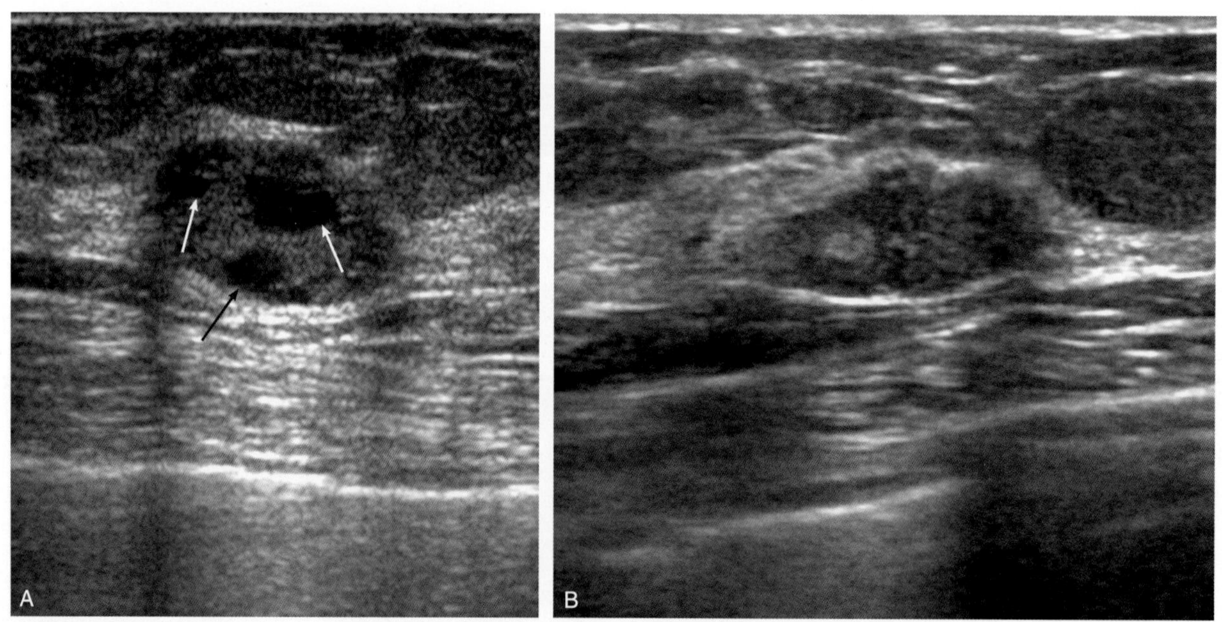

**图 19-9** 复杂纤维腺瘤。A. 边缘光整的椭圆形肿块，有纤薄的高回声包膜，内部见囊性变（箭头），可以看到后方回声增强和侧方声影。B. 另一个复杂纤维腺瘤病例，肿块边缘不光整、内部回声不均匀。病理结果显示同时伴有硬化性腺病、纤维囊性变和上皮增生

肿块的边缘，如果肿块仅表现为部分边缘光整，应根据肿块的大小和临床表现采取不同的治疗策略，通常建议对大小超过 2cm 的肿块进行活检。需明确 BI-RADS 3 类的严格标准——肿块呈椭圆形或浅分叶状（3 个以下分叶），且平行于皮肤生长。即使完全被纤细的高回声包膜包裹的肿块，如果患者或临床医生不放心单纯随访，也应进行活检。不符合影像学良性判断标准的肿块在经过空芯针穿刺活检证实为纤维腺瘤后，也无须手术切除，定期随访即可。对纤维腺瘤进行随访的目的包括：① 及时发现类似良性纤维腺瘤的恶性肿瘤（图 19–13）；② 发现生长迅速的幼年性或巨大纤维腺瘤；③区分超声图像中难以与纤维腺瘤鉴别的良性叶状肿瘤；④寻找罕见的发生恶变的纤维腺瘤（1/1 000；图 19–14）。

对双侧乳腺多发性纤维腺瘤进行手术切除并非合理的治疗方案，因为切除后存在复发的可能，并且纤维腺瘤恶变的概率非常低，大范围的手术会影响乳房外观。对于双侧多发实性肿块，多数情况下小病灶属于 BI-RADS 3 类，符合良性判定的标准。当怀疑某个体积较大或形态较可疑的肿块是恶性时，应进行活检，如果被病理确诊为纤维腺瘤，则其他小肿块也应当被认为是纤维腺瘤，进行定期随访即可。

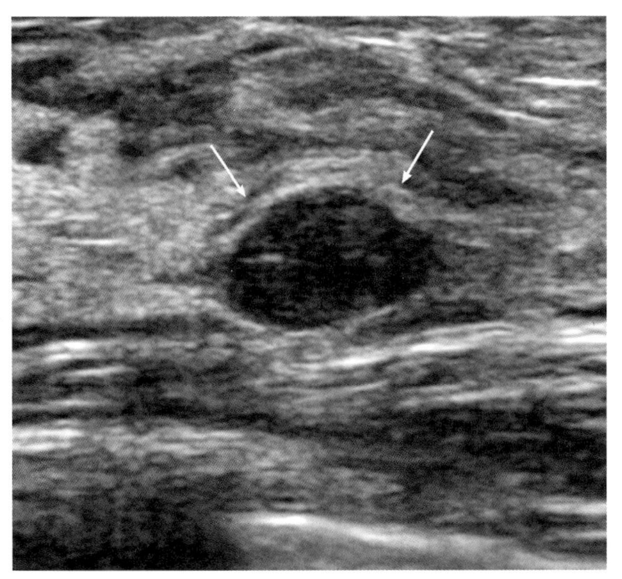

**图 19–10**　有纤薄包膜的纤维腺瘤。包膜与探头的声束垂直，肿块前面的包膜（箭头）清晰可见，但肿块侧面的包膜不清晰

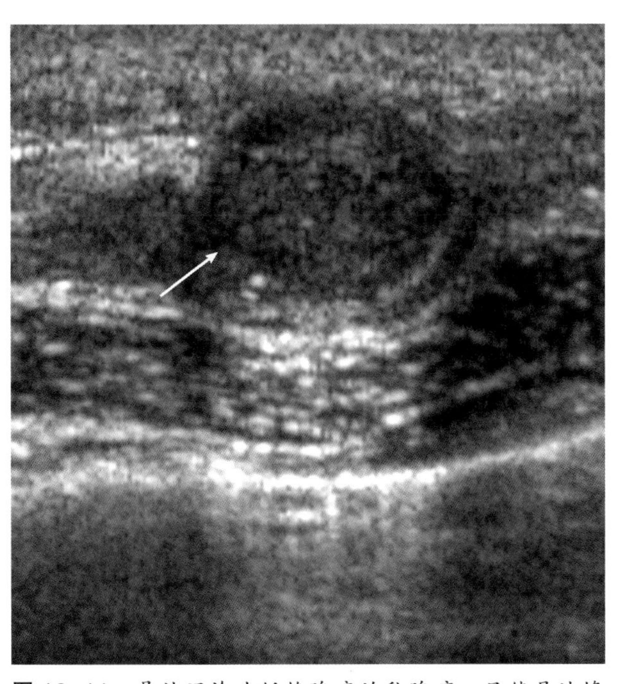

**图 19–11**　易被误诊为纤维腺瘤的乳腺癌。虽然是边缘光整的肿块，但纵横比 =[ 最大纵径（纵向直径；D）/ 最大横径（W）]>0.7，局部边缘不光整（箭头）。病理诊断为高级别浸润性癌

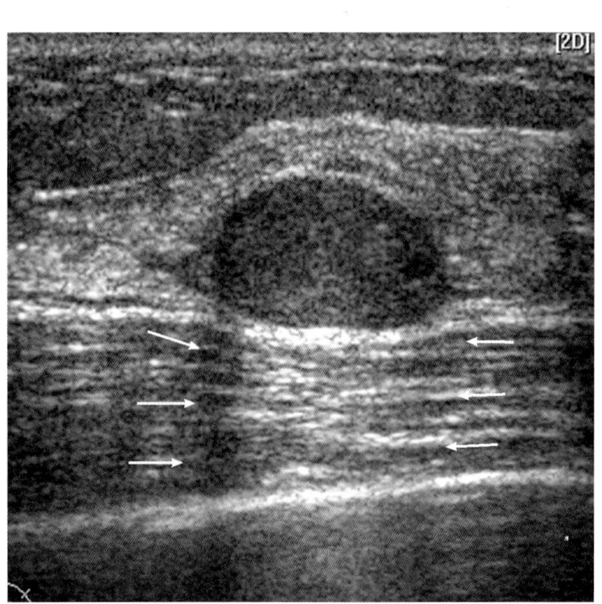


**图 19–12**　可以看到侧方声影的纤维腺瘤。肿块后面的侧方声影（箭头）是该肿块拥有纤薄的高回声包膜的间接证据

## （二）叶状肿瘤

### 1. 临床和病理表现

叶状肿瘤（phyllodes tumor）占乳腺肿瘤的1%以下。“phyllodes（叶状）”是指肿瘤的间质成分呈树叶的叶脉样生长，而“cysto”则表示在肿瘤过度增生的间质中出现的囊性裂隙。叶状肿瘤旧称叶状囊肉瘤（cysto-sarcoma phyllodes），因其表示恶性肿瘤，现已弃用。叶状肿瘤分为良性、交界性及恶性叶状肿瘤，即使是良性叶状肿瘤，如果没有完全切除，也可以局部复发（表19-3）。本病好发年龄为45~49岁，也可见于十几岁的青少年。生长迅速的肿瘤内部可伴

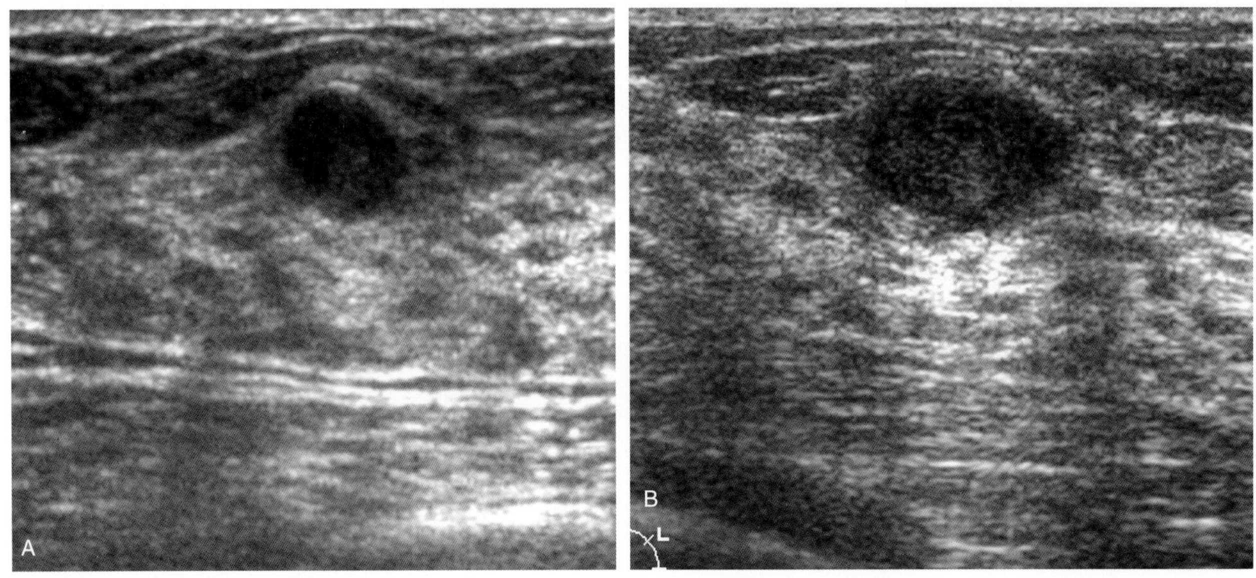

图19-13　易被误诊为纤维腺瘤的乳腺癌。A. 无症状女性，筛查发现椭圆形实性肿块，边缘光整，有纤薄的高回声包膜，被诊断为BI-RADS 3类，建议6个月的短期随访。B. 3个月后患者因触及肿块再次来院，肿块较前次明显增大，病理诊断为非特殊型浸润性乳腺癌

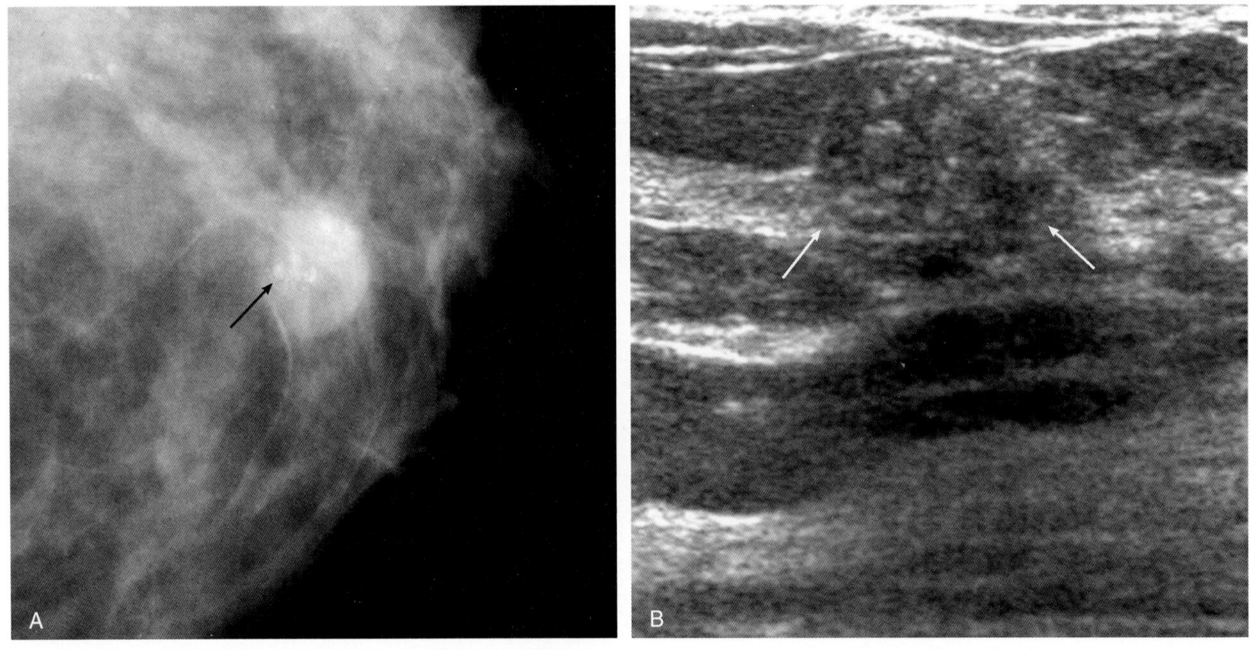

图19-14　纤维腺瘤伴导管原位癌。A. 乳腺X线摄影显示椭圆形肿块，内有细小多形性钙化（箭头）。B. 超声检查显示内部伴钙化的椭圆形肿块（箭头），边缘光整

发囊性坏死、出血或皮肤溃疡。恶性叶状肿瘤与其他肉瘤相似，一般不出现腋窝淋巴结转移，多表现为肝、肺等血行转移。病理学诊断良性叶状肿瘤的标准是在显微镜下病理性核分裂数目 <5 个 / 高倍视野，且肿瘤边界清晰，未出现明确的不典型增生细胞。恶性叶状肿瘤的诊断标准是肿瘤向周围组织浸润，出现重度不典型增生的间质细胞，病理性核分裂数目 >10 个 / 高倍视野，重度间质细胞增生，几乎看不到上皮细胞。如果病理性核分裂数目为 5~9 个 / 高倍视野，则判定为交界性叶状肿瘤。在病理学上，坏死是恶性叶状肿瘤的次要表现。过度增生的间质细胞如果发生恶变，则可以发展为纤维肉瘤、脂肪肉瘤及横纹肌肉瘤等。14G 的空芯针穿刺活检获得的组织量少，常难以做出正确诊断，因此易与管内型纤维腺瘤（intracanalicular fibroadenoma）和化生性癌（metaplastic carcinoma）相混淆。本病易复发，因此选择手术方式时，切除范围应综合考虑乳房大小和病变的恶性程度。当肿瘤体积较大、生长迅速、具有浸润性等恶性特征时，乳腺切除是首选的治疗方法。恶性叶状肿瘤的远处转移多为血行转移，而非淋巴转移，故无须进行腋窝淋巴结清扫。

**2. 影像学表现**

叶状肿瘤的影像多数表现为边缘光整的肿块，并具有纤薄平滑的包膜，如果出现边缘成角或模糊，则应怀疑为恶性。值得注意的是，有时恶性肿瘤也可以边缘光整且具有完整包膜，因此边缘是否光整和有无包膜不能作为鉴别良恶性的绝对标准。直径在 3cm 以上的肿块恶性风险增高 3~4 倍，而 8cm 以上的肿块则几乎全部为恶性。肿块通常表现为内部低回声，后方回声增强。内部小囊性结构是间质增生形成的囊变区。如果囊性间隙宽且探头的分辨率好，可以看见间隙中的无回声囊变区呈“裂隙征”；如果囊性间隙较窄，则仅显示为线样高回声（图 19–15）。当病理学证实的叶状肿瘤内出现较大的囊变区时，提示为恶性（图 19–16）。

**表 19–3　纤维腺瘤与叶状肿瘤的临床及病理学比较**

| | 纤维腺瘤 | 叶状肿瘤 | | |
|---|---|---|---|---|
| | | 良性 | 交界性 | 恶性 |
| 发生频率 | 常见 | 少见（多数为良性） | | |
| 好发年龄 | 20~30 岁 | 平均 45 岁 | | |
| 肿瘤大小 | 1~3cm | 3cm 以下 | 5~8cm | 8cm 以上 |
| 肿块边界 | 清晰 | 清晰 | 清晰，部分浸润 | 浸润 |
| 核分裂 | 无或少 | 少（<5/10HPF） | 常见（5~9/10HPF） | 丰富（≥ 10/10HPF） |
| 间质细胞密度 | 多样，但均一 | 低，不均一 | 中，不均一或弥漫性 | 高，不均一 |
| 间质异型性 | 无 | 无或轻度 | 轻度或中度 | 重度 |
| 浸润性生长 | 无 | 无 | 无或非常局限 | 常见 |
| 恶性肿瘤组织 | 无 | 无 | 无 | 可有 |
| 局部复发 | 几乎没有 | 10%~17% | 14%~25% | 23%~30% |
| 远处转移 | 无 | 0~3.2% | 0~11.1% | 9.7%~50% |

HPF：高倍镜视野

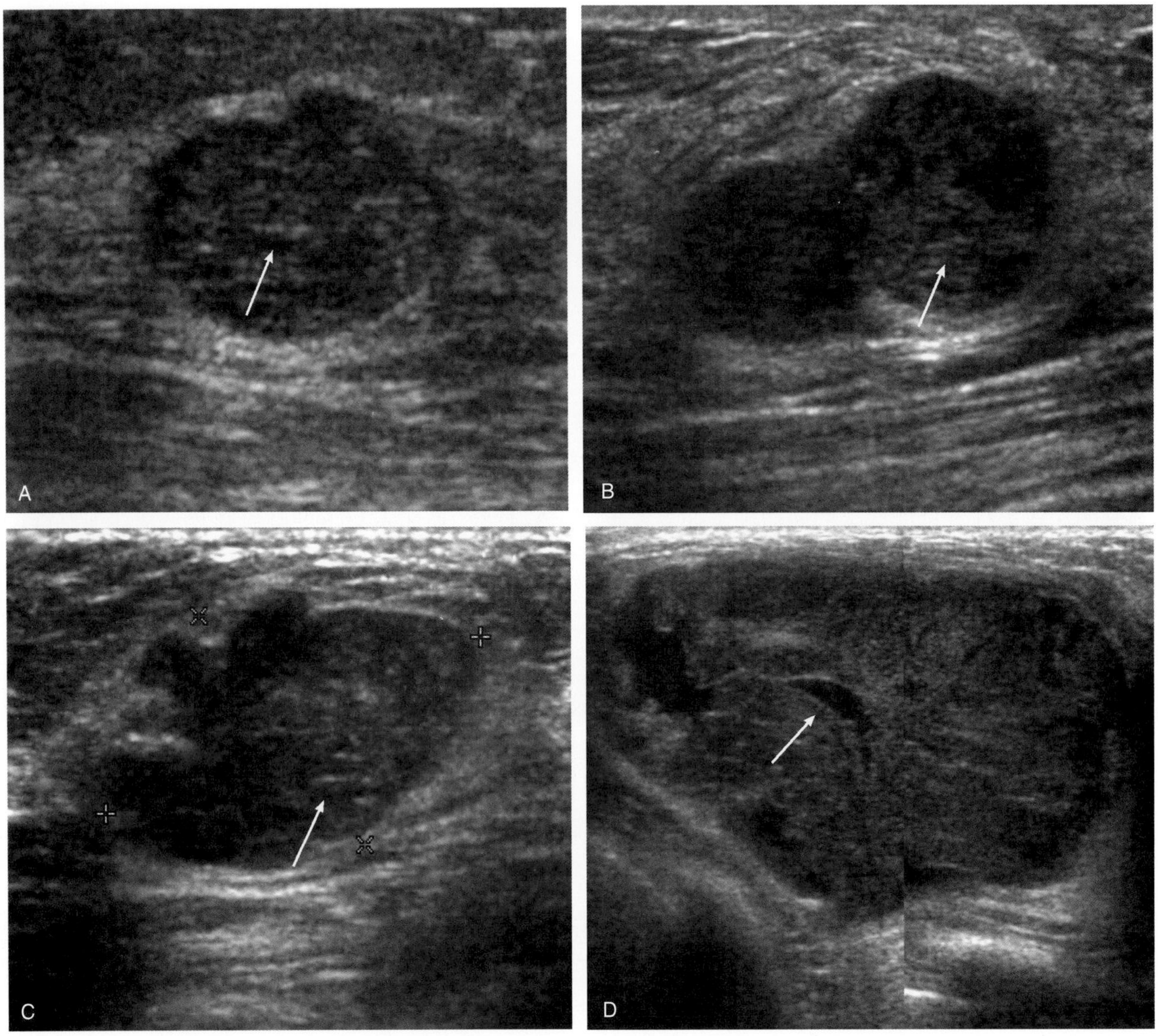

**图 19-15** 良性叶状肿瘤。A~C. 边缘光整的肿块，具有包绕整个肿块的完整包膜，后方回声增强。囊性裂隙在水平方向时最为清晰（箭头）。D. 体积较大的良性叶状肿瘤，内部能清楚地看到囊性裂隙（箭头）

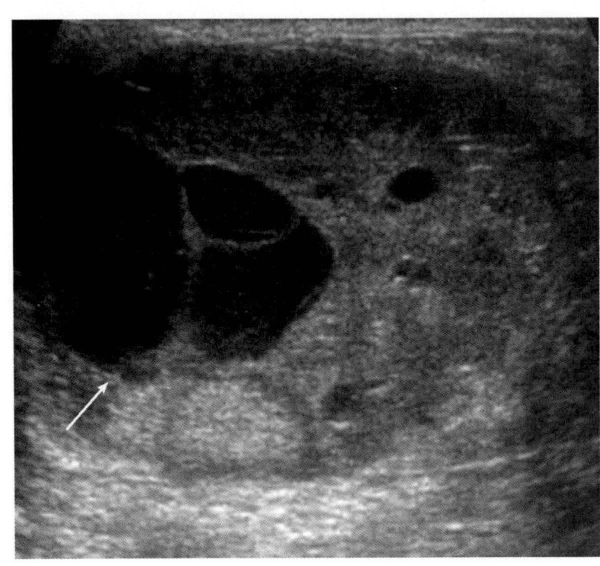

**图 19-16** 恶性叶状肿瘤。体积较大的肿块，内可见明显的囊性变（箭头），提示肿瘤内部有出血坏死。14G 空芯针穿刺活检结果为纤维腺瘤，但切除活检诊断为恶性叶状肿瘤

### （三）错构瘤

#### 1. 临床和病理表现

错构瘤（hamartoma）是由脂肪、腺体及纤维组织构成的良性乳腺病变，根据其组成成分不同，可以分为纤维腺脂肪瘤（fibroadenolipoma）、脂肪纤维腺瘤（lipofibroadenoma）或腺脂肪瘤（adenolipoma）等。由于这 3 种成分在组织学上通常显示为正常，病理科医生在得到影像学和患者临床信息之前很难诊断，通常会判定为正常乳腺组织或非特异性的纤维囊性改变等，因此病理学诊断错构瘤需结合临床信息。

错构瘤最多见于 35 岁以上的女性，多由乳腺 X 线摄影于筛查中偶然发现，一般无明确临床症状。根据肿块内部组织成分的比例可以表现为难以触及或质地柔韧的肿块。如果以脂肪为主要成分，即使体积较大，通常也不易触及；反之，如果主要由纤维组织构成，触之则类似于纤维腺瘤或乳腺癌。错构瘤一般不恶变，切除后不易复发，也不增加乳腺癌的发病风险。

#### 2. 影像学表现

错构瘤的典型乳腺 X 线摄影表现为圆形、椭圆形或浅分叶形的低密度或混合密度肿块，边缘清晰，周边有纤薄的包膜包绕，通常位于乳头下方。因为内部含有脂肪密度，所以一般通过影像学检查即可做出诊断。在乳腺 X 线摄影中，具有典型影像学表现的错构瘤归为 BI-RADS 2 类，无须进一步活检或短期随访。

在超声检查中，错构瘤大多表现为不均匀回声肿块，内部由不同比例的等回声的脂肪或腺体成分和高回声的纤维成分构成，周围可见包膜。因其内部含有脂肪，因此在探头轻施压力后，肿块表现出较好的压缩性（图 19-17、19-18）。多种成分混合存在的错构瘤常表现为层状结构，而以单一成分为主的错构瘤不表现为层状结构。以脂肪组织为主要成分的错构瘤很难与脂肪瘤相鉴别，均为边缘光整、内部回声均匀的等回声肿块；以腺体成分为主的错构瘤则表现为与纤维腺瘤相似的影像学表现。在多普勒成像中，肿块内部一般无明显血流信号（图 19-18）。

## 二、间叶性肿瘤

### （一）脂肪瘤

#### 1. 临床和病理表现

脂肪瘤（lipoma）是界限清楚的脂肪肿块，可以发生于任何年龄段，单发或多发。脂肪瘤可以发生于乳腺的任何部位，但多数情况下位于皮下脂肪层，表现为边界清楚的结节形肿块。脂肪瘤触之柔软，活动度好，具有较薄的包膜，因此可以与正常脂肪组织相鉴别。病理学检查显示脂肪瘤由成熟的脂肪组织构成，在乳腺中，脂肪瘤并非脂肪肉瘤的前驱病变。有时也会出现伴有血管的血管脂肪瘤（angiolipoma），其内部除了脂肪细胞外，还伴有小血管，血管内可见纤维素血栓（fibrin thrombi）。

#### 2. 影像学表现

在超声检查中，脂肪瘤肿块内部显示为与正常脂肪相同的等回声，被覆纤薄的高回声包膜（图 19-19），这种典型表现通常归为 BI-RADS 2 类，因此无须进一步的活检和短期随访。脂肪肉瘤通常伴有出血、脂肪坏死和囊性变，因此在超声图像中常表现为高回声。血管脂肪瘤（angiolipoma）在乳腺 X 线摄影中表现为密度高于脂肪瘤的肿块，而在超声检查中表现为均匀的高回声肿块，边缘光整，多普勒检查显示内部有血流信号。

### （二）血管瘤

#### 1. 临床和病理表现

血管瘤（hemangioma）的病灶通常不明显，不易触及。体积较大的血管瘤在乳腺 X 线摄影中常表现为肿块。对于那些只有在显微镜下才能观察到的小叶周围血管瘤（perilobular hemangioma）几乎均在病理学检查中偶然发现，多数位于小叶

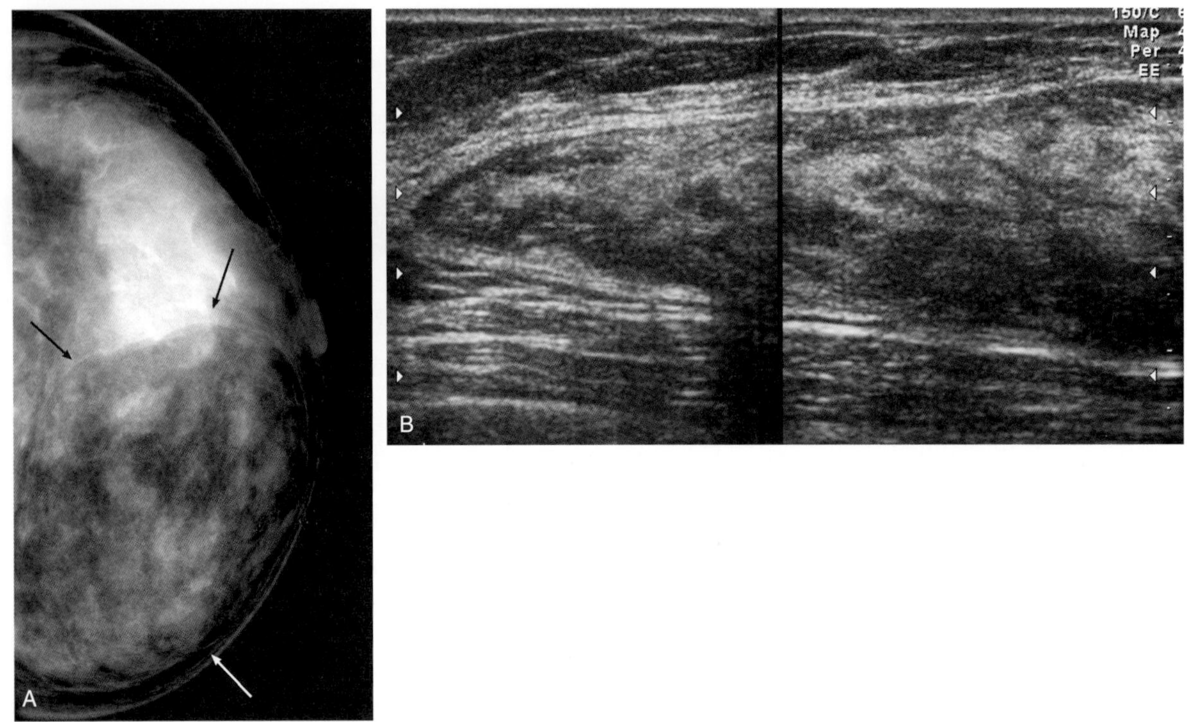

图 19-17 错构瘤。A. 乳腺 X 线摄影显示左乳内侧椭圆形巨大肿块（箭头），有纤薄的包膜。肿块内部由低密度的脂肪和软组织混合构成。B. 乳腺超声检查显示大小约 8cm 的肿块，有包膜，内部回声不均匀，不同比例的等回声和高回声形成分层结构

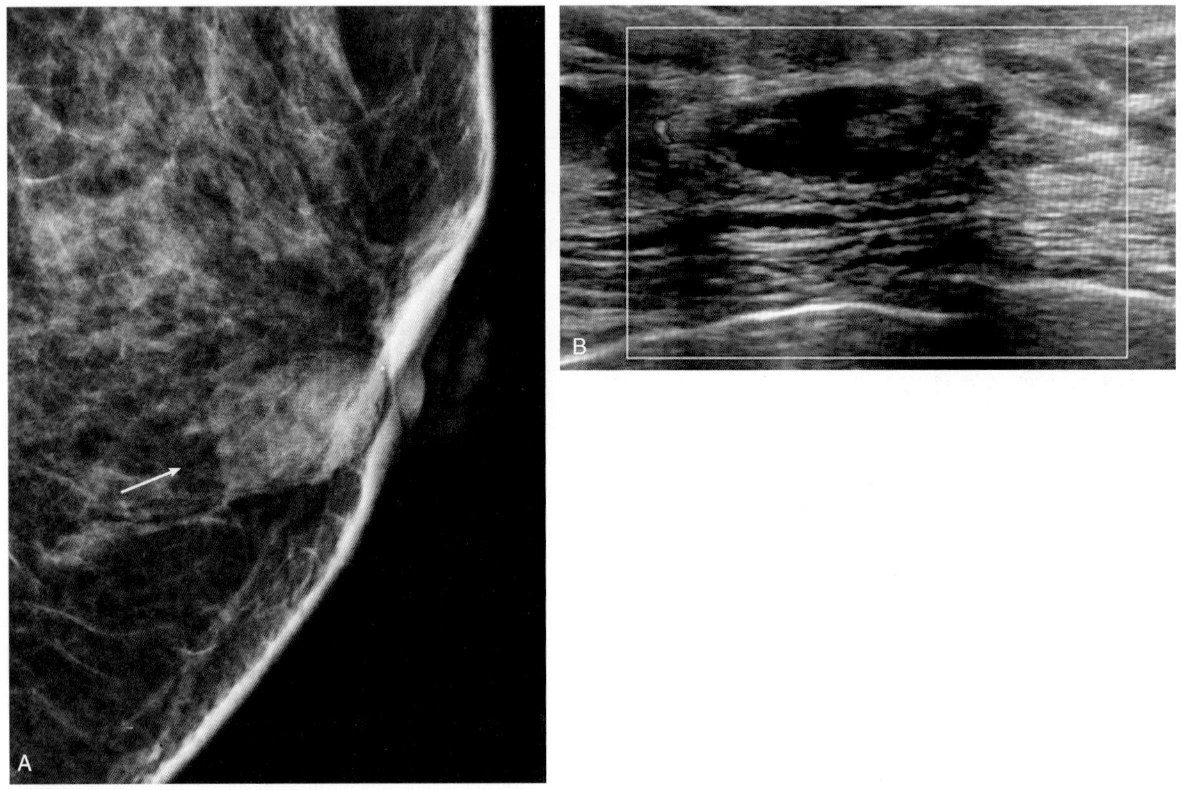

图 19-18 错构瘤。A. 57 岁的女性患者，乳腺 X 线摄影显示乳头下一大小约 1.2cm 的含脂肪的低密度肿块（箭头），被覆纤薄的包膜。B. 多普勒超声显示，在乳头下可见边缘光整的肿块，内部呈低回声和高回声混合的不均匀回声，内部无血流信号

内部，且呈多发性。根据内部血管种类，血管瘤可以分为海绵状血管瘤（cavernous hemangioma）和毛细血管瘤（capillary hemangioma），其中海绵状血管瘤更为常见。虽然小叶周围血管瘤发生于乳腺实质内，但肉眼可见的血管瘤大多位于皮下，呈红色或褐色，柔软且边界清楚，有大量向周围软组织延伸的血管。小叶周围血管瘤只能在显微镜下观察到，因此与血管肉瘤的鉴别非常重要，血管瘤的直径通常在 2cm 以下，而血管肉瘤可以达到 3cm 以上。血管瘤无论大小，不易被触及，通常因皮肤的变化或影像学异常被发现。本病需与淋巴管瘤（lymphangioma）相鉴别，后者同样为脉管起源的良性病变。

2. 影像学表现

海绵状血管瘤或毛细血管瘤在乳腺 X 线摄影中显示为圆形或分叶形的边缘清晰的肿块。血管瘤可伴发静脉石（phlebolith）形成，其形态并非典型的圆形，而是无定形或颗粒状。超声图像中海绵状血管瘤可以显示为低回声、等回声或高回声肿块。如果血管瘤内部血管的粗细不一，肿块显示为不均匀回声。乳腺毛细血管瘤的超声表现与肝血管瘤的超声表现几乎相同，均为椭圆形的均匀高回声（图 19-20）。这是因为乳腺毛细血管瘤靠近表浅位置，且比较柔软，若用探头对血管瘤加压，会增加毛细血管之间的声学界面（acoustic interface），内部回声增强。

淋巴管瘤通常形成多房性囊性肿块，通常发生于腋窝，可能会被误诊为多发性肿大淋巴结（图 19-21）。MRI 的 T2 加权像显示多发性囊性病变，可见于腋窝及胸壁内。

## （三）假血管瘤样间质增生

1. 临床和病理表现

假血管瘤样间质增生（pseudoangiomatous

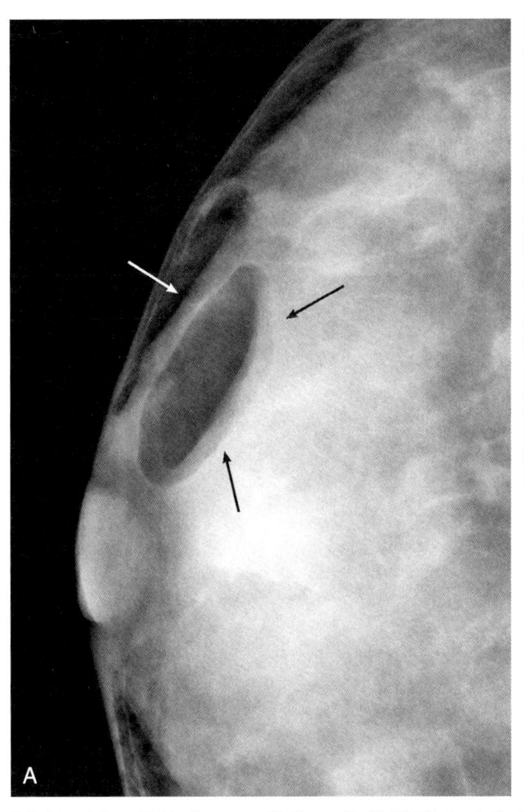


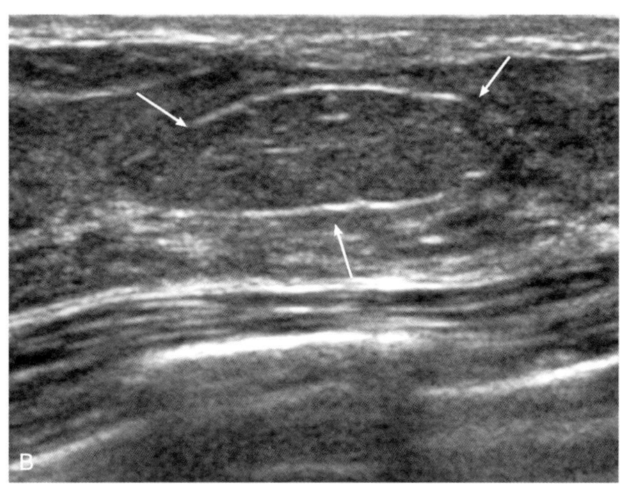


**图 19-19**　脂肪瘤。A. 乳腺 X 线摄影显示致密型腺体内见一边缘光整、内部为脂肪密度的椭圆形肿块（箭头）。B. 超声检查见一与皮下脂肪相同的等回声肿块，边缘光整，周围有高回声包膜包绕（箭头），与乳腺 X 线摄影中的病变位置相同

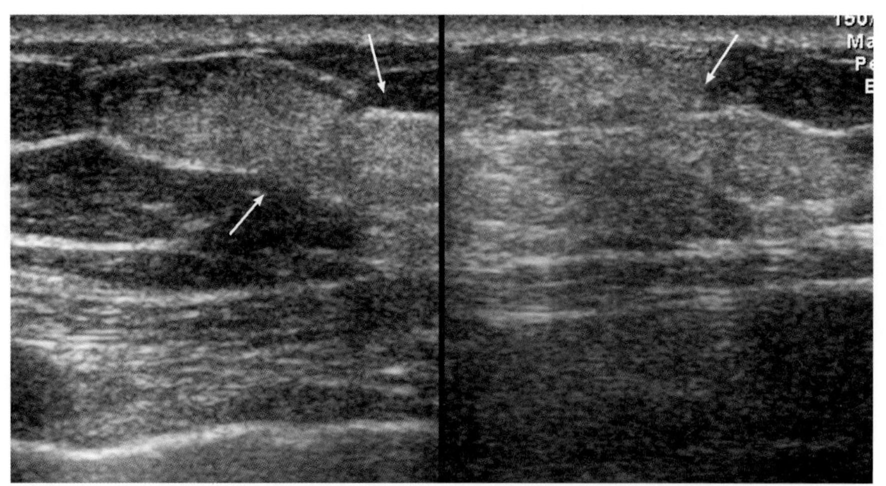

图 19-20　血管瘤。皮下脂肪层和乳腺实质内出现椭圆形、边缘模糊、内呈均匀高回声的病变（箭头）。空芯针穿刺活检诊断为血管瘤

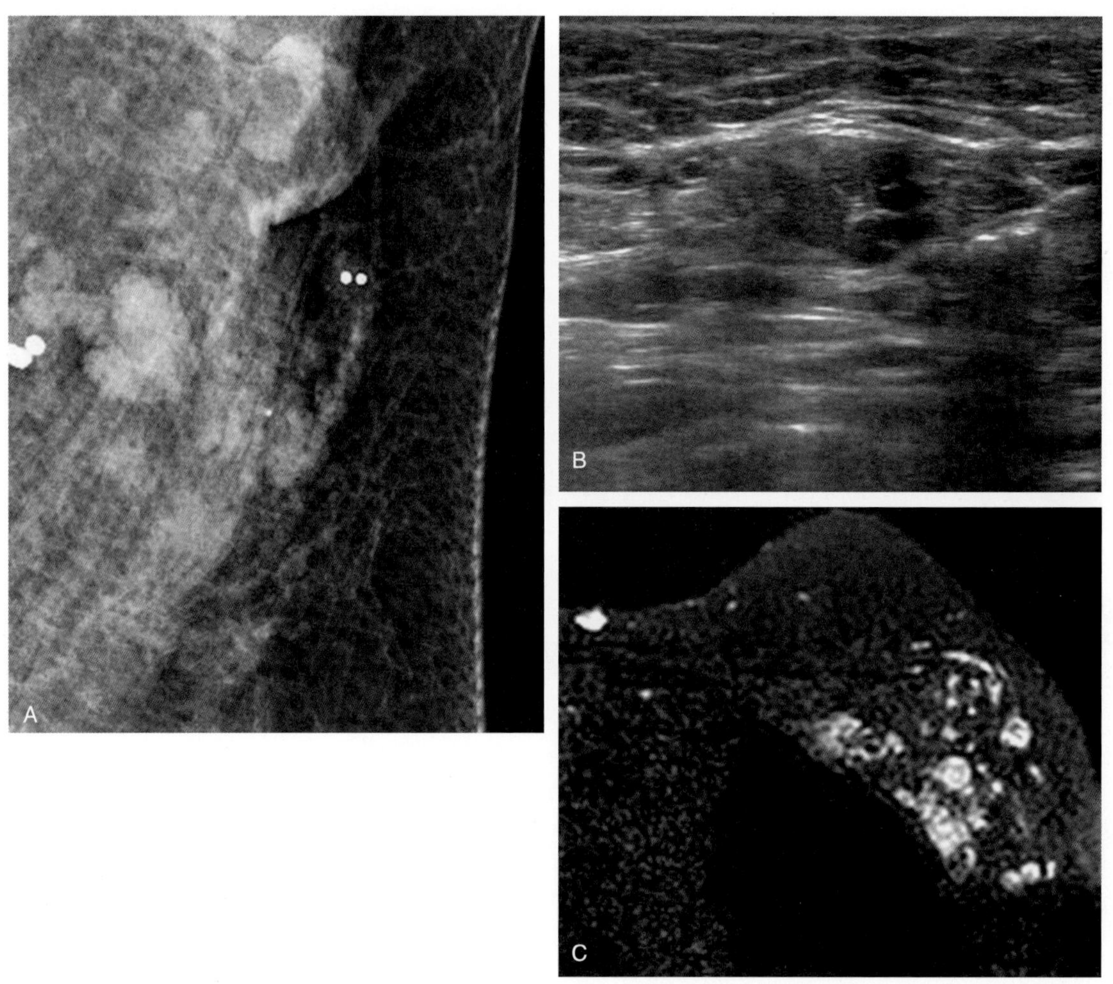

图 19-21　淋巴管瘤。A. 乳腺 X 线摄影 MLO 位显示腋窝多发结节，疑似肿大淋巴结，伴有良性钙化。B. 超声检查显示为多发性低回声肿块。C. MRI T2 加权像显示腋窝和胸壁出现管状高信号病变，这是淋巴管瘤的特点

stromal hyperplasia，PASH）首次报道于 1986 年，是一种以成纤维细胞和肌成纤维细胞局部增生为表现的良性病变。此病常与乳腺的其他疾病伴随发生，因乳腺 X 线摄影检查发现，偶尔也可以表现为一侧乳腺无痛、可触及性肿块。见于绝经前女性，故有学者认为 PASH 的发病与激素变化相关，在随访或妊娠期间，肿块的体积可以突然增大。肉眼可见病灶界线清楚，镜下见乳腺间质中胶原组织增多，以及类血管样裂隙（cleft）。在这些狭窄的裂隙中有梭形细胞——肌成纤维细胞。这种形态易与血管来源的肿瘤相混淆，尤其是低级别血管肉瘤，但 PASH 的特点是：它不是一个充满血液的真实血管结构，且细胞核没有病理性核分裂象。

2. 影像学表现

在乳腺 X 线摄影和超声图像中可表现为类似纤维腺瘤（BI-RADS 3 类）的边缘光整的肿块，或因边缘不光整怀疑恶性，行病理学检查（图 19-22、19-23）。有些罕见病例会出现一侧乳房突然增大的情况，早期超声表现为腺体不对称性增厚伴皮肤改变，随访期超声检查示边缘不光整的肿块，内部回声不均匀伴囊性成分。

在分析空芯针穿刺活检结果时，应注意 25% 以上的 PASH 是在诊断其他疾病时偶然发现的，需评估与整体的影像表现是否一致，综合判断后决定选择随访还是手术切除。

## （四）颗粒细胞瘤

1. 临床和病理表现

颗粒细胞瘤（granular cell tumor）是一种非常罕见的良性病变。最早的记述认为其起源于肌肉组织，故命名为颗粒状细胞成肌细胞瘤（granular cell myoblastoma），但最近的研究结果表明它是起源于施万细胞（Schwann cell）的肿瘤。颗粒细胞瘤可发生于身体软组织的任何部位，约 6% 发生于乳腺。多数颗粒细胞瘤发生于乳腺的上部中间区域，常见于 30~50 岁的女性。在临床检查中，病变通常表现为质地较硬的肿块，活动度较差，常伴有皮肤凹陷和溃疡。

肉眼看来，质硬的肿块与周围组织界限不清，且固定于周边组织中。也有部分颗粒细胞瘤不固定于周围组织，并具有清晰的边界，大多直径在 3cm 以下。病理学上，颗粒细胞瘤由富集于纤维组织中的嗜酸性颗粒细胞构成，99% 以上为良性，但可以向周围导管及小叶浸润，故常被误诊为硬化性乳腺癌。仅通过空芯针穿刺活检获得较少的组织样本很难与同样含嗜酸性颗粒细胞的伴大汗腺分化的浸润性癌相鉴别。因为颗粒细胞瘤是良性肿瘤，大多数可以通过乳腺局部切除术治愈，但切除不彻底也可复发。颗粒细胞瘤不是癌前病

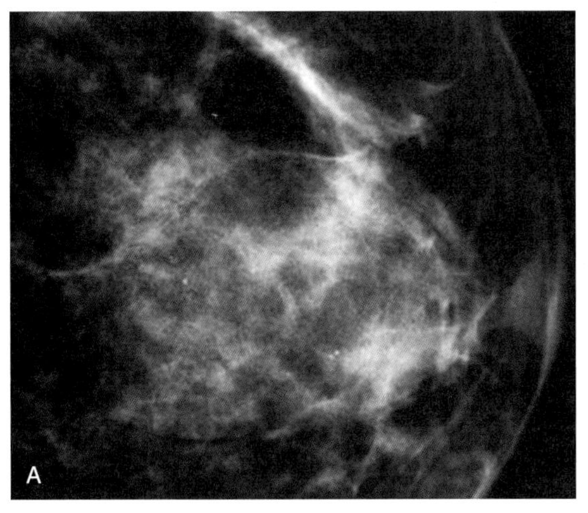

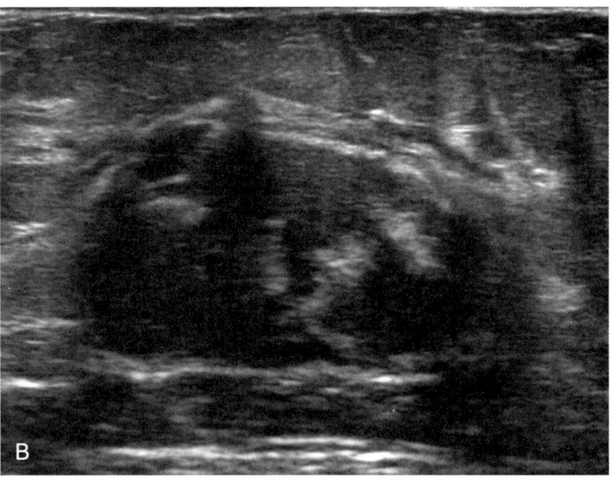


图 19-22 假血管瘤样间质增生。可触及性肿块在乳腺 X 线摄影（A）和超声检查（B）中均表现为边缘较光整的椭圆形肿块。超声显示肿块内部以低回声为主，伴局灶性高回声。活检确诊为假血管瘤样间质增生

变，也不会增加乳腺癌的发病风险。

2. 影像学表现

颗粒细胞瘤的超声表现与乳腺癌相似，多数呈不规则形、椭圆形或纺锤形，边缘模糊或呈毛刺状，通常不伴有钙化。由于内部细胞呈多向性，因此回声多表现为高低回声混合存在的不均匀回声，后方回声特征也呈混合型（图 19-24）。为了鉴别颗粒细胞瘤与乳腺癌，需进行病理学检查。

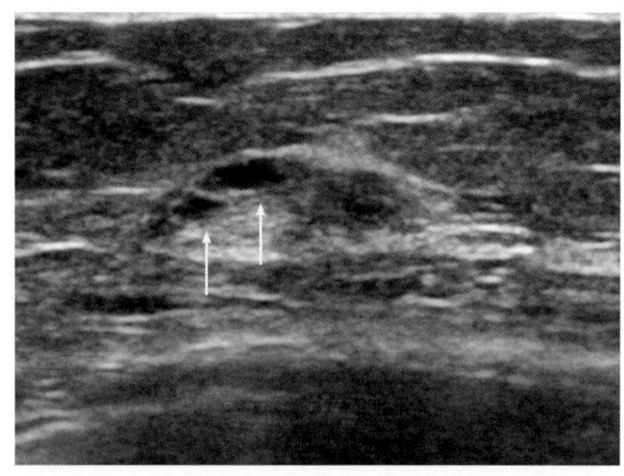

图 19-23　假血管瘤样间质增生。超声检查偶然发现的假血管瘤样间质增生。肿块呈椭圆形，内部回声不均匀，可见高回声和囊性变（箭头）

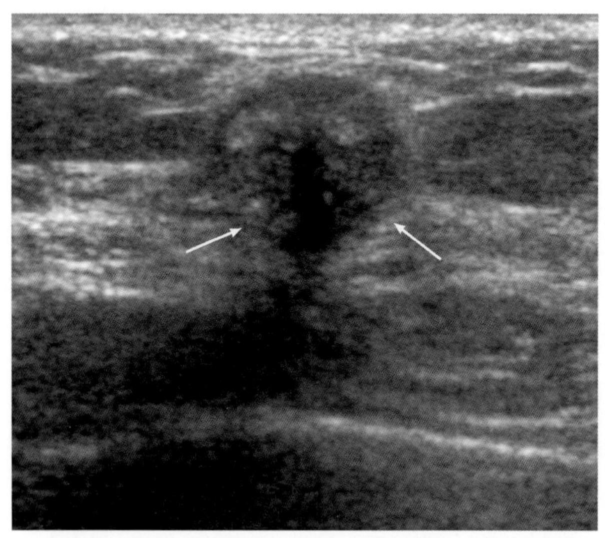

图 19-24　颗粒细胞瘤。47 岁的女性患者，因触及乳腺内上象限肿块就诊。超声检查发现形状不规则、边缘不光整的肿块（箭头），不平行于皮肤生长，内部回声极不均匀，边缘有厚的高回声晕，伴后方声影，肿块上方的皮肤增厚，评估为 BI-RADS 4B 类，病理结果为颗粒细胞瘤

## （五）韧带样型纤维瘤病

1. 临床和病理表现

韧带样型纤维瘤病（desmoid-type fibromatosis）是一种罕见的良性疾病，发生于不同年龄，表现为无痛性单侧乳房肿块，有时伴有皮肤凹陷，可发生于外伤后或异物植入区域。肉眼所见为边界欠清的灰色质硬肿块，镜下见成纤维细胞和肌成纤维细胞增生，向周围的乳腺小叶浸润，同身体其他部位的纤维瘤病的病理学特征相似，但肿瘤细胞的异型性并不明显，也没有核分裂象。肿瘤细胞密度较高时，需要与主要由梭形细胞构成的化生性癌或纤维肉瘤相鉴别。韧带样型纤维瘤病呈局部浸润性生长，难以完全切除，易复发，复发率为 20%~30%。

2. 影像学表现

乳房 X 线摄影显示为形状不规则、边缘毛刺的高密度肿块，需要与乳腺癌相鉴别。特征性的表现是韧带样型纤维瘤病多生长在靠近胸肌的位置，钙化罕见。在乳腺超声检查中，显示为不规则形、边缘成角或模糊的低回声肿块，有时还伴有后方声影（图 19-25），很少表现为椭圆形、边缘光整的肿块。因为韧带样型纤维瘤病呈浸润性生长，可以浸润至胸壁和胸膜，胸部 CT 或 MRI 检查有助于确定是否浸润及浸润范围，因其纤维化的特点，在 MRI T2 加权像呈现特征性的低信号（图 19-26）。

## 知识要点

- 纤维上皮性良性肿瘤是指由纤维间质和上皮组织增生形成的肿瘤，包括纤维腺瘤、叶状肿瘤和错构瘤。间叶性肿瘤包括脂肪瘤、血管瘤、假血管瘤样间质增生、颗粒细胞瘤、韧带样型纤维瘤病等。
- 典型的纤维腺瘤表现为椭圆形、边缘光整、平行于皮肤生长、内部呈稍低回声、有纤细的高回声包膜、后方回声增强、薄的侧方声影等，

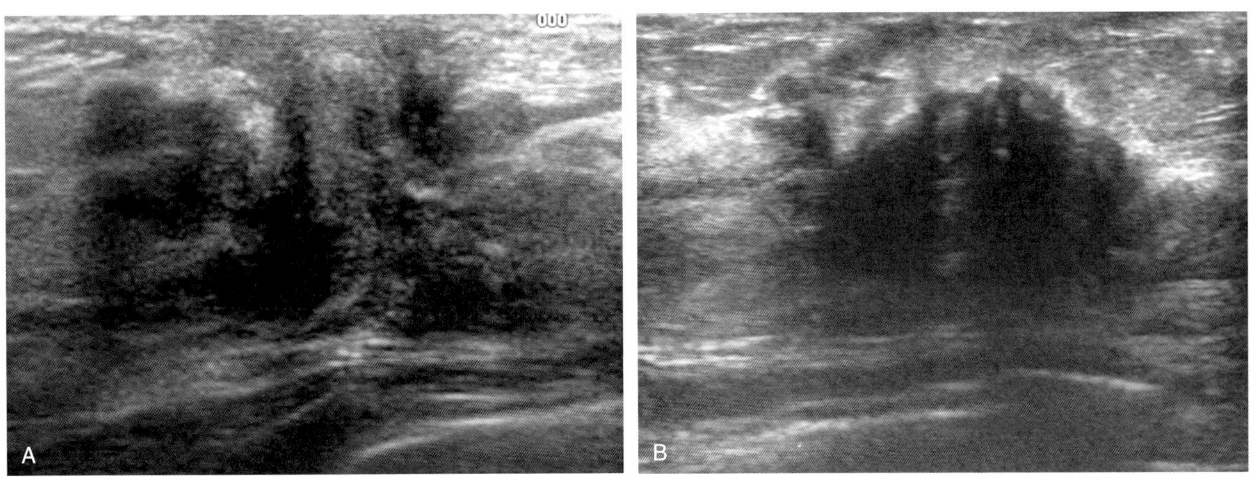

图 19-25　复发的韧带样型纤维瘤病。A. 乳头附近可触及性肿块，超声显示形状不规则、边缘不光整的低回声肿块，行手术切除，病理诊断为韧带样型纤维瘤病。B. 术后 1 年半，在同一位置观察到同样的肿块，术后病理诊断为韧带样型纤维瘤病复发

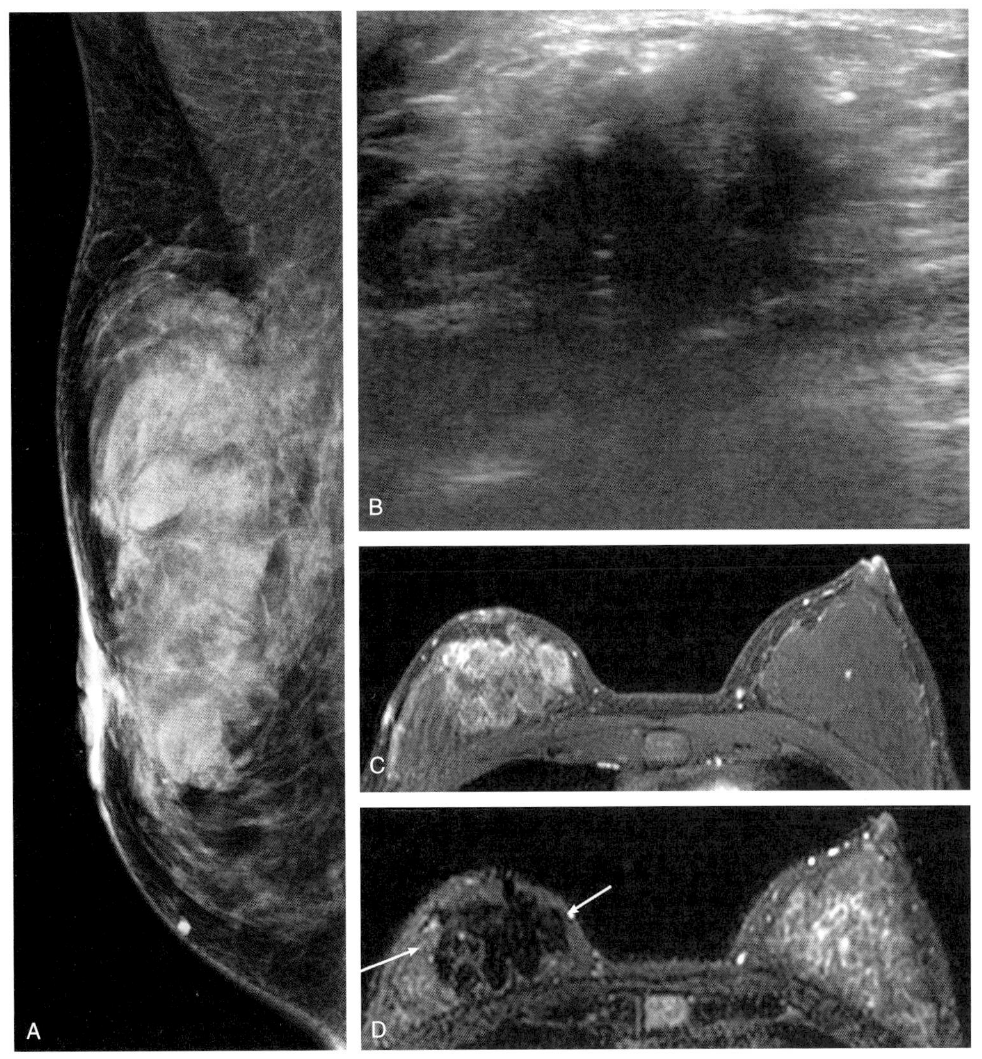

图 19-26　复发的韧带样型纤维瘤病。A、B. 乳腺 X 线摄影（A）和超声检查（B）显示形状不规则、边缘不光整的肿块。C. 增强的 MRI T1 加权像显示不规则形肿块，内部呈非均匀性增强。D. 因肿块的纤维化特点，MRI T2 加权像显示特征性的低信号（箭头）

但是纤维腺瘤可能会因为内部发生纤维化、玻璃样变等二次变性或因周围组织上皮增生而导致类似乳腺癌的影像表现。如发现不可触及的典型纤维腺瘤表现的肿块，可归为 BI-RADS 3 类，需进行短期随访；如果出现肿块可触及、发生于绝经后女性且体积逐渐增大、可疑恶性、患者要求等情况，应进行活检。

• 错构瘤和脂肪瘤在乳腺 X 线摄影和超声检查中呈含有脂肪组织的特征性表现，无论大小如何，均可归为 BI-RADS 2 类，良性病变。

• 叶状肿瘤分为良性、交界性和恶性。体积小于 3cm 的肿瘤大多为良性。如果肿瘤大小在 8cm 以上，或者超声检查发现肿块内部有囊性变，应高度怀疑恶性。

• 假血管瘤样间质增生（PASH）在乳腺 X 线摄影中显示为不伴钙化的肿块，在超声检查中可见边缘不光整、回声不均匀伴囊性变的肿块。活检见重度间质纤维化。

• 颗粒细胞瘤和韧带样型纤维瘤病在超声检查中表现为边缘不光整的低回声肿块，常伴有后方声影，与乳腺癌相似。韧带样型纤维瘤病呈浸润性生长，易复发，需要手术切除。

## 参考资料

[1] Cho N, Oh KK, Lee SI. Medullary carcinoma of the breast: sonographic features distinguishing it from fibroadenoma. J Med Ultrasound, 2002.

[2] Lakhani SR, et al. WHO Classification of Tumours of the Breast, 4th, 2012.

[3] Dupont WD, et al. Long-term risk of breast cancer in women with fibroadenoma. N Engl J Med, 1994.

[4] Ryu EM, Whang IY, Chang ED. Rapidly growing bilateral pseudoangiomatous stromal hyperplasia of the breast. Korean J Radiol, 2010.

[5] Sickles EA. Nonpalpable, circumscribed, noncalcified solid breast masses: likelihood of malignancy based on lesion size and age of patient. Radiology, 1994.

[6] Whorms DS, Fishman MDC, Slanetz PJ. Mesenchymal Lesions of the Breast: What Radiologists Need to Know. Am J Roentgenol, 2018.

[7] Yeo SH, et al. Comparison of Ultrasound Elastography and Color Doppler Ultrasonography for Distinguishing Small Triple-Negative Breast Cancer From Fibroadenoma. J Ultrasound Med, 2018.

[8] Youn I, et al. Phyllodes tumors of the breast: ultrasono-graphic findings and diagnostic performance of ultrasound-guided core needle biopsy. Ultrasound Med Biol, 2013.

# 第 20 章　非增生性与增生性病变

根据是否可以进展为浸润性乳腺癌，良性上皮病变（benign epithelial lesions）分类为：①非增生性病变；②不伴有非典型增生的增生性病变；③非典型增生性病变（表 20-1）。若以非增生性病变最终进展为癌的风险算作 1，则不伴有非典型增生的增生性病变的风险是前者的 1.5~2 倍，非典型增生性病变达到 4~5 倍（表 6-2）。良性乳腺疾病的增加与影像筛查和绝经后激素治疗的增加相关，大部分是通过乳腺 X 线摄影发现钙化或超声检查发现不可触及性肿块后，经空芯针穿刺活检诊断。影像征象和病理表现共同决定了增生性病变的治疗方案，因此掌握每种病变的恶性风险和影像征象非常重要。

本章将介绍临床上常见的多种非增生性及增生性乳腺病变的临床、病理和影像征象。

## 一、非增生性病变

### （一）囊肿和大汗腺化生

#### 1. 临床和病理表现

囊肿（cyst）最常见于四五十岁的女性，多数无任何症状，部分囊肿可伴有疼痛或表现为可触及的活动性肿块。诱导排卵治疗不孕或绝经后激素治疗也有可能引发囊肿。囊肿来源于终末导

**表 20-1　乳腺良性上皮病变的分类和影像征象**

| 分类 | 种类 | 乳腺 X 线摄影 | 超声检查 |
|---|---|---|---|
| 非增生性病变 | 囊肿 | 边缘清晰的肿块 | 无回声肿块 |
| | 大汗腺化生 | 边缘模糊的肿块 | 边缘模糊的肿块 |
| | 普通型（轻度）导管增生 | 点状钙化 | 导管扩张、边缘模糊的肿块 |
| | 纤维化 | 边缘模糊的肿块 | 边缘模糊的肿块 |
| | 腺病 | 点状钙化 | 边缘模糊的肿块 |
| 不伴有非典型增生的增生性病变 | 普通型导管增生 | 点状钙化 | 边缘模糊的肿块 |
| | 导管内乳头状瘤 | 乳头下肿块 | 导管内肿块 |
| | 硬化性腺病 | 结构扭曲、毛刺样肿块 | 结构扭曲、毛刺样肿块 |
| | 放射状瘢痕 | 结构扭曲、毛刺样肿块 | 结构扭曲、毛刺样肿块 |
| 非典型增生性病变 | 非典型导管增生 | 点状或无定形钙化 | 边缘模糊的肿块 |
| | | | 导管内肿块 |
| | | | 结构扭曲、毛刺样肿块 |
| | 非典型小叶增生 | 钙化（偶然发现） | 边缘模糊的肿块 |

管小叶单位（TDLU），是由上皮细胞包围的充满液体的肿块。通常是双侧多发性，大小分布从仅能显微镜下显示到几厘米不等。在囊肿内部还可以看到磷酸钙（calcium phosphate/apatite）、草酸钙（calcium oxalate）等多种钙化。与乳腺导管扩张难以鉴别时，需要做弹性染色（elastic fiber staining），单纯囊肿不存在弹性纤维。

在组织学上，当囊肿拥有柱状上皮细胞或立方上皮细胞时，与大汗腺化生的上皮细胞相似，因此被称为大汗腺囊肿（apocrine cyst），这种变化称为大汗腺化生（apocrine metaplasia）。大汗腺囊肿呈多发性，穿刺抽吸后可经常复发。囊肿一旦破裂，会引起周围炎症和纤维化反应。

**2. 乳腺 X 线摄影和超声征象**

乳腺超声检查诊断囊肿的准确率为 96%~100%。超声诊断单纯囊肿（simple cyst）的标准包括内部无回声，具有完整纤薄的高回声被膜，与周围有明确的界限，边缘光滑、连续、完整，后方回声增强，伴侧方声影等（图 20-1）。如果符合这个标准，就将其归类为 BI-RADS 2 类，无须进行抽吸或影像随访。然而，并不是所有的囊肿都具有典型征象，需要与内部含有回声或实性成分的复杂囊肿（complicated cyst）和囊实复合性（complex cyst and solid）肿块相鉴别。复杂囊肿内的回声一般由高蛋白质含量物质所致，如细胞渣、出血、感染或胆固醇结晶（图 20-2、20-3），实时动态超声检查可以观察到囊肿内容物的移动，如果多普勒检查显示内部无血供，则高度提示单纯或复杂囊肿，因此在行穿刺活检之前应尝试抽吸液体。当发生以下 3 种情况时可认为囊肿为良性病变：①抽出液体为非血性；②液体完全抽出后没有残留的病变；③抽吸术后囊肿不再复发。大部分囊肿不伴钙化，但有时在微小囊肿底部可见钙乳钙化（milk of calcium）沉淀（图 20-4A），在乳腺 X 线摄影内外侧位 / 外内侧位（ML/LM）位呈现线形或新月形（图 20-4B），而头尾位（CC 位）呈圆形或显示模糊。当复杂囊肿在乳腺 X 线摄影相应部位呈现典型的钙乳钙化时，可归类为 BI-RADS 2 类，无须做进一步检查或活检。如果超声显示囊壁上有点状高回声，病理诊断可能为大汗腺囊肿伴乳头状大汗腺化生（papillary apocrine metaplasia）。

在超声影像中，由一簇直径 <（2~3）mm 的微小无回声组成，分隔薄（0.5mm 以下），无明显实性成分，称为簇状小囊肿（clustered microcysts; 图 20-5A、20-6A）。根据最新的研究，不可触及的簇状小囊肿属于 BI-RADS 2 类或 3 类，但有些微小囊肿在内部可以出现乳头状上皮细胞增生，因此实性成分可以填补囊肿的一部分，在这种情况下，与纤维囊性改变及导管原位癌很难鉴别（图 20-5B、C）。在囊实复合回声肿块中，厚分隔、厚囊壁、壁结节（mural nodule）及实性成分内部的血管分布等均提示恶性可能（图 20-6B）。如果囊实复合回声肿块具有上述征象之一，则应为 BI-RADS 4A 类以上，并应进行活检。在囊实复合回声肿块中，85%~90% 为导管内乳

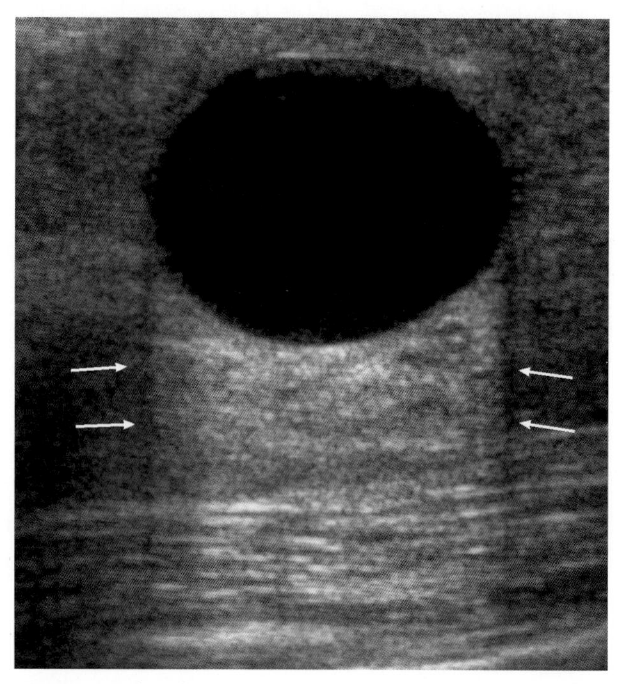

**图 20-1** 单纯囊肿。边缘光整的椭圆形肿块，可见薄而完整的强回声包膜，内部为无回声，伴有后方回声增强和极薄的侧方声影（箭头）

头状瘤，6%~7% 为包裹性乳头状癌。当囊肿内见液体 - 碎屑分层（fluid-debris level）时，应与脓肿相鉴别（图 20-7）。

## （二）间质纤维化

### 1. 临床和病理

间质纤维化（stromal fibrosis）是指以纤维间质增生、导管或腺体退化为特征的良性疾病。在影像引导下的空芯针穿刺活检中，9% 可见间质纤维化，是常见的病理诊断，又称局灶性纤维化（focal fibrosis）或纤维性结节（fibrous nodule）。虽然病因不明，但有观点认为这是雌激素促进成纤维细胞生成和正常的退化过程。病理表现包括小叶内特化性间质的纤维化、小叶间非特化性间质的纤维化和导致结构扭曲的严重性纤维化等多种类型。

### 2. 乳腺 X 线摄影和超声征象

间质纤维化在乳腺 X 线摄影中表现为不对称或结构扭曲，常见于外侧。乳腺超声检查为非特异性表现，最常见的征象是不规则形肿块或边缘毛刺的肿块（图 20-8）。在超声检查中纤维组织呈高回声，多普勒超声很少有血流信号增加。间质纤维化有时可能与其他高风险病变相伴随，因此穿刺活检诊断为间质纤维化时，应考虑是否与影像征象一致。

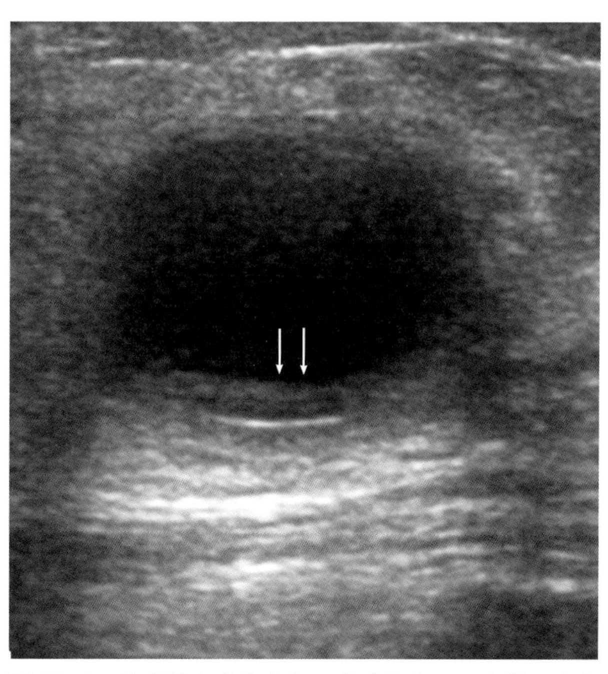

图 20-2　伴有厚包膜和内部回声的囊肿。可见等回声囊壁和内部液体 - 碎屑分层（箭头）。穿刺抽出黄色液体，含有慢性炎症细胞和泡沫细胞，确诊为脓肿

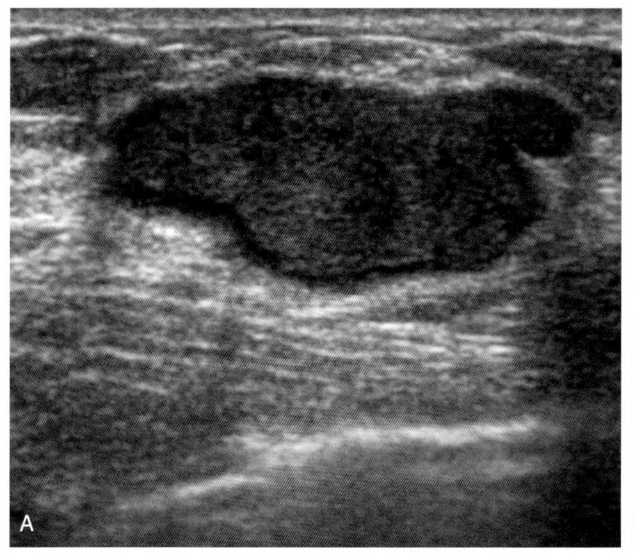


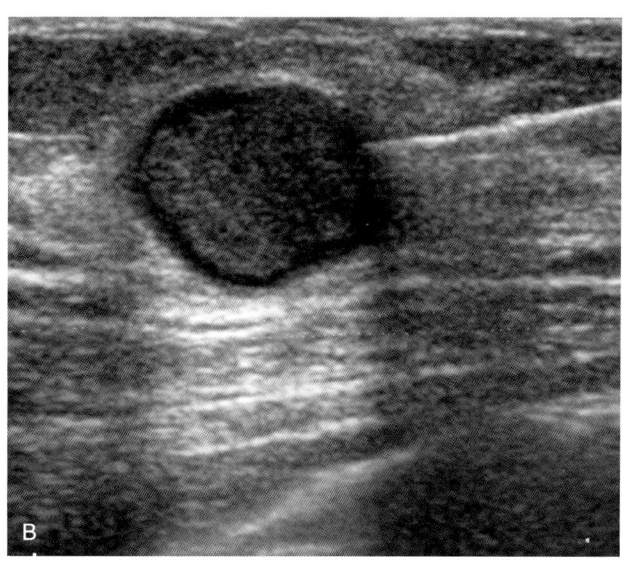


图 20-3　充满低回声的囊肿。A. 横断面。B. 纵断面，边缘光整的椭圆形囊肿，内部充满低回声物质，难以与实性肿块相鉴别。空芯针穿刺活检后，肿块明显缩小，吸出液的细胞学检查结果显示含有胆固醇结晶、巨噬细胞（macrophage）和炎症细胞等

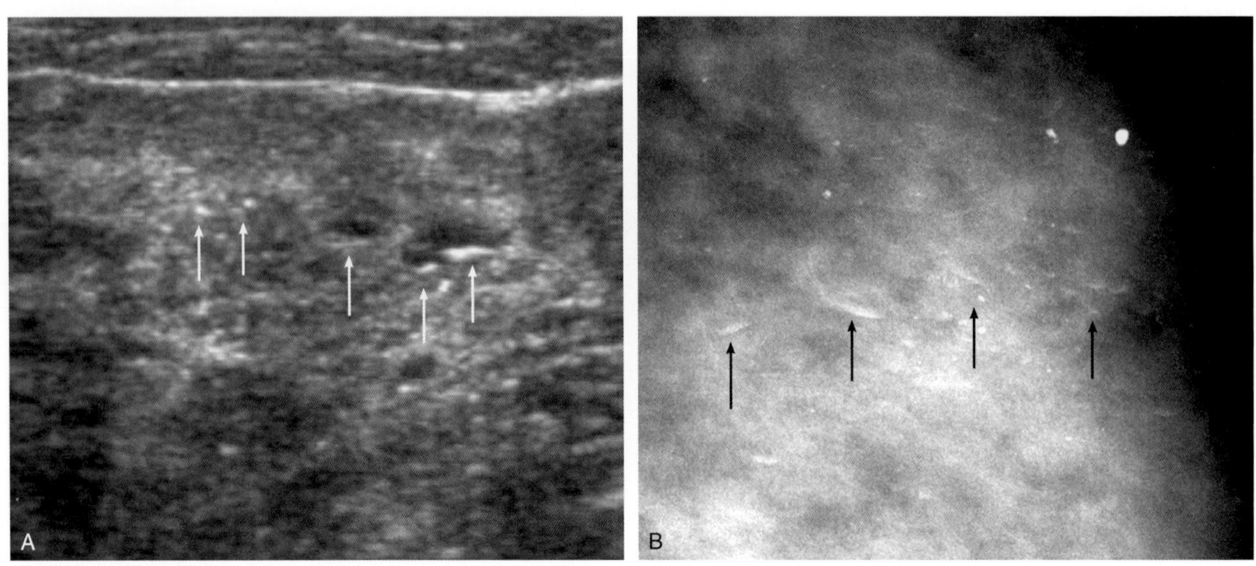


图 20-4　大汗腺化生。A. 超声检查可见簇状小囊肿和微小囊肿内沉积的钙乳钙化（箭头）。B. 乳腺 X 线 90°侧位摄影中钙化呈线状或新月形（凹面向上；箭头）

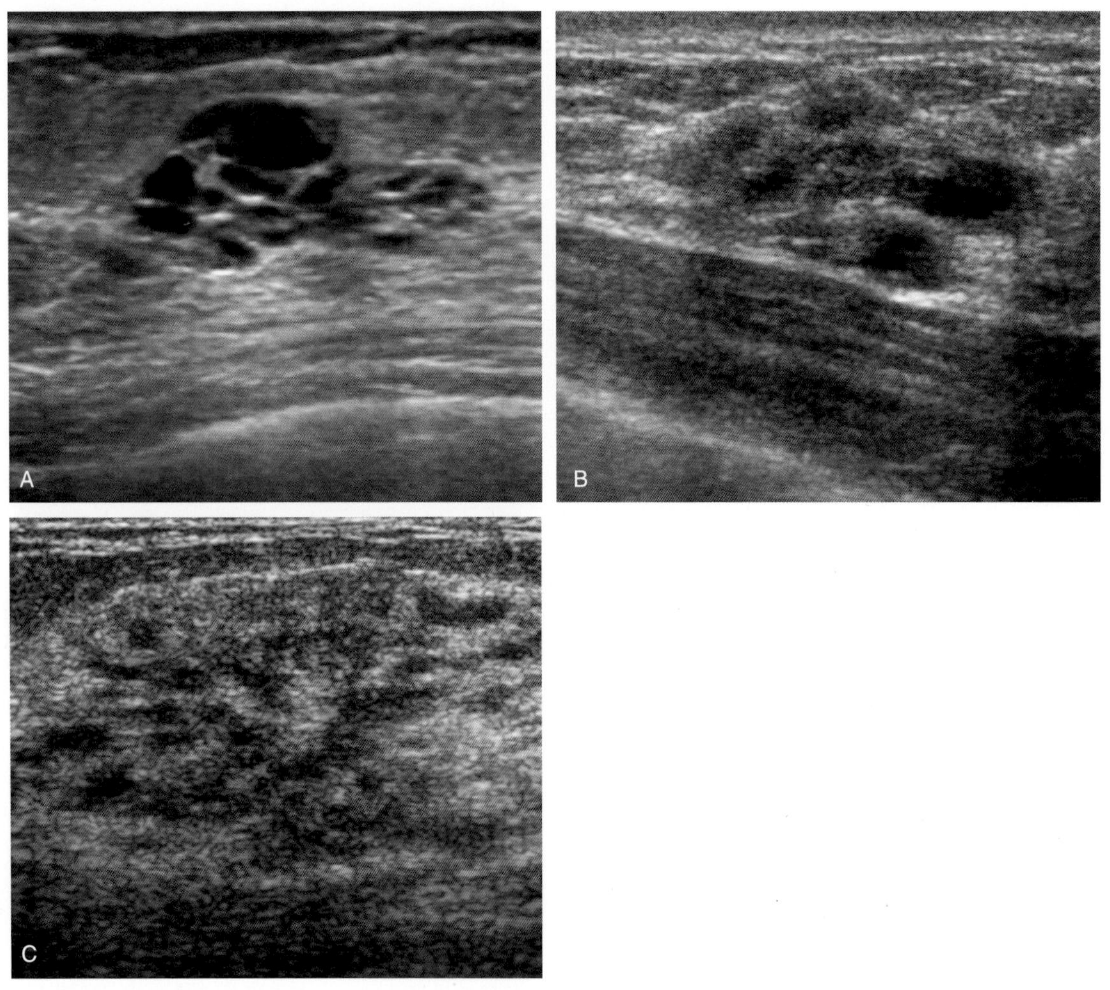


图 20-5　簇状小囊肿的鉴别诊断。A. 大汗腺化生引起的簇状小囊肿由多个 <（2~3）mm 的无回声组成，被厚度 <0.5mm 的纤细分隔分开，无明确实性成分，属于 BI-RADS 2 类。小囊肿起源于 TDLU，呈现囊性扩张的小管。B. 伴有大汗腺化生的导管增生引起的簇状小囊肿，内含实性成分。根据导管增生的程度，囊性病变内部实性成分多种多样。C. 导管增生明显，小管内充满低回声实性成分，是 BI-RADS 4A 类病变

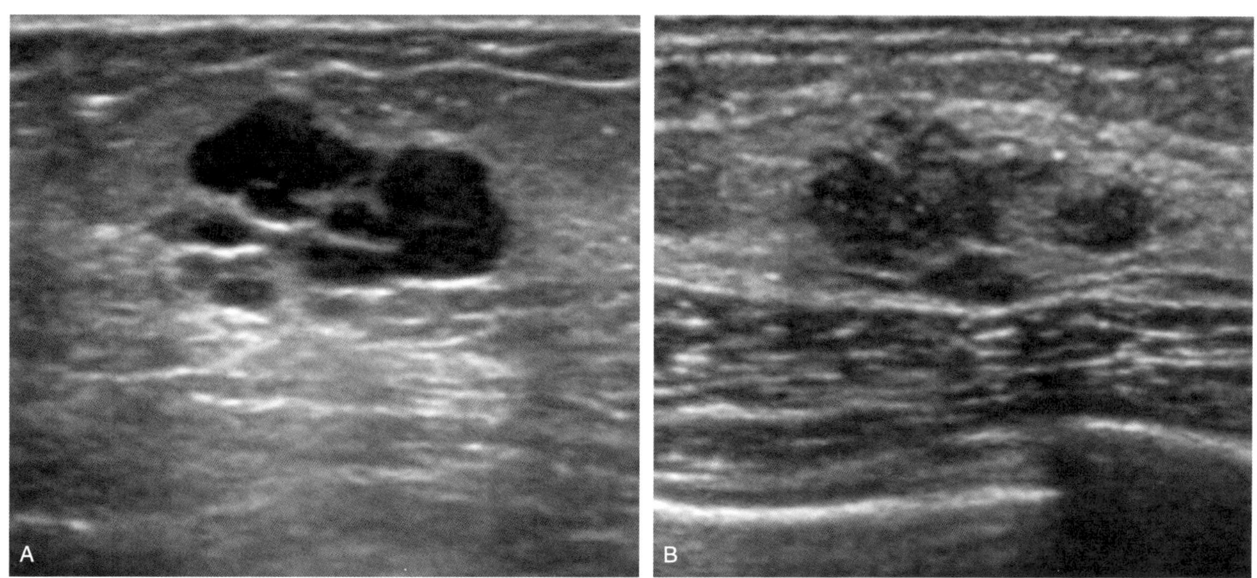

**图 20-6**　形状相似的簇状小囊肿和乳头状导管原位癌。A. 无回声簇状小囊肿，是 BI-RADS 2 类病变。B. 同一患者的对侧乳腺有相似形状的病变，内部充满实性成分，边缘呈微小分叶形。TDLU 的小管和腺泡因肿瘤细胞填充扩张，诊断为伴有 DCIS 的乳头状瘤

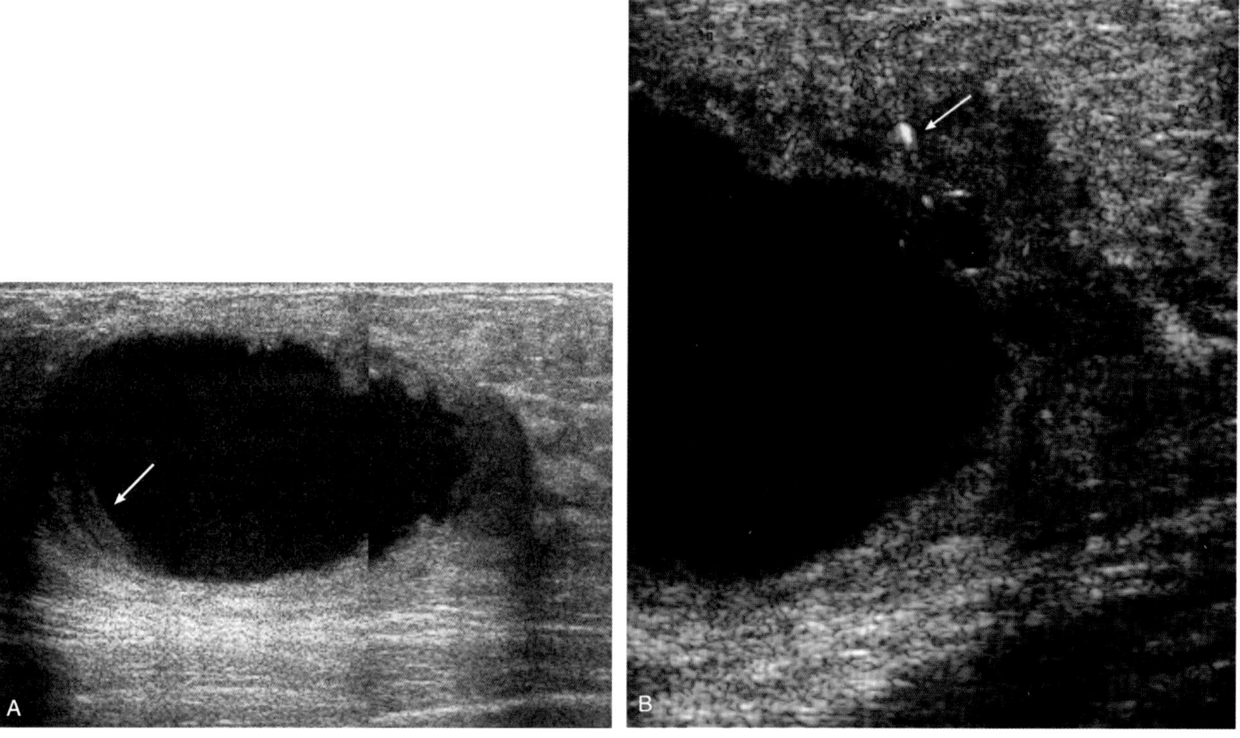

**图 20-7**　脓肿。A. 囊实复合性肿块，囊壁呈均匀的等回声，内部有液体 - 碎屑分层（箭头）。B. 能量多普勒超声显示囊壁血供增加（箭头）

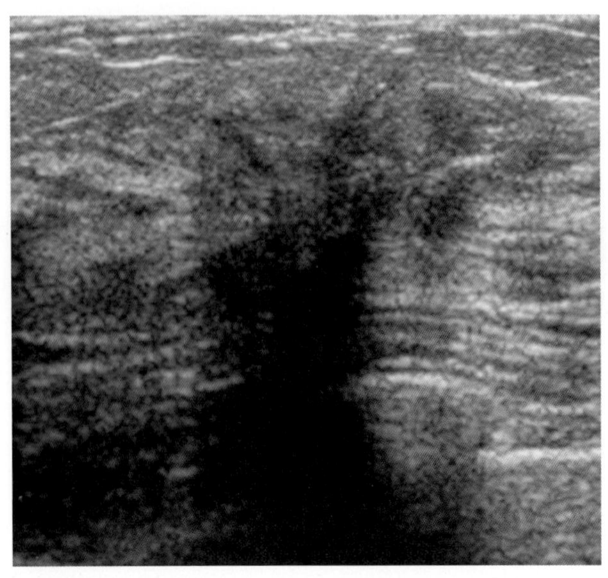

图 20-8 间质纤维化。形状不规则的低回声肿块，边缘呈毛刺状，伴有后方声影和周围乳腺实质的结构扭曲

## 二、腺病和硬化性病变

### （一）腺 病

#### 1. 临床和病理表现

腺病（adenosis）是指小叶内导管局部增生导致小叶增大、数量增加的情况。广泛出现的腺病使变大变多的小叶相互融合形成实性肿块，称为结节性腺病（nodular adenosis）或腺病性肿瘤（adenosis tumor）。在腺病初期，像孕期一样，因雌激素刺激，小叶的数量会增加 10~100 个以上，同时小叶体积增大，小叶内过度增生，产生密集的腺泡（acini）。雌激素刺激停止后，小叶就会退化，肌上皮细胞增生和间质纤维化，并压迫腺泡，使腺泡被拉长、产生迂曲。这种被压迫的腺泡与浸润性癌形态类似，但有完整的基底膜和正常的腺上皮和肌上皮层。微腺性腺病（microglandular adenosis）是腺病的罕见形态，其特征是弥漫性浸润的小圆腺泡杂乱分布于胶原化的纤维组织或脂肪组织中。腺泡内可能产生钙化，需要与恶性钙化相鉴别。最终如果发生小叶纤维化、退化，就称为硬化性腺病（sclerosing adenosis）。与浸润性癌的鉴别点是：在低倍镜下维持边界清楚的小叶形状，可观察到基底膜和肌上皮细胞，可以通过 p63 或 SMMHC 的免疫组织化学染色来确认有无肌上皮细胞。硬化性腺病可同时伴有导管非典型增生、导管原位癌、小叶原位癌等病变。

#### 2. 乳腺 X 线摄影和超声征象

正常小叶的大小为 1~2mm，因此大部分因腺病增大的TDLU的体积小于被视为肿块的大小。当腺病 TDLU 增大到 5mm 左右，形成可触及性肿块或在乳腺 X 线摄影中呈现异常时，需行超声检查。腺病是病理学诊断，而非影像学诊断，有时超声检查可以观察到 TDLU 数目和大小的增加（图 20-9），但缺乏特异性的影像征象。如果影像征象与癌症类似，则需要进行活检。

微腺性腺病和硬化性腺病可表现为边缘模糊的肿块或微钙化。硬化性腺病在超声检查中可呈中等强度增大的 TDLU，此外，也可表现为边缘呈微小分叶的实性肿块，内部为与硬化性改变相对应的高回声。硬化严重时，小结节边缘可成角或呈毛刺状（图 20-10）。而腺病性肿瘤与其说是一种独立的疾病，不如说是由于腺病或硬化性腺病的范围更广，合并在一起，形成 2~3cm 大小的等回声肿块（图 20-11）。

### （二）放射状瘢痕

#### 1. 临床和病理表现

放射状瘢痕（radial scar）通常没有任何症状，在乳腺 X 线摄影中被偶然发现。发病原因不明，与“瘢痕”之名不同，与手术或外伤无关，属于增生性病变。当病变较大，伴有腺病、导管增生、乳头状增生等复合性病变时，称为复杂性硬化性病变（complex sclerosing lesion）。放射状瘢痕病灶呈星形，中心部分有纤维化（fibrosis）和弹力纤维变性（elastosis），纤维组织中可见陷入的小而不规则的良性腺管。病变周围环绕程度不等的导管扩张、普通型导管增生、大汗腺化生和增生。病变中心有脂肪，在乳腺 X 线摄影中显示为中央低密度。无论是在乳腺 X 线摄影或大体病理检查中，放射状瘢痕与边缘呈毛刺状的浸润性癌相似，正确认识该疾病，对鉴别诊断非常重要。虽然放射状瘢痕内的乳腺导管形态与浸润性癌（特别是小管癌）类似，但小管癌没有肌上皮细胞层，放射状瘢痕通常具有腺上皮和肌上皮两层细胞结构，并且没有核异型性或浸润，可以鉴别。

放射状瘢痕的临床意义仍存在争议。虽然有研究称这是小管癌的前区阶段（precursor），但更多研究则认为像非典型导管增生和小叶原位癌一样，放射状瘢痕与双侧乳腺的乳腺癌发病风险增加相关。有报告称 10%~30% 的放射状瘢痕与非典型导管增生、低核级导管原位癌或小管癌同

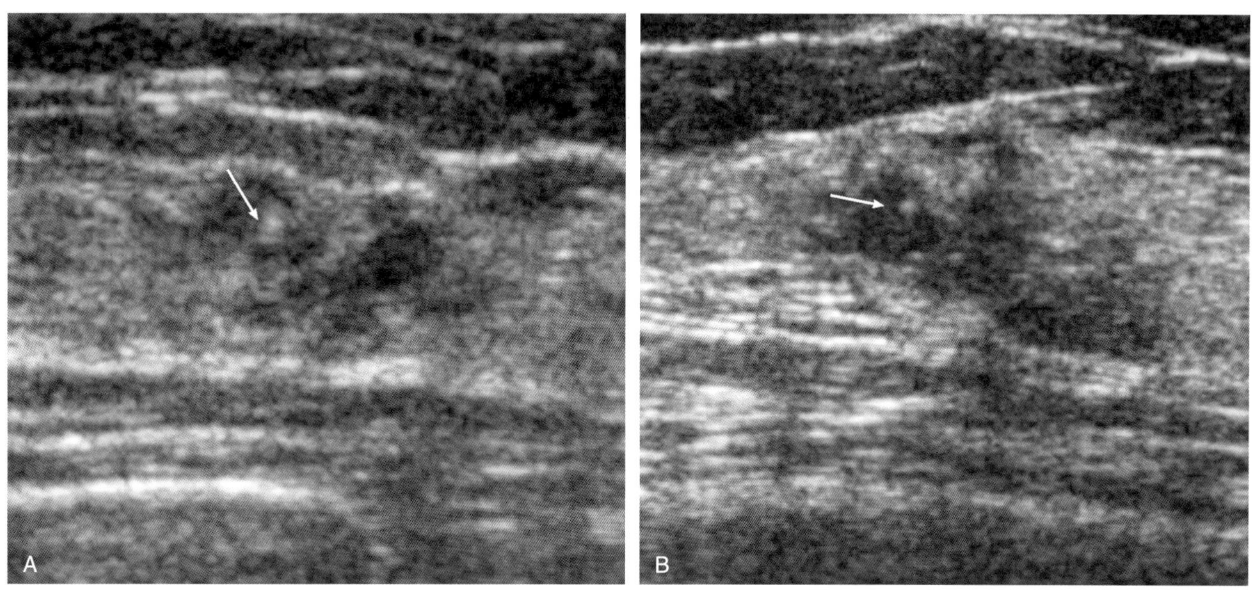


**图 20-9**　结节性腺病。A、B. 两名女性行乳腺 X 线摄影发现微小钙化，超声检查均显示大小约 5mm 的结节，内见钙化（箭头）。活检结果显示这两个病例均为结节性腺病

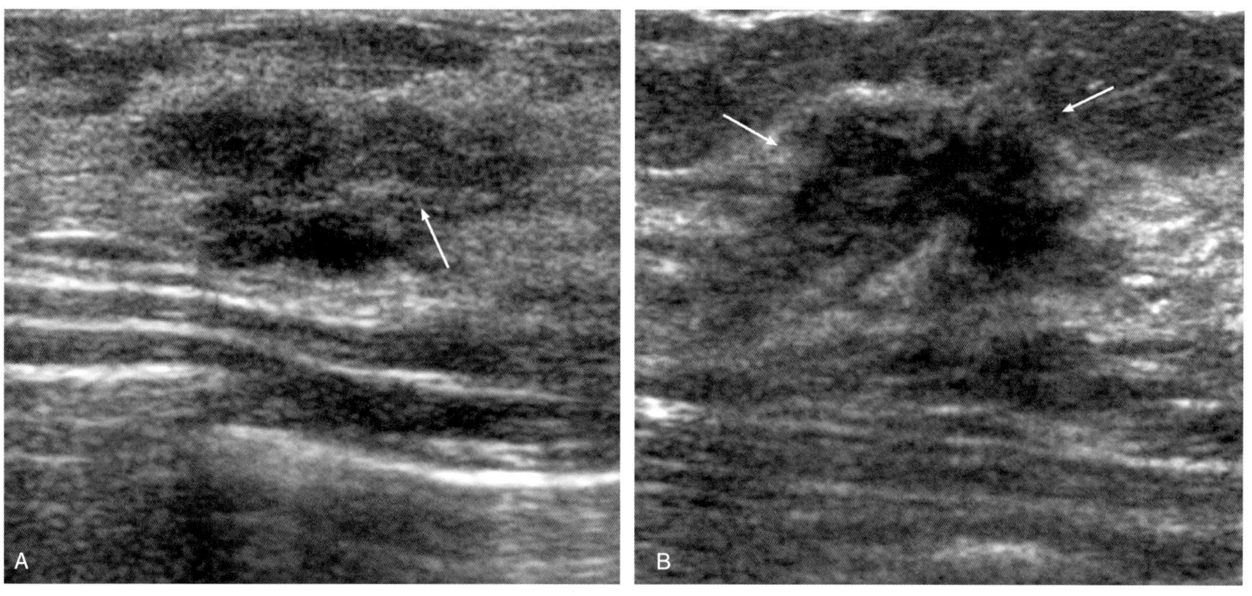


**图 20-10**　硬化性腺病。A. 硬化性腺病超声检查显示 TDLU 增大、边缘呈微小分叶的肿块。内部见与硬化性改变相关的高回声实性成分（箭头）。B. 另一例患者的超声检查，在硬化性改变严重时，硬化性腺病表现为边缘成角或毛刺样（箭头）肿块，为 BI-RADS 4A 类以上的病变

时存在。放射状瘢痕进展为浸润性乳腺癌的风险提高至 1.8 倍；若同时伴有非典型细胞，风险将提高至 2.8 倍左右。

**2. 乳腺 X 线摄影和超声征象**

对于乳腺 X 线摄影发现的放射状瘢痕，超声检查相应部位可能没有特别征象，或只有轻微的结构扭曲，或为不规则形状的等回声或低回声的实性肿块，边缘呈毛刺状，也可表现为边缘成角，伴有厚的高回声晕和后方声影（图 20–12），厚的高回声晕往往意味着超出超声显示分辨力的毛刺。仅凭影像征象很难对放射状瘢痕和乳腺癌进行鉴别，因此必须依赖病理学检查。

对疑似放射状瘢痕的病变的处理方法仍存在争议。过去的观点认为，空芯针穿刺活检容易漏掉内部的非典型导管增生或导管原位癌，导致假阴性诊断，或难以与小管癌相鉴别而导致假阳性诊断，因此建议当穿刺病理报告为放射状瘢痕时，应进一步手术切除活检。但是，有一些学者认为放射状瘢痕是完全良性硬化过程，14G 空芯针穿刺活检可明确诊断。当空芯针穿刺活检结果为放射状瘢痕时，切除术后病理诊断升级为恶性的概率为：11G 真空辅助活检为 0.5%；14G 空芯针穿刺活检为 7%。因此有人主张如果用 11G 真空辅助活检后影像中显示病灶被完全切除，不需要再行手术切除活检；如果病变大，真空辅助活检后影像学检查仍显示有残余病灶，则需要再次手术切除。对于超声检查偶然发现的无特殊表现的放射状瘢痕，一般建议随访观察即可。

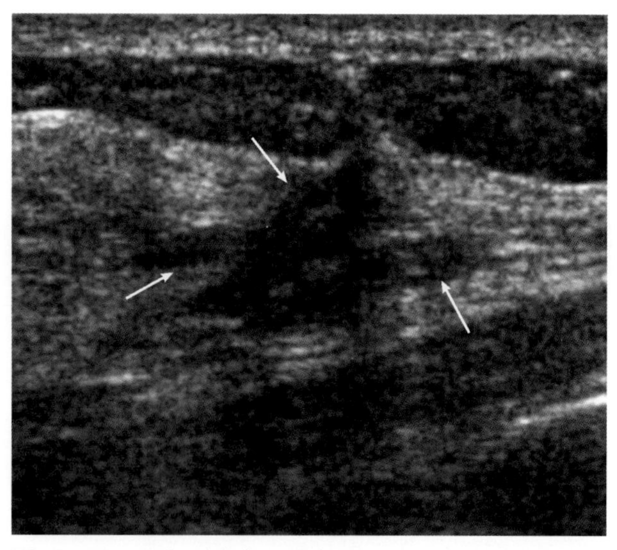

**图 20–12** 放射状瘢痕。形态不规则、毛刺样边缘的低回声肿块，伴后方声影。真空辅助活检结果为放射状瘢痕，切除活检发现伴有非典型导管增生

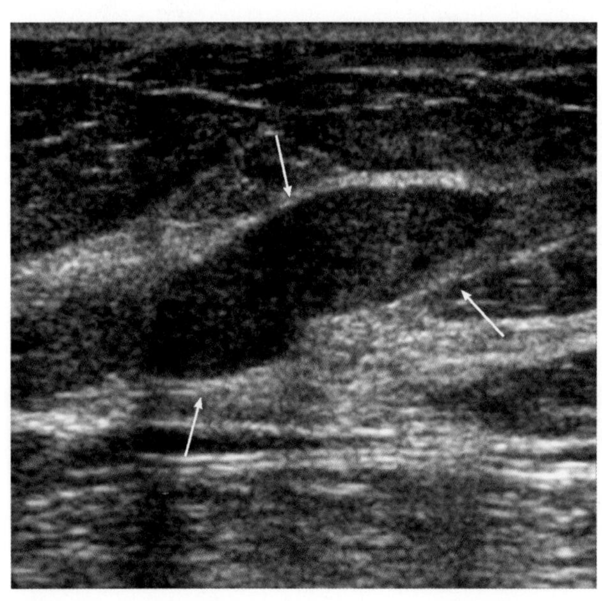

**图 20–11** 腺病性肿瘤。边缘光整、具有薄的高回声包膜的椭圆形肿块（箭头）

## 三、导管内增生性病变

### （一）普通型导管增生

**1. 临床和病理表现**

上皮增生是正常的腺上皮细胞数量增加，可分为导管增生和小叶增生。不伴有非典型增生的中度以上的导管增生进展为浸润性癌的风险为正常人的 1.5~2 倍（表 6–2）。导管增生包括普通型导管增生（usual ductal hyperplasia，UDH）、非典型导管增生（atypical ductal hyperplasia，ADH）和导管原位癌（ductal carcinoma in situ，DCIS）。乳腺导管和小叶的正常上皮有腺上皮细胞和肌上皮细胞两层。在导管增生中，细胞的层数会超过两层：在轻度（mild）导管增生中，腺上皮和肌上皮细胞增生至 3~4 层；在中度（moderate）导管增生中，腺上皮和肌上皮细

胞增生达到 5 层以上（图 20–13A）；在旺炽型（florid）导管增生中，腺上皮和肌上皮细胞呈乳头状生长，完全填满管腔，使管腔膨胀（图 20–13B），因为纤维血管轴心开始形成，因此很难与乳头状瘤相鉴别。

**2. 乳腺 X 线摄影和超声征象**

在乳腺 X 线摄影中，大部分普通型导管增生表现为呈簇状或段样分布的点状或无定形钙化，有时可呈双侧或区域性分布，但很少呈细线样或细小分枝状钙化。虽然超声征象是非特异性的，但可呈肿块样或低回声非肿块样病变。大部分普通型导管增生超声表现多呈 BI-RADS 3 类或 4A 类，呈 BI-RADS 4C 类以上者（边缘呈毛刺状或有厚厚的高回声晕的肿块）比较罕见。

## （二）非典型导管增生

**1. 临床和病理表现**

非典型导管增生有多种诊断标准。Page 主张“满足原位癌（carcinoma in situ）诊断的细胞或异型增生细胞至少有两个导管完全受累或受累导管合计 >2mm，可诊断为 DCIS，否则诊断为 ADH”。Tavassoli 和 Norris 主张以下两种情况定义为 ADH：在结构上为导管增生，但细胞学满足导管原位癌细胞；或虽然结构上、细胞学满足导管原位癌，但导管腔直径之和小于 2mm。

研究显示，70%~80% 切除的原位癌或浸润性癌的周围存在 ADH。在 ADH 的细胞群染色体分析中发现了第 16 号染色体变异，这与低级别 DCIS 的变异相似。ADH 的组织学形态与低级别 DCIS 相似，但与高级别 DCIS 的关联性尚不清楚。ADH 经常被偶然诊断，例如在对可触及性肿块或影像可疑恶性病变进行活检时发现。因此肉眼看见的病理表现往往是由伴随存在的病变引起，而非 ADH 本身导致。

**2. 乳腺 X 线摄影和超声征象**

在乳腺 X 线摄影中，大部分为呈簇状或区域性分布的点状或无定形钙化。ADH 的超声表现多样，取决于与其伴随出现的良性病变的形状和位置：发生于末梢导管时，一个或多个终末导管小叶单元与相同腺叶的其他小叶相比呈不均衡性增大（图 20–14）；当伴有放射状瘢痕时，表现为不规则形肿块，边缘成角形或毛刺状，伴有厚厚的高回声晕（图 20–15）；发生于中央导管时，大多起源于导管内乳头状瘤，呈不同长度的导管

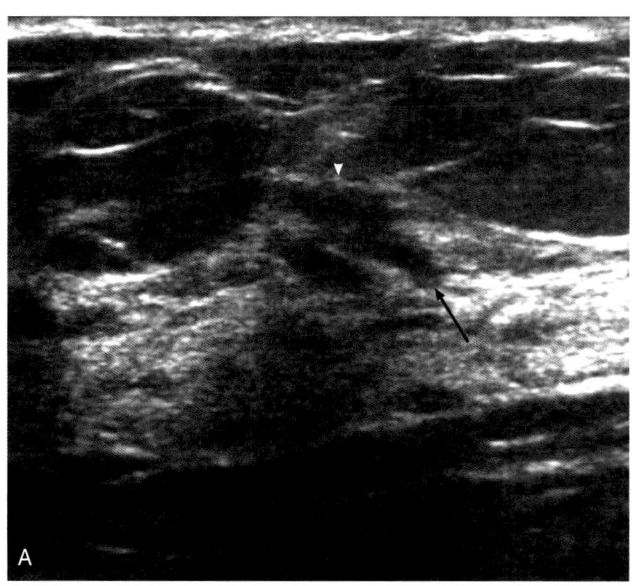


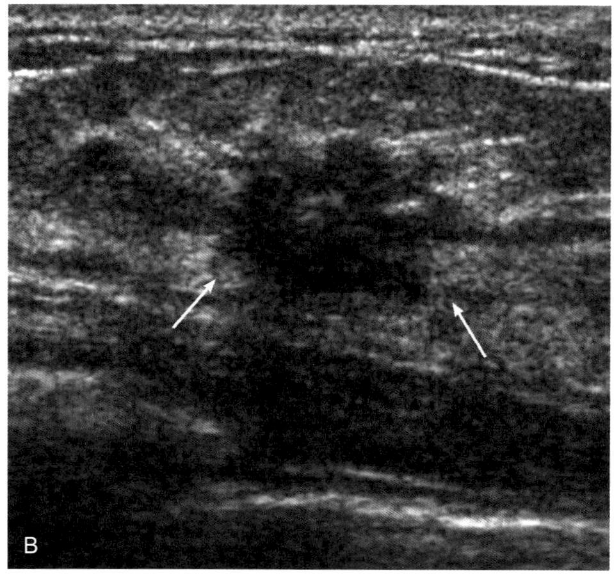


**图 20–13**　不伴有非典型增生的导管增生。A. 普通型导管增生超声检查显示局部导管扩张（箭头），内可见低回声实性成分（箭头），是一种非特异性的超声征象。B. 普通型导管增生呈形态不规则、边缘模糊的肿块（箭头），是 BI-RADS 4B 类病变，活检结果显示重度导管增生

内实性肿块，在导管内延伸，呈树枝状或微小分叶形边缘（图 20–16）。虽然 ADH 的超声图像表现是非特异性的，但大部分非典型导管增生呈现 BI-RADS 4 类以上的可疑恶性征象。在乳腺 X 线摄影中看到的可疑微小钙化，可以采用第二眼超声确认，并可以对超声可见的钙化进行超声引导下穿刺活检。空芯针穿刺活检为 ADH 的病变中有 20%~56% 在切除活检中被诊断为 DCIS（图 20–17），因此对此类病变应进一步行切除活检。

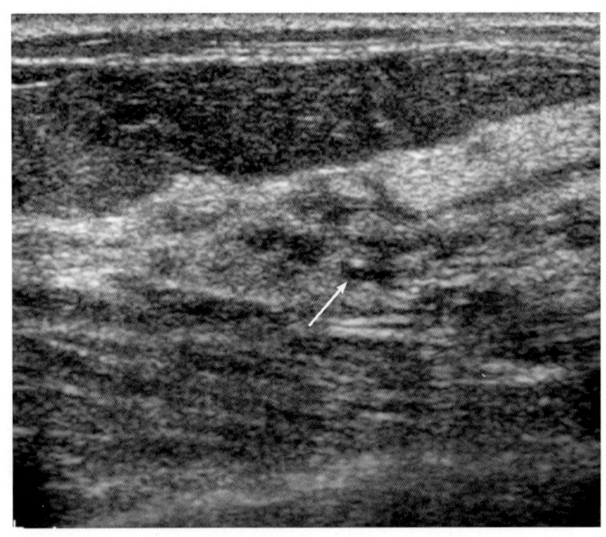

图 20–14　非典型导管增生。乳腺 X 腺摄影筛查结果显示簇状微小钙化，超声检查显示非特异性的 TDLU 增生及内部钙化（箭头），判定为 BI-RADS 4A 类病变。真空辅助活检结果为非典型导管增生，切除活检维持原诊断

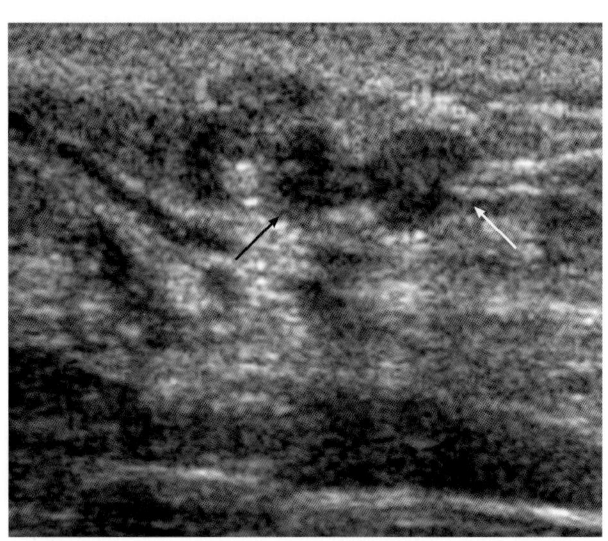

图 20–16　中心部位的非典型导管增生。乳晕下扩张的导管内可见低回声实性成分（箭头）。14G 空芯针穿刺活检诊断为非典型导管增生，切除活检确诊为乳头状导管增生和硬化性腺病

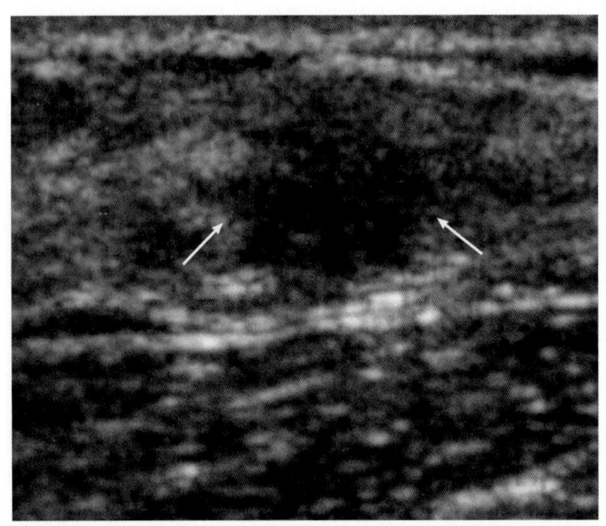

图 20–15　伴有放射状瘢痕的非典型导管增生。乳腺超声筛查发现形状不规则的肿块（箭头），真空辅助活检诊断为非典型导管增生，切除活检确诊为伴有非典型导管增生的放射状瘢痕

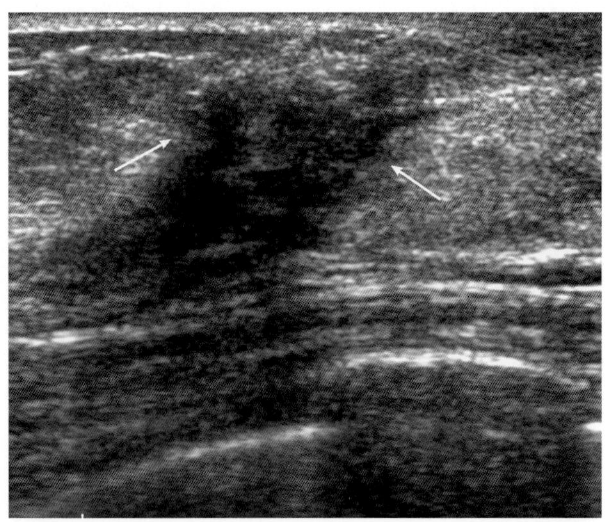

图 20–17　穿刺活检低估的病例。乳头下方可见形态不规则、边缘毛刺的肿块（箭头）。14G 空芯针穿刺活检为非典型导管增生，切除活检诊断为乳头状导管原位癌

## （三）柱状细胞病变和平坦型上皮非典型增生

### 1. 临床和病理表现

柱状细胞病变（columnar cell lesions）是指 TDLU 的腺泡被覆柱状上皮细胞，并呈现不同程度的囊性变。平坦型上皮非典型增生（flat epithelial atypia，FEA）是指柱状细胞病变和增生中的上皮细胞呈低级别非典型改变。FEA 常伴有在低级别肿瘤中所观察到的遗传变异——16 号染色体长臂缺失，与 ADH、非典型小叶增生（ALH）和低级别 DCIS 的免疫组化表现相似，因此认为 FEA 可能是雌激素受体阳性肿瘤的前驱病变。FEA 进展为浸润性癌的风险低于 ADH。如果空芯针穿刺活检被诊断为柱状细胞病变，无须进一步手术切除活检，可进行影像随访观察；但如果被诊断为 FEA，则可能同时存在其他高风险病变或癌，因此应结合影像学征象决定是否进一步手术切除活检。此外，柱状细胞病变也可同时伴有浸润性小管癌和小叶原位癌。

### 2. 乳腺 X 线摄影和超声征象

柱状细胞病变和 FEA 在乳腺 X 线摄影中表现为微小钙化（图 20-18）。首尔大学医院的研究表明与恶性病变无关的柱状细胞病变和 FEA 在乳腺 X 线摄影中多呈点状或无定形钙化，而与恶性有关的柱状细胞病变和 FEA 多呈细小多形性钙化。与 DCIS 有关的柱状细胞病变和 FEA 在超声检查中表现为边缘不光整的低回声或囊实复合性肿块。

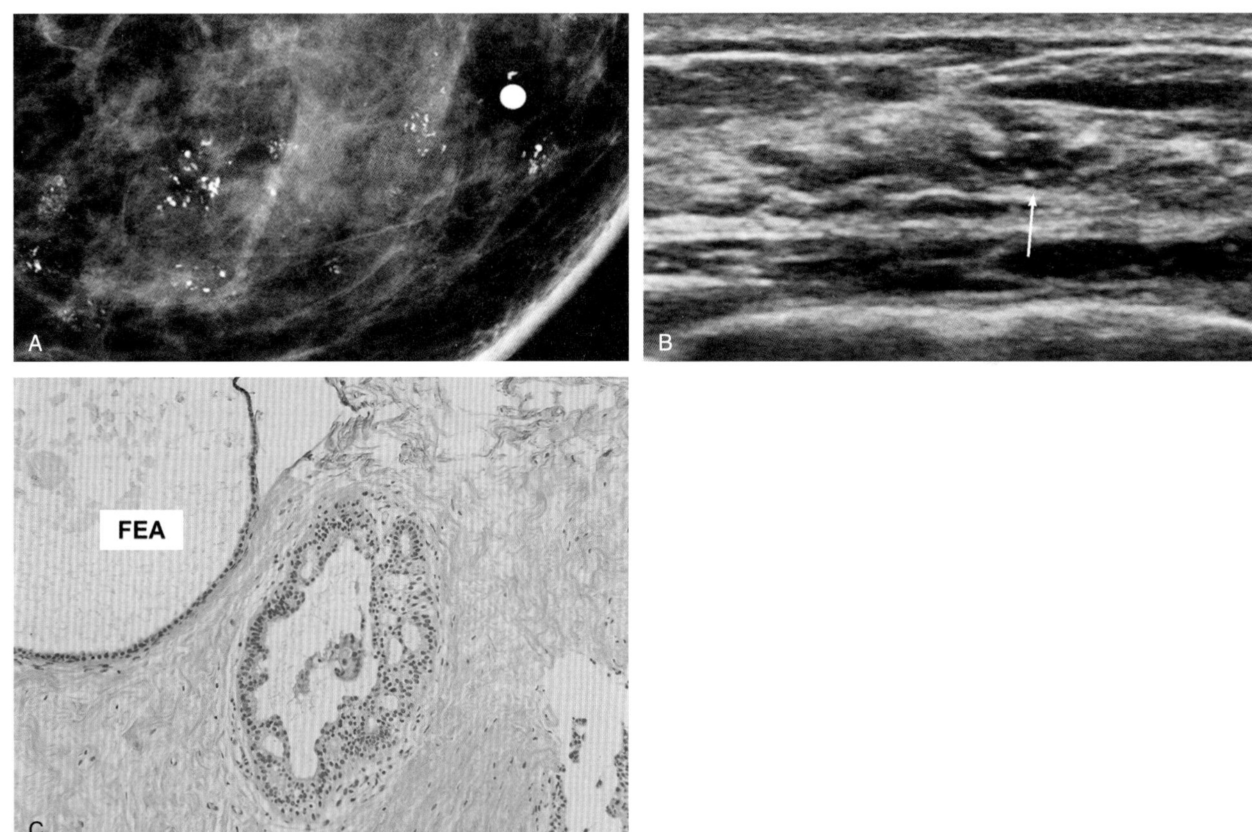


图 20-18　非典型导管增生和伴发的平坦型上皮非典型增生。A. 乳腺 X 线摄影显示多形性微小钙化。B. 超声检查显示扩张的导管内见微钙化（箭头）。C. 显微镜下显示中央为柱状细胞改变和增生性改变，左上方为囊性变和平坦上皮非典型增生（FEA），可见包围扩张的管腔的上皮细胞呈现低级别非典型增生。其他部位还伴有非典型导管增生

### （四）类黏液病变

**1. 临床和病理表现**

1986年Rosen首次报告了黏液囊肿样病变（muco-cele-like lesion），是在组织学上与小唾液腺黏液囊肿（mucocele of the minor salivary glands）病变类似的良性肿瘤。大部分患者无症状，常在乳腺X线摄影筛查中偶然发现，图像表现为细小多形性、粗糙不均质或无定形钙化。根据最近的长期随访研究结果，约27%可与非典型增生并发，但其自身进展为乳腺癌的风险与不伴有非典型增生的增生性病变相同，即1.5~2倍。组织学表现为充满黏液的导管或囊肿，被覆扁平或立方上皮细胞（flat or cuboidal epithelium），偶尔可以看到不同程度的上皮增生。

**2. 乳腺X线摄影和超声征象**

类黏液病变在乳腺X线摄影中表现为微小钙化或伴有钙化的边缘清晰的肿块，超声检查中表现为多发性囊肿或囊实复合性肿块（图20-19）。在多普勒超声检查中多数没有血流信号的增加。韩国亚山医院的研究表明，与ADH或DCIS相伴的类黏液病变在乳腺X线摄影中表现为中度以上可疑的恶性钙化，超声检查表现为厚分隔或囊实复合性肿块，呈BI-RADS 4类或5类病变。

## 四、小叶肿瘤

### （一）非典型小叶增生

**1. 临床和病理表现**

小叶肿瘤（lobular neoplasia）是起源于TDLU的非典型上皮增生性病变，以体积小、细胞黏附力差的细胞增生且充满小叶管腔为特征。非典型小叶增生（ALH）和小叶原位癌（LCIS）的组织细胞学特征相同，但ALH与LCIS相比，病变范围有限。

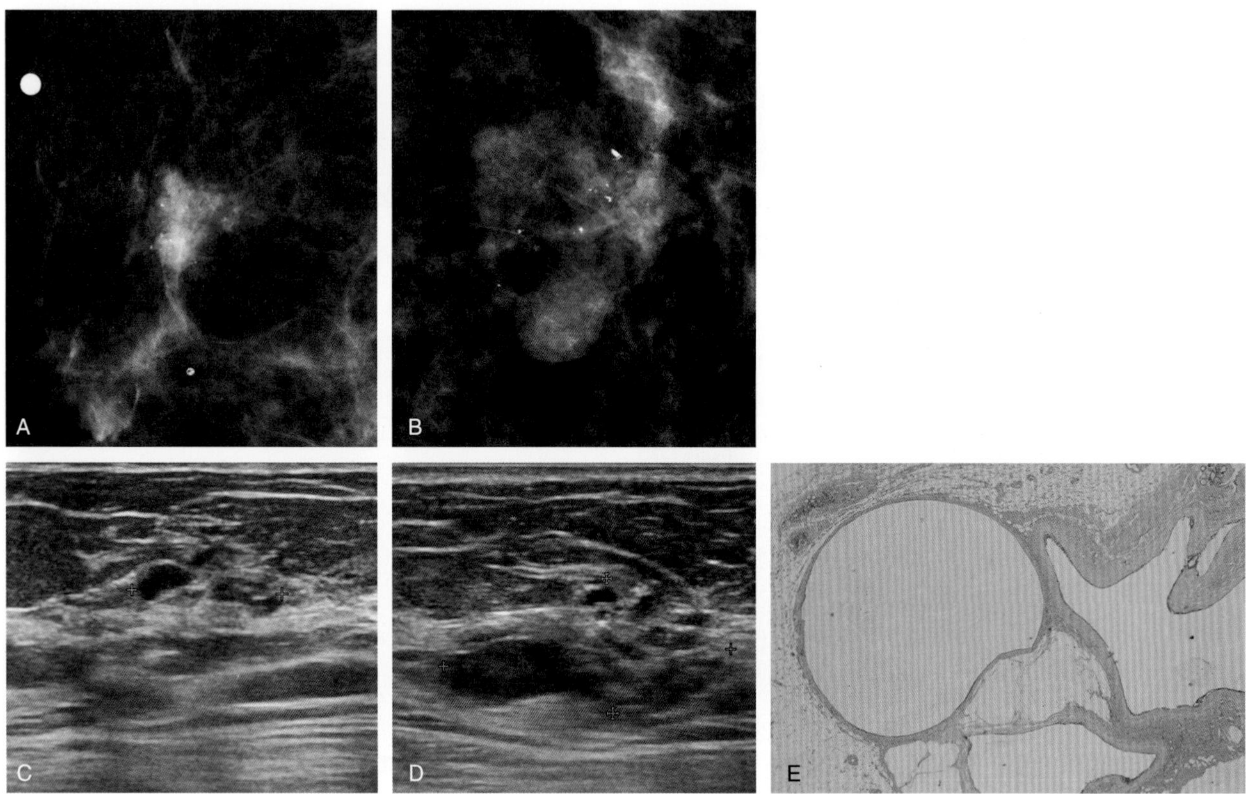

图20-19 类黏液病变。A、B. 无症状女性的乳腺X线摄影检查，双侧乳腺均显示肿块伴微小钙化。C、D. 超声检查显示多发性簇状微小囊肿。E. 显微镜下可观察到内部充满黏液的多发性囊肿和扩张的导管，包围管腔的上皮细胞呈扁平或立方形

ALH 可增加双侧乳腺癌的发病风险。大部分 ALH 由经皮空芯针穿刺活检偶然诊断，如果没有恶性影像征象，无须手术切除活检，随访观察即可。

**2. 乳腺 X 线摄影和超声征象**

ALH 没有特异性的影像征象，常在对周围腺病或硬化性腺病等钙化病变进行活检时偶然发现。与 ADH 相比，ALH 内部较少伴有坏死或钙化。在超声检查中 TDLU 可能变大，呈低回声小肿块，但这种表现在其他许多疾病中也可见，因此特异性很低（图 20-20）。

### （二）小叶原位癌

**1. 临床和病理表现**

诊断小叶原位癌（LCIS）需要体积小、细胞黏附力差的肿瘤细胞增生至少填满一个小叶单位的一半以上，并使腺泡膨胀。68% 的 LCIS 为多发性，30% 为双侧。小叶原位癌进展为浸润性癌的风险比正常人高 8~10 倍，20%~30% 在 15~20 年后进展为浸润性癌。大约一半左右发生于对侧乳腺。虽然浸润性小叶癌的比例较高，但多数为普通型浸润性癌。

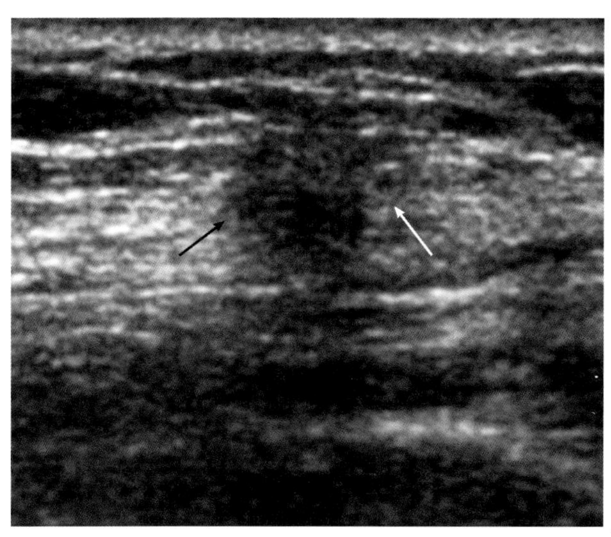

图 20-20 非典型小叶增生。对侧乳腺癌患者的术前评估，超声检查显示 0.4cm 大小的形态不规则的肿块（箭头），乳腺 X 线摄影检查为阴性，诊断为 BI-RADS 4A 类，定位后行切除术，病理确诊为非典型小叶增生

从病理学上看，LCIS 分为经典型（classic）和多形性（pleomorphic）。多形性 LCIS 细胞异形性显著，偶尔还可观察到粉刺状坏死（comedo necrosis）和钙化，多发性或广泛性病变较多。典型的 LCIS 常因钙化偶然发现，所以空芯针穿刺活检诊断后是否需要进一步切除仍有争议。而 20%~40% 的多形性 LCIS 伴有 DCIS 和浸润性癌，因此需要进一步切除。

**2. 乳腺 X 线摄影和超声征象**

大部分 LCIS 本身不会引起异常影像征象或临床症状，在乳腺 X 线摄影中存在于无定形钙化的相邻部位，因此常在乳腺 X 线摄影引导下活检时被偶然诊断（图 20-21）。多形性 LCIS 可因粉刺状坏死呈类似 DCIS 的多形性钙化（图 20-22）。超声检查有时表现为边缘光整或呈微小分叶的多发性椭圆形肿块，有时则表现为边缘模糊的不规则形肿块。在 MRI 中大多呈大范围的非肿块增强。

## 五、乳头状病变

### （一）导管内乳头状瘤

**1. 临床和病理表现**

乳头状病变是指如手指突出的突起状或树枝状病变，根据上皮的构成要素、茎部（stalk）形态学特性及有无肌上皮细胞，分为导管内乳头状瘤（intraductal papilloma，IDP）、伴有非典型导管增生或导管原位癌的导管内乳头状瘤（IDP with ADH/DCIS）、导管内乳头状癌（intradu-ctal papillary carcinoma）、包裹性乳头状癌（encapsulated papillary carcinoma）、浸润性乳头状癌（invasive papillary carcinoma）等。

乳头状瘤分为中央型乳头状瘤和外周型乳头状瘤两种。中央型乳头状瘤呈单一性，多位于乳晕下的主导管（major duct）内，偶尔也会位于乳头；通常伴有血性或浆液性乳头分泌物，因体积小时即可出现症状，所以多数不可触及，在乳

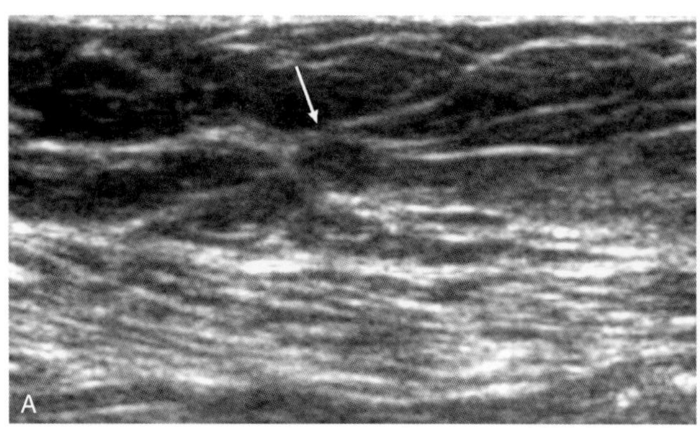


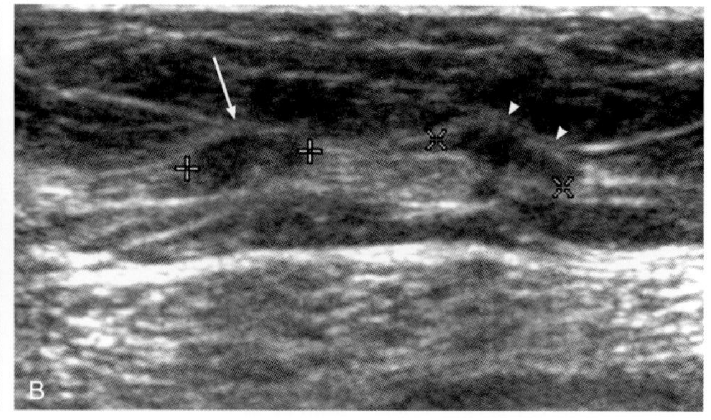


**图 20-21** 小管癌和小叶原位癌。A. 乳腺 X 线摄影筛查发现 0.7cm 大小的肿块，超声检查显示相应部位的等回声肿块，Cooper 韧带向肿块周围聚集（箭头）。空芯针穿刺活检结果为小管癌。B. 超声检查发现相邻部位有形状不规则的肿块（三角箭头），分别行定位术后切除，病理确诊分别为浸润性小管癌（箭头）和小叶原位癌（三角箭头）

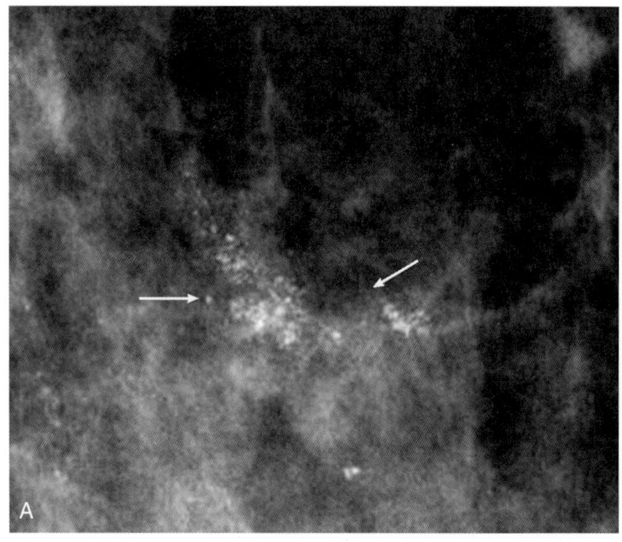


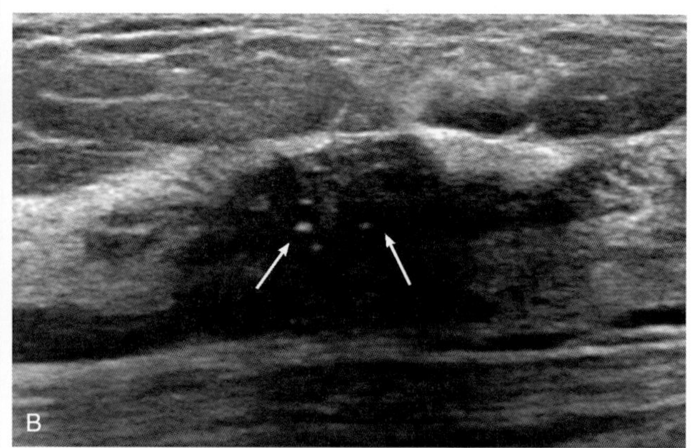


**图 20-22** 多形性小叶原位癌。A. 粉刺样坏死在乳腺 X 线摄影中表现为细小多形性钙化（箭头）。B. 超声检查显示边缘呈毛刺样的不规则低回声肿块，内部见多发钙化（箭头）

腺 X 线摄影中也不可见。外周型乳头状瘤位于乳腺周边部位的 TDLU，呈多发性，很少出现乳头分泌物，多为年轻女性，非典型增生或乳腺癌的患病风险增加。在组织学上乳头状瘤是由附着在导管壁上的纤维血管轴心（fibrovascular core）和外覆的上皮细胞所构成。增生的上皮通常由内侧的分泌性腺上皮细胞和外侧的肌上皮细胞两个细胞层组成。纤维血管轴心扭曲而出现的缺血性变化会导致出血、梗死、纤维化、玻璃样变（hyalinization）和钙质沉着。出血或梗死可发生于病变较大或位于中心部位的乳头状瘤，也可以继发于穿刺活检之后。硬化性乳头状瘤（sclerosing papilloma）伴有间质纤维化，酷似浸润性癌，肌上皮的保留可证实其良性属性，以帮助鉴别。

空芯针穿刺活检诊断的不伴有非典型增生的导管内乳头状瘤的处置原则存在争议，手术切除时升级诊断为恶性的比例小于 2%，且预后良好，因此近年来主张如果在超声检查中呈中央型单发肿块且没有恶性征象，或真空辅助活检诊断为良性的乳头状瘤建议随访观察，不需要进一步切除活检。

**2. 乳腺 X 线摄影和超声征象**

乳腺导管造影（galactography or ductography）曾被当作评价异常乳头分泌物的标准检查方法，但随着高分辨率超声仪器的引进，原本由乳腺导管造影承担的许多作用都由超声检查取代。超声和乳腺导管造影的比较研究表明，两种方法对病变检出率几乎没有差异，超声的优点是当肿块导致乳管闭塞时，可对其近端导管进行评估，并分析肿块本身的形状和边缘，同时进行多普勒检查（图 20–23、20–24）。

在超声图像中导管内乳头状瘤与纤维腺瘤相似，表现为边缘光整的实性肿块，通常为乳晕下扩张的导管内低回声结节（图 20–23、20–24）。为寻找导管内病变，探头应沿着扩张的导管扫查。导管不扩张时，很难与纤维腺瘤等其他实性肿块相鉴别，因为乳头状瘤由多个具有纤维血管轴心的突起构成，而突起之间含有液区，所以通常内部回声非常不均匀，并伴有后方回声增强。经过一段时间后，乳头状瘤出现出血、坏死、玻璃样变，导致内部回声增加，并产生钙化（图 20–25）。乳头状瘤的表面通常呈分叶或微小分叶，这是乳头状突起或导管分支增多的表现。乳头状瘤一般在乳管内沿导管生长，形成钥匙孔状或“Y”状，而非膨胀性生长（图 20–26）。乳头状瘤堵塞导管，导致闭塞部位的导管管腔内分泌物聚集，使导管膨胀形成圆形或椭圆形囊肿，这种乳头状瘤称为囊内乳头状瘤（intracystic papilloma）。

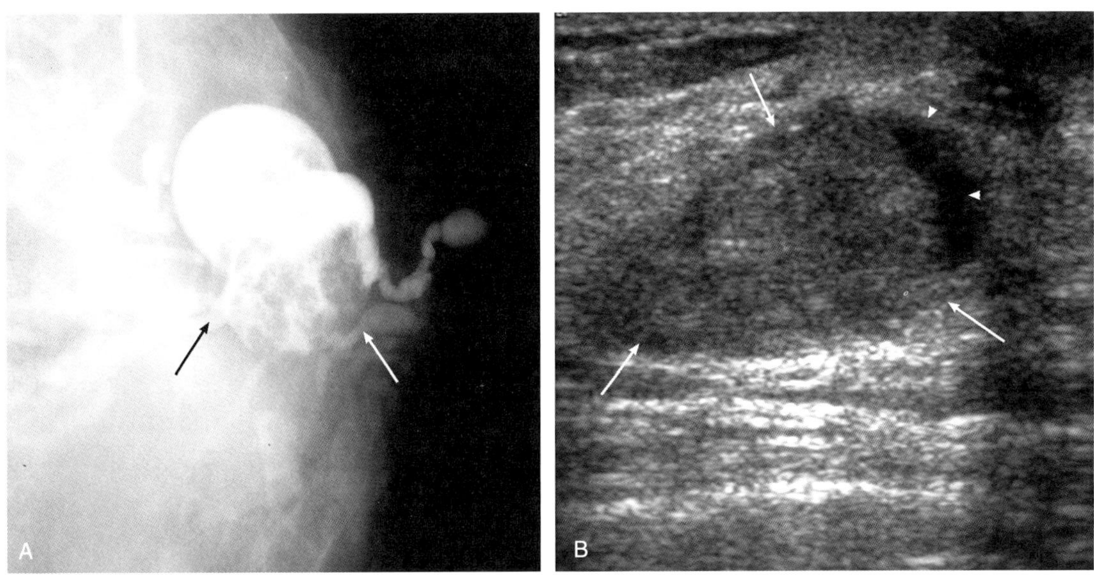


**图 20–23**　导管内乳头状瘤。A. 乳腺导管造影显示乳头下扩张的导管内见不规则充盈缺损病变（箭头），伴有导管闭塞。B. 超声检查显示乳晕正下方导管局部扩张，内见边缘呈微小分叶的低回声肿块（箭头）。肿块的内部回声不均匀，伴有后方回声增强

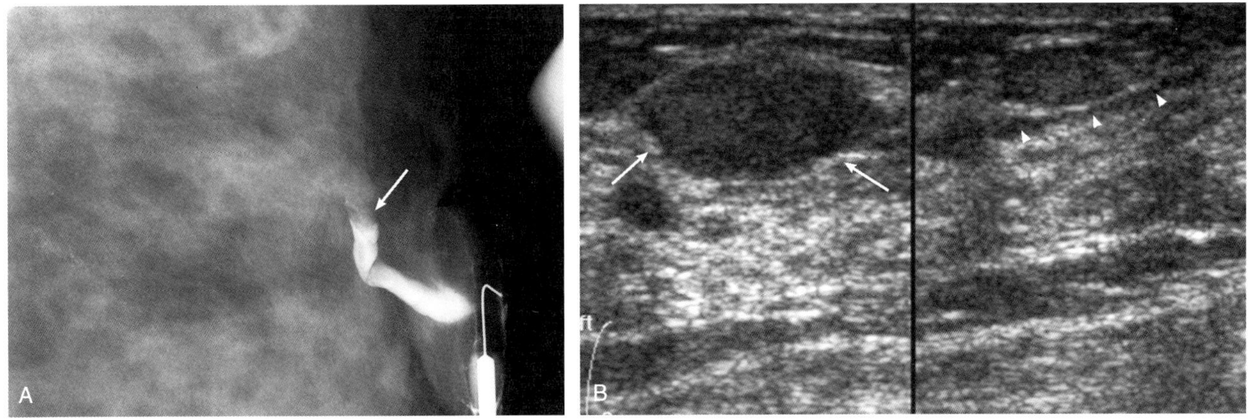


**图 20–24**　导管内乳头状瘤。A. 乳腺导管造影可见乳晕正下方的中央导管完全闭塞，闭塞部位的导管呈截断样充盈缺损。B. 乳腺超声检查显示导管（三角箭头）不扩张，闭塞部位的导管内见椭圆形、边缘光整的肿块（箭头）

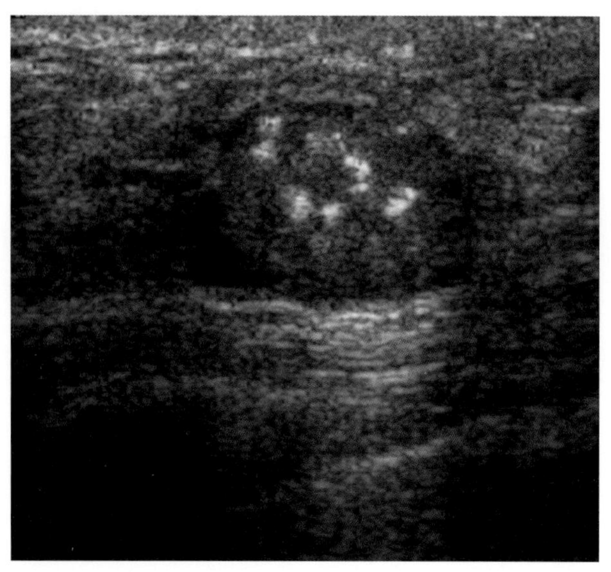

图 20-25　伴有钙化的乳头状瘤。乳头状瘤反复发生缺血性改变，出现玻璃样变性，梗死的乳头状瘤出现致密的钙化

在组织学上，囊内乳头状瘤除了大小和导管扩张的特性外，与导管内乳头状瘤无区别。

纤维囊性病常见乳头状大汗腺化生，此时囊内乳头状瘤和纤维囊性变在超声图像中均呈囊实复合性肿块，因囊内乳头状瘤需要手术切除，因此应予鉴别。首先，乳头状大汗腺化生囊壁结节的内部呈均匀低回声，边缘光整，而囊内乳头状瘤结节内部回声粗糙不均，呈表面有凸起的微小分叶状（图 20-27）。其次，乳头状大汗腺化生的结节局限在椭圆形囊肿内部，薄的高回声包膜也存在于结节附着部位，但囊内乳头状瘤的结节附着部位向外突出，呈不规则形（图 20-28）。再次，囊内乳头状瘤在多普勒检查中会显示纤维血管轴心部位有血流信号，但在乳头状大汗腺化生中很难看到血流信号（图 20-29）。

单凭超声检查不能判断良性乳头瘤是否伴有 ADH 或 DCIS，沿导管生长或呈树枝状的实性乳头状病变应进行活检。

## （二）乳头状瘤伴非典型导管增生和导管原位癌

### 1. 临床和病理表现

乳头状瘤的乳头状突起表面通常出现上皮增生，其中伴有非典型上皮增生的病变称为伴有 ADH 的乳头状瘤（papilloma with ADH），过去曾称非典型乳头状瘤（atypical papilloma），主要因乳头分泌物或可触及性肿块被诊断。根据非典型上皮增生受累范围的大小，3mm 以下为伴有 ADH 的乳头状瘤（papilloma with ADH），3mm 以上为伴有 DCIS 的乳头状瘤（papilloma with DCIS）。如果同时伴有中等级别或高级别的导管原位癌，则不论病变大小或比例，均诊断为伴有 DCIS 的乳头状瘤。在 ADH 或低级别 DCIS 的免疫组化染色中，CK5/6 通常不着色，但对雌激素受体则表现出强烈阳性。经皮空芯针穿刺活检中出现伴有 ADH 的乳头状瘤时，30%~40% 的手术切除后病理诊断升级为恶性，因此必须进行切除活检。

### 2. 乳腺 X 线摄影和超声征象

虽然从影像上难以准确区分良性乳头状瘤、伴有 ADH 的乳头状瘤和乳头状癌，但非典型导管增生的影像学表现多为可疑恶性，可归类为 BI-RADS 4 类以上。导管内乳头状瘤多表现为导管内低回声肿块或囊肿内隆起性病变，而伴有 ADH 的乳头状瘤和乳头状癌多呈沿导管壁生长的不规则病变（图 20-30）。囊内病变伴有液 - 液平面时，应考虑恶性肿瘤出血的可能。

在行超声引导下空芯针穿刺活检时，除获取肿块内部组织外，获取肿块边缘部位组织对乳头状癌的鉴别诊断有帮助。伴有普通型导管增生的乳头状瘤同时伴有腺上皮细胞和肌上皮细胞增生，而伴有 ADH 的乳头状瘤或乳头状癌则没有肌上皮细胞，仅由腺上皮细胞构成。

## 知识要点

- 乳腺非增生性病变包括囊肿、大汗腺化生和间质纤维化等，影像学检查一般判定为 BI-RADS 2 类或 3 类。提示囊肿内肿瘤的可能征象为囊肿内部的厚分隔、厚而不规则的囊壁及实性成分内部或囊壁的丰富血供，归类为 BI-RADS 4

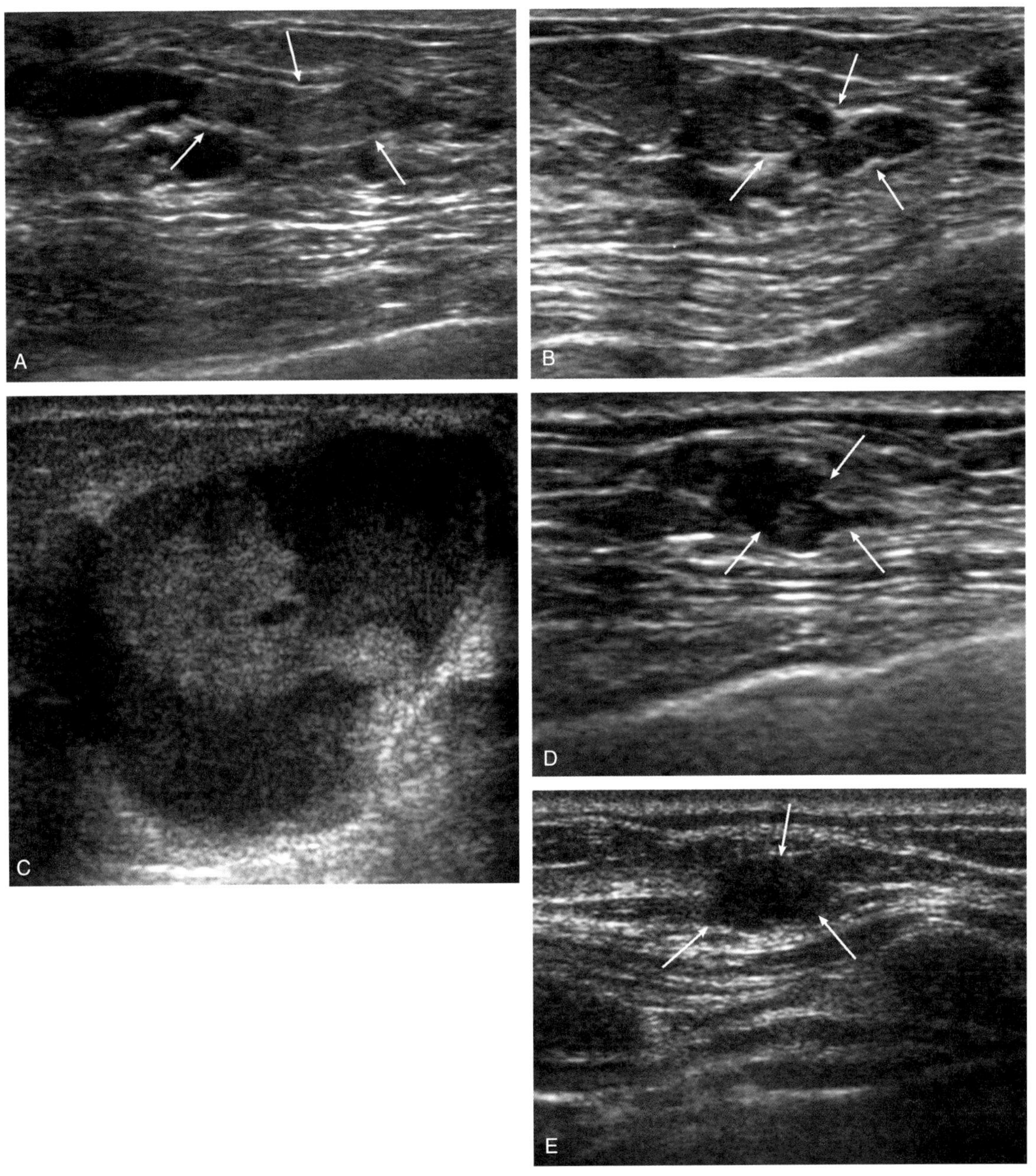


图 20–26　各种形状的导管内乳头状瘤。A. 扩张导管内的乳头状瘤（箭头）。B. 扩张导管内分枝状生长的乳头状瘤（箭头）。C. 乳头状瘤堵塞导管，闭塞部位的导管腔分泌物聚集，使导管扩张，形成圆形或椭圆形的囊内乳头状瘤。D. 位于乳腺周边部的小肿块，囊性肿块内见乳头状增生，考虑乳头状病变（箭头）。E. 乳头状瘤（箭头）不伴导管扩张或囊肿，难以与其他良性肿瘤相鉴别

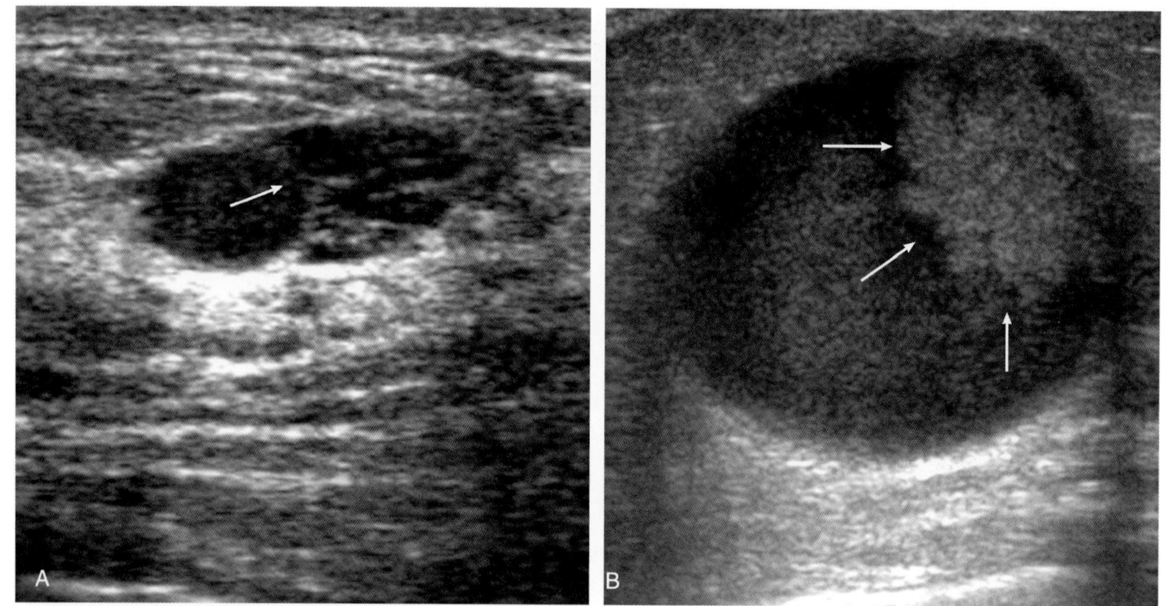

图 20-27　纤维囊性变与囊内乳头状瘤的鉴别。A. 乳头状大汗腺化生，囊壁结节的内部呈均匀低回声，边缘光整（箭头），B. 囊内乳头状瘤，囊壁结节内部呈粗糙、不均匀的高回声，边缘呈凸起的微小分叶

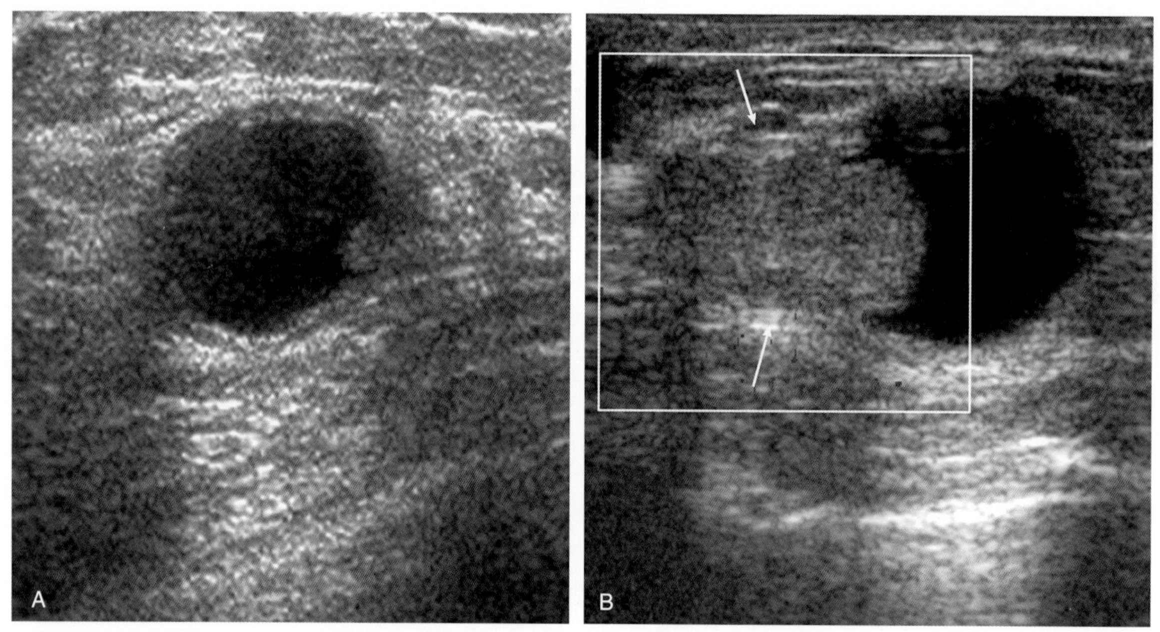

图 20-28　纤维囊性变和囊内乳头状瘤的鉴别。A. 乳头状大汗腺化生结节局限在椭圆形囊肿内部，纤薄的高回声包膜也存在于结节附着部位。B. 因从导管壁生长的囊内乳头状瘤堵塞导管，分泌物聚集形成囊肿，结节附着的部位向外突出，呈不规则形（箭头）

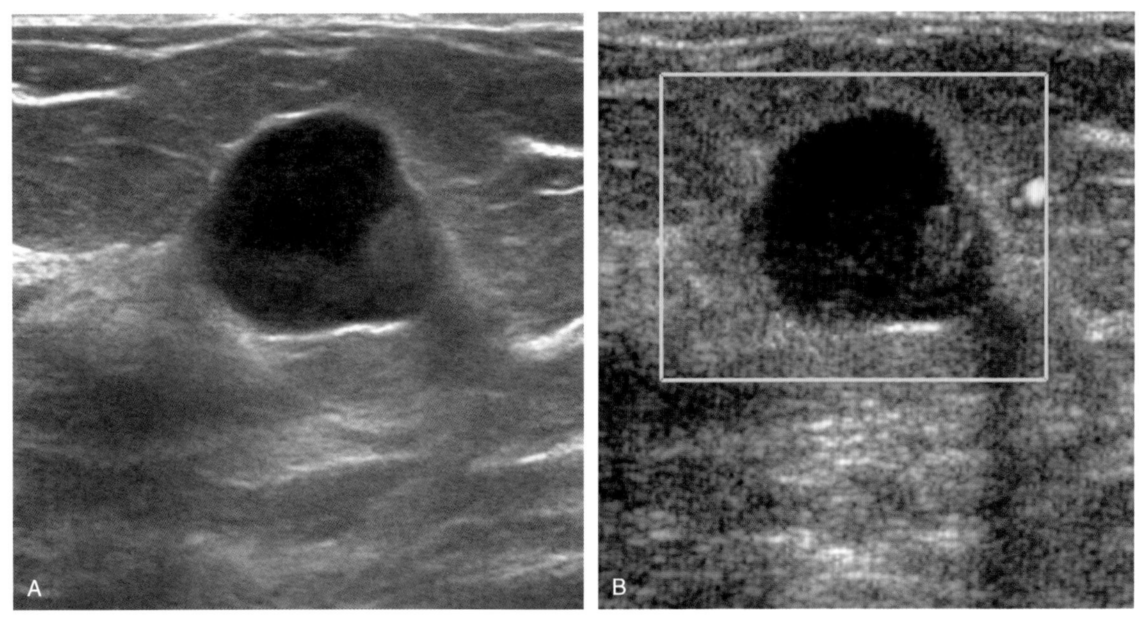


**图 20-29**　囊内乳头状瘤。多普勒检查可显示纤维血管轴心的血流，因此提示囊内乳头状瘤。在纤维囊性变中很难见到血流信号

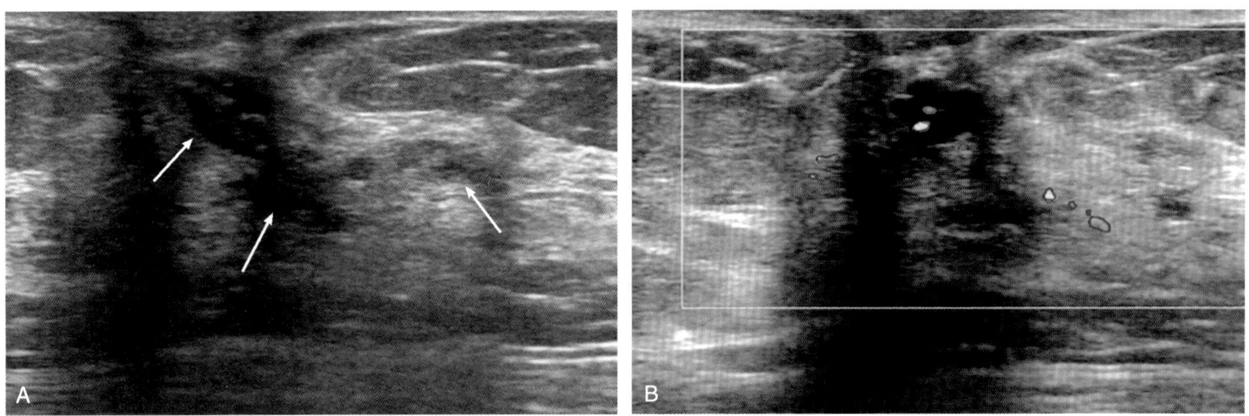


**图 20-30**　伴有非典型上皮增生的导管内乳头状瘤。A. 乳头下方多发性低回声病变，似乎沿着扩张导管生长，边缘模糊（箭头）。B. 多普勒超声检查可见分叶形低回声病变内血流信号增加

类，需进行活检。

• 不伴有非典型增生的增生性病变包括普通型导管增生、导管内乳头状瘤、硬化性腺病和放射状瘢痕。微腺性腺病和硬化性腺病呈边缘模糊的肿块或微小钙化。硬化性腺病可伴有非典型导管增生、导管原位癌、小叶原位癌等病变，应注意鉴别诊断。放射状瘢痕在乳腺 X 线摄影中看似结构扭曲，超声检查可呈不规则形，边缘毛刺样，伴后方声影，但多数情况下超声检查无异常发现。

• 非典型导管增生和平坦型上皮非典型增生在乳腺 X 线摄影中呈点状或无定形钙化，超声显示为微小分叶的肿块或导管内肿块。

• 非典型小叶增生和小叶原位癌大多在活检中被偶然发现，无特殊超声表现。但是多形性小叶原位癌因伴粉刺状坏死呈现与导管原位癌相似的细小多形性钙化，同时多伴有浸润性癌。

• 良性病变的导管内乳头状瘤分为中央型乳头状瘤和外周型乳头状瘤，外周型乳头状瘤多为多发性，非典型增生或乳腺癌的患病风险增加。

• 空芯针穿刺活检不可触及病变时，如诊断为非典型上皮增生或伴有非典型增生的增生性病变，建议进一步手术切除活检。对于不伴有非典型增生的增生性病变，影像随访观察可以替代手术切除活检。因此，应结合病变的影像征象和病理结果综合决定进一步的处理措施。

## 参考资料

[1] Berg WA, et al. Cystic breast masses and the ACRIN 6666 experience. Radiol Clin North Am, 2010.

[2] Cohen MA, Newell MS. Radial Scars of the Breast Encoun-tered at Core Biopsy: Review of Histologic, Imaging, and Management Considerations. Am J Roentgenol, 2017.

[3] Collins LC. Precursor Lesions of the Low-Grade Breast Neoplasia Pathway. Surg Pathol Clin, 2018.

[4] Dupont WD, Page DL. Risk factors for breast cancer in women with proliferative breast disease. N Engl J Med, 1985.

[5] Hartmann LC, et al. Atypical Hyperplasia of the Breast — Risk Assessment and Management Options. N Engl J Med, 2015.

[6] Khan S, et al. Papillary lesions of the breast: To excise or observe. Breast J, 2017.

[7] Kim SM, et al. Mucocele-like tumors of the breast as cystic lesions: sonographic-pathologic correlation. Am J Roentgenol, 2011.

[8] Seo M, et al. Columnar cell lesions without atypia initially diagnosed on breast needle biopsies: is imaging follow-up enough? Am J Roentgenol, 2013.

[9] Wen HY, Brogi E. Lobular Carcinoma In Situ. Surg Pathol Clin, 2018.

# 第七部分

# 乳腺恶性病变诊断

（巨艳　吴英花　宋宏萍　张美花　舒瑞　译）

# 第 21 章　导管原位癌

导管原位癌（ductal carcinoma in situ, DCIS）是局限于导管内的上皮细胞肿瘤性增生（neoplastic proliferation），是一组异质性疾病，具有不同的临床、影像和病理表现，进展为浸润性乳腺癌的风险也不同。在过去的 20 年中，随着对 DCIS 影像特征的理解和乳腺癌筛查的普及，DCIS 在世界各国乳腺癌中的占比均呈不同程度的增长。但是 DCIS 诊断的增加并没有导致晚期乳腺癌患者比例的减少，以及针对 DCIS 的手术或放射治疗等局部治疗也没有降低乳腺癌死亡率，有关 DCIS 过度诊断（overdiagnosis）和过度治疗（overtreatment）的问题逐渐引起争议。因此，除了浸润性癌与 DCIS 的鉴别诊断之外，如何将低核级和高核级 DCIS 通过影像特征进行分类成了重要的研究方向。

本章将介绍 DCIS 的临床和病理表现，影像诊断和范围评估，超声表现，以及低核级与高核级 DCIS 的鉴别诊断。

## 一、临床和病理表现

### （一）临床表现

在乳腺 X 线摄影筛查普及之前，DCIS 通过可触及性肿块、乳头溢液或 Paget 病等临床症状被偶然发现，占乳腺癌发病率的 0.8%~5.0%。随着乳腺X线摄影筛查的普及，DCIS的发现率提高，如今占乳腺癌发病率的 21%~25%，不可触及性乳腺癌发病率的 25%~56%（图 21-1、21-2）。根据韩国的资料，DCIS 在 1999 年仅占乳腺癌发病率的 5.4%，到 2014 年增加到了 15%。随着年龄的增长，DCIS 的发生风险也会增加，70 岁以上女性的发病率是 40 岁女性的 2 倍。

### （二）病理学表现与核级

#### 1. 根据结构特征分类

根据传统的结构特征和生长方式，DCIS 可分为粉刺型（comedo）、筛状型（cribriform）、微乳头型（micropapillary）、乳头型（papillary）

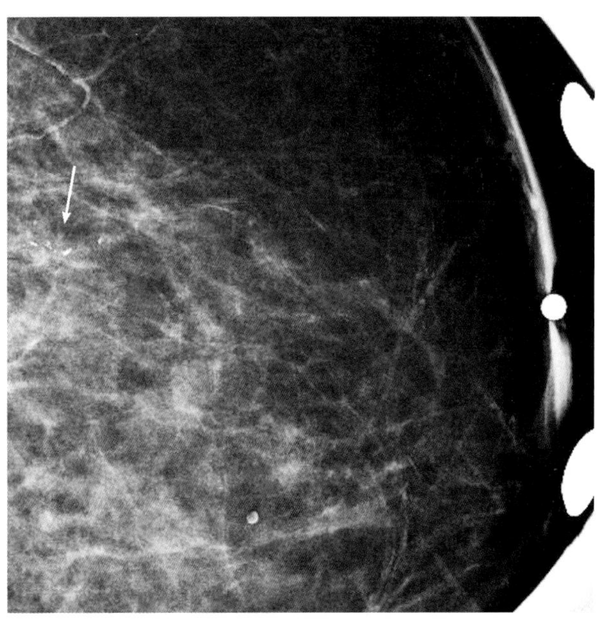

**图 21-1**　乳腺 X 线摄影筛查发现的 DCIS。患者女性，70 岁，乳腺 X 线放大摄影见细小多形性和细线样钙化（箭头），超声检查未发现钙化。术后病理诊断为大小约 2cm 的高核级 DCIS 伴粉刺样坏死，ER−、HER2+

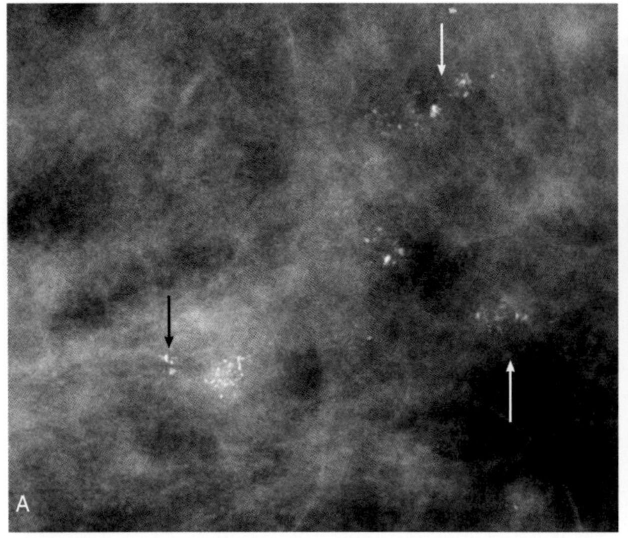


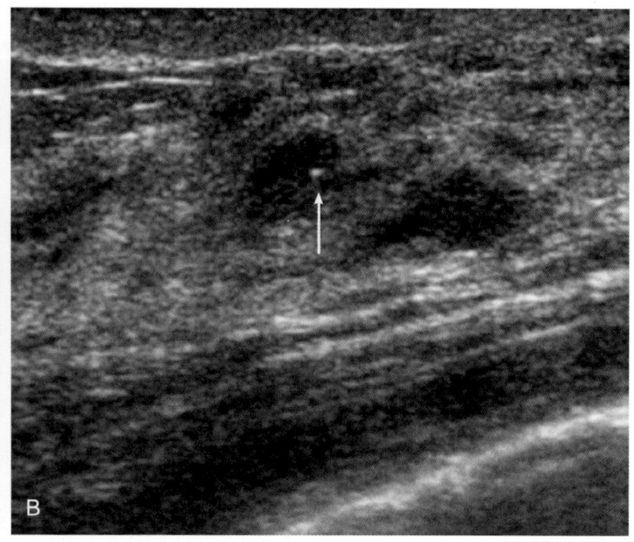


**图 21-2** 乳腺 X 线摄影筛查发现的 DCIS。A. 36 岁的女性患者，乳腺 X 线放大摄影见多发簇状微小钙化（箭头）。B. 超声检查见导管不规则扩张，导管内钙化呈点状强回声（箭头），表现为多个形态相似的 5~10mm 的低回声病变。术后病理诊断为大小约 4cm 的中等核级非坏死型 DCIS，ER+、HER2−

和实性型（solid）。除了这些典型类型外，还有罕见的附壁型（clinging）、大汗腺型（apocrine）、印戒细胞型（signet-ring cell）、囊性高分泌型（cystic hypersecretory）、内分泌型（endocrine）和梭形细胞型（spindle cell）等。

**2. 根据核等级分类**

根据核等级，DCIS 分为低、中、高核级（图 21-3）。坏死在高核级 DCIS 中最常见，但在低核级 DCIS 中也可见到，并且可以在导管内见到钙化（图 21-4）。应当明确的是，3 级分类系统并不意味着病变是从低或中等核级向高核级进展的。

### （三）治疗和预后

**1. 局部和全身治疗**

根据乳房和肿瘤的大小、是否为多发性病变及患者的意愿，局部治疗可选择全乳切除术或保乳手术。在保乳手术后未进行放疗的情况下，有 25%~30% 的局部复发风险，因此建议在保乳术后进一步行放射治疗。与对照组相比，激素受体阳性的 DCIS 手术切除及放射治疗后服用激素抑制剂的患者双侧乳腺癌复发率明显降低。因此，对于激素受体阳性 DCIS，无论是否接受放射治疗，均推荐服用 5 年的激素抑制剂。

**2. 复发风险**

大部分复发发生于治疗后 5~10 年内，50% 为浸润性癌，20% 是以远处转移的形式复发。Lagios 和 Silverstein 提出了根据肿瘤大小、切缘宽度、核等级、是否存在坏死和患者年龄进行评分的 DCIS 预后评价系统（表 21-1）。该项研究显示，年轻女性、肿瘤大、切缘近、高核级为复发的风险因素，放疗对预防复发有益。与不伴有坏死的低、中核级 DCIS 相比，高核级 DCIS 和伴有坏死的低、中核级 DCIS 保乳手术后复发风险高。

**3. 死亡率**

根据美国对 108 196 例 DCIS 患者死亡率的分析研究结果，确诊 20 年后死亡率为 3.3%，35 岁以下女性和黑人的死亡率较高。放疗虽然与 10 年后同侧浸润性癌的复发减少相关，但放疗或手术治疗与死亡率降低无关。这项研究结果表明，积极治疗并不会降低死亡率，从而引发了更多关于 DCIS 过度治疗和最佳治疗方法的讨论，因此，关于 DCIS 治疗方式的进一步研究是必要的。

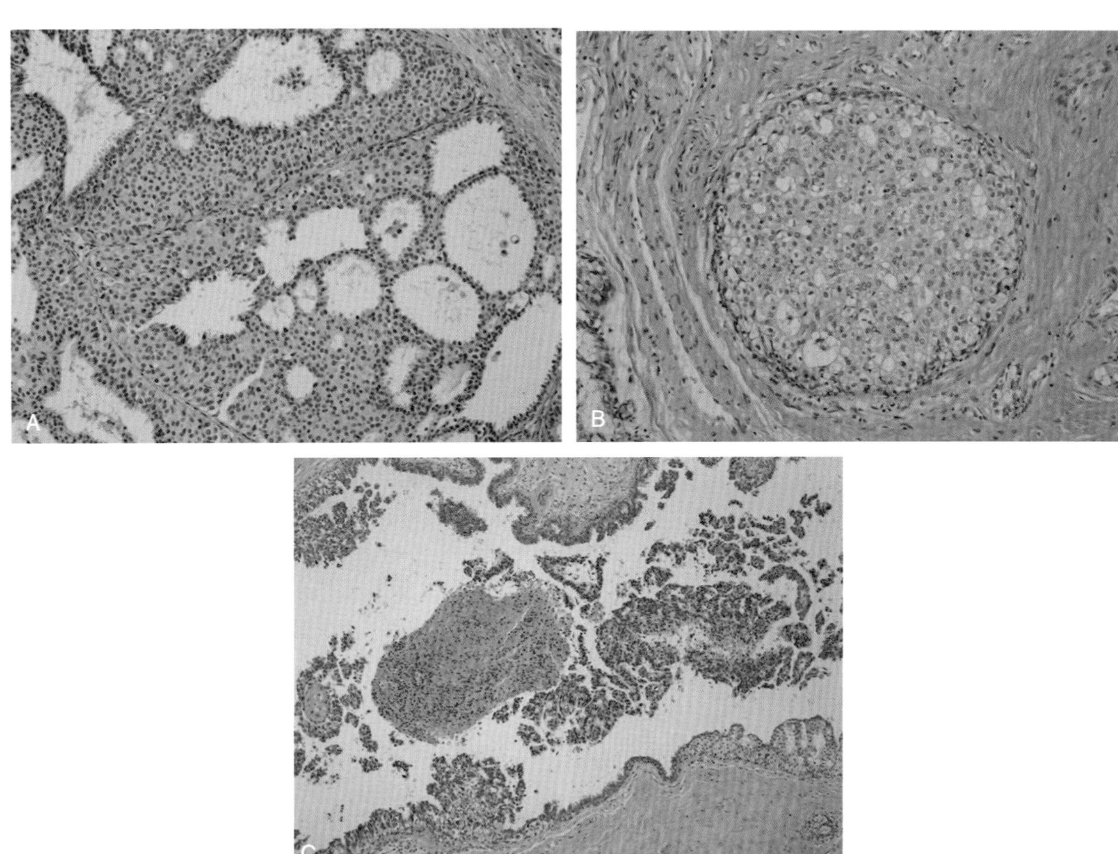

**图 21-3**　DCIS 的核等级。A. 低核级 DCIS，体积较小、均一的肿瘤细胞呈筛状型生长。B. 中等核级 DCIS，显示中度多形性细胞呈筛状型生长。C. 高核级 DCIS，大而明显的多形性细胞核和具有明确核小体的肿瘤细胞呈微乳头型生长，内部伴有坏死（H-E 染色，×200）

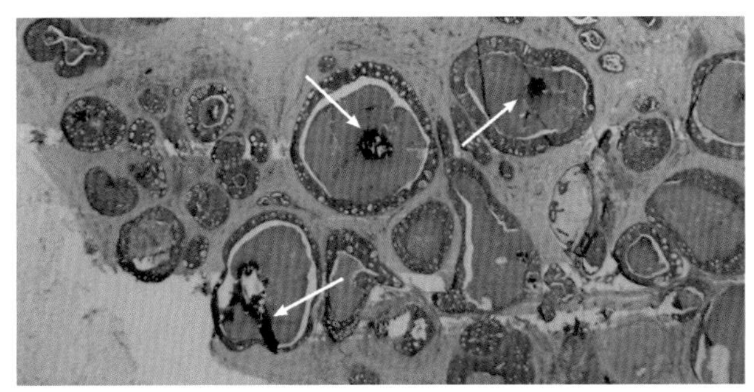

**图 21-4**　粉刺型坏死和钙化。高核级 DCIS，管腔内见坏死和钙化（箭头）

**表 21-1　Van Nuys 预后指标（Van Nuys Prognostic Index, VNPI）评分系统**

| 项目 | 1 | 2 | 3 |
|---|---|---|---|
| 病理分类 | 不伴坏死的低或中等核级 | 伴有坏死的低或中等核级 | 高核级 |
| 切缘宽度 | ≥ 10mm | 1~9mm | <1mm |
| 病变大小 | ≤ 15mm | 16~40mm | >40mm |
| 患者年龄 | >60 岁 | 40~60 岁 | <40 岁 |

## 二、影像学评估

### （一）筛查和诊断

在乳腺 X 线摄影检查中，62%~98% 的 DCIS 表现为钙化（图 21-1、21-2）。当发现可疑钙化，需要进一步放大摄影分析钙化的形状和分布特征。侧位摄影对掌握病变的上下位置及诊断与纤维囊性变相关的钙乳钙化（milk of calcium）非常必要。与既往检查的钙化形态和范围的变化进行对比有助于鉴别病变的良恶性。随着超声和 MRI 筛查的普及，不伴钙化的 DCIS 的发现逐渐增加（图 21-5、21-6）。

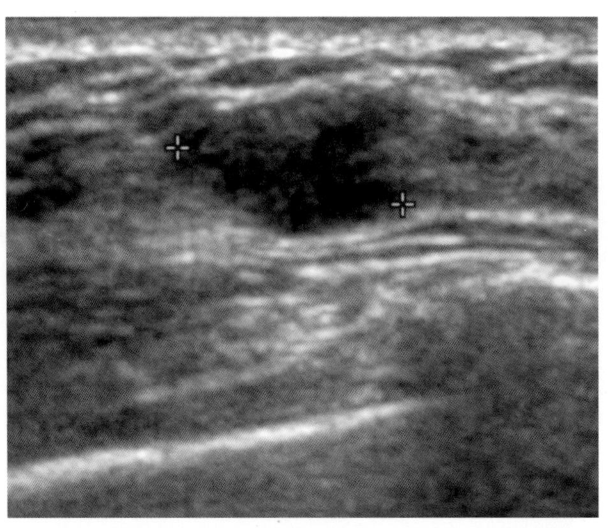

**图 21-5** 乳腺癌患者对侧乳腺超声检查发现的 DCIS。38 岁的女性乳腺癌患者，对侧乳腺超声检查显示大小约 1cm、边缘模糊的低回声肿块。穿刺活检和术后病理均诊断为非坏死型低核级 DCIS

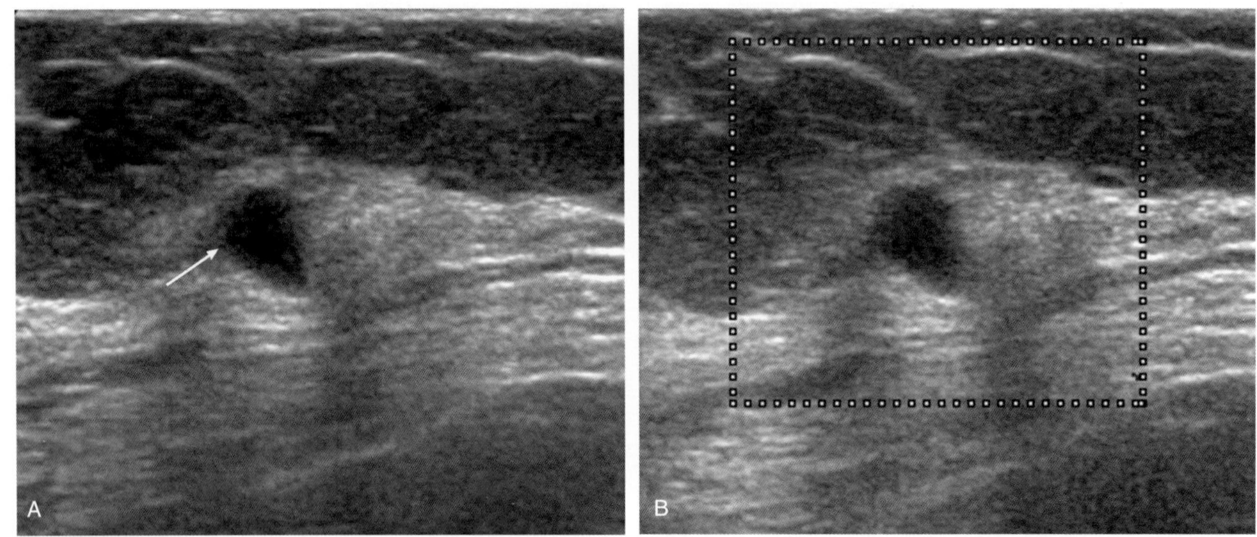

**图 21-6** 超声筛查发现的 DCIS。A. 61 岁的女性患者，乳腺超声检查显示大小约 0.6cm 的低回声肿块（箭头），边缘模糊、不平行于皮肤生长。因后方回声增强，易被误认为囊肿。B. 多普勒超声检查未见血流信号。穿刺活检病理结果为导管非典型增生，术后病理诊断为 1cm 的非坏死型低核级 DCIS

## （二）病理学检查

在乳腺 X 线摄影中发现的可疑恶性钙化，原则上在 X 线立体定位设备引导下，使用 8~11G 的真空辅助旋切设备进行病理检查（图 21-7）。恶性可能性较高的、范围在 2~3cm 以上的微小钙化可以行超声引导下穿刺活检。不论活检针的大小和引导方式如何，穿刺活检结果为非典型增生时，约 25% 的病变在手术后病理被升级诊断为 DCIS，因此需要进一步手术切除活检。真空辅助活检结果为 DCIS 的病例中，约 50% 手术后病理被升级诊断为浸润性癌，尤其是从高核级 DCIS 升级诊断为浸润性癌的情况较多。

## （三）术前评估

DCIS 患者手术前需结合乳腺 X 线摄影和超声检查结果来综合评价病变的范围，以制订手术

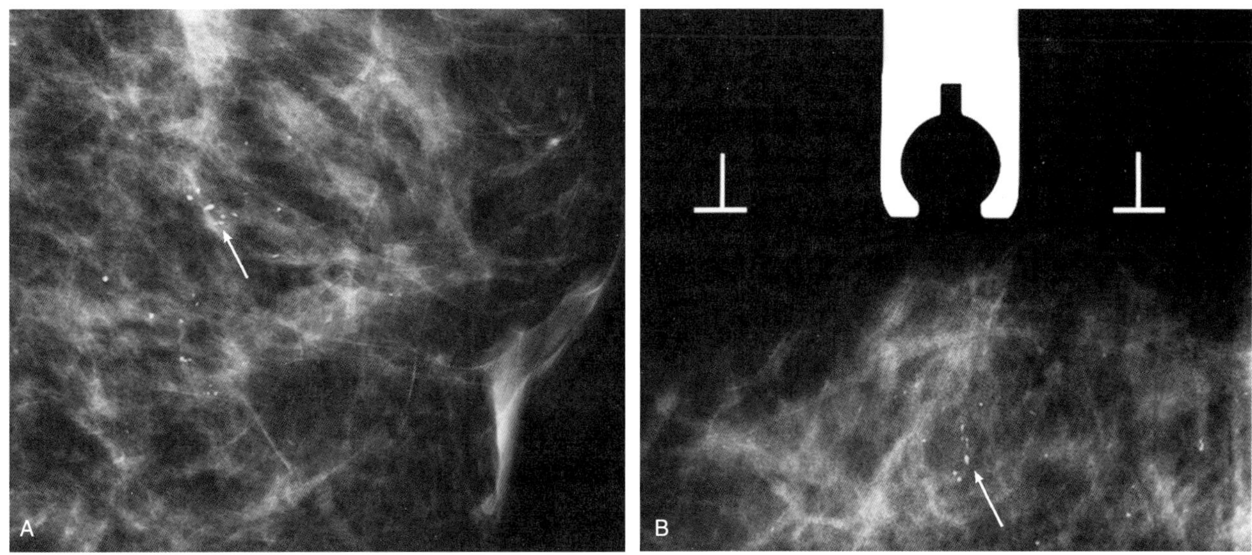


图 21-7　钙化灶的乳腺 X 线摄影立体定位引导下活检。A. 59 岁的女性患者，5 年前行乳腺癌保乳手术，同侧乳腺 X 线放大摄影显示多形性钙化（箭头），疑似复发。超声检查未见异常。B. 乳腺 X 线摄影立体定位引导下活检前摄影，见目标钙化（箭头）。真空辅助活检和术后病理均诊断为中等核级 DCIS

计划，对于致密型乳腺，可以进一步行 MRI，评估双侧乳腺。对于 DCIS 患者来说，术前 MRI 是否对减少切缘阳性率和再次手术率有益仍存在争议（表 21-2）。为了确保钙化被完整切除，需实施术前定位和对切除标本行 X 线摄影。

## 三、超声诊断

### （一）检查方法

#### 1. 技术方面

乳腺 DCIS 需要采用 10~15MHz 的线性探头进行检查。应注意调整焦点位置、增益、时间增益补偿等设置。为了清晰显示 DCIS，不仅要进行纵向 - 横向扫查，还需要进行放射 - 反放射状扫查。值得一提的是，放射状扫查有助于发现 DCIS 导管内肿块，评估导管内病变范围。而反放射状扫查有助于掌握肿块表面特征（图 21-8）。“萤火虫技术”是一种期望帮助发现钙化而设计的超声图像处理技术（图 21-9）。

#### 2. 钙化灶的确认

超声评估乳腺 X 线摄影发现钙化灶时，为了明确 DCIS 病变的位置和大小，需进行包括放大摄影和侧位摄影在内的高分辨率乳腺 X 线摄影。在乳腺 X 线摄影中，确定病灶的时钟方位、距乳

表 21-2　不同影像模式诊断乳腺导管原位癌（DCIS）的价值（2017 年第七届韩国乳腺癌治疗推荐）

| 影像模式 | 价值 | 依据 |
| --- | --- | --- |
| 乳腺 X 线摄影 | 最常用的影像学检查方法。如果发现微小钙化，需要进行放大摄影和活检。应对活检标本进行 X 线拍摄，确认标本中是否含有钙化 | 专家临床经验 |
| 超声检查 | 对于在乳腺 X 线摄影中不表现为微小钙化，而是呈肿块或不对称的病灶，可以进行超声检查进一步评估 | 专家临床经验 |
| MRI | 与乳腺 X 线摄影和超声检查相比，MRI 可以准确评价病变范围。有助于手术前发现同侧和对侧乳腺的多发性病灶，或确认是否存在局部晚期乳腺癌。但是 MRI 是否有助于减少保乳手术的切缘阳性率和再次手术率，仍缺乏依据 | 随机对照试验或队列研究结果 |

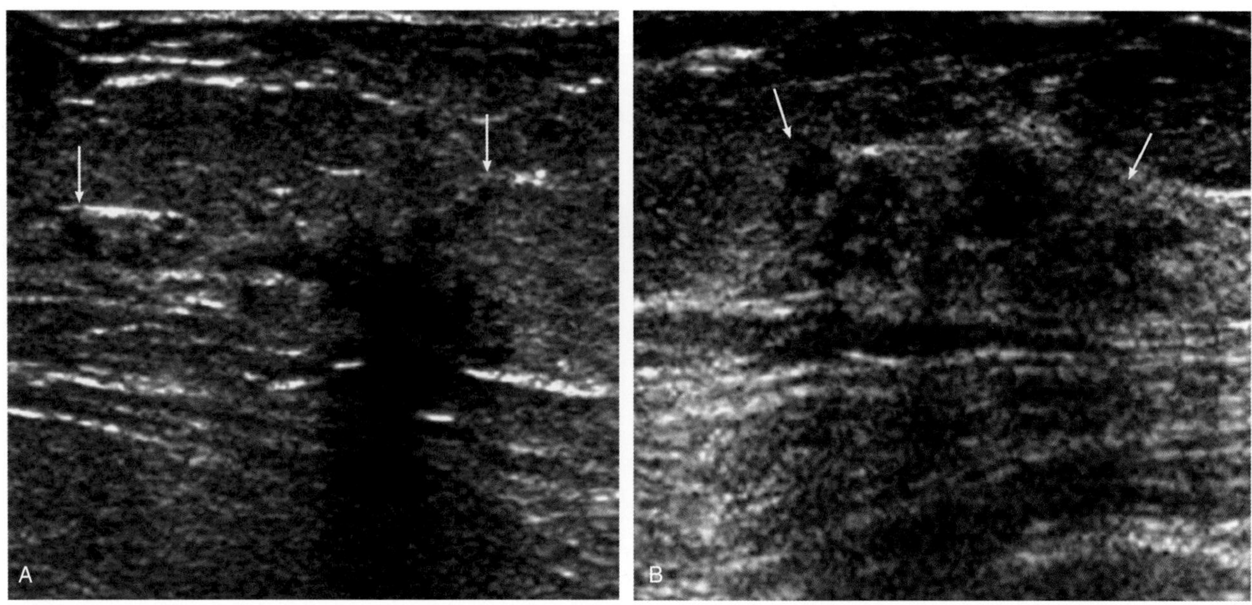


**图 21-8** 超声放射－反放射状扫查。A. 放射状扫查是发现导管内病变和评估病变范围（箭头）的最基本扫查方法。B. 反放射状扫查有助于掌握病变整体轮廓和表面特性（箭头），帮助引导穿刺活检

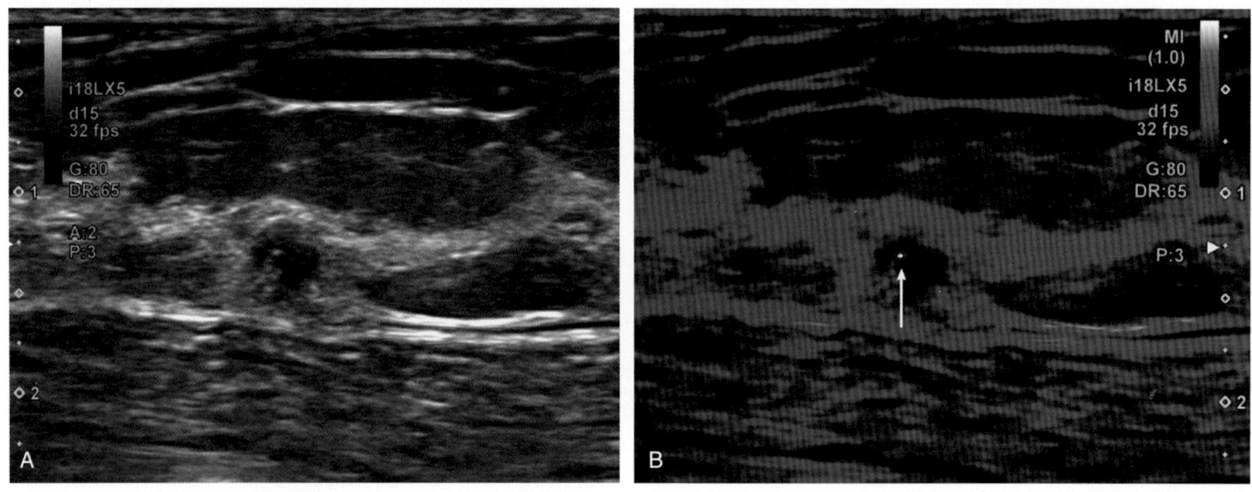


**图 21-9** “萤火虫”成像技术（micro pure imaging）。A. 点状钙化在灰阶超声中显示不明显。B. 采用“萤火虫”成像技术后，钙化（白点，箭头）在蓝色的背景上清晰可见

头的距离和深度，以可疑部位为重点进行超声扫查。确定乳腺 X 线摄影中的可疑病灶与超声检查发现的异常是否一致非常重要，特别是对于微小钙化，如果不能确定，可以在超声显示的病变部位皮肤上粘贴小的 X 线非透过性标记物，再次进行乳腺 X 线摄影拍摄，如果在乳腺 X 线摄影中的病变位置发现了标记物，就可以确认是同一个病变。

## （二）超声表现

### 1. 伴有钙化的 DCIS

超声检查对微小钙化的敏感度不如乳腺 X 线摄影，钙化越小，超声检查的敏感度就越低。但与过去使用的低频探头相比，目前使用的高频探头可以发现更多的钙化。使用 10~15MHz 的变频探头可以发现与乳腺 X 线摄影所见一致的没有后方声影的点状强回声。良性钙化多位于高回声乳腺实质，而恶性钙化多位于低回声的肿块或导管

内，因此，与恶性肿瘤有关的钙化在超声检查中更明显。

如果能够准确定位乳腺 X 线摄影中病变的位置，就可以通过超声检查找到大部分与恶性钙化相关的乳腺病灶。研究表明，23%（14/62）的良性钙化和 82%（31/38）的恶性钙化可以被超声显示。超声可以显示全部 25 例分布范围大于 10mm 的簇状恶性钙化。但对于小簇状钙化，尤其是分布范围小于 5mm 时，很难通过超声检查发现。

在乳腺 X 线摄影中呈钙化的 DCIS 在超声图像中有时会表现为低回声，沿导管呈放射状延伸，可伴有点状钙化（图 21-10），表明癌细胞沿导管生长。有乳头溢液或乳房湿疹的患者，超声检查可以看到乳头下方一个或多个导管扩张，伴有点状钙化。肿瘤边缘往往呈微小分叶型，即实性结节表面呈许多锯齿样或小波浪状（1~2mm）分叶。微小分叶的病理基础为因癌细胞填充而大幅扩张的导管或小叶。与脂肪或周边腺体实质相比，伴有钙化的 DCIS 虽然以偏低回声为主，但有时也可呈等回声，此时很难通过超声检查发现。部分病变内部回声不均匀，大概是因为伴有点状强回声钙化。DCIS 的这种伴有钙化的超声表现是非特异性的，一些良性或高风险疾病也可有类似表现，如硬化性腺病、非典型导管增生、放射状瘢痕和小叶原位癌等。

### 2. 不伴有钙化的 DCIS

乳腺 X 线摄影很难发现不伴有微小钙化的 DCIS，尤其是在致密型乳腺中。2%~23% 的 DCIS 在乳腺 X 线摄影中表现为肿块或不对称，超过 16% 的 DCIS 在乳腺 X 线摄影中不显示。不伴有钙化的 DCIS 的病理基础应为筛状型、微乳头型、乳头型或实性型，而非粉刺型，这些病变具有不伴有癌细胞坏死和钙化生长的倾向。囊内乳头状癌（intracystic papillary carcinoma）是乳头状癌的一个变异型，肿瘤细胞位于一个囊性扩张的空间。

大部分不伴有钙化的 DCIS 在超声图像中呈 1 个或多个无包膜的低回声肿块，沿着导管延伸（图 21-11、21-12）。与伴有钙化的 DCIS 相比，不伴有钙化的 DCIS 往往呈低回声，超声更容易显示，但由于其往往呈椭圆形且边缘光整，因此容易被误诊为良性结节（图 21-13）。肿块通常表现为后方回声增强，看起来也可能像囊肿（图

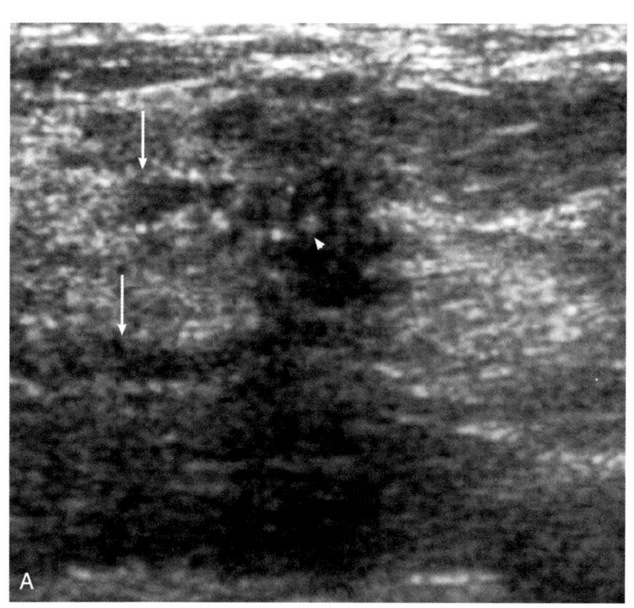


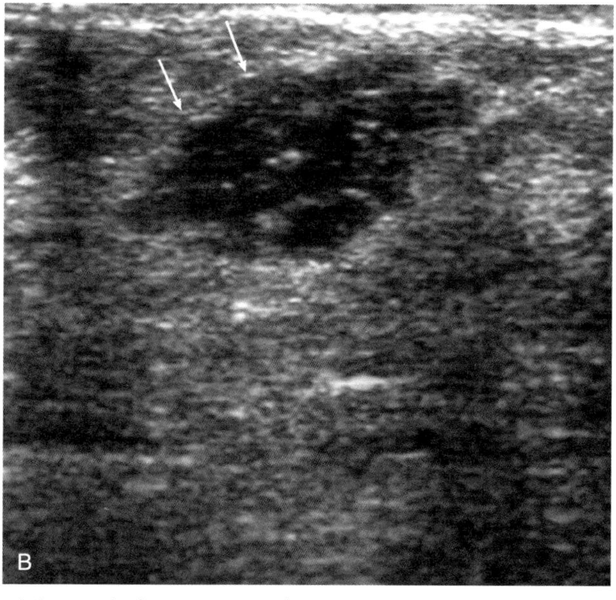


**图 21-10**　坏死型高核级 DCIS。A. 对于乳腺 X 线摄影显示的钙化，超声显示为低回声肿块，边缘呈微小分叶型，沿导管延伸（箭头），伴点状钙化（三角箭头）。B. 另一例患者，超声检查显示低回声肿块，表面见许多微小分叶（箭头）

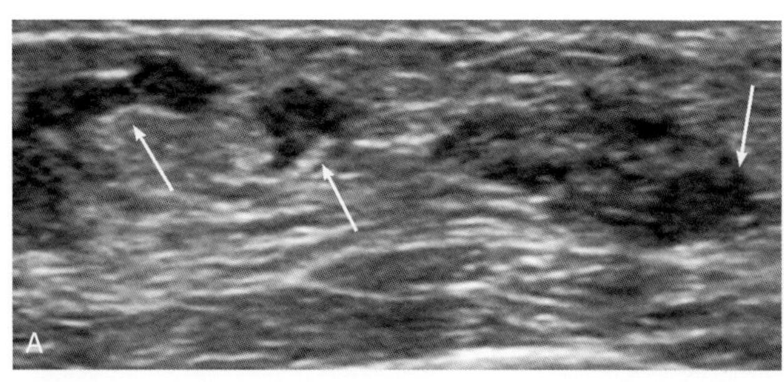


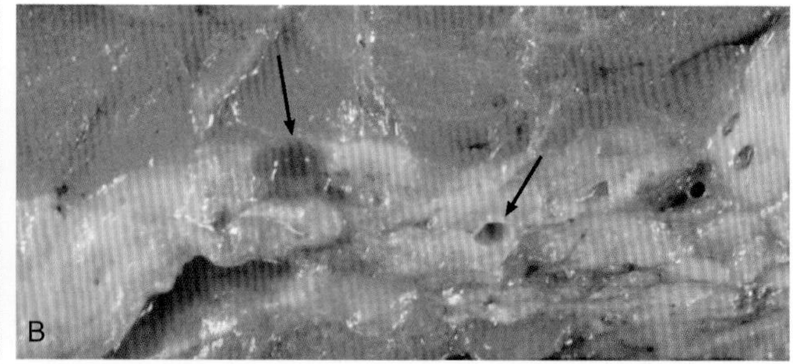


**图 21-11** 非坏死型低核级 DCIS。A. 乳腺 X 线摄影显示非对称，超声检查见不规则扩张的低回声导管（箭头）。B. 在切除的乳腺组织中，可以看到增厚的导管壁周围组织和扩张的导管（箭头）

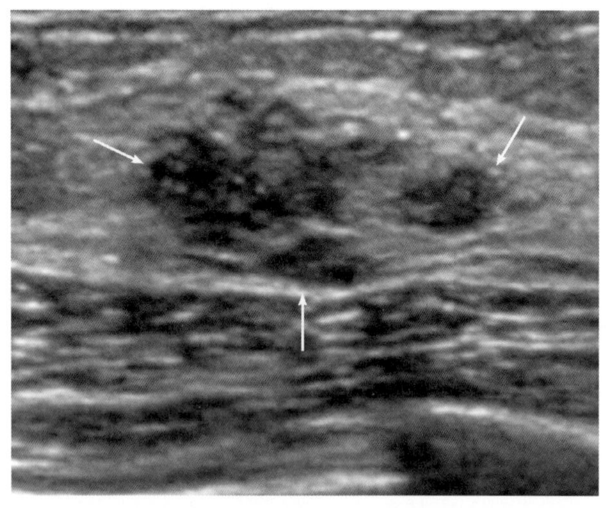

**图 21-12** 非坏死型低核级 DCIS。超声显示多发的低回声病变（箭头），乳腺 X 线摄影未显示该病变。低回声病变为扩张的导管，低回声之间的高回声应为导管周围的间质成分

21-14）。在老年女性中，DCIS 可表现为乳晕后导管内的单发肿块，多普勒超声检查通常显示无血供。部分 DCIS 可伴有乳头溢液，这种情况下可表现为附着在扩张导管壁上的多发性高回声结节。对于一些可触及性肿块，超声可表现为伴有后方声影的边缘模糊的低回声，弹性成像显示硬度增加。不伴有钙化的 DCIS 的超声所见也属于非特异性，一些良性或高风险疾病，如导管内乳头状瘤、乳腺导管扩张症、导管非典型增生等也可以有类似表现。

**3. 肿块和非肿块病变**

日本乳腺甲状腺超声协会（Janpan Association of Breast and Thyroid Sonology, JABTS）

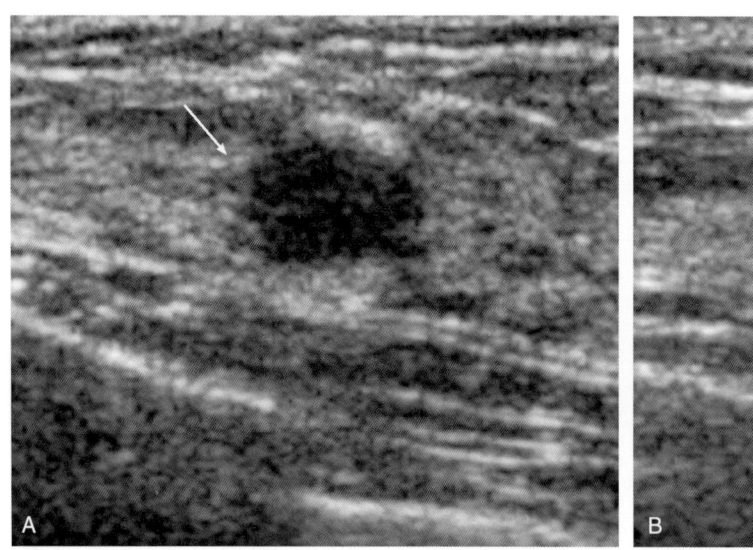


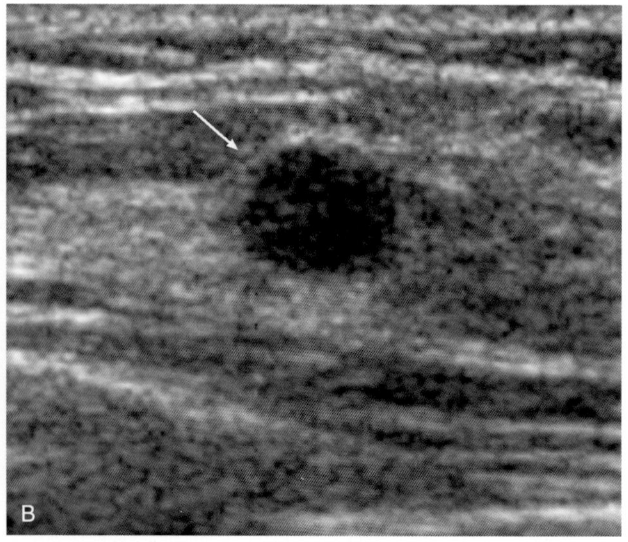


**图 21-13** 非坏死型低核级 DCIS。乳腺超声检查显示椭圆形低回声肿块（箭头），边缘光整，放射状扫查（A）- 反放射状扫查（B），易被误判读为良性结节

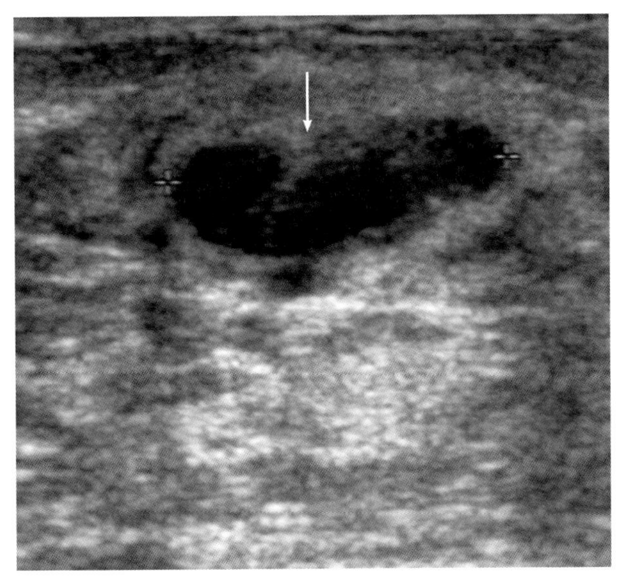

图 21-14　导管内乳头状癌。46 岁的无症状女性，超声检查图像易被误判读为伴后方回声增强的单纯囊肿，但仔细观察后发现囊肿内部分隔和不规则的囊壁（箭头），为囊实复合性肿块，需要行病理学检查

根据超声图像特征将 DCIS 分为肿块型和非肿块样病变，2017 年报道了 705 例 DCIS 的超声表现（表 21-3）。在该报道中，39% 的 DCIS 表现为肿块型，61% 为非肿块型；78% 的肿块型 DCIS 为实性肿块，22% 为囊实复合性肿块；非肿块样病变中以低回声区最为常见，随后依次为导管异常、点状高回声、结构扭曲和多发性小囊肿。

表 21-3　JABTS 对 705 例乳腺导管原位癌（DCIS）超声图像特征的总结 *

| 超声表现 | *n*（%） |
|---|---|
| 肿块 | 277（39.3%） |
| ·实性肿块 | 215（30.5%） |
| ·囊实复合性肿块 | 62（8.8%） |
| 非肿块 | 428（60.7%） |
| ·导管异常 | 57（8.1%） |
| ·低回声区 | 350（49.6%） |
| ·结构扭曲 | 6（0.9%） |
| ·多发性小囊肿 | 3（0.4%） |
| ·点状强回声（微钙化） | 12（1.7%） |
| 总计 | 705（100%） |

* 来源：Watanabe，et al. Ultrasound Med Biol，2017

## （三）鉴别诊断

### 1. 核级、是否伴有坏死和 ER 受体状态

随着越来越多的研究主张对低风险 DCIS 进行监测而非手术，关于高核级 DCIS 与低、中核级 DCIS 的鉴别诊断，以及对不同风险和生物学特征（如 ER 受体状态）的影像学表现的关注日益增加。与低核级或非坏死型 DCIS 相比，高核级的坏死型DCIS的钙化更容易被超声检查显示，也多表现为结构扭曲或导管异常，而不是肿块。虽然典型 DCIS 多表现为后方回声无改变，但高核级 DCIS 往往有明显的后方声影。高核级 DCIS 因导管扩张、导管周围炎症或纤维化等原因，比低核级 DCIS 更容易被触及，多普勒超声显示血供更丰富。与 ER 受体阳性的 DCIS 相比，ER 受体阴性的 DCIS 在超声图像中显示更清晰，且多见后方声影。一项韩国单中心的研究显示，ER 受体阴性、HER2 过表达型 DCIS 在乳腺 X 线摄影中多表现为细线样或细小分枝状钙化，常被分类为 4C 类或 5 类；ER 受体强阳性、HER2 阴性的低核级 DCIS 多呈无定形或多形性钙化，常被分类为 4A 类。美国 MD Andersen 癌症中心的研究表明，致密型腺体、病灶大、细线样或细小分枝状钙化的局部复发相对风险为 5.4。目前尚无关于超声影像与复发风险相关性的研究报道。

### 2. 单纯性 DCIS 与伴浸润性癌的 DCIS

微小分叶型低回声或等回声的肿块和导管改变是单纯性 DCIS 最常见的超声表现。后方回声通常无改变，可见肿块内或沿导管延伸的微钙化。DCIS 体积越大或病理恶性等级越高，越容易被超声检查发现。相反，若超声检查呈现为浸润性边缘、明显的低回声、厚的高回声晕和后方声影，则通常提示 DCIS 伴微小浸润或浸润性癌（图 21-15、21-16）。DCIS 伴有浸润性癌时，超声弹性成像常倾向于硬度增高（图 21-17）。伴有浸润性癌或微小浸润的 DCIS 和浸润性癌在乳腺 X 线摄影中多呈现伴有微小钙化的肿块。当 DCIS 表现为可触及性肿块或钙化范围在 5cm 以上的不可触及性病变时，伴浸润的概率更高（表 21-4）。

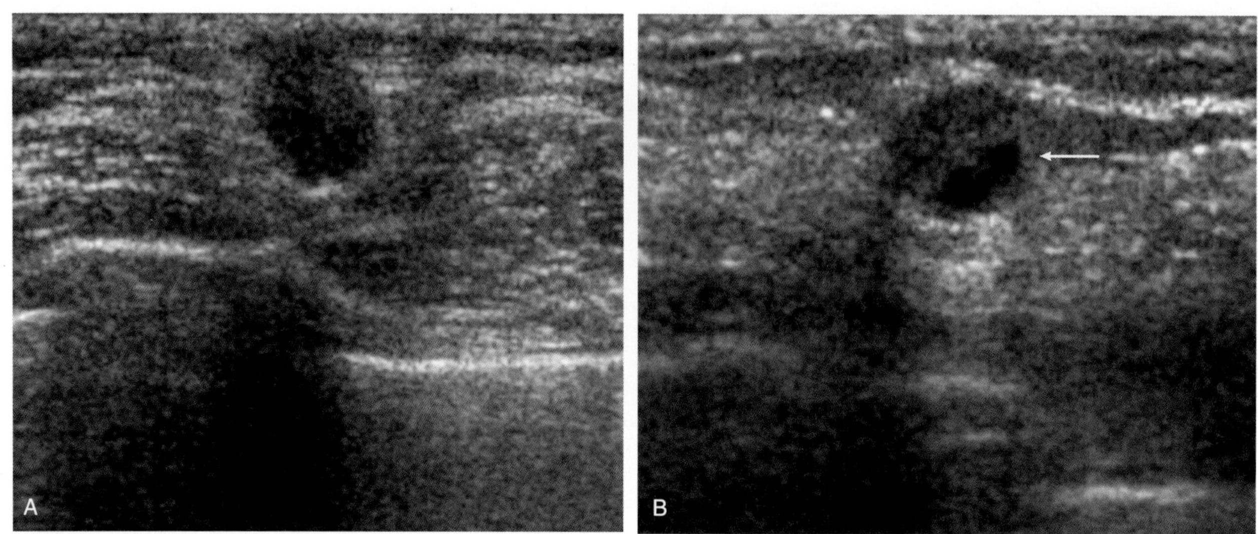


图 21-15　浸润性乳腺癌与 DCIS。A. 右乳上方见边缘模糊、伴高回声晕的 1cm 大小的肿块，提示低级别浸润性癌。B. 同一患者，乳头旁见一边缘模糊、伴后方回声增强的囊实复合回声肿块（箭头）。穿刺活检和术后病理均诊断为低核级 DCIS

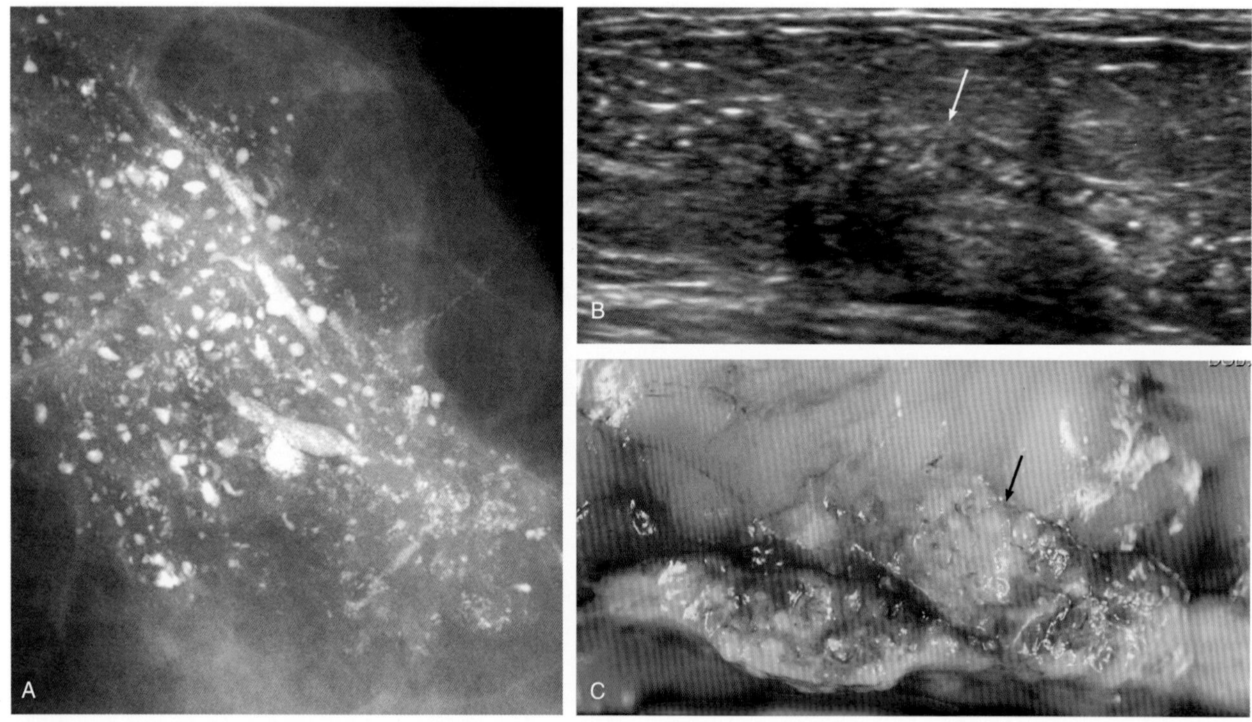


图 21-16　伴有浸润性癌的 DCIS。A. 乳腺 X 线放大摄影显示段样分布的微钙化。钙化的形状和大小多样，部分呈分枝状填充于导管。B. 超声检查显示不规则扩张的导管内钙化呈点状强回声（箭头）。C. 切除的乳腺组织中见导管内填充滤泡状坏死（箭头），病理结果为 DCIS 伴 1cm 大小的浸润性癌和淋巴结转移

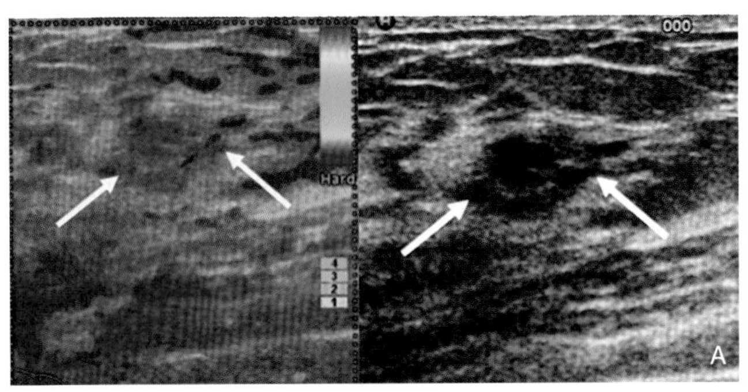


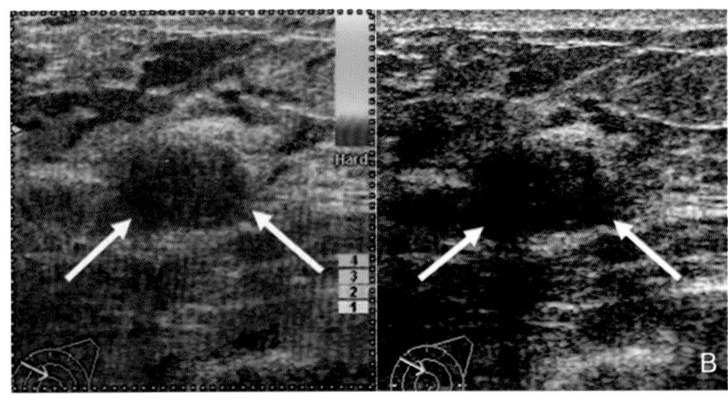


**图 21-17**　弹性成像评估是否伴有浸润性癌。A.1.1cm 的低回声肿块（箭头），弹性成像显示质软。空芯针穿刺活检及术后病理均诊断为 DCIS。B.1.1cm 的低回声肿块（箭头），弹性成像显示质硬。空芯针穿刺活检诊断为 DCIS，术后病理诊断升级为 4cm 的 DCIS 伴 0.7cm 的浸润性癌

**表 21-4　单纯 DCIS 与伴有浸润性癌的 DCIS 的鉴别诊断**

| 项目 | | 单纯 DCIS | 伴有浸润性癌的 DCIS |
|---|---|---|---|
| 可触及性肿块 | | – 或 + | ++ 或 +++ |
| 病变大小（5cm 以上） | | + | ++ 或 +++ |
| 乳腺 X 线摄影 | 钙化 | 簇状钙化 | 节段性或 5cm 以上的钙化 |
| | 伴肿块或非对称 | – 或 + | + |
| 超声检查 | 浸润性边缘 | – | ++ |
| | 明显的低回声 | – | ++ 或 +++ |
| | 高回声晕 | – | ++ |
| | 后方声影 | – | ++ |
| | 导管改变 | ++ | ++ |
| | 结构扭曲 | – | + 或 ++ |
| 多普勒超声 | 血供 | – 或 + | +++ |
| 超声弹性成像 | 硬度 | – 或 + | ++ 或 +++ |

– 很罕见或低；+ 罕见或低；++ 中间；+++ 常见或高

## 知识要点

• DCIS 的病理学分类根据核级和是否伴有坏死进行判定。对于年轻女性、肿瘤较大、切缘近、同时伴有高核级或坏死的 DCIS，保乳手术后复发的风险较高，放射治疗可有效减少复发率。

• 乳腺 X 线摄影中，62%~98% 的 DCIS 呈钙化，2%~23% 的 DCIS 呈肿块或不对称。

• 伴有钙化的 DCIS 在超声图像中呈沿导管分布的点状钙化，或伴有点状钙化的低或等回声微小分叶型肿块。从病理学上讲，这与坏死型和高核级相关。一般对于恶性可能性较高的范围在 2~3cm 以上的微小钙化可以行超声引导下穿刺活检。

• 不伴有钙化的 DCIS 在超声检查中可表现为微小分叶型或边缘模糊的低回声肿块、导管不规则扩张或非肿块型低回声区，从病理学上讲，这与非坏死型或低核级相关。超声筛查中发现的 DCIS 多为低风险病变。

• 超声图像呈现出的浸润性边缘、明显的低回声、厚的高回声晕及后方声影通常见于 DCIS 伴微小浸润或浸润性癌。当 DCIS 表现为可触及性肿块或钙化范围在 5cm 以上的不可触及性病变时，伴浸润的概率更高。

- 随着越来越多的研究者主张对低风险DCIS进行监测而非手术，关于高核级DCIS与低、中核级DCIS的鉴别诊断，以及对不同风险和生物学特征（如ER受体状态）的影像表现的关注日益增加。

## 参考资料

[1] Bae MS, et al. Mammographic features of calcifications in DCIS: correlation with estrogen receptor and human epidermal growth factor receptor 2 status. Eur Radiol, 2013.

[2] Chavez de Paz Villanueva C, et al. Factors Associated with Underestimation of Invasive Cancer in Patient. with Ductal Carcinoma in Situ: Precautions for Active Surveillance. JAMA Surg, 2017

[3] Esserman LJ, et al. Magnetic Resonance Imaging Captures The Biology of Ductal Carcinoma in Situ. J Clin Oncol, 2006.

[4] Grimm LJ, et al. Imaging Features of Patients Undergoing Active Surveillance for Ductal Carcinoma in Situ. Acad Radiol, 2017.

[5] Kim J, et al. Factors associated with upstaging from ductal carcinoma in situ following core needle biopsy to invasive cancer in subsequent surgical excision. Breast, 2012.

[6] Merrill AL, Esserman L, Morrow M. Clinical Decisions. Ductal Carcinoma In Situ. N Engl J Med, 2016.

[7] Moon WK, et al. US of mammographically detected clustered microcalcifications. Radiology, 2000.

[8] Moon WK, et al. US of ductal carcinoma in situ. Radiographics, 2002.

[9] Moulis S, Sgroi DC. Re-evaluating early breast neoplasia. Breast Cancer Res, 2008.

[10] Narod SA, et al. Breast Cancer Mortality After a Diagnosis of Ductal Carcinoma In Situ. JAMA Oncol, 2015.

[11] Scoggins ME, et al. Correlation between sonographic findings and clinicopathologic and biologic features of pure ductal carcinoma in situ in 691 patients. Am J Roentgenol, 2015.

[12] Watanabe T, et al. Ultrasound Image Classification of Ductal Carcinoma In Situ (DCIS) of the Breast: Analysis of 705 DCIS Lesions. Ultrasound Med Biol, 2017.

[13] Wells CJ, et al. Evolving paradigm for imaging, diagnosis, and management of DCIS. J Am Coll Radiol, 2013.

# 第 22 章 浸润性乳腺癌和其他乳腺恶性肿瘤

浸润性乳腺癌（invasive breast cancer）是指肿瘤细胞不局限于小叶和导管增殖，穿透基底膜（basement membrane）向周围间质进行浸润。浸润性乳腺癌是一组异质性疾病，具有不同的病理类型、分子生物学特征和临床过程。病理学分类是基于肿瘤细胞的生长模式和细胞学特征。根据世界卫生组织（WHO）乳腺肿瘤分类，将乳腺癌分为非特殊型（no special type，NST）浸润性乳腺癌和特殊亚型（special subtypes）浸润性乳腺癌。其他组织细胞来源的乳腺恶性肿瘤较少见，如来源于间叶组织的肉瘤、恶性叶状肿瘤、恶性淋巴瘤，以及来源于其他器官的转移性癌等（表 22-1）。了解浸润性乳腺癌的各种临床、病理和影像学表现，对帮助超声早期发现乳腺癌，提高诊断准确性非常重要。

本章将介绍不同病理学分类的乳腺恶性肿瘤的临床表现和病理学特征，以及乳腺 X 线摄影和超声图像表现。

## 一、非特殊型浸润性乳腺癌

非特殊型浸润性乳腺癌是在组织学上不能分类为特殊亚型的浸润性癌，曾被命名为非特指型（not otherwise specified，NOS）浸润性癌、浸润性导管癌（infiltrating ductal carcinoma，IDC）、硬癌等。目前的病理学观点认为，术语“导管”的应用属于传统但错误的概念，误将这些肿瘤归为乳腺导管上皮起源，以区别于被认为源自乳腺小叶的小叶癌。此外有研究认为终末导管小叶单位（TDLU）应被看作一个整体，而大部分乳腺癌被认为起源于此。因此在第 4 版 WHO 肿瘤分类中，改名为“非特殊型浸润性乳腺癌”。由于“导管”的概念仍广泛使用，“浸润性导管癌”这一术语至今仍可选择使用。非特殊型浸润性乳腺癌是浸润性乳腺癌中最大的一组，约占 75%。

### （一）临床和病理表现

非特殊型浸润性乳腺癌主要表现为可触及性肿块，或由影像学检查（乳腺 X 线摄影或超

表 22-1 根据细胞来源对浸润性乳腺癌分类

| 分类 | 种类 |
|---|---|
| 恶性上皮性肿瘤 | 非特殊型浸润性乳腺癌，伴有髓样特征的浸润性癌 |
| | 特殊亚型浸润性乳腺癌：浸润性小叶癌，小管癌，黏液癌，浸润性乳头状癌，浸润性微乳头状癌，伴大汗腺分化的癌，化生性癌，腺样囊性癌等 |
| 恶性间叶性肿瘤 | 血管肉瘤，脂肪肉瘤，平滑肌肉瘤，横纹肌肉瘤，软骨肉瘤，骨肉瘤等 |
| 恶性纤维上皮性肿瘤 | 恶性叶状肿瘤 |
| 恶性淋巴瘤 | 霍奇金淋巴瘤，非霍奇金淋巴瘤 |
| 转移性肿瘤 | 恶性黑色素瘤，对侧乳腺癌，卵巢癌，肺癌，胃癌，横纹肌肉瘤 |

声检查）发现，偶尔发现于乳头溢液、皮肤改变、疼痛或腋窝淋巴结转移。预后取决于临床分期和肿瘤的生物学分类；治疗反应因病理学分级和分子分型而异。大部分浸润性乳腺癌触诊质硬、活动度差。非特殊型浸润性乳腺癌根据肿瘤细胞的生长模式、细胞学特征、有丝分裂潜能、是否伴有导管原位癌（DCIS）及其程度，在组织学上表现出异质性。这种组织学上的异质性不仅表现在不同的肿瘤之间，也表现在同一乳腺癌内部。

乳腺癌的组织学分级方法有多种，其中改良的 Bloom-Richardson 法应用最为广泛。在该方法中，包括腺管的分化程度、细胞核多形性、核分裂象计数 3 项指标。每项指标均独立评分，分别给予 1~3 分，最终分级将 3 项指标得分相加：3~5 分为 1 级（低级别，高分化）；6~7 分为 2 级（中等级别、中分化）；8~9 分为 3 级（高级别，低分化；图 22-1）。这种组织学分级方法不仅适用于非特殊型浸润性乳腺癌，也适用于包括特殊亚型在内的所有浸润性乳腺癌。80% 的非特殊型浸润性乳腺癌伴有 DCIS，并且大部分伴随的 DCIS 与该浸润性癌具有相同的核等级。肿瘤的间质呈现不同程度的纤维化，炎细胞浸润的种类和程度也不同。

## （二）乳腺 X 线摄影表现

非特殊型浸润性乳腺癌的形态和组织成分多样，因此乳腺 X 线摄影表现也各异，包括肿块、钙化、结构歪曲等。最常见的是肿块，边缘多不清晰，但也有一部分肿块表现为边缘清晰（图 22-2~22-4）。非特殊型浸润性乳腺癌偶尔也可以表现为非对称性，非对称的恶性概率很小。非特殊型浸润性乳腺癌约半数伴有钙化，大多位于病变的 DCIS 成分内。高级别的浸润性癌伴随的 DCIS 往往呈高核级，因此很有可能伴

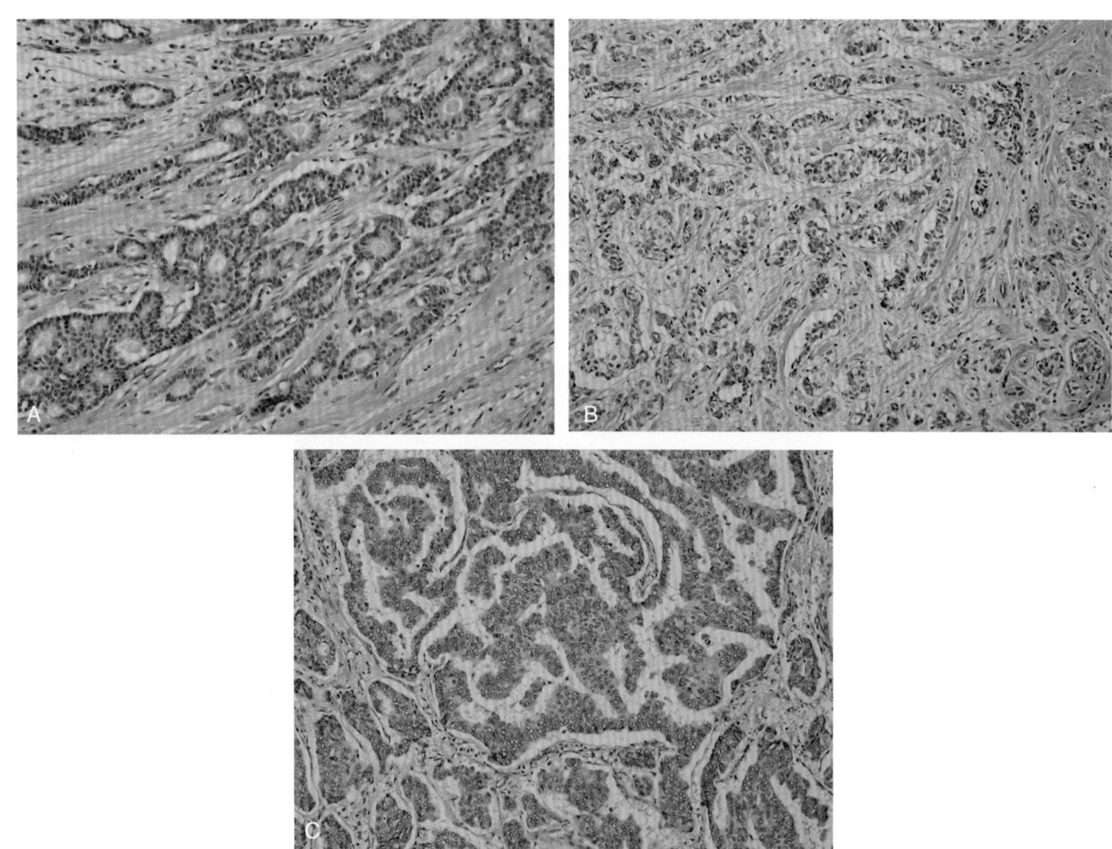


**图 22-1** 浸润性乳腺癌的组织学分级。A. 1 级（低级别，高分化）。B. 2 级（中等级别，中分化）。C. 3 级（高级别，低分化）

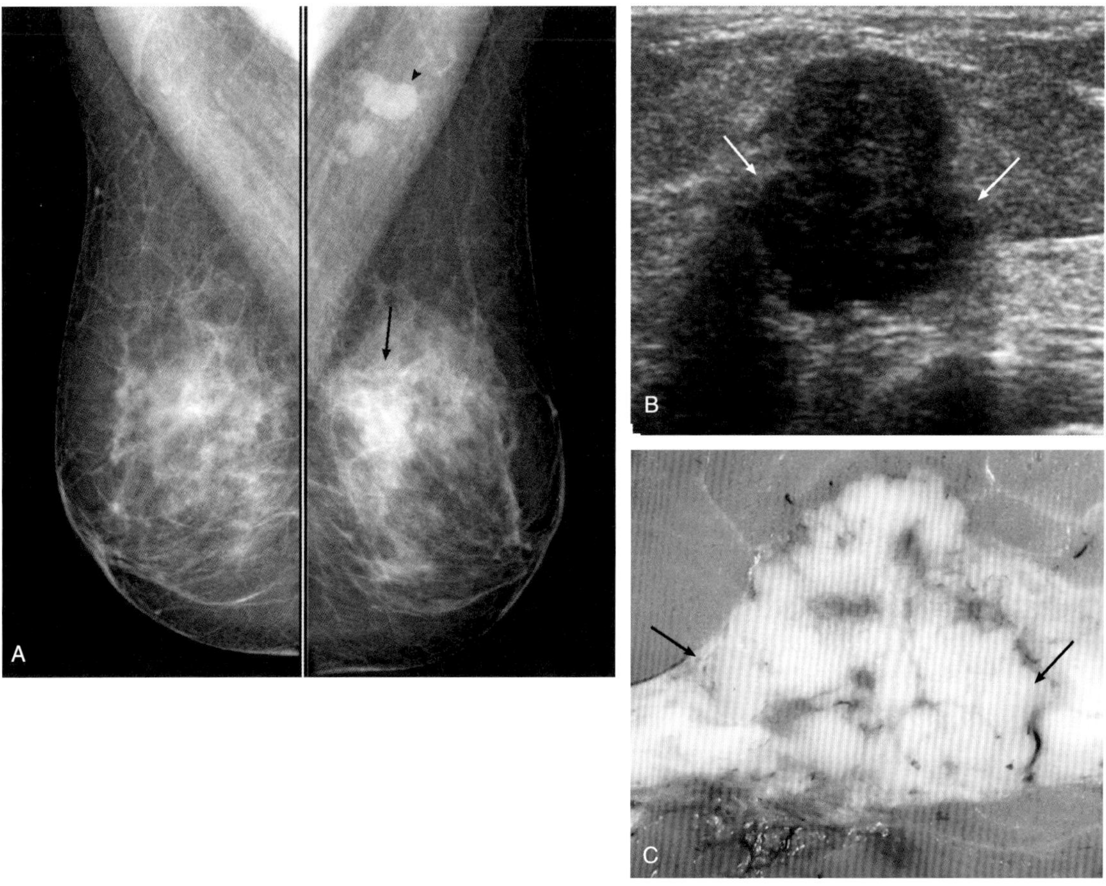

图 22-2　高级别非特殊型浸润性乳腺癌。A. 59 岁的女性患者，因触及左乳肿块就诊，乳腺 X 线摄影显示左乳高密度肿块（箭头）和腋窝肿大淋巴结（三角箭头），未见钙化。B. 超声检查显示不平行于皮肤生长的低回声肿块，边缘相对光整，局部有微小分叶（箭头），见侧方声影及后方回声增强。C. 手术切除标本，肉眼见边界较清楚的微小分叶型肿块（箭头）

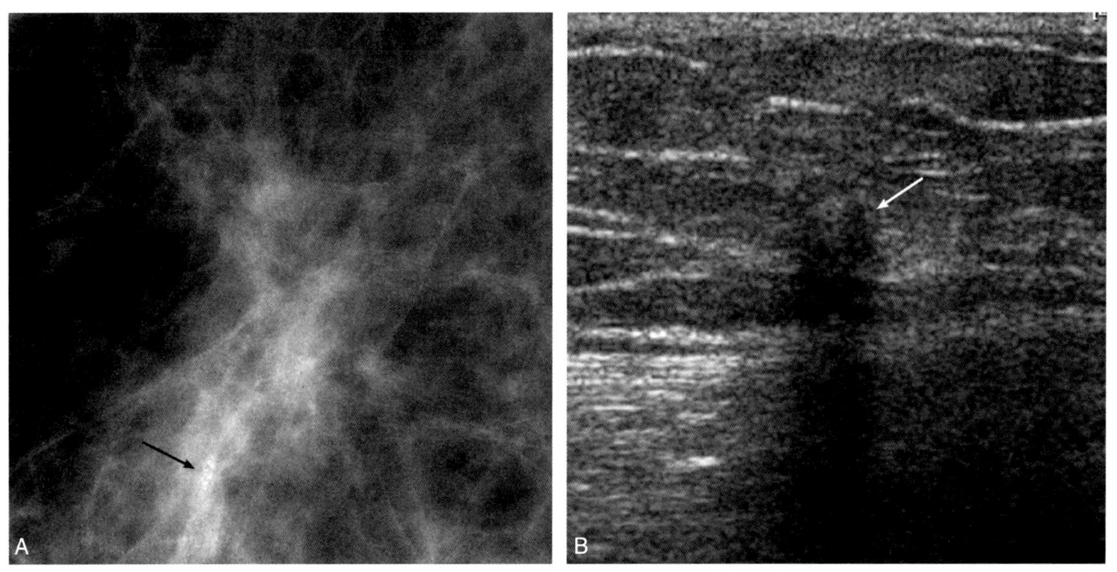

图 22-3　低级别非特殊型浸润性乳腺癌。A. 乳腺 X 线摄影显示毛刺状边缘的肿块和钙化（箭头）。B. 超声检查显示 0.7cm 的边缘不光整的低回声肿块（箭头），伴后方声影

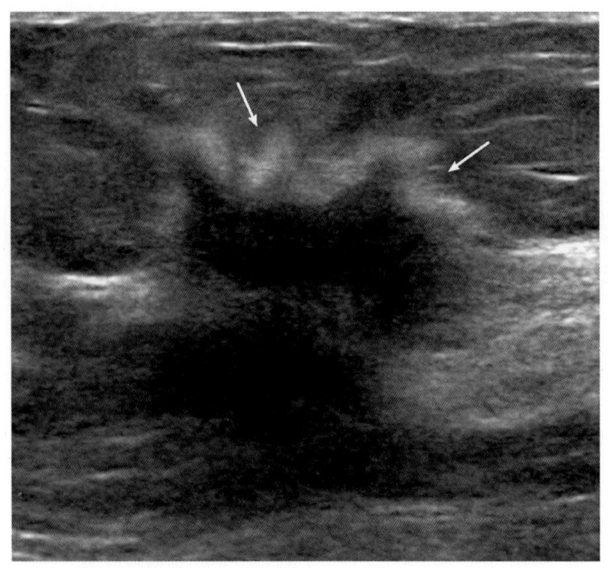

图 22-4　中等级别非特殊型浸润性乳腺癌。51 岁的女性患者，因触及乳腺肿块就诊，超声检查显示低回声肿块，边缘呈毛刺状，可见高回声晕（箭头）

有铸型（casting type）钙化；低级别的浸润性癌伴随的 DCIS 往往呈低核级，因此伴有颗粒样（granular type）钙化的可能性大。当 DCIS 占病灶的 25% 以上时，被称作具有广泛导管原位癌成分（extensive intraductal component，EIC），乳腺 X 线摄影中显示为从肿块向周边组织延伸的细线样钙化，导管异常扩张，边缘呈毛刺状多发性病变，或伴有钙化的肿块。浸润性癌发展到一定程度，会出现皮肤增厚或收缩、乳头内陷、腋窝淋巴结肿大等症状（图 22-2）。15%~30% 的乳腺癌患者可以在乳腺 X 线摄影中表现为阴性，超声检查有助于发现这类病灶。

## （三）超声表现

影响非特殊型浸润性乳腺癌超声影像特征的因素包括肿瘤细胞密度，细胞外间质构成和对浸润性病变的免疫反应，炎症细胞浸润程度，含水量，组织学分级，肿瘤的位置，是否发生坏死或出血，是否存在瘢痕，是否伴有 DCIS 成分及其范围，是否为多灶性（multifocality）或多中心性（multicentricity），有无皮肤和淋巴管侵犯等。

### 1. 边缘和形态

2/3 的非特殊型浸润性乳腺癌边缘不光整或呈浸润性，1/3 边缘光整（表 22-2）。边缘光整的肿块可以像纤维腺瘤一样压迫周围组织而形成假包膜（图 22-5）。在组织学上，即使是边缘光整的肿块，大部分也可见向周边组织浸润。边缘光整的肿块局部也可以不光整，因此多切面细心地评估肿块的边缘非常重要。大部分的非特殊型浸润性乳腺癌可见边缘呈微分叶（microlobulation）、分枝状（branch pattern）或向导管内延伸（ductal extension）。

病理诊断中边缘呈毛刺状的肿块，超声图像可表现为边缘毛刺或不明确的高回声晕，这取决于毛刺的大小和超声仪器的分辨率（图 22-4、22-6）。有些情况下，收缩的 Cooper 韧带很难与毛刺区分开来。毛刺是否清晰可辨，取决于肿块周围组织的回声。此外，还取决于毛刺的方向，与超声声束垂直时，容易看到高回声的毛刺；而

表 22-2　边缘光整的乳腺癌的鉴别诊断

| 名称 | 超声影像特征 | 钙化 |
|---|---|---|
| 高级别浸润性癌 | 肿块边缘呈微小分叶或分枝状，后方回声增强 | HER2 阳性病例可见细线样或细小分枝状钙化<br>三阴性罕见 |
| 伴有髓样特征的浸润性癌 | 极低回声肿块，后方回声增强 | 罕见 |
| 黏液癌 | 等回声肿块，早期很难发现 | 伴有导管原位癌时可见钙化 |
| 乳头状癌 | 囊内肿块、导管内肿块或实性肿块 | 粗大钙化 |
| 化生性癌 | 肿块内部回声不均匀 | 粗大钙化 |
| 恶性叶状肿瘤 | 肿块内部见囊性成分 | 粗大钙化 |
| 恶性淋巴瘤 | 均匀的低回声肿块，双侧性，淋巴结肿大 | 罕见 |
| 转移性肿瘤 | 多发性或双侧性肿块 | 转移性卵巢癌和甲状腺癌可伴有钙化 |

与超声声束平行时，容易看到低回声的毛刺。高回声晕是由于肿瘤周围组织炎症性反应或淋巴管浸润导致的水肿引起的，形成模糊的边缘，可与毛刺相鉴别。

一般小于 1cm 的非特殊型浸润性乳腺癌不平行于皮肤生长（图 22-7），它反映了乳腺癌起源和生长的终末小叶单位的形状。乳腺癌从小叶与小叶外终末导管之间开始向两边生长，所以大多数与小叶的长轴平行。如果小叶外终末导管和小叶内终末导管同时扩张，病变则呈乒乓球拍或曲棍球棒状，如果向周围组织浸润，则会呈纺锤形。由于大导管呈水平状生长，大肿瘤与小肿瘤相比，不平行于皮肤生长的情况较少。

2. 组织学分级

浸润性癌的超声图像中，声束的传播、有无导管内癌、肿瘤边缘特征和内部血供情况等均会因为肿瘤的组织学分级有所不同。与低级别浸润性癌相比，高级别浸润性癌的癌细胞含量高，细胞外间质中透明质酸（hyaluronic acid）含量高、胶原蛋白（collagen）含量低，肿瘤内部的透声性好，往往伴有后方回声增强（图 22-8），彩色多普勒超声显示血供增加。高级别浸润性癌的周围以炎性反应为主，而非促纤维结缔组织增生反应，因此边缘往往光整，而非毛刺状。相反，低级别浸润性癌内部透声性相对较差，周围以促纤维结缔组织增生反应为主，表现为后方声影，边缘呈毛刺状、伴高回声晕。与病灶的大小相比，级别越低高回声晕越厚。中等级别浸润性癌后方

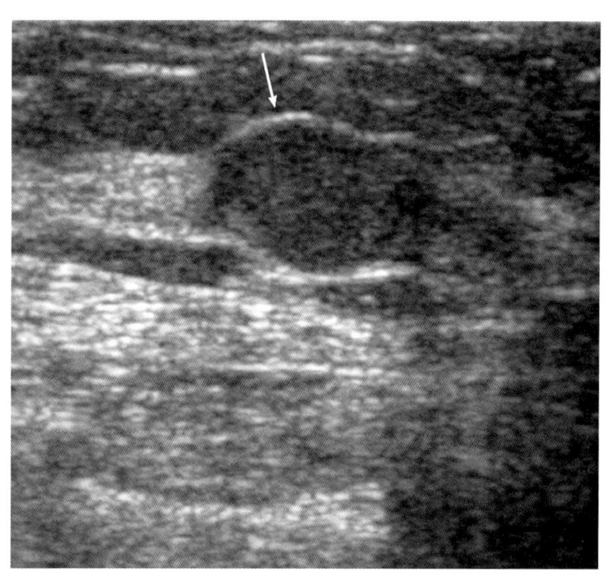

图 22-5 边缘光整的乳腺癌。36 岁的女性患者，因触及乳房肿块就诊，超声显示椭圆形等回声肿块，边缘光整，部分边缘有假包膜。术后病理诊断为中等级别的非特殊型浸润性乳腺癌

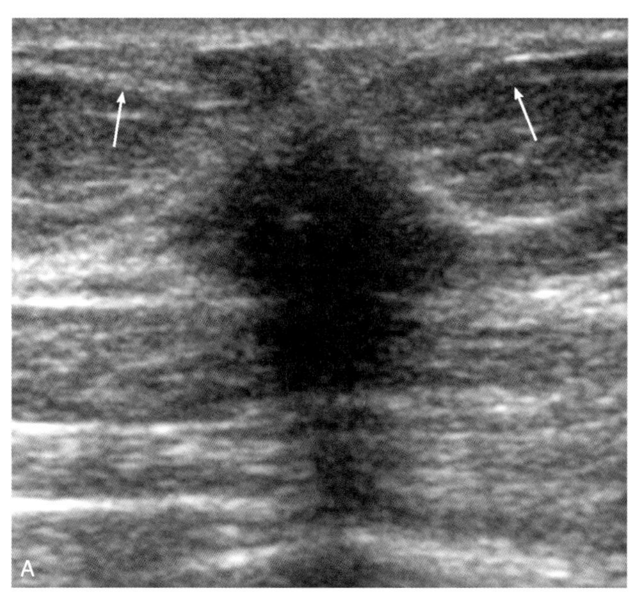


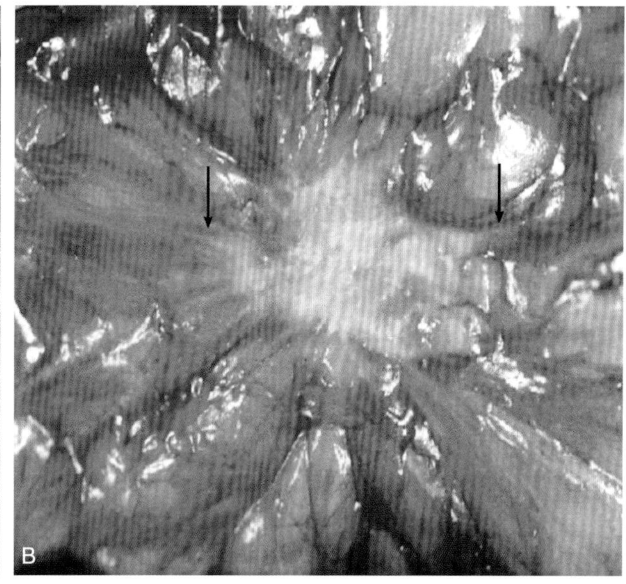


图 22-6 边缘呈毛刺状的乳腺癌。A. 超声检查显示低回声肿块，边缘呈毛刺状，Cooper 韧带收缩（箭头）。B. 大体病理，肉眼可见肿瘤向周围脂肪组织浸润（箭头）

回声模式呈混合型，高回声晕厚度也中等。因为高级别浸润性癌往往伴有高核级 DCIS，因此与低级别浸润性癌相比，高级别浸润性癌更容易表现为微小分叶、分枝状和向导管内延伸。

一项单中心的研究比较了乳腺超声表现与组织学分级的相关性，结果显示，在 186 例浸润性癌中，边缘光整占高级别浸润性癌的 4%（3/73），而低级别浸润性癌中没有一例表现为边缘光整。边缘毛刺占高级别浸润性癌的 7%（5/73），中等级别浸润性癌的 20%（18/91），低级别浸润性癌的 59%（13/22）。后方回声增强占高级别浸润性癌的 33%（24/73），中等级别浸润性

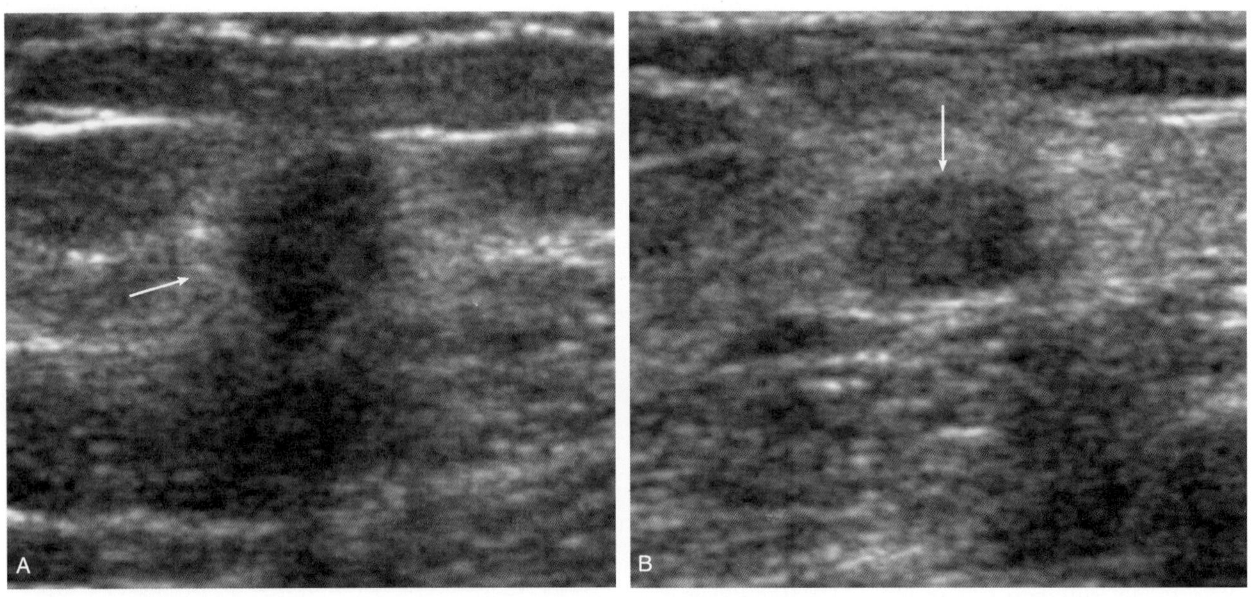

图 22-7　乳腺癌和纤维腺瘤。A. 乳腺 X 线摄影发现的乳腺癌，超声检查显示 1cm 的肿块，不平行于皮肤生长，周围伴有高回声晕（箭头）。B. 同一患者的对侧乳腺发现的 1cm 的纤维腺瘤，呈椭圆形，边缘光整，平行于皮肤生长（箭头）

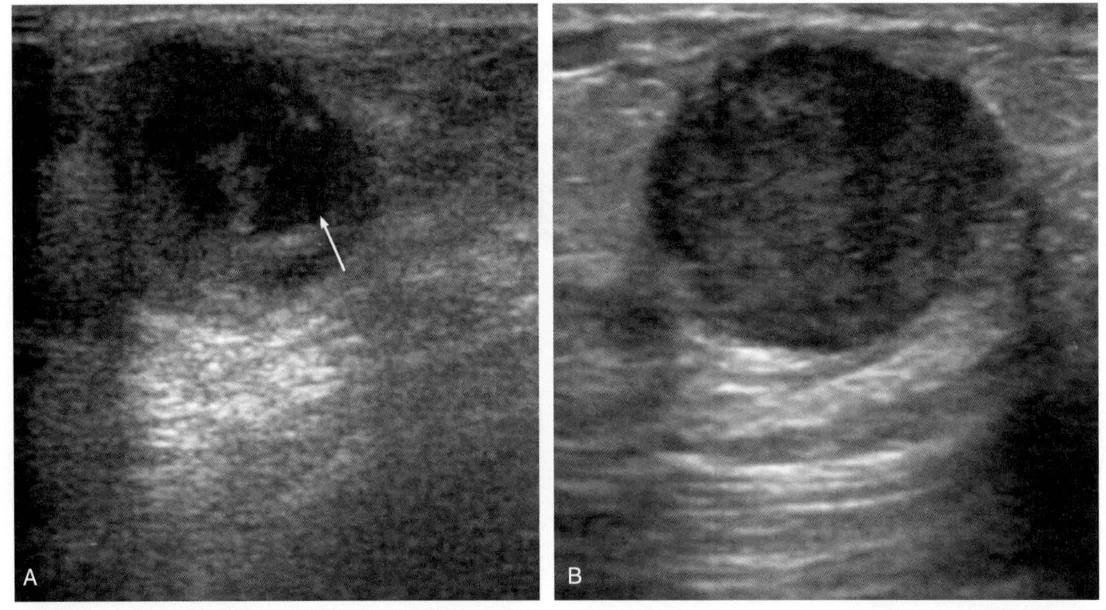

图 22-8　高级别非特殊型浸润性乳腺癌。A. 1.8cm 大小的囊实复合回声肿块，边缘光整，后方回声增强。病理显示肿块内部囊性部分（箭头）为肿瘤坏死。B. 另一患者，1.9cm 大小的低回声肿块，边缘光整，后方回声增强

癌的 20%（18/91），而低级别浸润性癌无后方回声增强。后方声影占高级别浸润性癌的 15%（11/73），中等级别浸润性癌的 34%（31/91），低级别浸润性癌的 59%（13/22）。超声检查中乳腺癌的最终评估为 BI-RADS 3 类（可能良性）3 例（2%），BI-RADS 4 类（可疑恶性）115 例（62%），BI-RADS 5 类（高度提示恶性）68 例（37%），3 例被分类为 BI-RADS 3 类（可能良性）的均为高级别浸润性癌。即在超声检查中，表现为边缘毛刺或后方声影的浸润性癌在组织学上多为低级别，而表现为边缘光整和后方回声增强的浸润性癌在组织学上多为高级别。

## （四）伴有髓样特征的非特殊型浸润性乳腺癌

### 1. 临床和病理表现

曾被归类为伴髓样特征的癌（carcinomas with medullary features），包括髓样癌（medullary carcinoma）、不典型髓样癌及伴髓样特征的非特殊型浸润性癌。在 2019 年第 5 版 WHO 乳腺肿瘤分类中建议将具有髓样特征的癌视为富于肿瘤浸润淋巴细胞的浸润性癌（NST）谱系的一端，而不是一个独特的形态学亚型，并使用术语“伴有髓样特征的非特殊型浸润性乳腺癌”或“伴有髓样特征的浸润性癌”。其具有下列全部或部分特征：肿瘤的边界清楚或具有推挤性边界，呈现合体（syncytial）细胞生长方式，具有高级别细胞核，显著的淋巴组织浸润。没有促纤维结缔组织增生反应，肿瘤质软或质中。占全部乳腺癌的 1%~7%，通常为三阴性乳腺癌，与 *TP*53 和 *BRCA*1 基因变异有关，根据基因表达类型绝大多数属于基底细胞癌。与同级别的非特殊型浸润性癌相比，伴髓样特征的癌预后较好，这与肿瘤显著的淋巴浆细胞浸润有关。

### 2. 影像学表现

伴有髓样特征的浸润性癌在乳腺 X 线摄影上显示为边缘光整的肿块，易被误认为纤维腺瘤，且钙化少见。其特征性的超声表现是边缘光整的肿块伴后方回声增强，这是由于细胞密度高并呈合体细胞生长方式、缺乏纤维间质反应、中至重度淋巴浆细胞浸润，以及内部坏死或出血等原因所致（图 22-9）。大部分的伴髓样特征的癌显示为极低回声，中心回声略高于周围，内部血供丰富，彩色多普勒超声检查有助于避免囊肿或良

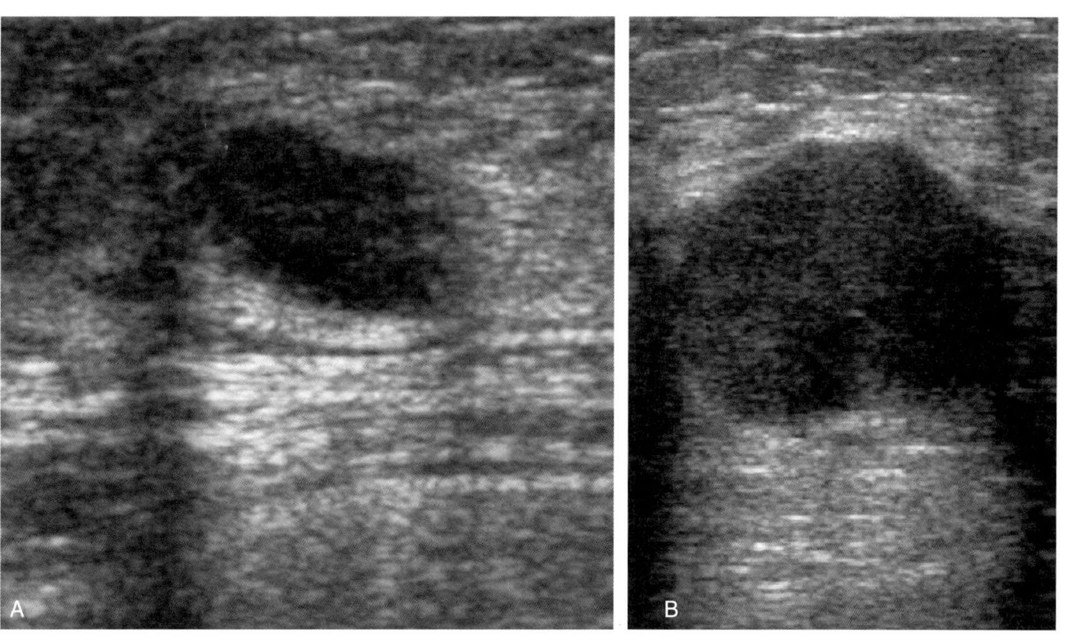


图 22-9　伴有髓样特征的浸润性癌。A. 1.2cm 的极低回声肿块，边缘较光整，伴后方回声增强。B. 2.5cm 的极低回声肿块，边缘较光整，伴后方回声增强

性病变的误诊。即使肿块表现为边缘光整，但一般总会在局部表现出浸润性生长的特征，所以需要动态连续多切面仔细观察肿瘤的边缘，寻找恶性特征。肿瘤伴有导管内的成分时，可表现为边缘呈微分叶，或向导管内延伸，呈分枝状。伴有髓样特征的浸润性癌需要与淋巴瘤、叶状肿瘤和纤维腺瘤等相鉴别。

## 二、特殊亚型浸润性乳腺癌

特殊亚型浸润性乳腺癌是具有特征性肿瘤生长方式和细胞学表现的乳腺癌，约占乳腺癌的25%。其共有十几种特殊亚型，其中以浸润性小叶癌、小管癌、黏液癌和乳头状癌较为常见，影像学检查具有特征性的表现。黏液癌、小管癌、乳头状癌的预后优于其他类型的浸润性乳腺癌。

### （一）浸润性小叶癌

#### 1. 临床和病理表现

浸润性小叶癌（invasive lobular carcinoma，ILC）在特殊亚型浸润性癌中最为常见，占浸润性乳腺癌的10%~15%，常伴有小叶原位癌（LCIS），*CDH1*基因突变携带者的ILC发病率升高。与非特殊型浸润性癌相比，ILC往往呈弥漫性生长，导致肿瘤边缘模糊，多灶性（multifocality）、多中心性（multicentricity）和双侧性（bilaterality）多见。ILC的转移部位也与非特殊型浸润性癌不同（表22-3），ILC转移至肺、肝、脑少见，更常扩散至脑膜、腹膜、后腹膜、胃肠道和卵巢，且预后较差。然而当发生转移的乳腺癌患者具有相同的肿瘤分级和临床分期时，其预后相似。组织学亚型中以经典型（classic）最常见，还包括其他变异型（variant），如实性型（solid）、腺泡型（alveolar）、小管小叶亚型（tubulolobular）、多形性（pleomorphic）和混合型（mixed）。所有亚型均因E-cadherin失活而缺乏细胞间黏附，但它们的细胞或结构生长方式不同。经典型ILC表现为单个散在的小细胞分布于纤维结缔组织中，或呈单行条索状排列浸润间质。浸润性条索常围绕正常导管呈向心性分布。周围缺乏免疫反应，背景结构保存。ILC常表达激素受体，HER2扩增或过表达少见，通常伴有LCIS。

表22-3 浸润性小叶癌的病理和影像学特征

| 病理学特征 |
|---|
| · 多灶性、多中心性和双侧性乳腺癌多见 |
| · 肿瘤细胞分散或排列成一列 |
| · 激素受体表达常见，HER2表达罕见 |
| · 腹膜、胃肠道、卵巢转移等相对常见 |
| · 上皮钙黏素（E-cadherin）表达缺失 |
| **影像学特征** |
| · 乳腺X线摄影 |
| —非对称或肿块，伴或不伴结构扭曲 |
| —乳房一般缩小 |
| —钙化罕见 |
| · 超声 |
| —弥漫性浸润 |
| —边缘模糊的低回声 |
| —严重的后方声影 |
| —多普勒超声检查显示血供少 |

#### 2. 影像学表现

ILC的乳腺X线摄影呈非特异性表现，但最常见的为伴或不伴结构扭曲的不对称，钙化少见，仅10%伴有钙化。由于其弥漫性浸润的模式，ILC在乳腺X线摄影中通常不形成明确的肿块，且经常没有异常表现，假阴性率高达21%。与其他类型的乳腺癌相比，超声检查在ILC诊断中的作用更大。

ILC的超声表现多样，可以表现为与非特殊型浸润性癌类似的低回声肿块。ILC能否被超声检查发现，取决于肿块与弥漫性浸润成分的比例。对于以弥漫性浸润成分为主、而不形成肿块的ILC，超声检查往往很难发现。即使超声检查发现病变，由于呈弥漫性浸润分布，也容易低估病灶的大小。当 ILC 形成与非特殊型浸润性癌相似的肿块时，病变为轻度或中度不均匀的低回声，边缘模糊或成角，后方声影明显（图 22-10、22-11）。5% 的 ILC 可呈高回声，同样伴有后方声影。后方声影并不是因为纤维间质反应引起，而是由于肿瘤细胞浸润导致正常间质结构发生改变导致。有时边缘模糊不清的低回声区可能是唯一的超声表现，这种表现是非特异性的，许多良性病变也可以有相同的表现。变异型 ILC 常可在超声检查中显示较好，呈明确的肿块。

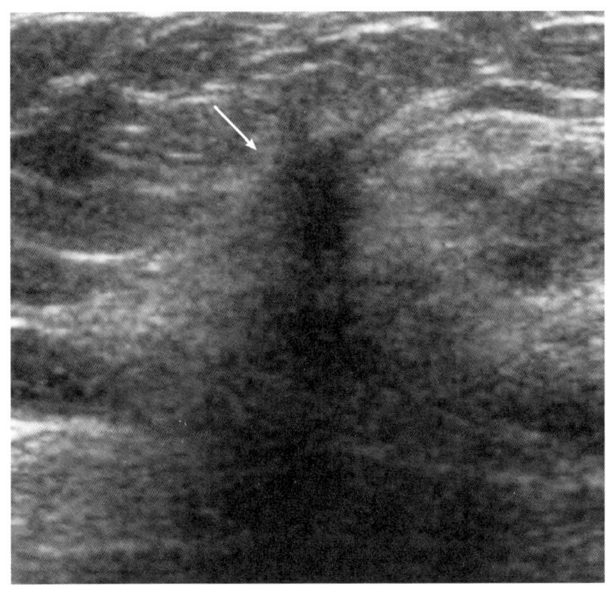

图 22-10　浸润性小叶癌。1cm 大小的低回声肿块（箭头），边缘不光整，伴后方声影。术后病理结果为 2.6cm 的多形性小叶癌

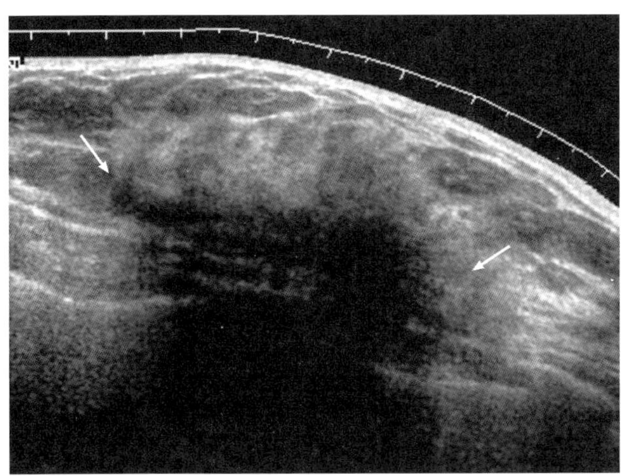

图 22-11　浸润性小叶癌。低回声肿块（箭头），边缘模糊，伴后方声影。术后病理结果为约 6cm 的经典型小叶癌，腋窝淋巴结转移

## （二）小管癌

### 1. 临床和病理表现

60%~70% 的小管癌（tubular carcinoma）为不可触及性肿块，乳腺 X 线摄影中表现为被脂肪包围的边缘模糊或呈毛刺状的肿块。10%~15% 的单纯性小管癌伴有钙化。小管癌的预后优于分化好的低级别非特殊型浸润性乳腺癌，因此鉴别诊断很重要。腋窝淋巴结转移罕见，占 7%~15%，5 年存活率达 95%~98%，是预后非常好的乳腺癌。病理学上，小管癌由衬附单层细胞、具有开放性管腔的高分化小管结构构成。肿瘤细胞为低核级，呈圆形或椭圆形，核仁不明显，缺少核分裂象。约 90% 的小管癌表达激素受体，Ki-67<10%，HER2 通常阴性。

### 2. 影像学表现

小管癌的超声表现因病灶大小不同而异。体积小的小管癌边缘呈毛刺状、成角或伴有较厚的高回声晕，内部呈等回声或略低回声，不平行于皮肤生长、伴后方声影（图 22-12）。体积大的小管癌比体积小的小管癌回声更低，呈现出强的后方声影。DCIS 成分位于病变的中心，不影响病变的形状或边缘特征。

在超声检查中，小管癌应与 ILC、低级别非特殊型浸润性癌，放射状瘢痕和复杂性硬化性腺病、术后纤维性瘢痕等相鉴别。ILC 常起源于腺体周围，早期侵犯 Cooper 韧带，被纤维结缔组织而非脂肪包绕，病灶较大，边缘模糊而非毛刺状，与小管癌形成对比。低级别非特殊型浸润性癌病的灶通常也较大，被纤维结缔组织包绕。放射状瘢痕与小管癌不但难以鉴别，且二者常共存。手术后的瘢痕也可有与小管癌类似的低回声病灶和后方声影，但是术后瘢痕病灶往往仅在某一个切面显示清晰，而垂直切面病灶显示不明确，且探头加压后可导致后方声影消失。

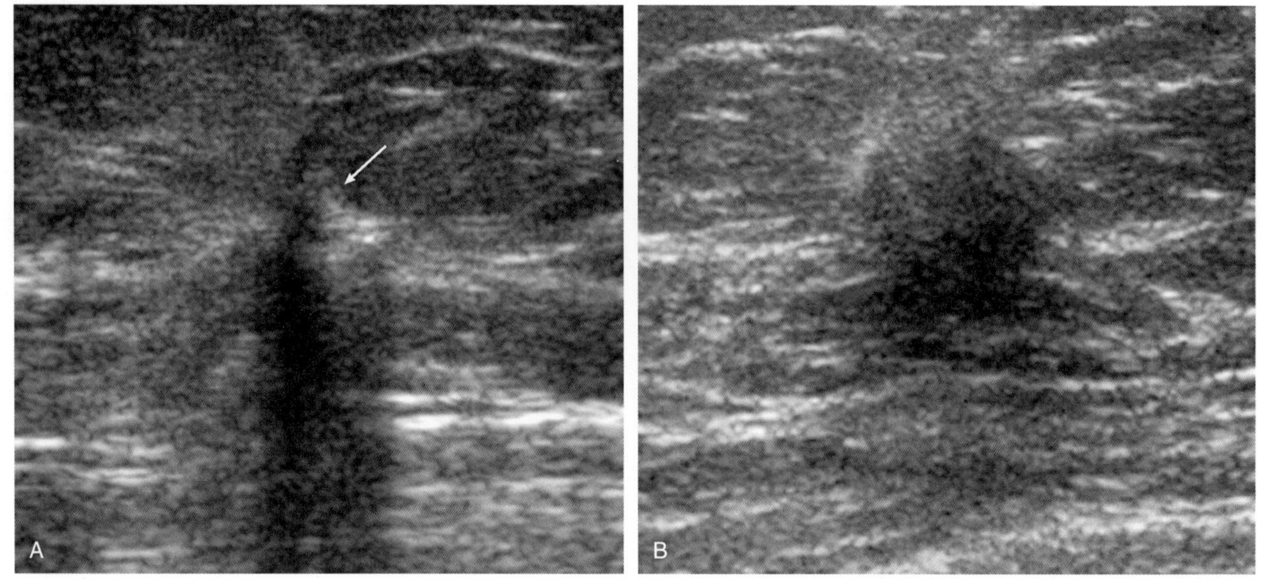


**图 22-12** 小管癌。A. 乳腺 X 线摄影发现的乳腺癌，超声检查显示 0.4cm 的低回声肿块（箭头），边缘呈毛刺状，伴后方声影。B. 乳腺 X 线摄影发现的乳腺癌，超声检查显示 0.7cm 的低回声肿块，边缘模糊、成角，后方伴弱声影

## （三）黏液癌

### 1. 临床和病理表现

黏液癌（mucinous carcinoma）也称胶样癌（colloid carcinoma），其特征是具有细胞外黏液（extracelular mucin），可分为单纯型和混合型，单纯型比混合型黏液成分多。单纯型在绝经后女性中更为常见，平均年龄在 60~65 岁，混合型在绝经前女性中更为常见。黏液癌在病理学上以小而一致的肿瘤细胞团漂浮在大量的细胞黏液中为特征，肿瘤细胞通常呈低或中等核级，腺泡或导管结构罕见。90% 为激素受体阳性，HER2 表达率不足 5%。与小管癌一样，黏液癌生长缓慢，预后非常好，单纯型的 10 年存活率报告为 90%，混合型预后较差。需要与伴有黏液外渗的黏液囊肿样病变（mucocele-like lesion）进行鉴别。

### 2. 影像学表现

黏液癌在乳腺 X 线摄影中显示为边缘清晰或呈微小分叶的肿块，毛刺罕见，钙化率低于 5%。超声图像表现因病灶大小而异。病灶较小时，因为与脂肪回声相等，不易被发现，并且即使被发现，也难以与纤维腺瘤相鉴别（图 22-13）。其内部特征是比周围脂肪回声更粗糙，且不均匀。形状比纤维腺瘤更圆，边缘可成角或呈微小分叶状。较大的病灶往往伴有后方回声增强。

超声扫查时，应注意单纯型黏液癌与正常脂肪、脂肪瘤及纤维腺瘤的鉴别诊断。正常脂肪和脂肪瘤更易受压变形。纤维腺瘤形态更扁平，微小分叶状边缘少见。与单纯型黏液癌相比，混合型黏液癌更倾向于呈不均匀的低回声，边缘成角、毛刺，伴后方声影，因向导管内延伸而呈分枝状，可伴有厚的高回声晕。

## （四）浸润性乳头状癌

### 1. 临床和病理表现

浸润性乳头状癌（invasive papillary carcinoma）占浸润性乳腺癌的 2% 以下，多见于绝经后女性，平均发病年龄为 65~70 岁。内部的囊性成分使病灶体积变大，表现为可触及性肿块，约 1/3 的患者伴有乳头血性溢液。肿瘤生长缓慢，腋窝淋巴结转移少见，预后优于非特殊型浸润性乳腺癌。组织病理可见具有纤维血管轴心的乳头状增生，无肌上皮细胞，肿瘤细胞通常呈低或中等核级，有丝分裂少见。在肿瘤边缘可见浸润性

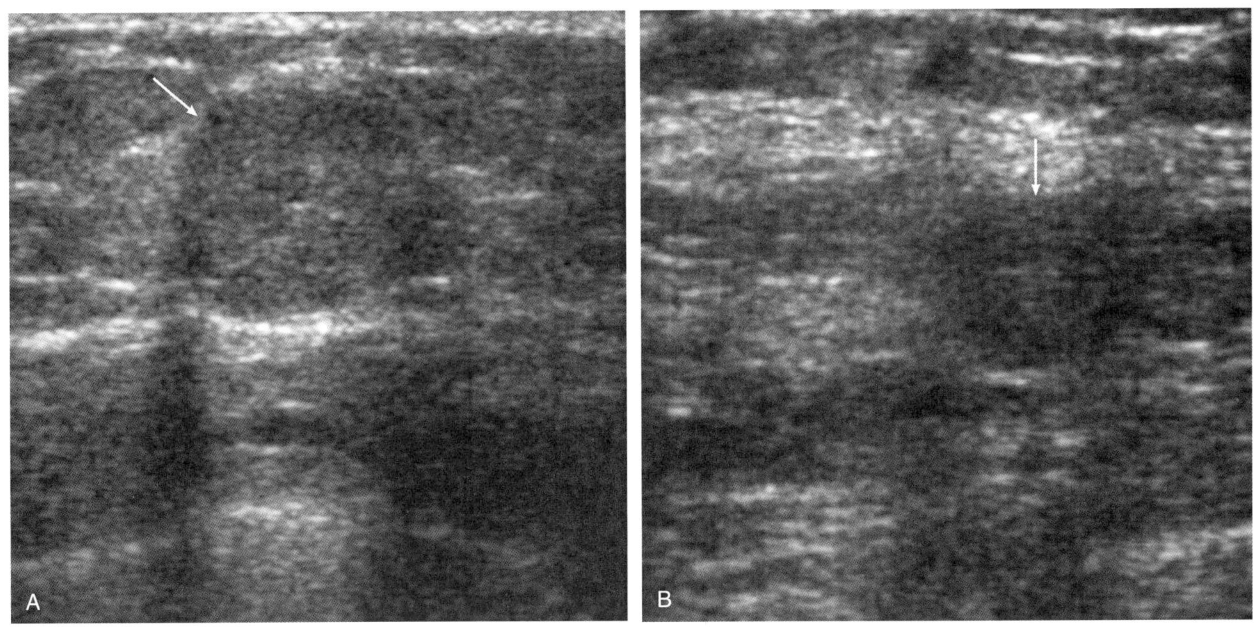


图 22-13 黏液癌。A. 34 岁的女性患者，因触及乳房肿块就诊，超声显示大小约 1.4cm 的圆形等回声肿块（箭头），边缘光整，伴后方回声增强。B. 同一患者，另一部位见一与周围脂肪难以区分的等回声肿块（箭头）。活检证实两个肿块均为单纯型黏液癌

生长，周围组织常见伴随生长的导管原位癌。多为激素受体阳性，HER2 表达少见。

**2. 影像学表现**

影响浸润性乳头状癌影像学表现的因素包括：病变是否伴有囊肿，浸润性成分与导管原位癌成分的相对比例。囊内乳头状癌在乳腺 X 线摄影上显示为肿块，一般为球形，边缘清晰，因伴有出血，密度较高。非囊内乳头状癌表现为肿块或钙化，肿块多为多发性或微小分叶状。导管原位癌成分越多，钙化的可能性就越大；肿块的浸润性生长部分表现为边缘模糊或呈毛刺状。有乳头溢液症状的乳头状癌有时仅可被乳管造影术发现。

乳头状癌的超声表现为囊内肿块、导管内肿块或实性肿块（图 22-14）。囊内乳头状癌主要为低回声，表现出后方回声增强。然而，囊内乳头状瘤、囊内乳头状导管原位癌和囊内乳头状癌很难通过超声来鉴别，必须从组织病理学上区分囊内乳头状病变。在乳头溢液的患者中，可以发现大小不一的导管内实性结节。恶性导管内结节比良性乳头状病变更长、更大、更倾向于扩大导管并侵入远端导管。如在超声图像中观察到导管内实性结节穿透高回声的导管壁，无论大小如何，均倾向于恶性。

## （五）浸润性微乳头状癌

**1. 临床和病理表现**

浸润性微乳头状癌（invasive micropapillary carcinoma）仅占浸润性乳腺癌的不足 2%，是一种罕见的乳腺癌，比非特殊型浸润性癌更容易出现淋巴 – 血管侵犯和淋巴结转移。大多数因触及乳腺或腋窝部肿块而就诊，因乳腺 X 线摄影筛查发现的不足 10%。微乳头状癌的病理学特征是立方或柱状肿瘤细胞排列成中空或桑椹样细胞团，缺乏纤维血管轴心，周围环绕间质空隙。腋窝淋巴结和淋巴管侵犯常见，70%~80% 伴有腋窝淋巴结转移。

**2. 影像学表现**

浸润性微乳头状癌的影像学表现多为不规则形肿块，可伴有微钙化，腋窝淋巴结转移常见

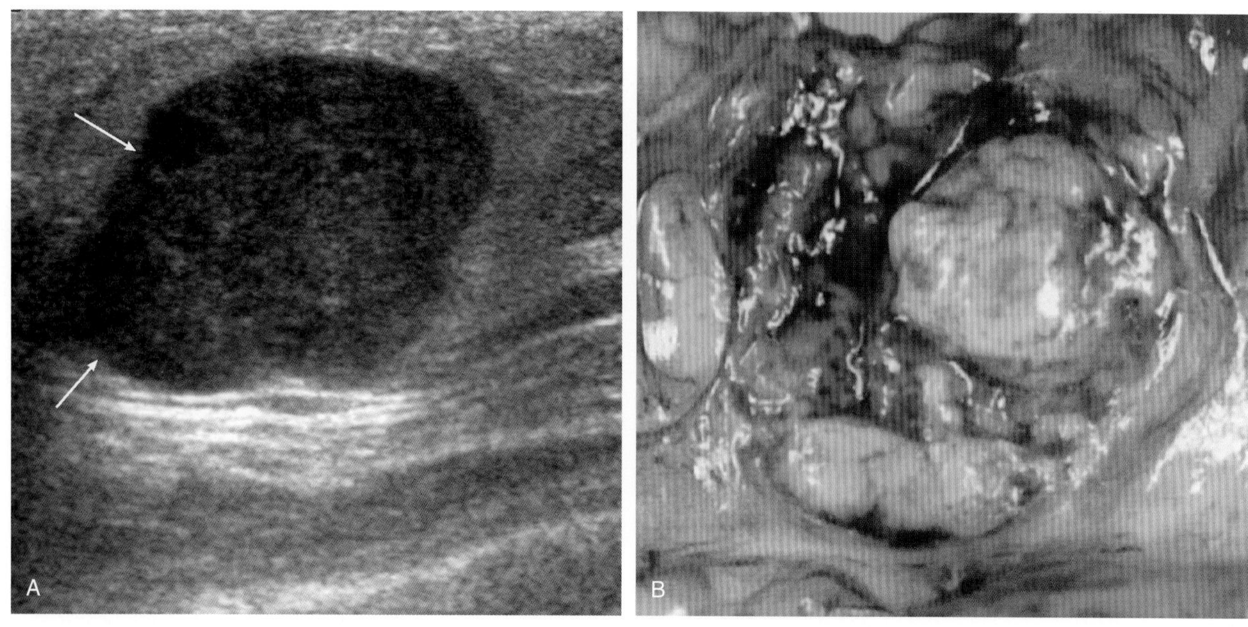

图 22-14 浸润性乳头状癌。A. 边缘光整的肿块伴后方回声增强。肿块左侧的无回声部分（箭头）提示肿瘤起源于导管。B. 大体病理，肉眼可见乳头状肿块

（图 22-15）。韩国的一项研究报道了 22 例浸润性微乳头状癌，平均大小为 2.8cm，在乳腺 X 线摄影中，68%（13/19）表现为单纯钙化或肿块伴钙化，86%（12/14）的肿块形状不规则。超声检查以不规则形肿块最常见（73%，16/22），边缘模糊（32%，7/22）或呈微小分叶状（32%，7/22），内部多呈低回声（91%，20/22），68%（15/22）显示 1 个以上腋窝淋巴结肿大。术后病理结果显示 73%（16/22）有腋窝淋巴结转移，其中一半为 pN1（1~3 个淋巴结转移），另一半为 pN2~3（4 个以上淋巴结转移）。

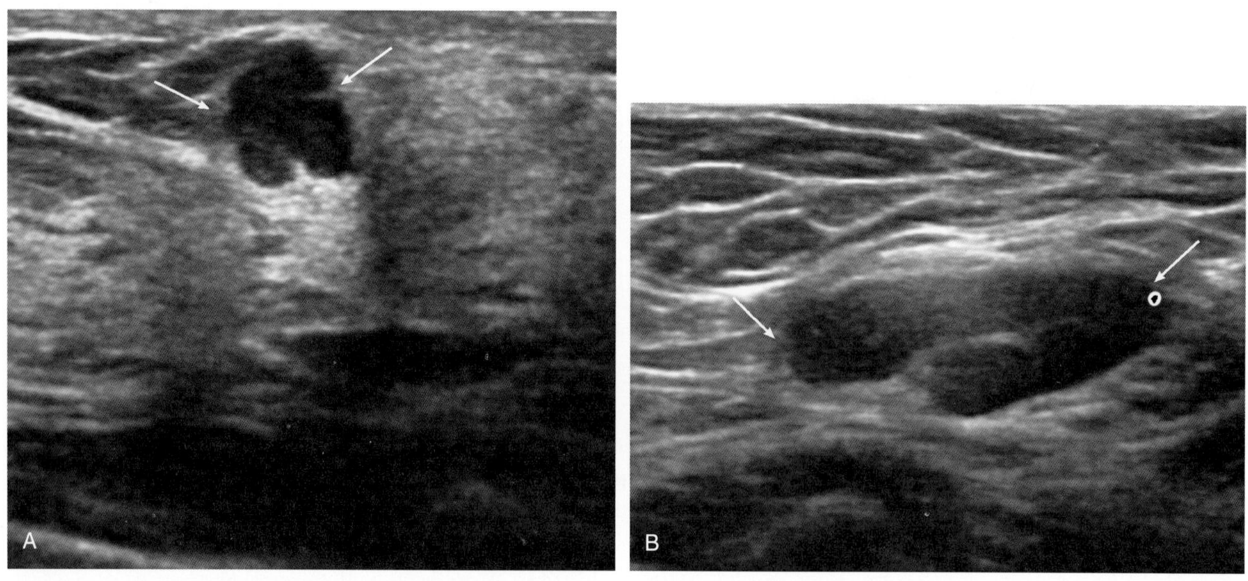

图 22-15 浸润性微乳头状癌。A. 靠近皮肤的不规则低回声肿块，边缘呈微小分叶型（箭头），伴后方回声增强。B. 腋窝淋巴结肿大（箭头），病理结果显示淋巴结转移

## （六）化生性癌

### 1. 临床和病理表现

化生性癌（metaplastic carcinoma）是一组罕见的乳腺恶性肿瘤，其特征为肿瘤性上皮向鳞状细胞和（或）间叶成分分化，是高级别浸润性癌和未分化癌（anaplastic carcinomatous）。肿瘤可以完全由化生成分构成，也可以由癌和化生成分混合构成。肿瘤生长迅速，患者多数因触及乳房肿块就诊。与其他组织类型的乳腺癌相比，远处转移更常见，5 年和 10 年生存率分别为 62% 和 53%。90% 以上为三阴性乳腺癌，与其他组织类型的三阴性乳腺癌相比，化生性乳腺癌对常规辅助化疗反应较差，临床结局差。因病理学上由上皮细胞和肌上皮细胞起源的多种细胞构成，化生性癌的病理表现根据占优势的细胞种类不同而异。鳞状细胞癌中常见囊性退行性变。p63 阳性时说明可能存在软骨性间质。

### 2. 影像学表现

化生性癌在乳腺 X 线摄影中表现为体积较大的高密度肿块，具有明确的边界，钙化少见，含有骨性肉瘤成分的化生性癌可伴有骨化（ossification）。超声检查表现为体积较大的肿块，边缘成角或呈微小分叶状，常伴有囊性变或出血性坏死，导致内部回声很不均匀（图 22-16）。多数情况下肿块后方回声增强，部分情况下会合并后方回声无改变或后方声影，呈现混合模式。根据韩国的一项多中心研究结果，16 例化生性癌的平均大小为 4.2cm，超声检查中 82%（9/11）边缘光整，55%（6/11）因囊性变或出血性坏死而呈囊实复合型回声

## （七）伴大汗腺分化的癌

### 1. 临床和病理表现

这类肿瘤以往被称为大汗腺癌（apocrine carcinoma），实际为一组显示大汗腺细胞学特征的浸润性癌，因此改称伴大汗腺分化的癌（carcinomas with apocrine differentiation），占乳腺癌的 0.4%~4%。从病理学角度来讲，伴大汗腺化生的癌与非特殊型浸润性癌具有相同的组织结构形态，但细胞学特征存在差异，伴大汗腺化生的癌细胞核仁明显，胞浆丰富、嗜酸性。大约 40% 的伴大汗腺分化的癌是三阴性乳腺癌，

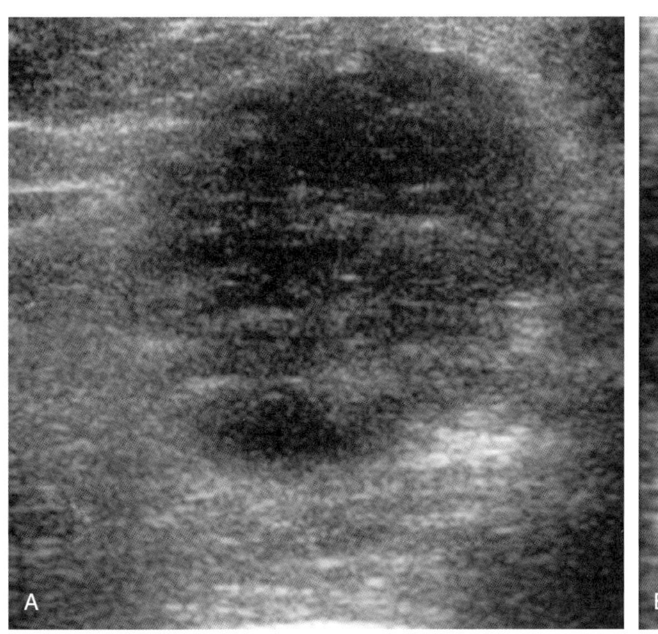


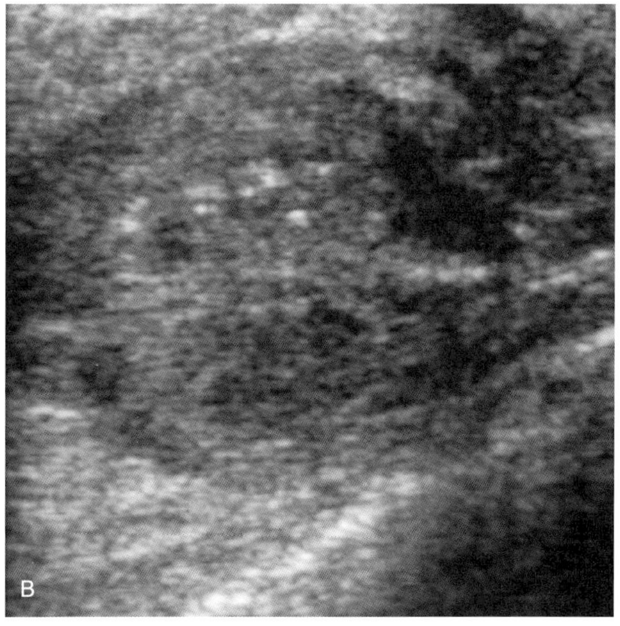


**图 22-16**　化生性癌。A. 3.4cm 的低回声肿块，边缘呈微小分叶型。全乳切除术后病理诊断为软骨分化型（cartilaginous type）化生性癌。B. 4cm 的圆形囊实复合回声肿块，内部回声不均匀。病理诊断结果为具有囊性和钙化成分的间质生成型（matrix producing type）化生性癌

雄激素受体和 GCDFP-15 通常呈阳性。2005 年，Farmer 等收集了大量伴有大汗腺分化特征的进展期乳腺癌样本，通过基因微阵列分析发现了一种以雄激素受体（AR）信号增强为特点的乳腺癌分子亚型，其基本特征是 AR 表达阳性，而 ER 和 PR 表达阴性，同时还常常伴随 *HER2* 基因的扩增，并且发现这些肿瘤大多符合组织学定义的伴大汗腺分化癌的形态学特征，所以称之为分子大汗腺乳腺癌（molecular apocrine breast cancer，MABC）。

**2. 影像学表现**

伴大汗腺分化的癌的影像学表现为形态不规则的肿块，边缘模糊或呈微小分叶状，无特异性，与非特殊型浸润性癌相似（图 22-17）。根据一项对 5 例伴大汗腺分化的癌的影像学表现的分析研究，所有伴大汗腺分化的癌均呈不规则形肿块，边缘模糊或呈微小分叶状，均被归类为 BI-RADS 4 类。

### （八）腺样囊性癌

**1. 临床和病理表现**

腺样囊性癌（adenoid cystic carcinoma）罕见，仅占乳腺癌的 1%，患者通常因触及乳头下肿块就诊，常伴有疼痛，但不伴有乳头溢液。组织病理学可见癌细胞由上皮细胞和肌上皮细胞构成，可以排列成筛状（cribriform）、管状（tubular）或实体型（solid）结构。尽管大部分腺样囊性癌的 ER、PR、HER2 均为阴性，但是一般为低度恶性，腋窝淋巴结或远处转移少见，10 年生存率为 90%~100%，预后好。

**2. 影像学表现**

腺样囊性癌的影像学表现与非特殊型浸润性癌相似，呈非特异性。根据 Mayo Clinic 对 11 例腺样囊性癌的研究结果，腺样囊性癌在乳腺 X 线摄影中表现为不对称或不规则形肿块，边缘模糊或呈微小分叶状。在乳腺超声检查中呈不规则形的低回声肿块，边缘呈微小分叶状（图 22-18），多普勒超声显示肿块边缘有少量血流分布。

## 三、炎性乳腺癌

### （一）临床表现和病理学

炎性乳腺癌（inflammatory carcinoma）表现为乳腺迅速增大，被覆皮肤红、肿或呈“橘皮样”（peau d’orange）改变，乳腺弥漫性变硬，累及 1/3 以上的乳腺，通常不可扪及肿块。炎性乳腺癌可由原发性乳腺癌、转移癌或淋巴瘤引起，通常与非特殊型高级别浸润性乳腺癌相关。80% 的炎性乳腺癌可以发现真皮内淋巴管癌栓（dermal lymphatic emboli）。美国癌症联合委员会（AJCC）分期为 T4d，早期远处转移常见，因此需要进行

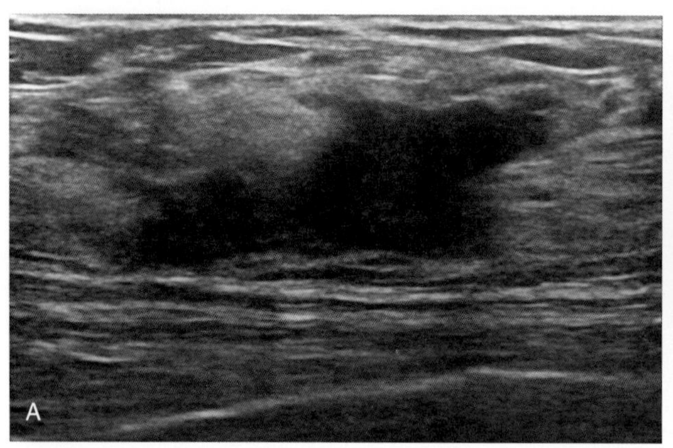


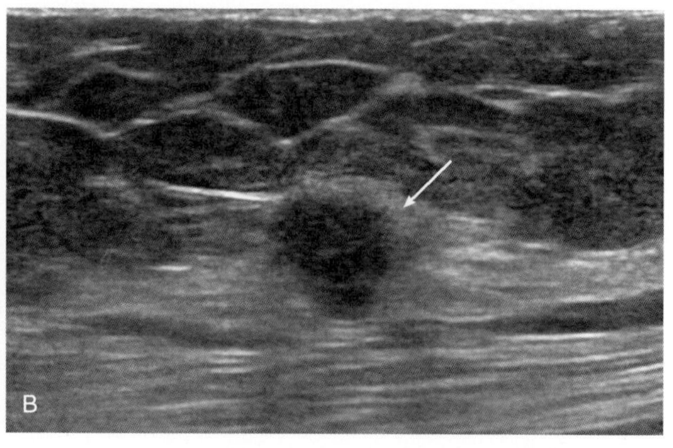


图 22-17　伴大汗腺分化的癌。A. 50 岁的女性患者，因触及乳房肿块就诊，超声检查显示形状不规则的低回声肿块，边缘不光整。B. 女性，56 岁，乳腺超声筛查发现的低回声肿块，边缘呈微小分叶型，不平行于皮肤生长（箭头）

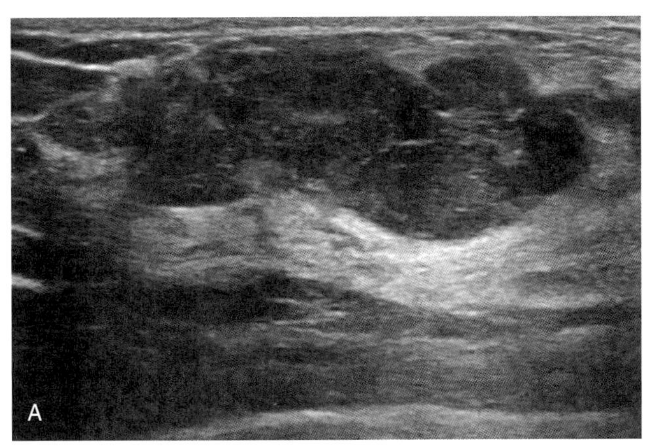


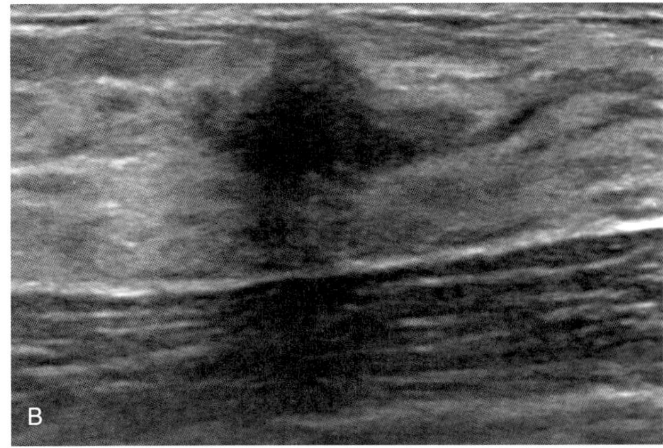


图 22-18　腺样囊性癌。A. 49 岁的女性患者，因触及乳房肿块就诊，超声显示为形状不规则的低回声肿块。B. 50 岁的女性患者，乳腺超声筛查发现的不规则低回声肿块，边缘成角和微小分叶，伴后方声影

骨扫描、胸部 CT 和 PET 等全身检查以明确有无远处转移。与非炎性乳腺癌相比，炎性乳腺癌 HER2 阳性和激素受体阴性更为普遍，预后不良，故需要联合治疗，如术前化疗、手术、放疗或内分泌治疗。即使术前化疗有效，手术时仍建议采取全乳切除术，原因是保乳术不仅美容效果不佳，且局部复发率高。手术及辅助化疗后，建议追加胸壁及同侧淋巴结放疗。采用联合治疗的患者 5 年生存率为 50% 左右，而未采用联合疗法的患者 5 年生存率不到 5%。

### （二）影像学表现

大多数患者的乳腺 X 线摄影显示整个乳房密度增加，Cooper 韧带和皮肤增厚，伴或不伴钙化的肿块。小于 20% 的患者的乳腺 X 线摄影可以显示腋窝淋巴结肿大。需要注意的是，乳腺炎、乳腺创伤、离乳期的哺乳期女性的乳腺 X 线摄影图像也可以表现为腺体密度增加和皮肤增厚，因此需要鉴别诊断。

超声检查显示皮肤增厚，皮肤与皮下脂肪的界限模糊，皮下脂肪回声增强。Cooper 韧带变宽，低回声病灶边缘模糊，乳腺实质内部结构不清（图 22-19）。彩色多普勒超声检查显示肿块及周围组织血供明显增多，与对侧乳房对比观察，可更清晰地显示这种变化。水肿使乳房变厚并导致声衰减，因此根据情况需要可以使用低频探头以清晰显示肿瘤。由于肿瘤本身属于高级别，肿瘤细胞密集且几乎没有促纤维结缔组织增生反应，肿瘤内部透声性较好，但由于乳房增大、组织水肿造成声衰减，因此声束一般很难穿透胸壁。体积大的肿瘤内部可有囊性成分，这种情况下很难与乳腺炎相关的脓肿相鉴别。超声检查比乳腺 X 线摄影更容易确认异常的腋窝淋巴结。即使是乳腺炎和脓肿患者，也会出现腋窝淋巴结肿大，因此如果乳腺内病变不明显，腋窝肿大淋巴结的组织病理学检查有助于明确诊断。为了确认病变的范围和评估治疗反应，需要进行 MRI 或 PET 检查。

## 四、其他乳腺恶性肿瘤

乳腺的恶性间叶组织肿瘤包括来源于乳腺间质的多种肉瘤（sarcoma）。叶状肿瘤属于纤维上皮性肿瘤，根据组织学特点分为良性、交界性和恶性。乳腺恶性淋巴瘤和转移癌常继发于有临床病史的患者，乳房有可触及性肿块，特点是生长速度快。原发性乳腺淋巴瘤（primary lymphoma of the breast）罕见。

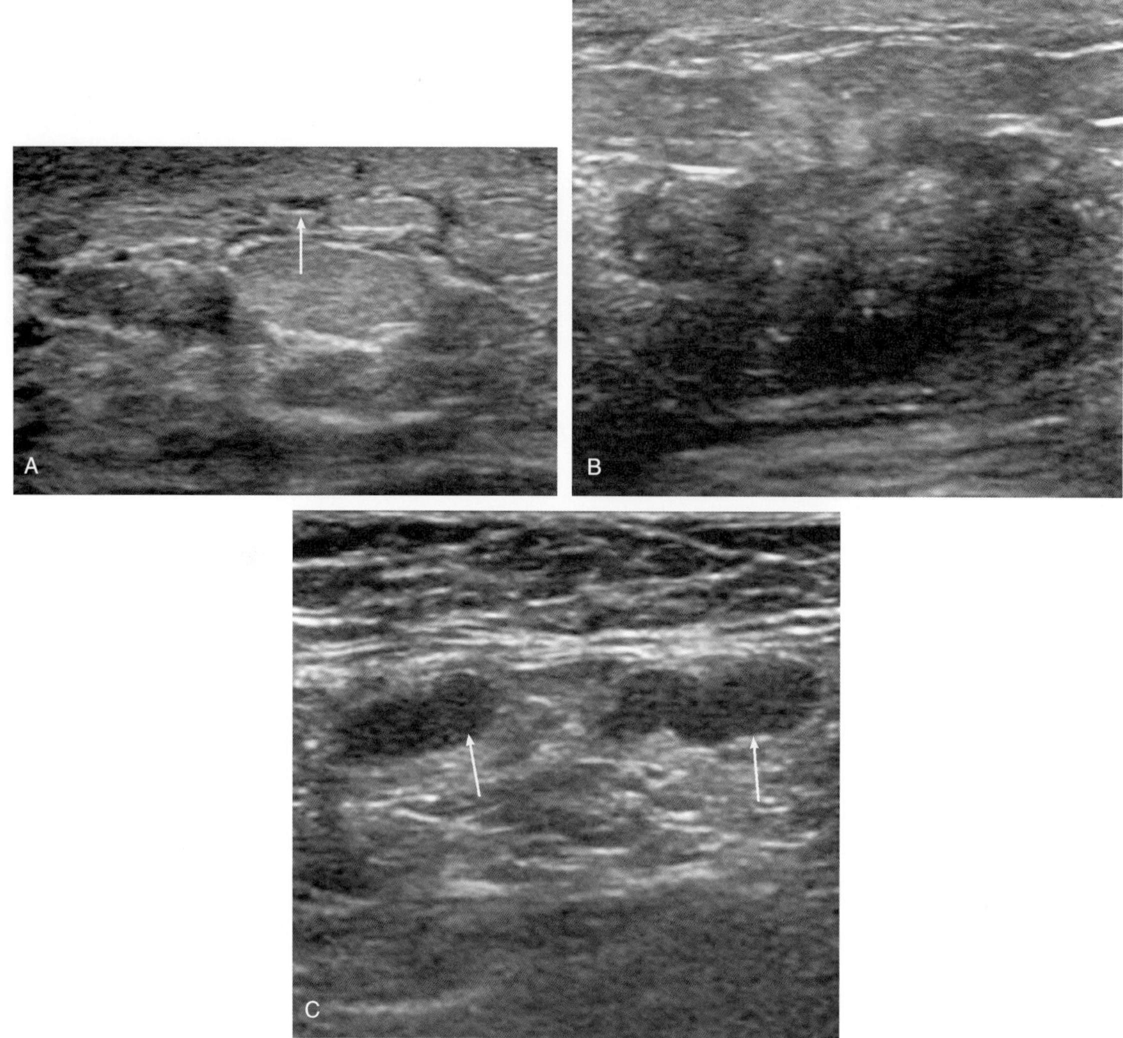

图 22-19 炎性乳腺癌。A. 皮肤和皮下组织增厚、回声增强，扩张的淋巴管（箭头）。B. 腺体中央可见低回声肿块，边缘模糊，伴微钙化。C. 同侧腋窝淋巴结肿大（箭头）。患者行全乳切除术，包括导管原位癌在内的肿瘤病灶大小为 6.4cm，淋巴管内见癌栓，腋窝淋巴结转移

## （一）肉 瘤

### 1. 临床和病理表现

乳腺的肉瘤罕见，占乳腺恶性肿瘤的 1% 以下，患者常因触及肿块乳房且肿块生长迅速就诊。乳腺肉瘤的类型包括血管肉瘤（angiosarcoma）、脂肪肉瘤（liposarcoma）、平滑肌肉瘤（leiomyosarcoma）、横纹肌肉瘤（rhabdomyosarcoma）、软骨肉瘤（chondrosarcoma）、骨肉瘤（osteosarcoma）等。血管肉瘤虽然罕见，却是乳腺第二常见的恶性间质性肿瘤，仅次于高级别恶性叶状肿瘤。血管肉瘤累及皮肤时，皮肤可以出现黑红色。放疗诱发的肉瘤发生于放疗后 5~7 年，5 年风险为 0.1%，15 年风险为 0.5%。手术一般选择扩大切除或全切术，腋窝淋巴结转移少见，一般不行前哨淋巴结活检。肺、骨、肝等血行转移多见，较大的高级别肉瘤应行术后放疗。

### 2. 影像学表现

大部分肉瘤在超声检查中显示出恶性特征，其特异性不足以与非特殊型浸润性乳腺癌相区分。与非特殊型浸润性乳腺癌一样，肉瘤的超声表现为边缘模糊或呈毛刺状的肿块。大部分肿块

后方回声无改变或后方回声增强，多普勒检查显示血供丰富、分布不均匀（图 22-20、22-21）。

## （二）恶性叶状肿瘤

### 1. 临床和病理表现

叶状肿瘤（phyllodes tumour）多是生长迅速且质硬的肿块，常见于 45~49 岁的中年女性。病理学上可分为良性、交界性和恶性。判定良性的标准包括：核分裂象罕见，常 <5/10HPF，且边界清楚，无严重的异型细胞。判定恶性的标准包括：浸润性边界，严重的异型性间质细胞，核分裂象≥ 10/10HPF，间质细胞过度增生，以致低倍镜视野下仅见间质而未见上皮细胞。如果核分裂象在 5~10/10HPF，则可诊断为交界性。在组

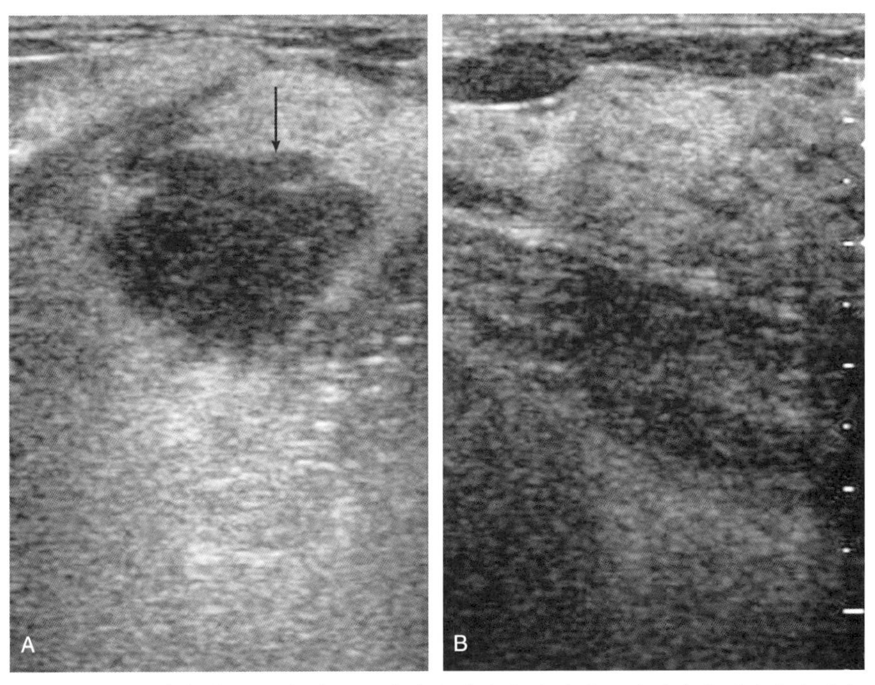


图 22-20　血管肉瘤。A. 超声显示为占据整个乳腺的高回声肿块和因出血和退行性改变而形成的低回声区（箭头）。B. 对侧正常乳腺超声图像

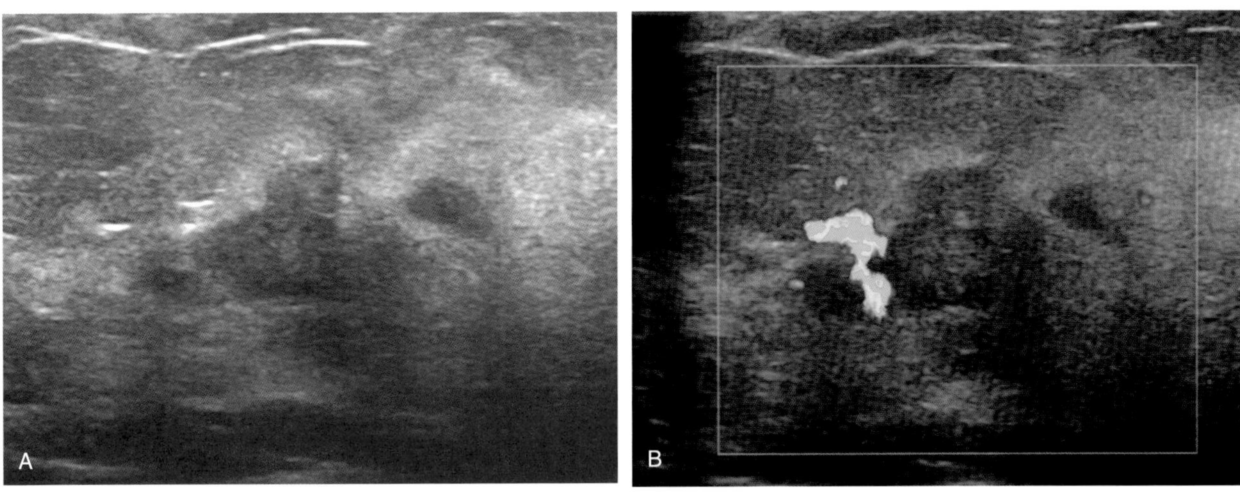


图 22-21　血管肉瘤。A. 患者女性，因触及乳房肿块和发现皮肤红斑就诊，超声显示不规则形肿块，回声不均匀，皮肤变厚。B. 多普勒超声检查显示血供丰富

织学上，坏死是次要发现，提示恶性。由于14G活检针取材有限，因此难以与管内型纤维腺瘤和化生性癌相鉴别。恶性叶状肿瘤在手术后经常出现局部复发，因此需要广泛切除，切缘应大于1cm。术前肿瘤越大，局部复发的概率越高。与其他肉瘤一样，腋窝淋巴结转移少见，因此不需要行腋窝淋巴结清扫，但可见肺、肝或其他远处器官的血行转移。

2. 影像学表现

恶性叶状肿瘤在乳腺X线摄影中呈圆形、椭圆形或分叶型的高密度肿块，钙化少见。超声检查显示叶状肿瘤为圆形、椭圆形或分叶型的低回声肿块，边缘部分光整、部分不光整。常见后方回声增强，多普勒超声检查显示肿瘤内部血供丰富。据报道，恶性叶状肿瘤中因出血或坏死引起的囊性变范围较大（图22-22）。叶状肿瘤需要与纤维腺瘤、非特殊型浸润性乳腺癌和肉瘤相鉴别。

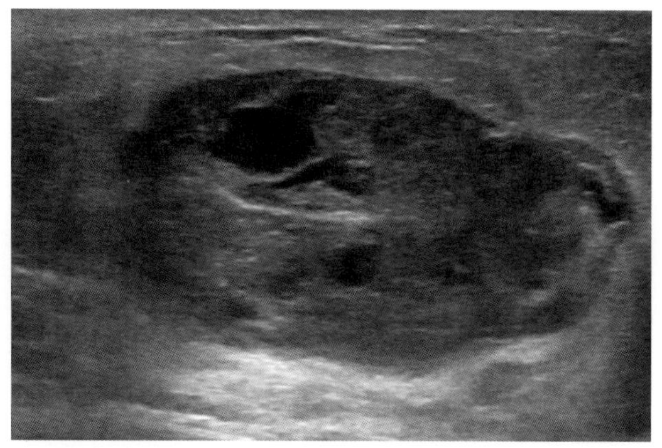

图22-22　恶性叶状肿瘤。迅速增大的可触及性肿块，超声检查显示边缘较光整的低回声肿块，内有大量囊性成分，后方回声增强

## （三）淋巴瘤

1. 临床和病理表现

乳腺淋巴瘤的发病率极低，可分为乳腺原发性或继发于其他部位的淋巴瘤。患者通常表现为无痛性肿块，可为多结节性，约10%的患者双侧发病。弥漫性大B细胞淋巴瘤（diffuse large B-cell lymphoma）是乳腺最常见的淋巴瘤，其次是伯基特淋巴瘤（Burkitt's lymphoma）、T细胞淋巴瘤（T-cell lymphoma）、黏膜相关淋巴样组织淋巴瘤和滤泡性淋巴瘤（follicular lymphoma）等。肿瘤常生长迅速，治疗和预后由组织学分型决定。

2. 影像学表现

乳腺淋巴瘤的X线摄影表现呈非特异性，但大多呈球形或椭圆形的肿块，边缘清晰、不伴钙化。可以伴有腋窝淋巴结肿大。恶性淋巴瘤在超声中表现为肿瘤细胞密集、促纤维结缔组织增生反应少的病变特征。大部分肿块虽然边缘光整，被薄的包膜包围，但随着体积增大，肿瘤周围组织出现炎性反应性水肿和淋巴水肿，可见厚的高回声晕。肿瘤内部通常呈典型的低回声，伴后方回声增强（图22-23）。

全身性或继发性（secondary）淋巴瘤通常累及双侧腋窝淋巴结，而乳腺原发性淋巴瘤可以看到乳腺内淋巴结和同侧腋窝淋巴结异常增大。乳腺淋巴瘤的超声表现为非特异性的，肿瘤内部细胞密集，促纤维结缔组织增生反应少，与其他类型的肿瘤，如髓样癌、高级别浸润性癌、化生性癌及叶状肿瘤等类似，多普勒检查显示血供丰富。治疗有效时肿块可迅速消退，影像学复查原病灶消失。

## （四）转移癌

1. 临床和病理表现

乳腺转移癌占乳腺恶性肿瘤的2%左右，以来自对侧乳腺癌的转移最常见，其次为多发性淋巴瘤和黑色素瘤，以及卵巢癌、肺癌、胃癌等。在儿童和青年中，横纹肌肉瘤最常见。75%~85%的乳腺转移癌表现为乳腺单一肿块，15%~25%表现为多发性或双侧性肿块。通过了解患者的临床病史和进行其他部位的影像学检查对转移癌的确诊非常重要。治疗方法多为全身治疗或姑息治疗，应避免不必要的非诊断性手术，活检

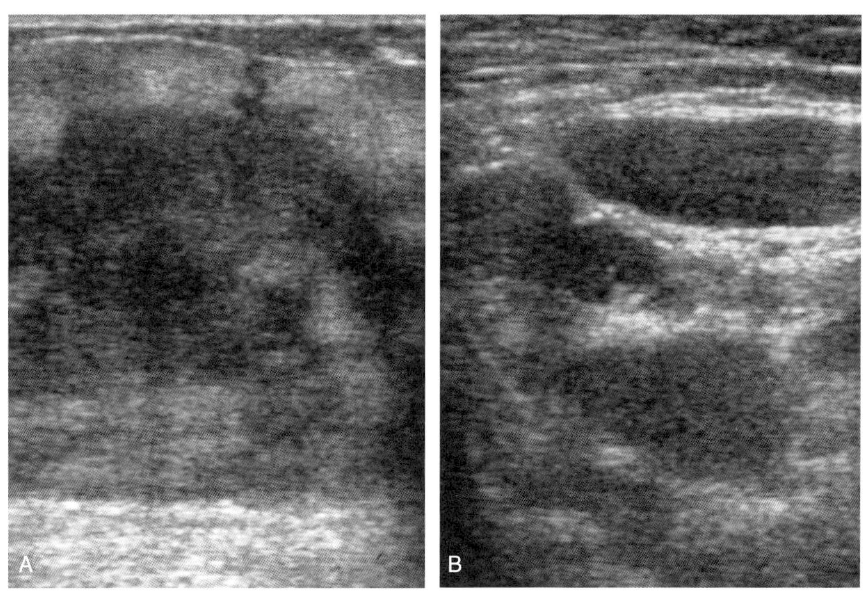

图 22-23　恶性淋巴瘤。A. 超声显示乳腺内以低回声为主的肿块，体积大，内部回声不均匀，后方回声增强。B. 同侧腋窝见多个肿大淋巴结

组织标本的免疫组化检查对确定肿瘤的来源有帮助。

### 2. 影像学表现

乳腺 X 线摄影表现为非特异性，呈多发性肿块，特别是双侧性肿块时，转移癌的可能性大。转移癌的超声图像特征与高级别非特殊型浸润性乳腺癌、伴有髓样特征的浸润性癌（NST）、黏液癌、乳头状癌相似，因富含肿瘤细胞，缺乏促纤维结缔组织增生反应，表现为边缘光整的低回声肿块（图 22-24）。肿块大多呈低或极低回声，伴后方回声增强，形状呈球形或椭圆形，通常边缘光整，但也表现为局部边缘成角。如果诱发周围组织强烈的炎症反应和淋巴管阻塞，可引起肿瘤周围组织的炎性水肿或淋巴水肿，超声图像表

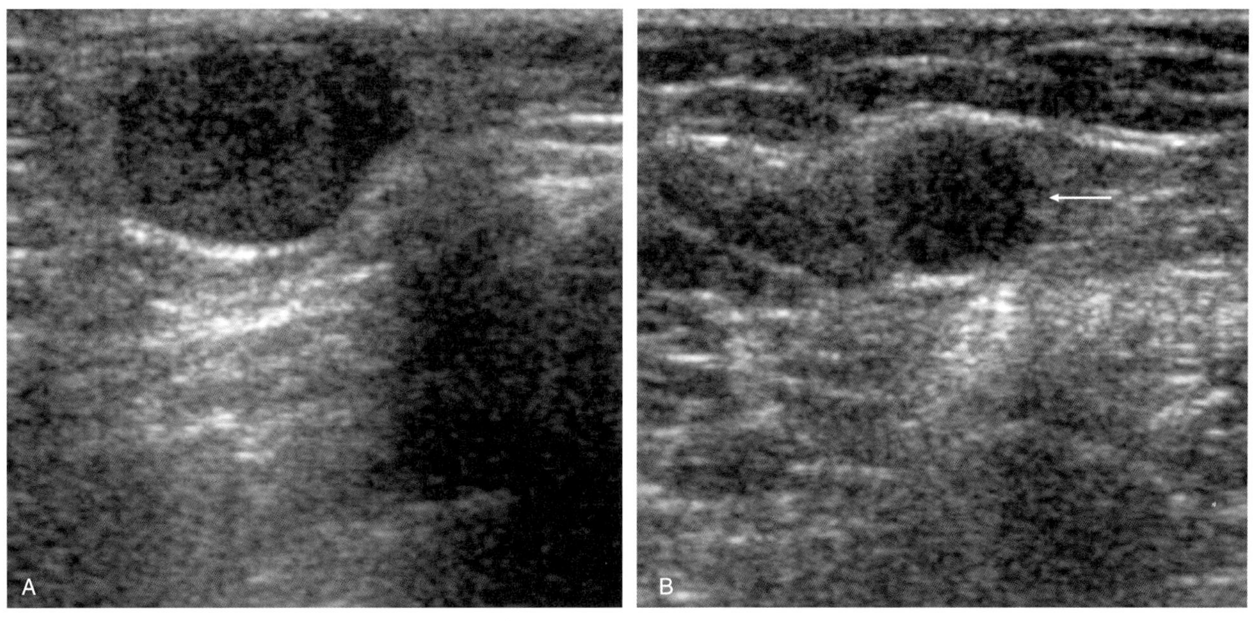

图 22-24　转移癌。A. 边缘光整的椭圆形低回声肿块。病变位于脂肪层，伴后方回声增强。B. 乳房内其他部位也可以见到类似的低回声小结节（箭头）。病理诊断结果为肺癌乳腺转移

现为肿块周围伴有高回声晕。

韩国的一项多中心研究对 18 例乳腺转移癌进行了分析，其组织来源包括：黑色素瘤（4 例）、胃癌（5 例）、肺癌（3 例）、横纹肌肉瘤（2 例）、对侧乳腺癌（2 例）、神经母细胞瘤（1 例）、宫颈癌（1 例）。与其他国家的报道不同，其中 15 例是多发性或弥漫性病变，仅 3 例是单发病灶。在 5 例来源于胃癌的转移癌中，3 例弥漫性浸润，呈炎性乳腺癌。在乳腺 X 线摄影中，69%（11/16）为无微小钙化的球形肿块；在超声检查中，93%（14/15）为低回声，53%（8/15）边缘不光整，47%（7/15）边缘光整，73%（11/15）位于脂肪和腺体的交界部位。多普勒检查示肿块周围和中心部位血供均增加，这有助于与纤维腺瘤相鉴别。

## 知识要点

- 影响非特殊型浸润性乳腺癌超声影像特征的因素包括：肿瘤的细胞密度，细胞外间质构成和对浸润性病变的免疫反应，炎细胞浸润程度，含水量，组织学分级，肿瘤的位置，是否发生坏死或出血，是否存在瘢痕，是否伴有导管原位癌成分及其范围，是否为多灶性或多中心性，有无皮肤和淋巴管侵犯等。通常这些因素综合作用形成乳腺癌的超声影像学表现。
- 在超声图像中，表现为边缘毛刺或后方声影的浸润性癌通常在组织学上属于低级别，而表现出边缘光整和后方回声增强的浸润性癌大多为高级别。伴有髓样特征的浸润性癌、黏液癌、乳头状癌等通常也表现为边缘光整的低回声肿块，容易误诊为纤维腺瘤，多普勒超声有助于鉴别诊断。
- ILC 在乳腺 X 线摄影中钙化少见，仅在单个投照体位中能观察到非对称，或仅观察到结构扭曲，与其他类型的乳腺癌相比，假阴性率高。超声检查显示为边缘毛刺或模糊的低回声肿块，常伴有后方声影。弥漫性浸润比较常见，与病理结果相比，肿瘤大小在影像学检查中容易被低估。多发性和双侧性病灶相对较多见，易转移至脑膜、腹膜、后腹膜、胃肠道和卵巢。
- 60%~70% 的小管癌为不可触及性肿块，乳腺 X 线摄影中表现为被脂肪包围的边缘模糊或呈毛刺状的肿块。超声也常显示毛刺状边缘、伴有厚的高回声晕和后方声影等典型的乳腺癌特征。
- 伴有髓样特征的浸润性癌的超声特征表现为肿块边缘光整，后方回声增强。
- 黏液癌的超声图像表现为与脂肪回声相等，不易被发现。因为肿块边缘光整，应与纤维腺瘤进行鉴别诊断。黏液癌通常形态更圆，部分边缘呈微小分叶或成角，可与纤维腺瘤相鉴别。
- 影响浸润性乳头状癌影像学表现的因素包括：病变是否伴有囊肿，浸润性成分与导管原位癌成分的相对比例。乳头状癌在乳腺 X 线摄影中通常表现为边缘清晰的球形高密度肿块，在超声检查中表现为囊内肿块、导管内肿块或实性肿块。
- 炎性乳腺癌因癌细胞堵塞淋巴管，几周内快速发展，皮肤出现特征性的“橘皮样”改变。超声检查常显示为皮肤增厚和腋窝淋巴结肿大，可通过活检明确诊断。
- 恶性淋巴瘤和转移癌的超声表现为极低回声肿块，边缘光整，后方回声增强，其特点是生长速度较快。多普勒超声检查显示血供丰富，有助于与纤维腺瘤相鉴别。

## 参考资料

[1] Bae MS, et al. Preoperative MR Imaging in Women with Breast Cancer Detected at Screening US. Radiology, 2017.

[2] Berg WA, Yang WT. Diagnostic Imaging: Breast. 2 edition. AMIRSYS Elsevier, 2013.

[3] Cha JH, et al. Ultrasound assessment of invasive breast cancer: correlation with histologic grade. J Korean Radiol Soc, 2005.
[4] Johnson K, Sarma D, Hwang ES. Lobular breast cancer series: imaging. Breast Cancer Res, 2015.
[5] Kim DS, et al. Imaging and the clinical-pathologic features of invasive micropapillary carcinoma of the breast. J Korean Radiol Soc, 2007.
[6] Lee SH, et al. Metastatic tumors to the breast: mammographic and ultrasonographic findings. J Ultrasound Med, 2000.
[7] Lopez JK, Bassett LW. Invasive lobular carcinoma of the breast: spectrum of mammographic, US, and MR imaging findings. Radiographics, 2009.
[8] Park JM, et al. Metaplastic carcinoma of the breast: mam-mographic and sonographic findings. J Clin Ultrasound, 2000.
[9] Sunil R, et al. WHO Classification of Tumours of the Breast. 4th, 2012.

# 第 23 章　乳腺癌的分子亚型

乳腺癌是一种异质性疾病，根据分子亚型（molecular subtype）不同，可能呈现出不同的影像学表现和病理学特征，患者的预后和治疗反应也不尽相同。通过免疫组织化学检查，根据雌激素受体（estrogen receptor, ER）、孕激素受体（progesterone receptor, PR）和人类表皮生长因子受体 2（human epidermal growth factor receptor 2，HER2）的表达情况，将浸润性乳腺癌分为 Luminal 型、HER2 过表达型（HER2-enriched）、基底样型（basal-like subtype）或三阴性（triple-negative）乳腺癌，根据不同的分子亚型采用不同的治疗方案。近年来，越来越多的研究发现，乳腺 X 线、超声、MRI、PET 等影像学表现与不同分子亚型乳腺癌的诊断、患者的预后和治疗疗效相关，因此我们需要了解乳腺癌的分子亚型及各亚型的影像学特征。

本章将介绍乳腺癌的分子亚型及其重要性，以及各分子亚型乳腺癌的临床特征和影像学表现。

## 一、分子亚型及其重要性

### （一）分　类

#### 1. 分子亚型的分类方法

（1）基因表达谱检测

乳腺癌的分子亚型是根据分子生物学信息进行分类的。2000 年，Perou 和 Sorlie 等通过使用 DNA 微阵列芯片，根据基因表达谱将浸润性癌分为 5 种亚型，即 Luminal A 型、Luminal B 型、HER2 过表达型、基底样型和正常乳腺型（normal breast-like）。基因表达谱分析是在新鲜冰冻组织中提取 RNA，进行特殊染色，制成荧光标记的 cDNA 后做进一步的检测，很难在临床工作中普及和应用。近年来开发出的基因芯片检测方法可以采用福尔马林固定石蜡包埋组织，提供基因亚型的确定数据和预测复发风险，但仍需要专用的检测分析仪器，且价格昂贵。

（2）免疫组织化学检测

在临床工作中，通过对福尔马林固定石蜡包埋组织进行免疫组织化学染色（immunohistochemistry），检测乳腺癌的生物学标记物（biomarker）——ER、PR、HER2 的表达情况，以及 Ki-67 增殖指数的结果，分为 Luminal A 型、Luminal B 型、HER2 过表达型和三阴性（triple-negative）乳腺癌，称为固有亚型（intrinsic subtype；表 23-1）。从免疫组织化学中判定 ER、PR、HER2、Ki-67 增殖指数等分子标志物的表达时，每个病理科医生或检测机构都可能存在偏差，因此质控管理很重要（图 23-1）。

#### 2. 分子亚型特征

（1）Luminal 型

Luminal 型乳腺癌的肿瘤细胞具有与导管内皮细胞相似的特征，并表达与 ER 有关的基因。Luminal 型乳腺癌是 ER 或 PR 阳性肿瘤，可以进一步细分为 Luminal A 型和 Luminal B 型，Luminal A 型没有 HER2 表达，具有低的 Ki-67 增殖指数，而 Luminal B 型有 HER2 表达和高的 Ki-67 增殖指数。在免疫组织化学检测中没有 HER2 表达，但 ER 和 PR 低表达，且 Ki-67 增殖指数高或伴有淋巴结转移的高级别肿瘤属于 Luminal B 型高危人群。

（2）HER2 过表达型

HER2 过表达型乳腺癌的 HER2 或 HER2 相关基因 *GRB7*（生长因子结合蛋白 7）的表达频率较高，与 ER 有关的基因表达低。*HER2* 基因或 *ErbB2* 位于染色体（chromosome）17q12，是影响癌症发生的原癌基因（proto-oncogene）。HER2 过表达型还可观察到 *TP53* 或 *PIK3CA* 等基因突变。HER2 过表达型仅包括 ER、PR 均为阴性的 HER2 为阳性乳腺癌，其余 HER2 阳性乳腺癌属于 Luminal B 型。

（3）基底样型或三阴性

基底样型乳腺癌（basal-like breast cancer，BLBC）是一种具有高侵袭性的乳腺癌分子亚型，通过基因表达谱分析其高表达乳腺基底细胞角蛋白（basal cytokeratin）而得名。与通常定义的三阴性乳腺癌（ER、PR、HER2 均为阴性）不是同义词，但有一部分交集，约 70% 的三阴性乳腺癌可表达基底细胞角蛋白，属于基底样型。组织学形态上基底样型乳腺癌通常呈膨胀性生长，细胞呈高级别，可见凋亡及坏死，间质内淋巴细胞浸润明显，免疫组化染色方面，基底样乳腺癌表达基底细胞角蛋白，如 CK5/6、CK14 和 CK17，也表达表皮生长因子受体（EGFR），

**表 23-1　乳腺癌的分子亚型分类与临床特征**

| 特征 | | Luminal A 型 | Luminal B 型 | | HER2 过表达型 | 基底样型 / 三阴性 |
|---|---|---|---|---|---|---|
| 免疫组织化学定义 | | ER/PR+<br>HER2−<br>Ki-67<14% | ER/PR+<br>HER2−<br>Ki-67 ≥ 14% | ER/PR+<br>HER2+<br>（Luminal HER2+） | ER/PR−<br>HER2+ | ER/PR/HER2− |
| 乳腺癌占比 | | 55% | 15% | | 15%~20% | 10%~15% |
| 组织学等级 | | 低级别 | 中、高级别 | | 中、高级别 | 高级别<br>（低级别罕见） |
| 乳腺基底细胞角蛋白或 EGFR 表达 | | 阴性或低 | 低 | | 常见 | 常见 |
| 基因突变 | | *ESR1* | *PIK3CA* | | *TP53, PIK3CA* | *TP53, BRCA* |
| 复发的平均时间 | | 10 年 | 5~10 年 | | 5~7 年 | 5 年内 |
| 预后 | | 较好 | 较 Luminal A 型差 | | 不良（HER2 靶向治疗可提高） | 不良 |
| 治疗 | | 内分泌治疗有效，化疗作用小 | 激素治疗和化疗可能有效 | 补充 HER2 靶向治疗 | 化疗和 HER2 靶向治疗有效 | 化疗效果有限，铂类（Plat-inum）抗癌药或 *BRCA* 相关性乳腺癌 PARP 抑制剂有效 |
| 远处转移 | 骨 | 70% | 79% | | 60% | 40% |
| | 肝或肺 | 25% | 30% | | 45% | 35% |
| | 脑 | <10% | 10%~15% | | 30% | 25% |

EGFR：表皮生长因子受体

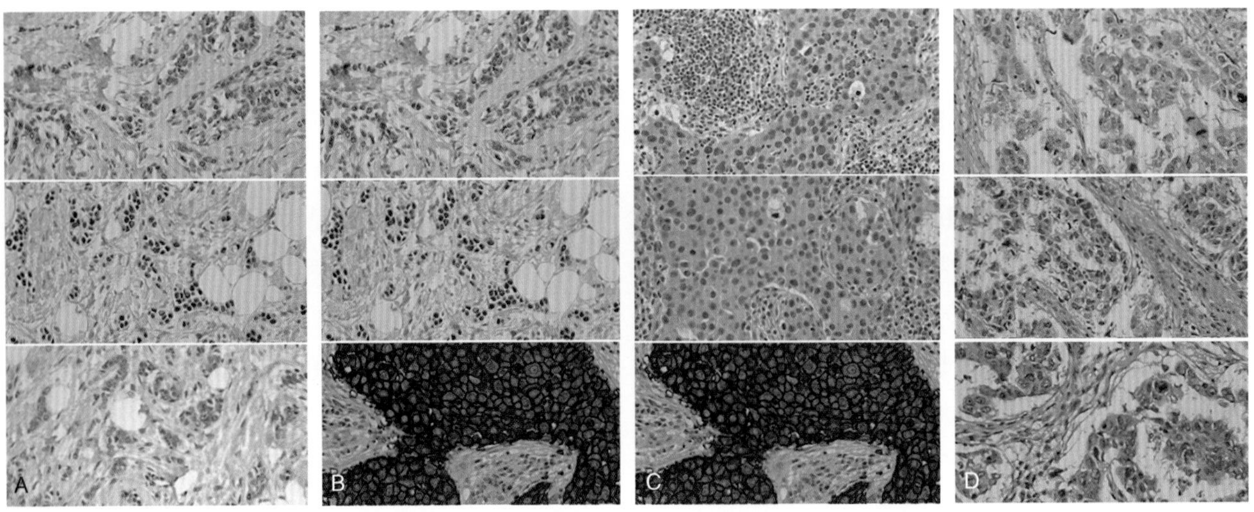

图 23-1 根据免疫组织化学染色的乳腺癌分子亚型分类。A. Luminal A 型乳腺癌（ER+/PR+/HER2-）。B. Luminal B 型乳腺癌 （ER+/PR+/HER2+）。C. HER2 过表达型乳腺癌 （ER-/PR-/ HER2+）。D. 三阴性乳腺癌（ER-/PR-/ HER2-）

其中 CK5/6、EGFR 是较为特异的标记物，此外 P-cadherin、CD117、ab-Crystallin 等也可表达，该肿瘤常表现为 *P*53 突变及高增殖指数。基底样型乳腺癌还高度表达乳腺癌的干细胞标记物，如 CD44+/CD24-（76%）和 ALDH1（40%）。

## （二）分子亚型的重要性

### 1. 诊 断

乳腺癌的影像学表现根据分子亚型而异（表 23-2）。Luminal A 型通常通过乳腺 X 线摄影和超声筛查发现，而 HER2 过表达型和三阴性乳腺癌则通常表现为可触及性肿块或间期癌。三阴性乳腺癌的生长速度快，因此最好尽量缩短从穿刺活检到手术的时间。手术时，三阴性乳腺癌的淋巴结转移少见，Luminal B 型和 HER2 过表达型乳腺癌的淋巴结转移比例高。HER2 过表达型乳腺癌在首诊时就发生远处转移（即Ⅳ期乳腺癌）的概率最高。超声检查和 MRI 测量的肿瘤大小与病理检查中肿瘤大小之间的差异在 Luminal 型中最大，在三阴性和 HER2 过表达型乳腺癌中较小。抗癌治疗后残留肿瘤大小的测量准确性也因分子亚型不同而异，三阴性和 HER2 过表达型乳腺癌比 Luminal 型更准确。

### 2. 治 疗

如果术后肿瘤被确诊为 ER 阳性，无论手术方法如何，均应实行辅助内分泌治疗（表 23-1）。乳腺癌的分子亚型、淋巴结转移情况和肿瘤大小共同决定了患者是否进行化疗。Luminal B 型如有淋巴结转移，应给予激素治疗和化疗；大于 1cm 的 HER2 过表达型或三阴性乳腺癌无论有无淋巴结转移，均应进行化疗。对于大于 1cm 的 HER2 过表达型乳腺癌，给予 1 年的曲妥珠单抗［商品名赫赛汀（herceptin）］治疗（图 23-2）。

### 3. 复发监测

根据分子亚型不同，肿瘤复发时间和转移情况也不同。Luminal A 型在术后 10 年复发相对较常见，而 HER2 过表达型和三阴性乳腺癌多在 5 年内复发（图 23-3）。HER2 过表达型乳腺癌的乳腺内复发或腋窝淋巴结复发多于其他分型，因此有必要对此进行监测。Luminal 型乳腺癌的骨转移最多见，HER2 过表达型乳腺癌的肝、肺、脑转移比其他亚型多见。

表 23-2　各分子亚型乳腺癌的影像学特征

| 影像所见 | | Luminal A 型 | Luminal B 型 | HER2 过表达型 | 基底样型 / 三阴性 |
|---|---|---|---|---|---|
| 乳腺 X 线摄影 | 不显示 | + | ++ | ++ | +++ |
| | 边缘清晰的肿块 | – | + | ++ | +++ |
| | 边缘毛刺的肿块 | +++ | ++ | + | + |
| | 伴钙化 | + | ++ | +++ | – |
| 超声 | 低回声 | – | + | +++ | ++ |
| | 多发性病灶 | – | + | +++ | + |
| | 导管改变 | + | ++ | +++ | – |
| | 中心坏死 | – | + | ++ | +++ |
| | 后方回声增强 | – | + | ++ | +++ |
| | 后方声影 | ++ | + | – | – |
| | 多普勒血供 | + | ++ | +++ | +++ |
| | 弹性成像硬度 | + | ++ | +++ | +++ |
| | 淋巴结转移 | + | ++ | +++ | + |
| MRI | 不均匀强化 | + | ++ | ++ | +++ |
| | 环形强化 | – | + | ++ | +++ |
| | 非肿块样强化 | + | ++ | +++ | – |
| | 肿块周围水肿 | – | + | ++ | +++ |
| FDG-PET | 原发肿瘤 SUV | + | ++ | ++ | +++ |
| | 腋窝淋巴结转移 | – | ++ | +++ | + |

– 非常罕见或极低；+ 罕见或低；++ 中间；+++ 常见或高；SUV 标准化摄取值

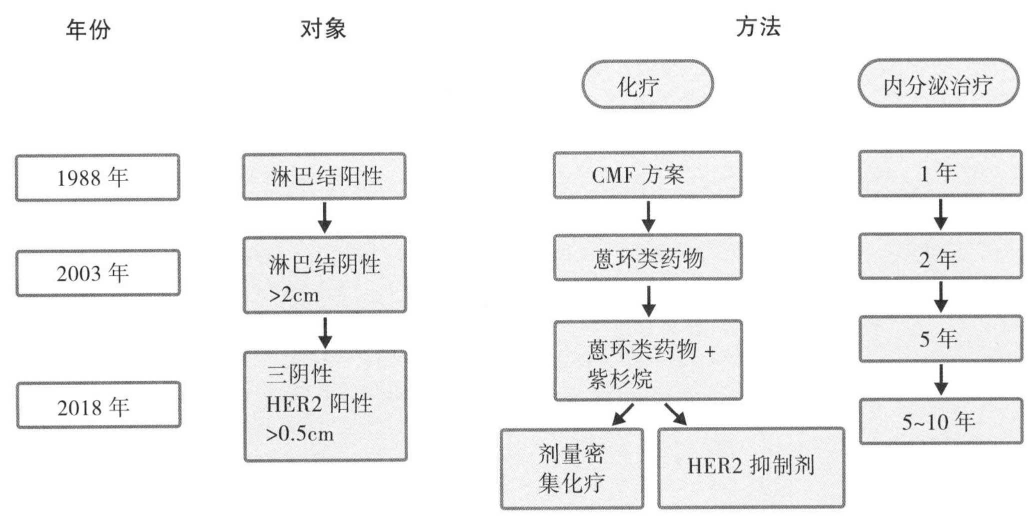


图 23-2　手术后全身辅助疗法的变化。过去 30 年来，乳腺癌手术后全身治疗的对象和方法发生了显著的变化，近年来，ER/PR/HER2 表达情况和分子亚型成为选择治疗对象和治疗方法的重要依据

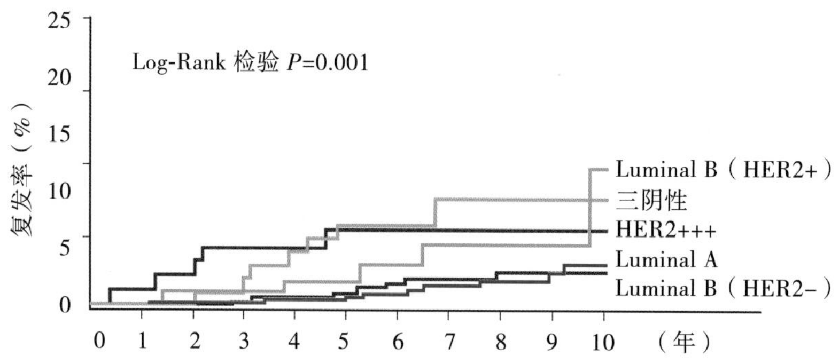


**图 23-3** 不同分子亚型的淋巴结阴性的小乳腺癌（<1cm）的 10 年局部复发情况。1961 例 pT1mic/ⅠA/ⅠB 期乳腺癌患者的局部复发图，HER2 过表达型和三阴性乳腺癌的局部复发风险明显高于 Luminal A 型（来源：Cancello G，et al. BCRT，2011）

## 二、Luminal 型

### （一）临床和病理诊断

#### 1. 临床特征

约 70% 的乳腺癌为 ER 或 PR 阳性的 Luminal 型，并与雌激素暴露风险增加相关，如月经初潮早、绝经时间晚、绝经后的激素替代疗法等。与 HER2 过表达型和三阴性乳腺癌相比，Luminal 型乳腺癌的预后较好，且 Luminal A 型预后优于 Luminal B 型。对 Luminal 型乳腺癌患者可以使用他莫昔芬（tamoxifen）等抗雌激素药物治疗，只对复发高危人群进行化疗。与其他亚型相比，Luminal 型乳腺癌术前全身治疗的病理完全缓解率（pCR）较低。

#### 2. 病理诊断

在免疫组织化学检测中，以乳腺癌细胞核染色的百分比记录 ER 和 PR 值。曾经以 10% 为 ER 和 PR 的阳性界值，2010 年 ASCO/CAP（美国临床肿瘤学会 / 美国病理学家学会）指南从治疗角度出发，将≥ 1% 的阳性细胞（Allred 评分 3 分以上）定义为激素受体阳性。一些医院使用 Allred 评分系统，将 ER、PR 阳性细胞的比例和免疫染色强度整合到一个评分中（表 23-3）。

#### 3. 基因检测

21 基因表达复发风险评估（Oncotype DX）、MammaPrint、Endopredict、PAM50、Breast Cancer Index 等多基因表达谱检测（multigene panel test）将 ER 阳性、HER2 阴性、无淋巴结转移的 T1~2 期乳腺癌患者根据复发风险进行细分，提供预测预后或是否选择化疗的信息。Oncotype DX 中低于 11 分的低风险女性和 11~25 分的中等风险女性，尤其是 50 岁以上者，可以免除化疗。虽然目前还没有充分的证据，但预计应用范围将扩展至有淋巴转移的乳腺癌患者。

### （二）影像学表现

#### 1. 乳腺 X 线摄影和超声检查

Luminal 型乳腺癌在乳腺 X 线摄影中是形状不规则、边缘毛刺的肿块，呈典型的乳腺癌影像特征。不足 50% 的病灶中伴有钙化，且多为多形性（pleomorphic）钙化（图 23-4）。乳腺 X 线摄影中的细线样（fine linear）或细线分枝样

**表 23-3 ER、PR 免疫组织化学染色结果的 Allred 评分系统**

| 比例分数（PS） | 强度分数（IS） | 总分（TS） |
|---|---|---|
| 0：不染色 | 0：阴性 | 总分（TS）= 比例分数（PS）+ 强度分数（IS）（范围: 0, 2~8） |
| 1：<1/100 细胞阳性 | 1：弱阳性 | |
| 2：1/100~1/10 细胞阳性 | 2：中等阳性 | |
| 3：1/10~1/3 细胞阳性 | 3：强阳性 | |
| 4：1/3~2/3 细胞阳性 | | |
| 5：>2/3 细胞阳性 | | |

PS：proportion score；IS：intensity score；TS：total score

(fine-linear branching) 钙化与 Oncotype DX 的高复发评分相关。Luminal 型乳腺癌在超声检查中同样以不规则肿块最常见，主要表现为边缘成角或模糊，伴后方声影（图 23-4、23-5）。韩国的单中心研究表明，与乳腺 X 线摄影和触诊相比，超声筛查能发现更多体积小的浸润性癌，且多为预后较好的 Lumina A 型。根据 Oncotype DX 复发评分与超声影像特征的相关性研究，肿块的方位平行、边缘模糊、后方回声增强、圆或椭圆形与较高的复发评分相关。边缘毛刺和后方声影与低复发评分相关（图 23-6、23-7）。

2. MRI 和 PET

Luminal 型乳腺癌在 MRI 中表现为边缘毛刺的不规则形强化肿块（图 23-6）。不仅是形态学特征，在血流动力学特征上也表现出乳腺癌的典型表现，多为早期快速增强后信号强度减低的流出型（washout type）时间信号强度曲线。比较 Luminal A 和 Luminal B 型的研究表明，形态学上 Luminal B 型比 A 型更圆；此外，增强造影后，Luminal B 型在内部纹理（texture）的异质性明显更高（表 23-2；图 23-7、23-8），内部均匀增强的病例少见。Luminal B 型的周边组织与癌组织的信号增强比率（signal enhancement ratio, SER）明显较高，弥散成像中的表观弥散系数（apparent diffusion coefficient，ADC）明显较低。细胞增殖指数 Ki-67 是区分 Luminal A 和 Luminal B 型的重要指标，因此可以推测上述 MRI 参数可能与 Ki-67 有关。一项对 280 例乳腺癌患者的 MRI 分析研究结果显示，肿瘤的形状越接近圆形，ER 表达显著降低，Ki-67 升高，Oncotype DX 的复发评分也越高。

与其他亚型乳腺癌相比，Luminal 型乳腺癌

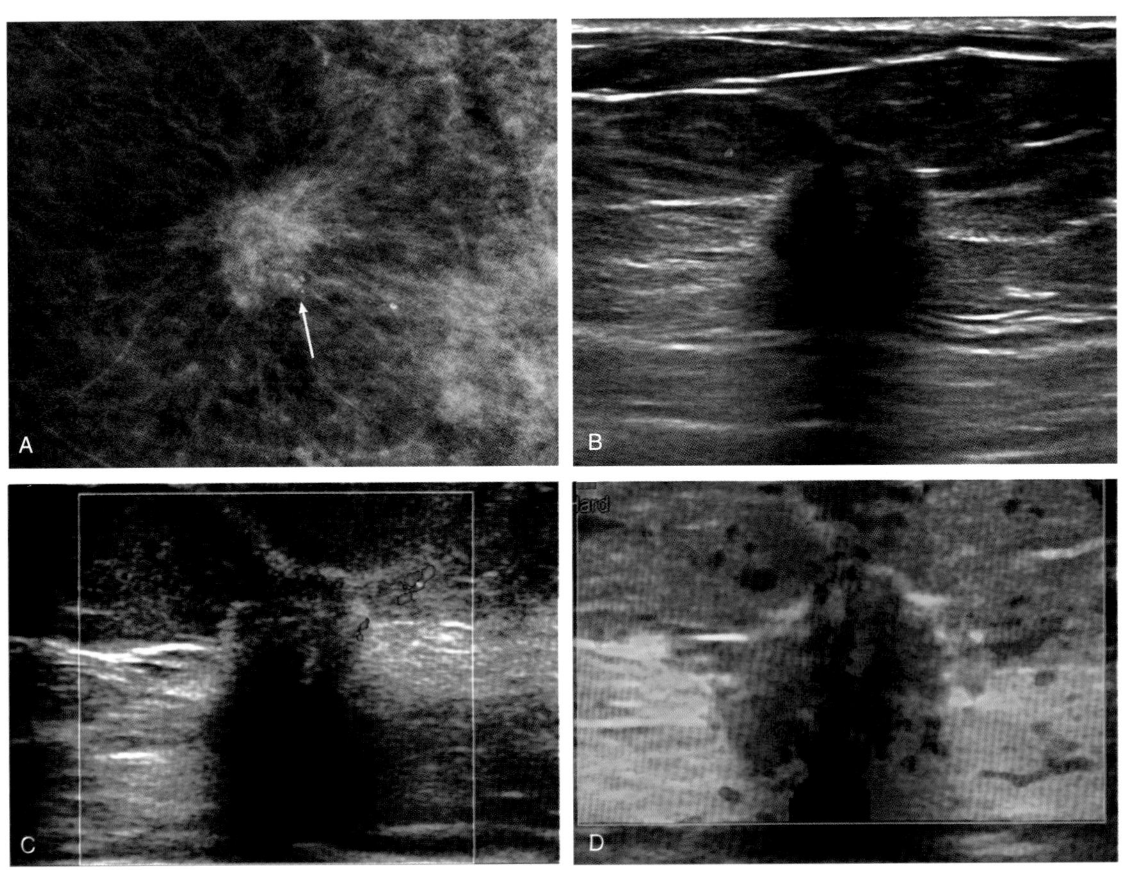


**图 23-4**　Luminal A 型乳腺癌。A. 49 岁的女性患者，乳腺 X 线筛查见边缘毛刺的肿块，伴有钙化（箭头）。B. 超声检查可见边缘毛刺的肿块，伴后方声影。C. 多普勒超声检查显示内部未见血流信号，周围可见一条血管。D. 弹性成像中显示肿块内部和周围质地均较硬（pT1N0，ER+/PR−/HER2−, Ki-67 1%，中等级别）

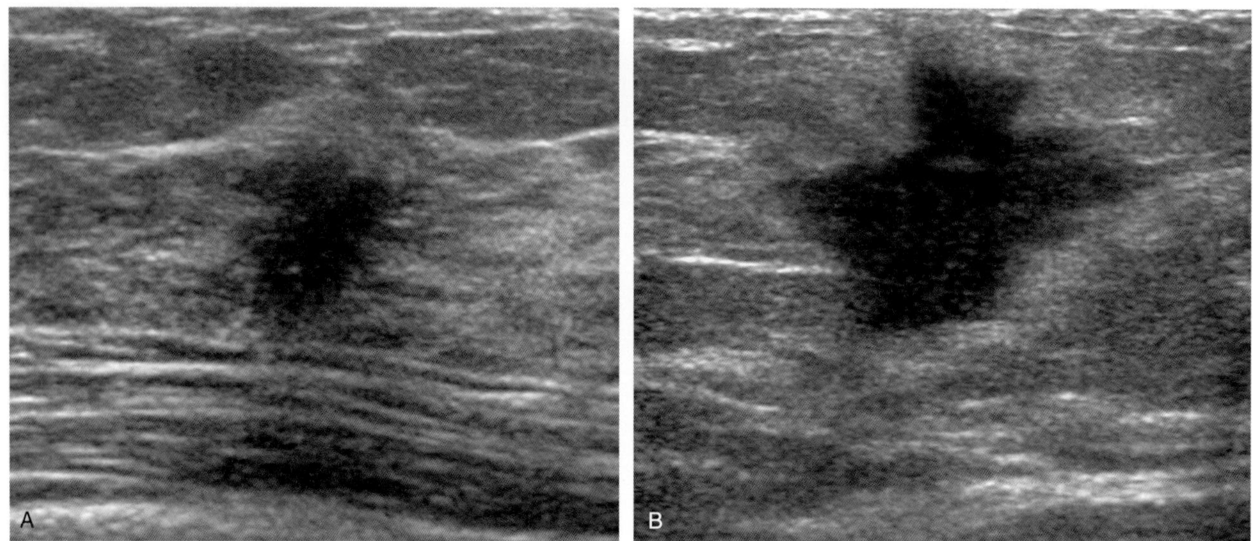


**图 23-5** Luminal A 型乳腺癌。A. 42 岁的女性患者，致密型乳腺，乳腺超声筛查发现边缘毛刺的低回声肿块（箭头；pT1N0，ER+/PR+/HER2−，Ki-67 7%，中等级别）。B. 54 岁的女性患者，可触及肿块，超声检查可见边缘成角的不规则形肿块（pT1N0，ER+/PR+/HER2−，Ki-67 4%，中等级别）

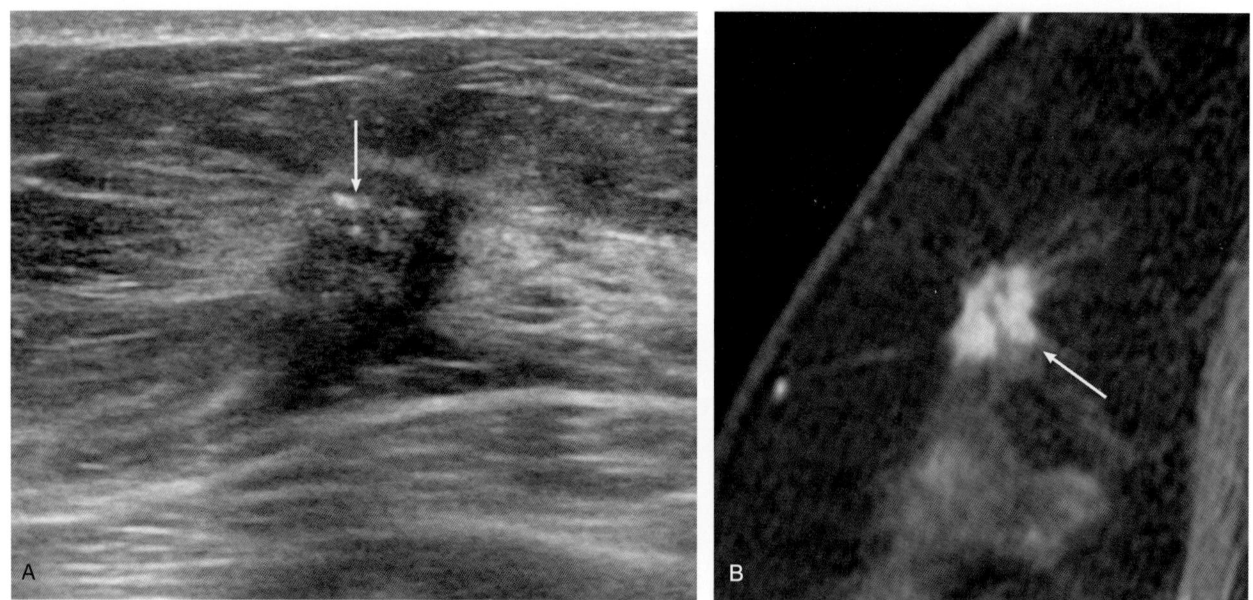


**图 23-6** Luminal A 型乳腺癌，Oncotype DX 复发评分低的病例。A. 超声检查可见边缘毛刺的不规则形肿块，内部伴有钙化（箭头）。B. MRI 显示边缘毛刺的肿块样强化（箭头；Oncotype DX 复发评分 8 分，pT1N0，ER+/PR+/HER2−，Ki-67 5%，中等级别）

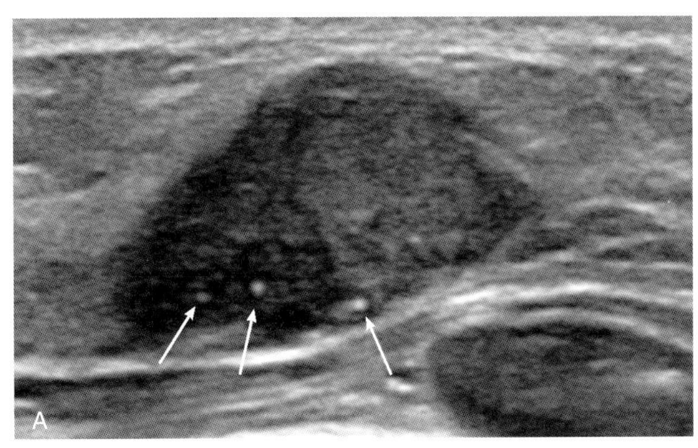


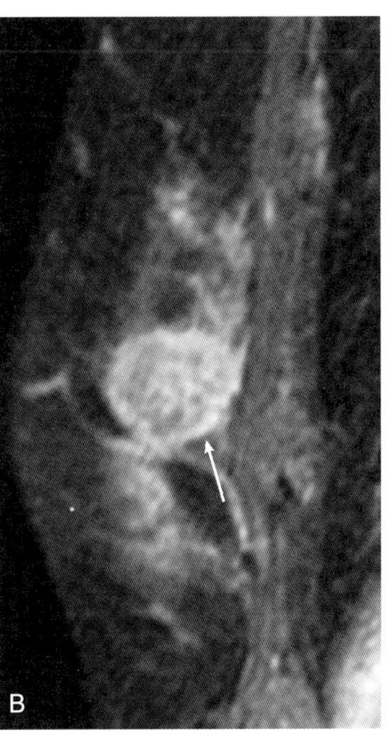


图 23-7　Luminal B 型乳腺癌，Oncotype DX 复发评分高的病例。A. 超声检查见边缘较光整的肿块，内部可见钙化（箭头）。B. MRI 呈圆形、肿块样不均匀强化（箭头；Oncotype DX 复发评分 34 分，pT2N0，ER+/PR+/HER2−，Ki-67 15%，高级别）

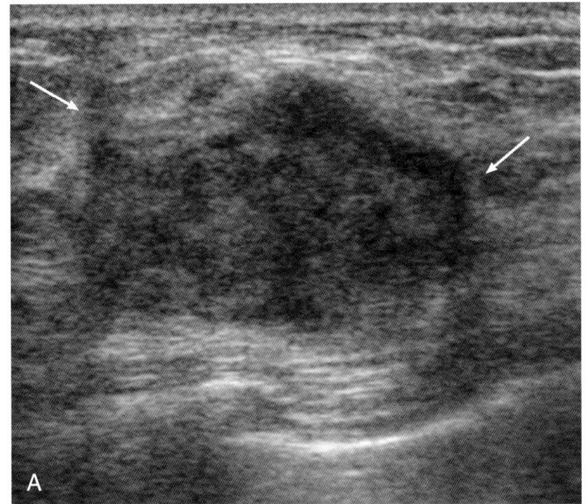


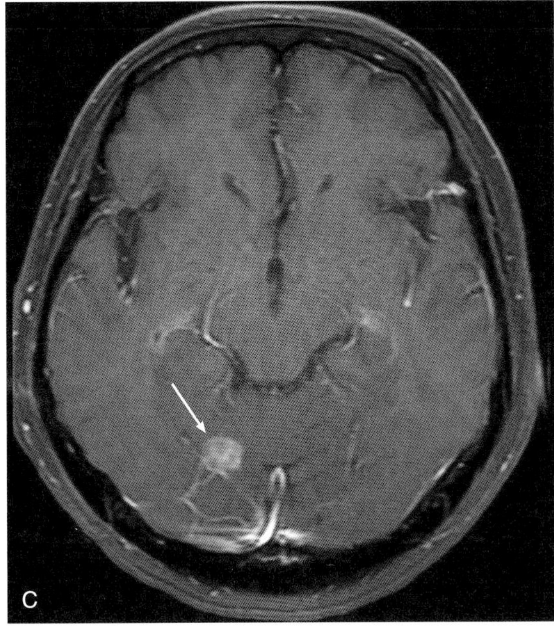


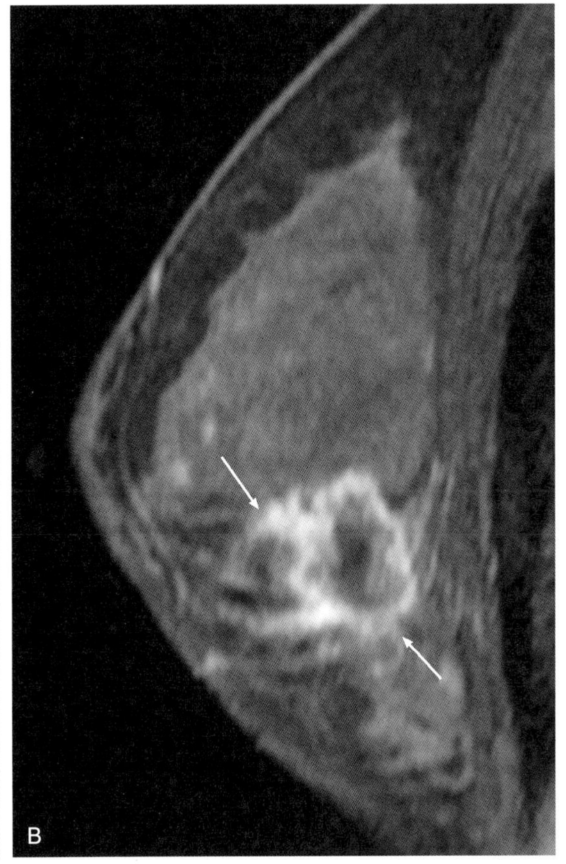


图 23-8　Luminal B 型乳腺癌脑转移病例。A. 超声检查可见边缘模糊、成角的低回声肿块（箭头）。B. MRI 见呈环形强化的不规则形肿块（箭头）。C. 术后 5 年的头颅 MRI 显示小脑幕可见肿块样强化（箭头）。组织活检诊断为脑转移，并接受了伽马刀治疗（pT2N0，ER+/PR+/HER2+++，Ki−67 10%，中等级别）

在 PET 中的标准化摄取值（standardized uptake value，SUV）低，尤其是体积小的 Luminal A 型乳腺癌因肿瘤的 SUV 低，PET 很难发现。此外，在 Luminal 型乳腺癌中，较高的 SUV 与较高的 Oncotype DX 复发评分相关。

## 三、HER2 过表达型

### （一）临床和病理诊断

#### 1. 临床特征

HER2 过表达型乳腺癌占全部乳腺癌的 15%~20%。临床上，HER2 过表达型乳腺癌的淋巴结转移率高于其他亚型，脑、肝、肺等远处器官转移也更常见，特别是在发生脑转移的患者中，45%~50% 为 HER2+（图 23-8）。HER2 过表达型乳腺癌在确诊时多为体积较大、Ki-67 增殖指数高的高级别乳腺癌。根据 ER 的表达程度不同，HER2 过表达型乳腺癌的影像学表现、治疗反应也不同。在许多研究中，人们一直认为 HER2 过表达型乳腺癌的预后较差，但在 2000 年后，抗 HER2 治疗药剂开始正式使用，取得了良好的疗效。

#### 2. HER2 检测

HER2 阳性是指免疫组织化学中癌细胞表现出强胞膜染色（3+），或当出现中间染色（2+）时，进一步的 *HER2* 基因检测表现为基因扩增（图 23-9）。荧光原位杂交（fluorescence in situ hybridization，FISH）、色素原位杂交（chromogenic in situ hybridization，CISH）或银染原位杂交（silver in situ hybridization，SISH）中 HER2/CEP17 ≥ 2.0 或 *HER2* 基因拷贝数 >6 可判定存在 *HER2* 基因扩增。如果 HER2 的免疫组织化学结果为 1+ 或 0，或没有 *HER2* 基因扩增，则定义为 HER2 阴性。

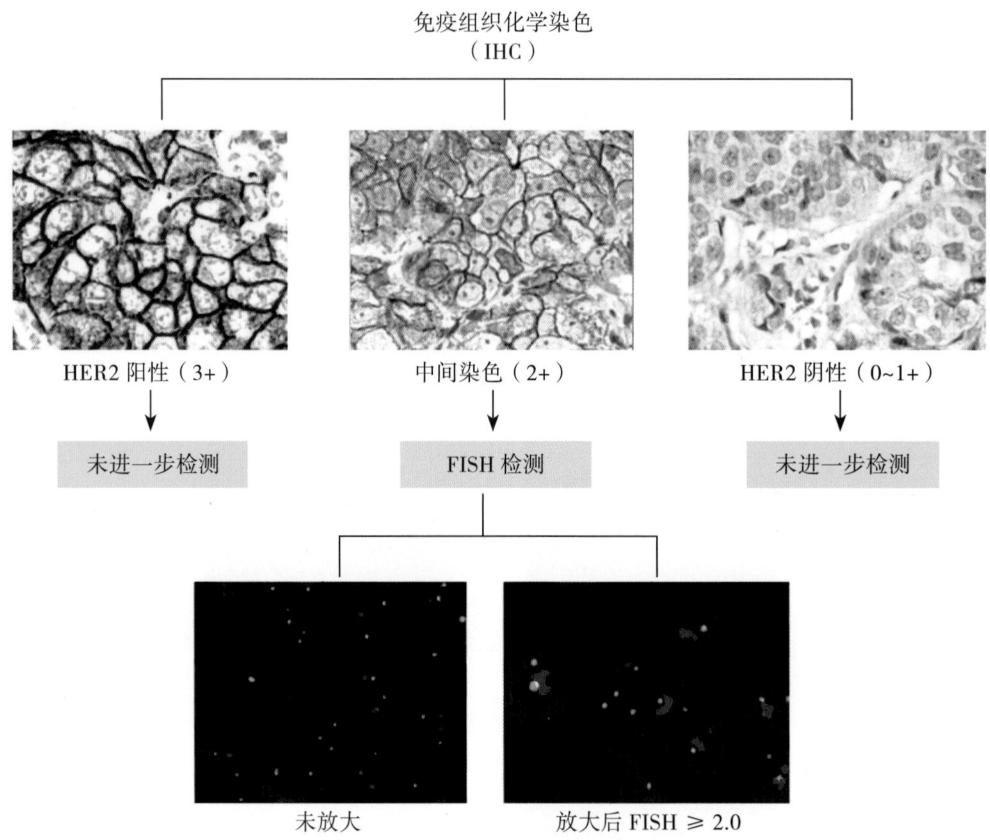


**图 23-9** HER2 检测的流程图。如果免疫组织化学染色的结果为 2+，则通过荧光原位杂交（FISH）或银染原位杂交（SISH）来检测是否有基因扩增

3. 影像学表现

（1）乳腺 X 线摄影和超声检查

HER2 过表达型乳腺癌在乳腺 X 线摄影中呈伴或不伴钙化的不规则形肿块（图 23-10、23-11）。在 60%~70% 的 HER2 过表达型乳腺癌中，因伴有导管原位癌而表现有钙化。在乳腺 X 线摄影中，钙化的形状多为细小多形性、细线样或细线分枝样，段样分布的细线样钙化灶诊断

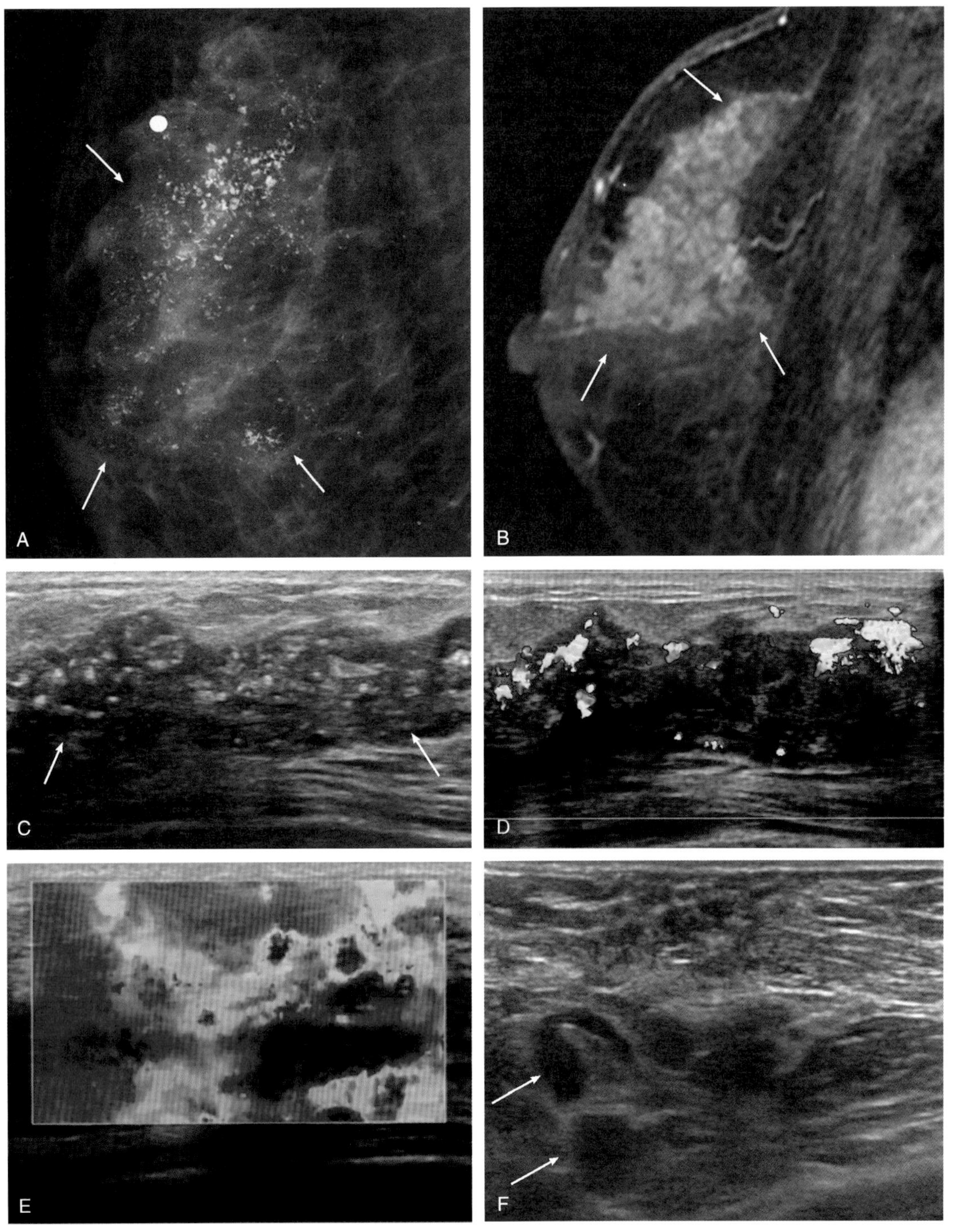

图 23-10　HER2 过表达型乳腺癌。A. 女性，72 岁，因乳头血性溢液和可触及性肿块就诊，乳腺 X 线摄影见大范围的细线样及微线状分枝样钙化（箭头）。B. MRI 见段样分布的非肿块样不均匀强化（箭头）。C. 超声检查显示伴有钙化（箭头）的低回声肿块。D. 超声多普勒检查见肿块内部血流信号增加。E. 超声弹性成像显示肿块及周围组织质地较硬。F. 腋窝超声检查可见多个肿大淋巴结［箭头；pT2N3，ER-/PR-/HER2（+++），Ki-67 15%，高级别］

HER2 阳性乳腺癌的阳性预测值超过 80%。在晚期乳腺癌中，皮肤增厚、小梁结构增粗、乳头凹陷是特征性所见，腋窝淋巴结中也可见钙化（图 23-12）。

HER2 过表达型乳腺癌在超声检查中表现为明显低回声，边缘不光整，内部回声不均匀或见多发钙化，并伴有后方回声增强（图 23-10、23-11）。多发性或非肿块样病变较为常见，也可表现为单发的极低回声肿块，不伴有钙化。多普勒超声检查可见肿块内部血供丰富，超声弹性成像可见肿块及周围组织的硬度增加。在一项韩国的单中心研究中，运用剪切波弹性成像测量了 337 例浸润性癌的 kpa 值，结果显示，与 Luminal 型乳腺癌相比，HER2 过表达型和三阴性乳腺癌的硬度更高，腋窝淋巴结转移更常见。

（2）MRI 和 PET

HER2 过表达型乳腺癌在 MRI 上呈形状不规则的肿块，如果伴有肿块内坏死，在 T2 加权像中可见高信号强度。肿块内部主要表现为不均匀强化（heterogeneous internal enhancement）。与

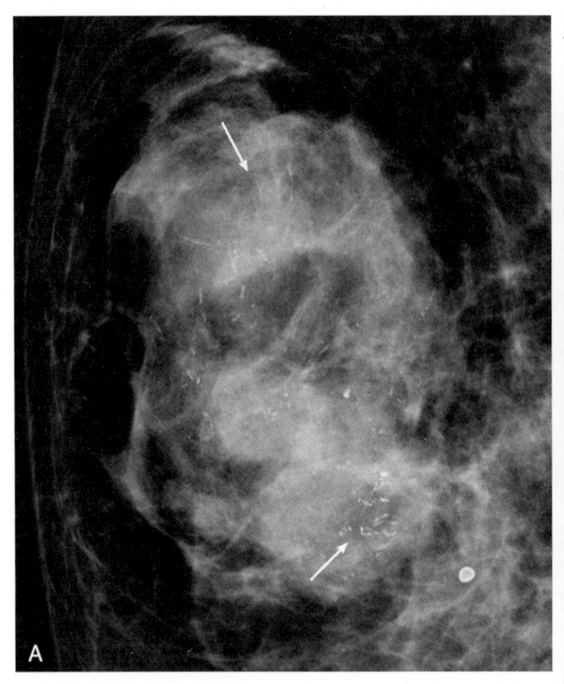


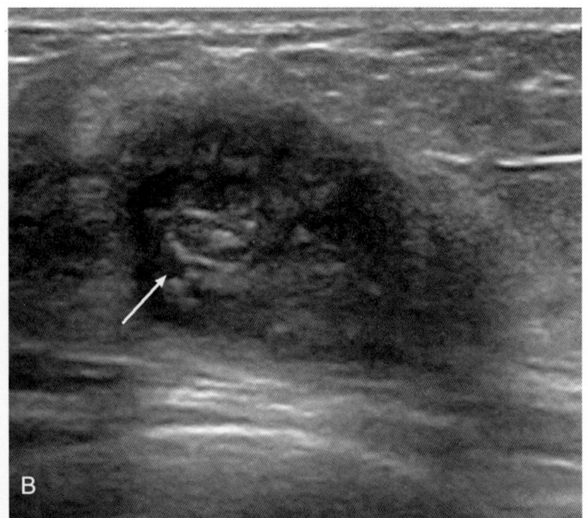


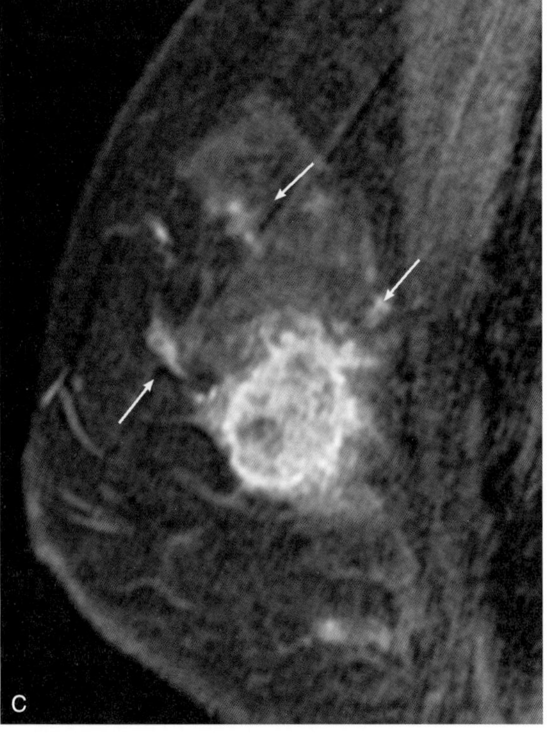


**图 23-11** HER2 过表达型乳腺癌。A. 乳腺 X 线摄影见不规则肿块和微线样钙化（箭头）。B. 超声检查显示边缘模糊、内有钙化（箭头）的低回声肿块，伴后方回声增强。C. MRI 可见肿块样不均匀强化，其上方见多灶性病变（箭头；pT2N1，ER-/PR-/HER2++，FISH+，Ki-67 15%，高级别）

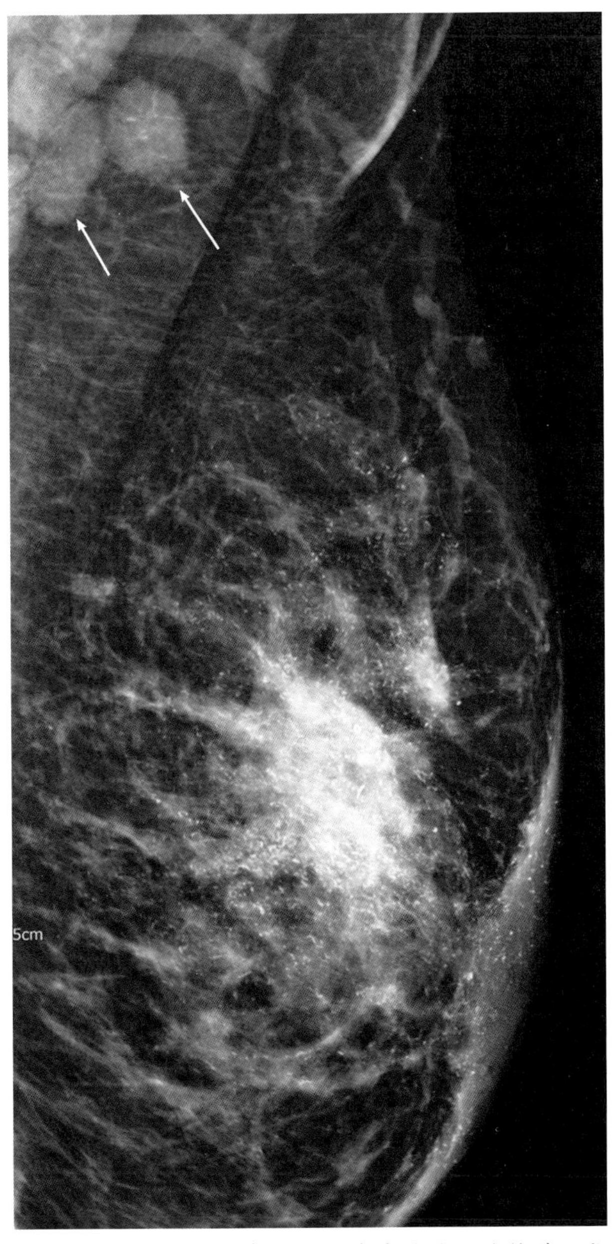


图 23-12　HER2 过表达型乳腺癌的淋巴结转移。乳腺 X 线摄影可见伴有钙化的乳房肿块、乳头周围皮肤增厚和小梁增厚。肿大的腋窝淋巴结内也可见钙化（箭头）。临床分期为局部晚期乳腺癌，对该患者进行了新辅助治疗

其他亚型乳腺癌相比，HER2 过表达型乳腺癌多表现为多发性，是 MRI 的特征性表现（图 23-11）。此外，它还可表现为段样或区域性非肿块样强化（non-mass enhancement），这很可能是浸润性癌伴有导管原位癌的表现，这与乳腺 X 线摄影中的特征性钙化一致（图 23-10）。在 HER2 过表达型乳腺癌中，PET 检查可有助于发现局部晚期乳腺癌的区域淋巴结转移或远处器官转移。

## 四、基底样型或三阴性

### （一）临床和病理诊断

#### 1. 临床特征

此类肿瘤占全部乳腺癌的 10%~15%，预后不良，更常见于绝经前的年轻女性。由于具有迅速生长的侵袭性趋势，因此大部分是高级别乳腺癌，多为可触及性乳房肿块。特别是在诊断后的前 3~5 年内，早期复发和死亡的风险高，保乳治疗后也有很高的局部及全身复发率。与其他亚型乳腺癌相比，肺和脑转移多见，骨和肝转移少见。三阴性乳腺癌在 *BRCA*1 基因突变的女性中较为常见，大部分 *BRCA*1 基因突变的乳腺癌具有基底样型基因表达特征。病理上，化生性癌和髓样癌的比例较高，但仍可见其他组织学类型。

#### 2. 肿瘤异质性

三阴性乳腺癌具有典型的肿瘤异质性，研究表明，根据基因表达，三阴性乳腺癌可细分为管腔雄激素受体型（luminal androgen receptor）、间质型（mesenchymal）、基底样型、免疫调节型（immune-modulated）等。根据分型不同，对化疗的反应和预后也不同。基底样型乳腺癌患者的总生存率低于其他亚型三阴性乳腺癌患者。

化疗是三阴性乳腺癌的唯一标准治疗方法,但是 PARP（poly adenosine diphosphate ribose polymerase）抑制剂对 *BRCA* 相关的基底样型乳腺癌有效，雄激素抑制剂对管腔雄激素受体型乳腺癌有效。包括以肿瘤浸润淋巴结细胞（tumor infiltrating lymphocyte，TIL）作为生物标志物的免疫治疗及对 PD-1/PD-L1 抑制剂的研究，以及基于三阴性乳腺癌特征和分子亚型的靶向治疗药物的临床试验正在积极开展中（图 23-13）。

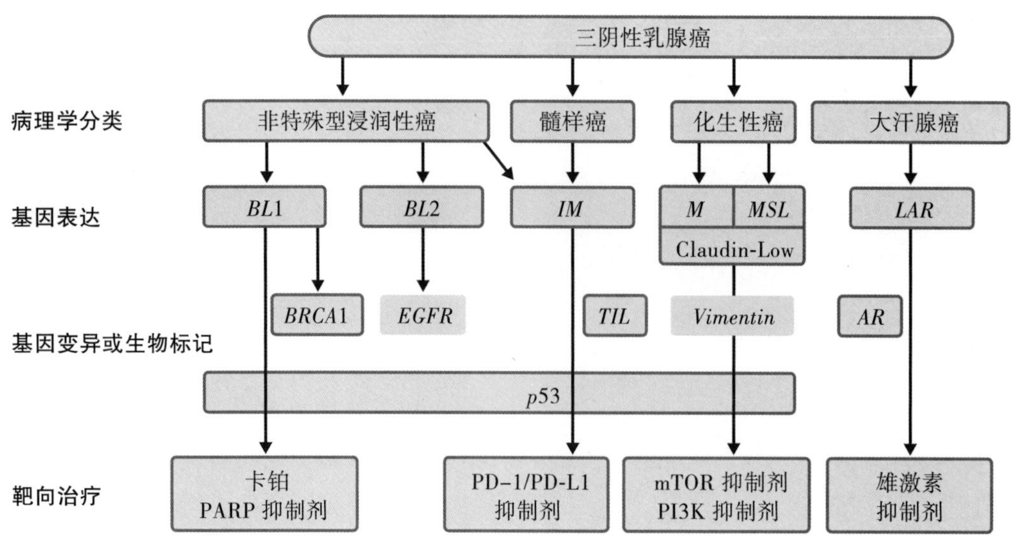


图 23-13　三阴性乳腺癌的分子亚型特征和靶向治疗（BL1/2：基底样 1/2；IM：immune-modulated；M/MSL：mesenchymal/mesenchymal stem-cell like；LAR：luminal androgen receptor；EGFR：epithelial growth factor receptor；TIL：tumor infiltrating lymphocyte；AR：androgen receptor；PD-1：programmed death 1；PD-L1：programmed death ligand 1）

## （二）影像学表现

### 1. 乳腺 X 线摄影和超声检查

三阴性乳腺癌的特征是位于乳腺后方，而且非常接近胸壁（图 23-14）。在乳腺 X 线摄影中，呈不规则或圆形的高密度肿块，边缘毛刺的乳腺癌的典型表现比较罕见，伴有钙化者少见。超声检查呈边缘较光整的低回声肿块，后方回声增强（图 23-15、23-16）。内部回声特征是中心高于周边，可呈由实性和囊性成分组成的复合回声肿块。对有家族史的年轻女性进行超声检查应特别注意，三阴性乳腺癌可呈类似纤维腺瘤的良性肿瘤表现，多普勒超声显示内部血供丰富有助于鉴别诊断。

### 2.MRI 和 PET

三阴性乳腺癌在 MRI 上通常呈圆形或椭圆形强化的肿块。边缘表现多种多样，与 ER 阳性乳腺癌相比，边缘光整的比例高。环形强化（rim enhancement）和 T2 加权像中肿块内的高信号强度是三阴性乳腺癌的特征性 MRI 表现（图 23-16）。肿块边缘清晰和环形强化也是侵袭性高级别乳腺癌的特征。*BRCA* 相关三阴性乳腺癌也有相似的表现，薄的环形强化常见（图 23-17）。此外，由于肿块周围组织水肿，在 T2 加权像中，肿块周围可见高信号强度。在一项针对 125 例三阴性乳腺癌的韩国单中心研究中，根据有无雄激素受体表达，分析了乳腺 X 线摄影、超声和 MRI 的影像学特征，结果发现乳腺 X 线摄影中的钙化、超声检查和 MRI 中不规则形和毛刺状边缘、MRI 中非肿块样强化均与雄激素受体阳性肿瘤相关（图 23-18）。

与其他亚型乳腺癌相比，PET 对三阴性乳腺癌更为敏感，SUV 也更高。在一项针对 552 例浸润性乳腺癌的韩国单中心研究中，三阴性与 HER2 过表达型乳腺癌的 SUVmax 明显高于 Luminal 型乳腺癌（图 23-19）。在三阴性乳腺癌中，肿瘤大小和 Ki-67 增殖指数与较高的 SUVmax 显著相关。

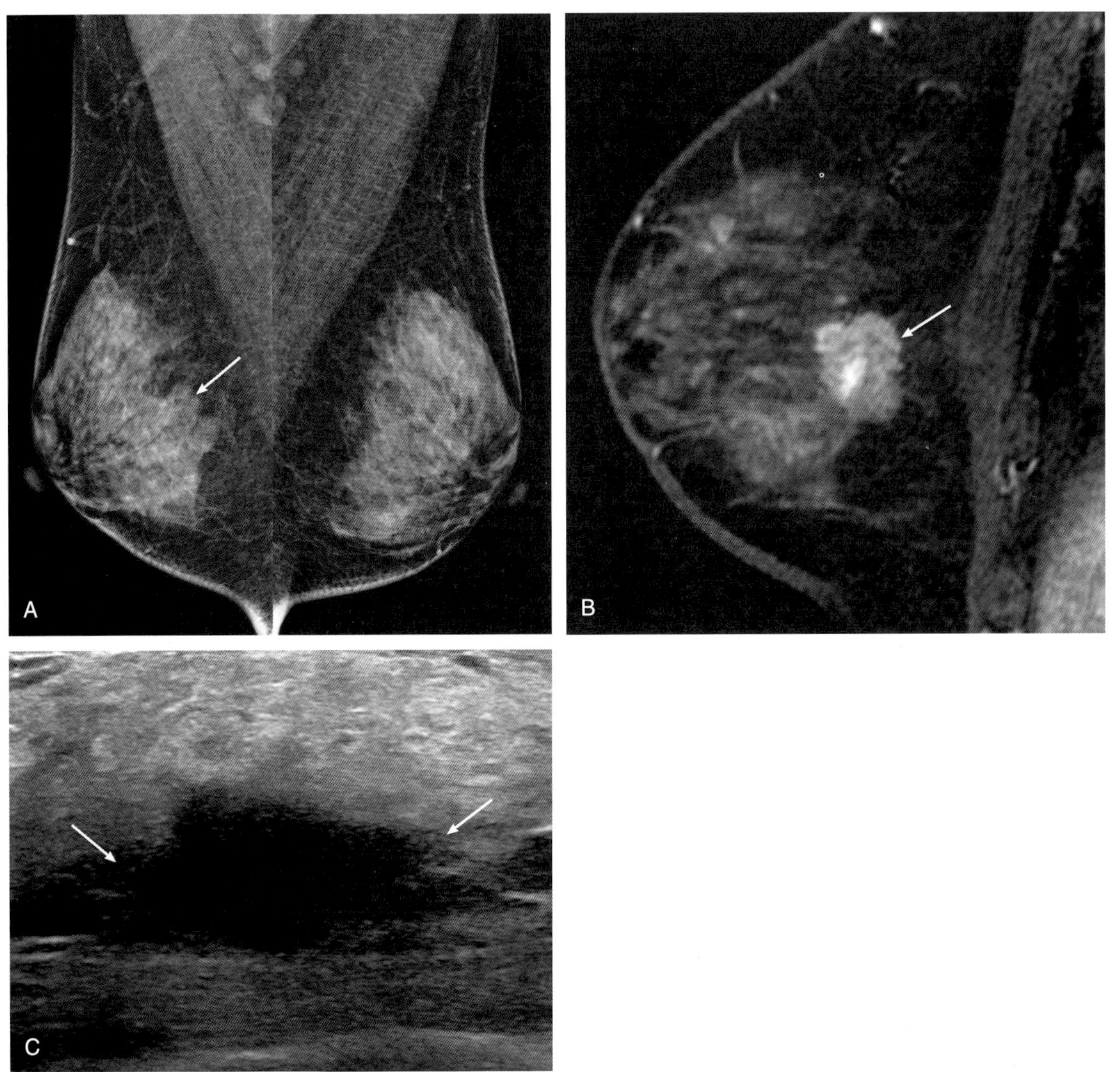


**图 23-14**　筛查发现的三阴性乳腺癌。A. 46 岁的女性患者，乳腺 X 线摄影筛查发现右乳腺体后方见可疑肿块（箭头）。B. MRI 在相应位置见一个 3.5cm 的肿块样强化（箭头）。C. 超声检查显示胸壁附近边缘模糊的低回声肿块（箭头；pT2N0，ER-/PR-/HER2-，Ki-67 10%，高级别）

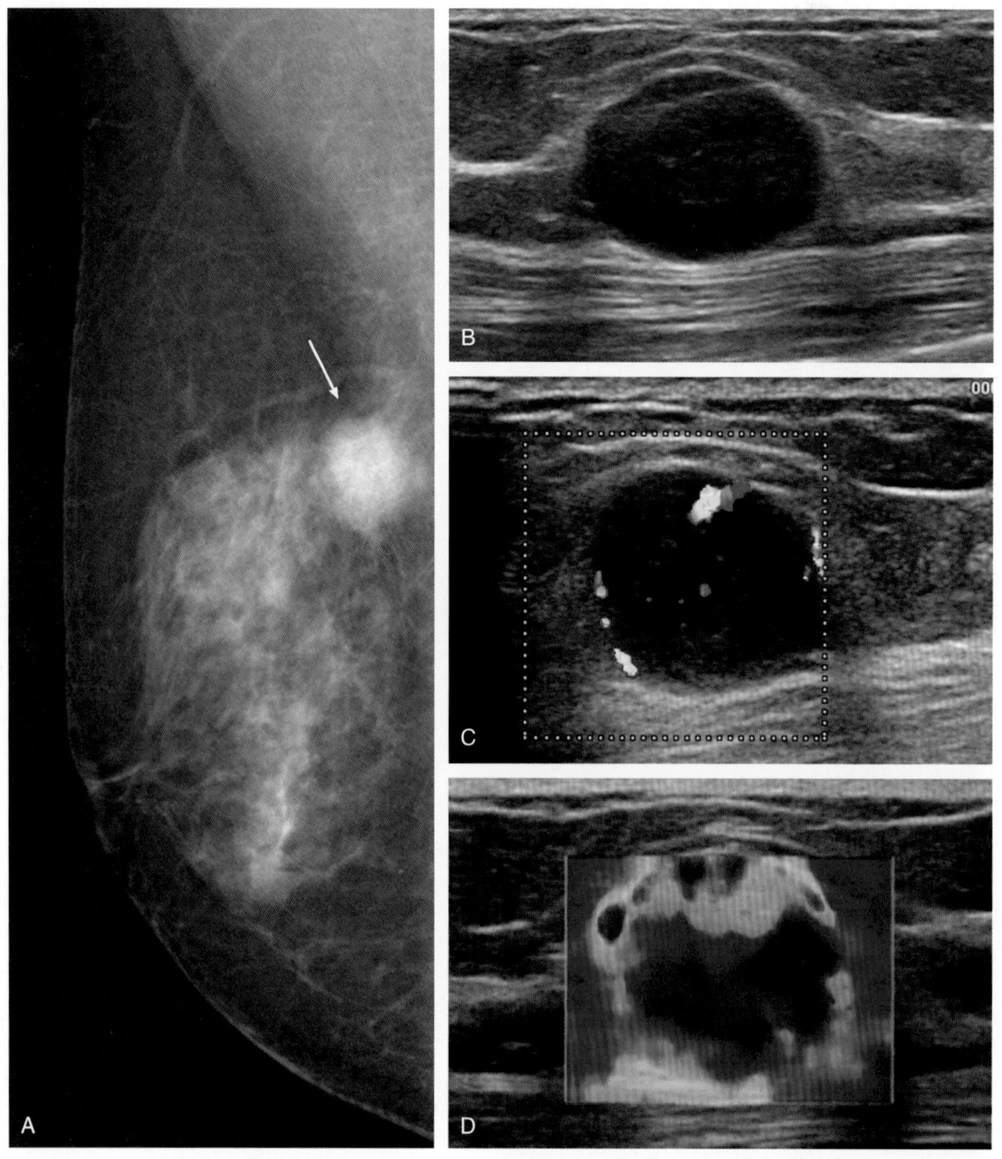


**图 23-15** 三阴性乳腺癌的典型影像学所见。A. 乳腺 X 线摄影显示非常靠近胸壁的高密度肿块（箭头）。B. 超声检查可见边缘光整的椭圆形低回声肿块。C. 超声多普勒检查可见内部血供丰富。D. 超声弹性成像显示肿块及周边组织质地坚硬（pT2N0，ER-/PR-/HER2-，Ki-67 20%，高级别）

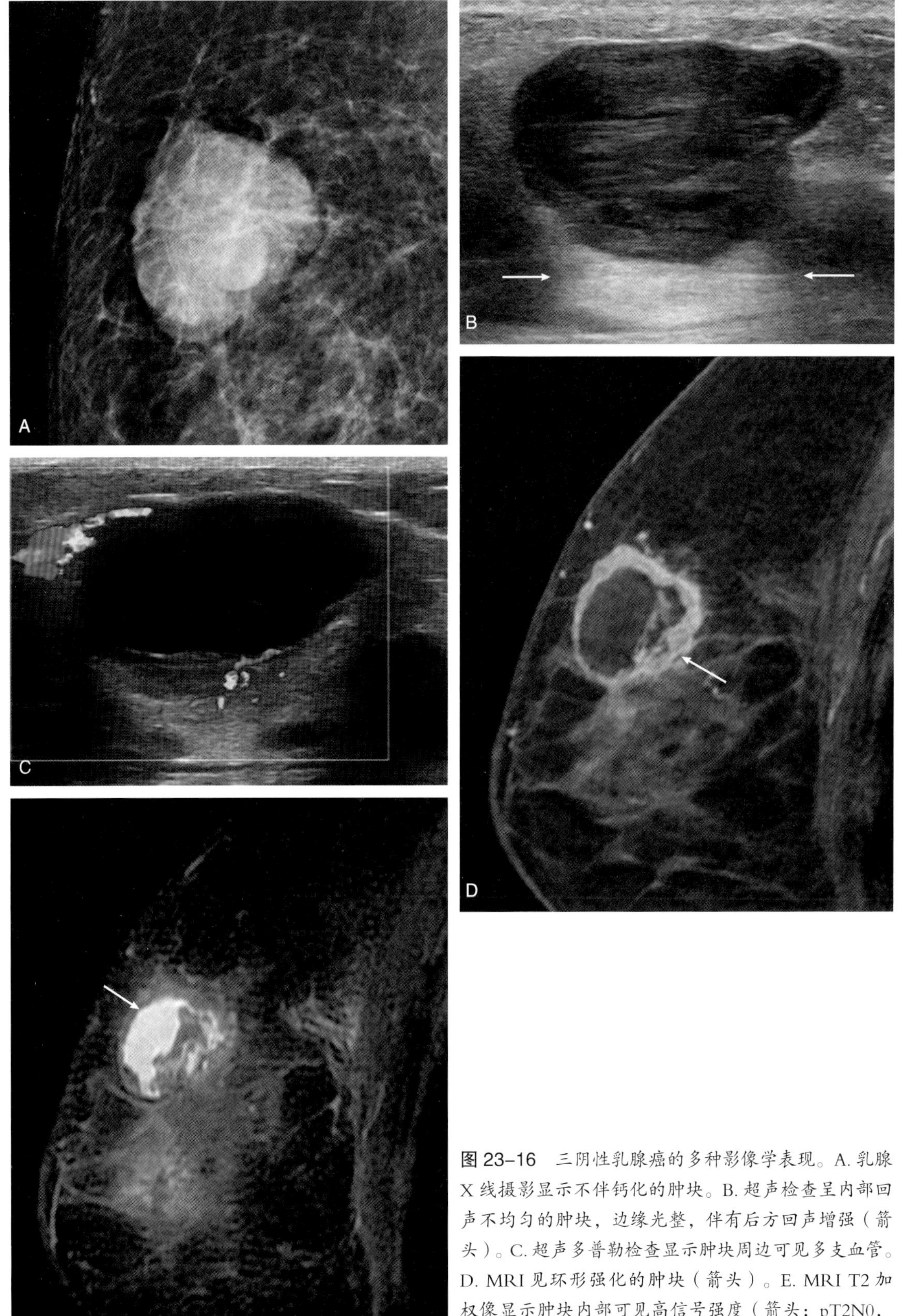


图 23–16　三阴性乳腺癌的多种影像学表现。A. 乳腺X线摄影显示不伴钙化的肿块。B. 超声检查呈内部回声不均匀的肿块，边缘光整，伴有后方回声增强（箭头）。C. 超声多普勒检查显示肿块周边可见多支血管。D. MRI 见环形强化的肿块（箭头）。E. MRI T2 加权像显示肿块内部可见高信号强度（箭头；pT2N0，ER−/PR−/HER2−，Ki−67 25%，高级别）

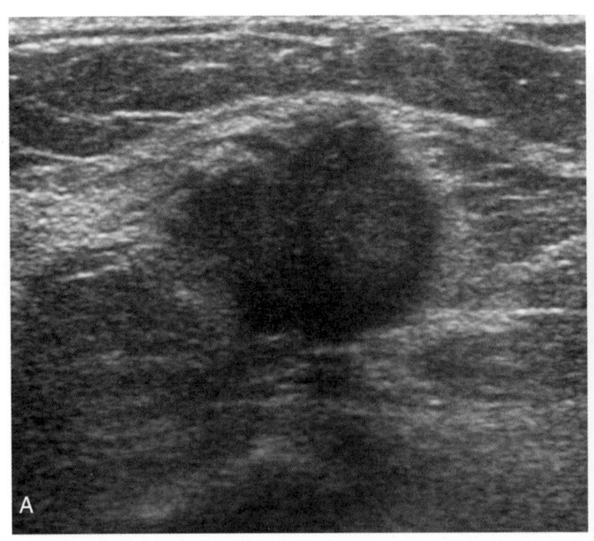


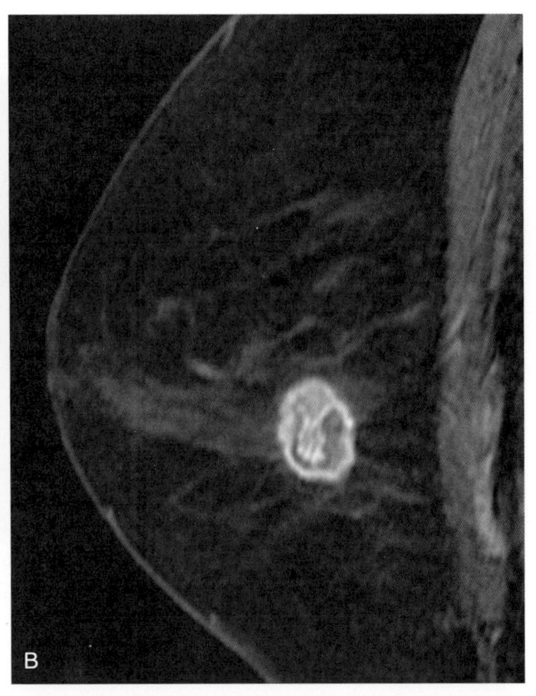


**图 23-17** *BRCA* 相关的三阴性乳腺癌。A. 超声检查显示肿块中心部位回声高于周边区域。B. MRI 可见边缘清晰的肿块，呈环形强化

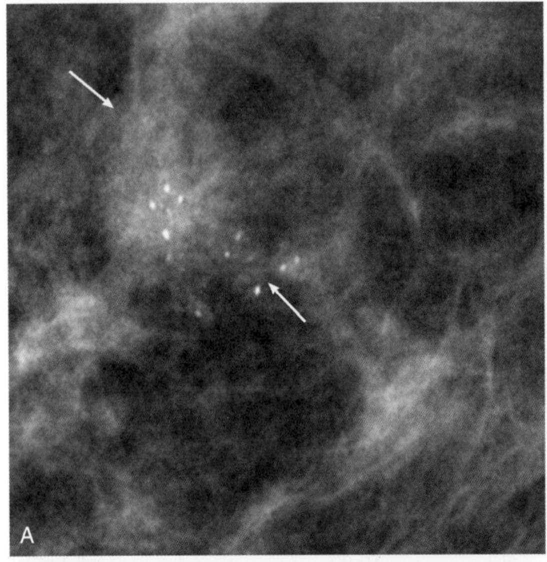


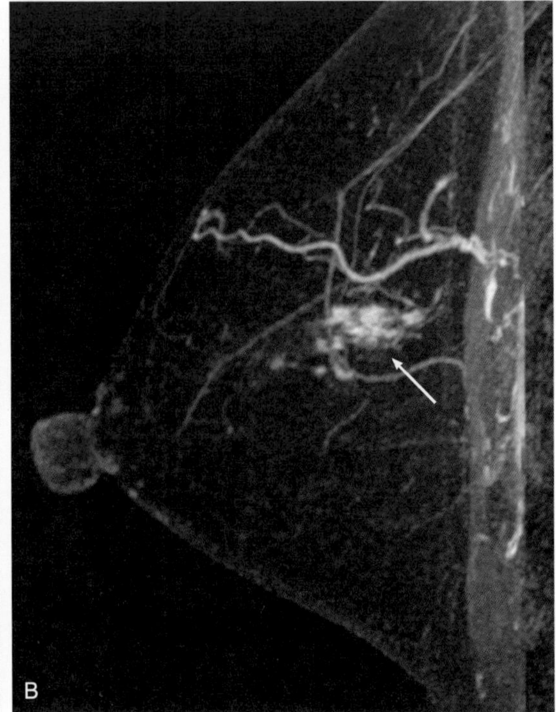


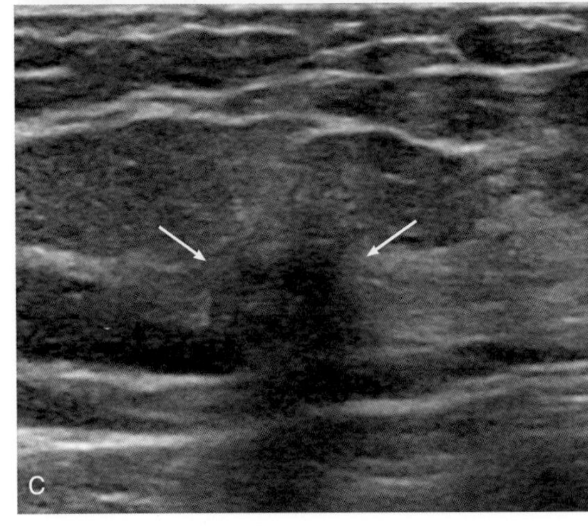


**图 23-18** 雄激素受体表达的三阴性乳腺癌。A. 乳腺 X 线摄影可见伴有钙化的肿块（箭头）。B. MRI 显示非肿块样强化（箭头）。C. 超声检查可见边缘模糊、后方伴有声影的肿块（箭头）

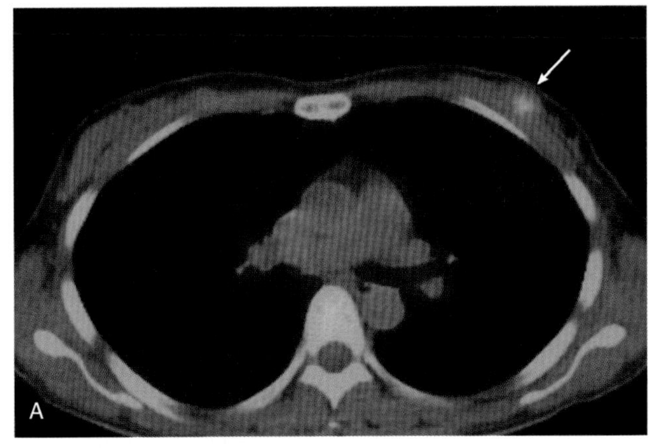

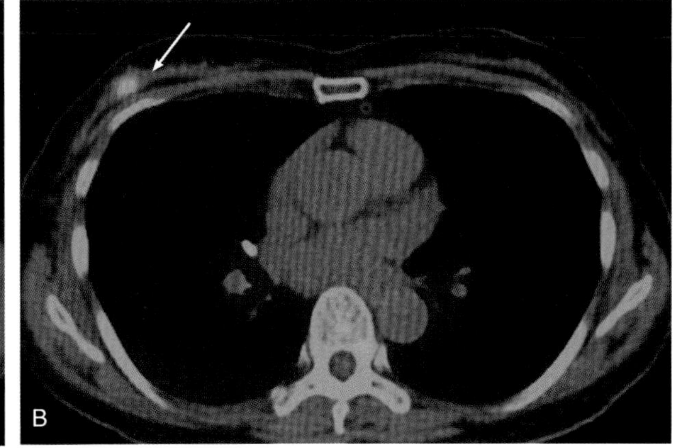

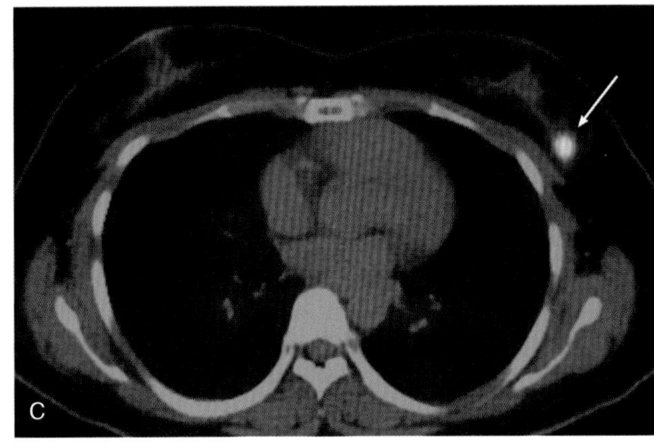

图 23-19　不同分子亚型乳腺癌的 PET 表现。A.1.8cm 的 Luminal A 型乳腺癌，中等级别 (ER+/PR+/HER2−, Ki−67 10%)，SUVmax=4.7。B.1.6cm 的 HER2 过表达型乳腺癌，高级别（ER−/PR−/HER2+++，Ki−67 3%），SUVmax=5.9。C.1.7cm 的三阴性乳腺癌，高级别 (ER−/PR−/HER2−，Ki−67 30%)，SUVmax=14.3

## 知识要点

- 根据激素受体及 HER2 表达情况，将乳腺癌分为 Luminal A 型、Luminal B 型、HER2 过表达型和基底样型 / 三阴性 4 种分子亚型。不同分子亚型的乳腺癌具有不同的影像学和病理学特征，患者的治疗反应和预后也不尽相同。

- Luminal A 型乳腺癌多在筛查中发现，通常为低级别乳腺癌，在乳腺 X 线摄影和超声检查中，呈体积较小、边缘毛刺的肿块，可伴有后方声影。与 Luminal A 型相比，Luminal B 型多为可触及性肿块，体积较大，边缘模糊或微小分叶型肿块，在多普勒检查中血供丰富。在 Oncotype DX 检测中具有高复发评分的乳腺癌，超声检查多呈现体积大、平行方位、伴后方回声增强的圆形或椭圆形肿块。

- HER2 过表达型乳腺癌在乳腺 X 线摄影中可呈现为广泛的细小多形性、细线样或细线分枝样钙化，超声检查显示多发性病灶常见，表现为明显的低回声肿块，伴有钙化和导管改变。MRI 的典型表现为不均匀强化的肿块或段样 / 区域性非肿块样强化，病灶常为多发性，腋窝淋巴结转移常见。

- 三阴性乳腺癌多见于 *BRCA* 基因突变或有乳腺癌家族史的女性，大部分为可触及性肿块。超声检查呈圆形、边缘光整的肿块，不伴有钙化，与纤维腺瘤相似，但三阴性乳腺癌的肿块中心部位的回声高于周边，多普勒检查显示血供丰富。在 MRI 中呈环形强化，T2 加权像中肿块内高信号强度是其特征。

- 在乳腺癌中，PET 的 SUV 与肿瘤的恶性程度高度相关。与 Luminal 型乳腺癌相比，三阴性和 HER2 过表达型乳腺癌的 SUVmax 显著增高。

## 参考资料

[1] Bae MS, et al. Heterogeneity of triple-negative breast cancer: mammographic, US, and MR imaging features according to androgen receptor expression. Eur Radiol, 2015.

[2] Bae MS, et al. Quantitative MRI morphology of invasive breast cancer: correlation with immunohistochemical biomarkers and subtypes. Acta Radiol, 2015.

[3] Cho N. Molecular subtypes and imaging phenotypes of breast cancer. Ultrasonography, 2016

[4] Grimm LJ, et al. Can breast cancer molecular subtype help to select patients for preoperative MR imaging? Radiology, 2015.

[5] Koo HR, et al. $^{18}$F-FDG uptake in breast cancer correlates with immunohistochemically defined subtypes. Eur Radiol, 2014.

[6] Lee SH, et al. Imaging features of breast cancers on digital breast tomosynthesis according to molecular subtype: association with breast cancer detection. Br J Radiol, 2017.

[7] Li H, et al. Quantitative MRI radiomics in the prediction of molecular classifications of breast cancer subtypes in the TCGA/TCIA data set. NPJ Breast Cancer, 2016.

[8] Perou CM, et al. Molecular portraits of human breast tumours. Nature, 2000.

[9] Ryu EB, et al. Tumour volume doubling time of molecular breast cancer subtypes assessed by serial breast ultrasound. Eur Radiol, 2014.

[10] Sparano JA, et al. Adjuvant chemotherapy guided by a 21-gene expression assay in breast cancer. N Engl J Med, 2018.

[11] Trop I, et al. Molecular classification of infiltrating breast cancer: toward personalized therapy. Radiographics, 2014.

# 第 24 章 *BRCA* 相关遗传性乳腺癌

遗传性乳腺癌（hereditary breast cancer）是指由明确的遗传易感基因突变导致的乳腺癌。最常见的乳腺癌易感基因（susceptibility gene）是 *BRCA*1 和 *BRCA*2，在确诊时会呈现出发病年龄轻，双侧病变多发，卵巢、胰腺、前列腺等多器官发生癌症的特征。*BRCA* 相关遗传性乳腺癌的生长速度较快，在乳腺 X 线摄影中不易被发现，且部分形态表现与纤维腺瘤相似，因此需要注意鉴别诊断。在韩国，由于 *BRCA* 基因突变检测纳入了保险报销范围，因此 *BRCA* 基因检测的数量和突变基因携带女性的数量都在增加，这为患者和其家属加强乳腺癌筛查提供了依据。

本章讲述了遗传性乳腺癌的定义和基因检测，与 *BRCA*1/2 基因突变有关的乳腺癌的临床、病理和影像特征，以及影像学检查在遗传性乳腺癌患者中的作用。

## 一、遗传性乳腺癌

### （一）遗传性乳腺癌的定义

遗传性乳腺癌是指由明确的遗传易感基因突变导致的乳腺癌，具有家族聚集性。有家族史（2 名以上 1 级亲属或 2 级亲属患病），但遗传因素尚不确定的乳腺癌称为家族聚集性乳腺癌（familial breast cancer）。在西方国家，此类乳腺癌分别占全部乳腺癌的 5%~10% 和 15%~20%（图 24-1）。家族史是遗传因素和环境因素的综合作用的结果，在家族聚集性乳腺癌中，有一部分是高外显率（penetrance）的易感基因突变导致的遗传性乳腺癌。与散发性乳腺癌（sporadic breast cancer）患者相比，遗传性乳腺癌患者的发病年龄比较年轻，平均年龄在 45 岁以下，双侧乳腺癌常见。在其亲属中，有罹患乳腺癌或其他器官癌症（卵巢癌、子宫内膜癌、大肠癌、前列腺癌、胰腺癌、肉瘤或男性乳腺癌）的患者。

### （二）与遗传性乳腺癌相关的基因

遗传性乳腺癌卵巢癌综合征（hereditary breast and ovarian cancer syndrome，HBOC）相关的 *BRCA* 1/2 基因突变是遗传性乳腺癌最常见的原因，*BRCA*1/2 胚系基因突变（germline mutation）引起的乳腺癌约占遗传性乳腺癌的 50%。*BRCA*1 基因位于 17 号染色体上，参与 DNA 损伤修复和细胞周期调节。*BRCA*2 基因位于 13 号染色体上，参与 DNA 双链损伤修复。除此之外，与遗传性乳腺癌有关的基因还包括 *TP*53、*PTEN*、*CDH*1、*STK*11/*LKB*1 等，相关的临床症状和病理表现见表 24-1。由于基因突变导致肿瘤抑制功能和 DNA 损伤修复功能失活，因此，与普通女性相比，基因突变携带者更容易在年轻时诱发多器官的癌变。基因突变会使患癌风险增加 2~3 倍甚至 10 倍以上，患病风险取决于影响基因表型的外显率。迄今为止，除 *BRCA* 外，其他遗传性乳腺癌相关基因突变在韩国的报道罕见。

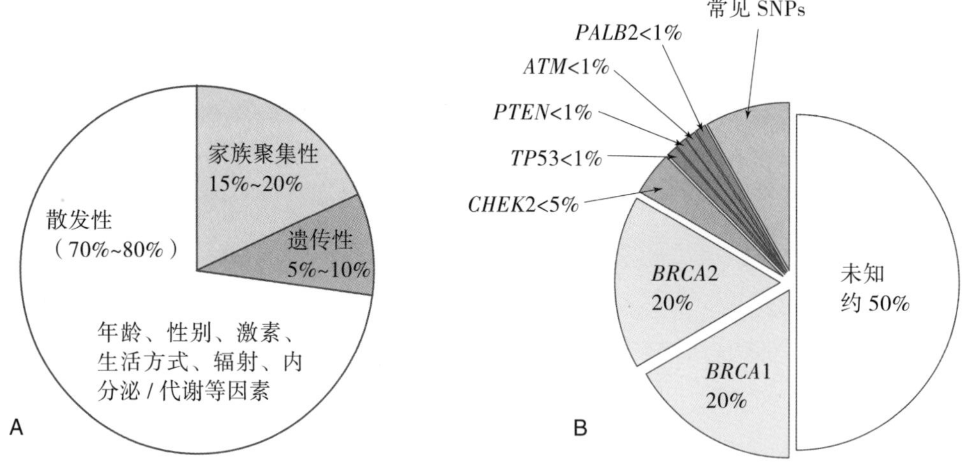


**图 24-1** 乳腺癌的危险因素和导致遗传性乳腺癌的基因。A. 乳腺癌的危险因素。B. 遗传性乳腺癌的相关基因（来源：《乳腺研究》第 4 版）

**表 24-1 与遗传性乳腺癌相关的综合征**

| 名称 | 突变基因 | 临床特征 |
|---|---|---|
| 遗传性乳腺癌卵巢癌综合征 | *BRCA*1（17q21） | 乳腺癌高风险（50%~80%）；卵巢癌高风险（40%~50%）；前列腺癌、胰腺癌、卵巢癌等风险增加 |
| | *BRCA*2（13q12.3） | 乳腺癌高风险（50%~70%）；卵巢癌中风险（10%~20%）；前列腺癌、胰腺癌等风险增加 |
| Li-Fraumeni 综合征 * | *TP*53（17p13.1） | 乳腺癌高风险；肉瘤、骨肉瘤、脑肿瘤、肾上腺皮质癌、白血病等风险增加 |
| Cowden 综合征△ | *PTEN*（10q23.31） | 多发性错构瘤、乳腺癌、甲状腺癌、子宫内膜癌等风险增加 |
| 遗传性弥漫性胃癌综合征▲（hereditary diffuse gastric cancer） | *CDH*1（16q22.1）：E-cadherin 蛋白相关基因 | 胃印戒细胞癌和乳腺小叶癌风险增加 |
| Peutz-Jeghers 综合征 | *STK*11/*LKB*1（19p.13.3） | 胃肠道错构瘤；皮肤色素沉着；结肠癌、乳腺癌、胃癌、小肠癌、胰腺癌等风险增加 |

* 利 – 弗劳梅尼综合征
△多发性错构瘤综合征
▲波伊茨 – 耶格综合征

## （三）*BRCA* 基因突变与患癌风险

### 1. 发病率

以美国为例，*BRCA*1/2 基因突变的携带者占美国总人口的 0.3%，推算在东方国家也有类似比例的携带者。4% 的乳腺癌与 *BRCA* 胚系基因突变有关。

据 2015 年发表的韩国遗传性乳腺癌研究（Korean Hereditary Breast Cancer Study；KOHBRA）报道，2 403 例高危乳腺癌患者中有 378 例（15.7%）发现了 *BRCA*1/2 基因突变。在有乳腺癌或卵巢癌家族史的 1 228 人中， 274 人（22.3%）有 *BRCA*1/2 基因突变；在 35 岁以下的没有乳腺癌家族史的 441 例女性乳腺癌患者中，发现 *BRCA*1/2 基因突变 39 例（8.8%）；209 例双侧乳腺癌患者中，34 例（16.3%）有 *BRCA*1/2 基因突变。男性乳腺癌方面，8.3% 的患者发现了 *BRCA*2 基因突变。*BRCA*1/2 基因具有常染色体显性遗传的特性，现已发现了 1 000 多种不同的突变，根据突变的类型和位置不同，乳腺癌和卵巢癌的患病率也不同。

### 2. 患癌风险

根据西欧的数据，*BRCA*1/2 基因突变携带者在 70 岁之前患乳腺癌的累积风险分别为 65% 和

45%，患癌风险是正常女性的 6~12 倍（图 24-2）。以 *BRCA*1 突变携带者为例，在 30~40 岁，乳腺癌的患病风险急剧增加，20 岁前胸部放射线照射史会增加乳腺癌风险。而韩国的数据资料显示，截至 70 岁，韩国 *BRCA*1/2 基因突变携带者女性乳腺癌的累积风险分别为 72% 和 66%，外显率略高于西欧，原因是该研究是针对高危人群家属进行的小规模分析。卵巢癌的发病年龄高峰比乳腺癌晚 10~20 岁，除乳腺癌和卵巢癌外，胰腺癌、食道癌、大肠癌及男性前列腺癌的风险也会增加。

## 二、风险评估与基因检测

### （一）*BRCA* 基因突变的风险评估

#### 1. 家系图绘制和风险评估模型

为了评估遗传性乳腺癌的患病风险，准确收集相关患者的患癌史和家族史等基础资料非常重要（图 24-3）。利用 BRACAPRO，Breast and Ovarian Analysis of Disease Incidence and Carrier Estimation Algorithm（BOADICEA），Myriad 等依据家系特征创建的模型，可以计算携带基因突变的概率，如果风险在 10% 以上，就提示该患者可能是 *BRCA* 基因突变的高危患者。

#### 2. 韩国预测模型

韩国遗传性乳腺癌研究 KOHBRA 用 1 669 例患者的信息（个人癌症史、癌症家族史等）创建出了韩国 *BRCA* 风险预测模型（KOHBRA *BRCA* Risk Calculator，KOHCal），将 *BRCA*1/2 基因突变携带概率可视化，提高了患者的理解度和基因检测的依从性。该模型可以在线使用。

### （二）基因检测

#### 1. 检测对象

对极有可能携带 *BRCA* 基因突变的乳腺癌高危人群，需要进行遗传咨询和基因检测（图 24-4）。进行 *BRCA* 基因检测的标准是基因突变风险大于 10%。满足以下任一条件者都应该进行基因检测：亲属中有 *BRCA*1/2 基因突变的携带者；40 岁以前被诊断出乳腺癌的患者；双侧乳腺癌患者；男性乳腺癌患者；有乳腺癌或卵巢癌家族史，同时诊断为胰腺癌或前列腺癌的患者（表 24-2）。在韩国，随着 *BRCA* 基因突变检测被纳入保险报销范围，*BRCA* 基因检测例数和携带突变基因的女性人数均在增加（图 24-5）。

#### 2. 检测方法

具有遗传性癌症家族史的患者，采用 DNA 直接测序（direct DNA sequencing）可以对引发该家系内综合征的突变基因进行筛选或测定。作为 *BRCA*1/2 基因检测的标准方法，DNA 直接测序仅能检测约 85% 的基因突变，不能检测出大片段缺失或重复。因此，为了确认是否存在缺失

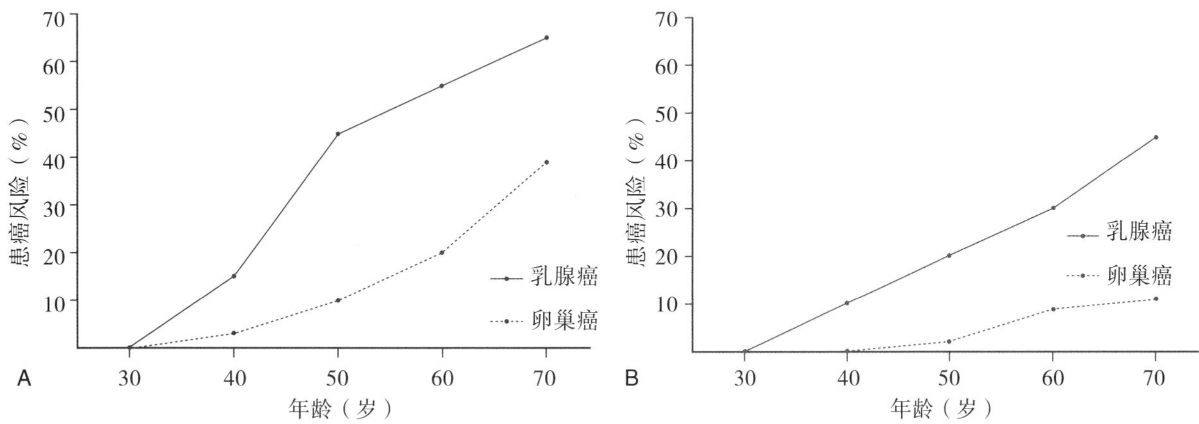


**图 24-2** *BRCA*1/2 突变携带者在各年龄段罹患乳腺癌和卵巢癌的风险。A.*BRCA*1 突变携带者。B. *BRCA*2 突变携带者。卵巢癌的发病年龄比乳腺癌的发病年龄晚 10~20 年

或重复，应考虑运用多重连接依赖的探针扩增技术（multiplex ligation-dependent probe amplification，MLPA）进行检测。近些年引进了以二代测序（next generation sequencing，NGS）为基础的多基因检测（multi-gene panel testing）。如果遗传性癌症综合征的病因是由多个突变基因引起的，则多基因检测在费用方面是比较有利的。但是，针对 *BRCA* 以外的中等外显率的基因突变携带者及其亲属的管理方案尚无统一标准。

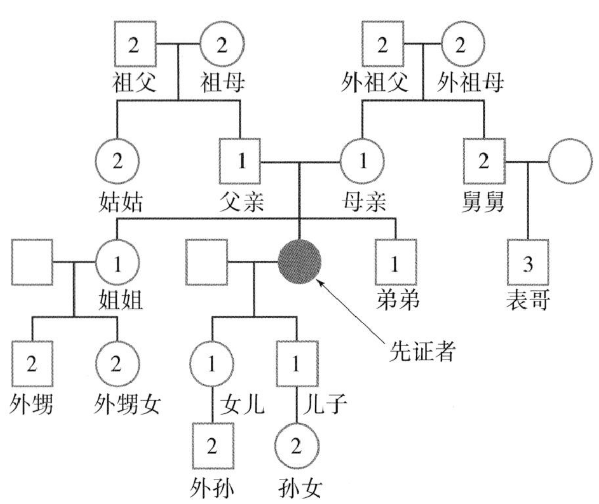


**图 24-3** 家系图。以患者［先证者（proband）］为中心制作的家系图，图形内的数字表示亲属级别

遗传性乳腺癌的高风险人群

认识到遗传咨询的重要性

↓

遗传性乳腺癌风险评估

询问患者的病史和家族史

↓

检测前咨询

同意检测，进行基因检测相关说明，解释如何应对结果

↓

DNA 检测

采用 DNA 直接测序对突变基因进行筛选或检测（标准检测），必要时进行 MLPA

↓

检测后咨询

提供基因检测结果并解释如何应对结果

↓

患者管理

定期检查，药物预防方法，预防性手术，与家人沟通

**图 24-4** 遗传咨询的过程。MLPA: multiplex ligation-dependent probe amplification（来源：《乳腺研究》第 4 版）

**3. 检测结果的解读**

基因检测结果包括阳性、阴性和意义未明的变异（unclassified variant，UV）。意义未明的变异指尚不能明确鉴定为致病性的遗传变异，但未来的研究可能会揭示该变异与癌症的关联。进行先证者（proband）测试并获得阴性结果时，除了真阴性结果外，还可能是使用的测定方法无法检测到的 *BRCA* 基因的某些突变，或者存在其他未知的基因突变，或者是环境因素的影响。当 *BRCA* 基因突变呈阴性，但怀疑伴有其他遗传性

**表 24-2** ***BRCA*1/2 基因突变检测对象**
**（截至 2018 年 1 月的韩国保险标准）**

| |
|---|
| ·诊断为乳腺癌或卵巢癌的患者，其亲属（2 级以内亲属）有 1 人以上患乳腺癌或卵巢癌 |
| ·同时患有乳腺癌和卵巢癌 |
| ·40 岁以前被诊断为乳腺癌的患者 |
| ·双侧乳腺癌患者 |
| ·包括乳腺癌在内的多器官癌患者 |
| ·男性乳腺癌患者 |
| ·上皮性卵巢癌患者 |

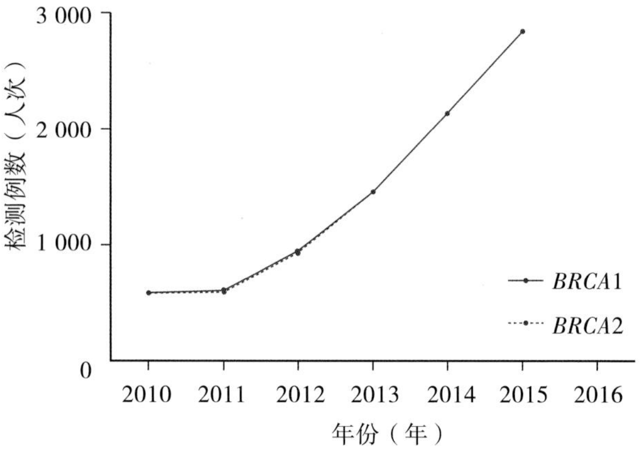


**图 24-5** 韩国按年度进行的 *BRCA*1/2 基因检测数量

疾病时，可以考虑检测相应的基因，如 *ATM*、*CDH*1、*CHECK*2、*NBN*、*NF*1、*PALB*2、*PTEN*、*STK*11、*TP*53 等，并考虑商业化的多基因检测。

## 三、*BRCA* 相关遗传性乳腺癌

### （一）临床和病理表现

#### 1. 临床表现

在 *BRCA* 基因突变携带者中，乳腺癌发病年龄较轻，平均发病年龄为 40 岁，有些患者的发病年龄在 30 岁以下。根据韩国 *BRCA*1/2 基因突变女性乳腺癌患者的研究结果，在 187 例 *BRCA*1/2 基因突变携带者中发现 202 例乳腺癌，其中 2/3 是可触及性肿块，其余 1/3 是由对无症状女性进行乳腺 X 线摄影或超声筛查时发现的。此外，50% 是大于 2cm 的浸润性乳腺癌，临床分期也较高。

#### 2. 病理学表现

根据突变类型的不同，在 *BRCA*1/2 基因突变携带者中发现的乳腺癌具有不同的组织病理学特征（表 24–3）。*BRCA*1 相关乳腺癌多属于高级别浸润性癌，增殖速度快，肿瘤间质内炎性细胞浸润，可呈边缘较光整的非典型髓样癌（图 24–6）。*BRCA*2 相关乳腺癌的病理表现与散发性乳腺癌类似。研究显示，在韩国，三阴性乳腺癌在 *BRCA*1 相关乳腺癌中的发病率（61.3%）明显高于在 *BRCA*2 相关乳腺癌中的发病率（12.9%）。

### （二）影像学表现

#### 1. 乳腺 X 线摄影表现

首尔峨山医院的研究显示，乳腺 X 线摄影的假阴性结果中，*BRCA*1 相关乳腺癌占 18%（18/99），*BRCA*2 相关乳腺癌占 10%（10/103），即 *BRCA*1 相关乳腺癌在 X 线检查中假阴性相

表 24–3 *BRCA* 基因突变和相关乳腺癌的特点

| | *BRCA* 1 相关乳腺癌 | *BRCA* 2 相关乳腺癌 |
|---|---|---|
| 肿瘤类型 | 非特殊型浸润性癌（75%）<br>非典型性髓样癌（约 10%） | 非特殊型浸润性癌（75%）<br>非典型性髓样癌（<5%）<br>浸润性小叶癌（约 10%） |
| 细胞分化 | 未分化（3 级：75%） | 中分化（2 级：45%）或未分化（3 级：45%） |
| ER/PR | 阴性（75%） | 阳性（75%） |
| HER2 | 阴性（95%） | 阴性（95%） |
| *p*53 | 阳性（50%） | 阳性（40%） |
| *Cyclin D*1 | 阴性（90%） | 阳性（60%） |
| 原位癌 | 罕见 | 常见 |

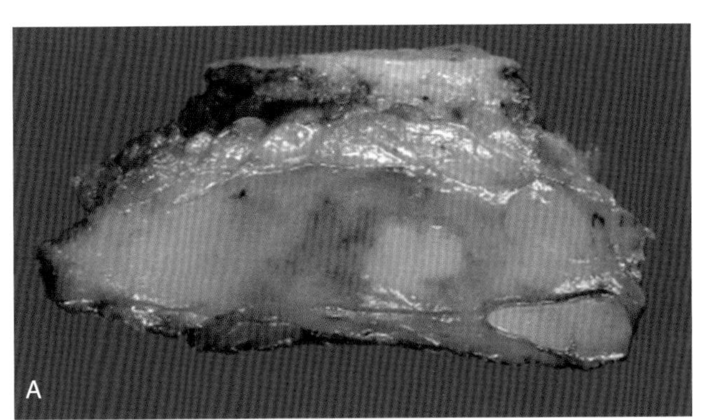


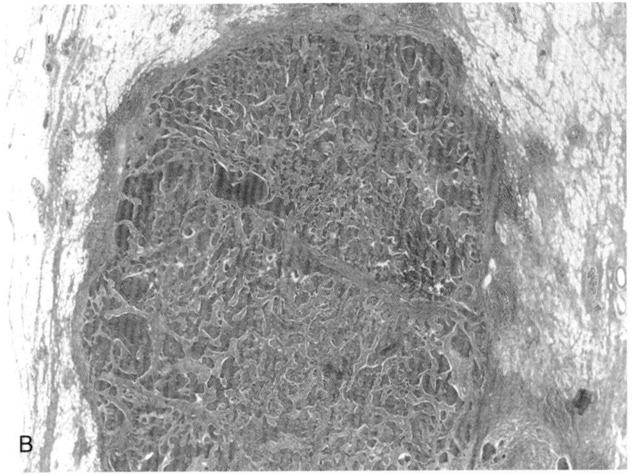


图 24–6 *BRCA*1 相关乳腺癌的病理学特征。43 岁的女性患者，乳腺的手术组织（A）和苏木精 – 伊红（H-E）染色（B），确诊为高级别三阴性乳腺癌（pT1N0），肿块边缘清晰，有淋巴细胞和浆细胞浸润

对较多。其他关于乳腺X线摄影的研究显示，*BRCA*1相关乳腺癌中，不伴钙化的肿块占59%（48/81），伴钙化的肿块占25%（20/81），无肿块的钙化灶占12%（10/81）。*BRCA*2相关乳腺癌中，不伴钙化的肿块占46%（43/93），伴钙化的肿块占42%（39/93），无肿块的钙化灶占9%（8/93）。伴钙化的乳腺癌病例更多见于*BRCA*2相关乳腺癌（图24-7）。在*BRCA*1相关乳腺癌中，有38%的病灶边缘清晰，高于*BRCA*2相关乳腺癌（21%）。

**2. 乳腺超声表现**

研究表明，对于*BRCA*相关遗传性乳腺癌，乳腺超声比乳腺X线摄影更敏感，乳腺X线摄影中有28例呈假阴性，但在乳腺超声检查中，只有5例（*BRCA*1相关乳腺癌4例和*BRCA*2相关乳腺癌1例）呈假阴性。这两组乳腺癌最常见的特征为形状不规则，边缘不光整，平行于皮肤。后方回声增强在*BRCA*1相关乳腺癌中占30%，高于*BRCA*2相关乳腺癌的7%（图24-8、24-9）。1~2cm大小的早期*BRCA*1相关乳腺癌可能呈现类似良性纤维腺瘤的形状，表现为边缘光整。因此，对于高危女性筛查发现的肿块，当仅有超声检查时，不能错误地归类为可能良性（BI-RADS 3类）。由于*BRCA*1相关乳腺癌多属于高级别乳腺癌，多普勒超声检查通常显示肿块内血供丰富，有助于鉴别诊断。而与激素受体阳性癌症相比，

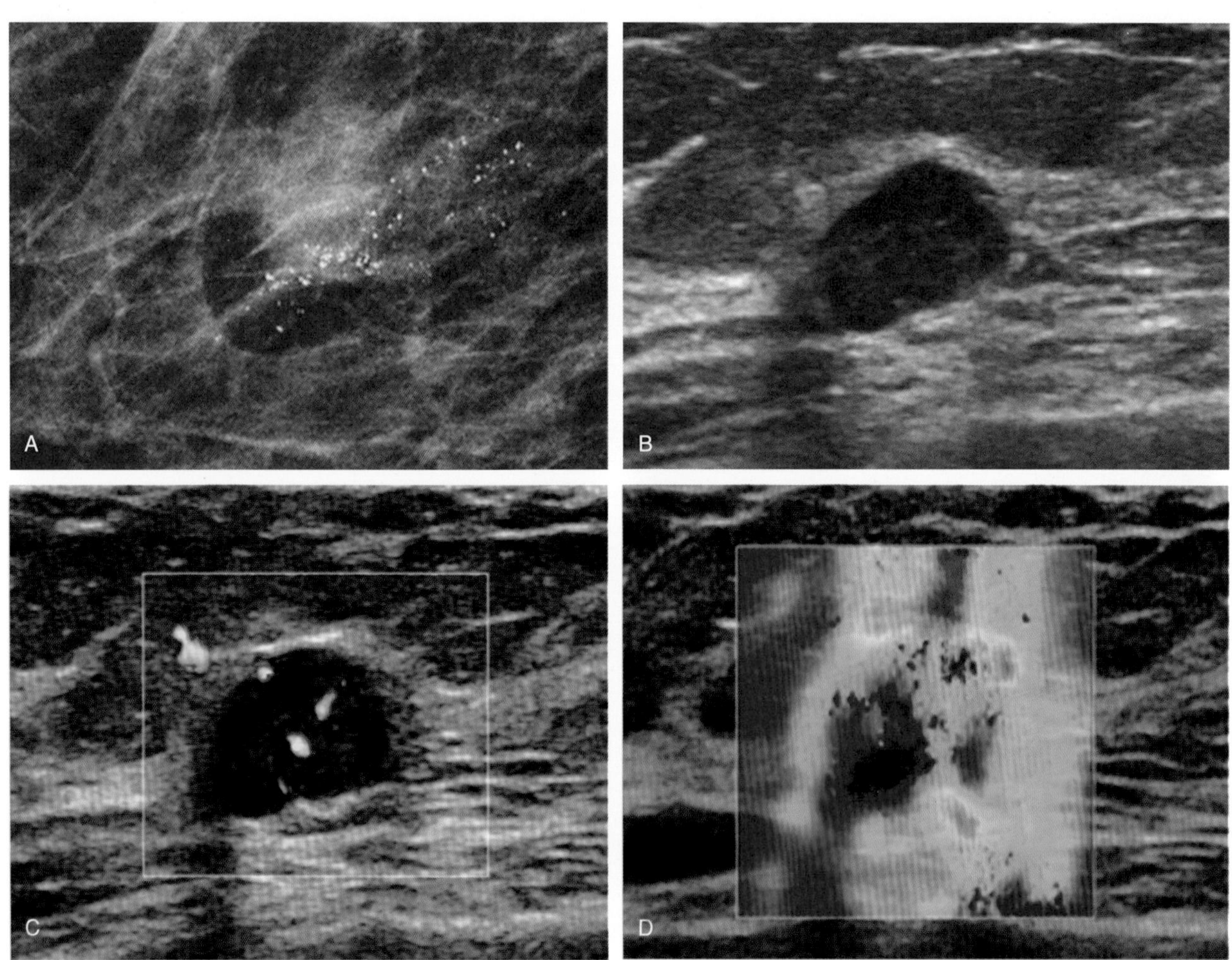


**图24-7** *BRCA*2相关乳腺癌。61岁的女性患者，有乳腺癌家族史。A. 乳腺X线摄影筛查显示伴有钙化的肿块。B. 超声检查可见一椭圆形边缘光整的肿块，后方回声增强。C. 超声多普勒检查显示肿块内部和周围有较多的血流信号。D. 剪切波弹性成像显示肿块边缘质硬。手术确诊为1.3cm大小的高级别浸润性癌［pT1N1（3/20），ER+/PR+/HER2-］

*BRCA*1 相关乳腺癌在超声弹性成像中，特别是在应变弹性中，往往呈质软的特性，因此不要将其误诊为良性肿瘤。

3. 乳腺 MRI 表现

研究表明，MRI 检查在 *BRCA*1 和 *BRCA*2 相关乳腺癌中敏感度最高，202 例中仅有 3 例（*BRCA*1 相关乳腺癌 2 例，*BRCA*2 相关乳腺癌 1 例）为假阴性。在两组中，90% 为肿块样病变，病灶呈现出癌症的典型形态，形状不规则，边缘不清晰，不均匀强化。与 *BRCA*2 相关癌相比，*BRCA*1 相关乳腺癌更多地呈现出边缘清晰和环形强化的病灶，肿瘤的位置多位于乳腺后方，尤其是胸肌前方（图 24–9）。1~2cm 大小的 *BRCA*1 相关乳腺癌可能呈现出与纤维腺瘤类似的形态，边缘清晰，但 *BRCA*1 相关乳腺癌呈流出型（washout pattern）动态曲线，因此时间 – 信号强度曲线（time-signal intensity curve）有助于鉴别诊断。研究显示，在 MRI 中，环形强化、中央部强化（central enhancement）、T2 加权成像中肿瘤内部高信号和肿瘤周围水肿是乳腺癌不良预后的特征。

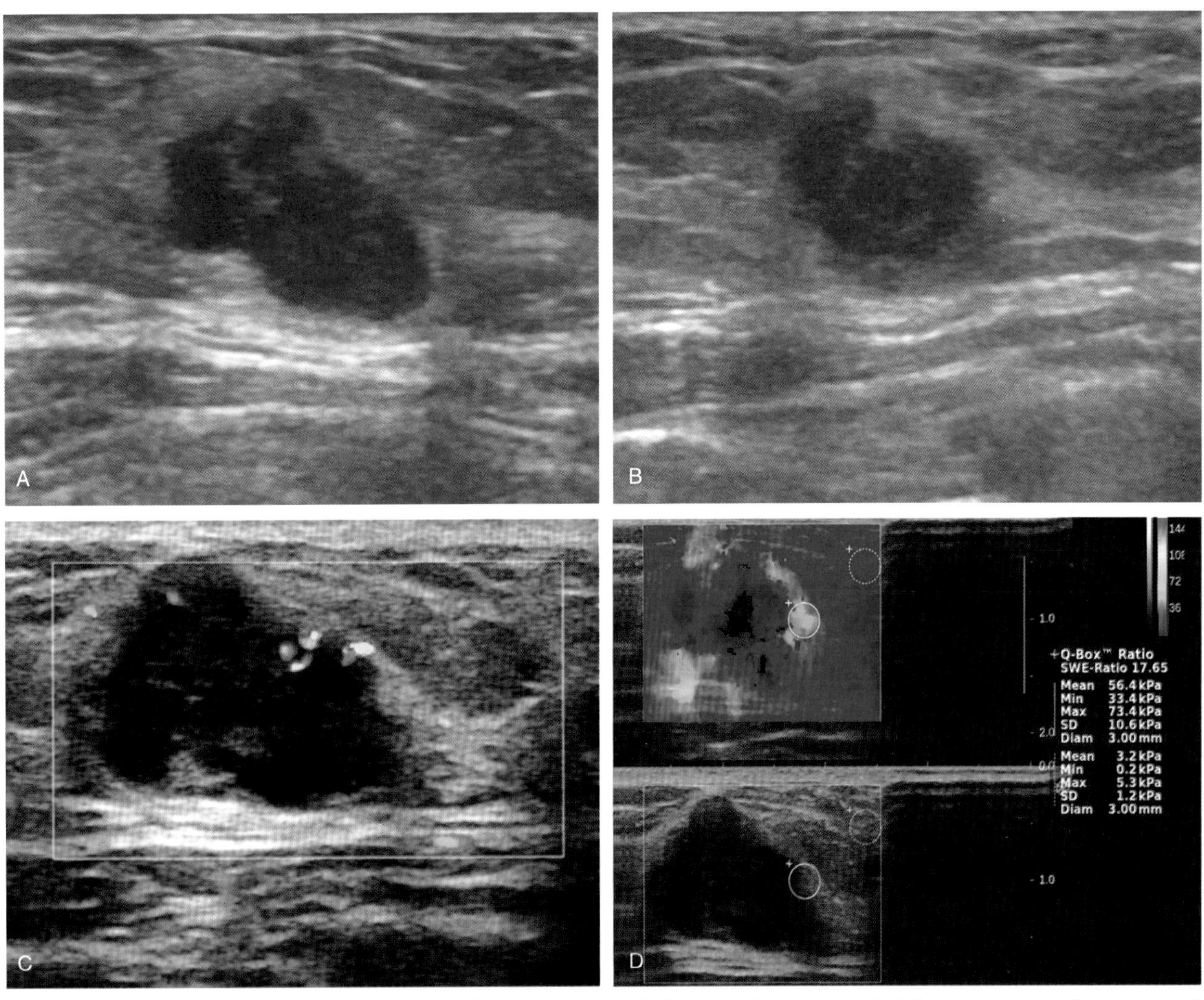


**图 24–8** *BRCA1* 相关乳腺癌。41 岁的女性患者，有乳腺癌家族史，因乳房可触及肿块就诊。A、B. 在超声的两个切面上呈不规则形态，后方回声增强。C. 在多普勒检查中，肿块的内部和周围都均可见血管分布。D. 剪切波弹性成像显示肿块边缘呈黄绿色，最大弹性模量为 73.4kPA，对应中等硬度。手术确诊为 2.5cm 的高级别三阴性乳腺癌（pT2N0）

### （三）治疗与预后

#### 1. 手术治疗

根据对随访时间超过 7 年的研究进行的 meta 分析可知，*BRCA*1/2 基因突变携带者的同侧乳腺肿瘤复发率为 23.7%，对照组中的复发率为 15.9%，有统计学差异。但是，从目前研究来看，在有 *BRCA* 基因突变的乳腺癌患者中，尚无充分证据证明接受全乳切除术患者的生存率比接受保乳术患者的生存率更高。因此，对于 *BRCA* 基因突变的乳腺癌患者，保乳手术并非禁忌。

针对 *BRCA* 相关遗传性乳腺癌患者对侧乳腺癌发生率的 meta 分析研究结果显示，*BRCA* 基因突变携带者中对侧乳腺癌的发生率为 23.7%，在对照组中为 6.8%，统计结果有显著性差异。此外，在有 *BRCA* 基因突变的乳腺癌患者中，预防性双侧输卵管卵巢切除术显著降低了同侧及对侧

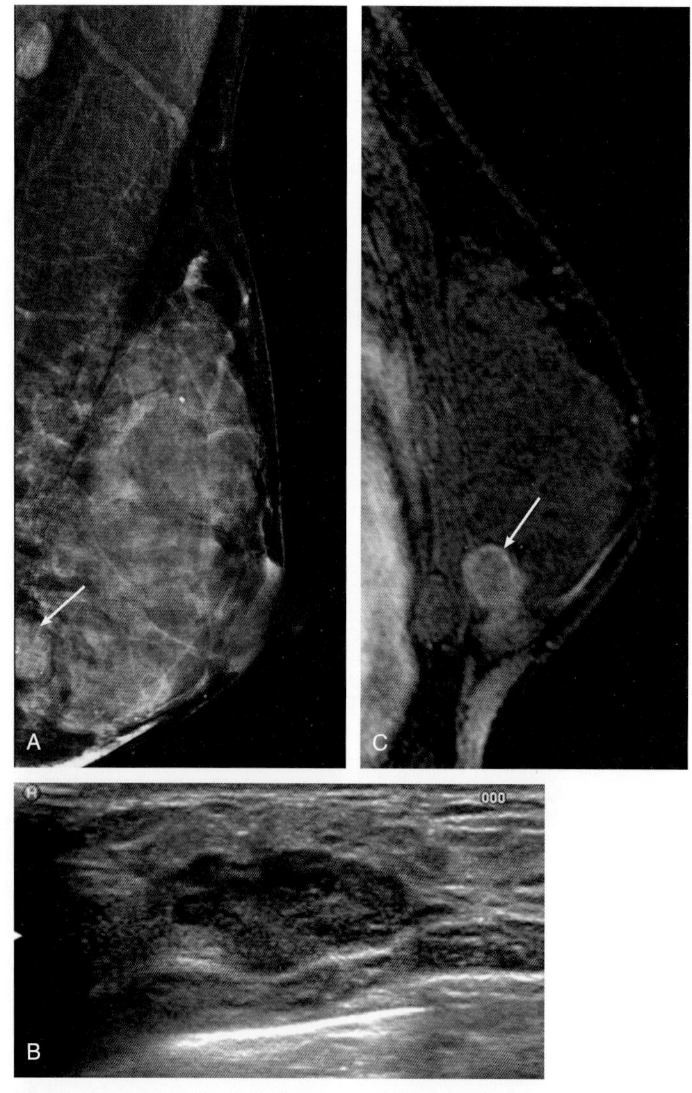

图 24-9 *BRCA*1 相关乳腺癌。28 岁的女性患者，因乳房可触及肿块就诊。A. 乳腺 X 线摄影显示左侧乳腺后方可见肿块的一部分（箭头）。B. 超声检查可见椭圆形的边缘较光整的肿块（箭头）。C. MRI 观察到靠近胸壁的呈环形强化的肿块（箭头）。病理诊断为高级别三阴性乳腺癌，临床分期为 T2N1，经新辅助化疗后，手术病理显示为病理完全缓解（pCR）

乳腺癌发病率。但是，并没有充分的证据证明对侧预防性或降低风险的乳房切除术（contralateral prophylactic or risk-reducing maste-ctomy）能够提高携带 *BRCA* 基因突变的乳腺癌患者的生存率。

**2. 全身疗法**

*BRCA* 相关遗传性乳腺癌的特征是 DNA 的同源重组（homologous recombination）修复功能缺陷，据报道，*BRCA* 相关遗传性乳腺癌对引发 DNA 损伤的铂剂（platinum）等及 PARP 抑制剂［poly（ADP-ribose）polymerase inhibitor］反应良好。早期 *BRCA* 相关遗传性乳腺癌的辅助治疗原则与散发性乳腺癌没有区别，但在转移性乳腺癌中优先推荐使用卡铂（carboplatin），并推荐将 PARP 抑制剂用于遗传性乳腺癌的靶向治疗。在激素受体阳性乳腺癌中，使用 5~10 年的激素抑制剂。

**3. 生存率**

关于 *BRCA* 相关遗传性乳腺癌的预后存在争议，但是 2018 年 2 月发表的一项英国前瞻性研究显示：经长期随访发现，对于 40 岁以下首次诊断浸润性乳腺癌的患者，*BRCA* 基因突变携带者与非携带者的 5 年和 10 年生存率无显著性差异。该研究纳入了 2000—2008 年，在 18~40 岁时首次被诊断为乳腺癌的 2 733 名女性，其中 89% 的患者接受了化疗，49% 的患者选择了保乳手术，50% 的患者选择了全乳切除术。

## 四、影像学检查的作用

### （一）筛　查

**1. 风险管理和影像学检查**

对于 *BRCA*1/2 基因突变携带者，采取预防性切除双侧乳腺或双侧卵巢是降低罹患乳腺癌风险的有效方法，但生存获益证据仍然不足，且预防性切除手术可能存在导致女性失去自信心等副作用。此外，年轻女性以结婚、分娩、哺乳等理由将预防性切除手术推迟的情况也很常见。这种情况下，以 MRI 为基础的影像筛查可以监测乳腺癌的发生，在乳腺癌的预防和治疗计划制订阶段，为患者提供另一种选择。尽管美国国立综合网络（NCCN）指南和韩国乳腺癌协会均推荐以乳腺 X 线摄影和 MRI 为基础的筛查，但是由于韩国 MRI 筛查尚未纳入保险，所以为患者制订的方案是：每年进行乳腺 X 线摄影和超声筛查，或每年进行乳腺 X 线摄影和每 6 个月进行超声筛查（表 24–4）。

**2. 影像学检查方法的比较**

根据 NCCN 指南，对携带有遗传性乳腺癌突变基因（例如 *BRCA*1/2 基因）的患者进行 MRI 筛查应在 25~29 岁开始。原因是年轻患者的致密型腺体较多，病灶生长速度快，乳腺 X 线敏感度低至 33%~40%，导致频繁出现假阴性结果。在这些女性中，MRI 的敏感度为 77%~80%，是乳

**表 24–4　*BRCA* 基因突变携带者的癌症监测建议（韩国乳腺癌治疗指南第 7 版）**

| 性别 | 监测的癌症及检查方法 | 证据等级 |
|---|---|---|
| 女性携带者 | 乳腺癌：18 周岁起每月进行乳房自检，从 25 岁开始每隔 6 个月由临床医生检查乳房，25~29 岁每年进行乳腺 MRI 检查，30 岁以后每年进行乳腺 X 线摄影和乳腺 MRI 检查 | 3 级 * |
| | 卵巢癌：从 30 岁开始每隔 6 个月进行阴道超声和血液 CA125 检查 | 3 级 |
| 男性携带者 | 乳腺癌：从 35 岁开始起每月进行乳房自检和每隔 12 个月由临床医生检查乳房 | 3 级 |
| | 前列腺癌：从 45 岁开始进行直肠指检和血液 PSA 检查 | 3 级 |

* 证据等级分为 1~4 级，3 级是指从设计良好的病例对照研究、多中心队列研究、不带有干预的时间序列研究中获得的依据

腺X线的2倍以上。而且，对于30岁以下的女性，乳腺X线引发癌症的风险相对较高，而MRI不仅不受乳腺组织密度的影响，还避免了放射线照射的危害。此外，在高风险女性的筛查中，与乳腺X线摄影发现的多为低级别原位癌相比，MRI能够发现更多的具有生物学意义的高级别浸润性乳腺癌。虽然乳腺MRI是目前最敏感的影像学检查方法，但是检查费用高，有时也会因为幽闭恐惧症、造影剂副作用等原因无法实施，这种情况下可以对患者进行乳腺超声筛查。乳腺超声检查对致密型乳腺的敏感度高于乳腺X线摄影，在针对乳腺癌高风险女性的筛查中，可以提高早期浸润性癌的检出率，但超声检查的缺点是主观性强和阳性预测值低。

## （二）诊　断

*BRCA* 相关遗传性乳腺癌的生长速度快，因为形态上像纤维腺瘤，所以正确诊断、降低误诊率十分重要。如果在乳腺X线摄影或超声检查中发现可疑病变，需进行超声多普勒检查，综合形态特征和血管分布特点来决定是选择6个月的短期随访，还是选择穿刺活检。穿刺活检的注意事项包括：对于乳腺深部的肿瘤，可能会因定位错误而无法准确获得组织；为了最大限度地减少穿刺出血，最好选择14~18G空芯针，而不是真空抽吸设备。一旦被确诊为乳腺癌，尤其是可触及性肿块时，应尽快进行治疗（图24–10）。

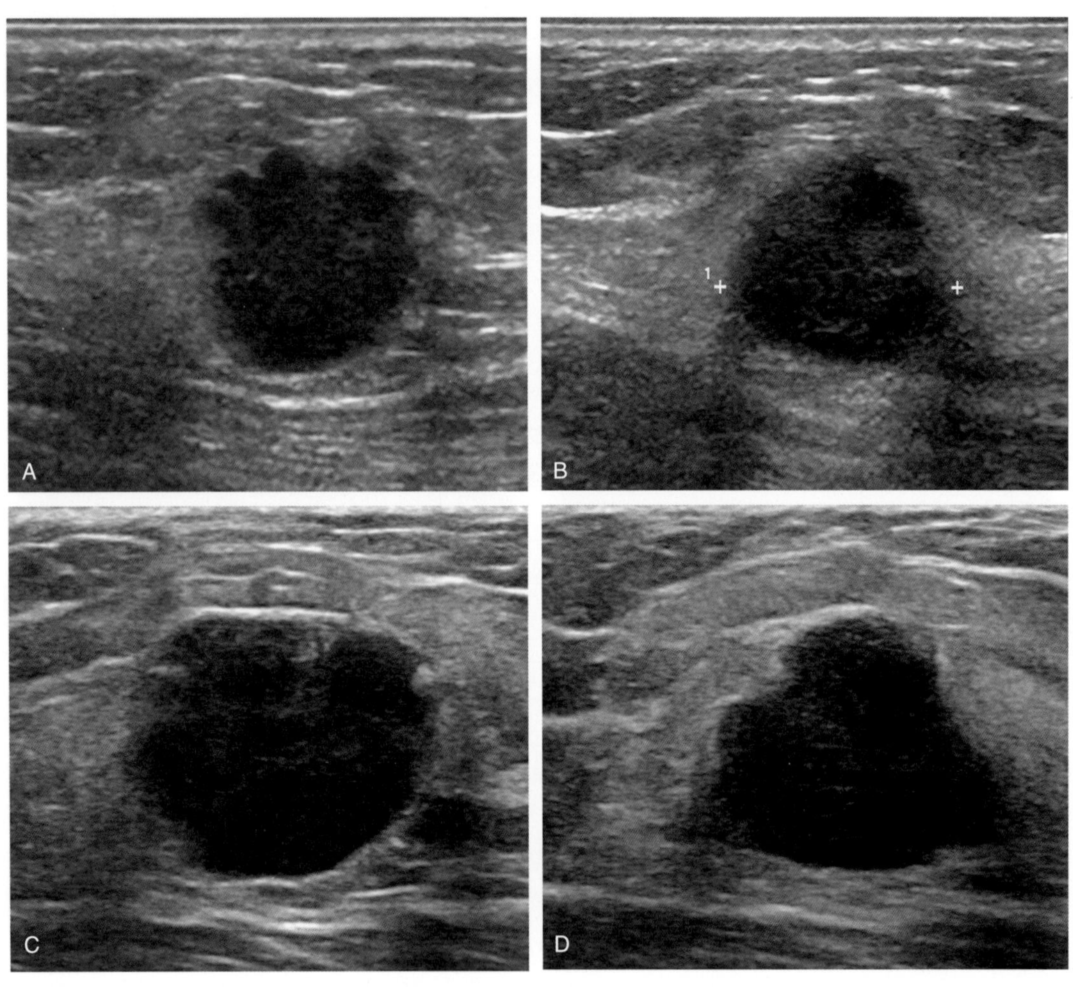


**图24–10**　在等待手术日期中体积增加的三阴性乳腺癌。31岁的女性患者，乳房可触及肿块。第一次诊断时，超声的两个切面（A、B）测定最大直径为1.8cm，体积为2.5cm$^3$。40d后，手术前一天超声的两个切面（C、D）显示肿块的最大直径为2.3cm，体积为4.7cm$^3$。手术确诊为直径2.5cm的高级别三阴性乳腺癌

## （三）肿瘤分期的判定

与其他乳腺癌患者一样，手术前应对乳腺癌原发病灶和局部淋巴结进行评估。在遗传性乳腺癌中，多发性病变和双侧乳腺癌（图 24–11）的比例高于散发性乳腺癌，因此，手术前影像学检查应确认是否存在多发性病变和对侧乳腺癌。*BRCA2* 相关乳腺癌的淋巴结转移率高于 *BRCA1* 相关乳腺癌。此外，在进行预防性对侧乳腺切除

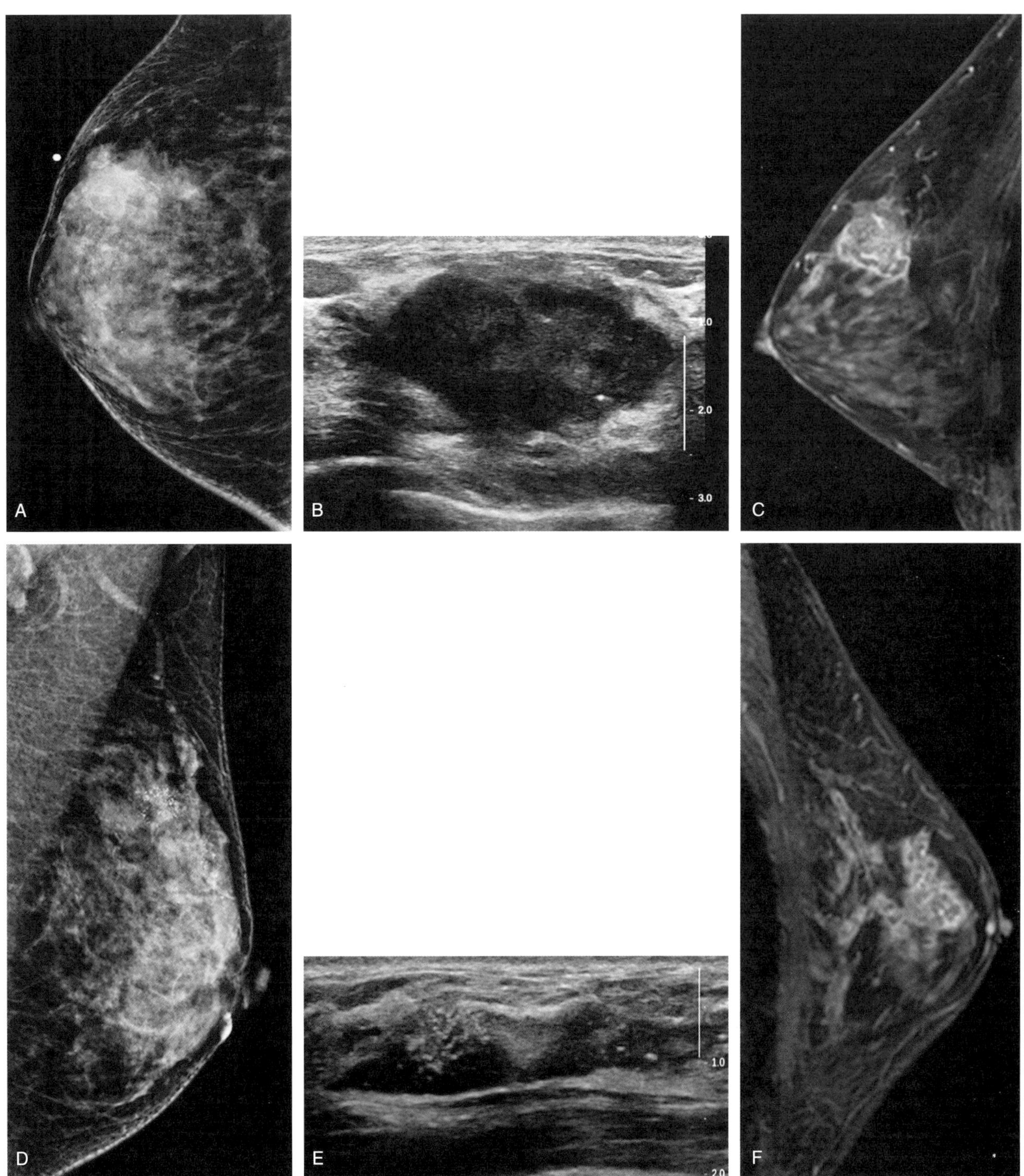


**图 24–11** 双侧乳腺癌。41 岁的女性患者，母亲患有乳腺癌。右侧乳腺 X 线摄影（A）显示高密度影（皮肤标记），超声（B）显示椭圆形的低回声肿块，MRI（C）显示环形强化的肿块。左侧乳腺 X 线摄影（D）显示乳头至外上象限分布的钙化（箭头），超声显示（E）伴有钙化的低回声结节，MRI（F）显示簇环状非肿块样强化。手术病理确诊右侧为 3.3cm 的高级别浸润性癌（pT2N0, ER+/PR+/HER2−），左侧为 7.5cm 的高级别导管原位癌

术或双侧卵巢切除术之前，需要对乳腺和卵巢进行影像学检查。

## （四）治疗后随访

*BRCA* 相关遗传性乳腺癌患者治疗后容易局部复发，对侧乳腺癌的 10 年内发生率也高达 26%~40%，因此有必要对乳腺癌的复发进行监测。*BRCA* 基因突变携带者的对侧乳腺癌发病风险与患者确诊时的年龄和家族史相关，患者确诊时的年龄越小、家族史越强，对侧乳腺癌的发生率也就越高（图 24-12）。NCCN 指南推荐对 *BRCA* 相关遗传性乳腺癌患者的对侧乳腺进行每年一次的乳腺 X 线摄影和 MRI 筛查。与散发性乳腺癌或 *BRCA*2 相关乳腺癌相比，*BRCA*1 相关乳腺癌的骨转移较少，肺转移和脑转移相对较多，复发率也较高（图 24-13）。应根据 *BRCA* 基因突变类型制订术前评估或随访检查方案，包括对常见转移器官进行影像学检查。

## 知识要点

- 与散发性乳腺癌相比，*BRCA* 等乳腺癌易感基因突变所引起的遗传性乳腺癌有发病年龄轻、双侧乳腺癌发生率高、多器官发生癌症的特征。
- *BRCA*1/2 基因突变是遗传性乳腺癌的最常见原因，此外，与遗传性乳腺癌相关的基因还有 *TP*53、*PTEN*、*CDH*1、*STK*11、*LKB*1 等，具有典型的临床特征和病理表现。

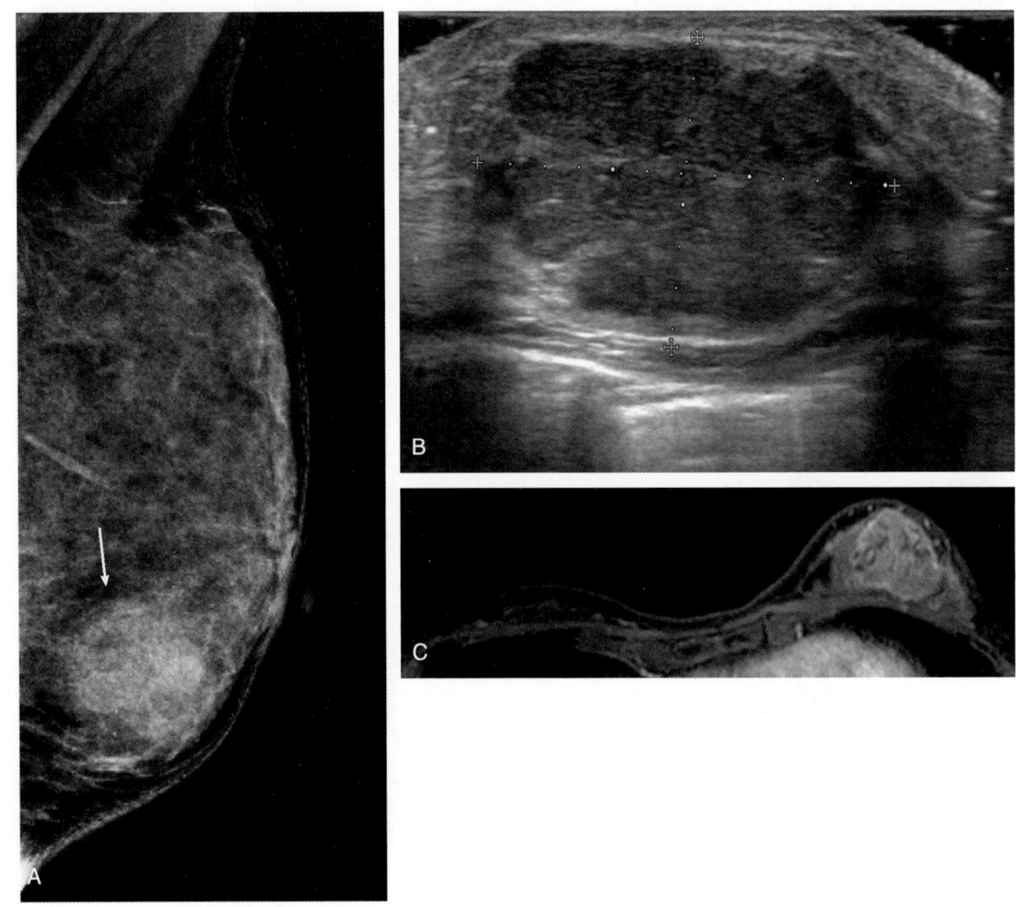


**图 24-12** 对侧乳腺癌。41 岁的女性患者，*BRCA*1 基因突变携带者，16 年前（25 岁）因右侧乳腺癌接受右侧乳房切除术。现左侧乳腺 X 线摄影图像（A）可见高密度肿块（箭头）。超声（B）显示肿块边缘呈微小分叶，伴有后方回声增强。MRI（C）显示内部不均匀强化的圆形肿块。手术确诊为 3.4cm 大小的高级别浸润性癌（pT2N0, ER+/PR-/HER2-, Ki-67 50%）

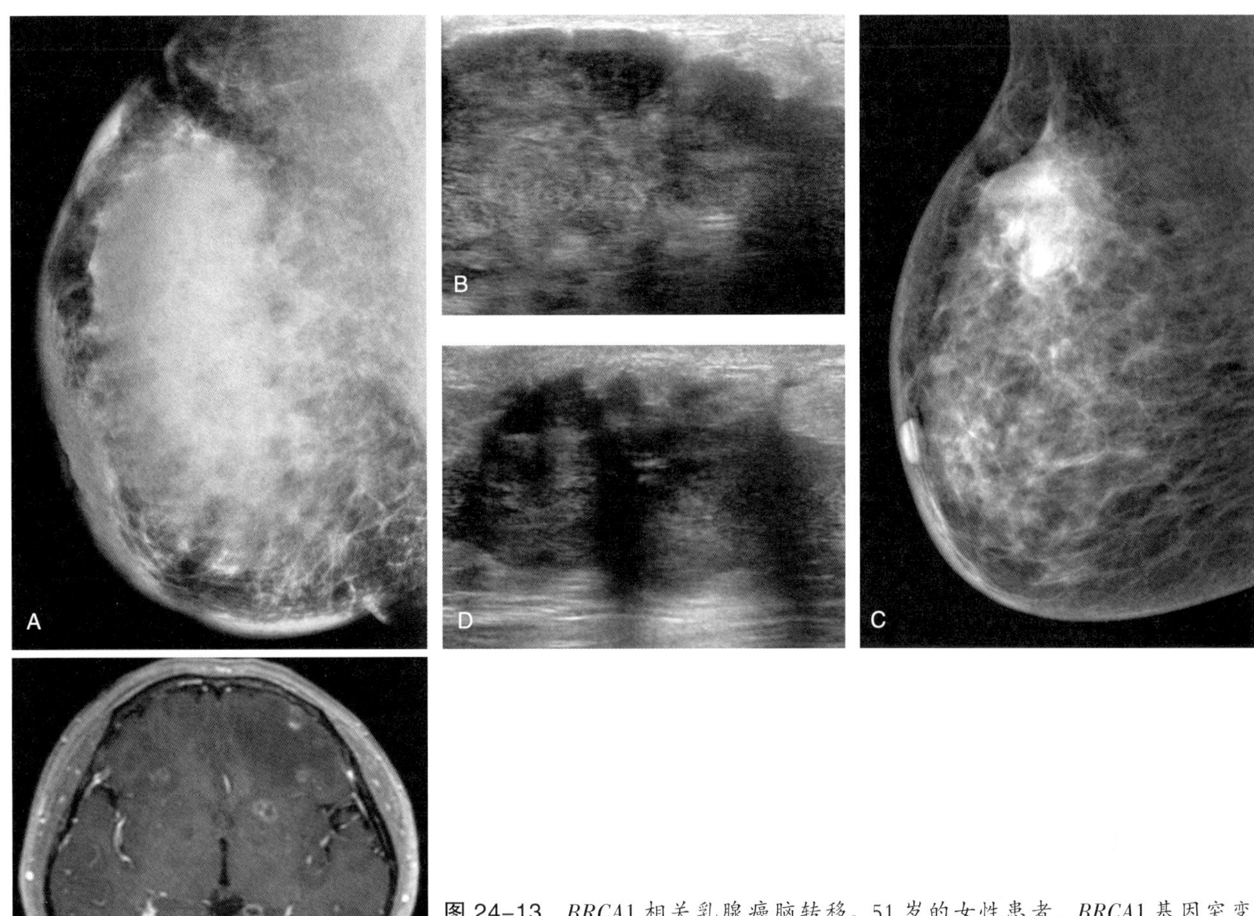

图 24-13 *BRCA*1 相关乳腺癌脑转移。51 岁的女性患者，*BRCA*1 基因突变携带者，乳腺 X 线摄影（A）和超声检查（B）显示巨大肿块和皮肤增厚。新辅助化疗 6 次后的乳腺 X 线摄影（C）和超声（D）显示肿瘤体积减小超过 70%，皮肤增厚也有所好转。但是术后 1 年，头颅 MRI 检查（E）发现环形强化的多发性脑转移，患者在 6 个月后死亡

- 对可能携带 *BRCA* 基因突变的乳腺癌高风险人群，需进行遗传咨询和基因检测。
- 根据基因突变类型不同，*BRCA* 相关遗传性乳腺癌的临床症状和病理学特征也有所不同。*BRCA*1 相关乳腺癌多为高级别浸润性癌，增殖速度快，组织学特征多为边缘光整的非典型髓样癌，间质内炎性细胞浸润。与散发性乳腺癌和 *BRCA*2 相关乳腺癌相比，*BRCA*1 相关乳腺癌更多呈三阴性。
- 了解 *BRCA* 相关遗传性乳腺癌的临床、病理和影像学特征，有助于发现 *BRCA* 基因突变的携带者。
- 在乳腺 X 线摄影或超声检查中，*BRCA*2 相关乳腺癌表现出散发性乳腺癌的典型特征，例如伴有钙化；而 *BRCA*1 相关乳腺癌通常表现为边缘光整的肿块，需要与纤维腺瘤相鉴别。超声多普勒检查中的血管分布有助于良恶性肿瘤的鉴别诊断。在 MRI 检查中，*BRCA*1 相关乳腺癌在形态上呈现出边缘清晰、类似纤维腺瘤的肿块，但在动态增强分析中，病灶呈环形强化和流出型曲线，这有助于与良性肿瘤相鉴别。
- 影像学检查在遗传性乳腺癌的筛查、诊断、分期和随访中均起重要作用。与散发性乳腺癌患者相比，携带 *BRCA* 基因突变的乳腺癌患者的同侧乳腺癌复发率和对侧乳腺癌发生率均更高，因此需要长期随访。

## 参考资料

[1] 中国医师协会精准治疗委员会乳腺癌专业委员会，中华医学会肿瘤学分会乳腺肿瘤学组，中国抗癌协会乳腺癌专业委员会．中国乳腺癌患者 *BRCA*1/2 基因检测与临床应用专家共识 (2018 年版). 中国癌症杂志，2018.

[2] Atchley DP, et al. Clinical and pathologic characteristics of patients with *BRCA*-positive and *BRCA*-negative breast cancer. J Clin Oncol, 2008.

[3] Bosse K et al. Supplemental screening ultrasound increases cancer detection yield in *BRCA*1 and *BRCA*2 mutation carriers. Arch Gynecol Obstet, 2014.

[4] Causer PA, Jong RA, Warner E, et al. Breast cancers detected with imaging screening in the *BRCA* population: emphasis on MR imaging with histopathologic correlation. Radiographics, 2007.

[5] Copson ER, et al. Germline *BRCA* mutation and outcome in young-onset breast cancer (POSH): a prospective cohort study. Lancet Oncol, 2018.

[6] Ha SM, et al. Association of *BRCA* Mutation Types, Imaging Features, and Pathologic Findings in Patients With Breast Cancer With *BRCA*1 and *BRCA*2 Mutations. Am J Roentgenol, 2017.

[7] Kang E, et al. The prevalence and spectrum of *BRCA*1 and *BRCA*2 mutations in Korean population: recent update of the Korean Hereditary Breast Cancer (KOHBRA) study. Breast Cancer Res Treat, 2015.

[8] Krammer J, et al. Breast cancer detection and tumor characteristics in *BRCA*1 and *BRCA*2 mutation carriers. Breast Cancer Res Treat, 2017.

[9] Kurian AW, et al. Gaps in Incorporating Germline Genetic Testing Into Treatment Decision-Making for Early-Stage Breast Cancer. J Clin Oncol, 2017.

[10] Lee MV, et al. *BRCA*-associated Cancers: Role of Imaging in Screening, Diagnosis, and Management. Radiographics, 2017.

[11] Mesurolle B, et al. Sonographic features of breast carcinoma presenting as masses in *BRCA* gene mutation carriers. J Ultrasound Med, 2007.

[12] National Comprehensive Cancer Network. NCCN Clinical Practice Guidelines in Oncology (NCCN Guidelines): Breast Cancer Version 2, 2018.

[13] Schrading S, Kuhl CK. Mammographic, US, and MR imaging phenotypes of familial breast cancer. Radiology, 2008.

[14] Sun J, et al. Germline Mutations in Cancer Susceptibility Genes in a Large Series of Unselected Breast Cancer Patients. Clin Cancer Res, 2017.

[15] Zhang J, et al. Comprehensive analysis of *BRCA*1 and *BRCA*2 germline mutations in a large cohort of 5931 Chinese women with breast cancer. Breast Cancer Res Treat, 2016.

# 第八部分

# 微创介入手术

（李牡兰　宋宏萍　张歌　译）

# 第 25 章　乳腺超声引导下的介入手术

超声引导下的穿刺活检应该是乳腺病变的首选活检方式，较手术活检和乳腺 X 线摄影引导下的穿刺活检更为常用。根据穿刺针的类型，将超声引导下的经皮穿刺活检分为：细针抽吸活检（fine needle aspiration biopsy，FNAB），空芯针活检（core needle biopsy，CNB）和真空辅助活检（vacuum-assisted biopsy，VAB）。通常这些活检方法比较安全和准确，但在一些病变的诊断中会出现组织学低估和假阴性。为了最大限度地减少对病变的低估或假阴性，需要我们充分理解各种活检方法的优缺点。此外，不可触及性乳腺病变的术前定位技术（localization）也是乳腺介入手术（interventional procedure）中的重要技术。近几年，经皮消融术（percutaneous cauterization）等乳腺癌微创治疗术也逐渐出现。

本章节将介绍乳腺介入手术中的超声引导技术、穿刺活检术、定位术和肿瘤消融术等。

## 一、超声引导技术

超声引导技术是乳腺病变介入诊治术中最常用的方法，因此掌握安全准确的引导方法、减少并发症非常重要。超声引导下的穿刺活检不仅用于不可触及性病灶，即使是对于可触及的乳房肿块，采用超声引导也能够有效提高诊断的准确性、减少不必要的并发症，尤其对于体积较小、位置较深、活动性和多发性病灶等有效。

### （一）与乳腺 X 线摄影引导技术的比较

对于乳腺 X 线摄影和超声同时可见的病变，因为超声具有无辐射、可实时监测进针路径、操作时间短、患者痛苦小等优点，所以常选择超声引导技术（表 25–1）。超声引导困难的病变包括微小钙化、大乳房深层的小肿块，以及在超声检查中不能明确显示，但在乳腺 X 线摄影中可疑的局部不对称等，此时可以选择立体定位活检（stereotactic biopsy，STB）或乳腺 X 线摄影引导下的导丝定位术（needle localization）。

### （二）引导方法

**1. 短轴法（short-axis approach）和长轴法（long-axis approach）**

乳腺超声介入常选择不使用引导装置的徒手

表 25–1　乳腺 X 线摄影引导和超声引导的对比

| 项目 | 乳腺 X 线摄影引导 | 超声引导 |
|---|---|---|
| 优势 | 超声无法显示的微小钙化、不对称或肿块 | 超声可观察的病变<br>可触及性肿块 |
| 所需时间（活检） | 30~50min | 15~20min |
| 费用 | 高 | 低 |
| 辐射 | 有 | 无 |
| 患者感受 | 不适感较重 | 不适感较轻 |
| 局限性 | 乳腺厚度薄或位于腺体边缘病变 | 超声无法显示的目标病变 |

（free hand）操作技术，操作者一只手握住探头，另一只手穿刺进针，超声实时观察进针过程。引导方法分为短轴法和长轴法两种（图 25–1）。短轴法从探头的中部垂直进针，优点是进针路径短，常用于超声引导下的导丝定位术。但对于位于深层的病变，难以清晰显示进针路线，尤其是当病变靠近胸壁或乳房填充物时，或活检射程长时，会造成实时监控困难。长轴法是从探头的一端、与探头在同一平面进针的方法，虽然进针路径较长，但可以更好地监控进针路径，因此较短轴法更为常用。

**2. 根据病变位置的引导方法**

为了准确采集到目标病变，最重要的是实时监控进针路径，其次是精准地预判探头与穿刺针之间的距离和针进入皮肤的角度。为了准确预判这两点，操作前必须准确定位病变的位置。当穿刺针与声束之间的角度消失，声束的反射会减少，不易观察到针尖。位置越深的病变，越需要垂直进针，造成超声显示进针路径困难，且易损伤胸壁，此时，进针点应选择距离探头远一些的位置，以增加活检针与声束之间的角度、增强声束的反射。穿刺针尖刺入病灶后，像杠杆一样抬起病灶，然后发射，这样不仅可以清晰地显示针尖，还可以避免损伤胸壁（图 25–2）。

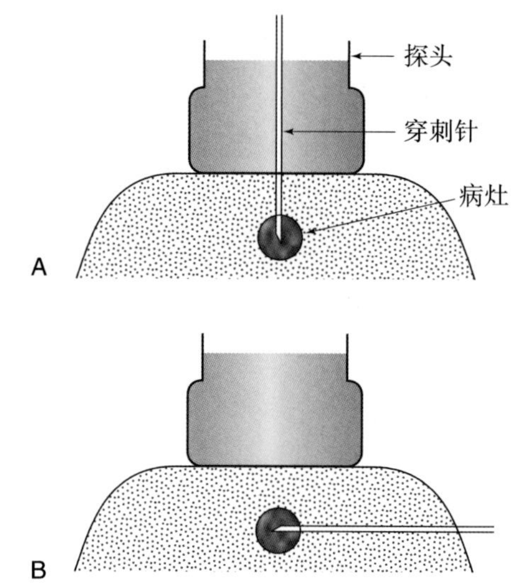


**图 25–1** 超声引导下介入术的两种操作方法。A. 短轴法示意图。从探头的中部垂直进针，以最短的路径接近病灶，但超声图像很难清晰地显示针尖。B. 长轴法示意图。进针路线与探头长轴接近平行。声束方向与穿刺针垂直，超声图像可清晰地显示进针路径，确保操作安全

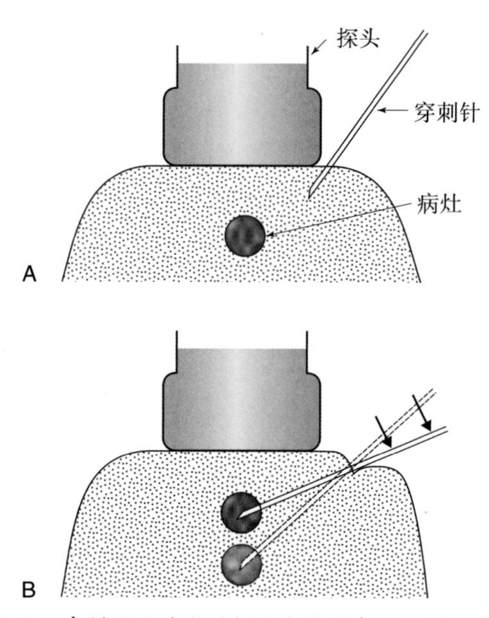


**图 25–2** 穿刺深处病变时探头与针的相互位置示意图。A. 当病变位于较深的位置时，如果针尖直立插入，超声图像很难清晰显示进针路径。B. 选择从距离探头较远一些的位置进针，针尖刺入病灶后，像杠杆一样抬起病灶，让针尖的发射方向与胸壁平行，以避免胸壁损伤，并且能够更清楚地观察针尖位置

## 二、细针抽吸细胞学检查

细针抽吸（fine needle aspiration，FNA）和细针抽吸细胞学检查（FNAC）是使用细针从乳腺病变中吸取细胞成分检查的技术。使用细针可减少患者的痛苦，操作简便快捷，皮肤不留瘢痕。缺点是样本采集量少，有时不足以做出诊断，且准确度受操作者和病理阅片医生的经验影响，也无法鉴别原位癌和浸润性癌。

### （一）适应证

细针抽吸细胞学检查可以作为可触及性病变的初始诊断方法，通常用于难以区分的囊实复合性病变的鉴别诊断，也用于淋巴结的诊断。虽然单纯囊肿（simple cyst）不是细胞学检查的适应证，但如果囊肿较大，患者要求缓解症状，或为疑似

脓肿的复杂囊肿，也可以采用细针抽吸术。根据一项对 4 105 例患者的 6 746 个囊液细胞学检查的研究，在非血性囊液的囊肿中未发现癌症，提示当细针抽吸到血性液体时，需进行细胞学检查以确认是否为囊性乳腺癌；如果吸取的不是血性液体，则无须进行细胞学检查。此外，在进行细针抽吸时，注入少量空气，可以减少囊肿的复发。

### （二）方　法

如果选择的穿刺针过粗，导致混入血液，会降低诊断的准确性。因此，应选择 21~25G 细针在超声引导下负压抽吸 10~15 次，至少重复 3 遍。操作者一只手握住探头，另一只手持 10mL 或 20mL 的注射器或细胞学活检专用针。针尖刺入病变后，向后移动活塞使穿刺针内形成负压，一边以往复动作进行负压抽吸，一边以扇形缓慢移动（图 25–3）。这样做的目的是在病灶内全面、多角度提取细胞，并防止病灶外组织被吸入穿刺针内。当看到针头的塑料部分有吸取物时，放开活塞，在没有负压的状态下拔出针头。取下注射器针头，将注射器内吸入空气后重新装好针头，将针头内的吸取物滴到载玻片上。将另一个载玻片放置在带有样品的载玻片上，相互推开，使样本均匀分布。将涂抹后的载玻片分为两部分，一部分快速风干，另一部分立即用 95% 的乙醇溶液固定。固定 30min 以上的载玻片用巴氏染色（papanicolau）或 H-E 染色法进行染色并做病理诊断。如有必要，还需要进行特殊染色。

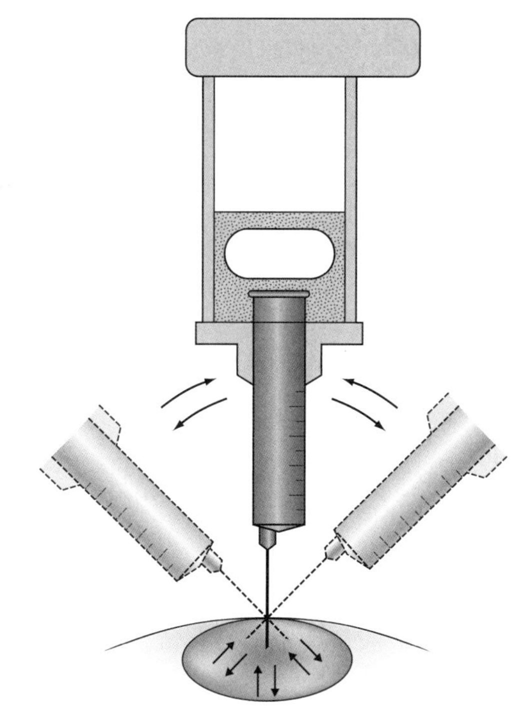

图 25–3　细针抽吸细胞学检查。进行细针抽吸细胞学检查时，先用针尖刺入病变组织，然后用中指向后移动注射器活塞，按照扇形路径往返多角度反复提插注射器以吸取细胞

### （三）检出效果

在乳腺癌的活检中，细针抽吸穿刺细胞学检查的敏感度为 80%~90%，特异度约为 100%，阳性预测值约为 100%，阴性预测值为 60%~90%。因为细胞学检查的假阴性率较高，所以当临床怀疑乳腺癌时，即使细胞学检查结果为阴性，也应进一步检查。如果在细胞采集过程中未得到目标样本或病灶本身为分化较好的乳腺癌，可能造成假阴性诊断。而哺乳期乳腺和放射引起的乳腺腺体的变化、细胞密度高的良性病变可能造成假阳性诊断。美国放射诊断肿瘤学组（Radiologic Diagnostic Oncology Group V，RDOGV）的多中心研究结果显示，乳腺细针抽吸穿刺细胞学检查在超声引导下的诊断准确率为 77%，在立体定位引导下的诊断准确率为 58%，假阳性率为 9%。相较于同一组的空芯针活检准确率 97.5%（1 639/1 681），假阳性率 0，显著高于细针抽吸细胞学检查的准确率。因此，在乳腺病变的活检中，空芯针活检比细针抽吸穿刺细胞学检查更为有效。

## 三、空芯针活检

空芯针活检（core needle biopsy，CNB）是采集病变组织条进行病理学诊断的检查方法，是目前最常用的乳腺肿瘤组织学检查方法（表 25–2）。

## （一）适应证

对于 BI-RADS 4 类病变，空芯针活检可以避免不必要的外科手术活检，具有成本效益。对于 BI-RADS 5 类病变，利用空芯针活检确认乳腺癌，帮助规划外科手术，因此手术获得阴性切缘（negative resection margin）的概率高。部分 BI-RADS 3 类病变患者也可以采取空芯针活检（表 25–3），如随访困难的患者；同侧乳房存在已证实的乳腺癌病灶，如果出现新增的乳腺癌病灶会影响手术规划的患者；高风险人群；焦虑的患者等。在极少数情况下，活检时超声无法显示目标病灶，应取消操作。对于复杂囊肿，可预先用细针和注射器吸出囊液，以便空芯针活检时获取最大量的实性组织。

## （二）装　备

自动活检枪由具有两种功能的针构成：内侧的凹槽针获取组织，外侧的套管切割组织（图 25–4）。自动活检枪内装有弹簧，击发发射键后中央的凹槽针会进入病变内部，几乎同时，外侧的套管也发射，快速切割，套在中央的凹槽针上，留住凹槽内的组织条。自动活检枪弹簧的弹性及前段锋利的切割能力使针头能瞬间穿入致密的乳腺组织，防止病变组织变形。初期使用发射距离短、较细的 18G 或 20G 活检针，但所获取的组织量太少。目前普遍使用发射距离长（发射长度 2.2cm，取样槽长度 1.9cm）的 14G/10cm 活检针，获取的组织量多，成功率更高。但根据 meta 分析结果，14G、16G 和 18G 活检针的活检准确度没有显著差异。因此，对于有出血倾向的患者或

表 25–2　穿刺活检的种类

| 穿刺活检的种类 | 针的类型 | 检出物的形状 | 特点 |
|---|---|---|---|
| 细针抽吸细胞学检查 | 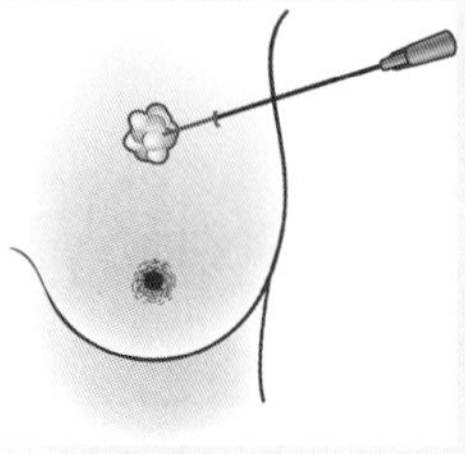 | 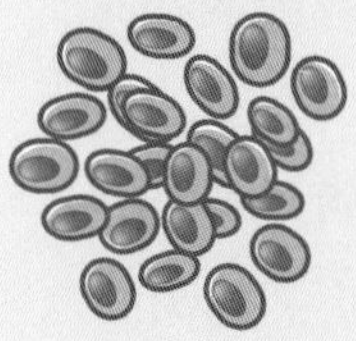 | 无法鉴别原位癌与浸润性癌；<br>有效检测淋巴结转移 |
| 空芯针活检 | 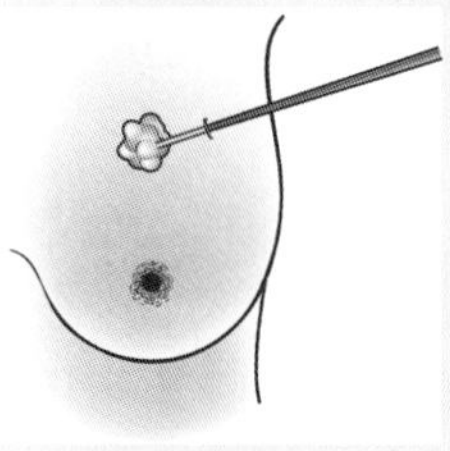 | 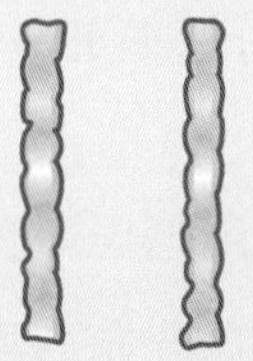 | 乳腺病变的常规活检方法；<br>需多次进针 |
| 真空辅助活检 | 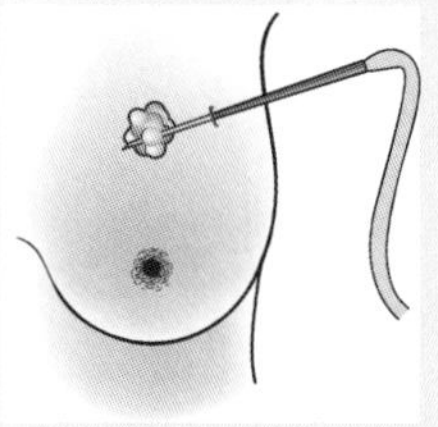 | 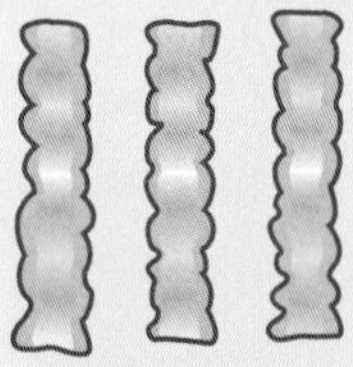 | 一次穿刺进针即可获取大块的活检组织 |
| 射频热切割活检 | 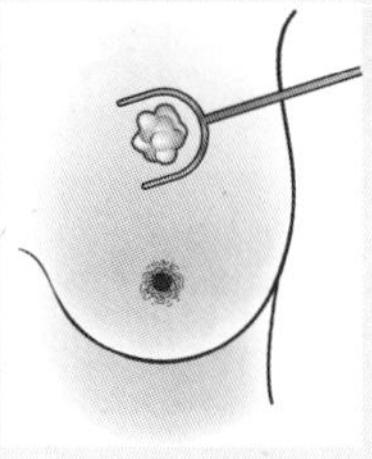 | 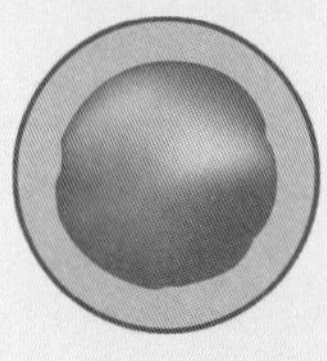 | 可以获取全部病变组织；<br>可以诱发组织的形态学改变和分子改变 |

表 25-3　超声引导下乳腺介入术的适应证和禁忌证

| 适应证 | |
|---|---|
| 单纯囊肿和复杂囊肿 | 有症状时；<br>复杂囊肿和实性病变难以鉴别时；<br>需确认与其他影像学发现是否相符时；<br>脓肿或疑似感染 |
| 实质性或囊实复合回声性肿块 | BI-RADS 4 类和 5 类病变；<br>多发性病变的治疗决策需要时；<br>BI-RADS 3 类，但临床需要时；<br>MRI 诊断的可疑恶性病灶，超声可以显示时 |
| 微小钙化 | 乳腺 X 线摄影发现的可疑恶性钙化，超声可以显示时 |
| 二次活检 | 空芯针活检和真空辅助活检可代替外科手术活检时 |
| 术前定位 | 目标病变为前次超声引导下活检的病变或病变置入了标记夹，超声可以显示时 |
| 腋窝淋巴结活检 | 考虑有癌细胞转移的腋窝或区域淋巴结 |
| **禁忌证** | |
| 活检时目标物或病变不能显示 | |
| 使用阿司匹林等抗凝剂 | 近期也有报告指出对使用抗凝剂的患者进行穿刺活检是安全的。因此可以根据情况决定是否进行穿刺活检 |

（引自参考资料 1）

产妇可根据情况酌情选择 18G 活检针。近些年来，一次性塑料活检枪逐渐被广泛使用（图 25-4A、B）。

## （三）操作前准备

首先，通过对乳腺 X 线摄影内外斜位（MLO）、头尾位（CC）、放大摄影（spot magnification view）和超声检查进行全面分析，评估患者是否适合进行超声引导下的穿刺活检。如果存在多个病灶，需确定对哪个病灶进行活检，并规划最适合的穿刺方法和路径。通过触诊确认目标病变可否触及，或有无其他病变。然后向患者解释将要进行的操作流程，及可能产生的并发症，如血肿、感染、气胸、乳房假体破裂、组织采集不充分导致的再次操作等，并让患者签署知情同意书（表 25-4）。如患者正在服用阿司匹林或其他抗凝剂，应嘱咐患者停药 5d 后再行操作。对其他有出血风险的患者应进行确认，但大多数情况可以不进行血液检查。

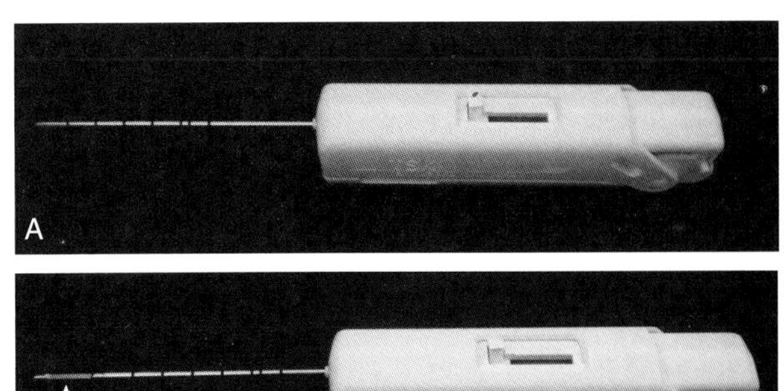


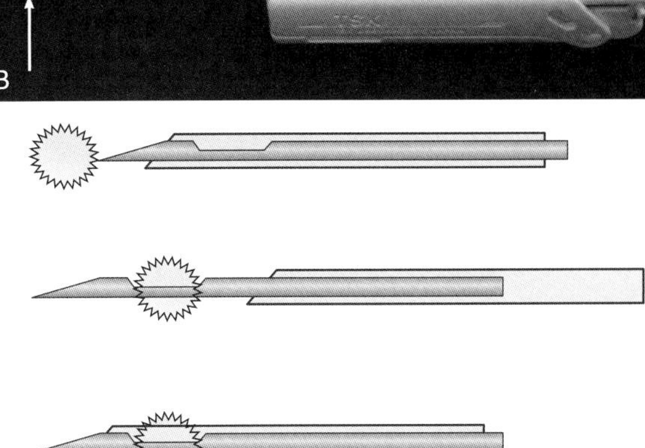


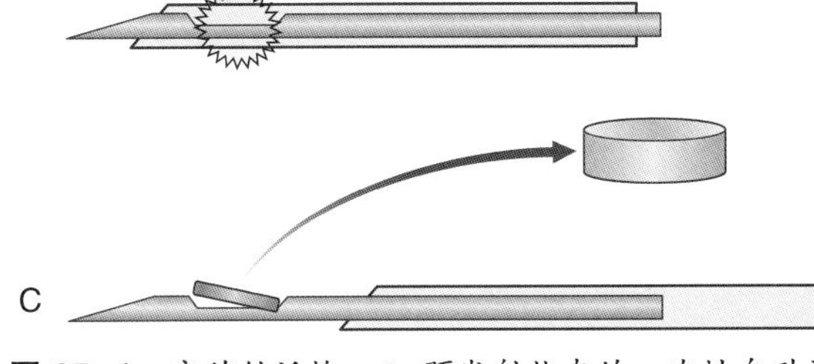


图 25-4　空芯针活检。A. 预发射状态的一次性自动活检枪。B. 露出样本凹槽状态的一次性自动活检枪。内侧的凹槽针（箭头）凸出于外侧切割套管。C. 空芯针活检示意图

表 25-4　知情同意书的内容

| |
|---|
| · 患者的病情和特殊情况 |
| · 除预定的操作外的其他可行方案 |
| · 操作的目的、必要性和效果 |
| · 操作方法和内容 |
| · 可能的并发症、后遗症和副作用，以及应对措施 |
| · 操作前后患者需遵守的事项 |
| · 再次活检的可能性 |

## （四）操作方法

### 1. 确定进针位置

嘱患者平躺，超声确定病变位置。将病变置于超声图像视野的中心，根据病变的深度判断皮肤进针位置。病变位置较深时，应选择距离探头较远的位置进针，以增大声束与穿刺针之间的角度，清晰地显示进针路径。对于适合保乳术的可疑乳腺癌患者，进针路径应避免脱离手术范围，并避免在病变与乳头之间进针。确定好进针位置之后，用记号笔在皮肤上做标记。

### 2. 消毒和麻醉

使用碘附棉球擦拭皮肤消毒后，铺手术洞巾。将探头用无菌塑料袋包裹，并用橡皮筋固定。操作者一只手握住探头，另一只手持活检枪，与探头平行进针。用26G/3cm的注射针皮下注射利多卡因局部麻醉。病变位置较深时，可选择22G/8cm的脊柱针。注射约2~3cc的利多卡因，用手术刀片将进针点的皮肤切一个小切口，将探头的长轴对准皮肤切口和病变之间（图25-5）。

### 3. 操作步骤

当采用自动活检枪进行活检时，用14G针穿透皮肤切口进入乳房内直至病变边缘。整个过程应始终清晰显示针尖，以确定进针位置。然后一边从图像上确认针长，一边把针尖置于稍通过病变边缘的位置，保留超声图像，发射活检枪。在发射前，必须确认发射后针尖是否会损伤胸壁。美国放射学会（ACR）规定进行超声引导下乳腺组织活检，需存储活检前病变和针穿透病变的两个相互垂直切面图像，分别标注“发射前”和“发射后”。如果记录了发射后针穿透病变的垂直切面图像，可以根据肿块内针的位置推算出组织取样部位（图25-6）。组织取样时，至少应获取4条以上的组织条，并且每次稍微调整位置。如果在同一位置连续取样，会引起出血，导致血肿，难以获得满意的组织。研究表明，当超声引导的空芯针活检获取的组织条大于4条，组织不碎且密度高（可沉入水中）时，诊断价值高。将活检得到的组织置于福尔马林溶液中，标明患者的病历号和采集部位，与临床诊断记录一起送到病理科。

## （五）操作后处理

空芯针活检结束后，用手按压皮肤切口和病变部位约5min，以减少血肿的产生。用碘附棉球擦拭皮肤切口，贴上一次性敷贴。向患者说明术后注意事项：两天内避免剧烈运动，切口部位不要沾水，局部淤血1周左右会消失。

## （六）操作后病历书写

空芯针活检操作后，操作医生应记录超声引导下的操作过程和结果。记录内容应包括：操作过程、病灶所在位置（左/右侧乳房和时钟方位）、是否切开了皮肤、活检针的规格和类型、获取的组织条数量、并发症和处置措施、标本照片等。如果活检部位放置了标记夹，应记录标记夹的形状、位置和数量，并应用超声和乳腺X线摄影图像记录标记夹的位置。

## （七）注意事项

### 1. 取消操作

病变所在位置难以操作、紧邻血管或乳房假体存在损伤风险、穿刺活检当天无法观察到病变、患者耐受性较差、典型的良性病变（皮肤钙化、血管钙化、表皮囊肿、正常腺体或男性乳腺发育）等情况下，空芯针活检操作可能会被取消，需向临床医生和患者充分解释。

### 2. 乳　瘘

对妊娠或哺乳期患者施行经皮穿刺活检后，少数女性的皮肤和导管之间会出现乳瘘（milk fistula）。因此对于妊娠或哺乳期的乳腺病变，首选细针抽吸细胞学检查。一旦出现乳瘘，需停止哺乳、用绷带缠绕乳房，甚至服用多巴胺激动剂。但是乳瘘的发生并不常见，且预后较好。因此即使是哺乳期的乳房，如果有疑似恶性病变，也应立即行穿刺活检。

### 3. 并发症的处理

空芯针活检的并发症发生率低，为 0.1%~0.3%，常见的并发症包括血肿、感染、气胸等。对于胸壁较薄、体形消瘦的女性，如果发射前没有确认针尖的位置就进行活检，可能会导致气胸。一旦出现了并发症，应迅速联系急诊或外科医生，及时给予适当的治疗。

### 4. 针道转移

细针抽吸细胞学检查、空芯针活检、导丝定位等经皮介入术后，存在出现癌细胞沿针道种植

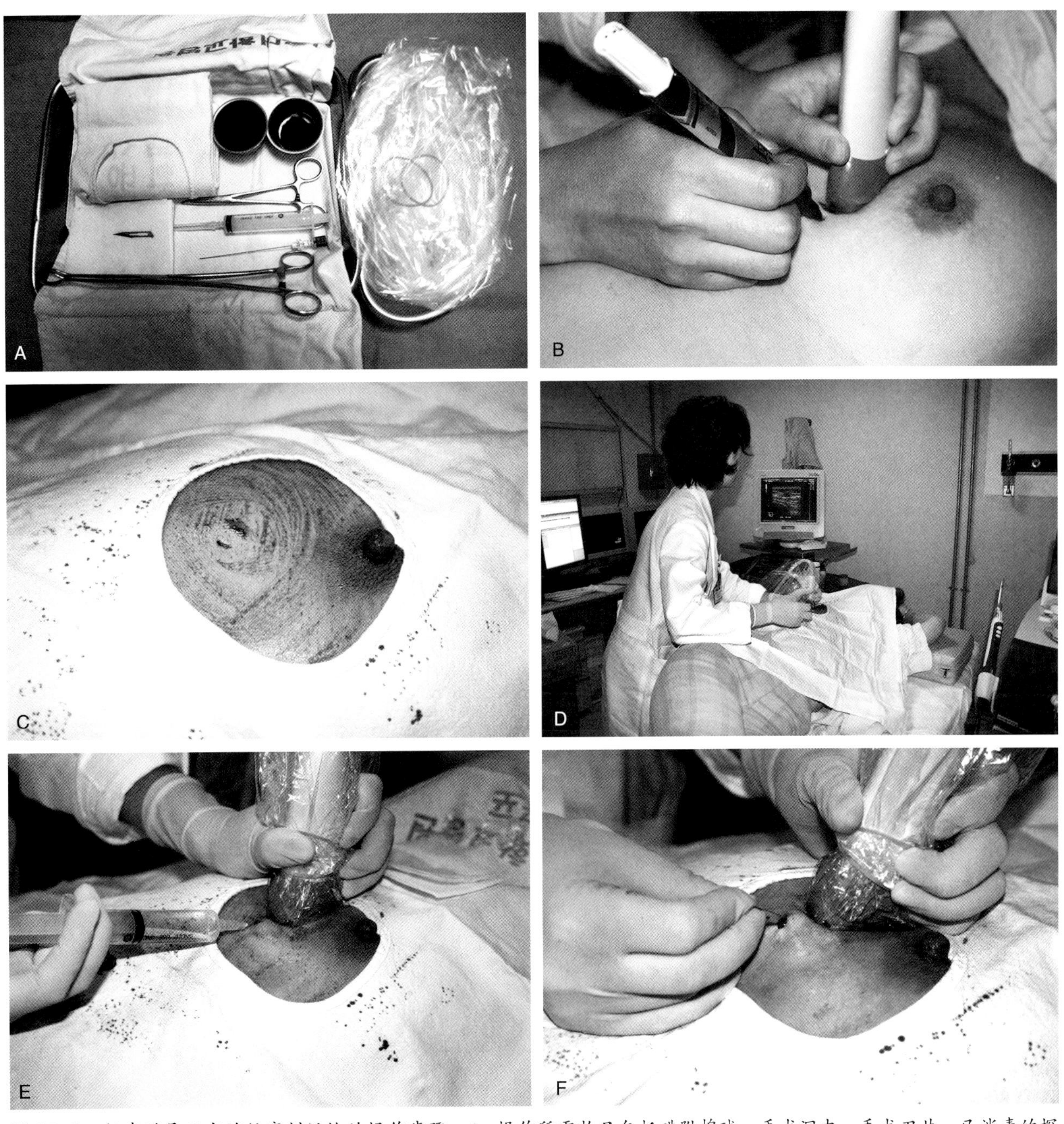


图 25-5　超声引导下空芯针穿刺活检的操作步骤。A. 操作所需物品包括碘附棉球、手术洞巾、手术刀片、已消毒的探头套、橡皮筋、注射器、利多卡因、纱布、镊子等。B. 超声图像确认目标病变后，根据病变的深度和位置用记号笔标记进针位置。C. 用碘附棉球消毒进针部位，覆盖手术洞巾。D、E. 用超声确认进针路径，皮下注射 2~3mL 利多卡因麻醉。F. 用手术刀片切割皮肤，切口 2~3mm

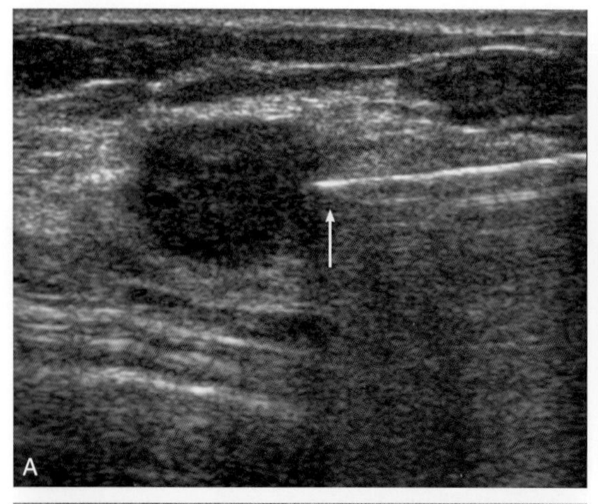


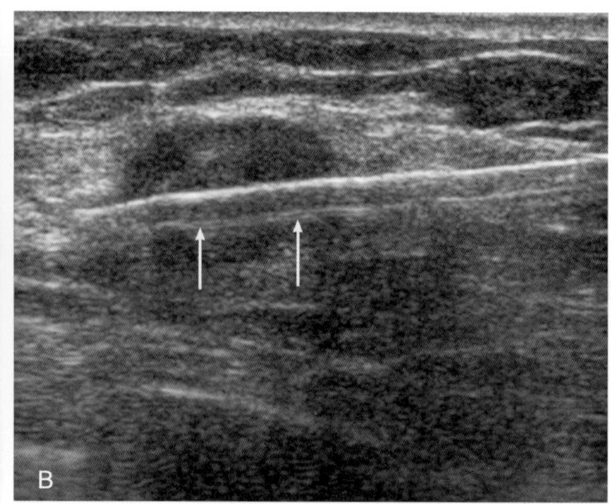


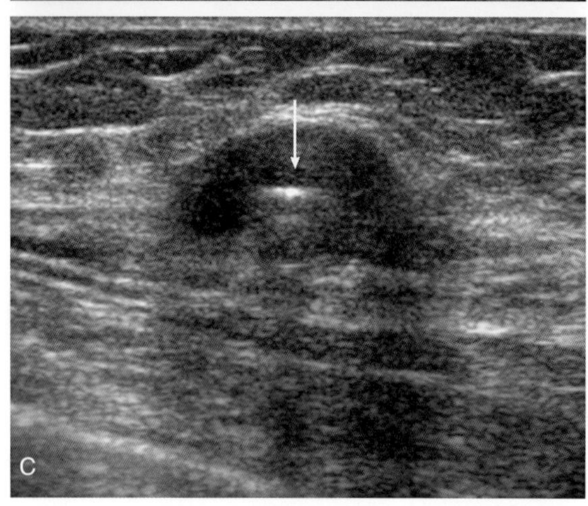


**图 25-6** 空芯针穿刺活检的操作步骤。A. 发射前超声图像：针尖（箭头）抵达肿瘤边缘。B、C. 发射后的超声图像：针尖（箭头）穿透肿瘤中心，分别保留长轴（B）和短轴（C）图像。在短轴图像中，肿瘤中心显示高回声点（箭头），即针的横断面

转移的隐患。据报道，32% 的空芯针活检发生癌细胞位置改变，但随着时间的推移，癌细胞的数量会逐渐减少，说明位置发生改变的癌细胞存活概率很小。然而也有在经皮穿刺活检后，癌细胞沿针道转移的罕见病例报告。因此，在对考虑保乳手术的患者进行经皮穿刺介入操作时，应尽量选离病灶近、离乳头远的位置进针，以便外科手术时将活检切口一并切除。有研究对比了空芯针活检后与导丝定位切除活检后行保乳术的两组患者之间的局部癌症复发率，并无明显差异，提示经皮空心针穿刺活检引发癌细胞针道转移的可能性几乎不存在。

## 四、真空辅助活检

采用真空辅助活检（vacuum-assisted biopsy，VAB）可以获取更多的组织。空芯针活检与真空辅助活检的选择取决于病变自身的特征和费用成本。真空辅助活检的费用是空芯针活检的 5 倍左右，且并发症较多。有报告显示，真空辅助活检会对随后的保乳术或前哨淋巴结活检造成不便。因此建议仅在必要时选择，例如微钙化。

### （一）适应证

对于微小钙化、导管内肿瘤、囊肿内肿瘤、≤ 15mm 的边缘模糊的小肿块，应优先考虑真空辅助活检，以避免采用空芯针活检出现假阴性结果。真空辅助活检还可用于替代外科手术，切除 2~3cm 以下的良性肿瘤。

### （二）装　备

同样由获取组织的内侧凹槽针（inner trocar）和外侧切割套管（cutting cannula）组成。区别于空芯针穿刺活检的是，真空辅助活检一次进针后

在目标部位利用真空负压连续吸取组织，活检过程中不需要反复拔针获取组织。操作时将针尖置于目标肿块的下方，然后启动真空抽吸，外侧的切割套管会旋转移动到内侧凹槽针的凹槽处切割组织，进入槽内的组织块会自动推出到手柄处的样本收集盒内（图 25-7）。超声引导下真空辅助活检一般使用 8G 和 11G 针。

近年来出现了乳腺病灶完整切除系统，该技术使用电极探头（electrode probe）靠近病变部位，拉伸 10~20mm 的线圈套住组织切割取样，同时利用射频消融止血（图 25-8）。与真空辅助活检相比，该方法能单次获得更多的完整组织，且出血量少，但并未得到广泛使用。

### （三）操作方法

真空辅助活检进行局部麻醉时，注射 7~8cc 的利多卡因。利多卡因与 1∶100 000 稀释的肾上腺素（epinephrine）混合使用，以减少出血。如果病变直接位于皮肤下或紧贴胸壁，在病变与皮肤或胸壁之间注射利多卡因，形成隔离带，以减少皮肤损伤或胸壁损伤等并发症。当病变位置较深或需要用真空辅助活检完全切除良性肿瘤时，应选用 22G/8cm 的脊柱针（spinal needle）将麻药注射到病变周围。

在皮肤上切开 5~7mm 切口后，在超声图像的实时监视下将针尖置于病变的下方，此时针与胸壁平行。针尖在定位（positioning）模式下移到目标肿块的下方，然后在取样（sampling）模式下启动真空抽吸切取组织，切取的组织会被推送到手柄部位，由助手用镊子取出组织（图 25-9）。保持进针深度，实时监控针尖与剩余组织的位置关系，顺时针转动针的同时采集组织。

应注意的是，即使采用真空辅助活检切除了影像中所有可见的病变，也并不意味着清除了所有病变组织。一项研究显示，即便根据影像特征使用 11G 真空辅助活检针完全切除了乳腺癌病

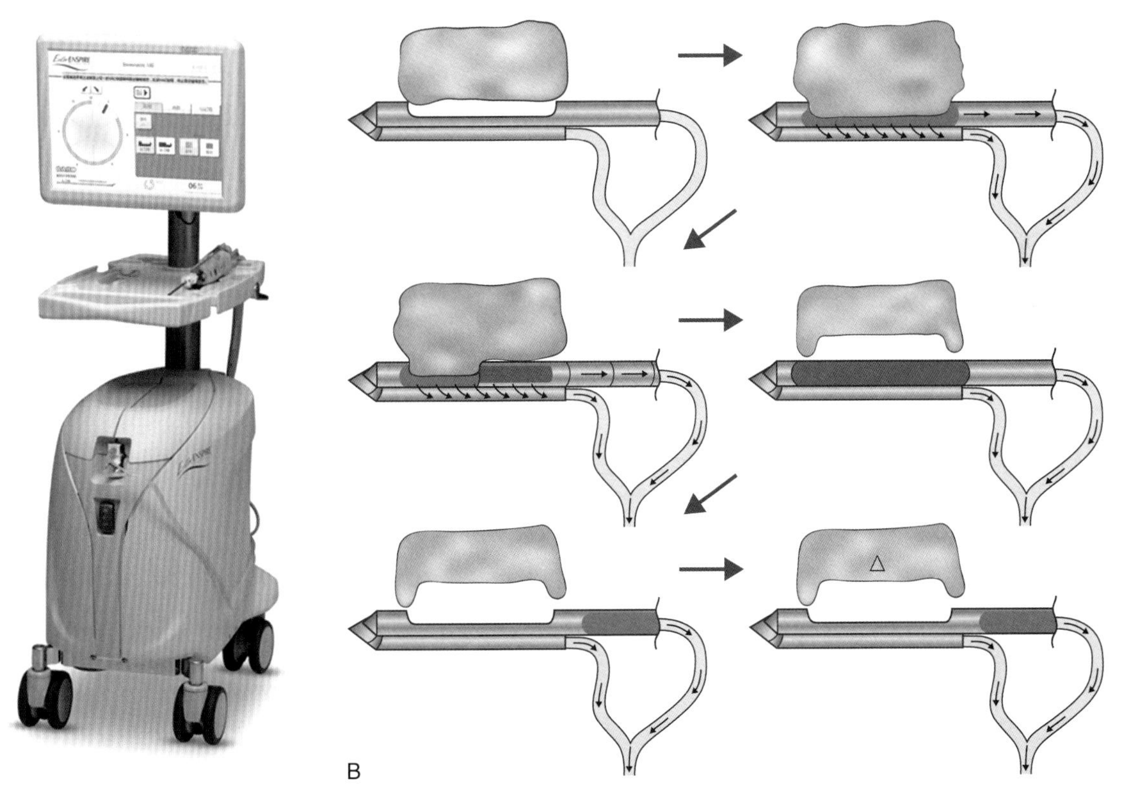


图 25-7　真空辅助活检。A. 真空辅助活检设备（EnCor EnSpire, BD Medical）。B. 真空辅助活检针工作示意图。针尖置于目标病灶的下方，在取样（Sampling）模式下启动仪器，取样槽打开，目标病灶被吸入凹槽内，此时外侧切割套管会旋转移动至凹槽处切割组织，进入凹槽内的组织块会被自动吸出到手柄处。切取组织后立即抽吸血液（△）

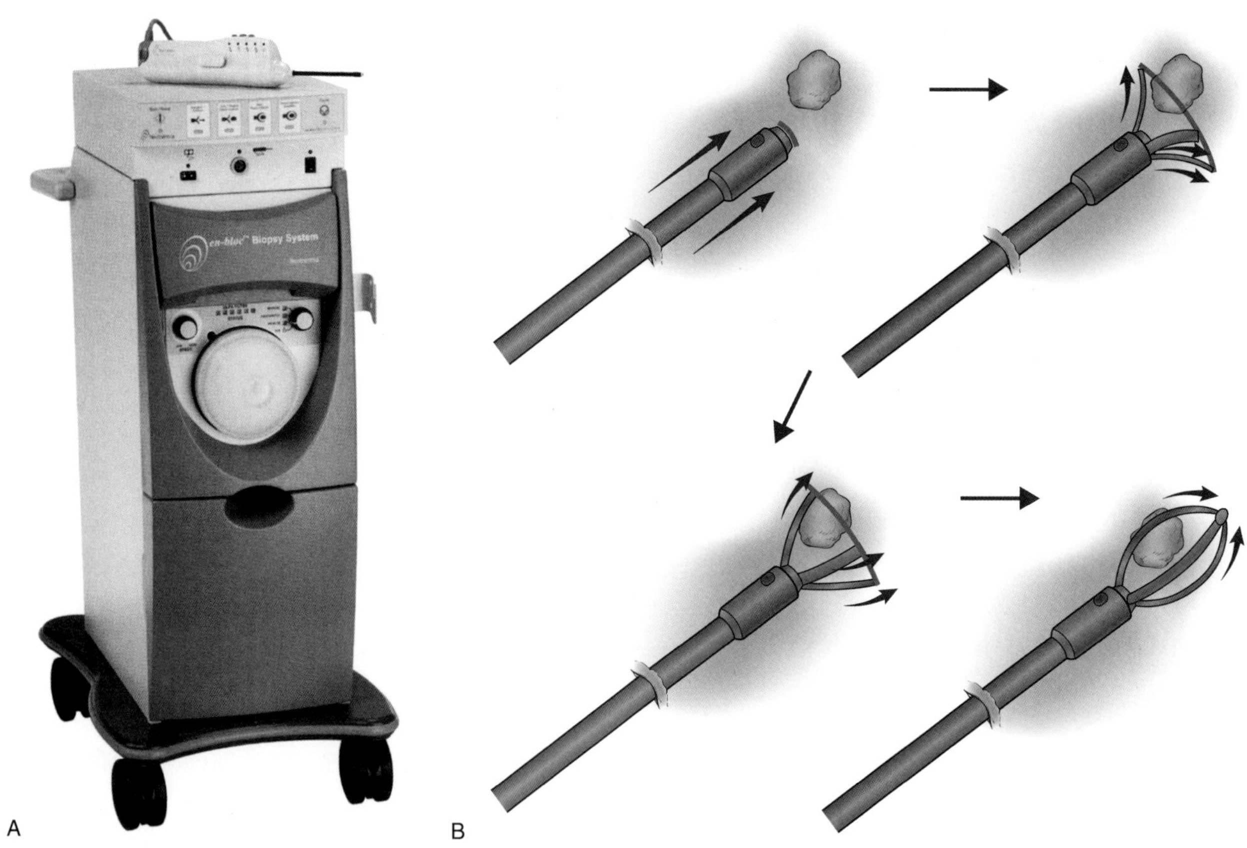


**图 25-8** 乳腺癌病灶完整切除系统。A. 乳腺癌病灶完整切除系统（BLES，Intact Medical）。B. 活检针工作示意图。将电极探针置于病变部位附近后启动设备，用 10~20mm 的线圈套住病变组织，在切取组织的同时利用射频消融止血

灶，仍有 79%（72/91）的病例在外科切除术后的病理组织检查中发现了残留癌组织。尽管彻底清除病变并不是穿刺活检的目标，但是最大限度地切除病变可以降低之后病变复发的可能性（占 7%~9%），并且可以提高穿刺活检的准确性，降低组织学低估率，减少影像 - 病理诊断的不一致和再次穿刺活检的情况。完全切除病变时，应做详细记录，以便于明确病变的位置，进行之后的手术。

### （四）标记夹标记

对影像中发现的病变进行组织活检后，建议放置标记夹（marker clip）标记（图 25-10），原因是如果组织活检确诊为恶性，放置标记夹有助于术前定位；如果组织活检确诊为良性病变，则放置标记夹有助于随访观察（图 25-11）。特别是对乳腺 X 线摄影中发现的微小钙化或 MRI 中发现的病变进行的超声引导下组织活检，或使用真空辅助活检方法切除病变，建议将标记夹放置在病变所在位置（图 25-12、25-13）。当患者的一侧乳房存在多个病变时，置入不同形状的标记夹，明确记录病变的位置、大小和标记夹形状等，并保留活检后图像。

### （五）真空辅助活检后的处理

真空辅助活检后，需用手掌按压活检部位皮肤 10~15min，直至出血停止。之后在皮肤切口部位贴上无菌敷贴，并嘱咐患者 48h 内保持伤口干燥。如出血严重，可缠绕弹力绷带，也可将冷敷袋放在胸罩内侧冷敷以减少出血。如果患者持续疼痛，可以给予对乙酰氨基酚（acetaminophen）口服。活检后 2~3d 内禁止服用阿司匹林（aspirin），以免诱发再次出血。

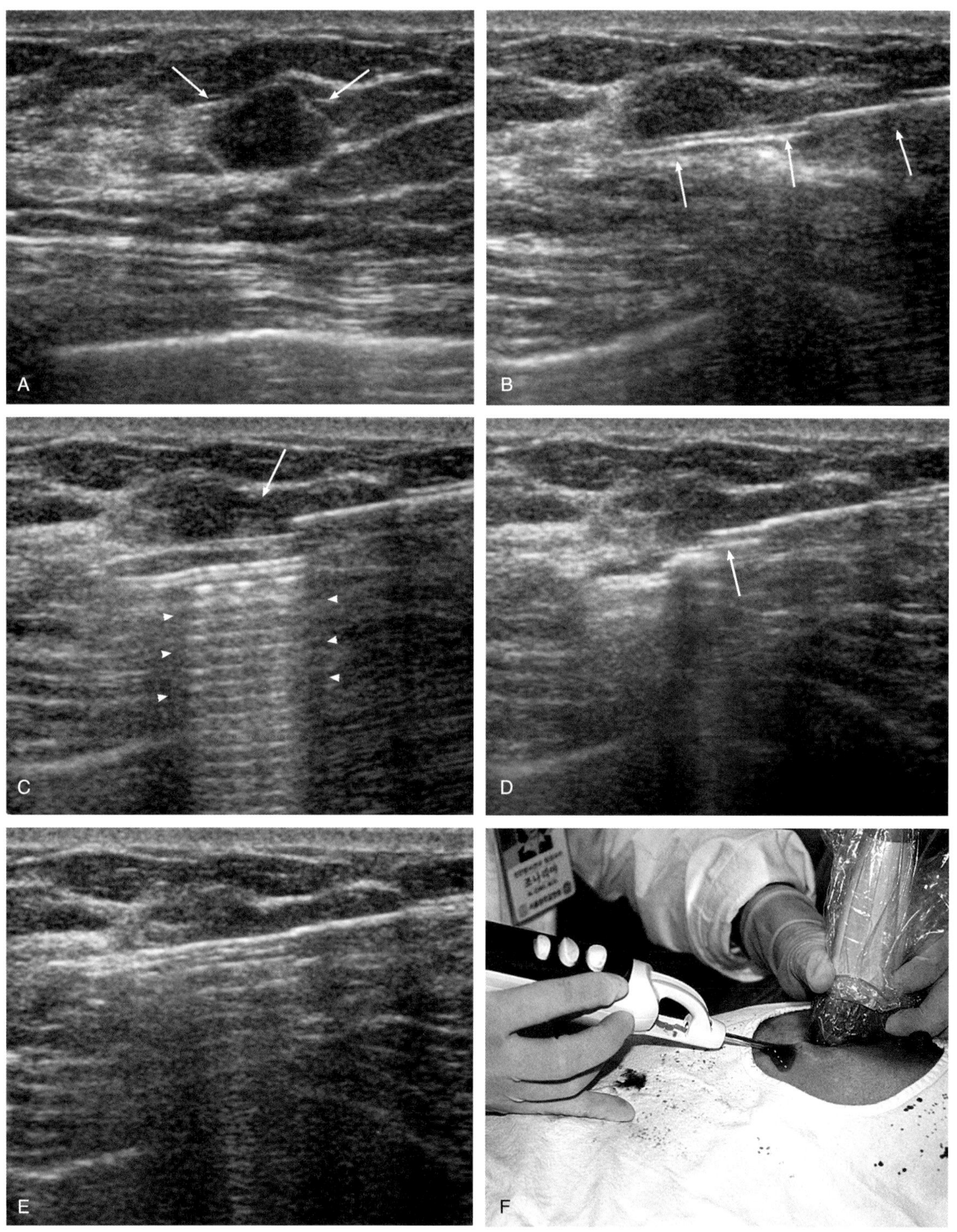


**图 25–9** 良性肿瘤真空辅助切除的操作步骤。A. 超声图像显示边缘光整的椭圆形肿块（箭头）。B. 11G 真空辅助活检针（箭头）在定位模式（positioning mode）下移动到目标肿块的下方，与胸壁平行。C. 在取样模式（sampling mode）下启动仪器，外侧切割套管打开，显示内部的凹槽（箭头）。组织被吸入凹槽内，凹槽后方可见混响伪像（箭头）。D. 外侧的切割套管旋转移动到内侧针的凹槽处切割组织。箭头所示为前进到肿块边缘的外侧套管。E. 外侧的切割套管前进到肿块边缘，凹槽完全关闭。F. 由于负压的作用，切割的组织块被吸出到手柄处。G. 用镊子取出组织（箭头）。保持针尖的深度，实时监控针尖与剩余目标组织的位置关系，顺时针旋转针采集组织。H. 操作结束后未见残留肿块（箭头）

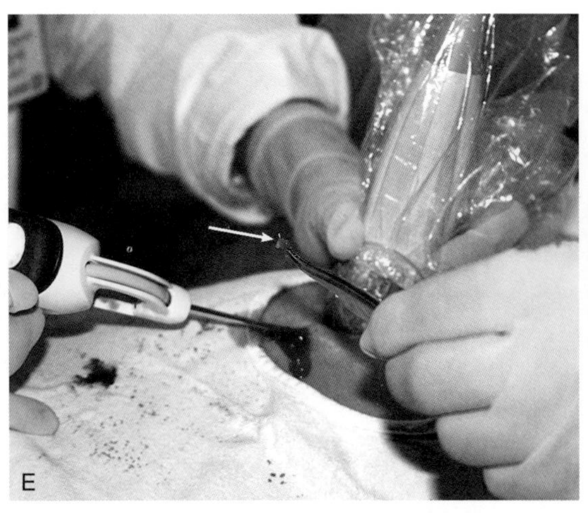
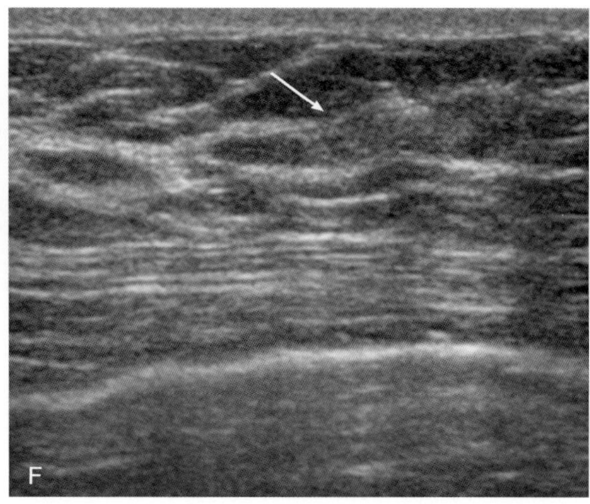

（续）图 25–9

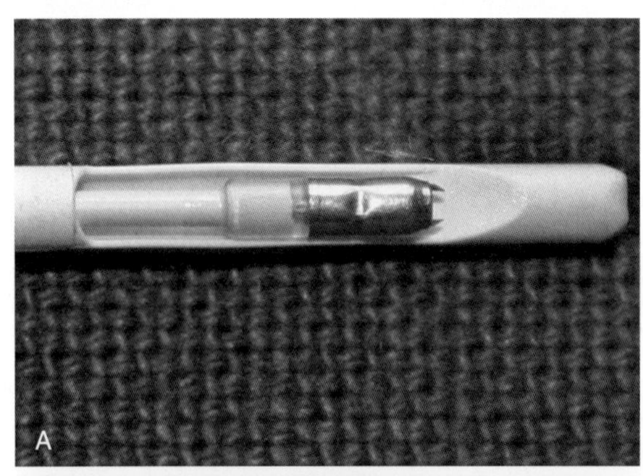

图 25–10 穿刺活检后使用的标记夹。A. 实物照片。真空辅助活检完全切除病灶后，在原病变部位置入标记夹，以帮助在后期随访中准确定位活检部位。B、C. 乳腺 X 线摄影图像显示的不同形状的标记夹。D. 标记夹的乳腺超声检查。肿瘤内的高回声（箭头）为标记夹。此病例为病灶完全切除后置入标记夹。2 个月后在同一部位乳腺癌复发

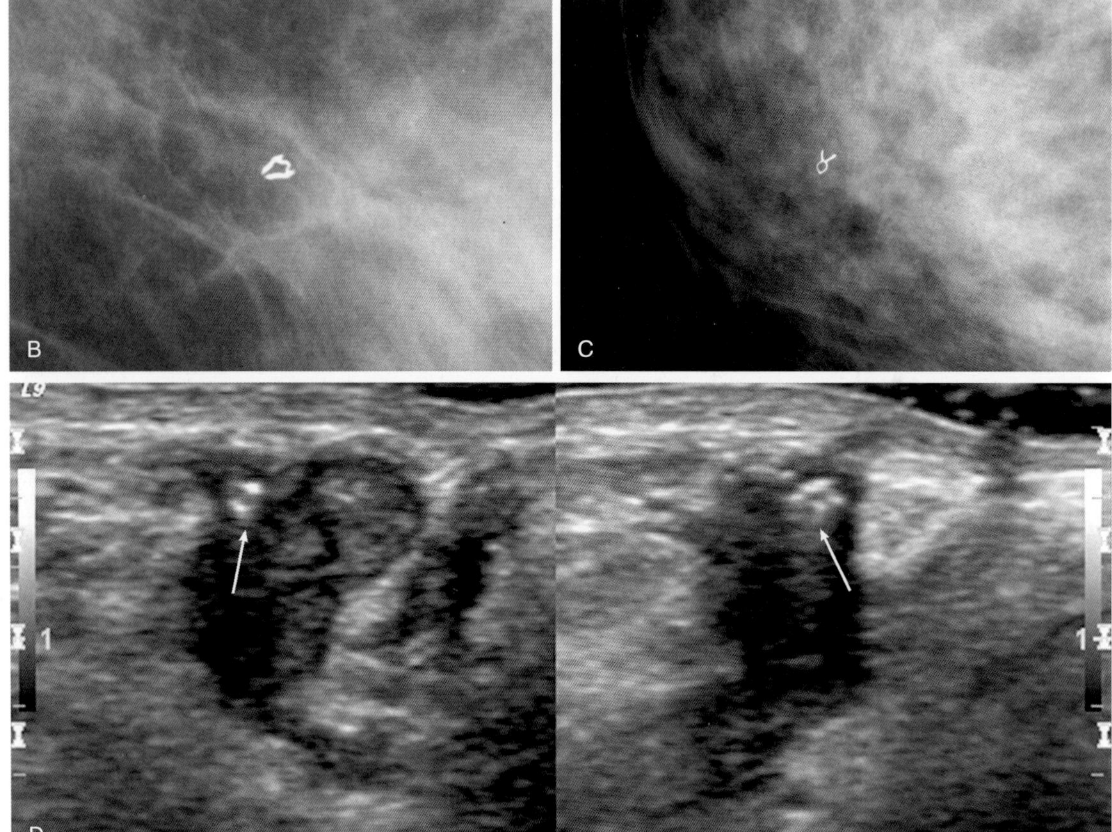

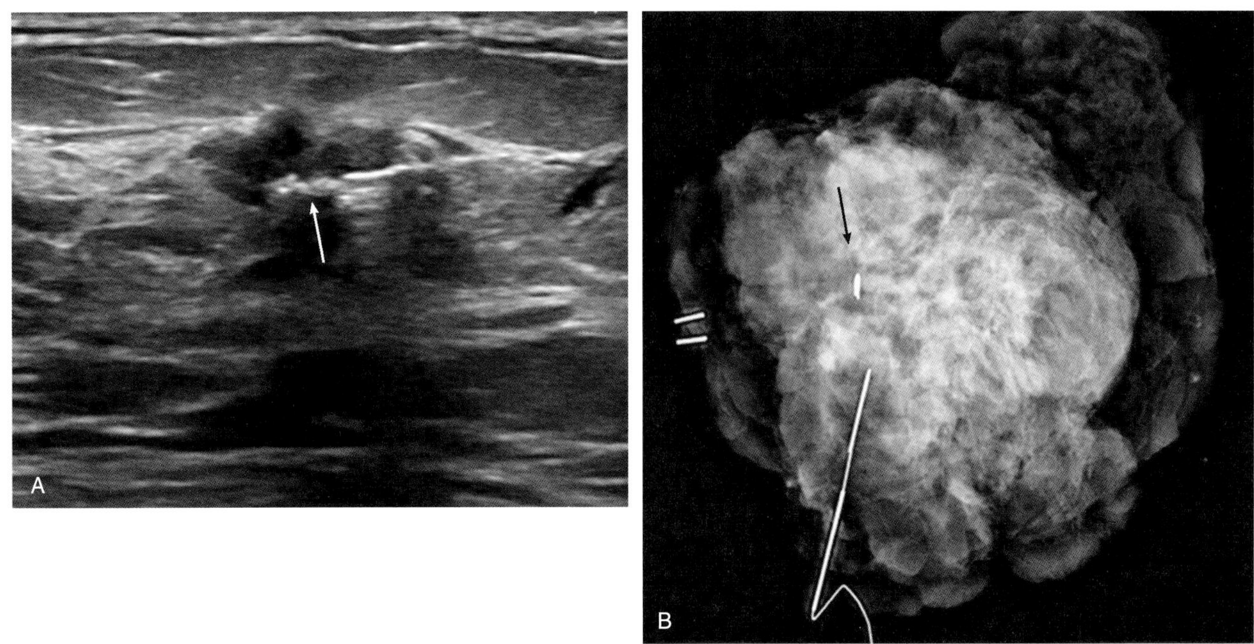

图 25-11　新辅助化疗前置入标记夹。A. 可触及性乳腺癌，活检后置入标记夹（箭头）。B. 新辅助化疗结束后，行超声引导下导丝定位，手术切除病灶部位。乳腺 X 腺摄影检查显示切除标本内可见导丝和标记夹（箭头）

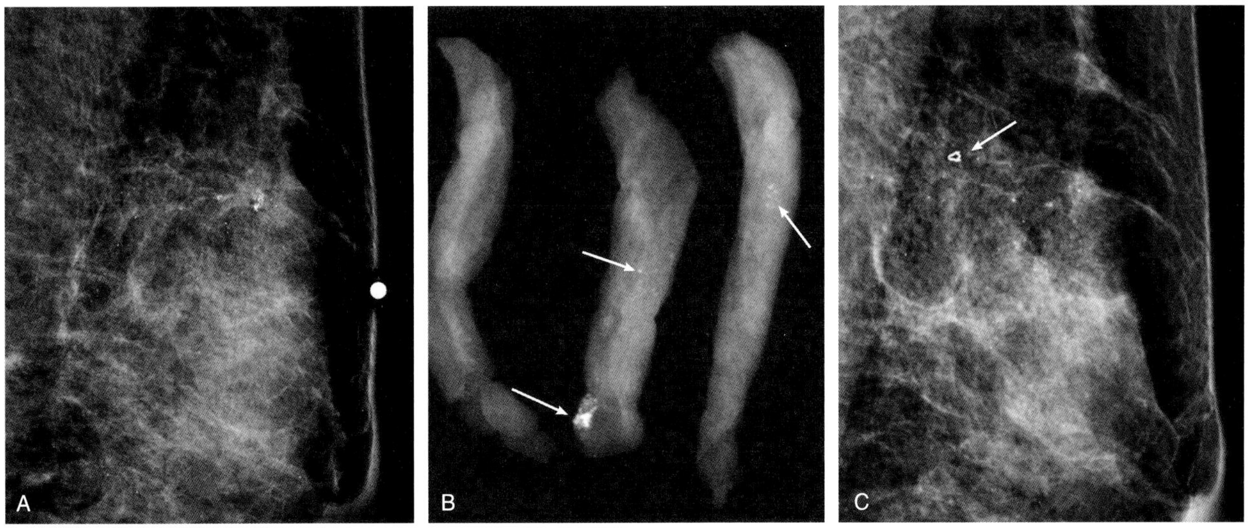

图 25-12　钙化的超声引导下穿刺活检和标记夹置入。A. 乳腺 X 线摄影中可见区域分布的微小钙化。超声检查定位病变后行超声引导下穿刺活检，并置入标记夹。B. 在活检标本中可见多个钙化灶（箭头）。C. 乳腺 X 线摄影复查显示标记夹（箭头）位于钙化部位。病理结果为乳腺增生性病变，在 10 年的随访观察中未发现变化

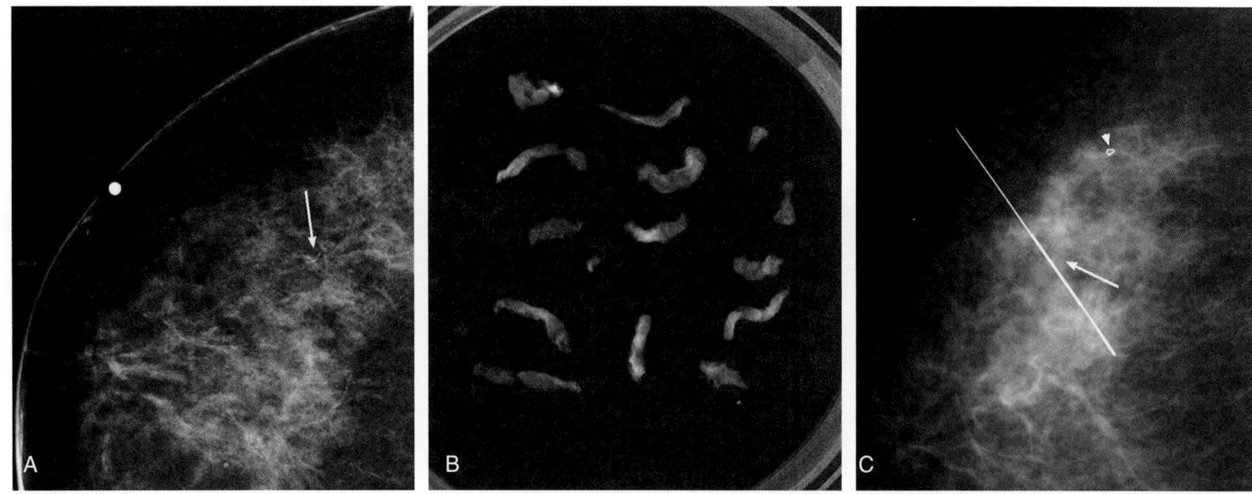


**图 25-13** 钙化的超声引导下穿刺活检和标记夹置入。A. 乳腺 X 线摄影发现可疑的团簇状钙化（箭头）。超声检查定位病变后行穿刺活检，并置入标记夹。B. 活检组织标本中钙化并不明显，病理结果为纤维囊性变。判定为影像－病理结果不一致，建议进一步手术切除。C. 针定位后的乳腺 X 线摄影，显示标记夹（三角箭头）未在钙化（箭头）部位。手术后病理诊断为导管原位癌

## （六）超声引导下穿刺活检的局限性

### 1. 假阴性

假阴性（false negative）指穿刺活检结果为良性的病变后来被诊断为恶性的情况。根据首尔大学医院的一项超声引导下穿刺活检的研究数据，14G 空芯针活检的假阴性率为 3.1%（4/128 例乳腺癌），11G 真空辅助活检的假阴性率为 1.4%（1/69 例乳腺癌）。在这 5 例假阴性病例中，有 2 例为微小钙化，但活检标本未能检出钙化。5 个病例均为小于 1.5cm 的小病灶，其中有 2 例病变位于乳头下方。因此，为了减少假阴性需要注意以下细节：①对于体积较小的病变或位于乳头下方的病变，因为假阴性的可能性较大，活检时应通过影像图像确保活检针采集到目标病变，并获取足够量的组织。②对于微小钙化病变，应确认病理标本中存在微小钙化。如果病理标本中未检出钙化，且诊断为良性时，需根据情况再次获取组织并送病理检查。由于微小钙化在超声图像中很难准确评估，因此应使用乳腺 X 线摄影引导下立体定位活检，或定位后行外科手术活检。③进行影像－病理诊断一致性评价，如果病理的良性诊断结果不能解释影像征象，应制订并实施二次组织活检流程。④对于活检结果为良性的病变，影像学（超声和乳腺 X 线摄影）随访非常重要。

### 2. 组织学低估

组织学低估（histologic underestimation）包括非典型导管增生的低估和导管原位癌（DCIS）的低估两种。前者指穿刺活检诊断为非典型导管增生，但最终术后病理诊断为乳腺癌；后者指穿刺活检诊断为导管原位癌，但最终术后病理诊断为浸润性癌。有报道显示，在空芯针活检中，非典型导管增生的低估率为 20%~56%，导管原位癌的低估率为 16%~35%；在真空辅助活检中，非典型导管增生的低估率为 0~38%，导管原位癌的低估率为 0~19%。另一项关于超声引导下穿刺活检的单中心研究数据显示，14G 空芯针活检的非典型导管增生的低估率为 58.3%（7/12），导管原位癌的低估率为 50.0%（5/10）；11G 空芯针穿刺活检的非典型导管增生的低估率为 20.0%（1/5），导管原位癌的低估率为 41.2%（7/17）。由此可见，活检时获取更多的组织可略微降低组织学低估的发生率，但并不能完全消除。

## 五、术前定位术

对于影像检查中怀疑恶性和被穿刺活检证实为恶性的不可触及性病变，手术切除前需做术前定位（localization）。即使是可触及性病变，如果乳房较大导致手术过程中病变可能不明确，也需要行术前定位术。

### （一）定位方法

**1. 导丝定位**

对于微小钙化病灶，一般采用乳腺 X 线摄影引导下定位，但这种方法操作时间长、患者较痛苦。因此，不仅限于肿块，只要是超声图像能够显示的病灶，即使是微小钙化也可以行超声引导下的定位术。20~22G 单钩或双钩导丝（hook wire）定位是常用的术前定位工具（图 25-14），但存在易脱位、患者舒适度差等局限性。

**2. 其他定位方法**

近些年来，为了克服导丝定位法的局限性，尤其是需要在手术当天术前置入的限制，其他多种定位方法逐渐在临床使用，包括炭标记（charcoal tattooing）、放射性粒子（radioactive seed）、磁性粒子（magnetic seed）、标记夹（marker clip）定位等（表 25-5）。这些定位方法的安全性能与导丝定位相似，但可以在术前 0~30d 内置入。随着对术前化疗病灶和 MRI 显示病灶的定位需求增加，可以预见导丝定位以外的新的定位方法将会逐渐普及。因此有必要了解每种方法的优缺点，根据医院的具体情况选择适合的术前定位方法。

### （二）操作步骤

在超声引导下导丝定位的过程中，为了以最短距离进入病灶，短轴法更为常用，但是对于深处的病灶，也会使用长轴法。确定穿刺部位后，将导丝置于针芯内的状态下刺入，到达病变部位后将针后退 1~3cm，使导丝前端的倒钩（单钩或双钩）完全弹开。如果在针尖未抵达病灶的情况下释放前端倒钩，切除的活检标本不包含病变的可能性就会增大，而为了防止这种情况的发生，就需要切除更多的乳腺组织。因此，需注意将针头通过病变后再固定导丝。用记号笔在病灶的正上方皮肤处标记病灶，并标记出导丝的走行方向，有助于外科医生寻找病灶。植入导丝后，进行乳

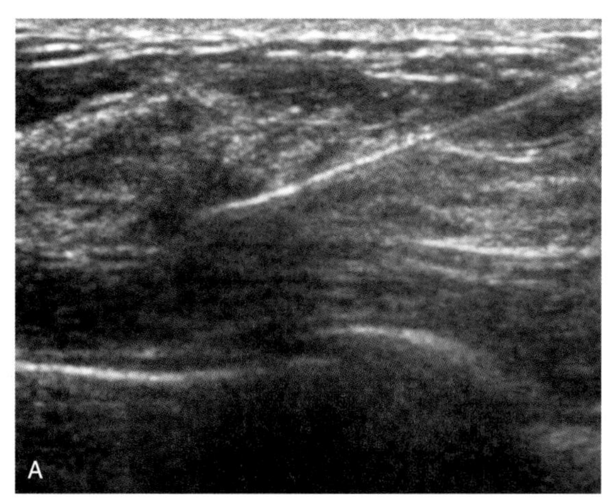


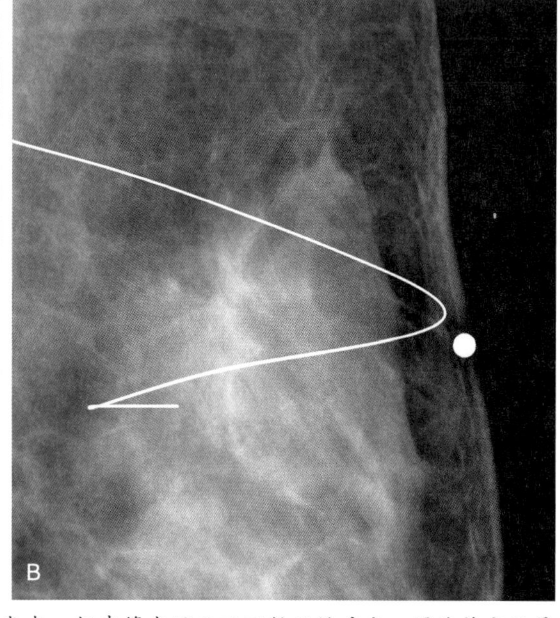


**图 25-14**　超声引导的术前定位术。A. 40 岁的女性患者，超声筛查显示不可触及性病变，图为将定位导丝置入肿瘤后方的超声图像。B. 导丝置入后的 90°侧位乳腺 X 线摄影，于毛刺状高密度影后方见定位导丝

表 25-5 多种定位方法的优缺点比较

| 空位方法 | 优点 | 缺点 |
| --- | --- | --- |
| 导丝 | 71%~87% 可实现切缘阴性；<br>费用低；<br>目前常规方法 | 需手术当天置入导丝；<br>导丝移位、气胸、出血、组织损伤等并发症 |
| 炭标记 | 81% 可实现切缘阴性 | 皮肤上可能残留黑斑；<br>依赖于操作医生的经验，操作医生需接受培训 |
| 放射性标记 | 准确率与导丝标记相似；<br>数天至数周内均可探查 | 有辐射；<br>需取得放射性物质操作资格证 |
| 磁性标记 | 准确率与导丝标记相似；<br>无辐射；<br>数天至数周内均可探查 | 操作室内需配备磁性探针 |
| 标记夹 | 90%~92% 可实现切缘阴性；<br>可追踪探查数年 | 标记夹移位；<br>依赖于操作医生的经验，操作医生需接受培训 |

腺 X 腺摄影 CC 位和 90°侧位拍摄，以确认导丝位置。

非导丝定位系统一般由 3 个部件组成：长 5~12mm 的无菌一次性植入性定位标记、12~18G 的引导针、配有专用手持式术中探测探头的小型控制台。探头可以检测到深达 4~6cm 的定位标记，控制台会发出实时音频和数字反馈，以引导外科医生切除病灶。定位标记置入后，患者取仰卧位，医生用记号笔在病灶所在位置正上方的皮肤处做标记，并且告知外科医生病灶距皮肤的距离。定位标记一经置入后，无法重新定位，手术前应进行乳腺 X 腺 CC 位和 90°侧位拍摄，以确认定位标记的位置。

## （三）组织标本的检查

对于微小钙化病灶，切除后的手术标本应进行乳腺 X 线摄影拍摄，以确认目标微小钙化是否被全部取出（图 25-15、25-16），并确认切除的手术标本中是否含有定位导丝或其他定位标记夹。根据需要，可以对手术标本进行超声检查。

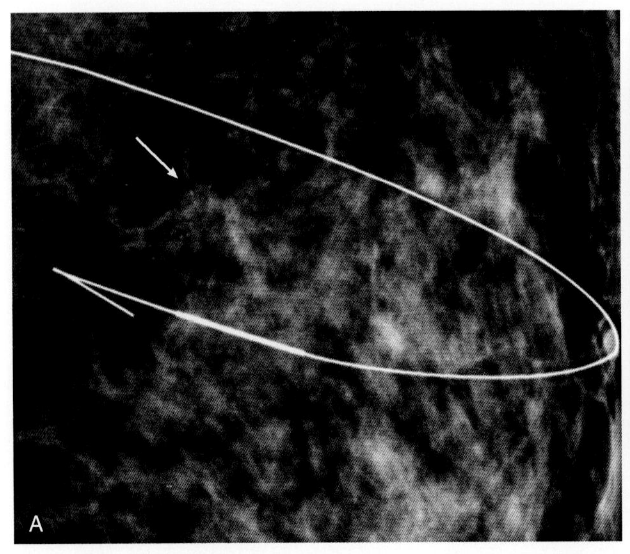


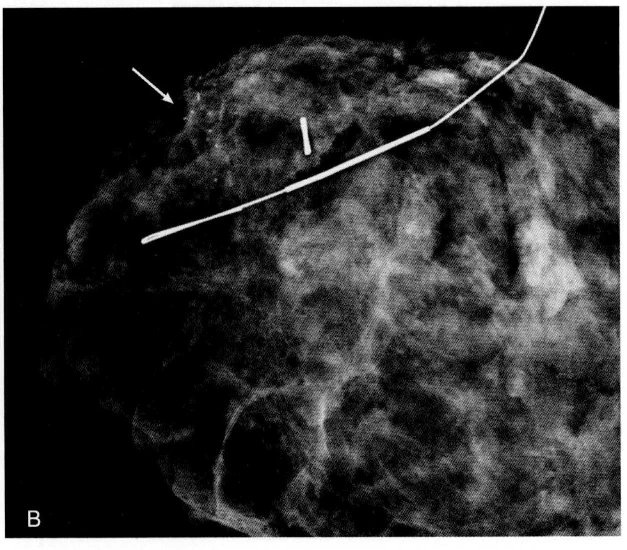


图 25-15 钙化的导丝定位切除术。A. 超声引导下置入导丝后，乳腺 X 线摄影显示导丝尖端上方可见微小钙化（箭头）。该患者行乳腺 X 线摄影筛查发现微小钙化，随后的超声检查在同一部位发现病变，因此行超声引导下导丝定位术。B. 手术切除标本的 X 线摄影显示标本的边缘见微小钙化（箭头）

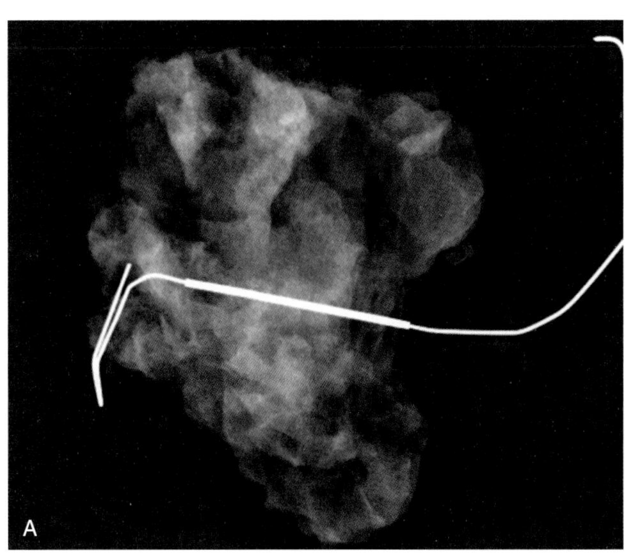


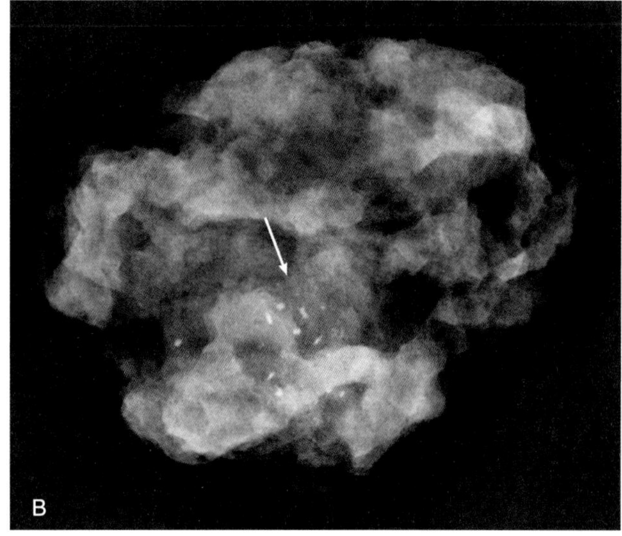


**图 25-16**　钙化的导丝定位切除术。A. 乳腺 X 线摄影发现微小钙化，超声检查确认病变，并行超声引导下导丝定位，在手术切除的组织标本中未见微小钙化。B. 根据导丝与病变的位置关系进行二次切除，在二次切除的标本中见多个钙化（箭头）

### （四）结　果

在一项对 102 例超声引导下导丝定位术的研究中，主要采用了短轴法，除 8 例外，其余所有病例均在病灶内或距离病灶 5mm 以内的位置发现了导丝，大部分病例在标本的病理检查或超声影像检查中成功确认了存在病灶组织。近年来，由于大部分影像医生熟练掌握了超声引导技术，且倾向于使用这种方法，使得超声引导技术在临床中被广泛使用。

## 六、肿瘤消融术

随着乳腺癌筛查的普及，小体积癌的发现增加，且乳腺癌手术的理念已由仅考虑生存率转变为兼顾生存率与保留乳房功能和美观。近些年来，随着一些微创手术仪器被引入使用，术后可以保留乳房功能和美观的微创手术方法逐渐发展起来。乳腺癌微创手术可分为经皮切除术和经皮消融术，前者使用真空辅助切除（vacuum-assisted excision）装置，后者利用高热或超低温等技术（表 25-6）。成功进行局部肿瘤消融术的必要条件包括：有适应证的患者、影像引导技术、可以准确观察残留病灶的高分辨率影像和病理学检查等。这些技术目前正处于临床试验阶段，对相应患者需进行长期随访。

### （一）射频消融术

#### 1. 原　理

射频消融术（radiofrequency ablation，RFA）的原理是利用交流电流使细胞内离子震荡产生摩擦热，导致细胞坏死。设备由电发生器（generator）、电极针和皮肤电极贴片组成。射频消融术适用于直径 <3cm 的局灶性肿瘤，如果

**表 25-6　不同肿瘤消融术的对比**

| 类别 | 麻醉方法 | 消融范围 | 优点 | 缺点 |
|---|---|---|---|---|
| 射频消融术 | 局麻 | 2cm | 肿瘤部位选择性热消融 | 操作过程中难以确认消融程度 |
| 冷冻消融术 | 局麻 | 2cm | 疼痛轻 | 使用多根探针时费用增加 |
| 高强度聚焦超声（HIFU） | 局麻 + 镇静剂 | 多次小范围重复消融 | 非侵入性 | 治疗时间长 |

肿瘤体积虽小，但是含有广泛的导管内癌成分（extensive intraductal component，EIC），则不属于适应证（图 25–17），因此应首先通过乳腺X线摄影、超声、MRI 等影像确认病变是否为适应证。低核级的导管原位癌可能因无法通过影像确认，需要采用空芯针活检明确。

**2. 操作步骤**

射频消融术可以选择在全麻或局麻下进行。超声检查确认肿瘤位置后选择穿刺点，穿刺点一般选择超声图像能够显示肿瘤的最佳部位，也可选择瘢痕不明显的乳晕边缘。在超声引导下将电极插入肿瘤内部，展开电极针前段的 7 个钩子，使钩子伸向肿瘤内部，开始加热消融。5min 内肿瘤内部的目标温度可以达到 95℃，继续在目标温度下加热 15min，然后经过 1min 的冷却期。在手术过程中，可以通过超声实时监控确认肿瘤的高回声变化（图 25–18）。随着电极的尺寸和数量增加，射频消融术可以治疗的肿瘤体积也在增大。并发症包括出血、皮肤灼伤、操作部位疼痛等，为了减少灼伤的发生率，肿瘤与皮肤和胸壁的距离至少应在 1cm 以上。

**3. 随访观察**

射频消融治疗后，通过 MRI（图 25–19）及 2~4 周后的空芯针活检评价疗效。穿刺组织通过 H-E 染色、NADH-diaphorase 酶组织化学染色或 CK–8 染色，以明确是否有癌细胞残留。如果空芯针活检确认有残留癌细胞，应选择再次射频消融治疗或外科手术切除；如果未发现残留癌细胞，则选择辅以放疗和全身治疗，并对患者定期随访。此外，在射频消融治疗期间，应进行前哨淋巴结活检以指导全身治疗。

**4. 结　果**

根据综合 15 项研究、共计 404 例患者的射频消融治疗的 meta 分析结果，89% 的乳腺癌被完全消融，96% 的患者的乳房保留了良好的外观，复发报道在 5 例以下，并发症少见且轻微，皮肤灼伤发生率在 4% 以内。但是在射频消融术成为常规治疗方法之前，尚需要前瞻性的随机对照研究。目前，如果以完全消融、无癌残留和低复发率为目的，最佳选择为直径≤ 1cm 的肿瘤。

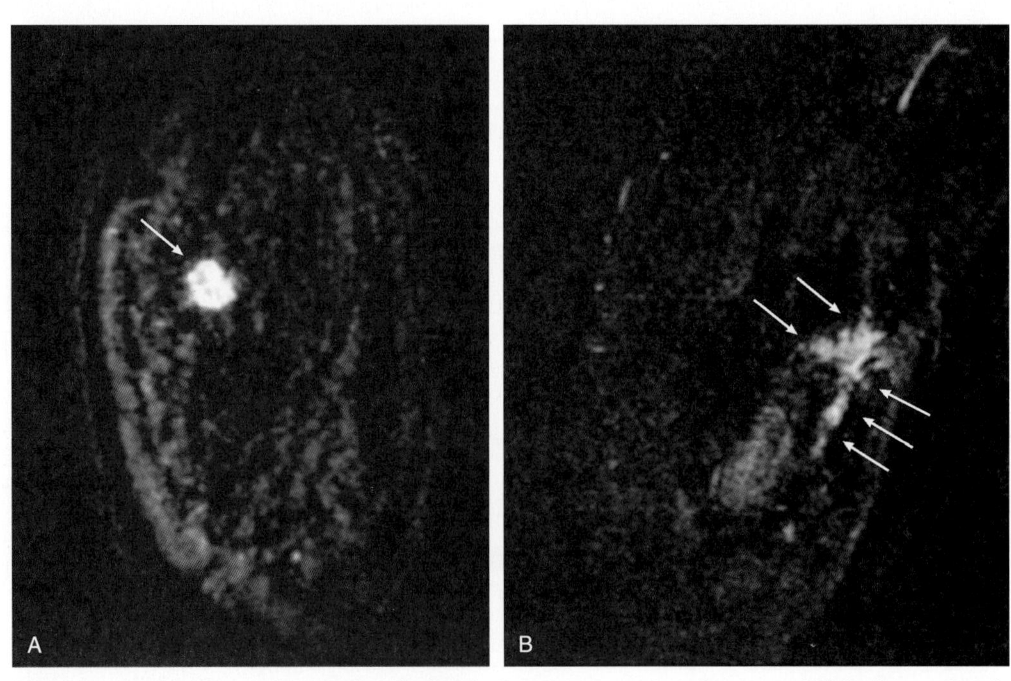


**图 25–17** 乳腺 MRI 检查和乳腺肿瘤消融术的适应证。A. 大小为 1.8cm 的单发病灶，周围未发现广泛的导管内成分，符合射频消融术的适应证。B. 非肿块性增强，提示肿瘤周边有广泛的导管内成分，不符合射频消融术的适应证（来源：Oura，et al. Breast Cancer，2007）

### （二）冷冻消融术

#### 1. 原　理

冷冻消融术（cryoablation）的原理是通过反复的冻结和解冻过程，破坏细胞膜来诱导细胞损伤。与射频消融相比，冷冻消融的优点有：① 可在门诊局部麻醉下实施，治疗后几乎不需要服用镇痛药。② 在治疗过程中，超声图像中会出现球形冰块（Iceball），因此可以预测治疗范围。③射频消融的电极可能因不均匀的热传导而引起不规则坏死，但冷冻消融治疗引起的细胞损伤可以呈均匀对称的形状。

#### 2. 结　果

根据综合 6 项研究、共计 156 例患者的冷冻消融治疗的 meta 分析结果，75% 的乳腺癌［95% CI（51%~90%）］被完全消融，并发症较罕见，未发现 2 度以上的皮肤冻伤、皮肤坏死和气胸等严重并发症，少数研究报道了 1 度皮肤冻伤和局部不适等轻度并发症。到目前为止，冷冻消融术的主要适应证为 1.5cm 以下的肿瘤，如果肿瘤含有广泛的导管内癌成分，疗效就会下降，而如果肿瘤直径超过 1.5cm，就很难完全消融。研究显

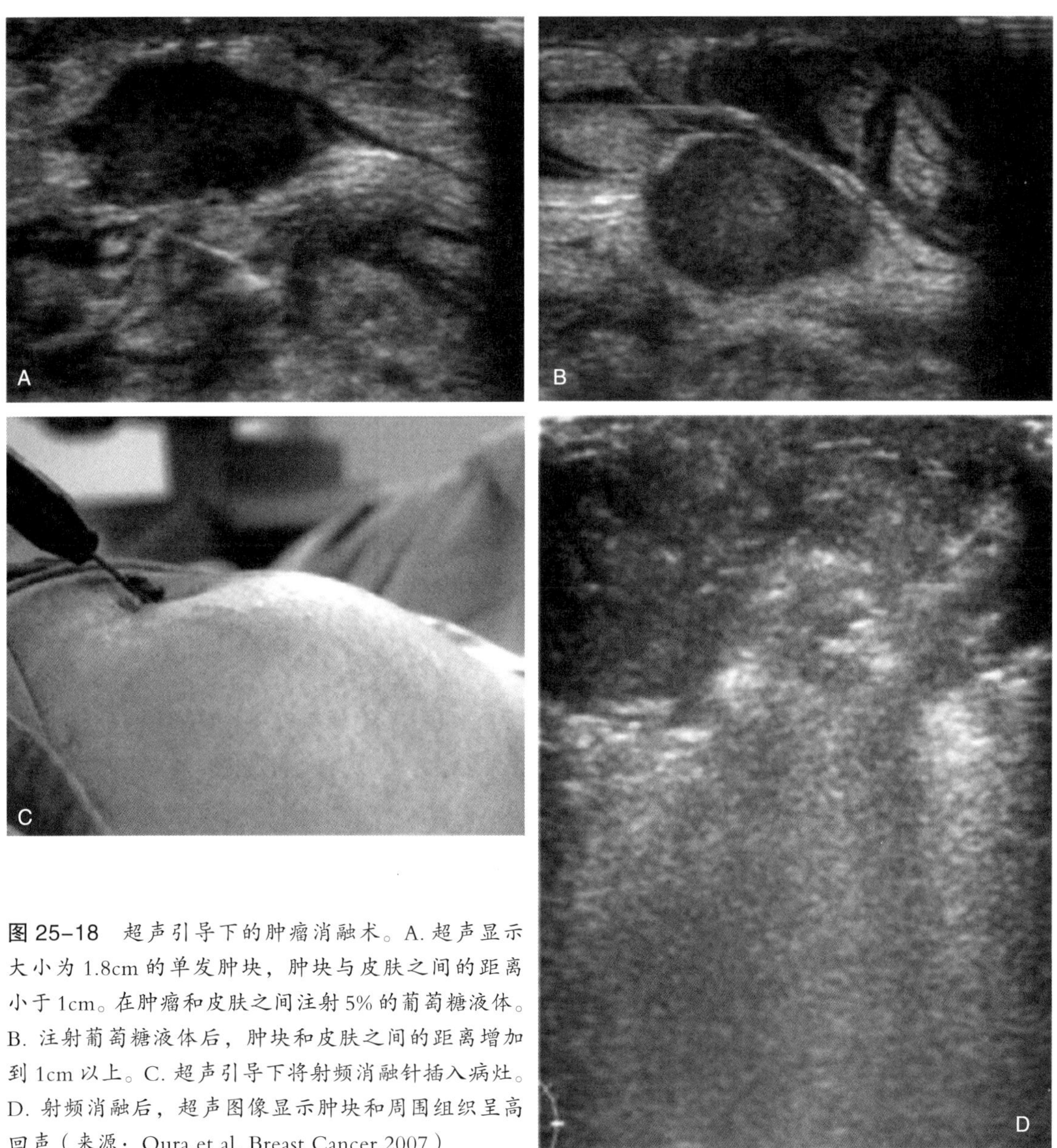

图 25–18　超声引导下的肿瘤消融术。A. 超声显示大小为 1.8cm 的单发肿块，肿块与皮肤之间的距离小于 1cm。在肿瘤和皮肤之间注射 5% 的葡萄糖液体。B. 注射葡萄糖液体后，肿块和皮肤之间的距离增加到 1cm 以上。C. 超声引导下将射频消融针插入病灶。D. 射频消融后，超声图像显示肿块和周围组织呈高回声（来源：Oura,et al. Breast Cancer,2007）

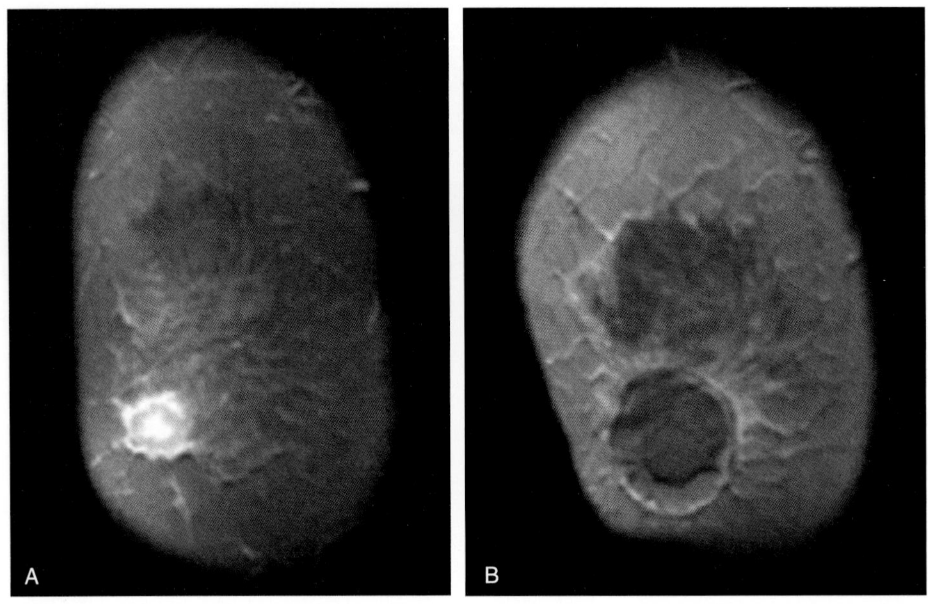


**图 25-19** 肿瘤消融术前后的乳腺 MRI 图像。消融前（A）和消融后（B）的乳腺 MRI 图像。在消融后的乳腺 MRI 图像中肿块不增强（来源：Oura,et al. Breast Cancer,2007）

示，冷冻消融术的术后复发率与外科手术相近，但冷冻消融术在成为常规治疗方法之前，仍需要前瞻性的随机对照研究。目前，如果以完全消融、无癌残留和低复发率为目的，最佳选择为直径 ≤ 1.5cm 的肿瘤。

## （三）高强度聚焦超声

### 1. 原　理

高强度聚焦超声（high intensity focused ultrasound，HIFU）是一种非侵入性的治疗方法，治疗原理是以超声波为能量源，利用其可穿透性和可聚焦性的特点，将体外低能量的超声波聚焦于人体内的目标区域，并形成焦域，焦域内密集的超声能量可以提高组织温度，温度在很短的时间内迅速上升，使组织发生凝固性坏死（消融），从而达到治疗的目的。HIFU 在临床上主要用于子宫、前列腺、脑、乳腺等实性肿瘤的治疗，达到局部清除病灶的目的。

相较于超声引导，MRI 引导的 HIFU 治疗临床应用更为广泛。在 MRI 引导的 HIFU 治疗中，患者取俯卧位，利用 MRI 确认目标病变的位置和大小，在乳房和换能器之间加水后使超声波到达病变部位。治疗时，应使用镇痛药和安定以减轻患者的疼痛，并最大限度地减少患者活动。与射频消融和冷冻消融疗法不同，这种治疗方法是不需要置入电极的非侵入性的治疗方法，技术上能够以小于 1mm 的误差向组织传递能量，精准地锁定目标，并且可以实时监控组织内的温度变化。

在选择治疗对象时，乳腺癌的病理特征和临床分期不是确定治疗适应证的主要决定因素，但应避免距离皮肤、乳头或肋骨 1cm 以内的肿瘤，这是为了确保有效的安全边界（safety margin），并避免发生皮肤灼伤或骨坏死。

### 2. 结　果

在早期的报道中，HIFU 的局部治疗效果非常好，治疗区域内组织的凝固性坏死率高达 88%~100%，患者的 5 年生存率为 95%，无复发生存率为 89%。根据综合 6 项研究、共计 129 例患者的 HIFU 治疗的 meta 分析结果，乳腺癌的完全消融率为 49%［95% CI（26%~ 74%）］，低于射频消融和冷冻消融术，此外，并发症的发生率也高于后两种技术。HIFU 治疗是近些年来才被开发的新技术，因此这种低消融率和高并发症发生率的出现，应考虑到可能是由于操作医生经验缺乏所导致。作为一种完全非侵入性的治疗方法，HIFU 治疗具有其他治疗方法无法比拟的优势，有望伴随着高分辨率超声和 MRI 引导技术的提高迅速发展。

## 知识要点

- 与乳腺 X 线摄影引导相比，超声引导具有无辐射、可实时监控进针路径、操作便捷、患者体位舒适等优点，因此是乳腺介入术的首选引导方式。
- 常用的乳腺病变穿刺活检可以根据活检针的类型分为：细针抽吸细胞学检查、空芯针活检和真空辅助活检。
- 细针抽吸细胞学检查简便快捷，可用于可触及性肿块、淋巴结和囊性病变，但假阴性和假阳性率均较高，且无法明确乳腺癌的病理类型。
- 为了减少空芯针活检的假阴性或组织学低估，需要用超声准确定位目标病灶。对于微小钙化病灶，需要确认组织标本中存在微小钙化。
- 真空辅助活检虽然价格昂贵，但与空芯针活检相比，可以获取更多的组织，组织学低估率低，可用于获取微小钙化病变。超声引导下的真空辅助切除可以用于经皮微创切除良性肿瘤，如纤维腺瘤等。
- 在图像中发现的病变经过穿刺活检后，为了方便之后的术前定位或随访检查，建议置入标记夹。有多个病变活检的患者，建议置入不同形状的标记夹，并以文字和图像的形式记录组织活检病变的位置、大小和标记夹形状等。
- 对于不可触及性病灶的定位，一般使用导丝定位法。近年来，其他非导丝定位方法的使用逐渐增多，如放射性标记、磁性标记等。
- 对于早期乳腺癌的治疗，射频消融、冷冻消融、HIFU 等超声引导下微创介入消融术的应用逐渐开展。操作前确认病灶范围、获取残存病灶高清图像和建立精准的影像引导下操作流程是开展肿瘤消融术的先决条件。

## 参考资料


[1] Newell MS, et al. Acr practice parameter for the performance of ultrasound-guided percutaneous breast interventional procedures, 2016

[2] Ahmed M, et al. Magnetic sentinel node and occult lesion localization in breast cancer (Mag SNOLL Trial).Br J Surg,2015 May,102(6):646-652.

[3] Chen J, et al. A meta-analysis of clinical trials assessing the effect of radiofrequency ablation for breast cancer. Onco Targets Ther, 2016

[4] Cho N, et al. Sonographically guided core biopsy of the breast: comparison of 14-gauge auto-mated gun and 11-gauge directional vacuum-assisted biopsy methods. Korean J Radiol,2005.

[5] Hayes MK. Update on Preoperative Breast Localization. Radiol Clin North Am, 2017

[6] Mauri G, et al. Technical success, technique efficacy and complications of minimally-invasive imaging-guided percutaneous ablation procedures of breast cancer: A systematic review and meta-analysis. Eur Radiol, 2017

[7] Oura S, et al. Radiofrequency ablation therapy in patients with breast cancers two centimeters or less in size. Breast Cancer, 2007

[8] Sabel MS. Nonsurgical ablation of breast cancer: future options for small breast tumors.Surg Oncol Clin N Am, 2014

[9] Seely JM, et al. An evaluation of patient experience during percutaneous breast biopsy. Eur Radiol, 2017

[10] Schueller G, et al. US-guided 14-gauge Core-Needle Breast Biopsy: Results of a Validation Study in 1352 Cases. Radiology, 2008.

# 第 26 章　活检病理与影像诊断不一致及其质量管理

虽然经皮穿刺活检技术已经广泛普及，相关器材也已经发展得非常成熟，但由于穿刺活检与切除活检诊断之间存在不一致的可能性，例如可能存在假阴性诊断，即穿刺活检诊断为良性，但最终手术确诊为乳腺癌，将会延误乳腺癌的治疗。为了保证乳腺病变的超声引导穿刺活检的成功率和准确率，不仅活检流程必须准确，还必须根据病变和患者的特征制订活检计划。活检后要对病理标本进行适当的处理和诊断，还要评价影像－病理诊断的一致性，并根据结果制订治疗和随访方案（表 26–1）。

本章我们将研究穿刺活检的质量管理，学习活检病理与影像诊断不一致的原因和减少诊断不一致的对策。

**表 26–1　穿刺活检流程的阶段性措施和潜在错误**

| 阶段 | 措施 | 潜在错误 |
| --- | --- | --- |
| 制订活检计划 | 评价选定目标病变并确认与其他影像学检查的一致性 | 用超声错误定位乳腺 X 线摄影或 MRI 发现的可疑病变 |
| | 根据病变特征、乳房大小和患者状况确定引导方法 | 需要进行乳腺 X 线摄影引导下活检的病变进行了超声引导下活检 |
| 组织采集 | 发现病变并采集组织；<br>进行标本的 X 线摄影以确认钙化 | 组织采集错误或病变定位错误；<br>未执行标本 X 线摄影 |
| 标本处理和病理送检 | 立即用福尔马林处理活检组织；<br>填写病理送检单，并提供充分的信息 | 标本标识错误；<br>病理送检单不详细 |
| 制作切片 | 包含所有组织，并制作成切片 | 部分组织丢失；<br>标本固定时间不足导致抗原性降低 |
| 病理诊断 | 病理医生诊断 | 不参考影像结果或临床信息导致错误诊断 |
| 影像－病理一致性评价 | 确认影像－病理的一致性 | 忽略不一致的病变 |
| 制订手术和治疗计划 | 适当的肿瘤标志物检查 | 由于标本处理不当导致假阴性 |
| 术前定位 | 用标记物或导丝标记位置 | 未标记位置，导致不能确认病变位置 |
| 确认术后标本 | 通过标本摄影确认病变切除情况并确认切缘 | 未执行标本摄影 |
| 切片标本和穿刺活检结果的比较 | 综合手术标本和穿刺活检结果最终诊断 | 未参考穿刺活检结果；<br>忽略穿刺活检中的浸润癌病灶 |
| 最终结果 | 适当的治疗 | 穿刺活检中漏诊的癌症发展后被诊断（延误诊断） |

## 一、穿刺活检与最终诊断不一致的原因

### （一）诊断不一致的定义

通过与手术切除标本的最终诊断进行比较，来评价穿刺活检的准确性。超声引导的穿刺活检包括：细针抽吸细胞学检查（fine needle aspiration cytology，FNAC）、空芯针穿刺活检（core needle biopsy，CNB）、真空辅助活检（vacuum-assisted biopsy，VAB）。穿刺活检的准确率一般较高，并且比外科手术活检更简便，创伤更小，因此建议将其作为乳腺病变的病理诊断方法。但是，在少数情况下，也存在穿刺活检结果和最终手术病理诊断不一致的情况。诊断不一致分为两种：一种是穿刺活检诊断为良性，但最终诊断为恶性，称为低估或诊断不足（underestimation）；另一种是穿刺活检诊断为恶性，但最终诊断为良性，称为高估或诊断过度（overestimation）。假阴性（false negative diagnosis）是指穿刺活检显示良性的病变在之后被诊断为恶性的情况，属于低估，是穿刺活检中最严重的过失（图 26-1）。在一项临床随访研究中，立体定位引导下 14G 空芯针穿刺活检的假阴性率为 7.2%[95% CI（2.9%~10.9%）]，而超声引导下穿刺活检的假阴性率为 2.8%[95% CI（0.3%~8.2%）]，其中 70% 是在活检后立即发现，30% 是在之后的随访中发现。

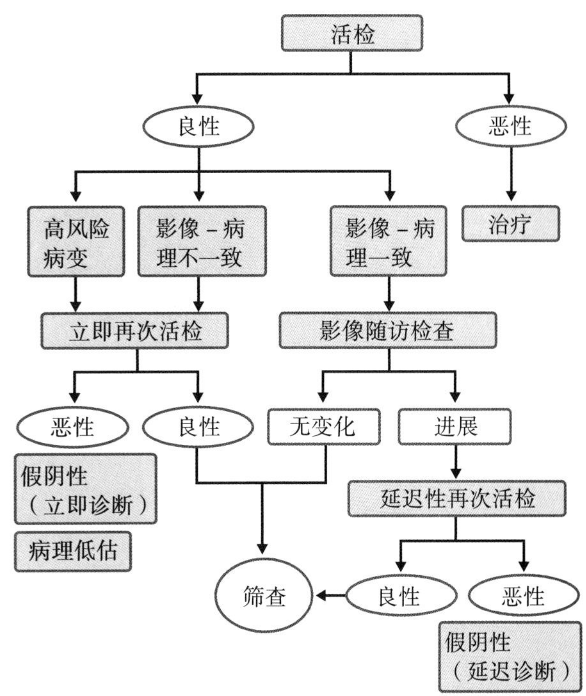


**图 26-1**　影像学引导穿刺活检的结果解析和随访观察。如果活检结果为高风险病变或影像－病理不一致的良性病变，需立即进行病理学复查。如果前次活检为不典型增生等高风险病变，再次活检为恶性病变，称为病理低估；如果影像－病理不一致的良性病变经再次活检证实为恶性，则称为假阴性。对于影像－病理一致的良性病变，需进行影像学随访观察，如果在随访过程中发现病变进展，应进行延迟性再次活检，如果此时被诊断为恶性，称为延迟的假阴性；如果在随访观察中病变没有变化，或再次活检结果仍为良性，则可将该患者纳入筛查人群

### （二）诊断不一致的原因

诊断不一致的原因包括：①临床医生组织取样错误；②病理医生对病变的漏诊；③载玻片异物妨碍病理观察；④只通过细胞和少量组织难以诊断的病变等。组织取样错误、病变的漏诊和载玻片异物都是诊断不足的原因，难以诊断的病变可能导致诊断不足或诊断过度。细胞和少量组织难以诊断的病变包括导管内乳头状瘤（intraductal papilloma）、放射状瘢痕（radial scar）、非典型导管增生（atypical ductal hyperplasia，ADH）、非典型小叶增生（atypical lobular hyperplasia，ALH）、小叶原位癌（lobular carcinoma in situ，LCIS）和平坦上皮非典型增生（flat epithelial atypia，FEA）等。

## 二、减少诊断不一致的措施

### （一）正确取样

#### 1. 病变特征的识别及活检方法的选择

为了减少假阴性，活检前需正确了解目标病变的影像学特征，选择适当的活检方法。对于在乳腺 X 线摄影检查中发现的病变，如果在超声

检查中难以确认病变或确认的病变不一致的情况下进行超声引导下穿刺活检，可能会导致取样错误。空芯针活检和真空辅助活检之间的选择取决于病变的特征。对于微小钙化、导管内或囊肿内肿块、小于15mm且边缘模糊的肿块，组织采集量较大的真空辅助活检优于空芯针活检，并建议对影像中发现的病变在活检后放置标记夹（marker clip）。

2. 活检技术的优化

优化活检技术以对目标病变准确取样非常重要。在获取病变中心组织时，应至少取样4次，并依次调整位置。有研究表明，为了确保超声引导下空芯针活检的准确性，取出的组织应不破碎、密度高，能沉入水中，样本至少需4条以上。

3. 活检记录

活检操作前，需保存相互垂直的两张病变图像，另需保存发射后活检针穿透病变的相互垂直的两张图像，分别标记为“发射前”和“发射后”。

## （二）正确的标本处理和病理学检查

1. 穿刺活检标本的处理

对于钙化性病变，在活检取样后需对标本进行X线摄影，以确认标本中是否包含有钙化，并分离出含有钙化的组织，将含有和不含钙化的组织分别送病理检查。对于已确认含有钙化的组织，如果在病理切片中没有发现钙化，建议追加切片检查，并在病理报告中描述显微镜下是否观察到微小钙化。

获取穿刺活检组织后，应立即置于福尔马林溶液中，并准确标记患者的病历号和活检组织的采集部位，与含有临床诊断记录的申请单一起送往病理科。为病理科提供患者详细的临床信息是活检操作医生的重要职责，也是获取准确病理诊断的基础（表26-2）。

2. 病理报告

穿刺活检的病理诊断应提供足够的信息，以便临床医生确定治疗方向。应尽可能参考影像学表现进行诊断，尤其是与影像学检查结果不一致时，最好将情况记录在病理报告中。脂肪瘤、假血管瘤样间质增生、错构瘤等肿块和草酸钙（calcium oxalate）钙化，在穿刺活检中很难确认，可能成为诊断不一致的原因。注意不要对穿刺活检的结果进行过度诊断，仅在明确发现后才诊断微浸润或淋巴管浸润。

## （三）影像和病理的一致性评价

1. 一致性评价的必要性

目前，不少医院的影像科医生会审查所有穿刺活检的病理结果，评价影像和病理的一致性，并将评价结果添加在穿刺活检报告中。一致性评价一般会在穿刺活检后1周进行。对于高度可疑恶性的BI-RADS 4C或5类病变，如果病理结果为良性，应立即进行手术活检。对于中度可疑恶性的BI-RADS 4B类病变，如果病理结果不能解释影像表现，可以考虑再次穿刺活检或考虑手术活检（图26-1）。这种不一致的情况约占穿刺活检的6%，其中约50%在手术活检中确诊为恶性。掌握常见病变的影像和病理结果的关系，对评价影像－病理一致性非常重要（表26-3、表26-4）。结合超声多普勒或弹性成像，可以提高影像－病理一致性评价的准确性。

2. 影像－病理一致

影像－病理一致（imaging-histologic concor-

表26-2 穿刺活检病理送检单中应包含的内容

| |
|---|
| ·病例号 |
| ·送检的影像医生姓名和临床医生姓名 |
| ·临床病史、是否怀孕和哺乳、癌症病史和治疗史 |
| ·临床表现和症状 |
| ·病变种类（肿块大小和边缘、钙化、结构扭曲） |
| ·影像学检查的种类 |
| ·活检针型号 |
| ·病变的位置 |
| ·活检后病变的变化（消失、完全去除、钙化去除） |
| ·活检组织的数量 |
| ·含钙化的活检组织数量 |

dance）是指影像学考虑为恶性，病理结果也为恶性；或影像学考虑为良性或低度可疑恶性，病理结果也为良性的情况。具体分为以下两种情况：①在影像学检查中被判断为 BI-RADS 4C、5 或 4B 类的病变，经穿刺活检证实为乳腺癌的情况（图 26-2~26-4）。此时，应与临床医生和患者及时沟通，避免延误治疗。②在影像学检查中被判断为 BI-RADS 4A 或 3 类的病变，经穿刺活检证实为良性的情况（图 26-5、26-6）。此时，影像医生确认影像 - 病理一致，并告知临床医生和患者。

**3. 影像 - 病理不一致**

影像 - 病理不一致（imaging-histologic discordance）是指病理结果无法解释影像学征象的情况。具体分为以下两种情况：

（1）在影像中被判断为 BI-RADS 2、3 或 4A 类病变，经穿刺活检确诊为恶性的情况。首先应确认是否存在标本错误的可能性。如果排除了标本错误的可能性，为了不延误治疗，影像医生、病理医生和临床医生三方之间应对恶性结果

**表 26-3　常见乳腺病变的影像和病理关系**

| 影像所见 | 良性病理 | 恶性病理 |
|---|---|---|
| 毛刺状肿块 | 术后瘢痕、放射状瘢痕、炎症性病变、纤维瘤病、颗粒细胞瘤、结节性筋膜炎 | 中、低级别浸润性乳腺癌 |
| 边缘光整的肿块 | 纤维腺瘤、囊肿、导管内乳头状瘤、硬化性腺病、错构瘤、脂肪瘤、淋巴结 | 高级别浸润性乳腺癌、髓样癌、黏液癌、乳头状癌、淋巴瘤、转移癌 |
| 边缘模糊的肿块 | 纤维腺瘤样变、假血管瘤样间质增生、致密型乳腺内的良性病变 | 大部分浸润性乳腺癌、致密型乳腺内的恶性病变 |
| 结构扭曲 | 瘢痕、放射状瘢痕、硬化性腺病、脂肪坏死 | 弥漫性浸润性乳腺癌（小叶癌等） |
| 不对称 | 绝经后不均匀的退行性改变、活检痕迹 | 弥漫性浸润性乳腺癌（小叶癌等） |
| 钙化 | 黏液样病变、硬化性腺病、纤维腺瘤伴透明变性、脂肪坏死、柱状细胞变和柱状细胞增生 | 导管原位癌，中、低级别浸润性乳腺癌 |

**表 26-4　影像 - 病理一致性评价**

| 结果 | 影像表现 | 病理诊断 |
|---|---|---|
| 一致 | BI-RADS 4、5 类 | 恶性 |
| | 微分叶或浸润性生长的肿块 | 浸润性乳腺癌 |
| | 局限型肿块 | 明确的肿块样病变 |
| | 穿刺活检标本的 X 线摄影中发现多个钙化 | 组织内存在多个钙化 |
| 可能一致 | 局限型肿块 | 因脂肪组织的间质改变形成肿块（PASH，纤维腺瘤样改变） |
| | 边缘不光整的肿块 | 良性改变 |
| | 活检组织内有多个钙化 | 发现少量钙化灶 |
| | MRI 中发现非肿块性增强 | 良性改变 |
| 不一致 | 边缘呈微小分叶或浸润生长的肿块 | 良性 |
| | 局限型肿块 | 正常乳腺组织 |
| | BI-RADS 4C 类以上 | 良性 |
| | 线状或分枝状排列的微小钙化 | 良性 |
| | BI-RADS 2 或 3 类 | 恶性 |

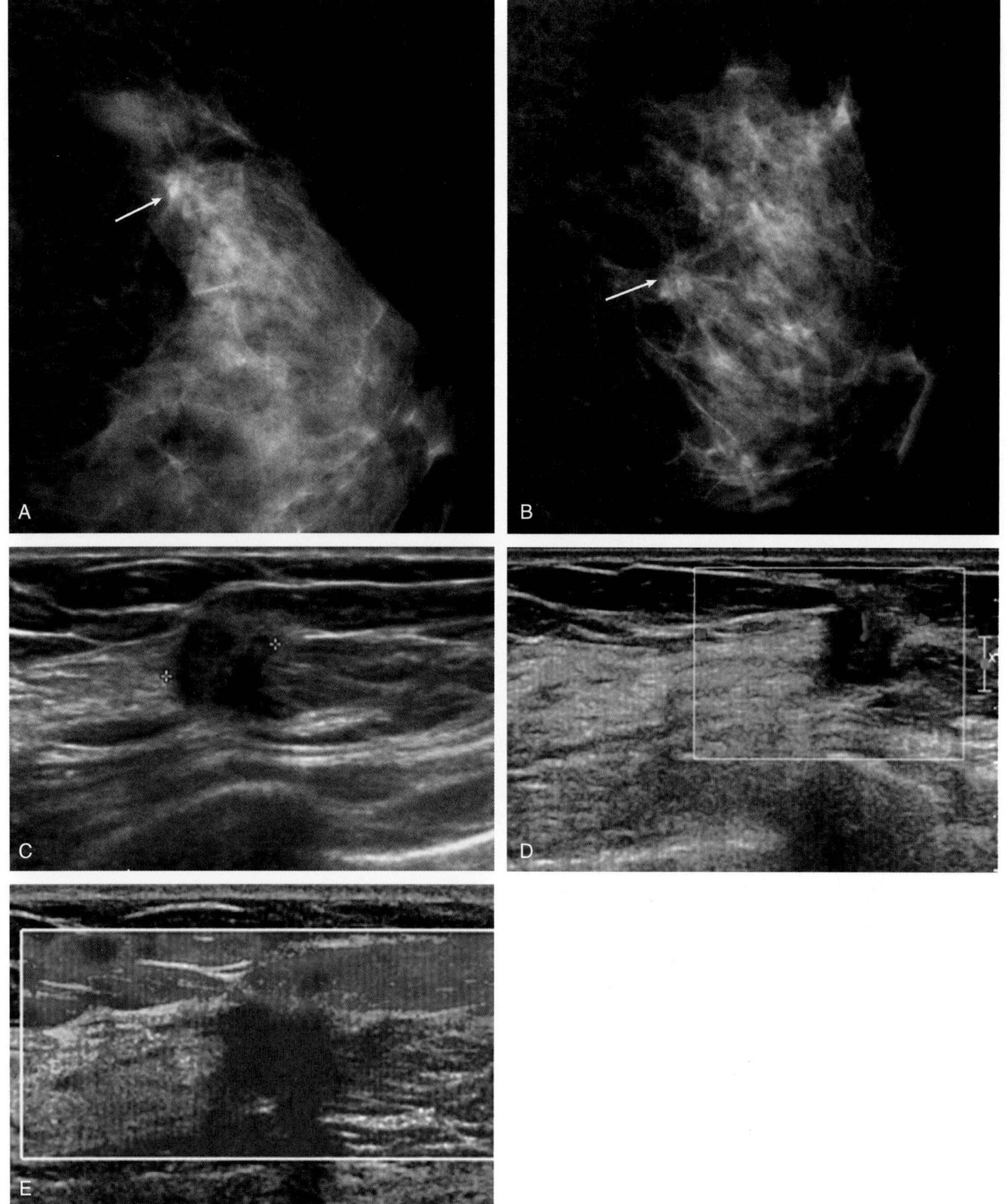


**图 26-2** 影像 - 病理一致的浸润性乳腺癌。A、B.53 岁的女性患者，乳腺 X 线摄影筛查发现左乳 3 点钟方向形状不规则、边缘呈毛刺状的高密度肿块（箭头）。C. 超声显示为形状不规则、边缘呈毛刺状的低回声肿块。D、E. 多普勒超声显示肿瘤内有血流信号，弹性成像显示质地硬，判断为 BI-RADS 5 类，活检确诊为低级别浸润性乳腺癌（pT1bN0，ER+/PR+/HER2-）。评价为影像 - 病理一致的恶性病变

达成一致。掌握影像中容易被误认为良性的恶性肿瘤特征，对理解和评价此类不一致情况有帮助。已知低级别导管原位癌、高级别或三阴性乳腺癌、小病灶的浸润性乳腺癌的影像学特征可以类似良性肿瘤；此外，转移癌、淋巴瘤、黏液癌、髓样癌、导管内乳头状癌等也常表现为边缘光整的肿块，在影像中有类似良性肿瘤的特征（图 26–7、26–8）。在可触及性肿块中，例如一些良性增生性病变中存在少量癌细胞或小叶癌等弥漫性病变，有时在影像中很难被识别。

（2）在影像中判断为 BI-RADS 4B、4C 或 5 类的病变，经穿刺活检确诊为良性的情况。此时应进行影像 – 病理一致性评价，并采取适当的措施。向病理医生咨询病变的大小、病灶边缘是否包含在活检标本中，分析中、高度可疑恶性的影像学征象能否用良性病理结果解释，以帮助判断影像和病理是否一致。对于影像 – 病理不一致的良性病变，影像医生应立即与病理医生、临床医生沟通，探讨再次活检的必要性，并讨论合适的活检方法，如手术活检、真空辅助活检等。对于钙化性病变，除根据超声检查外，还需要结合乳腺 X 线摄影评估恶性程度，并通过标本成像确定采集的钙化是否足够（图 26–9）。掌握容易被误诊为恶性的良性病变的影像特征非常重要。边缘模糊或呈毛刺样的良性病变有硬化性腺病、放射状瘢痕、脂肪坏死、术后瘢痕、乳腺炎、糖尿病性乳腺病（diabetic mastopathy）、纤维瘤病（fibromatosis）、结节性筋膜炎（nodular fasciitis）等（图 26–10~26–12）。

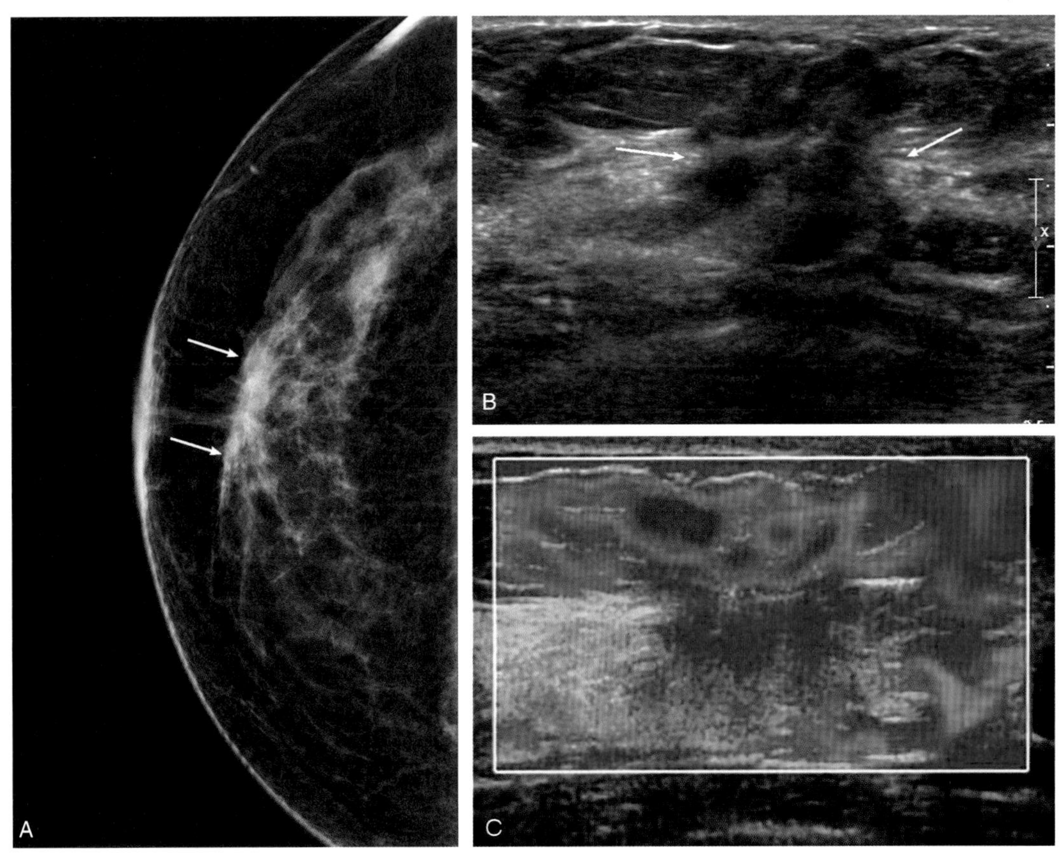


**图 26–3** 影像 – 病理一致的浸润性乳腺癌。A. 43 岁的女性患者，以触及右乳肿块就诊，乳腺 X 线摄影显示右乳 12 点钟不规则肿块伴结构扭曲（箭头）。B. 超声检查可见形状不规则、边缘呈毛刺状的低回声肿块（箭头），大小约 2cm。C. 超声弹性成像显示质地硬（蓝色），判断为 BI-RADS 4C 类，活检确诊为浸润性小叶癌（pT1aN0，ER+/PR+/HER2–）。评价为影像 – 病理一致的恶性病变

## （四）处理措施

### 1. 随访观察

即使是被判定为影像 - 病理一致的良性病变，也需要通过影像学随访减少假阴性（图 26-1）。将判定为影像 - 病理一致的良性病变分为特异性和非特异性，有助于确定随访时间。特异性良性病变包括纤维腺瘤、脂肪坏死、淋巴结、炎性囊肿等，它们大多数具有特征性的影像学表现，相应的病理结果可以支持其影像学表现，对于这些影像 - 病理一致的特异性良性病变，定期随访观察即可。非特异性良性病变包括纤维囊性变、纤维化、硬化性腺病、假血管瘤样间质增生等因活检而发现的良性病变。这些良性病变可单独存在，也可以伴随其他病变存在，在影像学中可以表现为微小钙化或肿块。当影像高度可疑恶性病变的穿刺活检结果为此类非特异性良性病变时，应考虑到影像 - 病理不一致的可能性。在致密型乳腺中，如果活检结果为纤维化或纤维囊性变，则获取的活检组织有可能为非特异性的正常乳腺组织，也可能未获取到目标病变组织。相反，在脂肪型乳腺中，纤维化很可能在影像中表现为异常肿块，因此纤维化的活检结果是非特异性的

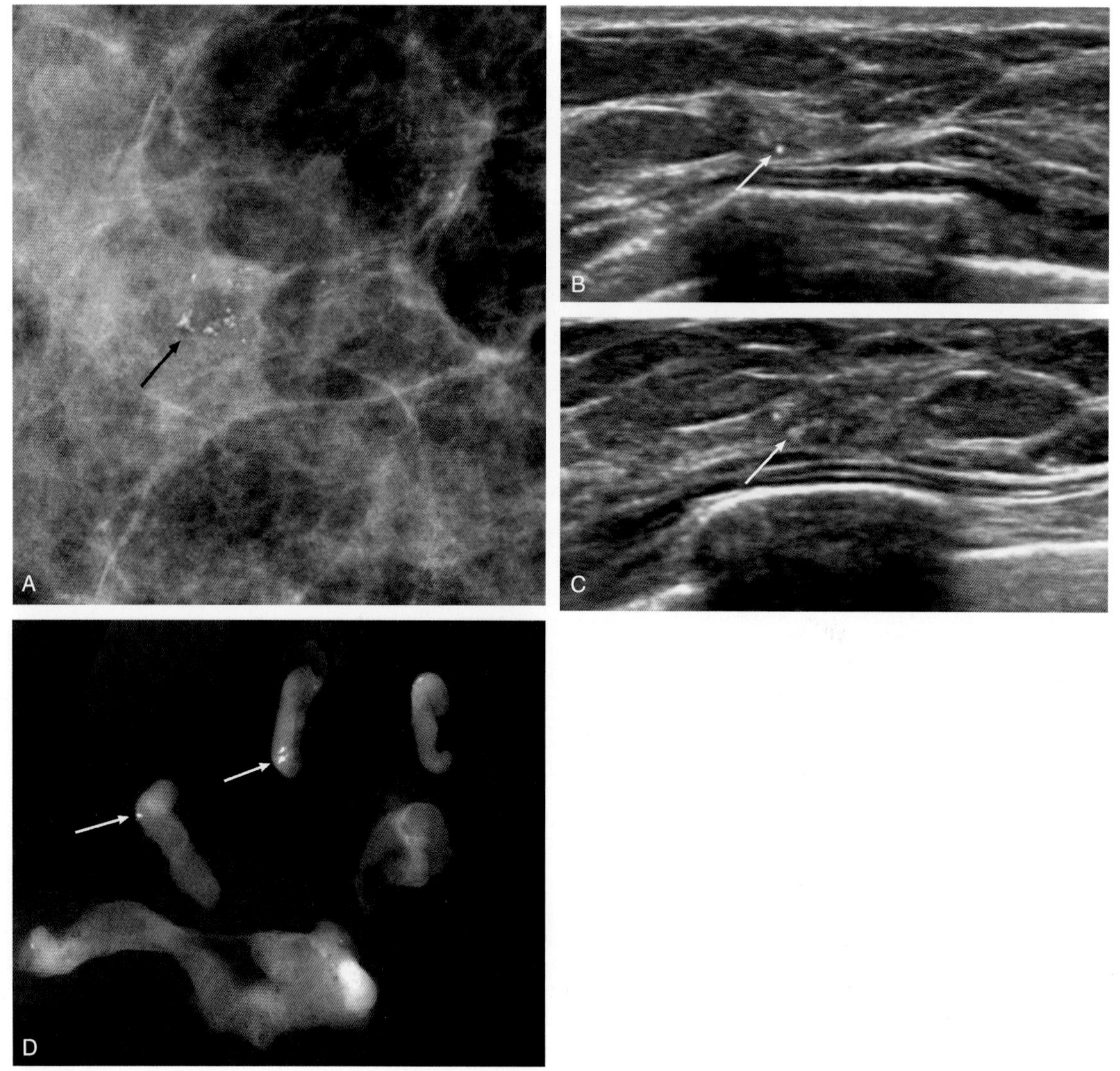

图 26-4 影像 - 病理一致的导管原位癌。A. 乳腺 X 线摄影筛查发现右乳簇状分布的细小多形性钙化（箭头）。B、C. 该部位的超声检查显示不规则形的等回声区内见高回声钙化灶（箭头）。判断为 BI-RADS 4C 类，并进行了活检。D. X 线摄影确认标本中含有微钙化（箭头）。病理确诊为高级别导管原位癌

可能性较小。如果确认为影像 – 病理一致的非特异性良性病变，并且认为采集的标本量或范围不足，则建议进行短期随访。

### 2. 再次活检

需要进行再次活检的情况包括影像 – 病理不一致的病变、病理医生建议的病变和活检结果为叶状肿瘤等。多项研究表明，9%~18% 的穿刺活检病例需要进行再次活检，其中最常见的原因是穿刺活检的病理结果为非典型导管增生（ADH）。韩国的一项单中心研究表明，在超声引导的穿刺活检中，14G 空芯针活检的再次活检率为 5.8%（33/562），而 11G 真空辅助活检的再次活检率为 3.8%（16/417）。美国的一项研究显示，在立体定位穿刺活检中，14G 空芯针活检的再次活检率为 15%，11G 真空辅助活检的再次活检率为 9%。由此可知，连续采集大量组织可以降低再次活检率。

除非典型导管增生外，还有小叶肿瘤、平坦上皮不典型增生（FEA）、乳头状病变、放射状瘢痕、叶状肿瘤等被称为高风险病变（欧洲称为 B3 病变），这些高风险是否需要进行手术切除活检，尚存在争议，应在全面分析患者的临床症状、影像学表现、活检方法、组织病理学表现和患病风险等因素后，综合决定处理措施。根据 2018 年国际专家小组的建议，空芯针穿刺活检中发现非典型导管增生和叶状肿瘤时，建议手术切除。对于其他高风险病变，可进行真空辅助切除（vacuum-assisted excision）后随访观察（表 26–5）。最近的研究结果显示，穿刺活检中不伴非典型的单纯导管内乳头状瘤，手术切除后被诊

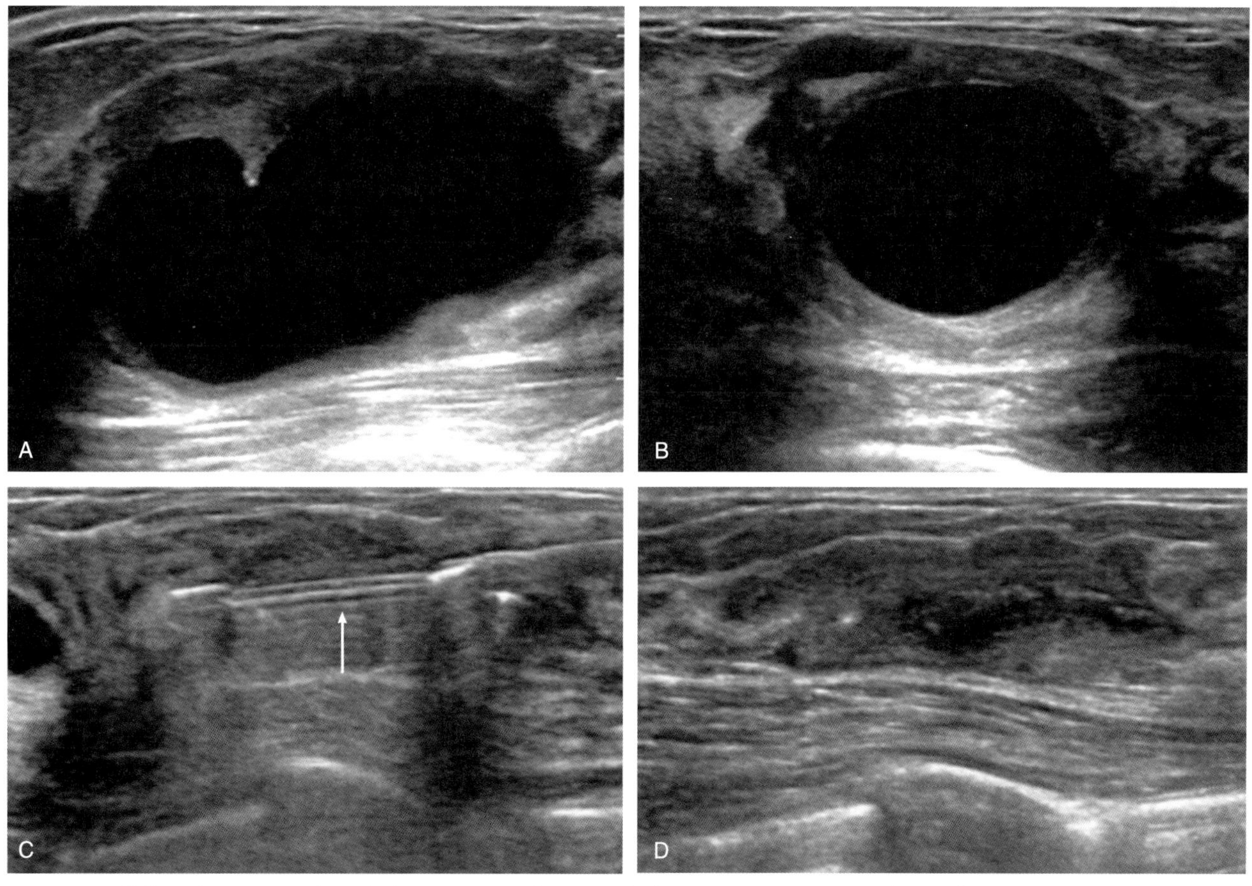


图 26–5　影像 – 病理一致的复杂囊肿。A、B. 40 岁的女性患者，因触及左乳肿块就诊，超声显示体积较大的单纯囊肿，判断为 BI-RADS 2 类。C、D. 应患者要求进行了活检，活检后的超声图像显示病变消失（C 图中的箭头为活检针）。标本的病理学诊断为非特异性炎症，判定为非特异性良性病变，影像 – 病理一致。在此后 2 年的随访中未发现改变

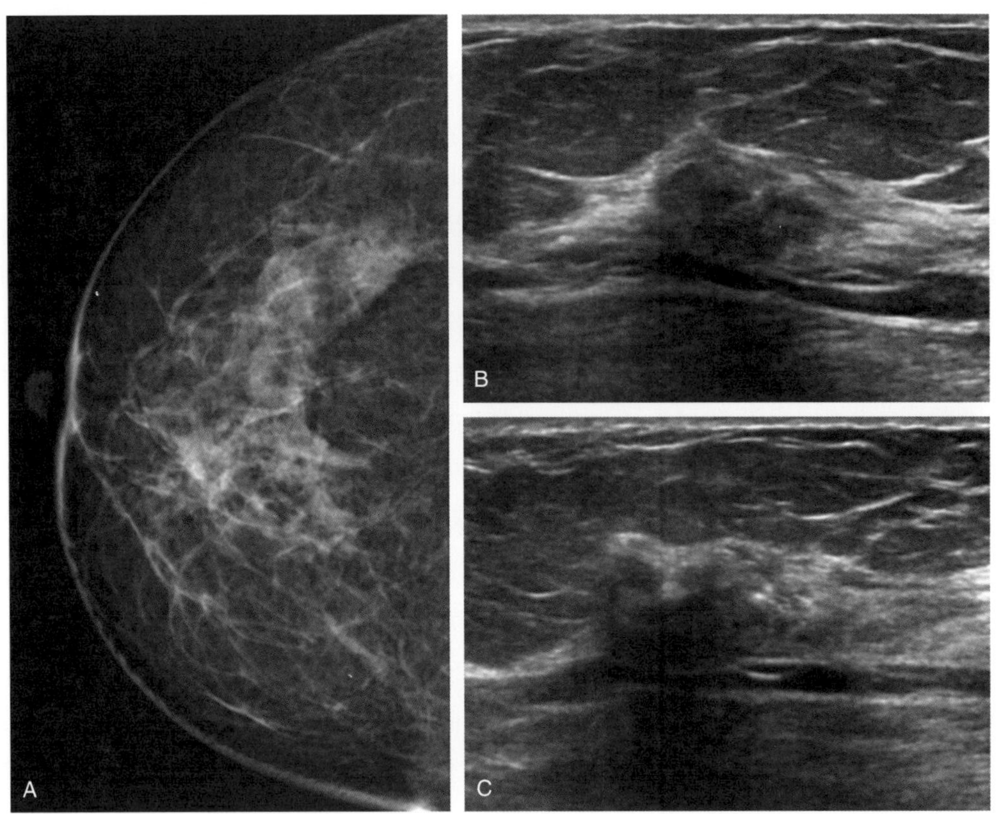

**图 26-6** 影像 - 病理一致的糖尿病性乳腺病。A. 55 岁的女性患者，乳腺 X 线摄影筛查显示双侧乳腺正常。B、C. 乳腺超声显示右侧乳房外上象限可见形状不规则的低回声病变，伴后方回声衰减，判断为 BI-RADS 4A 类。空芯针活检结果显示致密的间质纤维化及围绕导管和小叶的淋巴细胞浸润，结合患者的糖尿病史，诊断为糖尿病性乳腺病。评价为影像 - 病理一致，建议 6 个月后超声随访检查，在 2 年的随访中未发现改变

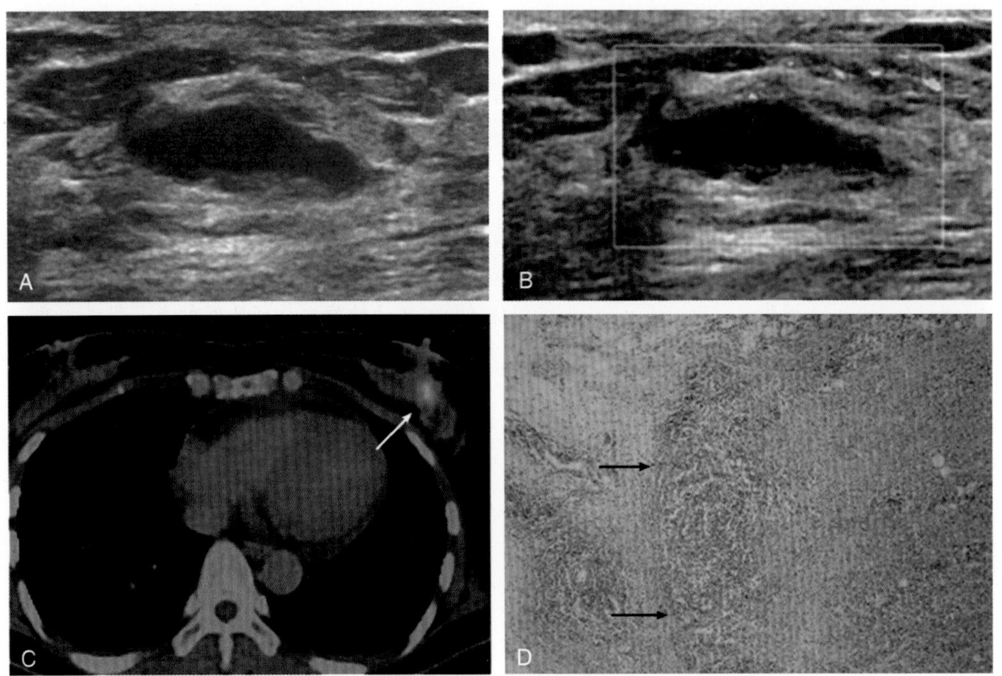

**图 26-7** 影像 - 病理不一致的恶性淋巴瘤。A、B. 54 岁的女性患者，超声显示左侧乳头下可见一大小约 1.3cm 的椭圆形、边缘光整的低回声肿块，内部未见血流信号，判断为 BI-RADS 3 类。C. PET-CT 显示左侧乳头下方有一代谢异常的病变（SUV：5.2）（箭头）。D. 穿刺活检诊断为恶性淋巴瘤，病理图像显示乳腺组织和淋巴瘤组织间的交界（箭头）

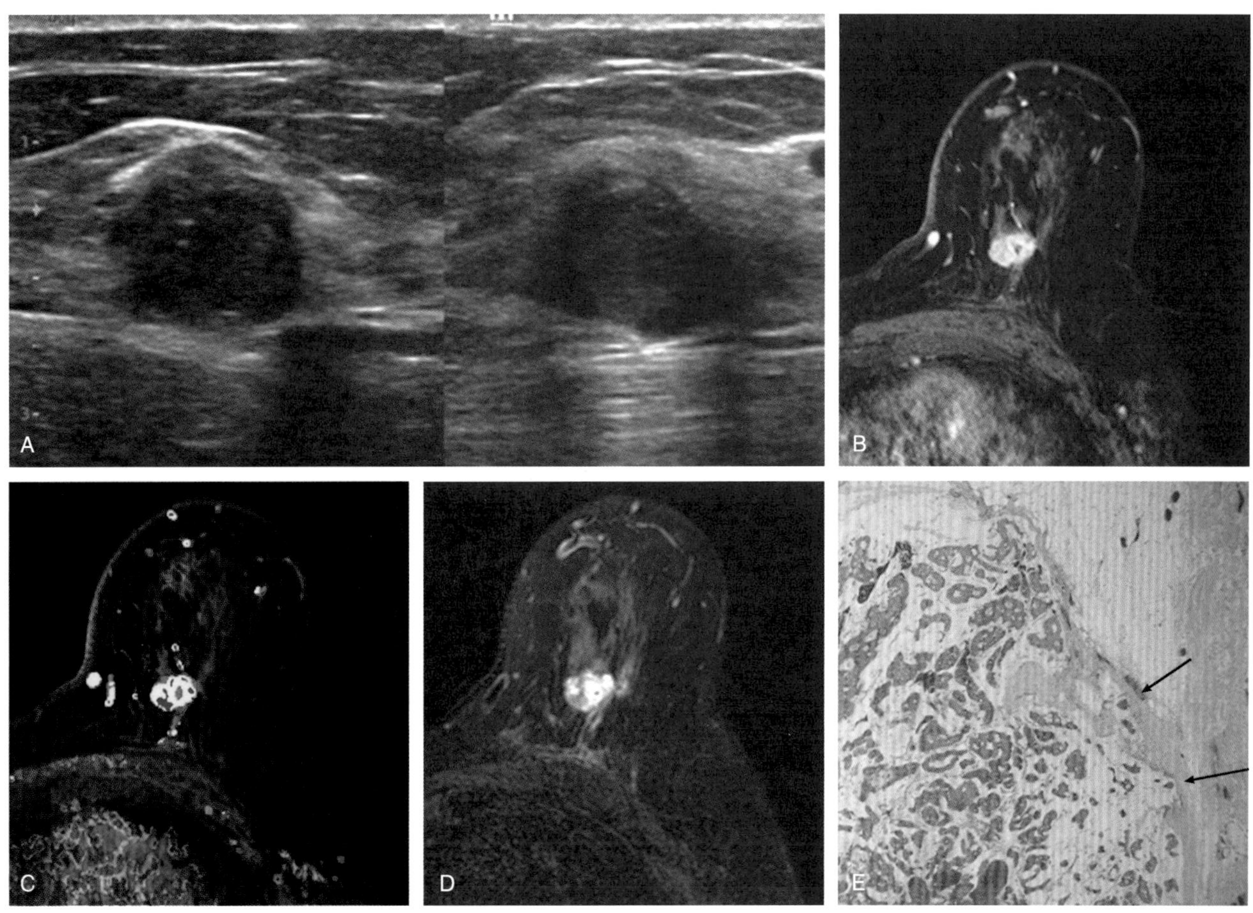

**图 26-8**　影像 - 病理不一致的黏液癌。A. 72 岁的女性患者，因触及左乳肿块就诊，超声显示大小约 3cm 的椭圆形、边缘光整的低回声肿块，判断为 BI-RADS 3 类。活检诊断为黏液癌。B~D. 进一步的 MRI 检查可见边缘光整的肿块，但内部为不均匀强化和流出型增强曲线（C），T2 加权图像（D）显示肿瘤内部可见因黏液而形成的高信号。E. 病理图片显示乳腺组织和癌组织间的交界（箭头）

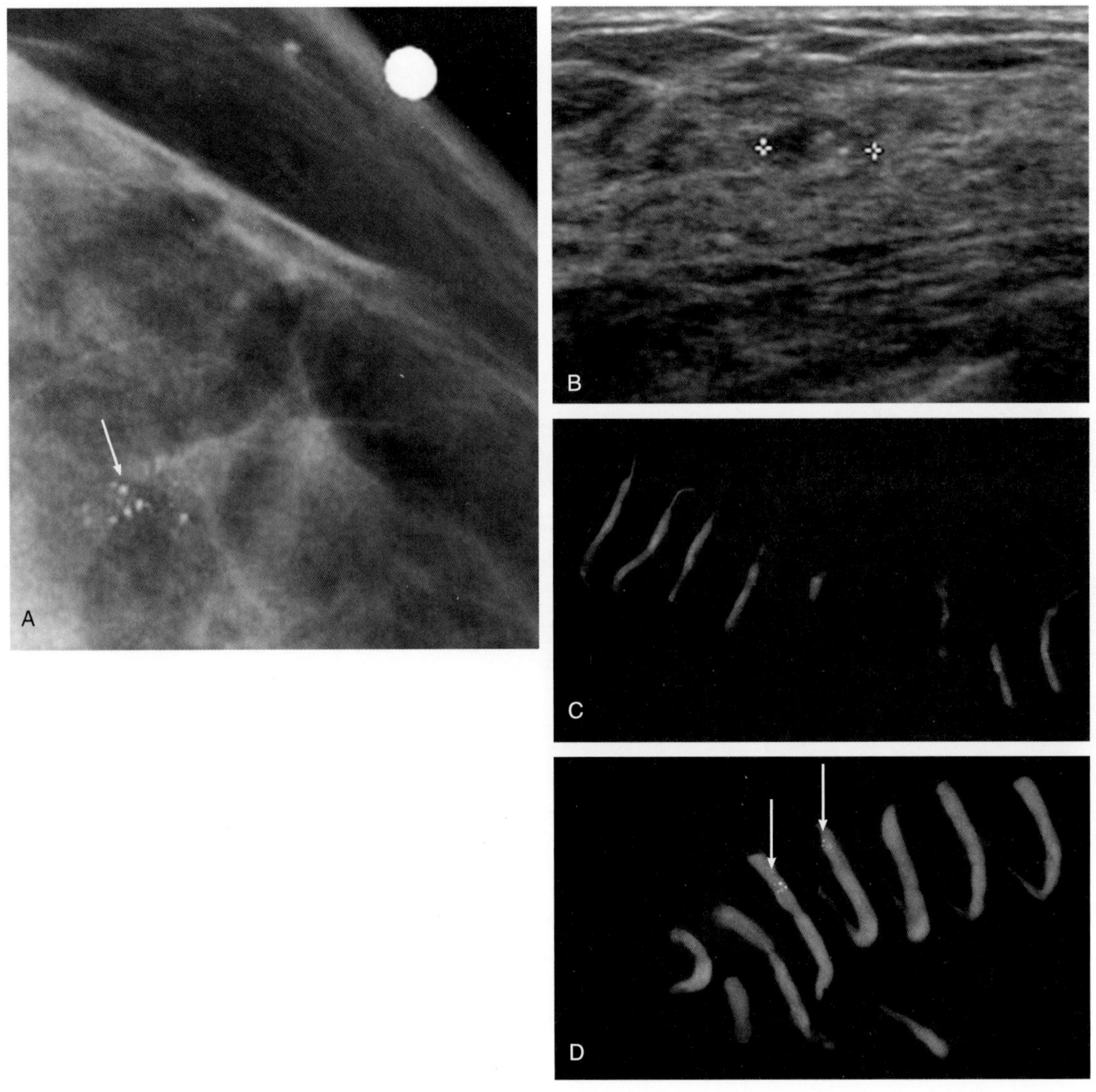


**图26-9** 未检出钙化病变的再次活检。A. 乳腺X线摄影显示左乳可见簇状分布的细小多形性钙化(箭头)。B. 超声确认该部位可见伴有微小钙化的椭圆形肿块，判断为 BI-RADS 4B 类，并进行了 14G 空芯针活检。C. 活检标本的 X 线摄影未发现微小钙化，病理诊断为旺炽型导管增生（florid ductal hyperplasia）。D. 立即进行真空辅助活检复查，标本的 X 线摄影发现多个钙化（箭头）。病理结果为伴有钙化的纤维囊性变，在随访期间病变未发现改变

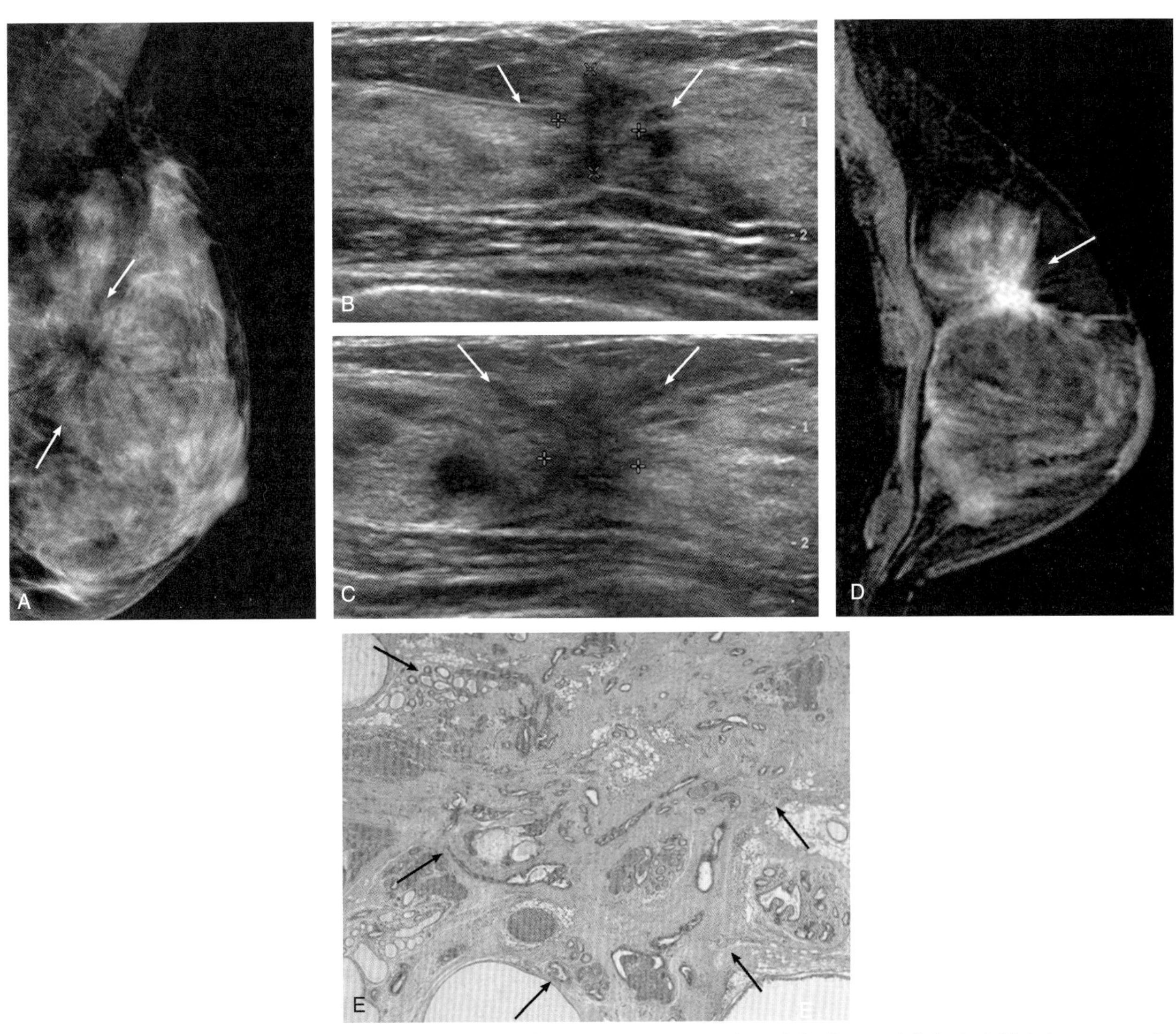


图 26-10　影像 - 病理不一致的放射状瘢痕。A. 42 岁的无症状女性，乳腺 X 线摄影显示结构扭曲（箭头）。B、C. 超声检查可见边缘呈毛刺状的不规则形低回声病变（箭头）。D.MRI 证实同一部位有毛刺状强化（箭头），14G 空芯针活检结果为纤维囊性变，被评价为影像 - 病理不一致，立即行手术切除活检。E. 病理检查结果为以浸润性生长为特征的放射状瘢痕（箭头）

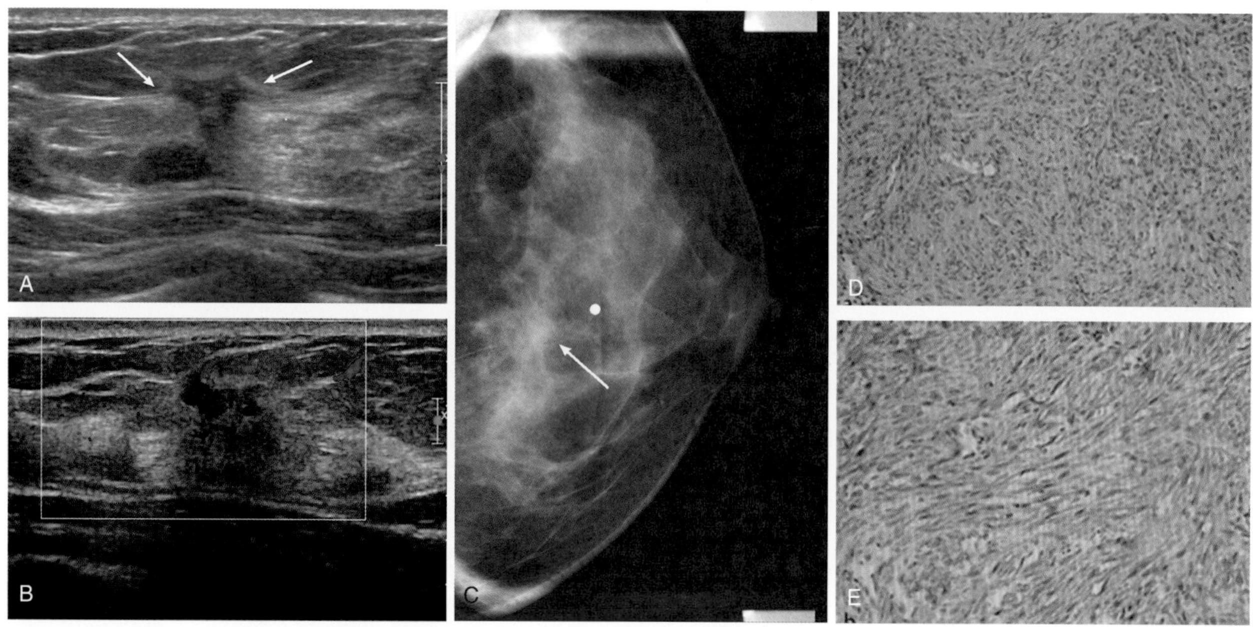

图 26-11 影像－病理不一致的结节性筋膜炎。A、B. 22 岁的女性患者，以触及左乳肿块就诊。超声检查（A）显示左乳 12 点钟方向可见大小约 1cm 的边缘呈毛刺状的不规则形肿块（箭头）。肿块前端呈现出从腺体层突出到脂肪层的特点。多普勒超声检查（B）显示肿块周围血流信号增加。C. 在皮肤粘贴标记后行 X 线放大摄影，可见毛刺状边缘的肿块（箭头），未见钙化，判断为 BI-RADS 4B 类。行 14G 空芯针活检，病理结果为梭形间质细胞增生。评价为影像－病理不一致，进一步用真空辅助活检设备清除病变。D. 组织病理学检查显示梭形间质细胞增生形成，呈束分布，伴有少许炎症细胞浸润。E. 免疫组织化学染色示肌动蛋白阳性，确诊为结节性筋膜炎

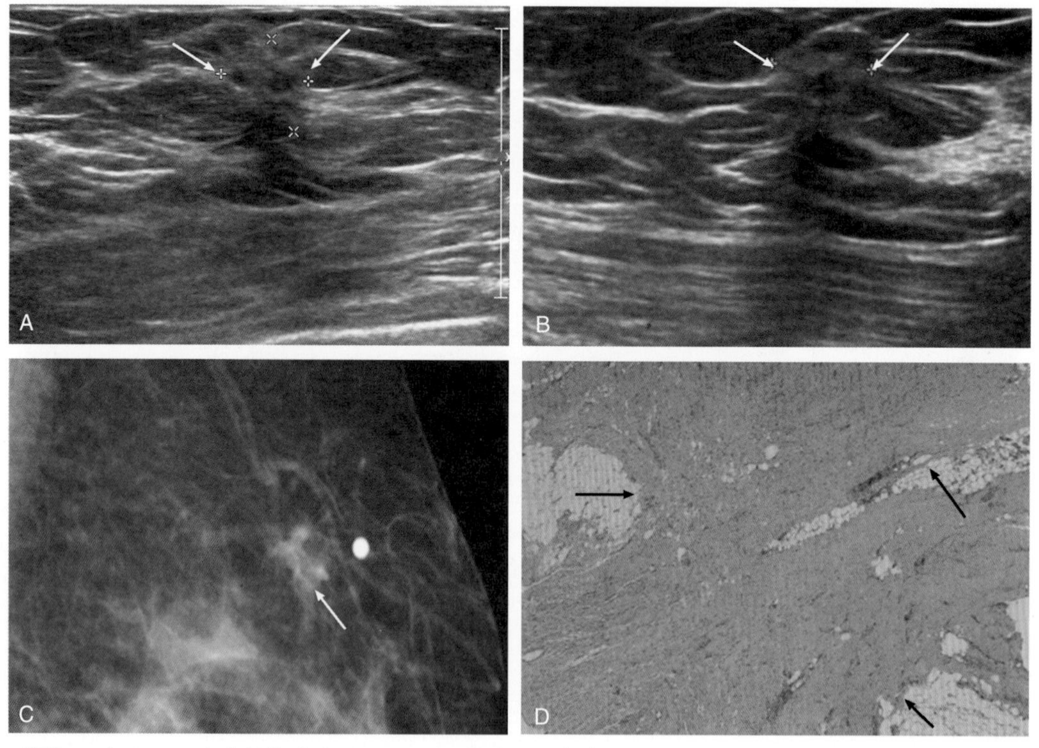

图 26-12 影像－病理不一致的纤维瘤病。A、B. 31 岁的女性患者，因双侧乳头溢液（呈乳汁样）就诊，超声显示左乳可见大小 1.3cm 的形状不规则、边缘成角、不平行于皮肤生长的低回声肿块（箭头）。C. 在皮肤粘贴标记物后行 X 线放大摄影，可见部分边缘毛刺的不规则形病变（箭头），判断为 BI-RADS 4C 类。14G 空芯针活检结果为纤维瘤病。评价为影像－病理不一致，进一步行手术切除活检复查。D. 病理确诊为纤维瘤病，呈侵入性向正常腺体和脂肪组织生长（箭头）

表 26-5　空芯针活检和真空辅助活检中出现高危（B3）病变时的措施

| 类别 | 空芯针活检诊断 | 真空辅助活检诊断 |
|---|---|---|
| 非典型导管增生 | 手术切除 | 需要手术切除；单发病变如已被完全切除，可以进行随访 |
| 良性叶状肿瘤 | 手术切除 | 交界性或恶性叶状肿瘤，需要手术切除；良性叶状肿瘤，如已被完全切除可随访 |
| 小叶肿瘤<br>平坦上皮不典型增生<br>乳头状病变<br>放射状瘢痕 | 真空辅助切除 | 影像学检查中查到残留病变，需再进行真空辅助切除；如病变已被完全切除，则随访 |

（来源：Rageth CJ, et al. Breast Cancer Res Treat，2016）

断为恶性的情况 <2%，并且这些恶性的病例预后较好，因此建议随访观察。尤其是对于没有症状，仅在影像中偶然发现，经 11G 活检针诊断的良性导管内乳头状肿瘤，建议随访观察，而不是切除活检。而对于有持续性血性乳头溢液或影像 - 病理结果不一致的导管内乳头状肿瘤，建议手术切除活检（图 26-13）。考虑到检测误差等因素，在绝经前后的女性中，被活检诊断为纤维腺瘤的病例，如果在 6~12 个月的随访检查中，肿块增大超过 20%，才进行再次活检，并且诊断结果为叶状肿瘤等的可能性较大。如果首次活检选择的是空芯针活检，再次活检可以选择真空辅助活检代替手术切除活检。

## 三、穿刺活检的质量控制

### （一）医生的资格和职责

#### 1. 资　格

操作乳腺穿刺活检的医生应具备乳腺 X 线摄影和超声检查的基本知识。尤其要熟悉乳腺超声解剖学，掌握乳腺超声和超声引导介入术的适应证和禁忌证。此外，还要了解乳腺 X 线摄影和 MRI 等其他影像学诊断方法，具有比较穿刺活检病理结果和超声表现的能力，要掌握超声物理学、

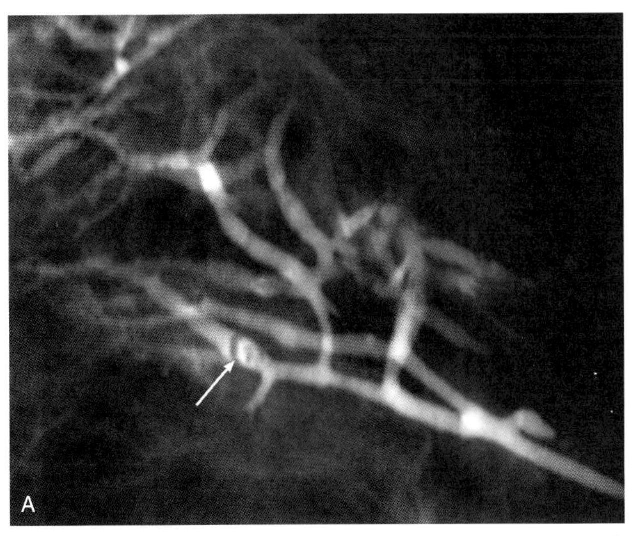


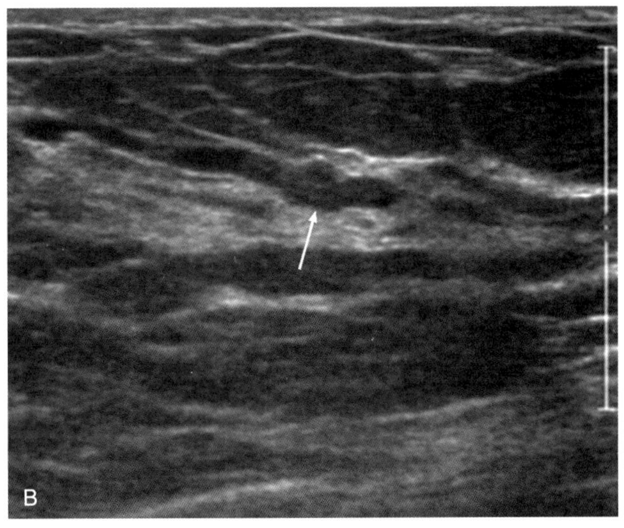


**图 26-13**　有症状的导管内乳头状瘤的手术切除。A. 35 岁的女性患者，因左乳血性溢液就诊，乳管造影术显示左乳 3 点钟方向，距乳头 4.5cm 处的乳管内有 0.5cm 大小的充盈缺损（箭头）。B. 超声检查显示在同一位置见 1cm 大小的导管内肿块（箭头），判断为 BI-RADS 4A 类。14G 空芯针活检结果为导管内乳头状瘤。在超声引导定位后行手术切除，最终诊断为 1cm 的中等级别导管原位癌（ER+/PR+/HER2−）

超声设备、仪器操作和超声安全等方面的知识。

2. 职　责

从组织采集到病理结果确认，乳腺穿刺活检的操作医生应全程进行质量管理，并在发现错误时采取适当措施。尤其是在穿刺活检结束后，评价影像 - 病理结果的一致性，如果发现不一致，应安排再次进行影像引导的穿刺活检或手术切除活检。此外，为了提高穿刺活检的安全性和质量，团队医生之间应积极沟通，确保沟通内容落实在诊疗行为中。

### （二）患者的教育、安全和感染控制

医院应制订并执行相关的质量控制、患者教育、感染控制和安全标准。

### （三）设备和器材管理

超声影像设备、穿刺活检器材的性能评价和监测也要按照标准执行。应熟知穿刺活检的安全操作流程，尤其是真空辅助设备的安全使用规则，维护设备的最佳性能。

### （四）结果的随访管理

随访管理超声引导下和其他影像学引导下的组织学检查结果。手术次数、发现癌症的个数、良性病变个数、组织学复查的次数和穿刺针的种类等根据病因分类的分析结果，按照科室和医生类别记录在案（表 26-6）。另外，还需要通过随访检查找到假阴性或假阳性病例进行分析。

表 26-6　组织学复查的分类和质量管理所需的数据

| 原因 | 数据 |
|---|---|
| 标本量不足 | · 检查总样本数<br>· 组织学复查的样本数<br>· 最终结果 |
| 影像不一致 | · 检查总样本数<br>· 组织学复查的样本数<br>· 最终结果 |
| 高风险病变 | · 检查总样本数<br>· 组织学复查的样本数<br>· 最终结果 |

## 知识要点

- 为了保证乳腺病变的超声引导下穿刺活检的成功率和准确率，不仅活检流程必须准确，还必须根据病变和患者的特征制订活检计划。活检后要对病理标本进行适当的处理和诊断，还要评价影像 - 病理结果的一致性，并根据结果制订治疗和随访方案。这些过程中需要影像 - 病理 - 外科科室间的相互协作。
- 活检病理与影像诊断不一致的原因有：①临床医生的组织取样错误；②病理医生对病变的漏诊；③载玻片异物妨碍病理观察；④只通过细胞和少量组织难以诊断的病变等。组织取样错误、病变的漏诊和载玻片异物都是诊断不足的原因，难以诊断的病变可能导致诊断不足或诊断过度。
- 影像表现可能呈良性特征的恶性肿瘤包括低级别导管原位癌、高级别或三阴性乳腺癌、小病灶的浸润性乳腺癌、转移癌、淋巴瘤、黏液癌、髓样癌和导管内乳头状癌等。
- 影像中呈不规则形或边缘呈毛刺状，容易判断为恶性的良性病变有硬化性腺病、放射状瘢痕、脂肪坏死、术后瘢痕、乳腺炎、糖尿病性乳腺病、纤维瘤病、结节性筋膜炎等。
- 影像中判断为 BI-RADS 4C 或 5 类、病理活检显示为良性的病变称为影像 - 病理结果不一致。需进行真空辅助活检或手术活检等病理复查。
- 即使是被判定为影像 - 病理结果一致的良性病变，也需要通过影像学随访减少假阴性，尤其病理检查中出现纤维囊性变、纤维化、硬化性腺病、假血管瘤样间质增生等非特异性良性病变时。

## 参考资料


[1] 中国抗癌协会乳腺癌专业委员会 . 中国抗癌协会乳腺癌诊治指南与规范 (2019 年版 ). 中国癌症杂志 , 2019.

[2] 日本乳腺癌学会 . 乳房诊疗指南 ,2015.http://jbcs.gr.jp/guidline/guideline/

Acr practice parameter for the performance of ultrasound percutaneous breast interventional procedures. ACR, 2017.

[3] ASBrS.Concordance Assessment of Image-Guided Breast Biopsies and Management of Borderline orHigh-Risk Lesions. ASBrS, 2016.

[4] Berg WA. Histopathologic diagnosis//Berg WA, Yang WT 2nd eds. Diagnostic Imaging Breast: Salt Lake City, Utah, UT, Amirsys, 2014.

[5] Mesurolle B, et al. Atypical Ductal Hyperplasia Diagnosed at Sonographically Guided Core Needle Biopsy: Frequency, Final Surgical Outcome, and Factors Associated With Underestimation. Am J Roentgenol,2014.

[6] Pareja F, et al. Breast Intraductal Papillomas Without Atypia in Radiologic-Pathologic Concordant Core-Needle Biopsies: Rate of Upgrade to Carcinoma at Excision. Cancer,2016

[7] Park VY, et al. Evaluating imaging-pathology concordance and discordance after ultrasound-guided breast biopsy. Ultrasonography,2018.

[8] Rageth CJ, et al. First International Consensus Conference on lesions of uncertain malignant potential in the breast (B3 lesions). Breast Cancer Res Treat, 2016.

[9] Sen LQ, et al. Core Breast Biopsies Showing Lobular Carcinoma In Situ Should Be Excised and Surveillance Is Reasonable for Atypical Lobular Hyperplasia. Am J Roentgenol, 2016.

[10] Shin SJ, et al. A Comprehensive Guide to Core Needle Biopsies of the Breast. Springer, 2016.

[11] Youk JH, et al. Missed Breast Cancersat US-guided CoreNeedle Biopsy: Howto Reduce Them.Radiographics, 2007.

[12] Youk JH, et al. Sonographically Guided 14-Gauge Core Needle Biopsy of Breast Masses: A Review of 2,420 Cases with Long-Term Follow-Up. Am J Roentgenol, 2008.

# 第九部分

# 治疗前后的影像学评估

（王廷　尹光浩　吴英花　宋宏萍　张歌　高喜璨　译）

# 第 27 章　乳腺术前影像学检查

无论是乳腺良性病变还是恶性病变，在保证完全切除病灶的同时应尽量减少切除正常乳腺组织，因此术前影像学检查（preoperative imaging）评估病变的位置和范围显得尤为重要。对于乳腺恶性病灶，当影像学检查对病灶的大小、范围和淋巴结的评估情况与触诊评估情况不同时，治疗方式也会随之发生改变。乳腺 X 线摄影是检测钙化的主要方法，但亚洲女性多为致密型乳腺，乳腺 X 线摄影诊断乳腺癌的敏感度低于 50%，因此在手术前联合超声和 MRI 检查是非常必要的。计划行保乳手术（breast conservation surgery）时，有必要通过三维（3D）图像重建和术前定位等方式确定病灶位置和范围，以辅助完整切除病灶，并确保适当的切缘。

本章探讨了影像学检查在乳腺良、恶性病变的术前评估、手术规划、三维成像和术前定位中的作用。

## 一、良性病变

通过影像学检查（乳腺 X 线摄影或超声检查）和活检发现的病变大多数是良性的。穿刺活检技术的发展减少了对良性病变的手术切除，但对于可疑钙化灶和不典型增生等高风险病变，应该考虑手术切除。

在规划良性可触及性肿块的手术时，术前影像也是必不可少的。除了通过影像学检查确定病灶的范围、大小、形状和位置之外，还可以推测病灶的性质，发现可能伴随的良性或恶性病变。纤维腺瘤、导管内乳头状瘤、叶状肿瘤等通常为多发病灶，如果手术只切除了其中一个病灶，可能导致术后可触及性肿块或乳头溢液等症状持续存在。对于可触及性病灶，应通过影像学引导下导丝或皮肤标记等定位方法完整切除病灶。为了避免遗漏恶性病变和便于术后随访，建议在手术前对于 35 岁以上患者同时行超声和乳腺 X 线摄影检查（图 27–1）。

## 二、乳腺癌

对于病理确诊的乳腺癌，术前影像学检查可确定临床分期、手术范围和肿瘤的大小，还可以确定同侧乳腺是否存在多灶性病变（multifocality）、多中心性病变（multicentricity），对侧乳腺是否存在病变以及淋巴结转移情况（图 27–2、27–3；表 27–1）。25%~50% 的乳腺癌为多灶性，15%~20% 为多中心性，5%~8% 为同时发现的双侧乳腺癌（图 27–4~27–6）。具有乳腺癌家族史、发病年龄轻、原发肿瘤较大和病理类型为小叶癌是多发性乳腺癌和双侧乳腺癌的高风险因素。对于大部分临床分期为 Ⅰ 期和 Ⅱ 期的早期乳腺癌，且有保乳意愿的患者，建议行保乳手术（breast conservation surgery），可获得与全乳切除术（mastectomy）同样的预后。保乳手术的

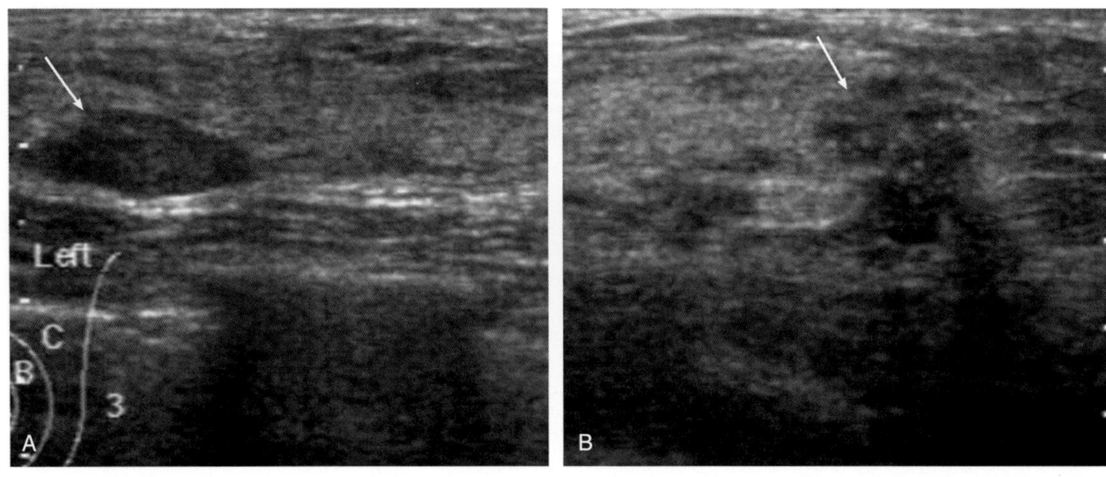


**图 27-1** 乳腺良性肿瘤患者术前检查的必要性。56 岁的女性患者，计划行肾移植，术前对可触及性乳腺肿块进行超声检查。A. 可以看到呈椭圆形的典型良性肿块（箭头）。2d 后行乳腺 X 线摄影检查，在同侧乳房下侧发现钙化，再次行超声检查（B），发现不规则形肿块（箭头）。两个病灶穿刺活检和手术病理结果分别为乳腺纤维腺瘤（A）和乳腺癌（B）

**表 27-1 乳腺癌手术的影像学评估**

| 分类 | 评估项目 | 技术要点及注意事项 |
|---|---|---|
| 病变范围 | 原发肿瘤 | 大小，位置（时钟方向，距乳头距离，距皮肤距离，距胸肌距离），特征（肿块型或非肿块型，是否伴有钙化） |
| | 多灶性和多中心性病变 | 距离超过 1cm 的病变（识别多个病变的相互关系） |
| | 对侧乳腺病变 | 避免良性病变的过度诊断 |
| 定位 | 单发肿块或局部钙化 | 以最小距离插入定位针，并在病灶部位上方做皮肤标记 |
| | 区域性或多处区域性钙化 | 用 2~3 根针标记病灶范围 |
| 腋窝淋巴结 | Ⅰ、Ⅱ、Ⅲ级淋巴结 | 可疑转移淋巴结的位置、数量，淋巴结外转移的情况 |
| | 前哨淋巴结 | 使用蓝染料和（或）同位素标记前哨淋巴结显像 |
| 手术标本 | 钙化灶的切除 | 钙化的位置和范围 |
| | 导丝和标记物的去除 | 导丝和标记物的位置和个数 |

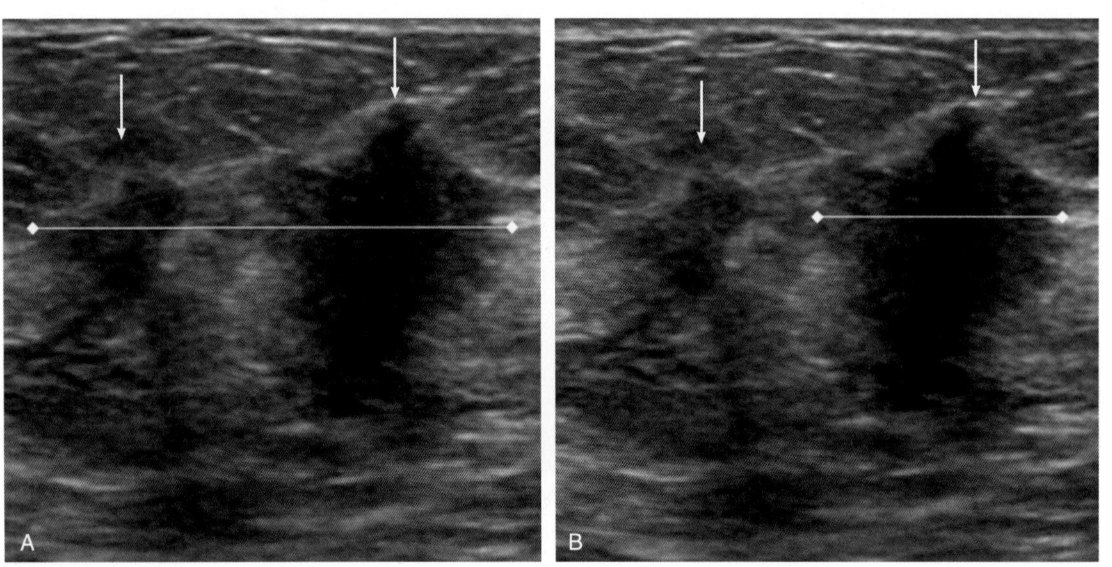


**图 27-2** 肿瘤大小的测量。在乳腺超声检查中，当出现两个相连的形状不规则的肿块（箭头）时，肿瘤的大小应采用 A 图的测量方法。如果采用 B 图的测量方法，则将实际大小是 2.8cm（A）的肿块测量为 1.7cm（B），而 2cm 是评价肿瘤临床分期的重要标准

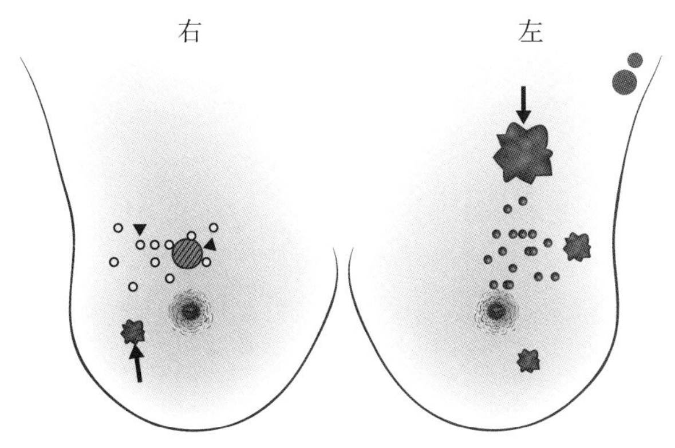


图 27-3　术前标记乳腺癌病灶范围。如果原发病灶被确诊为乳腺癌（左侧，箭头），手术前应彻底检查确认是否为多灶性、多中心性乳腺癌，以及是否伴有淋巴结转移等。约 5% 的乳腺癌患者伴有对侧乳腺癌（右侧，箭头）。在同侧或对侧乳房中标记良性肿块或良性钙化（三角箭头），并进行记录，避免术后不必要的随访和活检

绝对禁忌证包括：需要进行放射治疗的孕妇、乳腺 X 线摄影中伴有弥漫性恶性钙化的病变、无法达到美容目的的广泛病变、弥漫性阳性病理切缘（diffuse positive pathologic margin）（表 27-2）。保乳治疗包括乳房肿块切除术、腋窝淋巴结手术和放射治疗。

## （一）乳腺 X 线摄影

对于乳腺 X 线摄影中发现的钙化，可以应用点压放大（spot magnification view）摄影技术分析和确定钙化的性质。应仔细观察原发病灶的周围、肿块与乳头之间是否存在可疑钙化或高密度影（图 27-5）。如果肿块内部或周围见钙化，

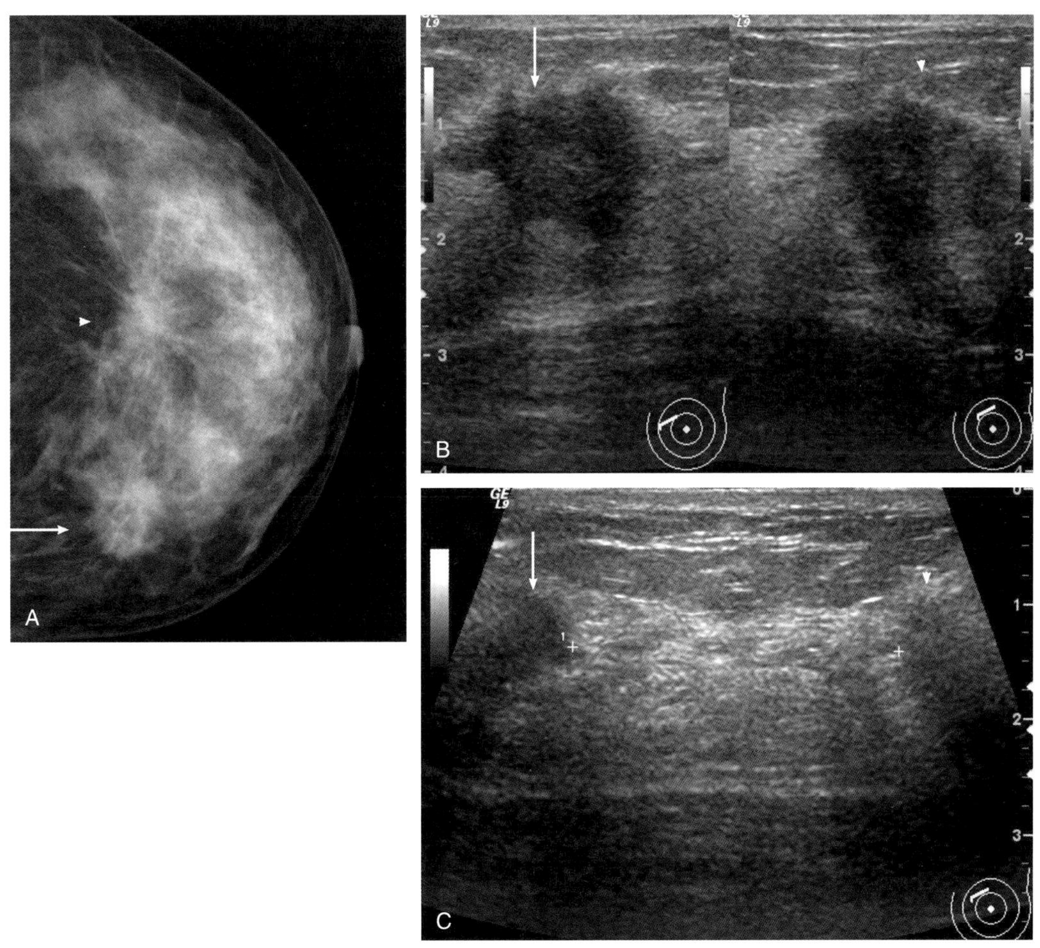


图 27-4　多灶性乳腺癌。在乳腺 X 线摄影（A）和超声检查（B、C）中，除了发现乳房内侧的可触及性肿块（箭头）外，中央区还可见不规则形状的病灶（三角箭头）。由于两个肿块相距 3.8cm，两者的位置关系无法在一幅超声图像上显示。使用分屏（B）或梯形成像（C）功能可以同时看到两个肿块

则浸润性乳腺癌周围可能同时伴有导管原位癌。在病理学上，线样或分枝状钙化与肿瘤细胞坏死相关，是高核级导管原位癌的典型表现。

根据乳腺癌的乳腺 X 线摄影与病理结果的对比研究，在小于 4cm 的肿瘤中，仅 39% 为单发性乳腺癌，20% 在距离原发病灶 2cm 范围内存在乳腺癌病灶，41% 在距离原发肿瘤 2cm 以上的范围内发现乳腺癌病灶。因此对于距离原发病灶 2cm 以上的多发性乳腺癌患者，单纯切除原发病灶，局部复发率高。

## （二）乳腺超声检查

由于中国女性的乳房比西方女性体积小，且多为致密型乳腺，因此更适合超声检查。对于拥有致密型乳腺的女性，术前行超声检查可以发现乳腺 X 线摄影未发现的乳腺癌。根据一项对 201

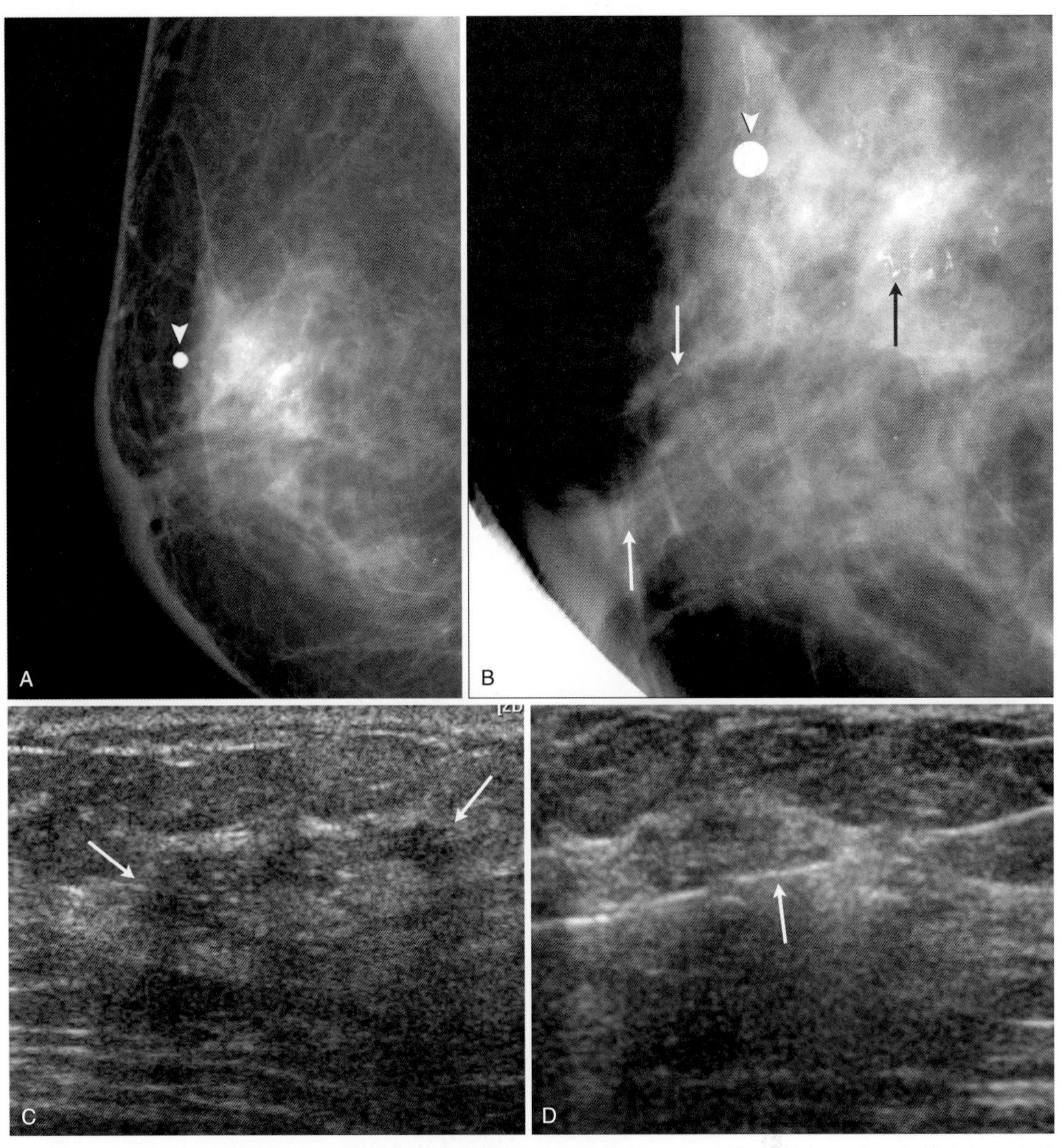

图 27–5 恶性钙化的范围评估。A. 在可触及性肿块上方的皮肤处用金属标记物标记（三角箭头），右侧乳腺 X 线 MLO 位摄影可见致密的腺体和乳头周围皮肤增厚。B. 乳腺 X 线放大摄影显示乳头和触及的肿块（三角箭头）之间见可疑恶性钙化（箭头）。C. 乳腺超声检查显示乳头周围见可疑恶性病灶（箭头）。D. 行超声引导下穿刺活检，图像显示穿刺针（箭头）穿过病灶，病理结果为高级别浸润性癌伴导管原位癌。患者最终行全乳切除术

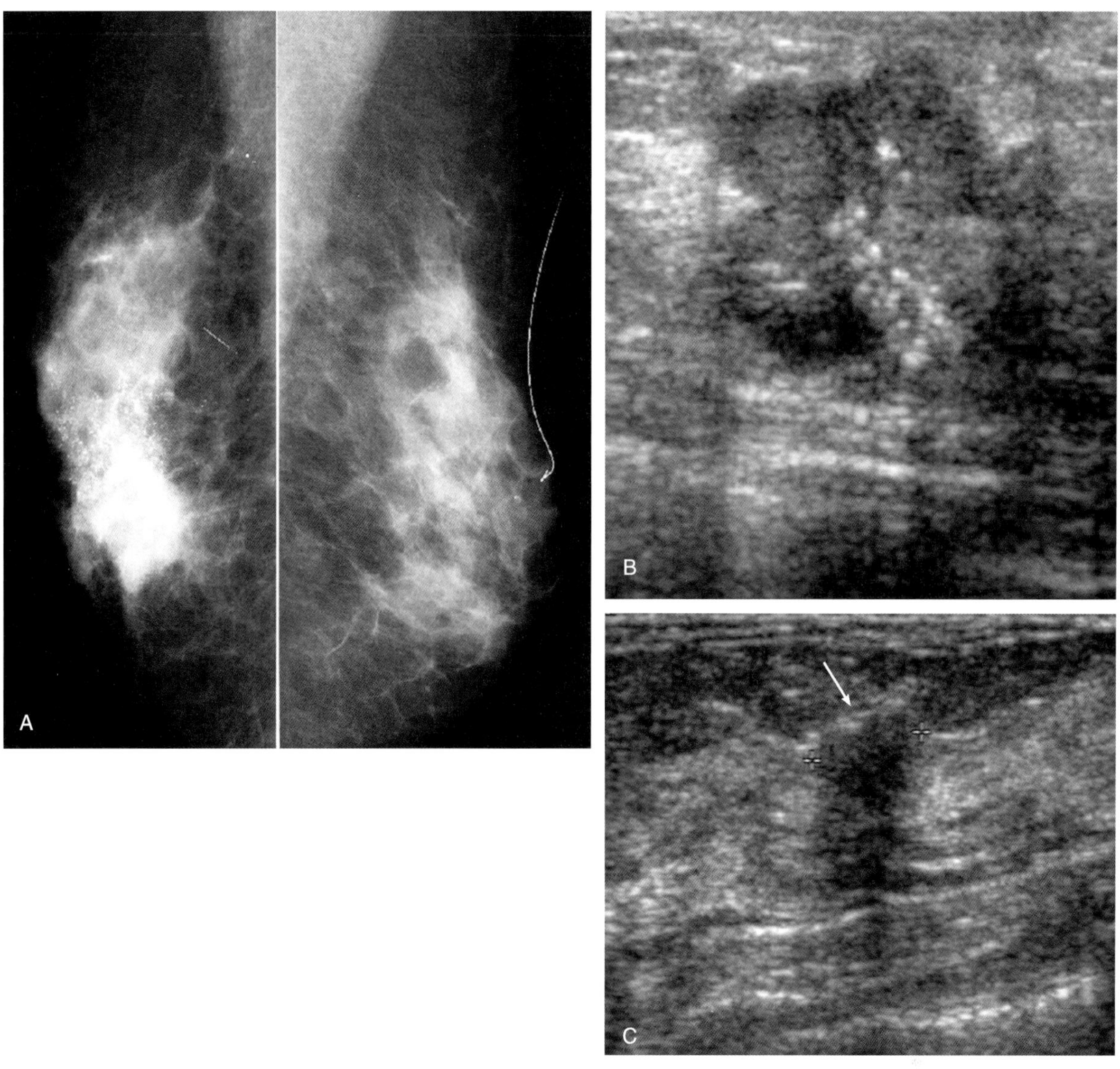


图 27-6　双侧乳腺癌。乳腺 X 线摄影（A）和超声检查（B）显示右乳可见一大小约 3.7cm 的肿块，伴有钙化。乳腺超声检查（C）显示左乳可见一大小约 0.7cm 的不规则形低回声肿块（箭头），在超声引导下放置定位导丝并实施了手术。经病理学检查证实：右侧为浸润性癌，左侧为导管原位癌

表 27-2　保乳手术的禁忌证（2017 年第 7 届韩国乳腺癌协会推荐）

| | |
|---|---|
| 绝对禁忌证 | 需接受放射治疗的孕妇 |
| | 乳腺 X 线摄影中伴有弥漫性恶性钙化的患者 |
| | 无法达到美容目的的广泛病变 |
| | 手术病理显示切缘阳性 |
| 相对禁忌证 | 乳房或胸壁接受过中或高剂量放射治疗的患者 |
| | 影响皮肤活动性的结缔组织病（如硬皮病或狼疮） |
| | 肿瘤直径 >5cm |
| | 手术病理显示局部切缘阳性 |

例致密型乳腺的乳腺癌患者行术前双侧全乳超声检查的研究，在 28 例患者（14%）的同侧乳房中发现多发乳腺癌，在 8 例患者（4%）的对侧乳房中发现乳腺癌。术前双侧全乳超声检查为 32 例患者（16%）改变了治疗方案。肿瘤大小超过 2cm 的患者在超声检查中发现额外乳腺癌的可能性大于肿瘤小于 2cm 的患者。

超声检查评估腋窝淋巴结转移的敏感度为 49%~87%，特征性表现为淋巴结门结构消失 / 淋巴结呈圆形、淋巴结皮质局部增厚和具有明显的

低回声（图 27-7）。韩国的一项单中心研究结果显示，以腋窝淋巴结皮质厚度≥ 2.5mm 为诊断标准时，敏感度为 85%，特异度为 78%。

### （三）乳腺 MRI 检查

MRI 对乳腺癌的检出具有高敏感性，已被用于确定乳腺癌的分期和评估手术范围，包括术前多发病灶的检测（图 27-8）；同时有助于显示和评价乳晕下病变、Paget 病、胸大肌附近的乳腺癌的病变范围，也可作为对侧乳腺癌的筛查性检查。在韩国和国内外许多医院，双乳 MRI 都是术前的必要检查。然而，术前行乳腺 MRI 检查对减少再次手术或对患者预后产生积极影响（包括提高患者的生存率）的证据不足。相反，术前乳腺 MRI 会增加同侧或对侧全乳切除范围，同时增加额外的对比增强病变的发现概率。因此，仅在乳腺 X 线摄影和超声检查难以评估病灶数量和范围的患者中推荐使用乳腺 MRI 检查，例如浸润性小叶癌、HER2 阳性和三阴性乳腺癌、复发风险高的患者。乳腺 MRI 检查采用乳腺线圈和造影剂，使用抑脂（fat suppression）技术和动态增强扫查技术区别乳腺癌和周围脂肪组织。三维最大强度投影（maximal intensity projection；MIP）显示肿瘤与乳房的关系。在 MRI 检查中发现可疑恶性病变，应进行 MRI 引导下活检，或行 MRI 引导的超声检查，以进行匹配病变的超声引导下活检（图 27-9）。

## 三、手术相关的程序与检查

为了保证完整切除乳腺良性病变或恶性病灶，有必要告知外科医生术前通过影像学检查确定病变的位置和范围。能够反映乳房与肿瘤位置关系的三维示意图可以确保充分切除肿瘤，以帮助减少再次手术。准确的术前定位、对手术标本的成像和病理检查对于手术的成功至关重要。

### （一）三维立体定位

在临床实践中，术前通过乳腺 X 线摄影、超声、MRI 或 PET 成像评估病灶的大小和位置（时钟位置、距乳头距离、距皮肤距离、距胸肌距离等），判断肿块的性质（肿块型或非肿块型、是否伴有钙化等）和评估淋巴结情况。比较肿瘤影像大小与病理大小的研究结果显示，与乳腺 X 线摄影和 MRI 检查相比，超声检查容易低估肿块的

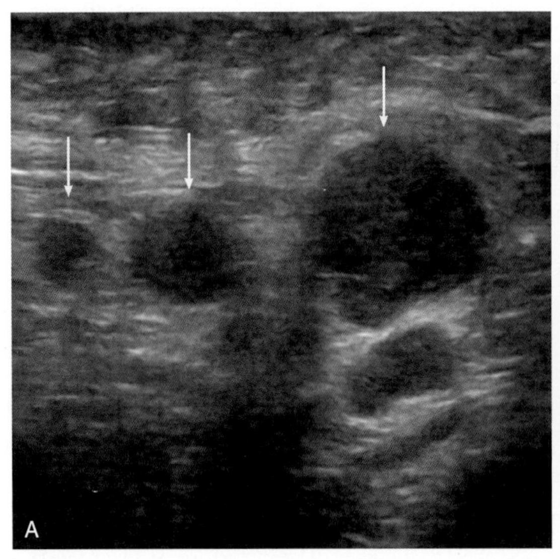

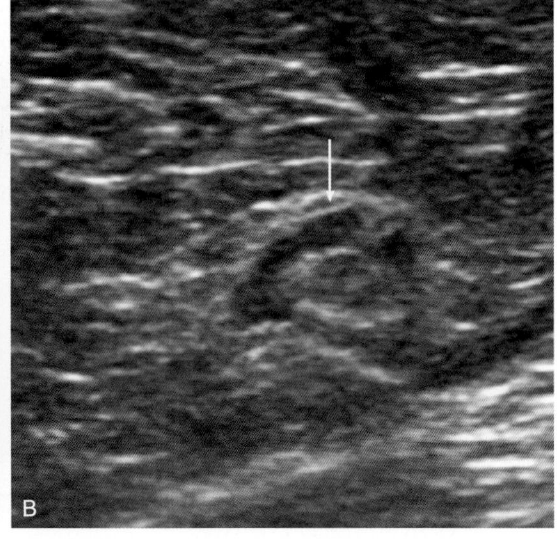


**图 27-7** 腋窝淋巴结评价。患者因右侧乳房可触及性肿块就诊，行双侧乳腺和腋窝的超声检查。A. 右侧腋窝可见 3 个呈圆形的淋巴结（箭头），淋巴门结构消失，符合恶性特征。B. 左侧腋窝显示淋巴结为正常结构（箭头）。与对侧腋窝淋巴结对比有助于评价腋窝淋巴结是否有转移

大小，尤其是浸润性小叶癌、导管原位癌、ER 阳性乳腺癌和大于 3cm 的乳腺癌，而 MRI 检查倾向于高估肿瘤的大小（表 27–3）。因此，应结合不同影像学检查和肿块的特性对肿块进行综合评价。如果使用导丝或标记夹标记肿块位置，采用三维重建图像标记位置，并附上病灶数量和范围图，将有助于外科医生制订手术方案（图 27–10）。当存在多个病灶时，三维重建图像也有助于病理医生寻找病变并测量病变大小。

## （二）术前病灶定位

对于不可触及的恶性或可疑恶性病变，应在病灶定位后行手术切除。术前定位的方法包括导丝、针头标记、皮肤标记、放射性粒子（radioactive seed）、磁粒子（magnetic seed）等，其中针头和导丝定位法应用最为广泛。超声引导下的定位既方便又快捷，但是对于只有钙化的病灶，建议在乳腺 X 线摄影引导下定位（图 27–11）。采用超声引导下定位时，为了获得最短的进针距离，建议选择从探头中心垂直进针穿刺进入病灶，但对于靠近胸壁的深部病变，可采用长轴法。穿刺部位确定后，在确定定位针在鞘内的情况下进针，当针到达病变部位后，固定导丝位置不动，缓慢退出定位针鞘。如果导丝的尖端未到达病变部位，则切除的活检标本很可能不包含病变组织，或为了切除完整病灶，导致更多的乳腺组织被切

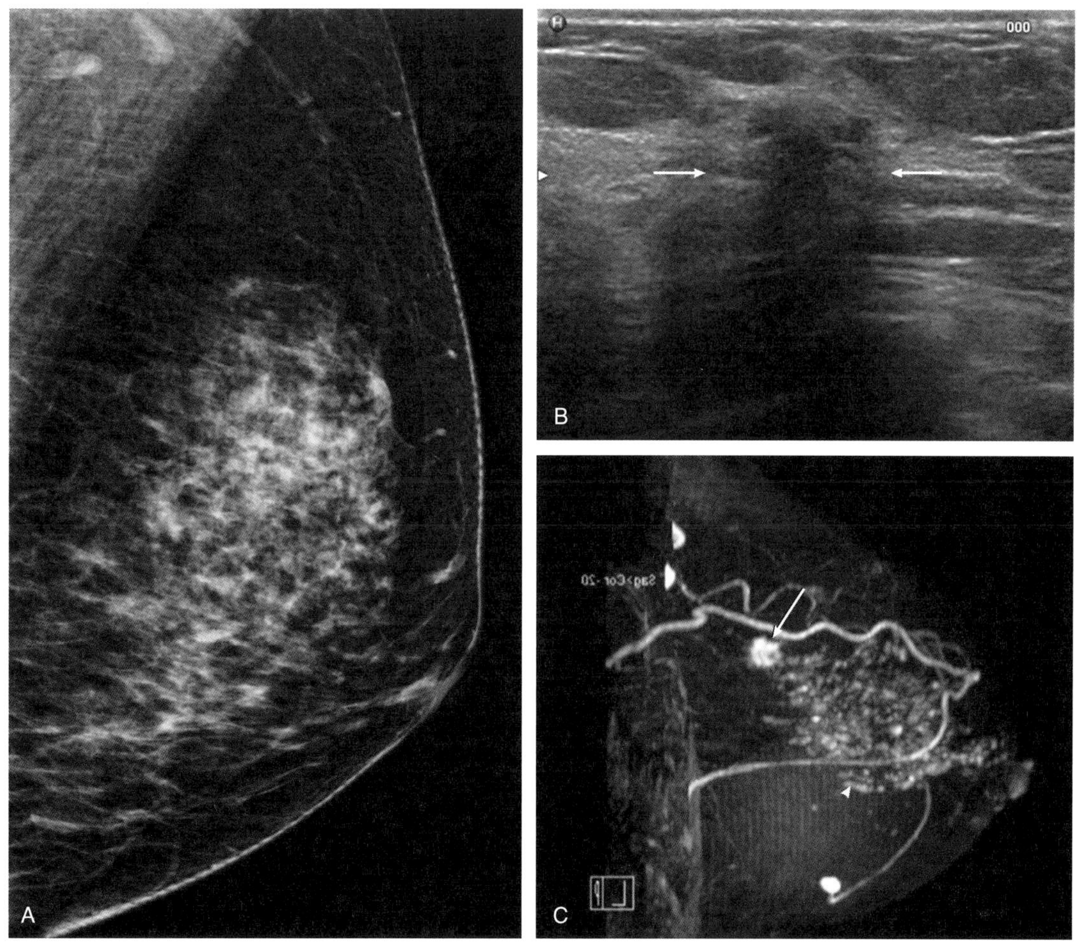


图 27–8　术前 MRI 评估病变范围。A. 乳腺 X 线摄影无异常发现。B. 超声检查显示边缘模糊的低回声肿块（箭头），空芯针穿刺活检结果为浸润性乳腺癌。C. 增强扫查后的乳腺 MRI 矢状位三维最大强度投影（MIP）显示区域性分布的弥漫性病变（箭头）。该患者接受了全乳切除术，术后病理证实为 1.1cm 的浸润性乳腺癌伴 5.5cm 的导管原位癌

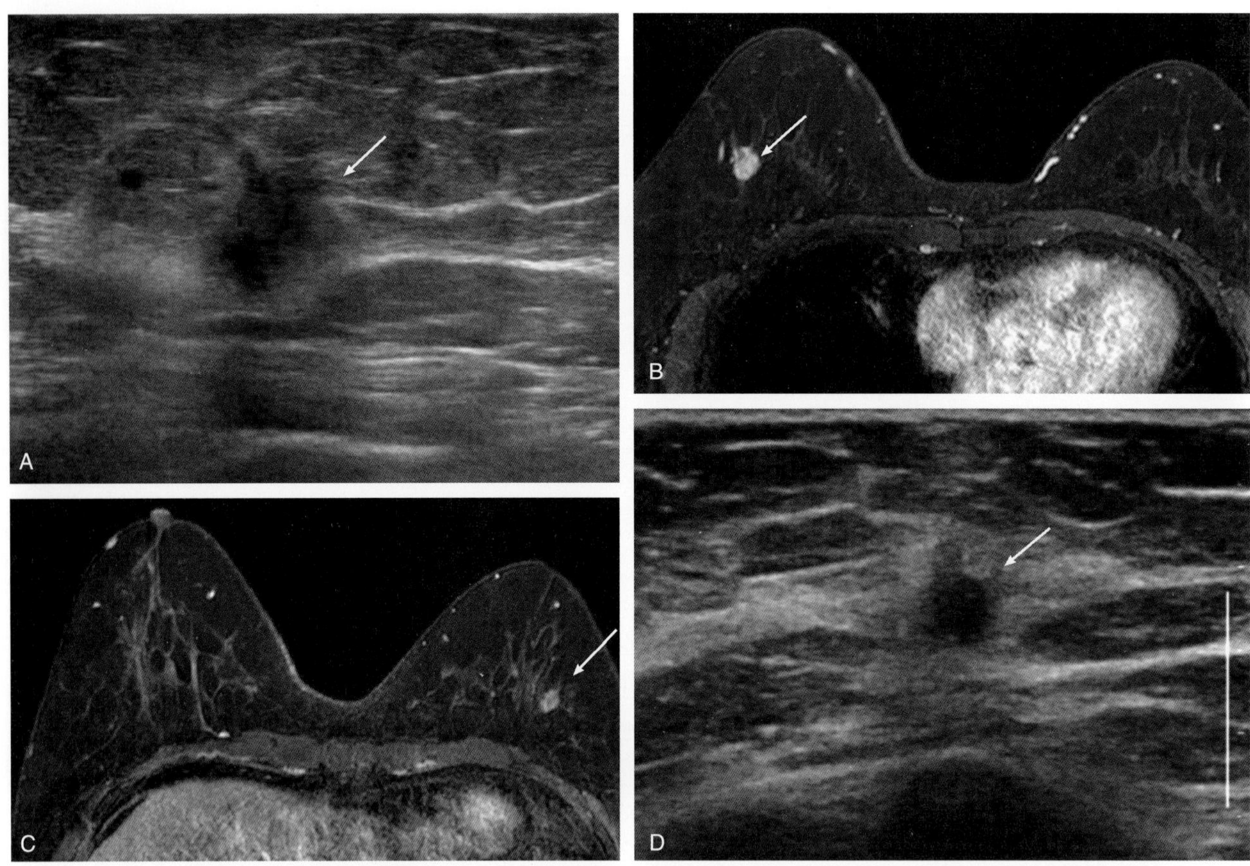

图 27-9 术前 MRI 检查发现对侧乳腺癌。A. 超声检查显示右乳不规则形低回声肿块（箭头）。B. MRI 显示右乳强化的肿块（箭头）。C. MRI 还发现左乳强化的肿块（箭头）。D. MRI 引导的第二眼超声在相应位置发现不规则形低回声肿块，行超声引导下穿刺活检，病理证实为浸润性乳腺癌

表 27-3 影像学检查与病理检查中肿瘤大小的比较

| 肿瘤类型 | 超声与病理 | 乳腺 X 线摄影与病理 | MRI 与病理 |
|---|---|---|---|
| | 中位数（mm） | 中位数（mm） | 中位数（mm） |
| 导管原位癌 | -15（-87~56） | -1（-71~68） | 5（-46~56） |
| 浸润性导管癌伴导管原位癌 | -9*（-47~30） | -4（-43~35） | 2（-46~49） |
| 浸润性导管癌 | -4*（-20~13） | 3（-16~22） | 3（-19~26） |
| 浸润性小叶癌 | -10**（-31~11） | 1（-20~13） | 2（-31~34） |
| 其他 | -1（-9~6） | 3（-8~14） | -2（-14~10） |
| 总计 | -8**（-43~28） | -1（-36~34） | 2（-34~39） |

* $P$<0.05; ** $P$<0.01（来源：Gruber IV, et al. BMC Cancer, 2013）

除，因此应确保导丝的尖端穿过病灶。在病灶上方用标记笔标记皮肤有助于手术成功。置入导丝后，再行 90° 侧位和 CC 位摄影以确定导丝的位置是否正确（表 27-4）。

## （三）淋巴显像

在手术室通过术前注射异硫蓝染料和核素示踪剂定位前哨淋巴结（sentinel lymph node）位置，常用的注射部位包括肿瘤区域或乳晕周围。使用 $^{99m}$Tc- 硫胶体接种，15min 后，从正面和侧面获取核素淋巴显像（图 27-12）。核素淋巴显像的优势在于可以术前了解前哨淋巴结的位置，以及发现腋窝以外部位的淋巴结。但是，据报道，术前核素淋巴显像对提高前哨淋巴结检出率和降低假阴性率没有帮助。如果腋窝淋巴结不显影，淋巴结未发生转移的可能性较大。

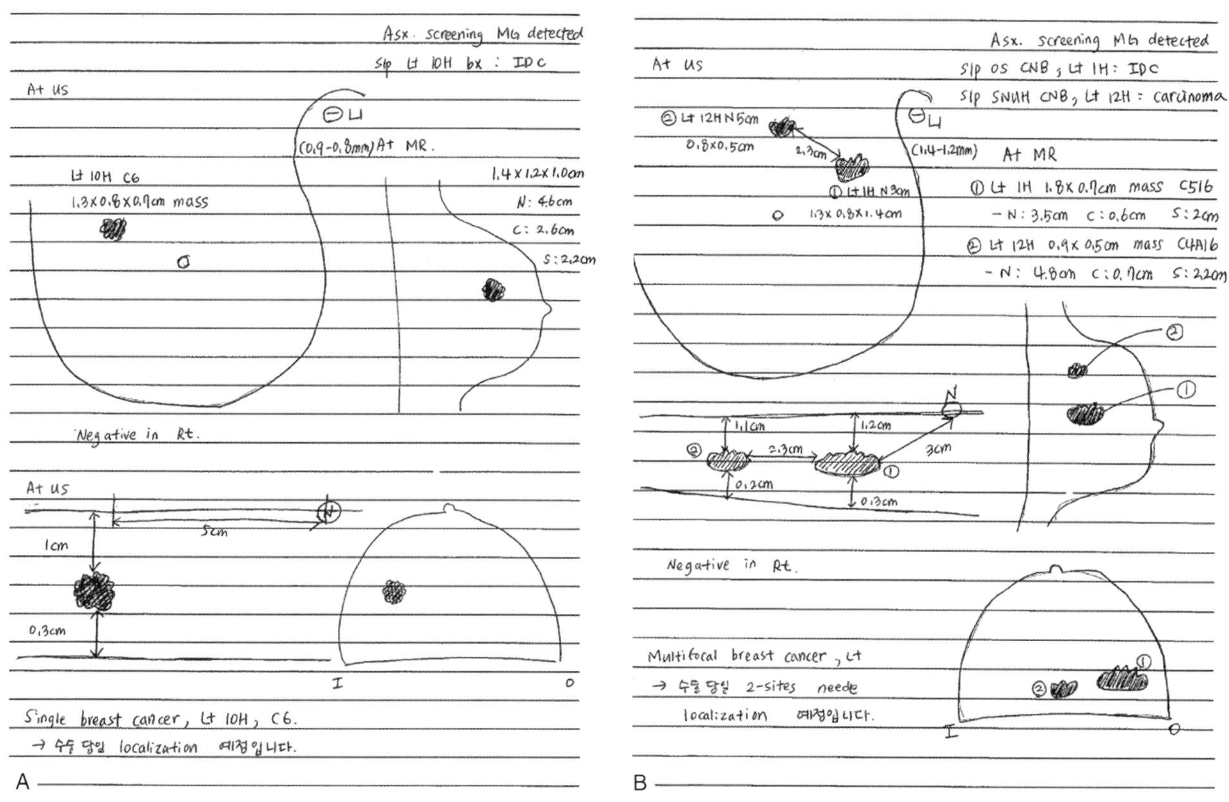


**图 27-10**　术前示意图。这是在筛查中发现的单发性乳腺癌（A）和多灶性乳腺癌（B）的术前示意图。在成像时应明确病变的位置和范围，并制订定位计划。成像结果（如肿块、钙化、淋巴结，以及定位针和标记夹的位置）应用固定符号表示

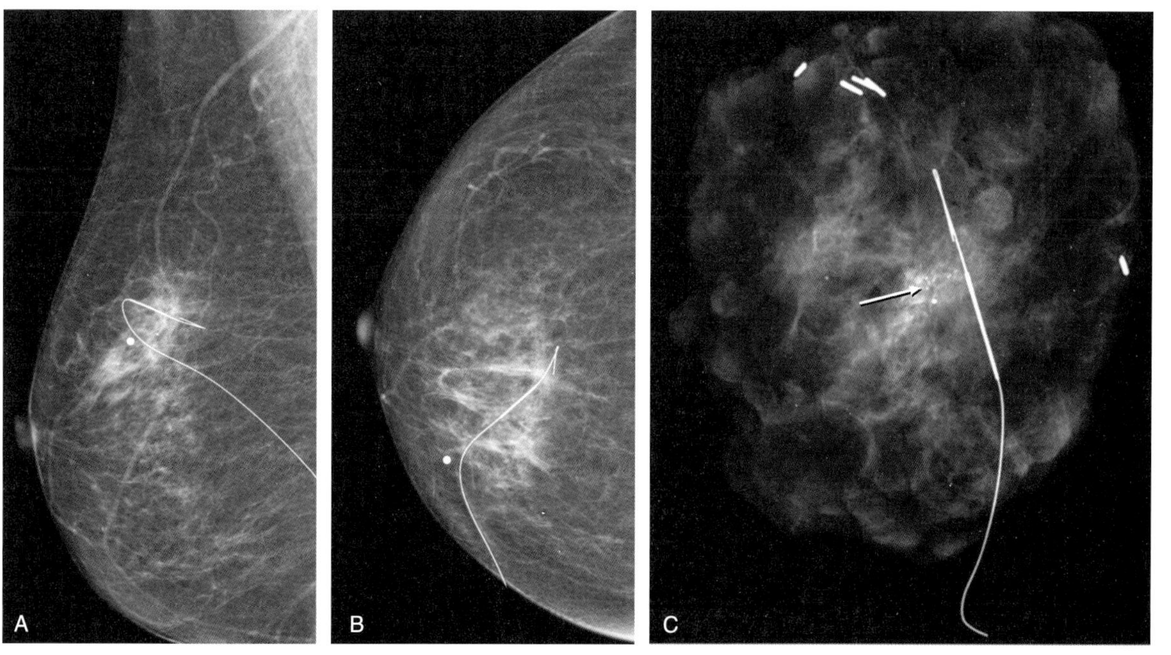


**图 27-11**　钙化的导丝定位和手术标本摄影。对诊断为浸润性乳腺癌的钙化性病灶行乳腺 X 线摄影引导下导丝定位，定位后行 90° 侧位（A）和 CC 位（B）摄影，以确认定位是否准确。C. 手术标本的 X 线摄影显示标本中检测到目标钙化组织（箭头），并且切缘充分

表 27-4　影像引导下导丝定位切除活检术的注意事项

| |
|---|
| （1）手术操作在影像引导下放置定位导丝至病灶中央部位；如有必要，可考虑在病灶周围放置多根导丝，以利于精确的定位 |
| （2）摄片或录像记录影像定位下病灶和穿刺针的位置，留档 |
| （3）组织活检穿刺针道和定位导丝插入点尽量位于外科医生标记的手术切口内 |
| （4）术中切除以定位导丝顶端为中心至少半径 2cm 范围内的乳腺组织（2cm 并非绝对，具体切除活检范围应该根据病灶大小、恶性风险程度决定）。标本离体时，也可考虑使用金属标记物标记标本切缘的 4 个方向再进行摄片，以利于在 X 线片上评估钙化灶在标本上的确切位置并用以确定补充切除的方向 |
| （5）微小钙化灶的活检标本应当立即摄片，待术者确认取到病灶后，将标本片和标本一起送病理检查 |

（来源：《中国抗癌协会乳腺癌诊治指南与规范》2019 年版）

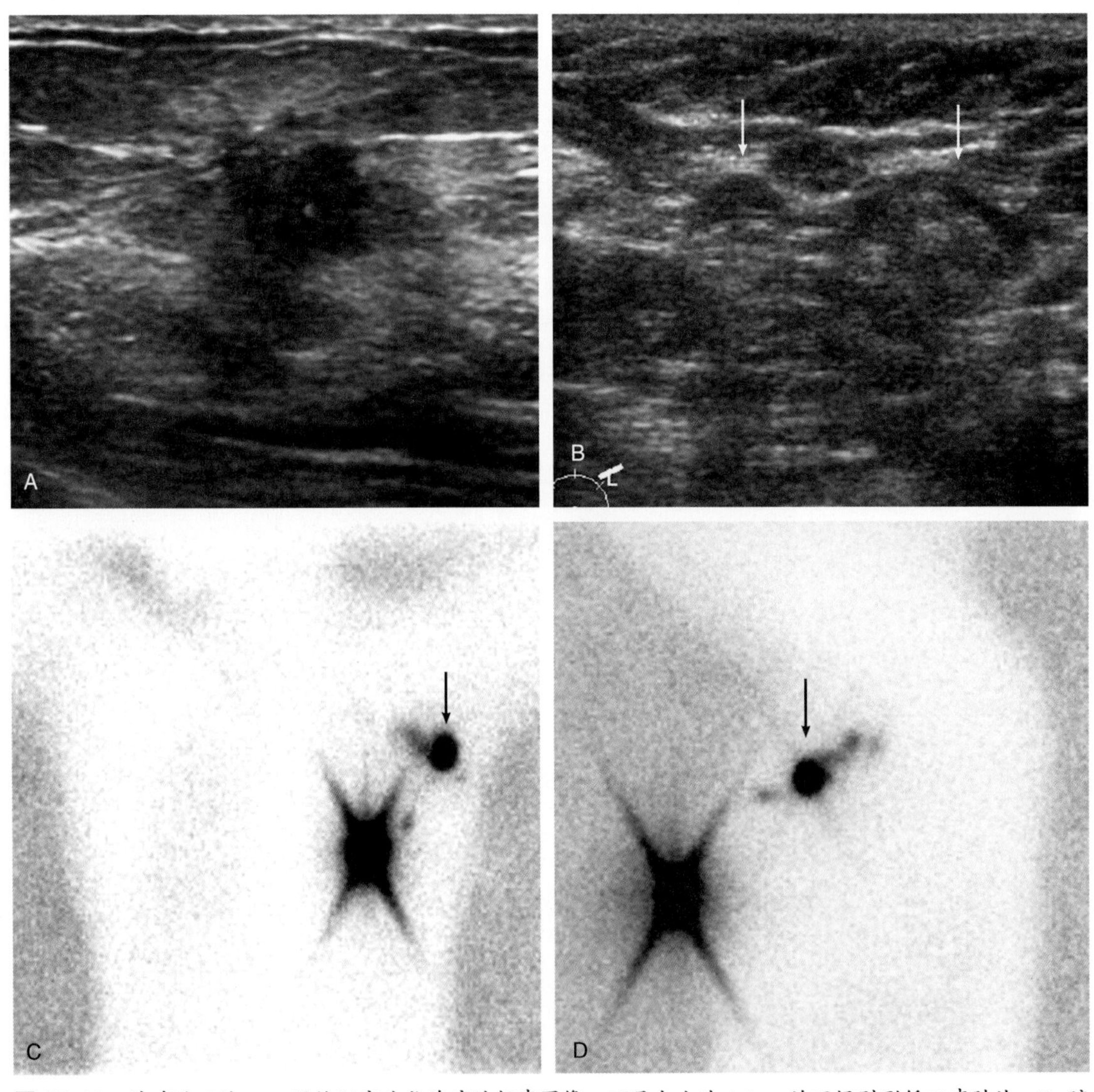


**图 27-12**　前哨淋巴结。A. 活检证实为乳腺癌的超声图像，可见大小为 1.3cm 的不规则形低回声肿块。B. 腋窝超声扫查可见两个皮质薄而均匀的淋巴结（箭头），符合良性淋巴结特征。C、D. 核素淋巴显像正位（C）和侧位（D）图像，注射同位素后，在乳晕周围和腋窝前哨淋巴结（箭头）均可见同位素的摄取。术中前哨淋巴结活检未发现淋巴结转移

### （四）标本成像和切缘

切除钙化病灶后，应对标本行乳腺 X 线摄影以确定目标组织是否被完全切除（图 27-11）。如果病灶仅在超声上可见，建议对标本进行超声检查，但实际上这种情况较少发生。在浸润性乳腺癌中，切缘阴性的定义为切除标本墨水标记处无癌细胞。目前，10%~20% 的患者因切缘阳性需要扩大切除范围，许多研究报道显示术中超声（intraoperative ultrasound）可以用于确定肿块（包括可触及性和不可触及性肿块）的手术切缘。

## 四、术前检查的规范化

为了尽量减少切除正常乳腺组织，并且保证手术切缘阴性，避免再次扩大切除，需要包括影像科、外科、病理科等多学科的相互协作。通过多学科会议（multidisciplinary conference）分析，尽量减少术前评估和手术结果有差异的病例，包括手术切缘阳性、再次手术或随访期间复发的病例。

### （一）过度诊断

过度诊断指在术前影像学检查中，由于病变的大小或范围被高估（overestimate），造成手术切除范围过大的情况。乳腺 X 线摄影发现团簇状或区域性分布钙化，超声检查发现小肿块、低回声区域或导管改变，以及 MRI 检查发现非肿块样强化是造成病灶被高估的常见原因。为了减少由于过度诊断导致不必要的扩大切除，术前可采用多种影像学检查综合分析，对可疑病灶进行病理活检，并根据结果制订手术计划。

### （二）漏诊和误诊

如果手术切缘为阳性，应再次手术。在术前影像学检查中，病变的大小或范围被低估（understimate）、恶性肿瘤被诊断为良性肿瘤和病变定位错误均称为漏诊和误诊。常见的漏诊和误诊原因包括：导管原位癌或原发癌灶周围伴有多发性癌；对于不可触及性病变，术前未进行定位；病灶中心和深度定位误差。大多数情况下，通过对术前影像和病理记录进行全面的重新分析，可以发现可疑的恶性病灶，避免漏诊的可能。对随访中复发的病例，应重新分析术前影像学检查和定位是否存在问题，并通过确认临床信息和病理学检查，分析存在的复发风险因素。

**知识要点**

- 乳腺纤维腺瘤、导管内乳头状瘤、叶状肿瘤等常为多发性病灶，如果手术仅切除其中一个病灶，可能导致术后可触及性肿块或乳头溢液等症状持续存在，所以术前超声评估病变范围非常重要。
- 多发性乳腺癌常见，约 5% 的病例为双侧乳腺癌，因此手术前应完善检查，以确保手术成功，并防止复发。具有乳腺癌家族史、发病年龄轻、原发肿瘤较大或病理类型为小叶癌是多发性乳腺癌和双侧乳腺癌的风险因素。
- 除临床触诊外，所有患者术前都应进行乳腺 X 线摄影和超声检查，以便对病变进行分析、评估和术后随访。
- 对乳腺癌患者进行术前超声检查，并附病变范围的图表，包括大小、位置和特征，以及淋巴结状态，以规范的列表形式呈现，将有助于外科医生制订手术计划。
- 术前通过影像引导下导丝定位和皮肤标记，可确保完全切除不可触及性病变。对有钙化的病变，应对切除标本进行乳腺 X 线摄影检查，以明确病灶是否被完整切除。
- 通过多学科会议分析尽量减少术前评估和手术结果有差异的病例，包括手术切缘阳性、再次手术或随访期间复发的病例。病理、影像和外科等学科医生之间应该形成一个多学科讨论与协作团队。

## 参考资料

[1] Iacconi C, Galman L, Zheng J, et al. Multicentric Cancer Detected at Breast MR Imaging and Not at Mammography: Important or Not. Radiology, 2015:150796.

[2] Bae M S, Lee S H, Chu A J, et al. Preoperative MR Imaging in Women with Breast Cancer Detected at Screening US. Radiology, 2016, 282(3):160706.

[3] Buchholz T A, Somerfield M R, Griggs J J, et al. Margins for Breast-Conserving Surgery With WholeBreast Irradiation in Stage I and II Invasive Breast Cancer: American Society of Clinical Oncology Endorsement of the Society of Surgical Oncology/American Society for Radiation Oncology Consensus Guideline. Journal of Clinical Oncology, 2014, 32(14):1502-1506.

[4] Dryden M J, Dogan B E, Fox P, et al. Imaging Factors That Influence Surgical Margins After Preoperative 125I Radioactive Seed Localization of Breast Lesions: Comparison With Wire Localization. Am J Roentgenol, 2016, 206(5):1-7.

[5] Gruber I V, Rueckert M, Kagan K O, et al. Measurement of tumour size with mammography, sonography and magnetic resonance imaging as compared to histological tumour size in primary breast cancer. BMC Cancer, 2013, 13(1):328.

[6] Krekel N M, Haloua M H, Cardozo A M L, et al. Intraoperative ultrasound guidance for palpable breast cancer excision (COBALT trial): a multicentre, randomised controlled trial. Lancet Oncol, 2013, 14(1).

[7] Landercasper J, Attai D, Atisha D, et al. Toolbox to Reduce Lumpectomy Reoperations and Improve Cosmetic Outcome in Breast Cancer Patients: The American Society of Breast Surgeons Consensus Conference. Annals of Surgical Oncology, 2015, 22(10):3174-3183.

[8] Moon W K, Noh D Y, Im J G . Multifocal, multicentric, and contralateral breast cancers: bilateral whole breast US in the preoperative evaluation of patients. Radiology, 2002, 224(2):569-576.

[9] Morrow M, Hawley S T, Mcleod M C, et al. Surgeon Attitudes and Use of MRI in Patients Newly Diagnosed with Breast Cancer. Annals of Surgical Oncology, 2017, 24(7):1889-1896.

[10] Reyna C, Desnyder S M. Intraoperative Margin Assessment in Breast Cancer Management. Surgical Oncology Clinics of North America, 2018, 27(1):155-165.

[11] 中国抗癌协会乳腺癌专业委员会 . 中国抗癌协会乳腺癌诊治指南与规范（2019 年版）. 中国癌症杂志 , 2019.

# 第 28 章　腋窝淋巴结检查

乳腺癌患者腋窝淋巴结转移不仅是重要的预后因素，也是指导手术方式、新辅助化疗和放疗选择的最重要指标。在过去的 10 年中，腋窝淋巴结的手术方式发生了巨大变化，对于早期乳腺癌，并发症较少的前哨淋巴结活检（sentinel lymph node biopsy，SLNB）已成为替代腋窝淋巴结清扫（axillary lymph node dissection，ALND）的标准方法。影像学检查的作用也有了变化，乳腺 X 线摄影、超声、MRI、CT、PET 等多种影像学检查可用于确定区域淋巴结分期，但超声检查因实时性强且易于进行活检，使用率最高。

本章将探讨乳腺癌患者的腋窝淋巴结评价，正常和异常淋巴结的超声检查结果，以及超声引导下的穿刺活检。

## 一、腋窝淋巴结评价

### （一）腋窝手术方法的变化

#### 1. 腋窝淋巴结清扫和前哨淋巴结活检

随着早期乳腺癌的增加，腋窝淋巴结阴性的患者也随之增加，大部分早期乳腺癌患者并未从腋窝淋巴结清扫术中获益，侵入性较小的前哨淋巴结活检代替了传统腋窝淋巴结清扫，成为早期乳腺癌的标准解决方案和评价方法。对于腋窝淋巴结空芯针穿刺活检或细针抽吸细胞学检查结果为阴性的患者，建议首先进行前哨淋巴结活检（图 28-1）。与腋窝淋巴结清扫相比，前哨淋巴结切除术后切口感染、血肿、感觉异常、淋巴结肿大等并发症发生率低。

#### 2. ACOSOG Z0011 实验结果

American College of Surgeons Oncology Group（ACOSOG）Z0011 试验入组对象为计划行保乳手术和放疗的临床 T1-2N0M0 的乳腺癌，且前哨淋巴结活检确诊为 1~2 枚阳性的患者。将患者随机分为进一步腋窝淋巴结清扫组和不进行腋窝淋巴结清扫组，观察患者的总生存率。结果显示，不进行腋窝淋巴结清扫组患者的 10 年总生存率（86.3%）和无病生存率（80.2%）与行腋窝淋巴结清扫组的 83.6% 和 78.2% 没有统计学差异。根据上述研究结果，即使前哨淋巴结活检阳性，如果满足上述标准，也可以选择性地不进行腋窝淋巴结清扫。

### （二）早期乳腺癌患者的淋巴结超声检查

#### 1. 不主张超声检查的依据

参与 ACOSOG Z0011 研究的患者，手术前未进行超声检查而获得良好的治疗效果。腋窝淋巴结超声检查和穿刺活检并不改变治疗计划，且增加医疗费用，因此不主张对早期乳腺癌患者进行腋窝淋巴结超声等影像学检查。根据美国的一项研究结果，在腋窝超声、MRI 或 PET 等检查中发现异常淋巴结，并进行腋窝淋巴结清扫术的患者中，仅有不到 30% 的患者被诊断为淋巴结转移。在腋窝淋巴结穿刺活检呈阳性的 153 例患者中，

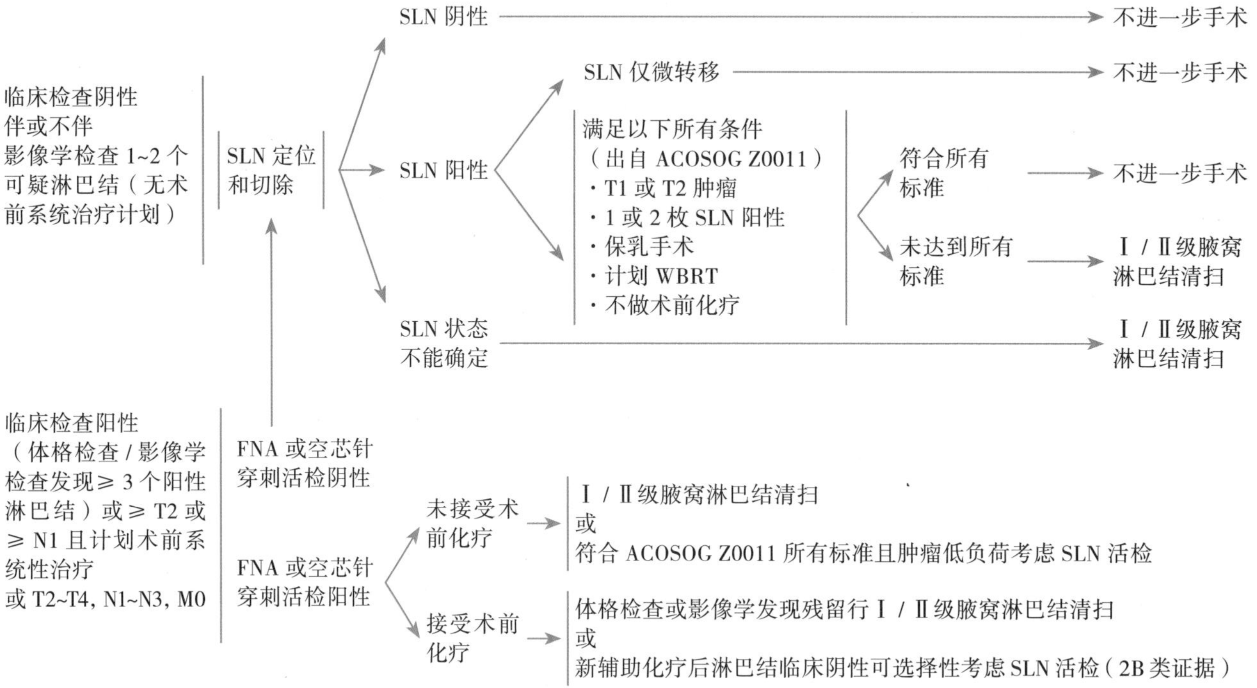


**图 28–1** 浸润性乳腺癌患者的腋窝淋巴结分期。SLN（sentinel lymph node）：前哨淋巴结；FNA（fine needle aspiration）：细针抽吸细胞学检查；WBRT（whole breast radiation therapy）：全乳放疗［来源：NCCN 乳腺癌指南（2020 年第 6 版）］

有 49% 的患者仅有 1~2 枚淋巴结转移，而此类患者无须进行腋窝淋巴结清扫。

**2. 主张超声检查的依据**

许多研究结果显示，在 T1~2 期乳腺癌患者的影像学检查中，与仅发现 1 枚可疑淋巴结或无淋巴结异常发现的患者相比，发现 2 枚以上可疑淋巴结患者的最终病理结果证实至少 3 枚转移淋巴结的概率更高。因此，术前超声发现数个可疑淋巴结，并被穿刺活检证实，可有助于减少前哨淋巴结的活检步骤，并有助于制订腋窝手术计划。前哨淋巴结活检是一种相对准确的诊断方法，但也存在因严重淋巴结转移或淋巴结引流发生改变，造成转移淋巴结漏诊。根据韩国一家医院的术前超声检查研究，有 4% 的患者采用同位素示踪未能检测到前哨淋巴结，但所有这些病例均在超声检查中显示异常，并被诊断为转移。

**3. 腋窝淋巴结转移的低风险和高风险人群**

在早期乳腺癌患者中，淋巴结转移的发生率很低，因此仅通过影像学检查判断淋巴结转移时需谨慎。了解早期乳腺癌腋窝淋巴结转移的低风险和高风险人群的临床和影像学特征，有助于提高超声诊断转移淋巴结的准确率（表 28–1）。

## （三）术前淋巴结的超声评价

**1. 导管原位癌**

导管原位癌患者可以省略包括前哨淋巴结活检在内的腋窝淋巴结清扫术。但当病变或钙化范围较广时，如术前活检结果或临床征象疑似病灶有浸润，应考虑行超声检查进行腋窝淋巴结评价。不伴有浸润性癌的导管原位癌也可能因为肿瘤周围炎症引起腋窝淋巴结肿大，应注意不要过度诊断。

**2. 浸润性乳腺癌**

在诊断为浸润性乳腺癌的患者中，超声检查评价淋巴结转移时应包括腋窝、锁骨上下、内乳（internal mammary）和下颈部淋巴结（图 28–2）。乳腺癌以腋窝淋巴结转移最常见，以胸小肌为界分为三级，胸小肌外侧缘以外的淋巴结为Ⅰ级（level Ⅰ），胸小肌内外侧缘之间的淋巴结为Ⅱ级（level Ⅱ），胸小肌内侧缘以内的淋巴结为

表 28-1　腋窝淋巴结转移的低风险和高风险人群比较

| 项目 | 低风险人群 | 高风险人群 |
|---|---|---|
| 临床检查 | 更年期后<br>T1 期（尤其是 T1a，T1b）<br>未触及腋窝淋巴结 | 年轻；<br>T3 期；<br>触及腋窝淋巴结 |
| 原发肿瘤病理 | ER（+）/HER2（-）<br>组织学分级为低级别 | ER（-）/HER2（+）；<br>组织学分级为高级别；<br>小叶癌；<br>淋巴管浸润 |
| 乳腺 X 线摄影 | 无皮肤增厚和腋窝淋巴结肿大 | 皮肤增厚、乳头凹陷、小梁增厚；<br>腋窝淋巴结肿大；<br>原发肿瘤见广泛分布的细线分枝状钙化 |
| 乳腺超声 | 腋窝淋巴结皮质厚度 <2.5mm<br>原发肿瘤多普勒检查（-） | 腋窝淋巴结皮质厚度 >2.5mm，且淋巴门结构消失，呈圆形或不规则形状的淋巴结；<br>原发肿瘤位于乳头附近或皮下；<br>原发肿瘤多普勒和弹性成像（+） |

Ⅲ级（level Ⅲ）（图 28-3）。以这种方式划分腋窝淋巴结的目的是评价受累淋巴结的临床分期（Ⅰ～Ⅲ），即沿腋窝向锁骨下，越靠近内侧，分期越高。由于侵入转移的第 1 枚淋巴结主要位于Ⅰ级淋巴结，因此进行超声扫查时，应包括足够多的外侧区域，下至乳头水平，以减少转移淋巴结的漏诊。如果发现可疑转移淋巴结，应增加Ⅱ、Ⅲ级淋巴结评价，此时放低患者的手臂，以便清晰地显示胸小肌和腋静脉，获取临床分期信息。

超声检查锁骨上和下颈部淋巴结时可见椭圆形、具有高回声淋巴门的正常淋巴结，但内乳淋巴结一般在超声检查中不显示。对于内乳淋巴结，转移多出现在第 1~3 前肋骨之间。在大多数情况下，内乳淋巴结转移是在腋窝淋巴结转移基础上的更晚期转移。当乳腺癌位于内侧或深部时，可以仅有内乳淋巴结转移，但是很少见。

#### 3. 腋窝淋巴结术前超声分类

术前超声根据皮质厚度和淋巴门结构消失情况将腋窝淋巴结分为 5 类，目前在韩国多个乳腺癌中心使用（表 28-2）。在 191 例早期乳腺癌患者中，将该分类法与前哨淋巴结活检进行比较，结果显示，淋巴门结构存在，皮质厚度为 2.5~3.4mm，淋巴结转移率为 40%，若皮质厚度超过 3.5mm，则淋巴结转移率为 70%，因此皮质厚度超过 3.5mm 可以成为预测淋巴结转移的重要标准。此外，如果皮质厚度 >3.5mm，淋巴门结构消失，淋巴结呈圆形或边缘模糊，则发生 3 个以上淋巴结转移的概率很高。

## 二、正常与异常淋巴结的超声征象

### （一）正常淋巴结

#### 1. 解剖学

淋巴结呈蚕豆形，穿插于淋巴管的行程中，并与淋巴管相连通，具有过滤淋巴液和进行免疫应答两种功能。淋巴结表面包有被膜，被膜的结缔组织伸入淋巴结内形成小梁（trabeculae），构成淋巴结的支架。淋巴结由淋巴窦（sinus）、血管和实质构成，其中实质部分包括皮质（cortex）、副皮质（paracortex）和髓质（medulla）（图 28-4）。

#### 2. 超声征象

超声图像中，淋巴结呈椭圆形或 C 形，表面

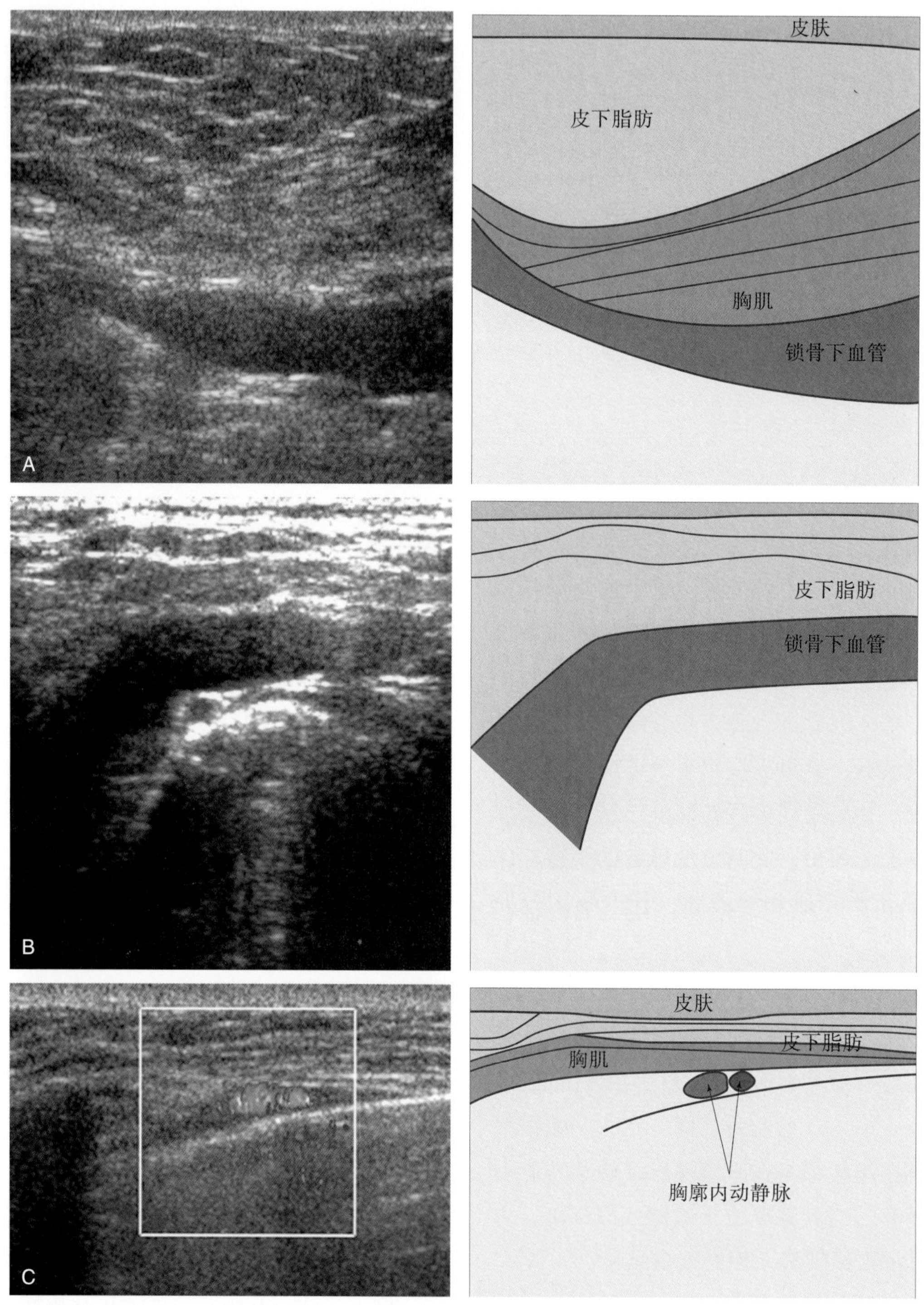


**图 28–2** 区域淋巴结的超声解剖。A. 腋窝的横切面超声图像和示意图。B. 锁骨上的横切面超声图像和示意图。C. 内乳区域的横切面多普勒超声图像和示意图

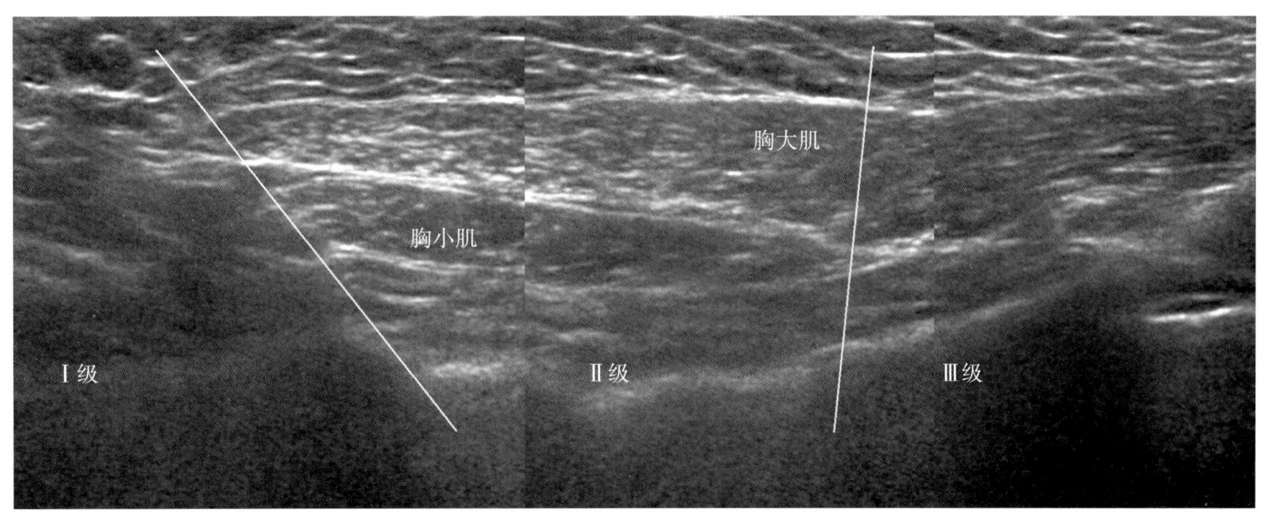


**图 28-3**　腋窝淋巴结分级。以胸小肌为界分为 3 级，胸小肌外侧缘以外的淋巴结为Ⅰ级，胸小肌内外侧缘之间的淋巴结为Ⅱ级，胸小肌内侧缘以内的淋巴结为Ⅲ级

由高回声包膜包裹。淋巴结类似肾脏，由低回声的皮质和位于中心部位高回声的淋巴门（包括血管、淋巴窦、脂肪）构成（图 28-5）。中央脂肪组织和淋巴结周围组织之间的淋巴皮质变薄，形成凹槽或肚脐状是正常现象。乳腺内也能看到淋巴结，称为乳腺内淋巴结，通常呈特征性淋巴结形状，大小在 1cm 以下，多位于外上象限，但也可见于其他部位，可触及，需要与其他良性肿块进行鉴别。乳腺内淋巴结在乳腺 X 线摄影中具有特征，呈边缘清晰的椭圆形或肾形非钙化高密度肿块，中央或周围具有透放射线性。超声检查呈特征性椭圆形和分叶形边缘的低回声结节，当淋巴门以高回声位于中心时，属于正常淋巴结（图 28-6）。

**表 28-2　腋窝淋巴结术前超声分类**

| 等级分类 | 定义 | 恶性率 |
|---|---|---|
| L1 | 皮质厚度 <1.5mm | 2% |
| L2 | 皮质厚度 1.5~2.4mm | 6% |
| L3 | 皮质厚度 2.5~3.4mm | 40% |
| L4 | 皮质厚度 >3.5mm，但保持淋巴门结构 | 70% |
| L5 | 皮质厚度在 3.5mm 以上，淋巴门结构消失，呈圆形或毛刺状边缘 | 90% |

（来源：Cho N，et al. AJR，2009）

## （二）淋巴结转移

### 1. 有关超声诊断的研究

根据 meta 研究，超声评价腋窝淋巴结是否转移时，淋巴结形态比大小更有意义，结果显示超声有中等敏感度（26.4%~79.5%）及较高特异度（88.4%~98.1%）。因此，超声图像中淋巴结结构异常提示淋巴结转移，包括皮质偏心性增厚、

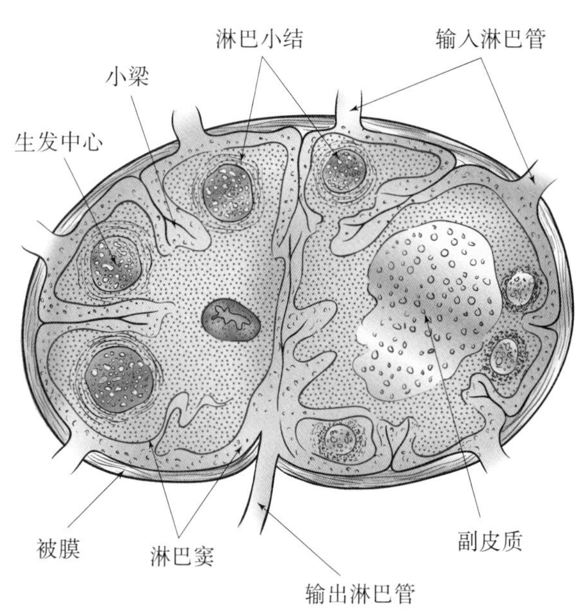


**图 28-4**　淋巴结的组织学示意图

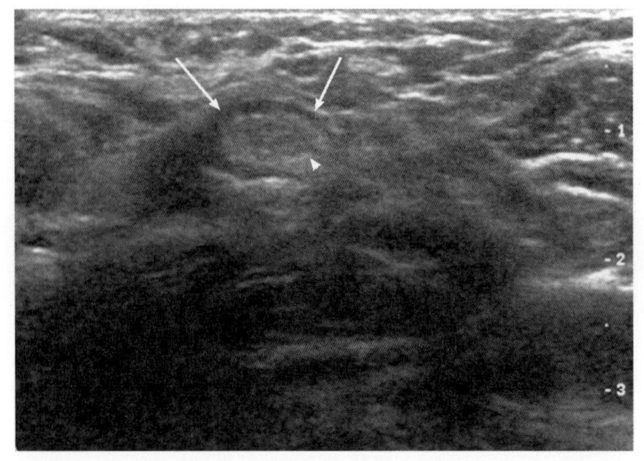

图 28-5 正常淋巴结的超声图像。正常淋巴结呈椭圆形或 C 形，周围见薄的低回声皮质（箭头），中央为高回声的淋巴门（三角箭头）

高回声淋巴门结构消失、淋巴结呈圆形等。原因是随着癌细胞浸润淋巴结，高回声的淋巴门结构消失，淋巴结呈均匀的球形低回声肿块（图 28-7）。出现这种征象，淋巴结转移的阳性预测值高达 93%，是非常值得关注的，但其敏感度并不高。因为淋巴结转移路径是沿淋巴管从皮质到淋巴门，从淋巴结的周围向中心转移，因此球形淋巴结在淋巴结转移的初期并不常见。不规则形状和毛刺状边缘提示转移的癌细胞侵犯淋巴结周围组织。此外，还可以与对侧腋窝或区域淋巴结对比，形态或回声的差异越大，淋巴结转移的可能性就越大。

**2. 多普勒超声检查**

在多普勒超声检查中，以周边血流增加为指征，淋巴结转移的阳性预测值为 78%，这是由于淋巴结的正常结构被破坏，从淋巴门供给的正常血供受阻而导致。然而，多普勒超声检查中发现血流增加的大部分淋巴结是反应性淋巴结。因此应注意，依赖多普勒超声检查确定是否需要病理活检会增加假阳性的可能。

**3. 弹性成像**

近年来出现了许多利用超声弹性成像诊断转移淋巴结的研究。弹性成像不仅赋予弹性度视觉评分和应变比（strain ratio），剪切波弹性成像

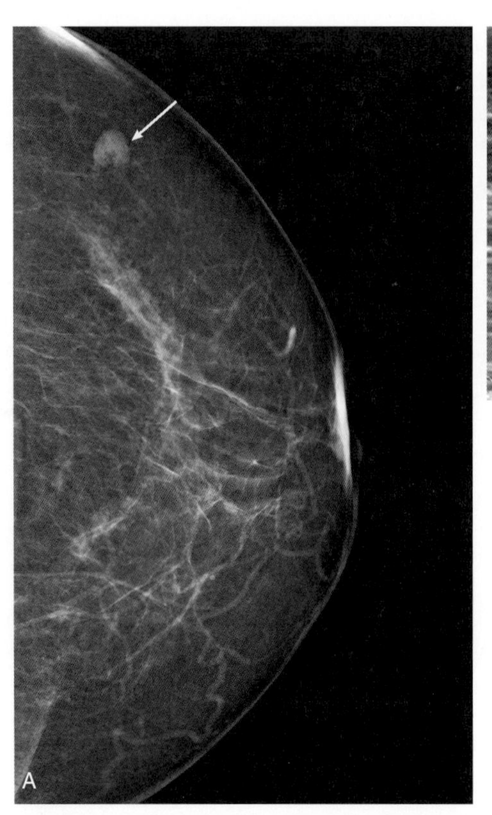

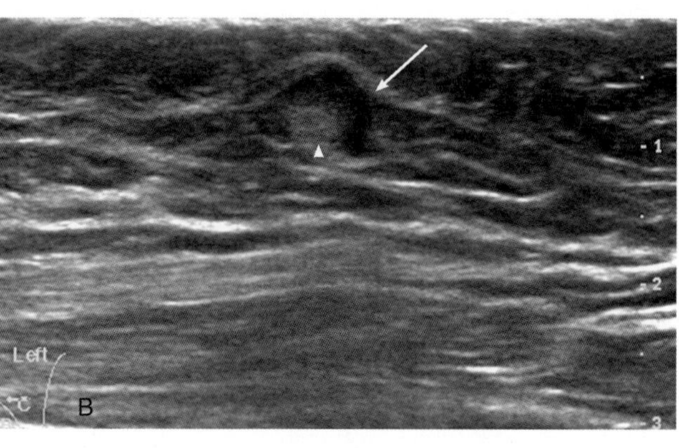

图 28-6 乳腺内淋巴结。A. CC 位乳腺 X 线摄影显示椭圆形高密度肿块（箭头），中心部位有脂肪密度影，边缘清晰。B. 超声检查显示边缘光整低回声椭圆形肿块（箭头），中央为高回声（三角箭头）

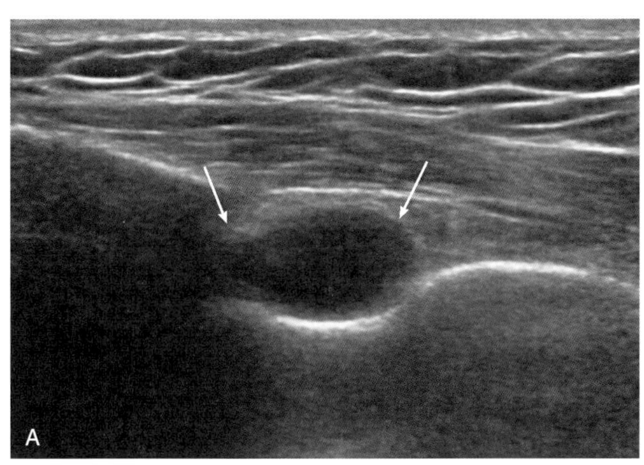


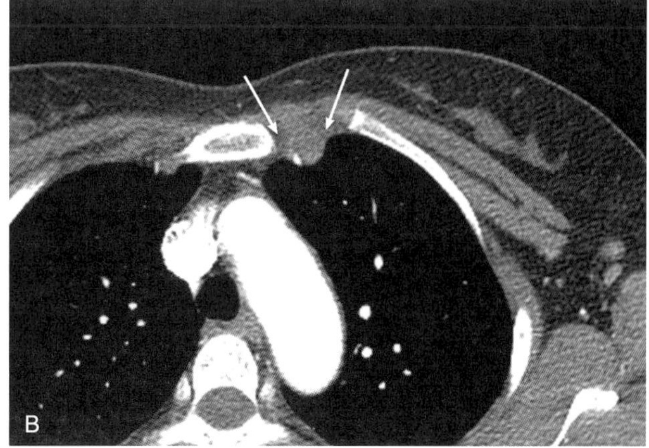


**图 28-7**　内乳淋巴结转移。A. 46 岁的女性患者，横切面超声检查显示一个边界清晰、淋巴门结构消失、呈球形的低回声淋巴结（箭头）。B. CT 显示增大的左侧内乳淋巴结（箭头）

还通过弹性模量平均值、最大值和最小值区分转移淋巴结。根据关于弹性模量的研究，在多元变量分析中，转移性腋窝淋巴结的平均弹性值明显高于正常淋巴结，并且弹性模量中的弹性比值与转移性淋巴结独立相关。

## （三）反应性淋巴结病

超声检查偶然发现的异常淋巴结大多是反应性淋巴结病（reactive lymphadenopathy）。不仅是感染、风湿性关节炎等免疫系统疾病，而且哺乳期或近期手术的乳腺等激活网状内皮系统（reticuloendothelial system）时，均会出现反应性淋巴结病。超声检查呈椭圆形，皮质均匀增厚，显示高回声的淋巴门（图 28-8）。此外，乳腺癌患者术后植入物或再造术后引发炎症时，也可以见到淋巴结肿大，应防止不必要的活检。

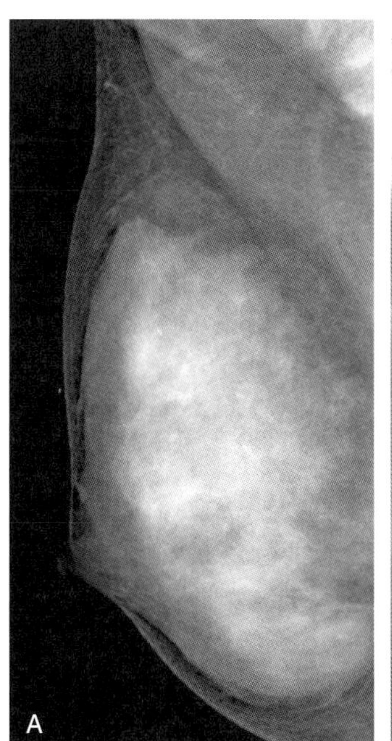


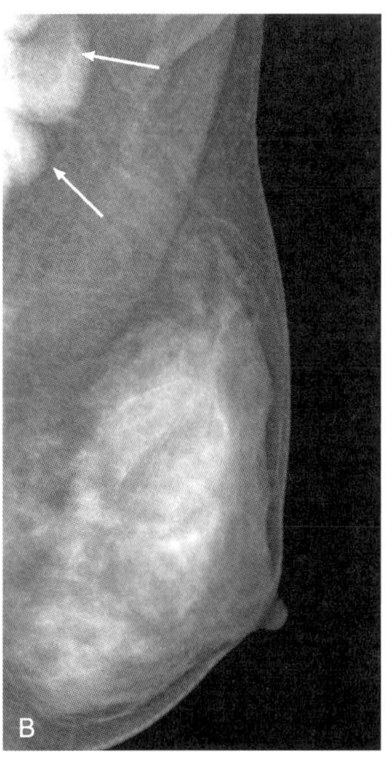


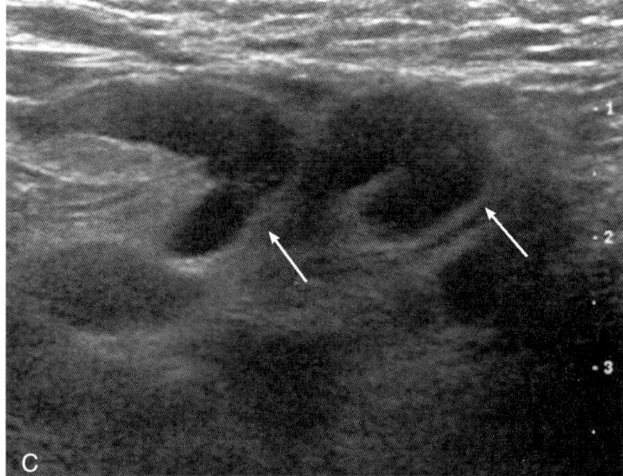


**图 28-8**　反应性淋巴结病。A、B. 25 岁的女性患者，乳腺 X 线 MLO 位摄影显示左侧腋窝淋巴结（箭头）明显大于右侧。C. 左侧腋窝超声检查显示肿大的淋巴结（箭头），具有高回声的淋巴门结构，皮质均匀性增厚。空芯针穿刺活检结果为反应性淋巴结病

## （四）其他淋巴系统疾病

### 1. 淋巴瘤

淋巴瘤是一种起源于淋巴造血系统的恶性肿瘤，约 30% 累及腋窝淋巴结，其中 9% 为淋巴瘤的早期症状。在腋窝发现的淋巴瘤中原发性淋巴瘤较罕见，通常是其他部位的淋巴瘤腋窝浸润引起的继发性淋巴瘤。国外研究表明，在 95 000 例乳腺 X 线摄影筛查图像中发现了 37 例腋窝淋巴结肿大，其中 6 例是非霍奇金淋巴瘤（non-Hodgkin lymphoma；图 28–9）。当淋巴结位于较高位置，在乳腺 X 线摄影中难以显示时，超声检

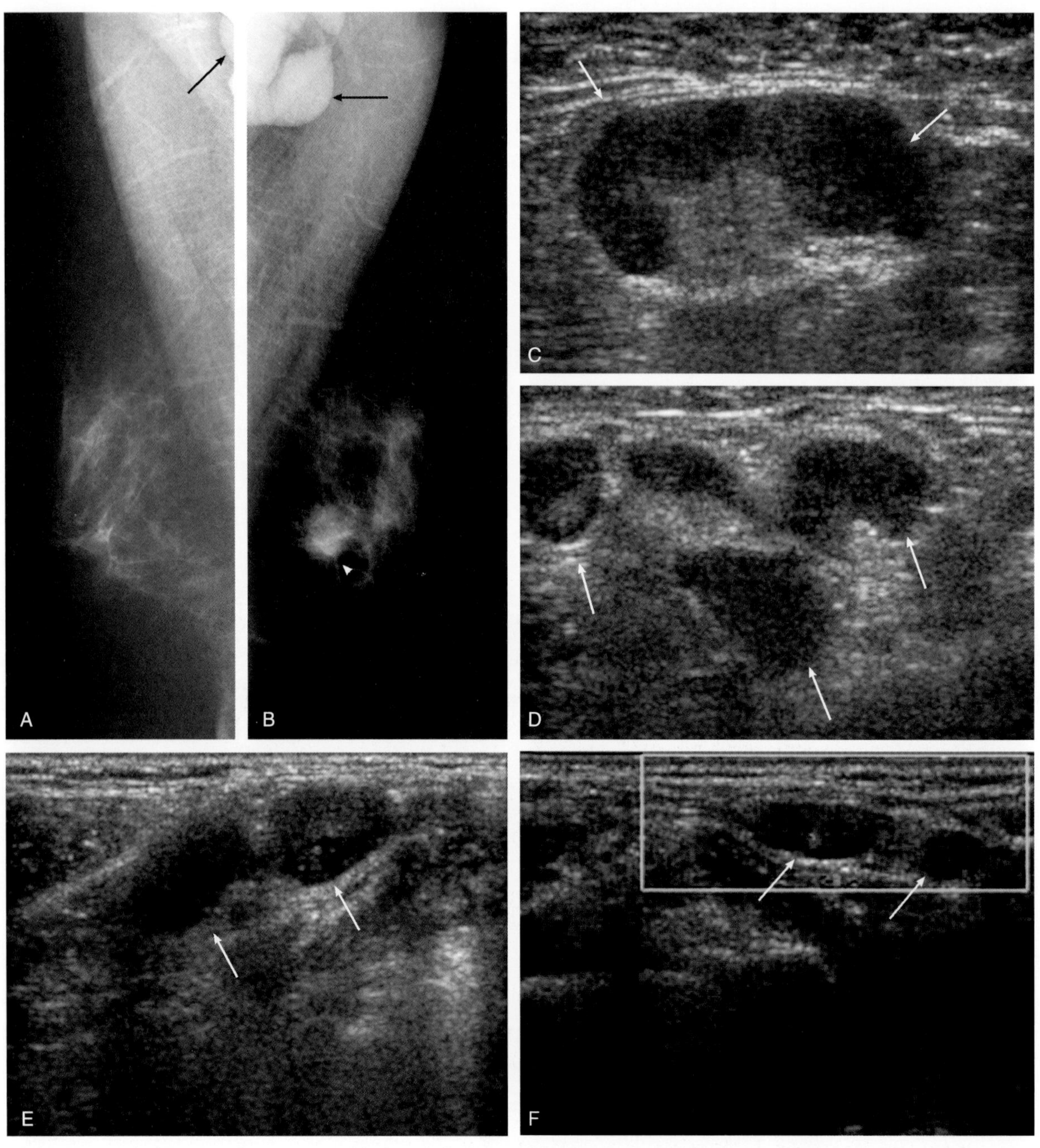


图 28–9　乳腺癌和淋巴瘤。A、B. 58 岁的女性患者，乳腺 X 线 MLO 位摄影显示双侧腋窝淋巴结（箭头）增大，密度增高。左侧 MLO 位摄影（B）显示乳腺内见形状不规则、边缘不清晰的高密度肿块（三角箭头），手术确诊为浸润性乳腺癌。C~F. 超声检查显示双侧腋窝（C、D）和锁骨上（E、F）可见皮质增厚、淋巴门受压的椭圆形或球形增大的淋巴结（箭头）。切除活检诊断为 T 细胞淋巴瘤

查可以更有效地发现腋窝淋巴瘤。如果怀疑为淋巴瘤或白血病，在影像引导活检期间，应至少将一个标本置于 RPMI 1640 或盐水中进行流式细胞术检查。

**2. 结核性淋巴结炎**

结核性淋巴结炎是肺外结核（tuberculosis）最常见的形式。在外周淋巴结中，头颈部（70%~93%）最常见，其次是腹股沟（9%）和腋窝（4%~18%）。结核性淋巴结炎超声征象与转移性淋巴结相似，但由于干酪样坏死，呈不均匀回声，慢性期可能会出现粗大钙化（图 28-10）。

**3. 结节病**

结节病（sarcoidosis）是一种化脓性疾病，其特征是非干酪样（non-caseating）肉芽肿，主要见于肺和肺门淋巴结，也可见于腋窝和其他部位淋巴结。在乳腺 X 线摄影中，可以表现为伴有钙化的淋巴结。超声检查通常表现为边缘光整、椭圆形或圆形的均匀低回声淋巴结。

**4. 异物肉芽肿**

异物肉芽肿（foreign body granuloma）通常与硅胶假体破裂导致硅胶泄露（gel bleed）或乳腺内注入的硅胶相关，硅胶被巨噬细胞运送到腋窝淋巴结，引起肉芽肿性反应。超声检查呈特征性的“暴风雪征”。这是由于硅胶对超声产生高衰减，导致散射和混响效应，产生高回波，从而形成明确的前界及后方回声衰减（图 28-11）。

**5. 其他恶性肿瘤转移**

卵巢癌、甲状腺癌、黑色素瘤、肺癌、胃癌、食管癌和宫颈癌等均可以引起腋窝淋巴结转移（图 28-12）。卵巢癌或甲状腺癌的腋窝淋巴结转移可以伴有钙化。与乳腺癌患者相比，胃癌和食管癌患者的腋窝淋巴结转移位置往往更深。

## 三、超声引导下穿刺活检

### （一）细针抽吸细胞学检查

超声引导下细针抽吸细胞学检查（FNAC）的优势在于可以简单地通过使用 20~25 号规格的细针从病灶吸取细胞，以细胞学形式诊断。因为淋巴结吸取物大部分是细胞性的，同时不需要知道它们是否为浸润性，所以细针抽吸细胞学检查通常用于诊断是否存在淋巴结转移，而不是诊断乳腺的原发病灶。细针抽吸细胞学检查判断乳腺癌淋巴结转移的敏感度和特异度

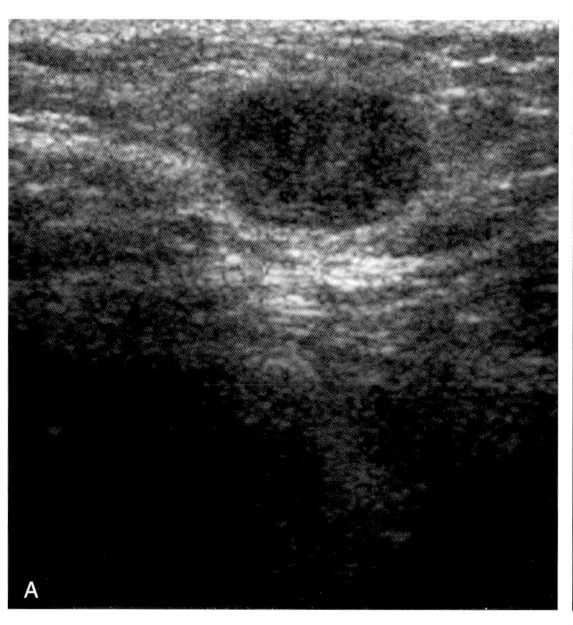


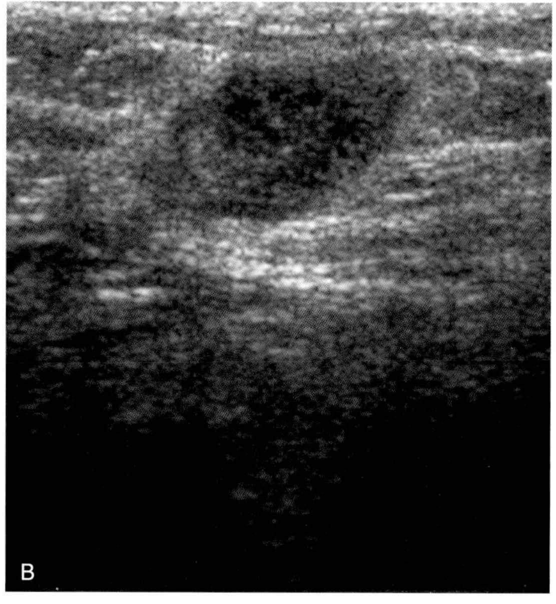


图 28-10　结核性淋巴结炎。34 岁的女性患者，横切面（A）和纵切面（B）超声检查显示部分边缘模糊、内部回声不均匀的椭圆形淋巴结（箭头），伴有淋巴门结构消失。切除活检诊断为结核性淋巴结炎

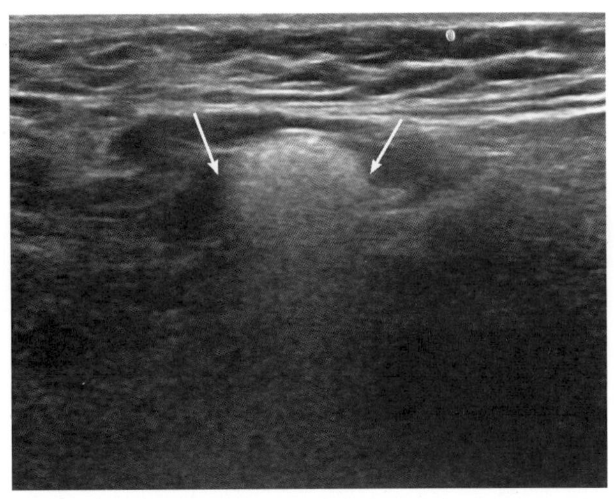

图 28-11　异物肉芽肿。43 岁的女性患者，硅胶假体植入破裂，腋窝纵切面超声检查显示淋巴结为高回声，呈“暴风雪征”（箭头）

分别为 60%~90% 和 95%~100%。它对于判定乳腺癌患者的转移淋巴结对新辅助治疗的反应也很有帮助。

## （二）空芯针穿刺活检

空芯针穿刺活检是比细针抽吸细胞学检查更具侵入性、成本更高的检查方法，但是敏感度和特异度也更高，可以得到细胞单位之外的组织学诊断。对于乳腺病变，通常使用 14G 空芯针，但对于淋巴结，使用 16G 或 18G 空芯针，获取至少两条组织。与细针抽吸细胞学检查相比，空芯针穿刺活检的缺点是更容易引起出血和疼痛。为了减少并发症，应通过多普勒超声检查掌握周围血管分布，选择适当的活检方向以避免损伤大血管（图 28-12B、C）。活检结束后，紧压穿刺部位以防止出血。

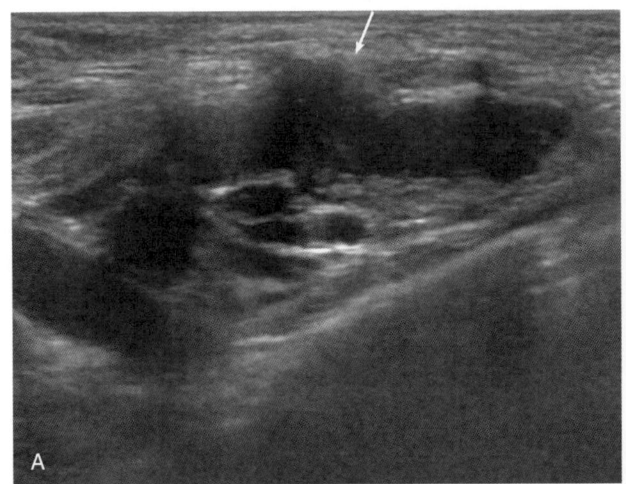

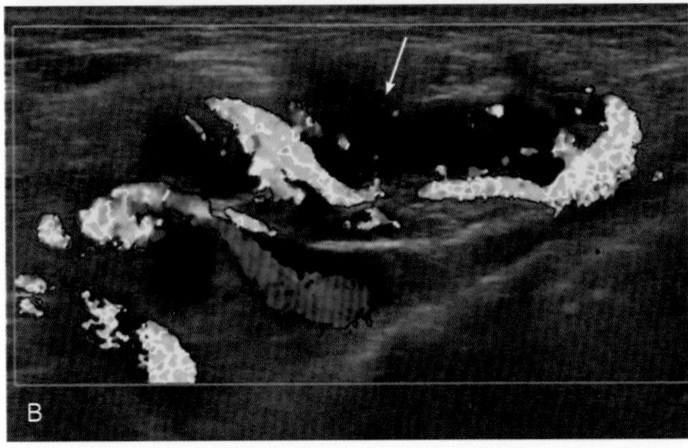

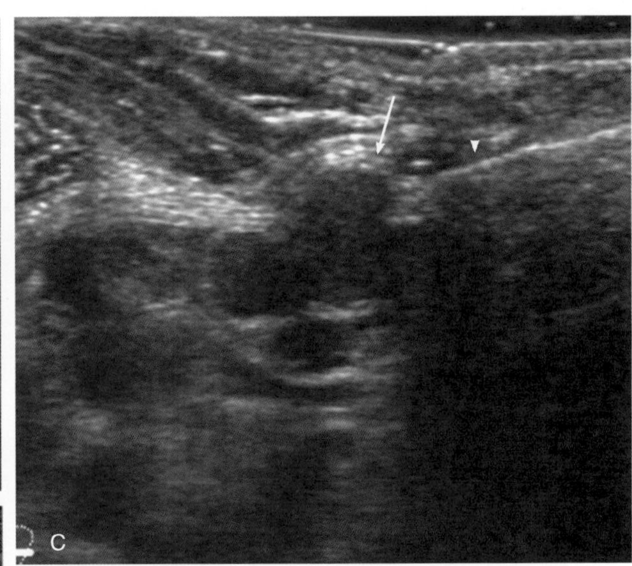

图 28-12　恶性黑色素瘤转移。A. 62 岁的女性患者，左手拇指恶性黑素瘤术后，超声显示左侧腋窝肿大淋巴结（箭头）。B. 多普勒超声检查显示淋巴结周边有丰富的血流信号（箭头）。C. 避开大血管，行超声引导下空芯针穿刺活检，病理诊断为恶性黑色素瘤转移。发射前影像，活检针针尖（三角箭头）接近目标淋巴结（箭头）

### （三）诊断准确率比较

多项研究比较显示，细针抽吸细胞学检查的敏感度为 73%~75%，空芯针穿刺活检的敏感度为 82%~88%，空芯针穿刺活检的敏感度较高。但韩国的一项前瞻性研究表明，细针抽吸细胞学检查和空芯针穿刺活检的诊断准确率接近。可能会因操作者或患者的因素，二者的准确率在各医院间存在差异，因此无论使用何种活检方法，都必须进行质量控制，例如结果分析和培训，以确保维持一定的诊断水平，这一点非常重要。

## 知识要点

- 同肿瘤大小一样，腋窝淋巴结转移情况是决定患者预后的最重要因素，也是确定是否及如何进行辅助治疗的重要指征。
- 乳腺癌患者的淋巴结超声检查可以帮助识别多发性淋巴结转移，对淋巴结进行适当的病理学确认，减少不必要的前哨淋巴结活检，帮助制订腋窝手术计划。
- 乳腺癌以腋窝淋巴结转移最常见，以胸小肌为界分为三级，胸小肌外侧缘以外的淋巴结为Ⅰ级（level Ⅰ），胸小肌内外侧缘之间的淋巴结为Ⅱ级（level Ⅱ），胸小肌内侧缘以内的淋巴结为Ⅲ级（level Ⅲ）。如果乳腺癌存在腋窝淋巴结转移，应仔细检查锁骨上、下及内乳淋巴结。
- 在超声检查中，正常淋巴结呈椭圆形，周边为低回声的皮质区，中央见高回声的淋巴门。乳腺癌转移至淋巴结可导致皮质偏心性增厚、高回声淋巴门结构消失、淋巴结呈圆形。不规则的形状和毛刺状边缘提示转移的癌细胞侵犯淋巴结周围组织。与对侧腋窝或区域淋巴结相比，形态或回声的差异越大，淋巴结转移的可能性就越大。
- 除乳腺癌转移外，超声检查发现的异常淋巴结还可见于反应性淋巴结病、淋巴瘤、结核性淋巴结炎、结节病、异物肉芽肿和其他恶性肿瘤转移等。
- 为明确淋巴结异常的原因，以及是否为乳腺癌转移淋巴结，可以进行超声引导下细针抽吸细胞学检查或空芯针穿刺活检。与空芯针穿刺活检相比，细针抽吸细胞学检查具有侵入性小、费用低、操作简单等优点，但缺点是敏感度和特异度较低。
- 为减少淋巴结穿刺活检的并发症，应首先通过多普勒超声检查明确淋巴结周围血管的分布情况，并选择合适的进针方向在超声引导下进行穿刺活检。

## 参考资料

[1] Ahmed M, et al. Meta-analysis of tumour burden in pre-operative axillary ultrasound positive and negative breast cancer patients. Breast Cancer Res Treat, 2017.

[2] Bae MS, et al. Association between US features of primary tumor and axillary lymph node metastasis in patients with clinical T1-T2N0 breast cancer. Acta Radiol, 2017.

[3] Cho N, et al. Preoperative sonographic classification of axillary lymph nodes in patients with breast cancer: node-to-node correlation with surgical histology and sentinel node biopsy results. Am J Roentgenol, 2009.

[4] Ecanow JS, et al. Axillary staging of breast cancer: what the radiologist should know. Radiographics,2013.

[5] Giuliano AE, et al. Effect of axillary dissection vs no axillary dissection on 10-year overall survival among women with invasive breast cancer and sentinel node metastasis: the ACOSOG Z0011 (Alliance) randomized clinical trial. JAMA,2017.

[6] Humphrey KL, et al. To do or not to do: axillary nodal evaluation after ACOSOG Z0011 Trial. Radiographics, 2014.

[7] Lee SH, et al. Supplemental screening breast US in women with negative mammographic findings: effect of routine axillary scanning. Radiology, 2018.

[8] Neal CH, et al. Can preoperative axillary US help exclude N2 and N3 metastatic breast cancer. Radiology, 2010.

[9] Pilewskie M, et al. Is Preoperative axillary imaging beneficial in identifying clinically node-negative patients requiring axillary lymph node dissection. J Am Coll Surg, 2016.

[10] Vijayaraghavan GR, et al. The Relevance of ultrasound imaging of suspicious axillary lymph nodes and fine-needle aspiration biopsy in the post-ACOSOG Z11 era in early breast cancer. Acad Radiol,2017.

[11] Youn I, et al. Diagnostic yield of fine-needle aspiration for axillary lymph nodes during screening breast ultrasound. Ultrasound Q, 2016.

# 第29章　手术前新辅助治疗与影像学检查

手术前新辅助治疗也称为手术前系统治疗（preoperative neoadjuvant or systemic therapy），最先尝试应用于局部晚期乳腺癌或炎性乳腺癌，因为这些患者难以直接进行根治性切除。近些年来，新辅助治疗的应用已扩展到病灶较大、难以进行保乳手术的乳腺癌患者。接受术前化疗或内分泌治疗的乳腺癌患者治疗前后准确的影像学评价对患者的管理和制订治疗方案至关重要。MRI是测量肿瘤大小和评价治疗反应（response evaluation）的敏感度和特异度最高的影像学检查，但因其价格昂贵临床使用受限。超声检查使用便捷，可以同时评价腋窝淋巴结，且可以实时进行超声引导下穿刺活检或标记物置入，因此临床应用更为广泛。

本章将探讨手术前新辅助治疗的原则和种类，以及乳腺超声等影像学检查在新辅助治疗中的作用和病理学对新辅助治疗的病理学评价。

## 一、手术前新辅助治疗的原则和种类

### （一）治疗对象

手术前新辅助治疗最初适用于肿瘤≥5cm，存在区域淋巴结转移或肿瘤侵犯皮肤或胸肌，难以行根治性手术的晚期乳腺癌患者（N2~3或T4；图29-1）。现在可以进行根治性手术的Ⅱ期乳腺癌患者也行术前新辅助治疗（表29-1），特别是淋巴结阴性、大小在2~5cm、HER2阳性或三阴性、有保乳意愿的乳腺癌患者，也会进行术前新辅助治疗。导管原位癌或无法确定浸润范围的浸润性癌伴广泛导管原位癌是术前新辅助治疗的禁忌证。

### （二）临床意义

局部晚期乳腺癌的治疗目标是通过完全切除病灶降低复发率，并延长总生存期。尽管存活率没有提高，但是这种手术前实行新辅助治疗、随后切除原发部位的治疗方法在生物学和临床上具有以下优点：①可以尽快开始全身系统治疗，对诊断时可能存在的微转移进行治疗。②可以减少肿瘤体积，增加保乳手术的概率，尽量减小腋窝手术范围。③获得病理完全缓解（pCR）的患者预后较好，可以指导临床实践。多项研究表明，新辅助化疗后病理完全缓解与远期生存获益显著相关，其中三阴性乳腺癌相关性最强，HER2阳性次之，ER阳性最弱。④可以在手术前根据分子亚型选择个体化治疗策略，因此在药物开发方面，新辅助治疗的作用也在逐渐扩大。

手术前新辅助治疗的局限性在于不能准确确定残余癌细胞范围，因此，尽管完全缓解率增加，许多患者仍不能进行保乳手术。此外，由于分期的降级，无法确认化疗前手术分期和组织学特征也是新辅助治疗的缺点。根据最近的研究可知，对于相同分期的乳腺癌患者，与术后辅助治疗相比，新辅助治疗后行保乳手术者的乳腺癌复发率较高。因此，新辅助治疗后行保乳手术的患者应考虑到这一点，为预防局部复发，手术前肿瘤定位、细致的病理评价和适当的放疗都是必要的。

## （三）治疗种类

### 1. 手术前化疗和靶向治疗

术前一般使用阿霉素（doxorubicin）和环磷酰胺（cyclophosphamide）等化疗药物，必要时这些药物也可用于术后辅助治疗。HER2 阴性乳腺癌的临床随机对照研究结果显示，紫杉醇（taxane）联合蒽环的化疗方案取得了很好的治疗效果。大于 1cm 或伴有腋窝转移的 HER2 阳性乳腺癌应考虑注射曲妥珠单抗（trastuzumab）。T2 期、N1 或分期更高的 HER2 阳性乳腺癌可增加帕妥珠单抗（pertuzumab）。曲妥珠单抗和蒽环类药物合用可能引起心脏毒性，应避免联合使用。进行新辅助治疗时，所有治疗都应在手术前结束。

### 2. 手术前内分泌治疗

激素受体阳性乳腺癌可以考虑先进行内分泌治疗，绝经后女性可以使用芳香化酶抑制剂

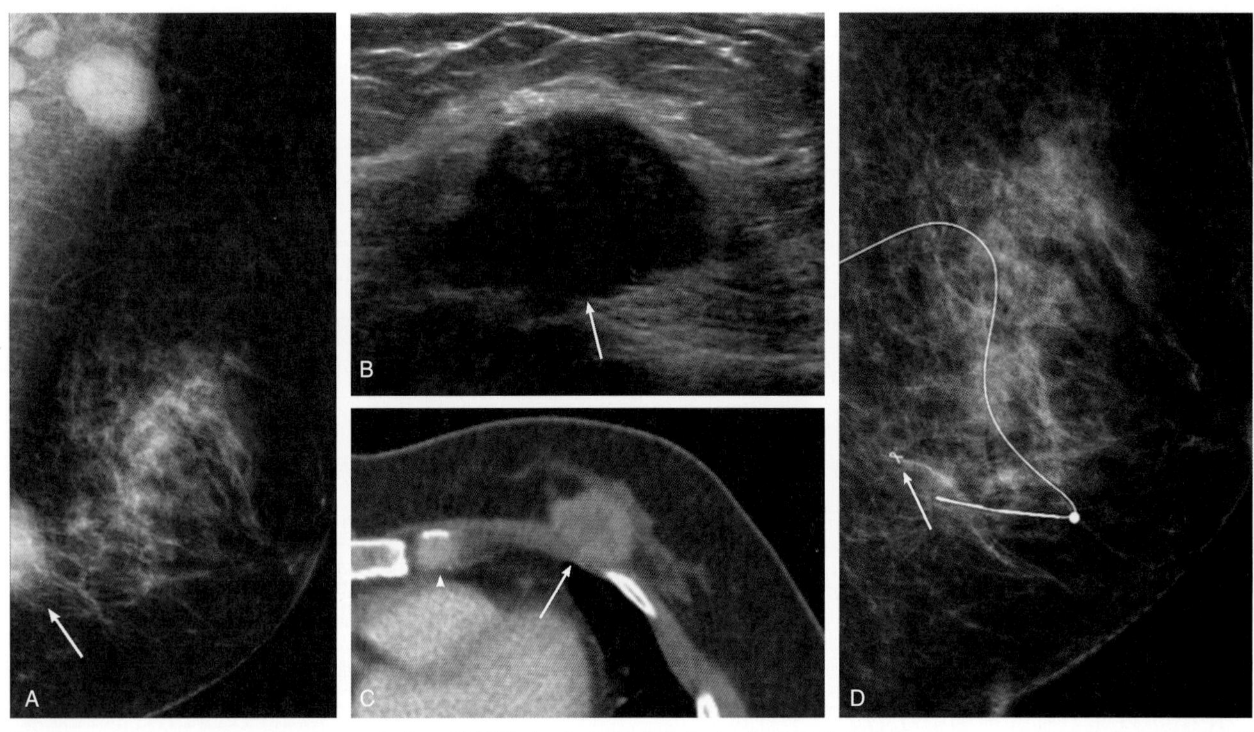


图 29-1　局部晚期乳腺癌。A~C. 乳腺 X 线摄影（A）和超声检查（B）显示乳腺内见 3cm × 3cm 纵行生长的不规则形肿块（箭头），伴腋窝多发淋巴结肿大。由于胸部 CT（C）显示胸壁侵犯（箭头）和内乳淋巴结（三角箭头）转移，因此临床分期为 cT4N3M0，难以行根治性手术。D. 新辅助治疗 6 个周期后的术前乳腺 X 线图像，与治疗前（A）相比，乳房肿块几乎消失，可以看到置入的标记夹（箭头）和定位针。患者行保乳手术，病理显示残留 1.2cm 的浸润性乳腺癌（ypT1N1）

表 29-1　术前新辅助治疗对象

| | |
|---|---|
| 治疗对象 | · 难以进行根治性手术的局部晚期乳腺癌或炎性乳腺癌患者（N2~3 或 T4）<br>· 有保乳意愿，但肿瘤相对较大难以保乳治疗的患者［ⅡA，ⅡB，ⅢA（T3N1M0）］<br>· HER2 阳性或三阴性乳腺癌 |
| 禁忌证 | · 导管原位癌<br>· 浸润性乳腺癌伴广泛的导管原位癌，且无法确定浸润范围<br>· T1a 浸润性乳腺癌 |

（aromatase inhibitor）。针对绝经前女性术前内分泌治疗的研究还很少，治疗时可以考虑同时使用芳香化酶抑制剂和卵巢抑制剂（ovarian suppression），但不建议同时使用化疗药物和芳香化酶抑制剂。与术前化疗相比，术前内分泌治疗的副作用较小。关于术前内分泌治疗的疗效评价和预后预测，相关研究正在进行中，现阶段可以使用术前内分泌治疗预后指数（preoperative endocrine prognostic index，PEPI）或治疗期间和治疗后的 Ki-67 水平进行疗效和预后评价。

## 二、影像学检查

### （一）影像学评价的重要性

手术前应对新辅助治疗患者进行乳腺影像学检查。术前新辅助治疗患者行乳腺影像学检查的内容包括：①治疗前通过准确的分期判定新辅助治疗的对象；②治疗中对肿瘤反应的评价；③置入标记夹标记肿瘤位置；④对手术前残留病灶程度的评价；⑤术前定位。表 29-2 为美国放射学会（ACR）制订的乳腺癌术前新辅助治疗的影像学监测标准。

### （二）治疗前的分期判定

确定乳腺癌的临床分期时，推荐的检查包括临床检查、乳腺 X 线摄影、超声和 MRI 检查等（表 29-3）。乳腺 X 线摄影和超声检查是确定肿瘤大小和范围的首要检查方法。在致密型乳腺中，乳腺超声比乳腺 X 线摄影能更准确地测量浸润性乳腺癌的大小，并可以评价腋窝淋巴结是否转移，必要时还可进行超声引导下穿刺活检。MRI 能在致密型乳腺中发现同侧乳腺的多发病变，有助于更准确地评价病变的范围，也有助于发现对侧乳腺的潜在恶性病变。如果怀疑是局部晚期乳腺癌或有远处转移，建议行全身 PET-CT、骨扫描和腹部增强 CT。肿瘤大小测量与病理结果的比较研究表明，与乳腺 X 线摄影和 MRI 相比，超声容易低估肿瘤的大小，特别是浸润性小叶癌、ER 阳性乳腺癌的低估更为常见（图 29-2），而 MRI 更倾向于高估肿瘤的大小。

### （三）评价治疗反应

新辅助治疗完成 2~3 个药物治疗疗程后，应通过临床评价和影像学检查评价治疗反应，根据评价结果，决定是否继续原治疗方案，还是更换新的药物治疗方案或进行局部治疗。

#### 1. 利用结构成像评价治疗反应

通过乳腺 X 线摄影、超声或 MRI 测量原发病灶的大小。选取病灶最大切面和垂直切面，测量 3 条径线的长度（图 29-3）。治疗前、治疗中和治疗结束后需要一直跟踪随访，通过对肿块 3 个径线的测量和比较来评价治疗反应。如果是

表 29-2　乳腺癌新辅助治疗患者的监测建议

- 对术前接受新辅助治疗的乳腺癌患者进行准确的影像学评价，对于治疗前后患者的管理和治疗计划的制订至关重要
- 肿瘤的大小测量和治疗反应评价的准确性受到影像学方法、测量方法（最大径、三径线测量、体积测量）、分子亚型和反应类型（向心性或非向心性退缩）的影响
- 适用于新辅助治疗患者的肿瘤大小和范围的测量影像学检查包括乳腺 X 线摄影、乳腺断层摄影、超声和 MRI 检查，重要的是获取治疗前后的乳腺影像，以评价治疗完成后的反应
- 在新辅助治疗结束后，MRI 测量肿瘤的大小和评价治疗反应的敏感度和特异度最高。乳腺 X 线摄影、乳腺断层摄影（DBT）、超声检查可以用来评价治疗前该成像方法可见的病变，但一般情况下其准确度比 MRI 低
- 虽然 MRI 评价胸壁和腋窝Ⅱ～Ⅲ级淋巴结更佳，但是腋窝超声检查是治疗前后评价腋窝淋巴结最准确的方法
- 对于局部晚期乳腺癌和疑似转移的患者，全身 PET-CT 或骨扫描联合腹部增强 CT 是分期或评价治疗反应的标准方法

（来源：Slanetz PJ, et al. JACR, 2017）

表 29-3　确定计划行新辅助治疗患者临床分期的检查

| |
|---|
| ·既往史和体格检查 |
| ·双侧乳腺 X 线摄影和超声检查 |
| ·病理检查 |
| ·腋窝淋巴结评价（超声或其他影像学检查），可疑淋巴结的经皮穿刺活检 |
| ·肿瘤 ER/PR/HER2 状态 |
| ·遗传性乳腺癌高风险患者的遗传咨询 |
| ·乳腺 MRI（可选），特别是乳腺 X 线摄影不能明确的肿瘤 |
| ·绝经前女性的生育咨询，对所有可生育女性进行妊娠测试 |
| ·心理评价和疏导 |
| ·胸部 CT，腹部 CT |
| ·骨扫描或 PET/CT（可选，标准检查不明确时） |

［来源：NCCN 乳腺癌指南（2018 年第 1 版）］

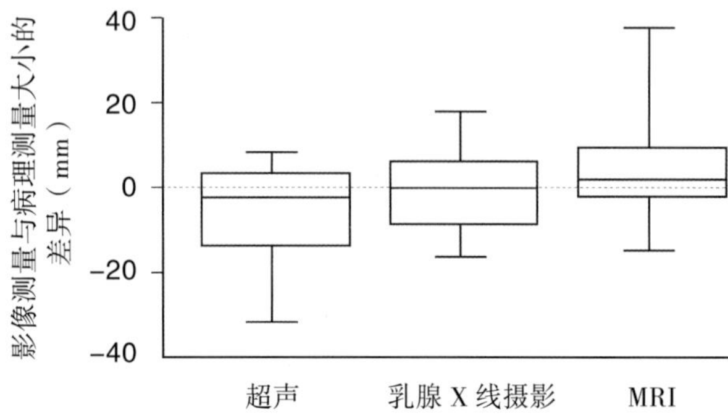


图 29-2　影像学检查中乳腺癌大小测量结果的比较。以病理测量的乳腺癌大小做参照，超声和乳腺 X 线摄影容易低估肿瘤的大小，而 MRI 容易高估肿瘤的大小（来源：Gruber IV, et al. BMC Cancer, 2013）

多个病灶，应说明病灶的数量，每个病灶的大小、位置和范围。对于腋窝转移性淋巴结，需记录有异常发现的淋巴结数量，每个淋巴结的大小、形状和位置，并在随访检查中比较其变化。

实体瘤疗效评价标准（response evaluation criteria in solid tumour，RECIST）用于对实体瘤治疗反应的评价。治疗后病灶消失为完全缓解（complete response，CR；图 29-4），目标病灶直径之和较基线水平至少减少 30% 为部分缓解（partial response，PR；图 29-5），直径之和相对至少增加 20% 或出现新病灶为疾病进展（progressive disease，PD；图 29-6），目标病灶对治疗的反应介于 PR 和 PD 之间为疾病稳定（stable disease，SD；表 29-4）。在新辅助治疗反应评价中，准确测量原发病灶大小的变化非常重要，但是对于直径 >4cm 的大病灶（超出超声探头范围）、多发性病灶或病灶在治疗后变成多个小病灶，往往很难准确测量。对于多发病灶，可以仅记录 2 个最大的目标病变的大小变化。对于淋巴结，测量并比较短轴的大小，小于 10mm 时确定为正常。

A. 最大切面

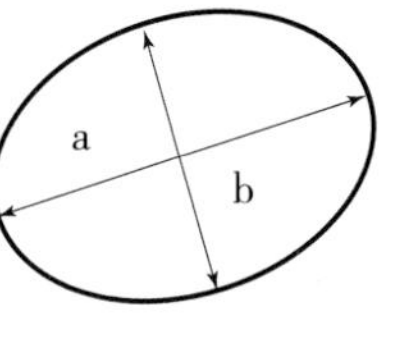


B. 最大切面的垂直切面

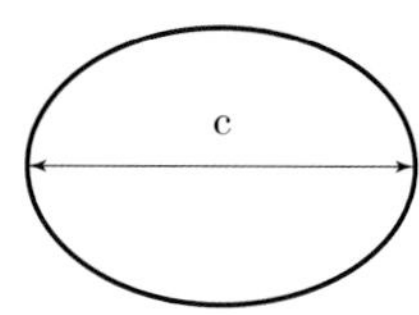


图 29-3　原发灶的测量。A. 在病灶最大切面测量病灶的最大径（A）和垂直径（B）。B. 然后在病灶最大切面的垂直切面测量该切面的最大径（C）。3 条径线值用（$a\times b\times c$）$cm^3$ 表示

与乳腺 X 线摄影和 MRI 相比，手持超声评价新辅助治疗前、治疗中及治疗后病灶大小的变化时评价不够客观，很难测量肿瘤体积。近年来，随着自动乳腺超声仪器的引入，可以获取整个乳腺的三维成像，从而克服手持超声的局限性。

**2. 利用功能成像评价治疗反应**

早期治疗评价对及早感知治疗反应，以及确定是否维持或改变治疗方案至关重要。$^{18}$F-FDG 或 $^{18}$F-FES PET-CT、$^{99m}$Tc sestamibi、MRI 增强和弥散加权成像（diffusion-weighted imaging）等影像技术被用来评价新辅助治疗后病灶除体积之外的变化，以期能早期观察肿瘤对术前系统治疗的

反应。最近，研究者正在尝试使用弹性成像和超声造影进行早期疗效评价。日本的研究表明，弹性成像中质软的肿瘤比质硬的肿瘤更容易达到病理完全缓解，提示了弹性成像对术前系统治疗反应的预测价值。超声造影检查可以反映肿瘤新生血管的生成，显示肿瘤血管和血流的详细影像，与常规灰阶超声相比，能够更精确地测量肿瘤大小，对术前系统治疗反应的评价更准确。

## （四）标记夹标记肿瘤位置

新辅助药物治疗后，如果发生完全缓解，无法用肉眼发现原发肿瘤的情况，在化疗开始前，在超声引导下经皮置入金属标记夹（marker clip），有助于尽可能多地切除原始肿瘤区域。

### 1. 标记夹置入的必要性

当新辅助治疗出现完全缓解时，多达 65.2% 的乳腺癌位置很难确定。对于治疗前病变范围广且计划行保乳手术的患者，为应对病理完全缓解的情况，手术前需标记病灶位置。研究表明，与没有标记位置组相比，标记位置组在随访中局部复发率减低。在西方国家，标记夹不仅用于新辅助治疗的乳腺癌，还用于大多数活检后需要随访的病变。标记夹在韩国的使用受到限制，因此一些外科手术夹被当作临时替代物。现在已经开始使用超声引导的金属标记夹（图 29-7），这种标记夹也能够被乳腺 X 线摄影和 MRI 清晰显示。在韩国首尔大学医院，只有在经过 2~3 次药物治疗后病灶显著变小的情况下，才有选择地将标记

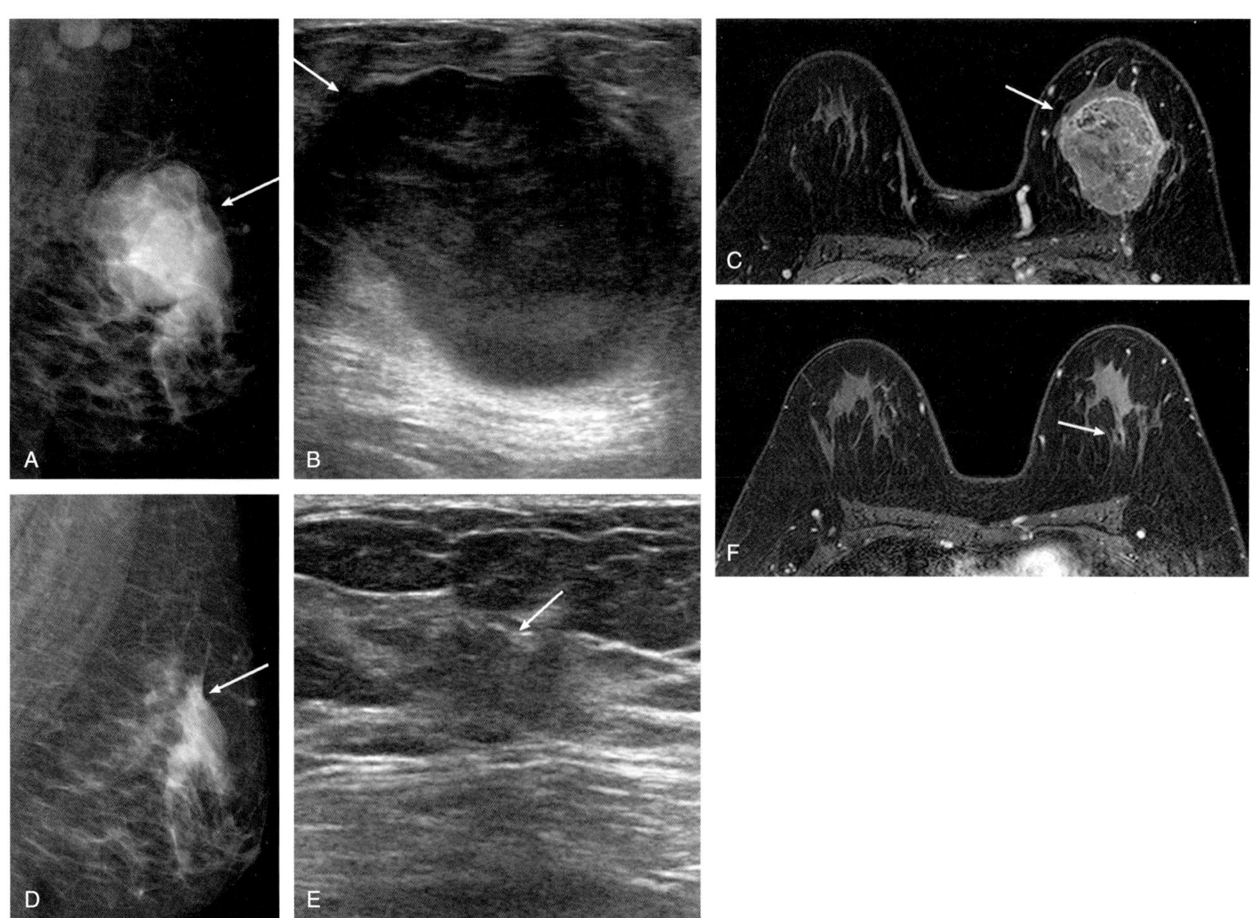


**图 29-4**　完全缓解（CR）。41 岁的女性患者，被诊断为三阴性乳腺癌，临床分期为 T3N1M0。A~C. 新辅助治疗前的乳腺 X 线摄影（A）、超声（B）和 MRI（C）图像。D~F. 经过 3 个周期的新辅助治疗，患者的乳腺 X 线摄影（D）、超声（E）和 MRI（F）显示肿块消失（箭头），同时肿大淋巴结也消失。患者行保乳手术，术后病理结果显示乳腺组织和 5 枚前哨淋巴结均未见残留病灶

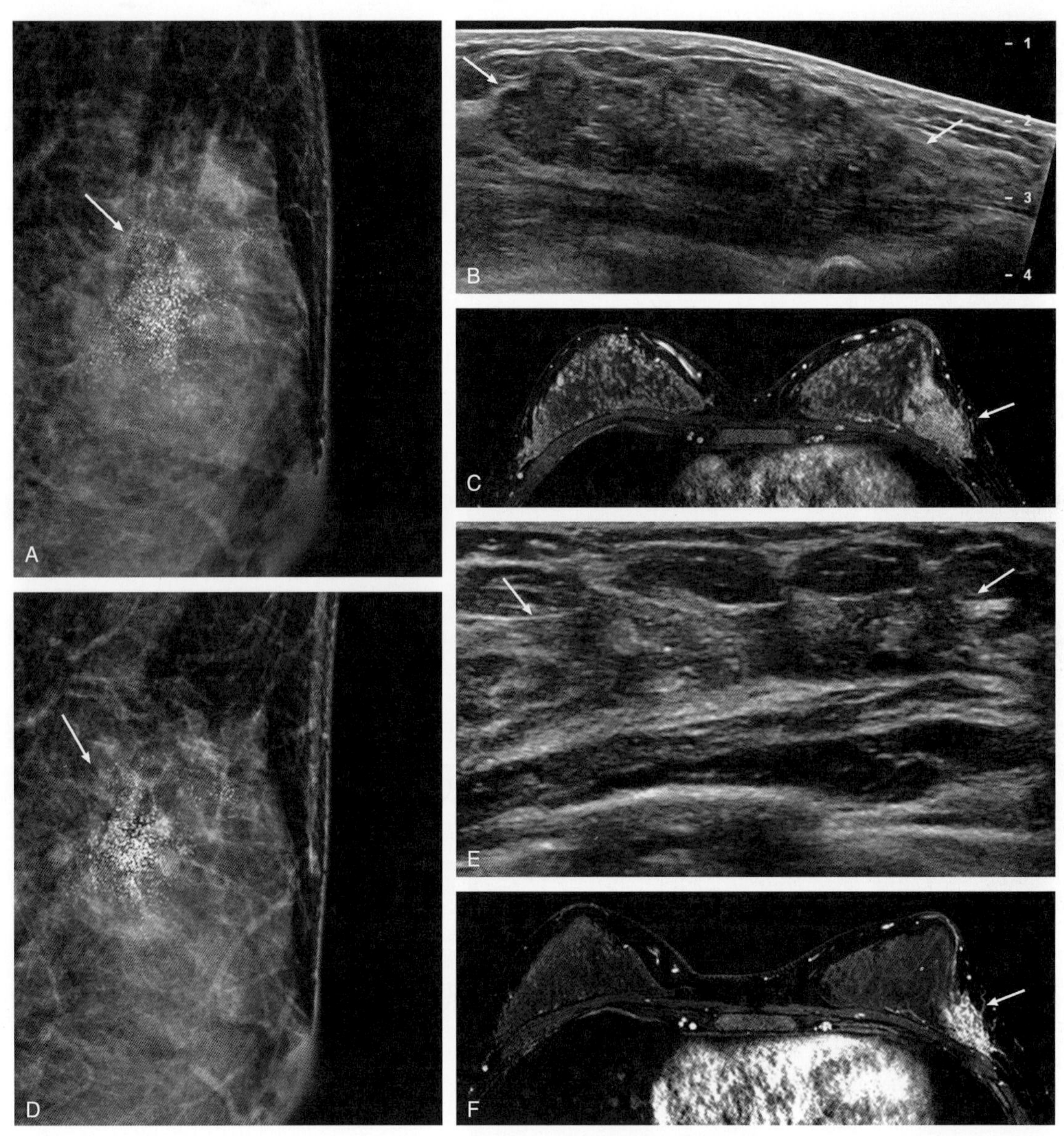


**图 29-5** 部分缓解（PR）。28 岁的女性患者，ER/PR/HER2 阳性乳腺癌，临床分期为 T3N2M0。A~C. 新辅助治疗前，乳腺 X 线摄影（A）见左乳外上象限微钙化（箭头），超声（B）见形状不规则的肿块（箭头），MRI（C）见非肿块样强化（箭头）。D~F. 经过 3 个周期的治疗，乳腺 X 线摄影（D）、超声（E）和 MRI（F）显示肿瘤病灶范围缩小 30% 以上（箭头）。患者行保乳手术，术后病理结果为 4cm 的导管原位癌伴 1.3cm 的浸润性乳腺癌（ypT1cN2a）

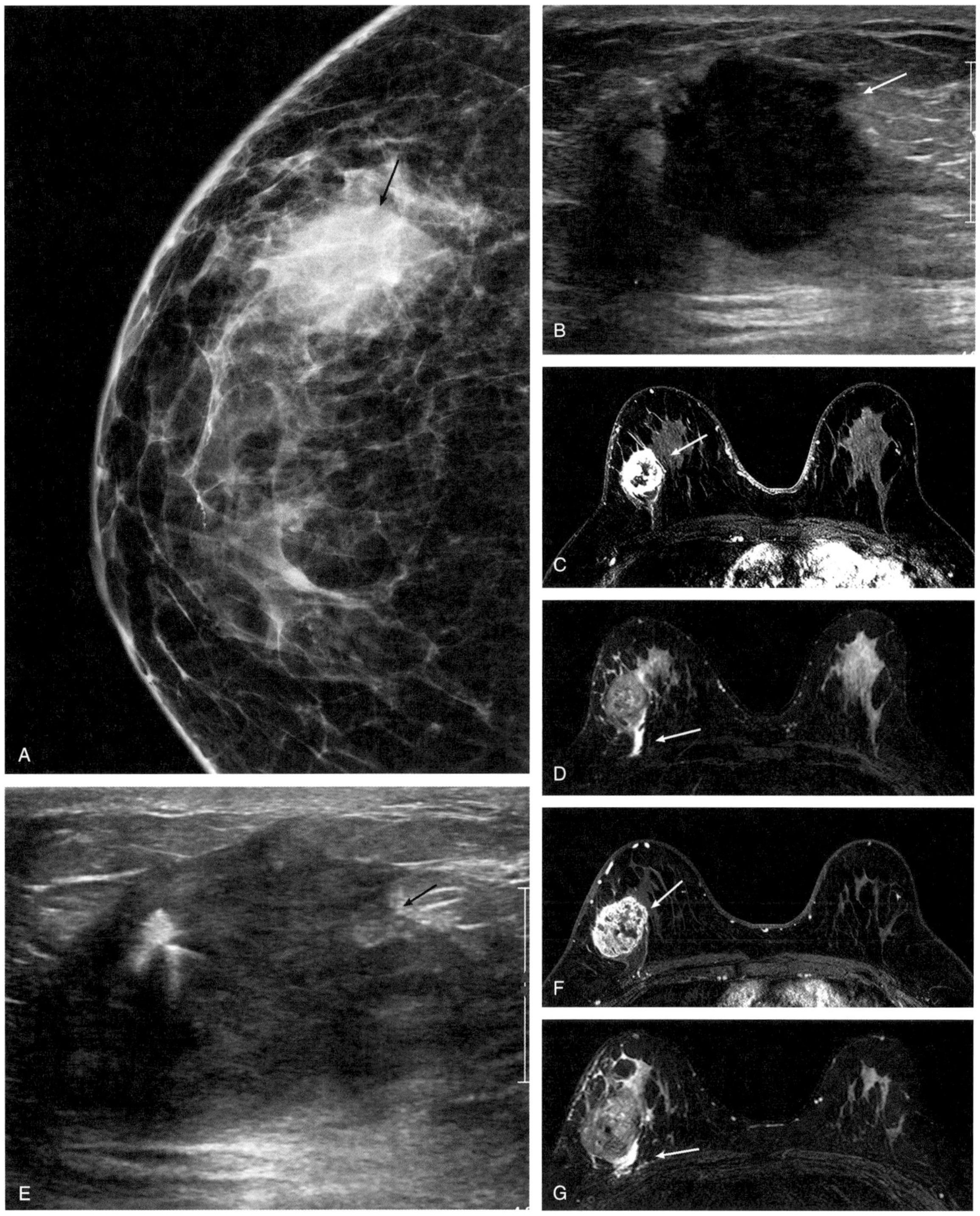


**图 29-6**　疾病进展（PD）。57 岁的女性患者，三阴性乳腺癌，临床分期为 T2N2M0。A~C. 治疗前的乳腺 X 线摄影（A）、超声（B）和增强 MRI（C）显示大小约 4cm 的肿块。MRI T2 加权（D）显示肿瘤后方水肿（箭头）。E~G. 经过 2 个周期的治疗，超声（E）和增强 MRI（F）显示肿块（箭头）增大，MRI T2 加权像（G）显示肿块周围水肿范围增加。该患者提前结束新辅助治疗，并接受了手术

夹置入病灶。

当计划在新辅助治疗后行淋巴结活检时，需要考虑在治疗前对可疑淋巴结做好标记。如果肿瘤原始大小 <2.5cm，在系统治疗结束后，当仅有≤2 个淋巴结被切除时，淋巴结活检的假阴性率达 20.8%，由于高成本、有移位风险和手术前超声寻找困难（尤其是当淋巴结经过系统治疗恢复正常时）等因素，此方法在韩国的使用受到限制。近年来，放射性粒子（radioactive seed）和磁性粒子（magnetic seed）已被用于定位原发肿瘤和腋窝淋巴结，由于不需要手术前导丝定位，使用量在逐渐增加。

**2. 标记夹置入方法**

与活检一样，先通过超声确认病变位置；然后用碘附消毒穿刺部位皮肤，无菌小孔巾覆盖皮肤，1% 利多卡因麻醉皮肤、穿刺路径和病变周围区域；最后置入标记夹。将引导针的尖端放置在病变的中心，然后按动标记夹置入按钮，释放标记夹。止血 20min 后，进行同侧头尾位和侧位乳腺 X 线摄影。通过乳腺 X 线摄影可以确认标记夹的位置是否正确，并作为日后随访过程中确认标记夹位置是否发生变化的基准（图 29-8）。标记夹移位是最常见的并发症，如果发生移位，应在病历中详细记录，并建议术前于靶病灶部位重新置入标记夹或导丝定位，术中一并取出移位的标记夹。其他可能的并发症包括疼痛、局部炎症等。

## （五）手术前残留病灶的范围评价

新辅助治疗后的肿瘤切除术不需要切除治疗前病灶的全部范围，如果腋窝淋巴结的临床评价为阴性，可以进行前哨淋巴结活检。因此，在

**表 29-4　新辅助治疗效果的影像学评价（实体瘤疗效评价标准 RECIST 1.1）**

| 反应分类 | 评价标准 |
|---|---|
| 完全缓解（CR） | 所有目标病灶完全消失；<br>所有转移淋巴结短径 <10mm |
| 部分缓解（PR） | 所有目标病灶直径之和较基线水平至少减少 30% |
| 疾病进展（PD） | 以所有目标病灶直径之和的最小值作为参考，目标病灶的直径之和相对至少增加 20%，且满足直径之和的绝对值至少增加 5mm；<br>出现 1 或多个新发病灶 |
| 疾病稳定（SD） | 以所有目标病灶直径之和的最小值作为参考，目标病灶减小的程度未达到部分缓解（PR），增加的程度也未达到 PD，介于两者之间 |

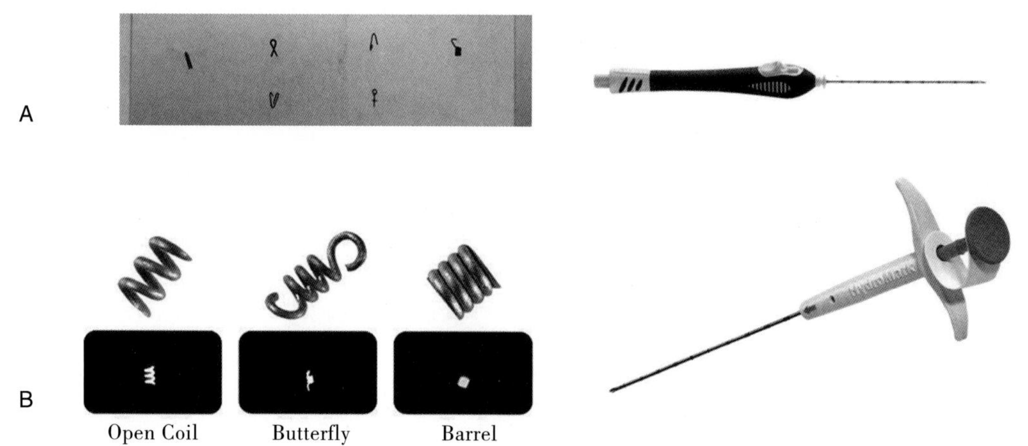


**图 29-7**　不同品牌的标记夹。A. 不同形状的 UltraClip® 标记夹和引导针。B. 不同形状的 Hydragel® 标记夹和引导针

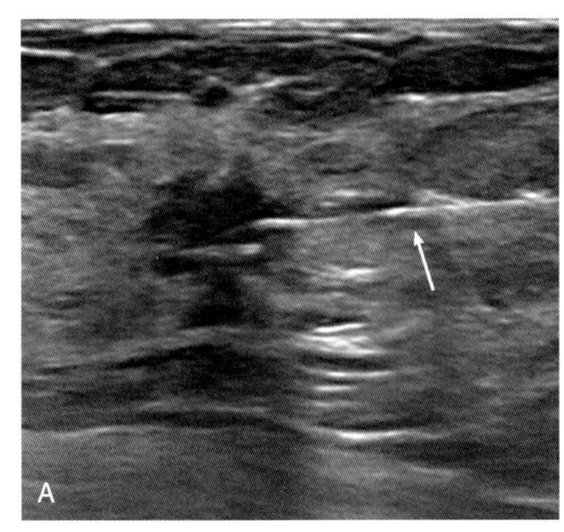

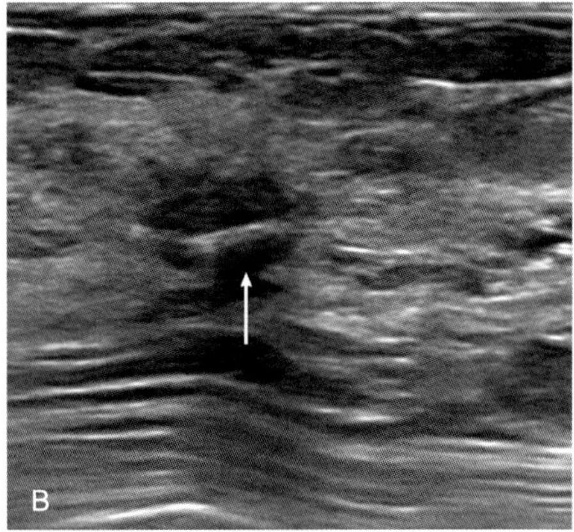

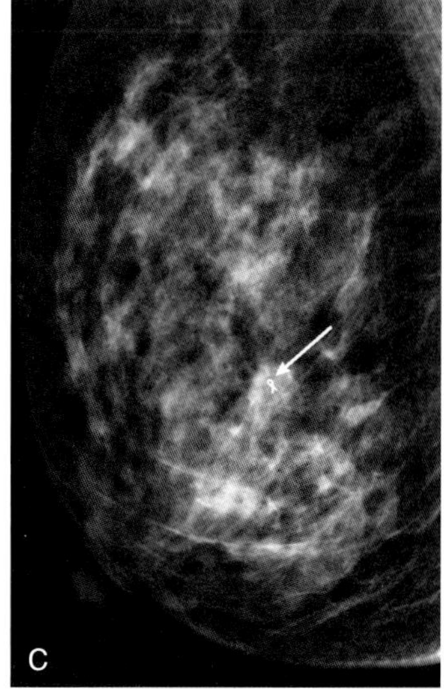


**图 29-8**　标记夹的置入过程。A. 在超声引导下，将引导针的末端置于病灶中心（箭头）。B. 病灶中心见标记夹（箭头）。C. 置入标记夹后，乳腺 X 线摄影确认标记夹（箭头）位置

新辅助治疗结束后，患者病灶范围的准确测量对制订手术计划和成功进行保乳手术非常重要（图 29-9）。

#### 1. 乳腺内残留病灶

根据影像检查对新辅助治疗后残留病灶大小测量准确度的 meta 分析可知，超声检查的准确度为 59.6%，高于乳腺 X 线摄影的 31.7%，但低于 MRI 的 90%（表 29-5）。将超声和 MRI 进行比较的 meta 分析表明，二者的敏感度差异较小，但 MRI 的特异度较高。当新辅助治疗达到病理完全缓解，出现纤维化或肉芽组织时，超声检查会高估残留病灶。导管原位癌常被 MRI 评价为广泛的残留病变，而被超声评价的残留灶往往范围较小。与单独使用常规灰阶超声相比，同时使用弹性超声或超声造影评价乳腺内残留病灶，将提高评价的准确度（图 29-10）。

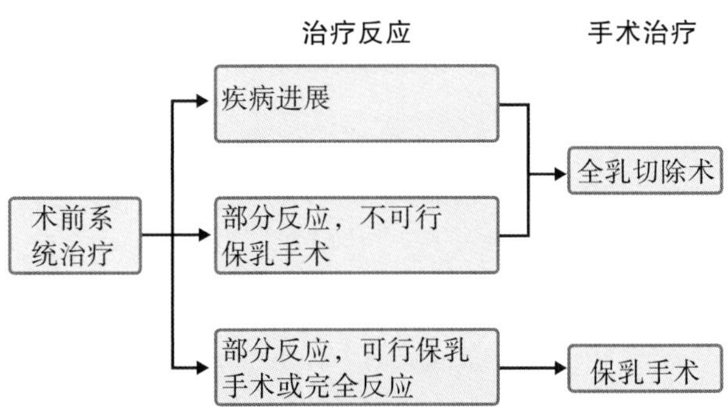


**图 29-9**　术前新辅助治疗和外科治疗指南。根据肿瘤新辅助治疗的疗效选择全乳切除术或保乳手术。疗效评价和术前影像学检查由多学科小组决定［来源：NCCN 乳腺癌指南（2018 版）］

在超声和 MRI 测量新辅助治疗后残留病灶大小的一致性方面，不同分子亚型乳腺癌的结果也不同，ER 阳性乳腺癌的一致性较低，HER2 阳性和三阴性乳腺癌的一致性较高。原因是非肿块样强化（non-mass enhancement）在 ER 阳性乳腺癌中更为普遍，并且由于治疗结束后细胞密度下降，小的残留癌的分布范围广，因此难以准确评价病灶大小。相反，在 ER 阴性乳腺癌，特别是三阴性乳腺癌中，具有肿块型且向心性退缩的病灶比非向心性退缩常见，因此对残留病灶的大小评价相对更准确（图 29-11）。

**表 29-5　乳腺内残留病灶的临床检查和影像学检查对比**

| 项目 | 敏感度 | 特异度 | 准确度 |
| --- | --- | --- | --- |
| 临床检查 | 49%~50% | 49%~50% | 54% |
| 乳腺 X 线摄影 | 79%~81% | 79%~81% | 32% |
| 超声检查 | 89%~90% | 30%~33% | 60% |
| MRI | 86%~92% | 60%~86% | 90% |

（来源：Dialani V，et al. Ann Surg Oncol，2015）

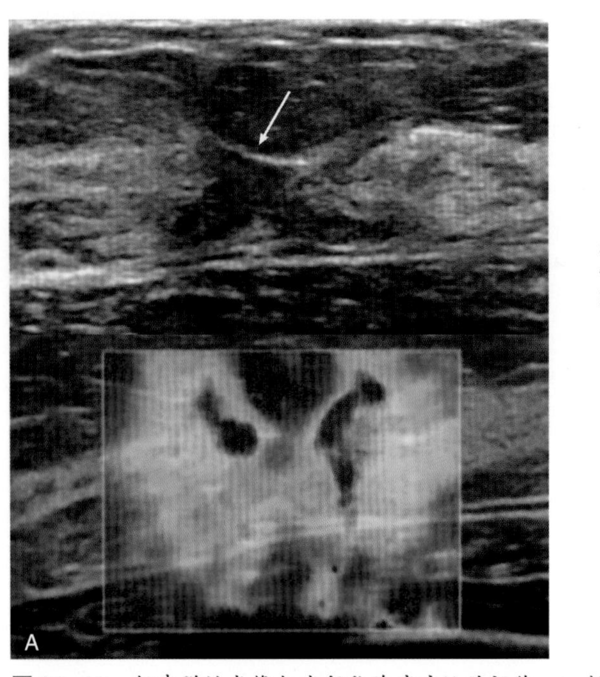


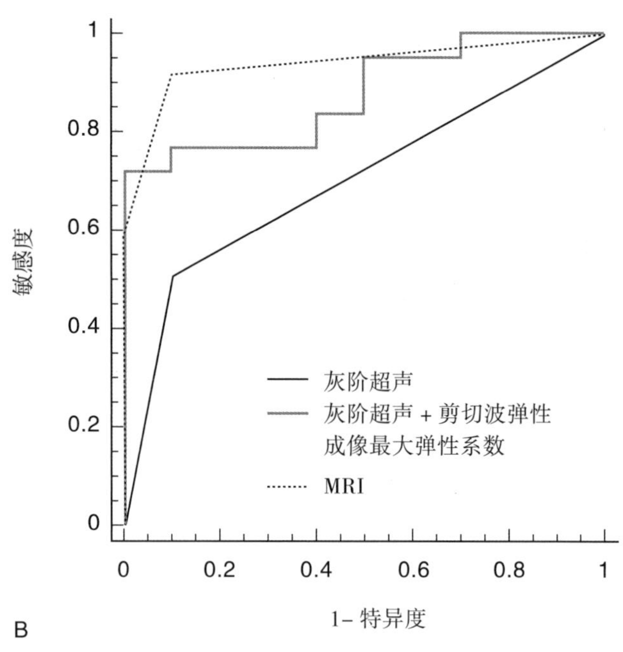


**图 29-10** 超声弹性成像与残留乳腺癌病灶的评价。A. 新辅助治疗结束后，灰阶超声检查显示不规则形低回声（箭头），很难确定是残留的乳腺癌还是纤维化，但剪切波弹性成像提示高硬度（Emax 186kB）。B. 单纯灰阶超声、灰阶超声联合弹性成像、MRI 的 ROC 曲线比较：联合超声弹性成像后，超声检查的 AUC 值从 0.702 提高到 0.877，与 MRI 的 0.939 无显著差异（来源：Lee SH, et al. Ann Surg Oncol, 2015.）

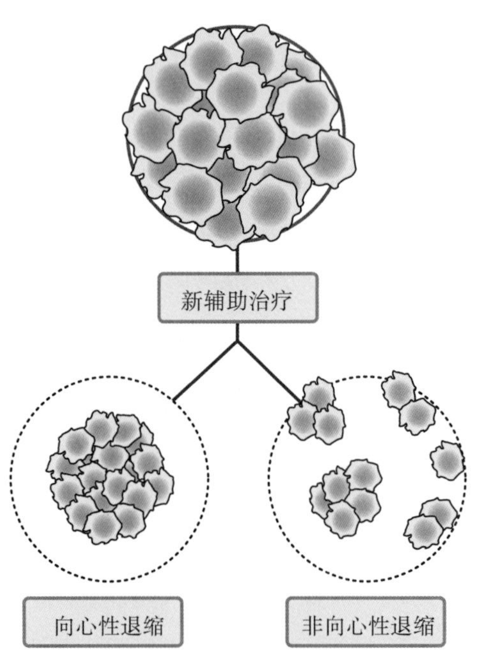


**图 29-11** 肿瘤对新辅助治疗的反应类型。术前新辅助治疗的肿瘤反应类型可分为向心性退缩和非向心性退缩。与向心性退缩相比，呈非向心性退缩的肿瘤更难行保乳手术（来源：Cain H, et al. Clin Oncol, 2017.）

### 2. 腋窝淋巴结

在经活检证实腋窝淋巴结转移的患者中，30%~70% 的患者发生腋窝淋巴结完全缓解，特别是 HER2 阳性或三阴性乳腺癌患者的腋窝完全缓解率较高（图 29-12），并且与总生存率相关。此外，新辅助治疗后腋窝淋巴结完全缓解与乳腺原发灶完全缓解相关。对新辅助治疗后腋窝淋巴结转移的诊断进行回顾性分析，结果显示超声检查的敏感度为 70%，高于 PET-CT（63%）和 MRI（61%）。

## （六）术前定位技术

当新辅助治疗后肿瘤无法触及时，需要术前定位以帮助切除病变。在韩国，无论是否已置入标记夹，术前定位均在超声引导下进行，如果有既往的超声图像作为参照，在多数情况下很容易发现残留病灶的位置。术前定位可为外科医生提供病变范围和定位导丝针尖或标记夹置入位置的三维示意图，对制订手术计划非常有帮助。

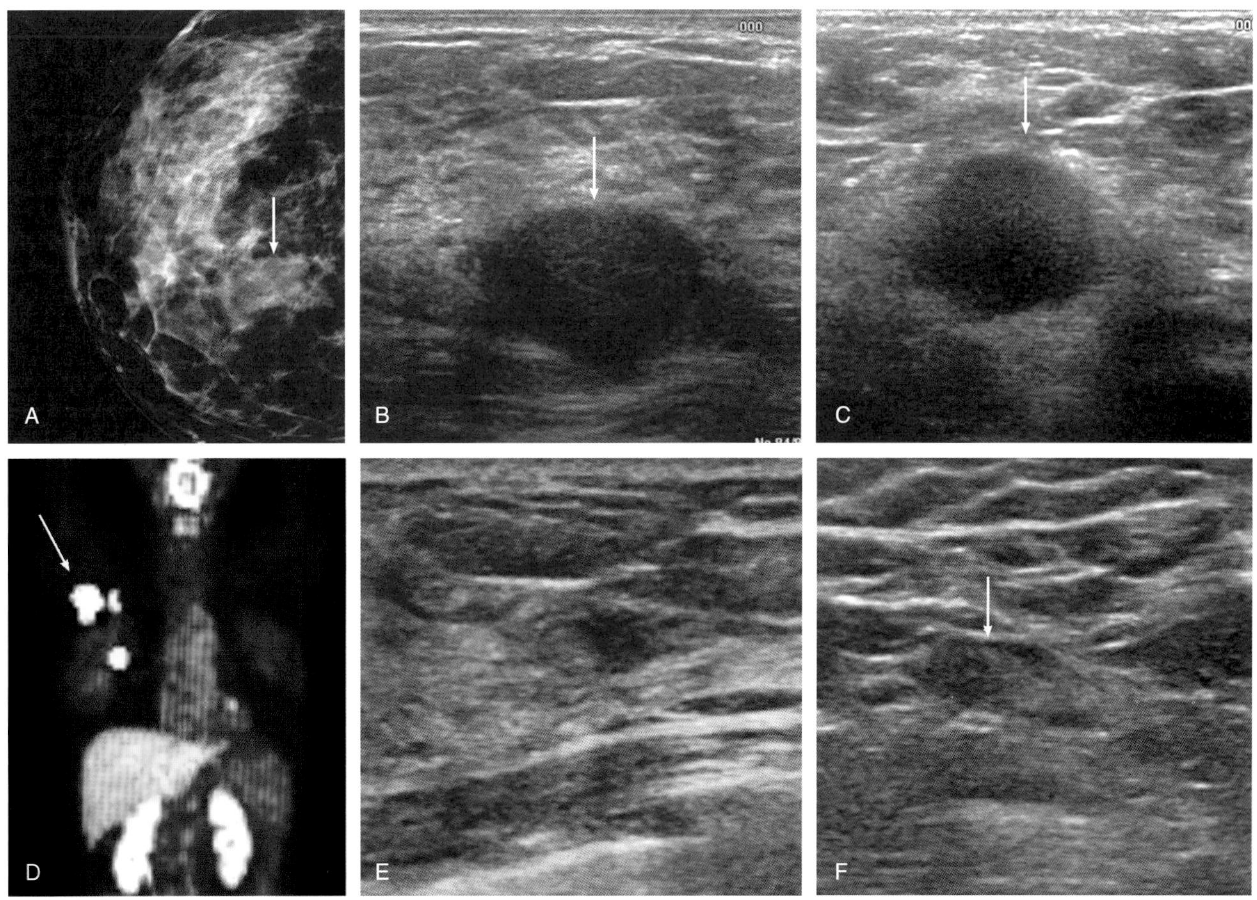

图 29-12　乳腺癌和转移淋巴结的病理完全缓解。47 岁的女性患者，被诊断为三阴性乳腺癌。A~D. 新辅助治疗前的乳腺 X 线摄影（A）和超声（B）显示腺体深层的肿块（箭头），边缘尚光整。腋窝超声（C）显示肿大淋巴结。全身 FDG-PET（D）可见乳腺癌病灶和多个腋窝淋巴结转移（箭头）。E、F. 新辅助治疗结束后，乳腺（E）和腋窝（F）超声显示乳腺癌病灶消失，肿大淋巴结恢复正常形态（箭头）。患者行保乳手术，术后病理显示乳腺和腋窝淋巴结组织无残留病灶

## 三、新辅助治疗后病理评价

### （一）病理评价的重要性

由于术前新辅助治疗反应的临床评价有限，最终的治疗反应评价依赖于病理检查，特别是当新辅助治疗达到病理完全缓解或最小残余肿瘤负荷是预后良好的预测因子时。此外，虽然美国 FDA 对手术前新辅助治疗药物的有效性评价有限制，但建议以病理完全缓解作为最终评价目标，因此病理评价对新药效果的判定也很重要。

### （二）病理结果

在肿瘤残留的情况下很容易找到病灶，但是当完全缓解或接近完全缓解时，病灶可能被不均匀、坚硬的纤维组织取代，在这种情况下，病理检查需要考虑切除组织内的标记夹或导丝位置（图 29-13）。

#### 1. 乳腺内残留的肿瘤

新辅助治疗后原发病灶会出现玻璃样变性，伴有间质水肿、纤维化或纤维黏液样间质，而正常乳腺组织的导管和小叶单位萎缩，通常伴有淋巴细胞、组织细胞和嗜血性巨噬细胞浸润。其余大多数肿瘤细胞显示出不同程度的细胞密度降低。一些细胞表现出对治疗的反应，在这种情况下，会观察到乳腺结构变形，肿瘤坏死，退变的奇异形巨核或多核瘤巨细胞，细胞核增大，染

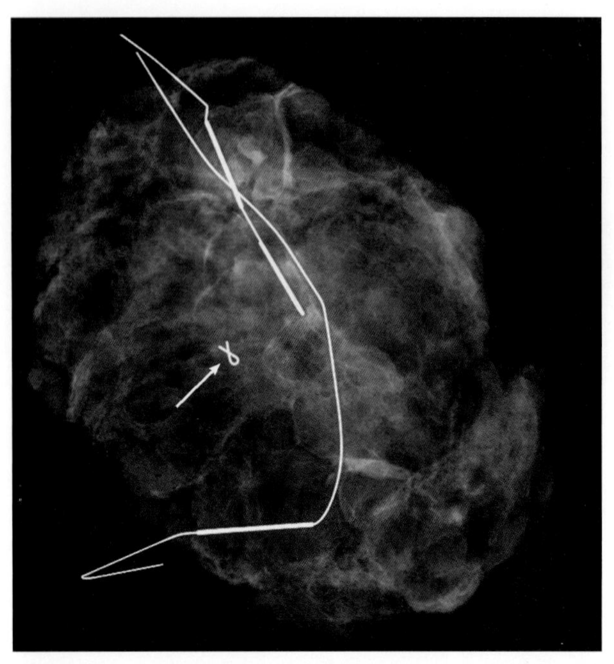

图 29-13 乳腺标本摄影。新辅助治疗后对残留病灶进行定位，手术切除组织的 X 线摄影可见标记夹（箭头）和周围的两条导丝

色质呈空泡状，肿瘤细胞胞质嗜酸性改变、空泡变。浸润性癌周围的纤维化不包括在病理学 ypT 类别中。

**2. 腋窝淋巴结**

淋巴结治疗反应的病理表现与乳腺癌相似，在完全缓解的情况下，淋巴结中的淋巴细胞减少，没有活的癌细胞，被胶原化、纤维化组织或组织细胞代替。如果未达到完全缓解，且对治疗有反应，则癌细胞可以单独或成簇包裹在纤维中。如果肿瘤细胞难以和组织细胞区分，则可以通过细胞角蛋白（cytokeratin）免疫组织化学染色来确认。

新辅助治疗后的淋巴结状态分为 4 类：淋巴结中有转移癌细胞，且伴有治疗后改变；淋巴结中有转移癌细胞，但缺乏治疗后改变；淋巴结中未见转移癌细胞，但可见治疗后改变，提示该淋巴结在治疗前有癌转移；淋巴结中未见转移癌细胞，且缺乏治疗后改变。

### （三）治疗反应的病理评价系统

虽然对病理完全缓解（pCR）有多种定义，但大多定义为乳腺和淋巴结中无浸润性癌细胞。常用的新辅助治疗病理评价系统包括美国癌症联合委员会（AJCC）的 yp 分期、Miller-Payne 系统、残留肿瘤负荷（residual cancer burden，RCB）评价系统等（表 29-6）。目前尚无证据表明特定的评价系统在预测患者的预后方面有优势。

**1. AJCC 系统**

新辅助治疗后，AJCC 系统对治疗后乳腺内

表 29-6 新辅助治疗的病理评价系统

| 评价系统 | 乳腺 | 淋巴结 |
|---|---|---|
| AJCC | 残留肿瘤（ypT），病理大小和范围 | 残留淋巴结（ypN），转移淋巴结的数量 |
| Miller-Payne | 1 级（G1）：浸润性癌细胞无改变或仅个别癌细胞发生改变，总细胞密度无变化 | 不考虑 |
| | 2 级（G2）：浸润性癌细胞轻度减少，不超过 30%，但细胞密度仍然很高 | |
| | 3 级（G3）：浸润性癌细胞减少范围为 30%~90% | |
| | 4 级（G4）：浸润性癌细胞显著减少，超过 90%，仅残存散在的小簇状癌细胞或单个癌细胞 | |
| | 5 级（G5）：原发性肿瘤位置无浸润性癌细胞，但可存在导管原位癌 | |
| Residual Cancer Burden | RCB-0：乳腺和淋巴结无浸润性癌细胞 | 转移淋巴结数目和最大直径 |
| | RCB-Ⅰ：残余少量浸润性癌细胞（显著反应） | |
| | RCB-Ⅱ：中度浸润性癌细胞残留 | |
| | RCB-Ⅲ：广泛浸润性癌细胞残留（抗癌性） | |

残留癌（ypT）、残留淋巴结（ypN）和残留转移癌（ypM）分别进行评价。分期为 0 期、Ⅰ期、Ⅱ（A~B）期、Ⅲ（A~C）期和Ⅳ期。

### 2. Miller-Payne 系统

该系统根据新辅助治疗后肿瘤细胞的减少程度将治疗反应分为 5 个等级。该系统在治疗之前需要进行穿刺活检，并且不考虑淋巴结对治疗的反应。

### 3. 残留肿瘤负荷（residual cancer burden，RCB）系统

该系统评价包括以下几项：残留病灶的大小、残留癌的绝对细胞密度、残留导管原位癌占整个肿瘤的百分比、转移的淋巴结数目和淋巴结内最大转移灶的大小。将这几项数值代入函数公式获取一个指数，RCB 指数分为 RCB 0~Ⅲ 4 个级别。根据美国 MD Anderson 癌症中心前瞻性队列研究的 10 年生存分析结果，无论肿瘤的分子亚型如何，残留肿瘤负荷等级与患者的预后高度相关。

## 知识要点

- 在测量肿瘤大小和评价治疗反应的影像学检查中，乳腺 MRI 的敏感度和特异度最高。超声检查便捷，也是评价腋窝淋巴结准确度最高的检查，并且具有可实时引导进行组织活检或标记夹置入等优点，因此在新辅助治疗过程中被广泛应用。
- 在新辅助治疗前后，为准确评价治疗反应，应努力做到准确、客观地测量病灶大小。在超声检查中，在病灶显示最大的两个垂直切面测量三径线以反映病灶的大小。对于腋窝转移性淋巴结，需记录异常淋巴结的数量、大小、形状和位置。
- 新辅助治疗的影像学评价按实体肿瘤的疗效评价标准（RECIST）分为完全缓解、部分缓解、疾病进展和疾病稳定。完全缓解在高级别、ER 阴性或 HER2 阳性乳腺癌中更为常见。
- 新辅助治疗前或期间，可以在超声引导下，经皮将金属标记夹置入原发灶或转移的腋窝淋巴结中，以免在新辅助治疗后，由于完全缓解导致无法定位原发病灶。
- 在评价新辅助治疗后的反应或残留病灶的大小方面，超声和 MRI 检查的准确性取决于乳腺癌的分子亚型和反应类型（向心性或非向心性退缩）。与向心性退缩的肿瘤相比，非向心性退缩的肿瘤的保乳手术难度更大。
- 病理完全缓解（pCR）定义为乳腺和淋巴结无肿瘤细胞浸润。AJCC 的 yp 分期、Miller-Payne 和残留肿瘤负荷（residual cancer burden，RCB）系统是常用的新辅助治疗病理评价系统。研究表明新辅助治疗后病理完全缓解是预后良好的预测因子。

## 参考资料


[1] 杨文涛，步宏等．乳腺癌新辅助化疗后的病理诊断专家共识．中华病理学杂志，2015.

[2] Cain H,et al. Neoadjuvant therapy in early breast cancer: treatment considerations and common debates in practice. Clin Oncol, 2017

[3] Candelaria RP, et al. Performance of mid-treatment breast ultrasound and axillary ultrasound in predicting response to neoadjuvant chemotherapy by breast cancer subtype. Oncologist, 2017.

[4] Cho N, et al. Breast cancer: early prediction of response to neoadjuvant chemotherapy using parametric response maps for MR imaging. Radiology, 2014.

[5] Dialani V, Chadashvili T, Slanetz PJ. Role of imaging in neoadjuvant therapy for breast cancer. Ann Surg Oncol, 2015.

[6] Early Breast Cancer Trialists' Collaborative Group (EBCTCG). Long-term outcomes for neoadjuvant versus adjuvant

chemotherapy in early breast cancer: meta-analysis of individual patient data from ten randomised trials. Lancet Oncol,2018.

[7] Fowler AM, et al. Imaging neoadjuvant therapy response in breast cancer. Radiology, 2017.

[8] Gruber IV, et al. Measurement of tumour size with mammography, sonography and magnetic resonance imaging as compared to histological tumour size in primary breast cancer. BMC Cancer,2013.

[9] Hylton NM, et al. Neoadjuvant chemotherapy for breast cancer: functional tumor volume by MR imaging predicts recurrence-free survival-results from the ACRIN 6657/CALGB 150007 I-SPY 1 TRIAL. Radiology,2016.

[10] Kim R, et al. Predicting axillary response to neoadjuvant chemotherapy: breast MRI and US in patients with node-positive breast cancer. Radiology, 2019.

[11] Kim SH, et al. Dynamic Contrast-enhanced breast MRI for evaluating residual tumor size after neoadjuvant chemotherapy, Radiology. 2018

[12] Lee SH, et al. Shear-wave elastography for the detection of residual breast cancer after neoadjuvant chemotherapy. Ann Surg Oncol, 2015.

[13] Lee YJ, et al. Contrast-enhanced ultrasound for early prediction of response of breast cancer to neoadjuvant chemotherapy. Ultraschall Med, 2018.

[14] Park JS, et al. The assessment of breast cancer response to neoadjuvant chemotherapy: comparison of magnetic resonance imaging and $^{18}$F-fluorodeoxyglucose positron emission tomography. Acta Radiol, 2011.

[15] Slanetz PJ, et al. ACR Appropriateness Criteria Monitoring Response to Neoadjuvant Systemic Therapy for Breast Cancer. J Am Coll Radiol,2017.

[16] Schwartz LH, et al. RECIST 1.1-Update and clarification: From the RECIST committee. Eur J Cancer, 2016.

# 第 30 章 乳腺手术后影像学检查

随着乳腺癌患者的数量和生存率的增加，术后影像检查的病例也在迅速增加。然而，乳腺手术、放疗及重建手术造成的解剖学变化与超声检查中的恶性图像相似，经常难以鉴别复发和术后改变。因此，有必要了解复发性乳腺癌的影像学特征和因不同手术类型导致的影像学特征性改变。此外，应结合手术前影像资料、既往手术记录和治疗史，早期发现复发性乳腺癌，同时避免不必要的活检。

本章探讨了乳腺癌术后的影像学征象、复发风险因素、复发的影像学表现和复发监测建议。

## 一、切除活检后检查

### （一）切除活检和复发的风险因素

切除活检是将病灶与周围组织一同切除的方法。当细针抽吸细胞学检查或空芯针穿刺活检困难、临床检查与影像学检查结果不一致、细胞学检查或空芯针穿刺活检结果为不典型增生或乳头状病变等情况下，应进行切除活检。对于良性肿瘤，这是一种完整的治疗方法，但是对于早期乳腺癌（如导管原位癌），与以治疗为目的的切除相比，以诊断为目的的切除更容易出现肿瘤残留或切缘阳性。在以治疗为目的的切除患者中，15%~30% 因切缘阳性需要再次手术。切缘阳性的独立预测因子包括：乳腺 X 线摄影中显示微小钙化和致密型腺体，MRI 与超声检查肿瘤大小差异超过 0.5cm，活检结果为导管原位癌或小叶癌等。

### （二）切除活检后的影像学表现

活检后最初发生的变化包括空气留置、血肿、渗出液和水肿等（图 30-1），而长期变化主要是因皮下组织纤维化和 Cooper 韧带缩短导致的结构扭曲。结构扭曲在良性肿瘤切除后 6~24 个月内显示清晰，之后虽然会逐渐退化，但仍可持续 3 年以上。结构扭曲的特征是在超声图像中不形成明显的肿块，仅在一个切面上可见。真空辅助旋切良性肿块后，也可以观察到类似的变化，但程度较轻。由于不了解乳腺良性病变的手术病史，因此会将手术后改变误认为可疑恶性病变，导致不必要的检查或活检。为了避免这种情况的发生，在开始超声检查之前，应养成确认患者手术史和手术部位的习惯。既往有乳腺炎且有脓肿引流史的患者也可能出现结构扭曲和钙化，也可被误认为可疑恶性病变。在这种情况下，钙化的特征是位于皮肤伤口部位。行乳腺 X 线摄影检查时，应检查皮肤上有无痣、疣、伤口和纹身等，如果有以上皮肤特征，需要对该部位进行标记。

## 二、保乳术后检查

### （一）保乳手术和复发的风险因素

保乳手术（breast-conserving surgery）是切

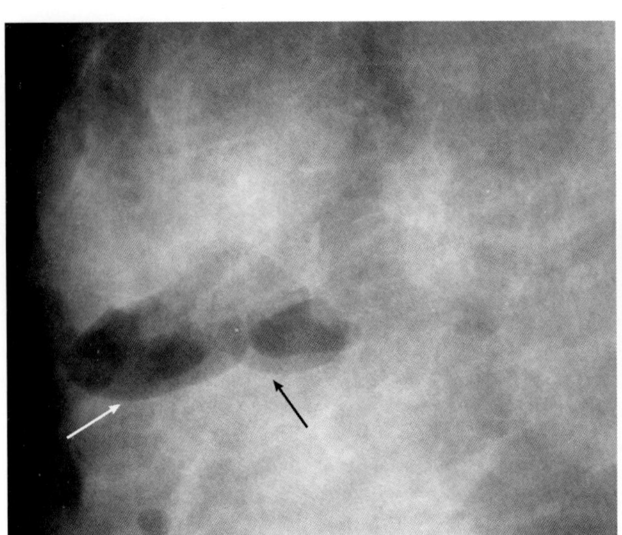


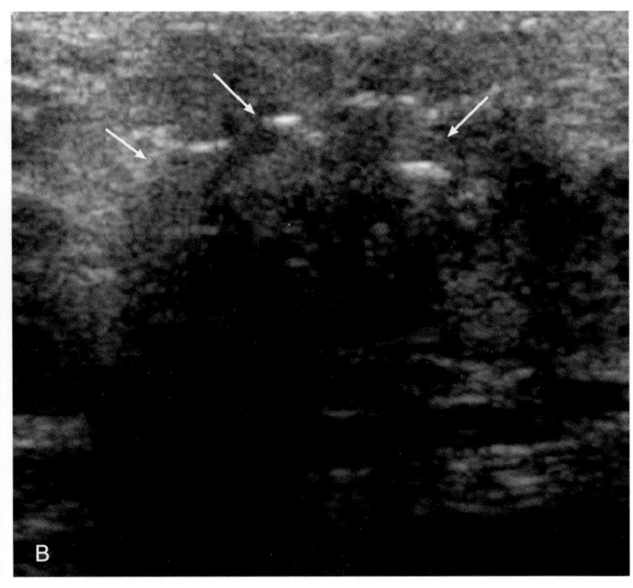


**图 30-1** 手术后空气滞留。A. 43 岁的女性患者，肿瘤切除术后，右乳 X 线摄影 MLO 位图像见气体密度（箭头）。B. 同一患者的超声图像表现为手术部位气体样强回声斑点（箭头）和后方声影

除乳腺癌和乳腺癌周围部分正常组织、保留乳头和剩余乳腺组织的术式。保乳手术和辅助放疗不仅可以保留乳腺，而且与全乳切除术有相似的生存率。因此，对于大多数 Ⅰ~Ⅱ 期早期乳腺癌患者，保乳手术是主要的治疗方法。目前，在韩国有 60%~70% 的患者接受了保乳手术。保乳手术后局部复发最大的风险因素是切缘阳性。此外，患者的年龄、是否接受过放疗和全身治疗也是局部复发的风险因素（表 30-1）。了解与保乳术后局部复发相关的风险因素，有助于对高风险人群进行更密切的观察和影像学检查。

**表 30-1 保乳治疗后局部复发的相关因素**

| 分类 | 相关因素 | 高风险人群 |
| --- | --- | --- |
| 患者相关 | 年龄 | 40 岁以下 |
| 肿瘤相关 | 是否侵犯切缘 | 侵犯切缘 |
| | 肿瘤大小和淋巴结 | T3 N2~3 |
| | 肿瘤分级 | 高级别 |
| | 分子亚型 | HER2+、三阴性乳腺癌 |
| 治疗相关 | 放疗 | 未进行放疗 |
| | 全身治疗 | 未进行全身治疗（特别是激素治疗和 HER2 靶向治疗） |

## （二）保乳手术后的影像学表现

保乳手术和放疗会影响乳腺的影像学表现，即便没有复发，也可能导致各种异常表现，如肿块、结构扭曲、皮肤增厚、钙化等。根据手术后时期不同，超声检查的影像学特征分为初期和后期表现（表 30-2；图 30-2）。手术和放疗后的一些良性改变在影像学和病理学检查中均与恶性肿瘤表现相似，需注意鉴别。

**表 30-2 肿瘤切除术后的超声表现**

| | |
| --- | --- |
| 初期变化（2 年内） | 由于空气滞留导致回声增加及后方声影 |
| | 血肿或血清肿导致的低或无回声积液 |
| | 水肿引起的周边实质或脂肪回声增加 |
| | 结构扭曲 |
| | 延伸到皮肤切口的窦道 |
| 后期变化（2 年后） | 血肿：内部无回声液体吸收浓缩后呈低回声，与肿块相似 |
| | 脂肪坏死：囊实性复合回声肿块，伴后方声影 |
| | 瘢痕：主要表现为结构扭曲，部分与皮肤切口相连，多普勒超声检查病灶内不显示血流信号 |
| | 皮肤增厚或凹陷 |

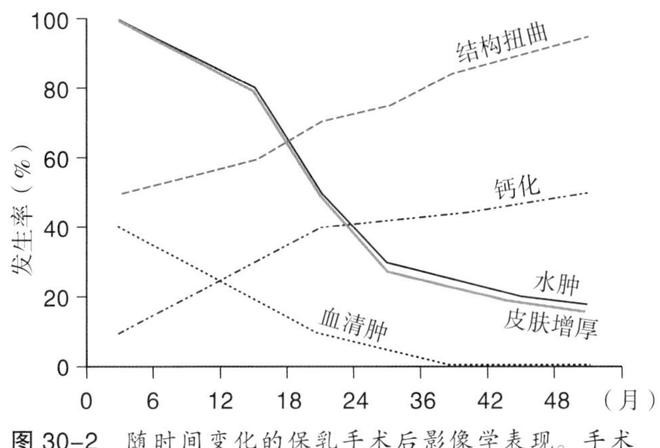


**图 30-2**　随时间变化的保乳手术后影像学表现。手术后会出现血清肿、水肿和皮肤增厚，2 年后大部分消失，但 2 年后出现结构扭曲和钙化的情况增加（来源：Mendelson EB. RCNA, 1992）

### 1. 肿块或结构扭曲

在乳腺 X 线摄影中，不对称致密影或肿块常见于手术部位，多是术后改变，如渗出液、瘢痕、纤维化或脂肪坏死等，但也可由复发所致。

术后 4 周内，约有一半的患者可见渗出液，因渗出液聚集形成的肿块为血清肿。血清肿有时与肿块表现相似，边缘可以光整也可以不光整，随着手术部位的愈合和纤维化，形成毛刺样边缘。在超声检查中，积液或血清肿可以呈混合性或囊性肿块，急性期内部有回声显示，但 1~2 周后，大部分会变成无回声，伴后方回声增强（图 30-3）。积液或血清肿内有 1~2 个分隔或内部有回声不代表出现并发症，患者无症状时不需要吸出或引流。大部分渗出液会在 2 年内消失，但也可以持续数年。

随着肿块切除部位的渗出液被吸收和纤维化，瘢痕会更加不规则。瘢痕在乳腺 X 线摄影中表现为边缘模糊或毛刺样的肿块，伴有皮肤或乳头回缩（图 30-4）。若病灶长期无改变或消失，且出现在手术部位，内部有脂肪密度，瘢痕的可能性大。术后瘢痕在超声图像中多表现为低回声的非肿块病变，后方回声衰减，探头施压后多变扁，后方回声衰减消失，多普勒超声检查不显示血流信号。当超声检查表现为伴有后方回声衰减的低回声病变，探头施压后无变化时，与恶性病变鉴别较为困难。

当术后改变与复发性乳腺癌鉴别困难时，应查看手术前影像和手术病理资料，以早期发现复发病灶，同时避免不必要的活检。通常情况下，在手术后 1 年，瘢痕会消失。若手术位置出现新的肿块，应当怀疑是否有复发（图 30-5）。超声检查在手术部位以外的位置新发现肿块，应怀疑恶性，并进行活检。多普勒超声检查发现肿块内血供丰富时应怀疑复发。

### 2. 皮肤增厚和水肿

正常皮肤厚度 <2mm，乳腺下部和乳晕周围皮肤较厚。在接受放疗期间皮肤会增厚，1~2 年后稳定并逐渐变薄。皮肤增厚和乳腺水肿较少见，但可能是复发性乳腺癌的继发性改变，因此须重

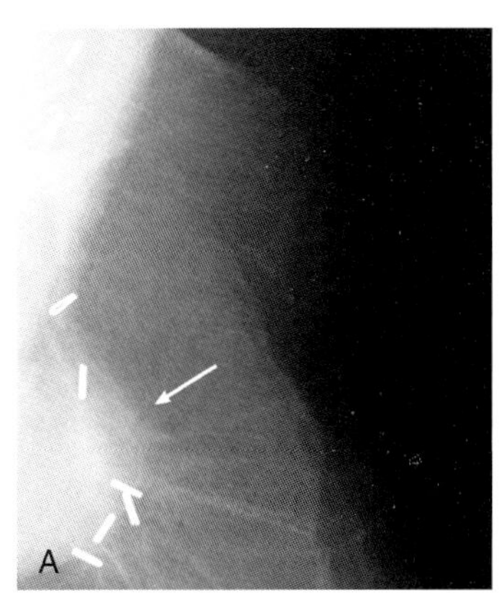


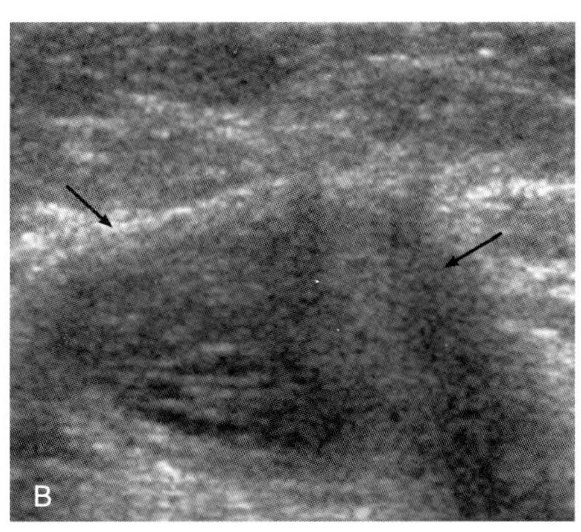


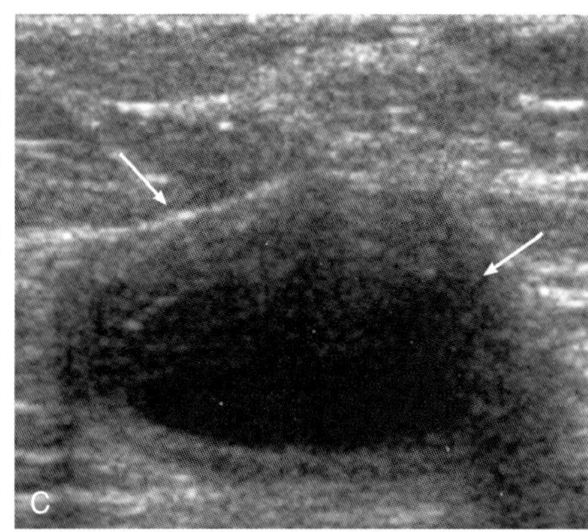


**图 30-3**　手术后的血清肿。52 岁的女性患者，因浸润性髓样癌行保乳手术，左乳 X 线摄影 MLO 位显示金属夹部位见边缘清晰的椭圆形高密度肿块（箭头）。B. 超声检查可见边缘光整的低回声肿块（箭头）。C. 4 个月后的超声随访检查发现肿块（箭头）内部回声转为无回声

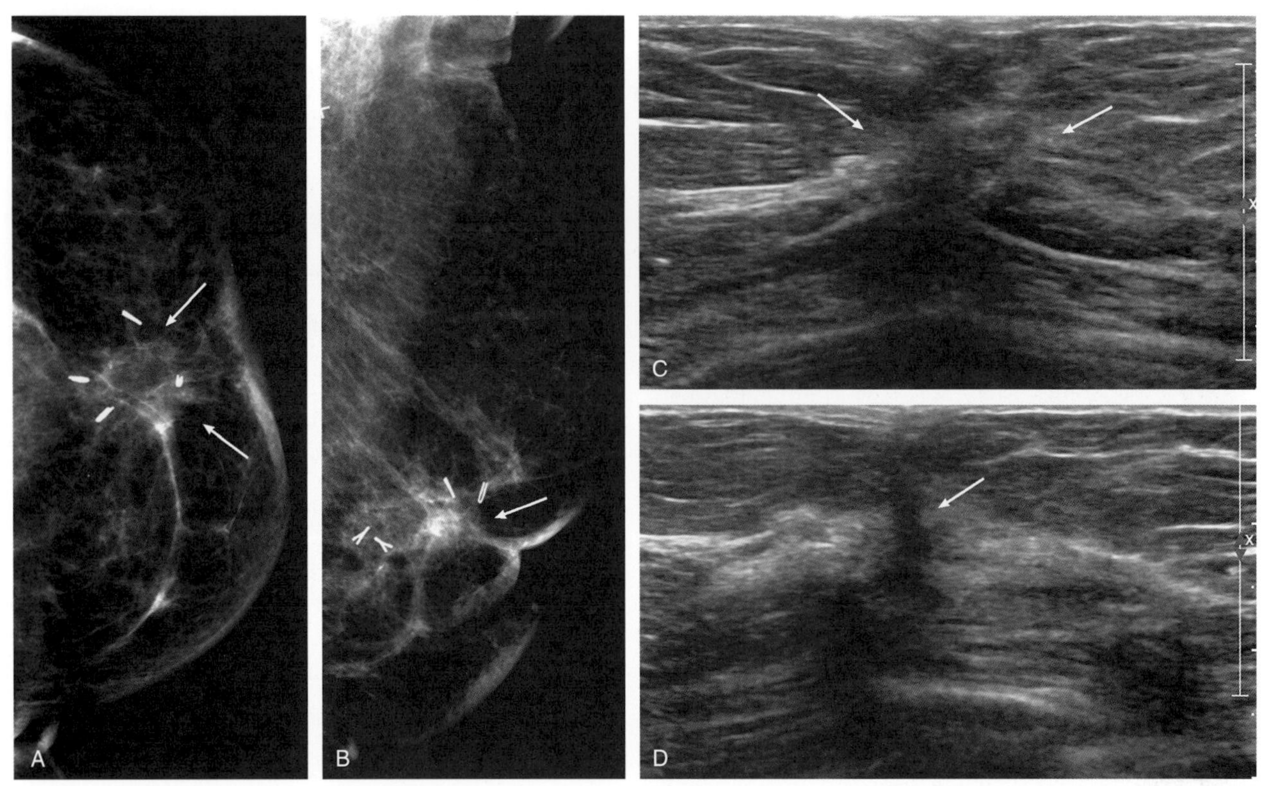

**图 30-4** 术后瘢痕。A、B. 乳腺 X 线摄影左侧 CC 位（A）和 MLO 位（B）显示金属夹部位边缘不清晰的不规则肿块（箭头），肿块内部有脂肪密度。C、D. 手术部位横切面（C）和纵切面（D）超声检查显示边缘模糊的低回声病变（箭头），伴有结构扭曲和后方声影。超声多普勒检查显示病变内部无血流信号

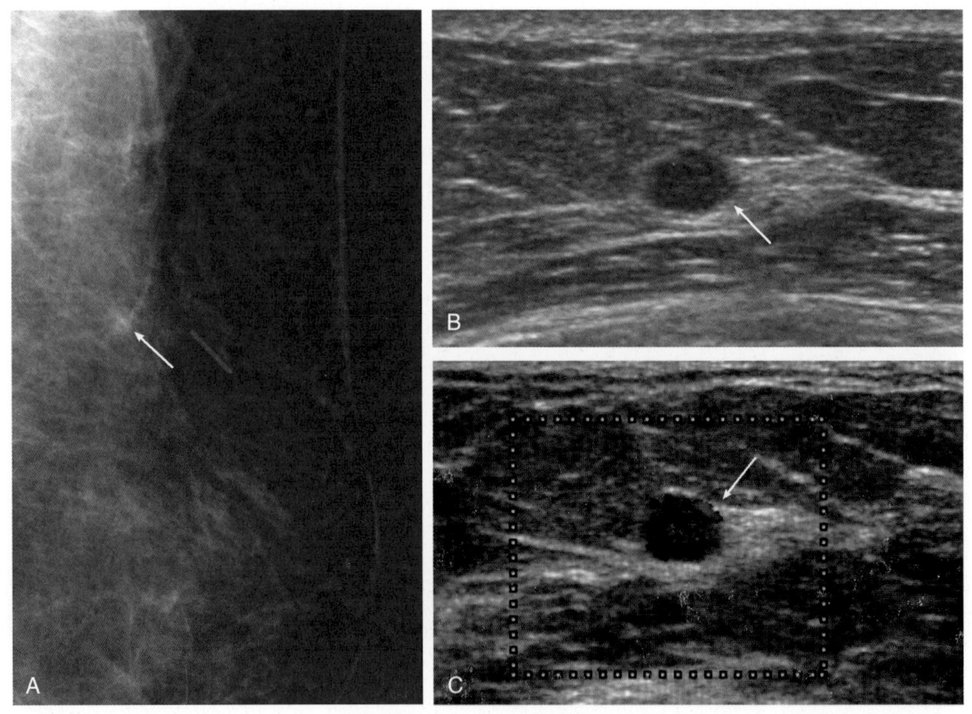

**图 30-5** 术后复发。A. 68 岁的女性患者，5 年前因浸润性乳头状癌行保乳手术，乳腺 X 线摄影显示手术部位新发的椭圆形小肿块（箭头）。B. 超声检查显示椭圆形的低回声肿块（箭头）。C. 虽然肿块体积小，但是多普勒超声检查显示肿块内较丰富的血流信号（箭头）。活检确诊乳腺癌复发，行全乳切除术

视并仔细鉴别（图 30-6）。此外，皮肤上出现新发的小结节也可能是复发，应进行活检。

### 3. 钙　化

单独的乳腺超声检查很难发现钙化，应进行乳腺 X 线摄影。术后 6~12 个月内可出现新的良性钙化，主要表现为团簇状或分散的圆形钙化，或为沿切口分布的环形、缝线样和营养不良性钙化（图 30-7）。但是在瘢痕稳定后，如果新出

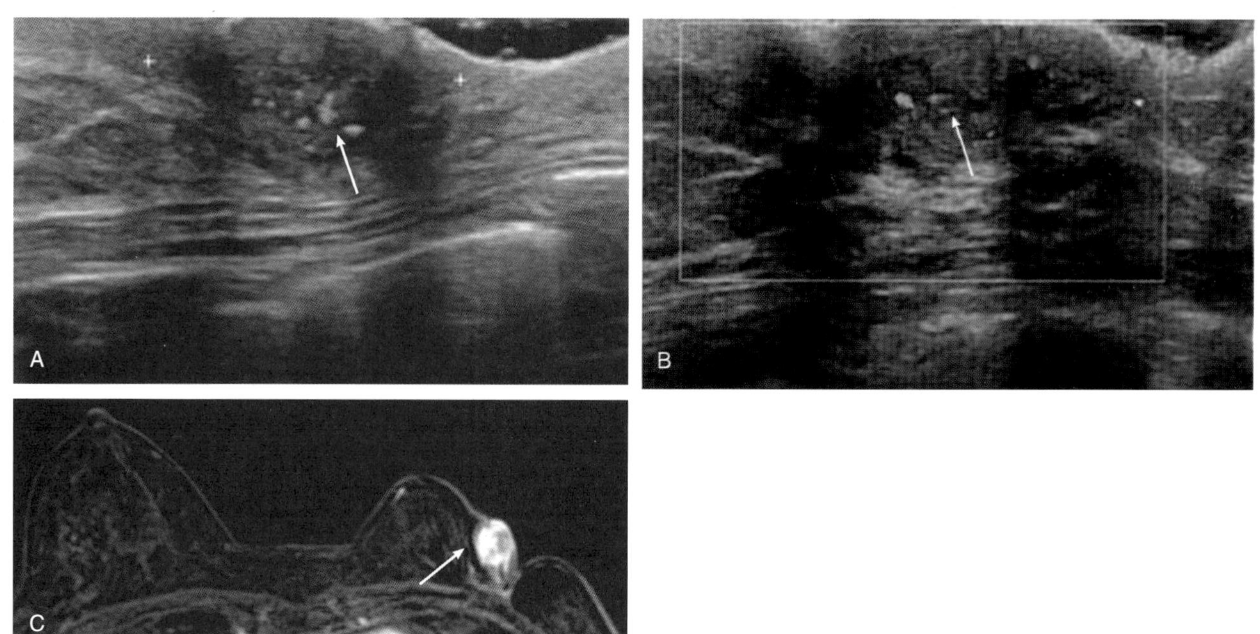

**图 30-6**　术后复发。A、B. 54 岁的女性患者，曾患 HER2+ 乳腺癌，并接受保乳手术，灰阶超声（A）及多普勒超声检查（B）显示不规则形低回声肿块，内见钙化，伴有乳头凹陷和皮肤增厚（箭头），血流分布杂乱。C. MRI 显示相应部位不规则形肿块，呈不均匀增强（箭头）

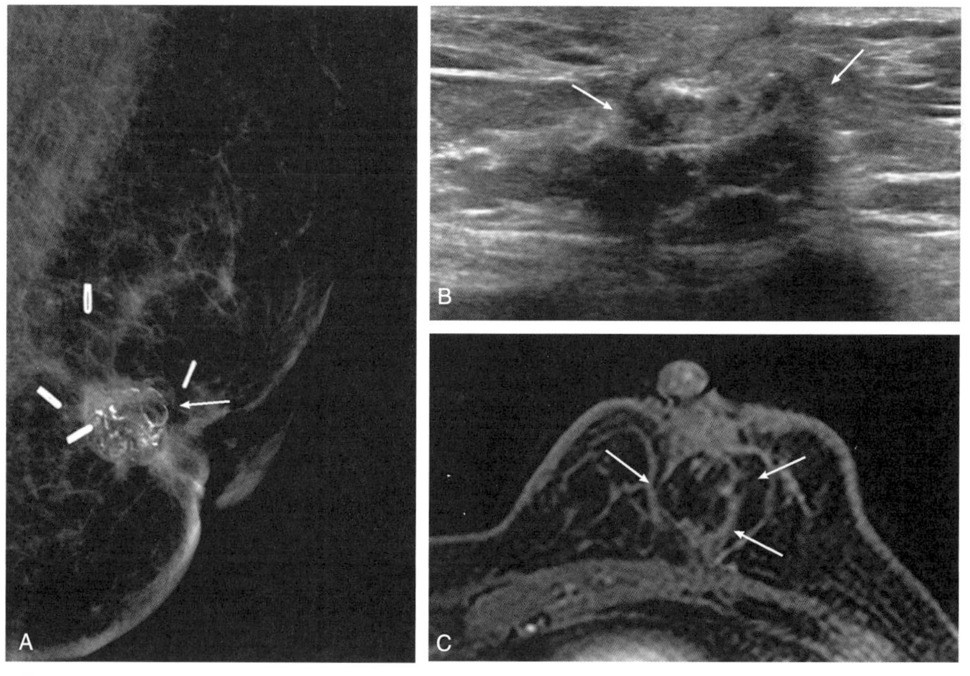

**图 30-7**　术后良性钙化。A. 67 岁的女性患者，曾患非特殊型浸润性乳腺癌并接受保乳手术，左乳 X 线摄影 MLO 位显示营养不良性（dystrophic）钙化（箭头）和金属夹。B. 超声检查显示手术部位边缘模糊的等回声肿块（箭头）。C. 增强的 MRI T1 加权像横截面图像显示内部含有脂肪的圆形肿块（箭头），提示这是一个脂肪坏死的病例

现多形性微小钙化或微小钙化的形状和数量发生变化，或者超声检查中出现新发肿块且多普勒检查显示血流增加时，应怀疑复发。特别是当原发病灶本身伴有广泛钙化，且原发病灶手术病理显示切缘阳性，则可能是残留或复发。因此，结合手术病理记录，重新分析术前乳腺 X 线摄影和超声检查结果非常重要。

## 三、全乳切除术后检查

### （一）全乳切除术和复发的风险因素

乳腺切除术（mastectomy）包括根治性（radical）或改良根治性（modifed radical）乳腺切除术、保留皮肤的乳腺切除术、保留乳头－乳晕复合体及皮肤的乳腺切除术，其中最常见的是改良根治性乳腺切除术，适用于乳腺癌伴腋窝淋巴结转移，肿瘤未浸润胸大肌或筋膜的患者。改良根治性乳腺切除术是一种去除整个乳腺组织与腋窝淋巴结的术式，保留胸大肌，预防锁骨下方的胸壁畸形。手术方法根据胸神经、胸小肌和腋窝淋巴结切除范围不同而异。当存在淋巴结转移时，尤其是对于≥ 4 个淋巴结转移的患者，放射治疗可以减少局部复发和远处转移。远处转移的风险因素与局部复发的风险因素几乎相同。

### （二）全乳切除术后的影像学表现

#### 1. 全乳切除术后的超声检查

由于全乳切除术切除了所有的乳腺组织，因此术后对胸壁的影像学检查存在争议。由于术后仅保留薄的胸壁，所以超声检查很容易进行。

在超声图像中，乳腺切除部位的胸壁由皮肤、皮下脂肪层、胸肌、肋骨和肋间肌四层组成（图 30–8）。正常皮肤厚度为 0.5~2mm，超声检查显示为薄的高回声区。不同患者的皮下脂肪层表现出不同厚度，呈等回声。胸肌因筋膜反射呈高回声层。肋软骨呈低回声，横切面呈管状，纵切面呈椭圆形，肋骨和胸骨伴有后方声影。全乳切除术后胸壁处可有渗出液、皮肤增厚、水肿和肿块等。为了评价是否有淋巴结复发，应检查锁骨上下、腋窝和内乳部位淋巴结。淋巴结检查的相关内容在第 28 章中详细讨论。

#### 2. 局部复发的超声表现

局部复发最常见的部位是胸壁（图 30–9），通过胸筋膜或胸肌间淋巴结导致的胸壁复发。原发性乳腺癌越靠近胸壁，胸壁的复发率越高，因此有必要参考术前影像学检查（图 30–10）。复发性乳腺癌超声常表现为形状呈椭圆形或圆形的低回声肿块，多普勒检查显示特征性的高血供。怀疑复发时，应进行空芯针穿刺活检确认。区域淋巴结复发以锁骨上淋巴结最常见（图 30–11）。据报道，腋窝淋巴结清扫后，腋窝淋巴结的复发率为 10%，内乳淋巴结的复发率为 4%~6%。超声影像中可疑淋巴结复发的表现是皮质增厚、淋巴门结构消失。鉴于近年来治疗方式的进展，局部复发大大减少，诊断腋窝淋巴结复发时，应与对侧腋窝部淋巴结比较，以减少假阳性。如果确诊为乳腺癌局部复发，应进一步行 PET-CT 检查以确认是否存在远处转移（图 30–12）。

## 四、乳房重建术后的检查

### （一）乳房重建术的种类和并发症

乳腺切除术后的重建手术以美容或心理健康为目的，利用组织扩张器、植入物、自体肌皮瓣等多种方法进行重建（表 30–3）。单侧乳房的保乳术也可以通过对侧乳房缩小术、固定术或隆乳术来平衡双侧乳房。重建术后最主要的并发症是脂肪坏死。脂肪坏死是由于肌肉皮瓣缺血引起，横腹直肌皮瓣比背阔肌皮瓣更容易出现脂肪坏死。复发的机制包括在手术部位播种癌细胞，在残留的乳腺上皮细胞中传播癌细胞，在淋巴管内形成癌栓等，但确切的发生机制尚不明确。全乳切除术后重建的同侧乳腺复发率少于全身转移，肌肉皮瓣的复发率极低。

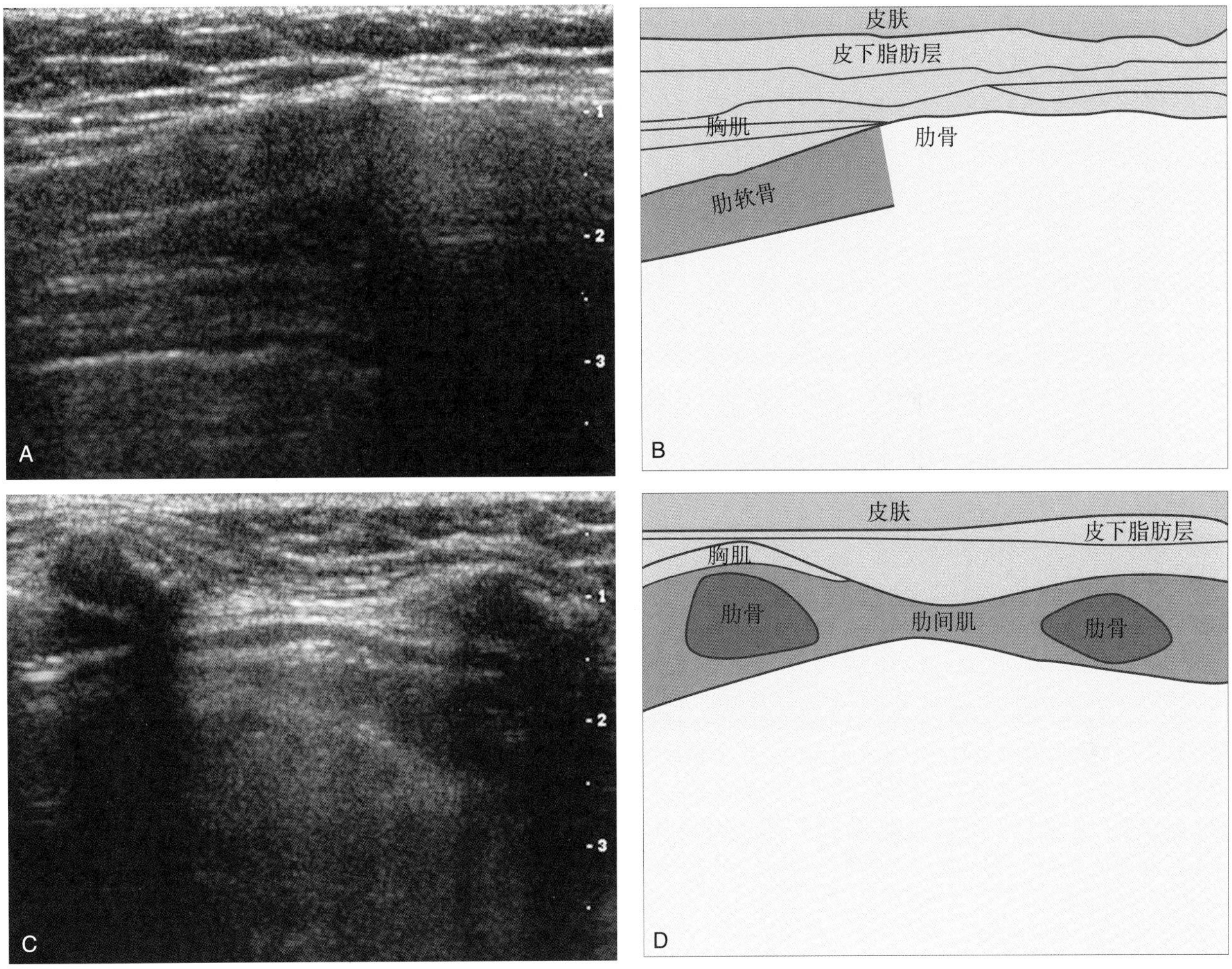

A

皮肤
皮下脂肪层
胸肌
肋骨
肋软骨
B

C

皮肤
皮下脂肪层
胸肌
肋骨
肋间肌
肋骨
D

**图 30–8**　全乳切除术部位胸壁的超声解剖。A、B. 横切面超声图像和解剖示意图。C、D. 纵切面超声图像和解剖示意图

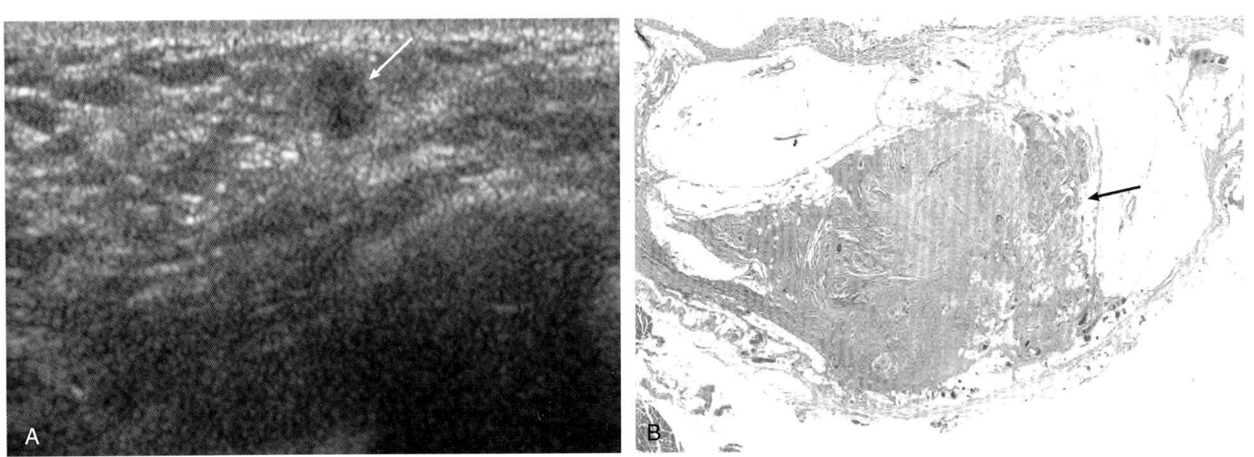


**图 30–9**　全乳切除术后胸壁复发。A. 45 岁的女性患者，全乳切除术后超声检查显示手术部位胸壁皮下脂肪层不平行于皮肤生长、边缘模糊的低回声肿块（箭头）。超声引导下细针抽吸细胞学检查确诊为复发，随后手术切除肿块。B. 病理检查显示非特殊型浸润性乳腺癌（箭头）

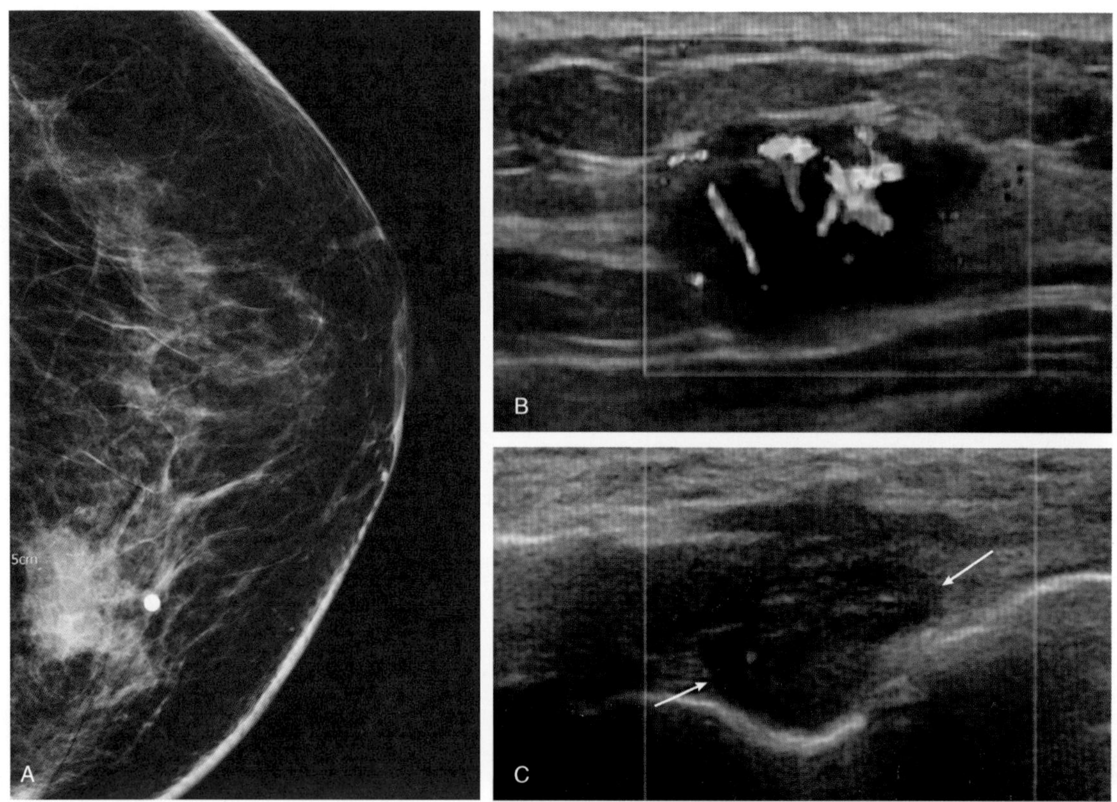


图 30-10　全乳切除术后胸壁复发。A、B. 乳腺 X 线摄影 CC 位（A）和彩色多普勒超声检查（B）显示靠近胸壁附近的高血供肿块，内有钙化。先尝试保乳手术，病理检查显示 ER+、HER2− 的浸润癌，大小约 4cm，但伴有较大范围的导管原位癌，总范围约 8cm。因切缘较近，追加了全乳切除术。C. 术后 1 年进行的无症状筛查性超声显示胸壁上大小约 3cm 的低回声肿块（箭头），多普勒超声检查显示肿块内部有血流信号。活检证实为乳腺癌胸壁复发

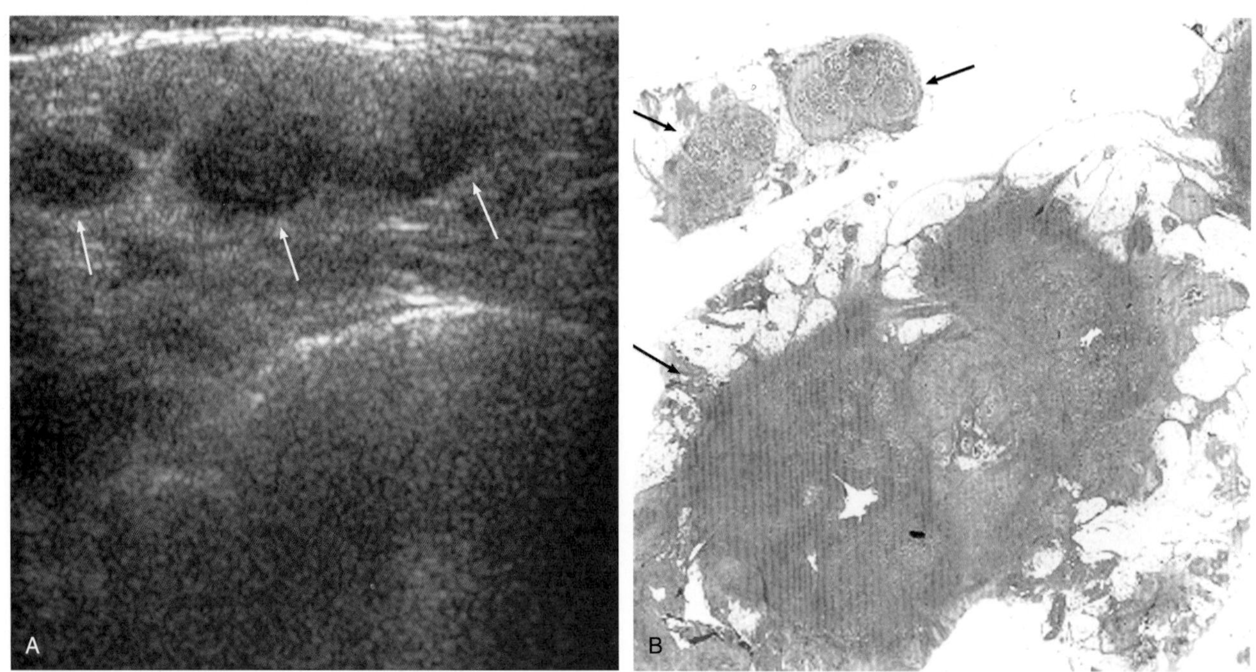


图 30-11　全乳切除术后锁骨上淋巴结复发。A. 45 岁的女性患者，全乳切除术后，超声检查显示左侧锁骨上数个圆形低回声肿块（箭头）。B. 病理检查显示淋巴结增大，癌细胞浸润（箭头）

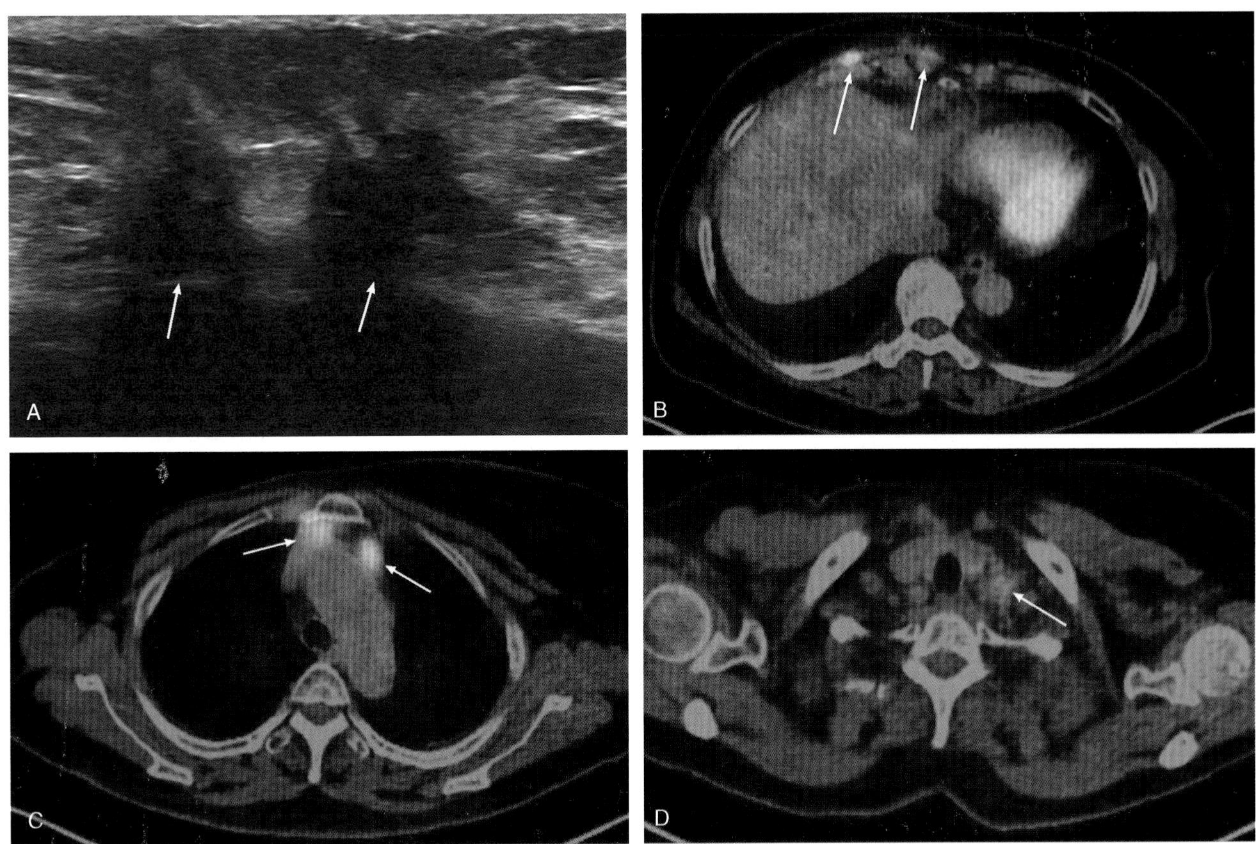

**图 30-12**　复发和远处转移。A. 4 年前接受右侧全乳切除术的患者，乳腺超声检查显示右侧胸壁多发性肿块（箭头），活检证实为复发。B~D. PET-CT 显示除右侧胸壁肿块外，纵隔血管前间隙淋巴结（C；箭头）和左侧锁骨上淋巴结（D）均存在高 FDG 摄取，提示远处转移

**表 30-3　乳腺癌术后乳房重建的类型**

| 类别 | 种类 |
| --- | --- |
| 同侧乳腺 | 植入物 |
| | 背阔肌皮瓣 |
| | 利用腹壁组织 |
| | 乳头－乳晕复合体重建 |
| 对侧乳腺 | 乳房缩小术 |
| | 乳房固定术 |
| | 隆乳术 |

### （二）乳房重建术后的影像学表现

根据乳房重建术的种类和时期的不同，影像学可有多种表现。横腹直肌皮瓣和背阔肌皮瓣重建在乳腺 X 线摄影中表现为脂肪、肌肉组织和术后瘢痕等多种密度。超声检查表现为椭圆形团块，边界清晰，内部有高回声带（图 30-13）。植入物相关内容将在第 31 章详细讨论。

复发性乳腺癌的影像学表现与原发癌无明显差异，超声检查表现为边缘不光整的低回声肿块（图 30-14）。脂肪坏死是一种常见的良性发现，应注意区分（图 30-15）。对于使用植入物或自体肌肉皮瓣重建的患者，行超声引导下穿刺活检是安全、准确的，但是由于全乳切除术后重建的同侧乳腺复发极少见，因此更倾向于进行随访观察，除非多普勒超声检查提示血供增多。

## 五、治疗后的复发监测

### （一）乳腺癌的复发和转移

乳腺癌患者的长期随访研究结果显示，10%~30% 为局部复发，60%~70% 为远处转移，10%~30% 为局部和远处同时复发。90% 的局部

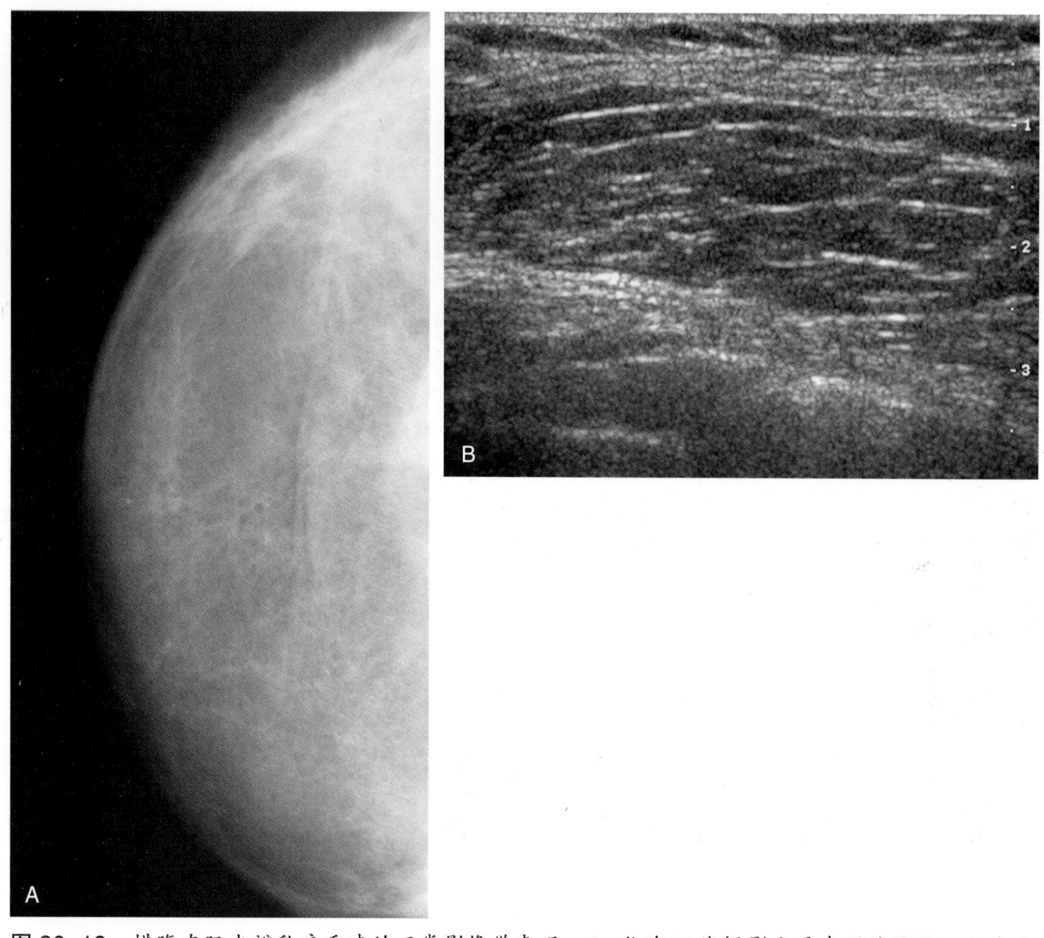

图 30–13　横腹直肌皮瓣乳房重建的正常影像学表现。A. 乳腺 X 线摄影主要表现为脂肪、肌肉和术后瘢痕等多种密度的混合。B. 超声检查表现为内部有高回声纤维条索的椭圆形等回声

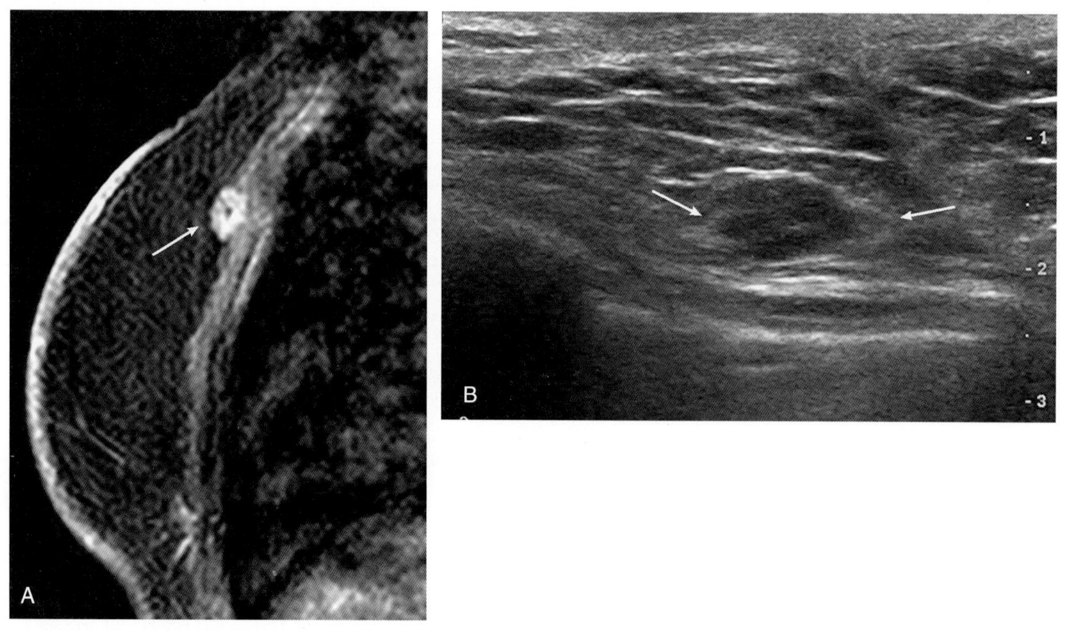

图 30–14　横腹直肌皮瓣重建后复发。A. 28 岁的女性患者，横腹直肌皮瓣重建术后，右乳矢状面 MRI 显示靠近胸壁的早期均质增强的椭圆形肿块（箭头）。B. 超声检查显示重建的乳腺与胸肌间见椭圆形低回声肿块（箭头）。超声引导下活检结果为复发性浸润性癌

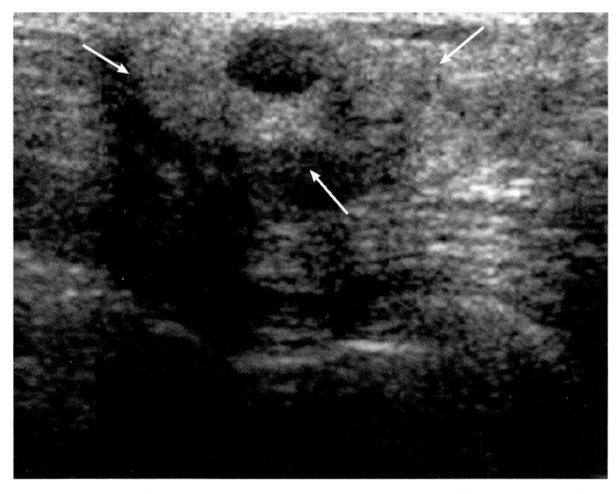

图 30-15　横腹直肌皮瓣的脂肪坏死。43 岁的女性患者，横腹直肌皮瓣重建术后，超声检查显示边缘模糊的椭圆形高回声肿块（箭头），内部有囊性区域

复发发生在 5 年内，常见于胸壁肌肉、皮肤、皮下组织、腋窝、锁骨上下、内乳和胸肌淋巴结。远处转移常见的部位依次为：多发性转移（29%）、骨（26%）、肺（24%）、肝脏（8%）和脑（4%）。远处转移主要发生在能为癌细胞提供良好的增殖环境的器官中，远处转移发生的时间和部位与乳腺癌分子亚型相关。

## （二）复发和转移监测方法

乳腺癌手术后，需要对局部复发、对侧乳腺和远处转移进行监测。多个专业学会或组织制订了临床随访指南，目的是早期发现乳腺癌复发，提高生存率（表 30-4）。

### 1. 同侧复发和对侧乳腺癌

（1）监测建议

根据美国放射学会（ACR）2018 年 1 月发布的建议，接受保乳手术和放射治疗的女性属于中等风险人群，建议在放射治疗结束后 6~12 个月内开始进行乳腺 X 线摄影筛查，以监测乳腺癌复发。对于致密型乳腺，由于乳腺 X 线摄影的敏感度仅为 50% 左右，可以考虑乳腺超声或 MRI 筛查。特别是被确诊为乳腺癌时年龄在 50 岁以下的女性，复发风险为 20% 左右，建议行乳腺超声或 MRI 筛查，并且有前瞻性多中心研究数据支持。美国 NCCN 乳腺癌指南不建议乳腺超声筛查，而欧洲医学肿瘤学会（European Society for Medical Oncology，ESMO）则建议乳腺超声筛查。

根据 2017 年韩国乳腺癌协会的建议，在放

表 30-4　乳腺癌术后的监测建议

| 类别 | 美国 NCCN | 欧洲 ESMO | 韩国乳腺癌学会 |
|---|---|---|---|
| 临床乳腺检查 | 5 年内每 4~12 个月一次，此后每年一次 | 2 年内每 3~4 个月一次，接下来 3 年内每 6 个月一次，此后每年一次 | 5 年内每 2~12 个月一次，此后每 6~12 个月一次 |
| 乳腺 X 线摄影 | 每 12 个月一次，于放疗结束 6~12 个月后开始 | 每 12 个月一次，未提及开始时间 | 2~5 年内每 6~12 个月一次，此后每 12 个月一次，于术后 6 个月开始 |
| 乳腺超声 | 不推荐 | 每 12 个月一次 | 根据需要追加 |
| 乳腺 MRI | 高风险人群（*BRCA* 突变，具有家族史或终身发病风险大于 20%） | 具有致密型乳腺的年轻女性，遗传性或家族性乳腺癌患者 | 必要时 |
| 妇科检查 | 服用他莫昔芬且有子宫的患者，每 12 个月一次 | 服用他莫昔芬且有子宫的患者，每 12 个月一次 | 服用他莫昔芬且有子宫的患者，每 12 个月一次 |
| 盆腔超声 | 不推荐 | 每 12 个月一次 | 未提及 |
| 骨密度检查 | 服用芳香化酶抑制剂的患者，与治疗有关的卵巢衰竭的患者 | 服用芳香化酶抑制剂的患者 | 服用芳香化酶抑制剂的患者 |
| 血清标志物或血液检查 | 不推荐 | 不推荐 | 必要时查癌胚抗原（CEA）、CA15-3 等 |

疗结束后6个月对接受保乳手术和放疗的乳腺进行乳腺X线摄影筛查，2~5年内每间隔6个月至1年进行一次乳腺X线摄影筛查，并且对没有乳腺癌的对侧乳腺每年定期进行乳腺X线摄影筛查，必要时乳腺超声筛查可能有益。而实际情况是，在韩国，在对保乳手术女性的随访检查中，很多医院都同时进行乳腺超声和乳腺X线摄影筛查。

（2）新的研究结果

韩国的一项前瞻性研究显示，在对50岁以下接受保乳手术女性连续3年的随访检查中，乳腺X线摄影联合乳腺超声或MRI筛查能够发现更多的乳腺癌。单独使用乳腺X线摄影筛查时每1 000人中检出4.4例乳腺癌，联合乳腺超声筛查后，每1 000人中检出6.8例乳腺癌，联合MRI筛查后，每1 000人中检出8.2例乳腺癌。单独使用乳腺X线筛查的敏感度为53%，联合乳腺超声筛查的敏感度为82%，联合MRI筛查的敏感度为100%（表30-5；图30-16）。使用超声或MRI联合筛查检出的癌症中76%是0或1期早期癌，且未发现间期癌。虽然特异度从单独使用乳腺X线摄影筛查的96%下降到联合超声及MRI筛查的88%和87%，但仍在可接受范围。

MD Anderson中心对207例乳腺癌手术后发现复发性乳腺癌的患者进行了回顾性分析，结果显示，与ER阳性乳腺癌相比，ER阴性和三阴性乳腺癌在术后行超声筛查更容易发现复发性乳腺癌。如果第一次乳腺癌为乳腺X线摄影筛查的间期癌，则复发性乳腺癌同样为乳腺X线摄影筛查的间期癌的风险很高，因此在这种情况下应补充超声或MRI筛查。

**2. 全乳切除术后局部复发**

在美国NCCN乳腺癌指南中，对行全乳切除的患者，无论是否接受乳房重建，不建议对胸壁进行包括乳腺X线摄影在内的影像学定期检查。因为对于接受过改良根治性乳腺切除术的患者，胸壁触诊简单易行，所以主张通过自检或临床触诊发现复发癌。在韩国，虽然缺乏有利的证据，但为了更早发现复发癌，将超声检查作为全乳切除患者胸壁的定期检查方法。

**3. 远处转移**

乳腺癌患者的远处转移大多是通过定期的临床检查或根据患者的症状进行检查而发现的。如果正在随访观察的患者出现与远处转移有关的症状，如骨痛、呼吸急促、黄疸、神经系统症状等，应特别注意，并立即对相关症状进行评估。不建议常规对无症状患者定期行血液检查，骨骼、肺脏、肝脏等影像学检查或全身PET-CT检查等。对怀疑有复发或转移的患者，在常规影像学检查结果不明确的情况下，可选择性地行PET-CT检查。在韩国，对于高风险女性（包括ⅡB期以上或接收术前化疗的患者），定期行腹部、胸部CT和PET-CT检查以监测远处转移情况。

**表30-5　对保乳术后女性二次乳腺癌的影像学监测**

| 项目 | 乳腺X线摄影 | 超声 | MRI | 乳腺X线摄影+超声 | 乳腺X线摄影+MRI |
|---|---|---|---|---|---|
| 检出率（每1 000例） | 4.4 | 5.3 | 7.3 | 6.8 | 8.2 |
| 敏感度 | 52.9% | 64.7% | 88.2% | 82.4% | 100.0% |
| 特异度 | 96.0% | 90.3% | 89.9% | 87.6% | 87.0% |
| 召回率 | 4.4% | 10.1% | 10.7% | 13.0% | 13.8% |
| 活检率 | 0.5% | 1.1% | 2.5% | 1.4% | 2.7% |
| 短期随访 | 3.6% | 8.8% | 7.5% | 11.1% | 10.2% |
| PPV3 | 72.7% | 34.8% | 23.5% | 37.9% | 28.6% |

（来源：Cho, et al. JAMA Oncology，2017）

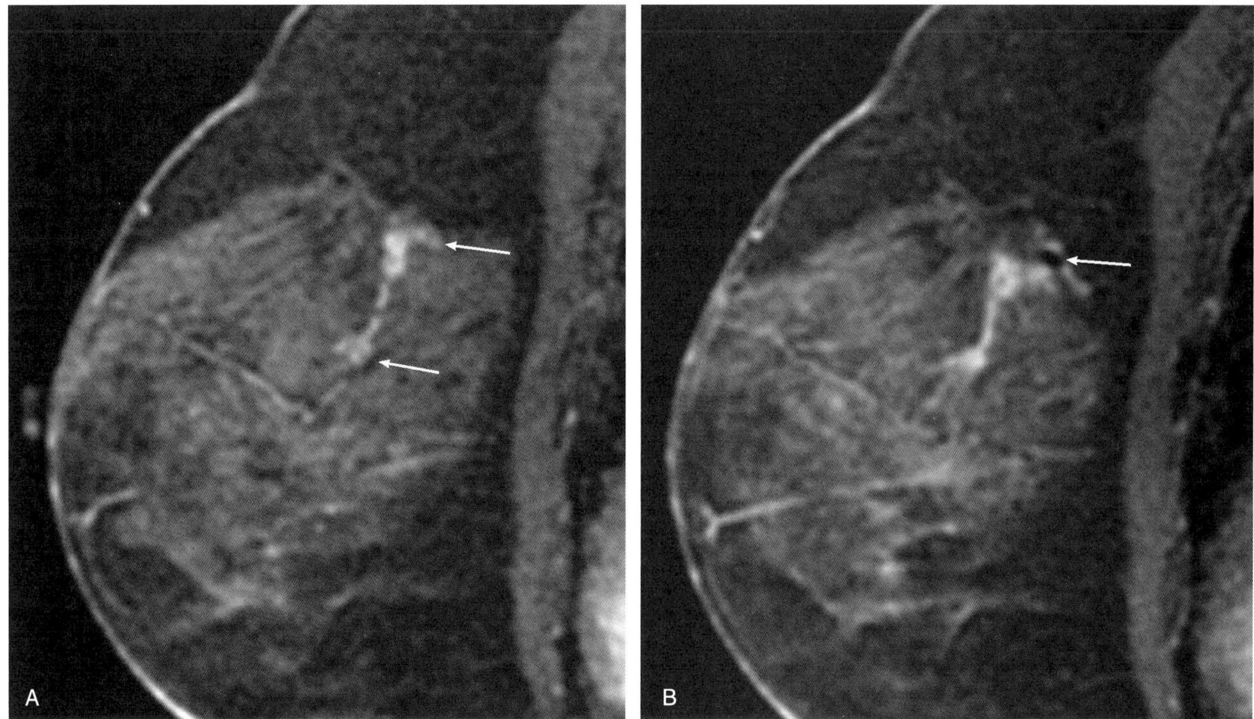


**图 30–16**　MRI 筛查发现的复发性乳腺癌。A. 49 岁的女性患者，保乳手术后 MRI 检查矢状面显示左乳外上象限距离手术部位下方约 1.5cm 处见新发的大小约 2.5cm 的非肿块样强化（箭头）。乳腺 X 线摄影和超声检查均未见病变。B. 行 MRI 引导下穿刺活检证实为高级别导管原位癌。置入的金属标记物（箭头）位于增强的病灶内

#### 4. 复发监测的前景

随着乳腺癌的进一步细分，不同亚型乳腺癌的治疗方法不同，应根据初次治疗后的预后因素对复发风险进行评估分类，制订相应的随访计划，而不是对所有患者给予相同的随访方案。对于复发风险高的女性，除了乳腺 X 线摄影和超声筛查外，还可以考虑 MRI 筛查。最近的研究发现，乳腺癌患者的血液中循环肿瘤 DNA（circulating tumor DNA，ctDNA）增多。目前已经开发出分离 ctDNA 的液体活检（liquid biopsy）技术，用于疗效和复发监测，未来有望应用于临床。

## 知识要点

- 术后血肿或血清肿初期在乳腺 X 线摄影表现为边缘模糊的肿块，在超声检查中表现为混合性或囊性肿块，伴有水肿和皮肤增厚。随着时间的推移，这些征象会逐渐减弱并消失。另一方面，与结构扭曲和脂肪坏死相关的钙化可能会随时间的推移变得明显，应注意与乳腺癌复发相鉴别。
- 在乳腺 X 线摄影和超声检查中，复发性乳腺癌表现为新发的细小多形性钙化或边缘不光整的肿块。多普勒超声有助于鉴别术后改变和复发，复发性乳腺癌的特点是具有高血供，而术后改变和瘢痕通常无血流信号。
- 影响保乳手术后局部复发最重要的因素是切缘阳性，以及患者的年龄、是否接受过放疗和全身治疗。应注意对照术前影像和相关手术资料，目的是早期发现复发，同时避免不必要的活检。
- 全乳切除术后可以使用植入物、背阔肌或腹壁组织进行乳房重建。为了平衡双侧乳房，可以行对侧乳房缩小术、固定术或隆乳术。不要将乳房重建后常见的术后改变和脂肪坏死误诊为复发。
- 接受保乳治疗的女性属于乳腺癌中度风

险人群，建议每年对双侧乳腺进行乳腺 X 线摄影筛查，以监测二次乳腺癌的发生。对于 50 岁以下的年轻乳腺癌术后女性，乳腺 X 线摄影筛查的敏感度较差，需联合乳腺超声或 MRI 筛查。

- 在美国，对行全乳切除的患者，不论是否接受乳房重建，不建议对胸壁进行包括乳腺 X 线摄影在内的定期影像学检查，而韩国将超声检查作为全乳切除患者胸壁的定期检查方法。

## 参考资料

[1] 韩国乳腺癌学会 . 第 7 次韩国乳腺癌学会诊疗建议案 . 韩国乳腺癌学会 ,2017.

[2] Benveniste AP, Dryden MJ, Bedrosian I, et al. Surveillance of women with a personal history of breast cancer by tumour subtype. Clinical Radiology, 2017, 72（3）:266.e1-266.e6.

[3] Cho N, Han W, Han BK, et al. Breast Cancer Screening with Mammography Plus Ultrasonography or Magnetic Resonance Imaging in Women 50 Years or Younger at Diagnosis and Treated with Breast Conservation Therapy. JAMA Oncology, 2017.

[4] Fisher B, Anderson SJ. The Breast Cancer Alternative Hypothesis: Is There Evidence to Justify Replacing It. Journal of Clinical Oncology, 2010, 28 (3) :366-374.

[5] Hellman S. Karnofsky Memorial Lecture. Natural history of small breast cancers. Journal of Clinical Oncology, 1994, 12(10): 2229-2234.

[6] Kim S M, Park JM. Normal and Abnormal US Findings at the Mastectomy Site1. RadioGraphics, 2004, 24(2):357-365.

[7] Lee JM, Abraham L, Lam D L, et al. Cumulative Risk Distribution for Interval Invasive Second Breast Cancers After Negative Surveillance Mammography. Journal of Clinical Oncology, 2018, 36 (20) :2070-2077.

[8] Margolis NE, et al. Update on imaging of the postsurgical breast. Radiographics, 2016.

[9] Mendelson EB, Mendelson EB. Evaluation of the postoperative breast. Radiol Clin North Am, 1992, 30 (1): 107-138.

[10] Monticciolo DL, Newell MS, Moy L, et al. Breast Cancer Screening in Women at Higher-Than-Average Risk: Recommendations From the ACR. Journal of the American College of Radiology, 2018:S1546144017315247.

[11] Mitra N, Carlson LW, Savage JL, et al. Use of Screening Mammography to Detect Occult Malignancy in Autologous Breast Reconstructions: A 15-year Experience. Radiology, 2018.

[12] Van la Parra RFD, Liao K, Smith BD, et al. Incidence and Outcome of Breast Biopsy Procedures During Follow-up After Treatment for Breast Cancer. JAMA Surgery, 2018.

# 第十部分

# 特殊情况

（巨艳　李牡兰　宋宏萍　张歌　张美花　舒瑞　译）

# 第 31 章　乳房整形

以美容为目的的乳房整形术多种多样，其中最常见的是使用植入物（implant）的隆乳术（augmentation mammoplasty），以及在乳腺实质内注射硅胶（silicone）或自体脂肪（autologous fat）的隆乳术，其次是缩乳术（reduction mammoplasty）。乳房整形术后可能会发生多种并发症，例如植入物破裂（implant rupture），应首先进行超声检查，尤其是临床诊断不清的情况，超声检查更有优势。此外，仅通过乳腺 X 线摄影对乳房整形女性进行乳腺癌筛查的准确度较低，应联合乳腺超声筛查。

本章将讲述隆乳术和缩乳术后乳腺正常和异常的超声表现。关于乳腺癌患者乳房重建的相关内容见第 30 章。

## 一、乳房植入物

### （一）使用植入物的隆胸术

#### 1. 植入物种类

植入物不仅用于以美容为目的的隆乳术，还用于乳腺切除患者的乳房重建。植入物通常有一个硅胶弹性膜，内部由生理盐水（saline）或硅胶（silicone）填充。从 1992 年开始，由于硅胶植入物的安全性出现争议，美国食品药品监督管理局（FDA）勒令禁止使用，但从 2006 年开始，研究表明硅胶植入物的副作用发生率与生理盐水植入物没有差异，因此重新开始使用。与传统的液体硅胶不同，目前普遍使用的硅胶植入物是一种固态凝胶（cohesive gel），即使破裂，其在人体内扩散的风险也很低。通常将植入物置于腺体后（retroglandular）或胸肌后（retropectoral）。

#### 2. 并发症

乳房植入物的并发症除血肿、包膜挛缩（contracture）和植入物破裂（rupture）外，还有植入物变形、移位、疼痛，以及乳头和乳房的感觉变化等。乳房整形术的再次手术率比其他整形手术高，美国的再次手术率约为 20%（表 31-1）。

### （二）影像学检查

由于植入物会大量吸收 X 射线，因此植入物周围的乳腺组织很难通过乳腺 X 线摄影显示。超声可以很好地评价植入物前方的乳腺组织，虽然不如 MRI 敏感，但也可以准确评价植入物。当乳房植入物患者出现可触及性病变时，原因可能是乳房自身的包块，也可能是与植入物有关的皱褶、

**表 31-1　乳房植入物的风险**

| |
|---|
| · 再次手术或切除手术 |
| · 包膜挛缩 |
| · 乳房疼痛 |
| · 乳头和乳腺感觉的变化 |
| · 生理盐水植入物破裂 |
| · 硅胶植入物破裂 |

（来源：美国 FDA，2018）

凹凸不平、硅胶肉芽肿，超声检查可以对这些病因做出评价。对于可触及性病变，可以先进行超声检查来判断是乳腺病变还是植入物，以减少不必要的MRI检查和节省费用。对可疑病变可以进行超声引导下穿刺活检，但操作过程中可能存在植入物破裂等风险，因此在执行操作前应充分告知患者各项事宜。根据患者的年龄、症状和植入物类型，2018年美国放射学会（ACR）制订了植入物的影像学评价标准（表31-2）。

## （三）正常表现

植入物的正常超声表现取决于其类型和植入位置。植入物的超声表现类似大囊肿，有时伴有混响伪像（reverberation artifact）。混响伪像会干扰植入物的超声评价，可以通过谐波成像（harmonic imaging）或复合成像（compound imaging）减少干扰。超声通过植入物膜时会产生强烈的反射，因此要适当调节增益，以使接收到的信号不会被膜放大。如果检查目的是评价植入物，焦点应设置在植入物水平进行检查。正常硅胶植入物的超声表现是中心呈无回声，前半部分伴有混响伪像（图31-1）。

表31-2　ACR植入物的影像学评价标准

- 对于无症状的女性，不建议对植入物进行影像学检查
- 对于生理盐水植入物女性，如果临床有可疑征象，对30岁以下者建议使用超声检查，30~40岁建议超声或乳腺X线摄影/乳腺断层摄影，对40岁以上者建议乳腺X线摄影/乳腺断层摄影
- 怀疑硅胶植入物并发症时，对30岁以下者建议使用非增强MRI或超声检查，对30~40岁者建议非增强MRI、超声或乳腺X线摄影/乳腺断层摄影，对40岁以上者建议非增强MRI或乳腺X线摄影，乳腺断层摄影为首选检查
- 当有硅胶植入物史的女性发现不明原因的腋窝肿大淋巴结时，应进行腋窝超声检查。30岁以上女性可以追加乳腺X线摄影/乳腺断层摄影
- 对于怀疑乳房植入物相关性间变性大细胞淋巴瘤（BIA-ALCL）的女性，不论患者年龄和植入物类型如何，均将超声检查作为首选检查方法

## （四）异常表现

### 1. 血　肿

手术引起的并发症可能包括血肿、感染、麻木、疼痛等。对于血肿，如果出血量少，大多可以自行吸收。但是当出血量较大时，应清除血肿，并寻找出血点止血。发生血肿时，可能会继发伤口感染或包膜挛缩。超声检查可快速发现植入物周围形成的血肿。随着时间的推移，血肿内部回声会发生改变，多普勒超声检查没有血流信号。

### 2. 包膜挛缩

所有植入物都会被机体视为异物，由纤维组织包裹形成包膜，这对植入物来说是一个正常的宿主反应（图31-2）。在大多数情况下，纤维包膜在超声影像中不易被发现。正常包膜厚度为1~1.5mm，如果厚度超过1.5mm，临床上就会出现包膜挛缩（capsular contracture）。变厚的包膜会压缩植入物变成异常的球形，摸起来有僵硬感。如果包膜变厚且不对称，植入物就会移动到包膜薄弱的部位。由此产生的包膜挛缩会使植入物原本光滑的表面形成皱褶（图31-3）。除非

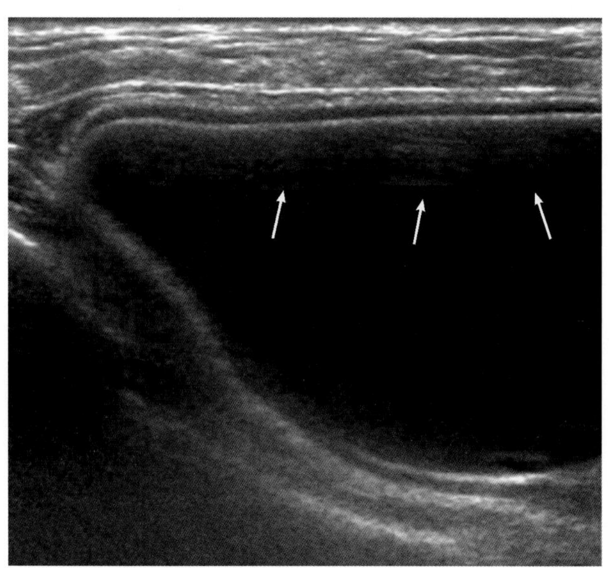

图31-1　正常硅胶植入物的超声表现。可见椭圆形植入物回声和高回声线形植入物膜，内部呈无回声。植入物前壁后方见混响伪像（箭头）

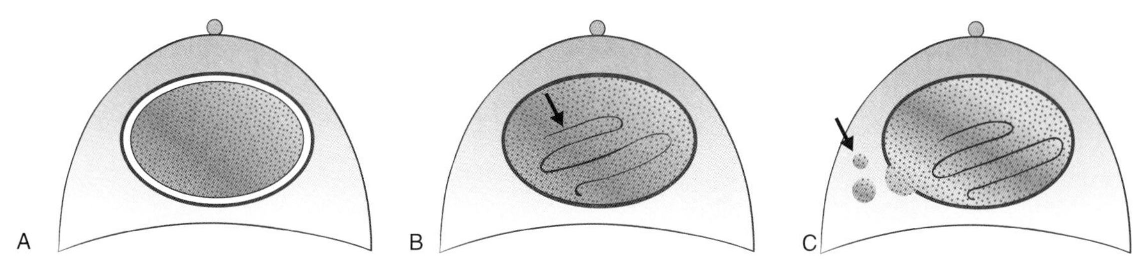


图 31–2　正常和异常的乳房植入物示意图。A. 正常植入物由膜（细线）和硅胶 / 生理盐水组成，在体内因排斥反应被纤维性包膜（粗线）所包绕。B. 囊内破裂是指植入物膜破裂塌陷、变皱（箭头），但纤维性包膜完整。C. 囊外破裂是指植入物膜和纤维性包膜均破裂，植入物的内容物外溢（箭头）

引起一些临床症状，否则不将纤维性包膜作为异常发现。

3. 植入物破裂

生理盐水植入物破裂后流出的生理盐水会被迅速吸收，植入物凹陷较容易被察觉。因此，多数情况下不做影像学检查也可以诊断（图 31–4）。

硅胶植入物破裂分为囊内破裂（intracapsular rupture）和囊外破裂（extracapsular rupture）（表 31–3），囊内破裂最多见（图 31–5）。即使硅胶植入物破裂，由于硅胶黏性高、不易吸收，症状和体征缺乏特异性表现，仅凭临床检查很难诊断，因此，应尽早通过影像学检查发现植入物破裂，以在硅胶扩散到组织间隙之前去除植入物。

无症状患者通过影像学检查偶然发现的植入物破裂称为隐性破裂（silent rupture）。硅胶泄露(gel bleed)是指硅胶通过硅胶植入物的膜扩散，MRI 显示特征性的小孔，需与囊内破裂相鉴别。

（1）囊内破裂

囊内破裂是指植入物的膜破裂后硅胶流出植入物外，但滞留在纤维包膜内的情况。乳腺 X 线摄影虽然很难发现囊内破裂，但是具有较低的假阳性率，并且在发生囊外破裂时，具有发现渗漏硅胶的高特异性。超声检查对植入物破裂的诊断有帮助，但容易受到植入物产生的伪像的干扰。

目前存在多种植入物破裂的超声诊断标准，其中之一是硅胶和组织液混合引起的回声增加，增加的回声往往不均匀，有时还能看到破损部位。当植入物破裂时，半液态硅胶的一部分会渗漏到膜和组织之间，并且随着超声探头的移动，膜看起来可能像漂浮在硅胶中。破裂的植入物容易被挤压，当探头加压时，泄漏的硅胶被挤出，沿组织表面扩散到周围。囊内破裂的另一种超声表现是植入物外漏的高回声硅胶存留在纤维包膜内，塌陷的植入物膜多处呈现出薄的双层回声线——“阶梯征”（stepladder sign）（图 31–5）。“阶梯征”与严重的包膜挛缩、未破裂的植入物膜被挤压或植入物有两三层膜的表现相似，因此需要鉴别诊断。此外，植入物囊内破裂的超声表现还包括纤维包膜与植入物膜分离，或在放射状折痕（radial fold）内看到漏出的高回声硅胶，该征象敏感度高但特异度低。在诊断为植入物破裂之前需要注意的是，如果与对侧乳房内的植入物呈现

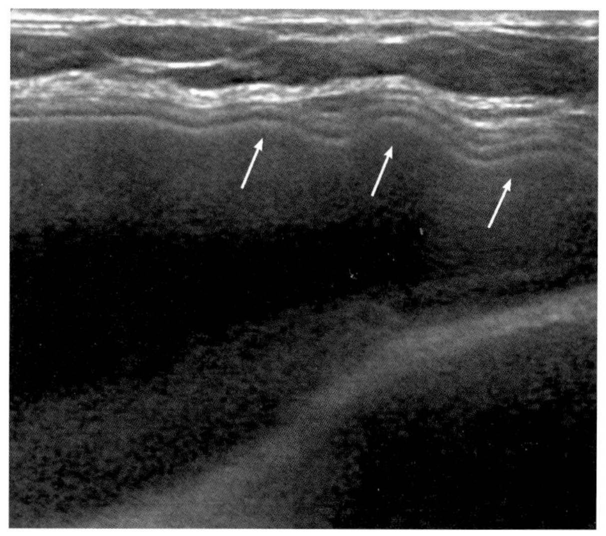

图 31–3　乳房植入物皱褶。临床怀疑包膜挛缩的患者，超声检查显示植入物表面的皱褶（箭头）

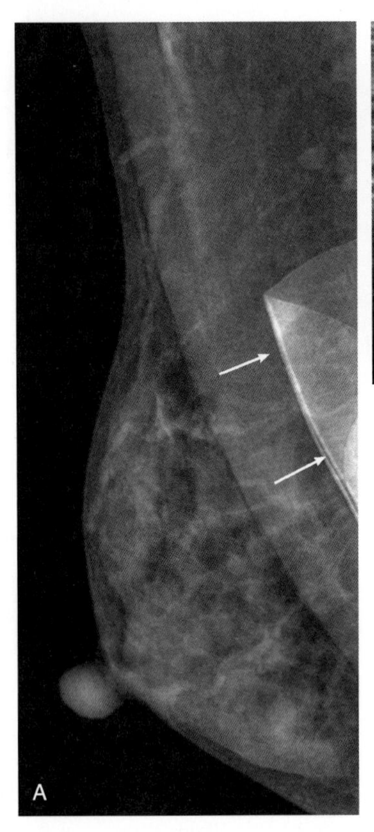


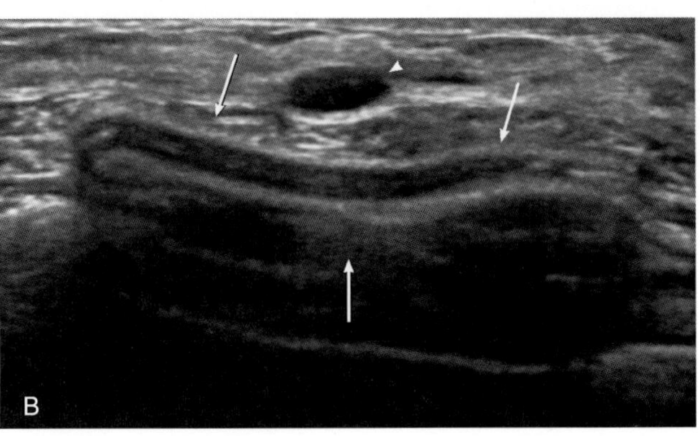


**图 31–4** 生理盐水植入物破裂 。A. 右侧乳腺 X 线 MLO 位摄影显示胸肌后方位于肌间可见植入物塌陷（箭头）。B. 超声显示胸肌下塌陷的多层植入物影（箭头）。乳腺囊肿（三角箭头）是偶然发现的。推测植入物破裂后流出的生理盐水已被机体吸收。此患者已被临床诊断为植入物破裂，并建议取出植入物，在取出植入物之前进行超声检查

**表 31–3 硅胶植入物破裂的表现**

| 影像学检查 | 囊内破裂 | | 囊外破裂 |
|---|---|---|---|
| 乳腺 X 线摄影 | 看不见 | | 由于硅胶流入乳腺组织、淋巴结或乳腺导管，导致植入物变形（偶尔可见） |
| 超声 | “阶梯征” | | “暴风雪征”或高回声肿块 |
| MRI | 不完全破裂 | “反转环征”（inverted loop） | 硅胶游离于纤维包膜外 |
| | | “泪珠征”（teardrop） | |
| | | “锁眼征”（keyhole） | |
| | | “水滴征”（water droplets） | |
| | 完全破裂 | “扁面条征”（linguine） | 伴纤维包膜破裂的迹象 |
| | | “包膜下线征”（subcapsular lines） | |
| | | “波浪线征”（wavy-line sign） | |

对称性，则植入物破裂的可能性非常低。如果超声检查怀疑植入物破裂，应考虑进一步进行更客观和准确的非增强 MRI 检查，以避免不必要的手术。

（2）囊外破裂

囊外破裂是指植入物的膜和纤维包膜均破裂，硅胶流入周围组织的情况。流出的硅胶会引起炎症反应，被迅速包裹，形成肉芽肿。硅胶肉芽肿的特征性超声表现为“暴风雪征”（snowstorm），即为均匀的高回声团块，前方可见明确的圆形边界，后方伴有声影。并不是所有的硅胶肉芽肿均表现为“暴风雪征”，它们也可能表现为复杂的囊肿或等回声肿块，特别是因长时间的异物反应进展到纤维化的肉芽肿，乳腺 X 线摄影表现为毛刺状，超声显示为严重的衰减，与乳腺癌的表现非常相似。硅胶有可能会流至腋窝、腹部等部位（图 31-6）。对于曾经接受过硅胶去除术并再次隆乳的女性，与之前的检查图像进行对比非常重要，因为可能存在以前残留的硅胶，而不是新的植入物破裂。

**4. 淋巴结肿大**

乳房植入物或游离硅胶可能会引起腋窝和乳房内淋巴结肿大（图 31-7）。对于采用植入物隆乳的患者，超声检查常常发现腋窝淋巴结肿大或皮质增厚，建议随访检查，而不是病理活检。乳腺癌术后植入植入物的乳腺癌患者也常常伴有淋巴结肿大，应注意不要过度诊断。

**5. 乳腺癌**

对于有乳房植入物女性的乳腺癌筛查，可以选择乳腺 X 线摄影的假体前位摄影或 Eklund 摄影（implant displacement view 或 Eklund view）。对于致密型乳腺最好增加超声筛查。美国一项研究显示，相比乳腺 X 线摄影或超声检查，手术前的 MRI 检查可准确查看病变范围，37% 的患者的肿瘤邻近植入物或胸大肌（图 31-8、31-9）。由于乳房植入物影响肿块的触诊，如果不定期进行影像学检查，乳腺癌被发现时可能已经进展到了晚期。因此，使用植入物隆乳后的女性必须定期进行乳腺 X 线摄影和超声检查。

**6. 乳房植入物相关性间变性淋巴瘤**

乳房植入物相关性间变性大细胞淋巴瘤（breast implant-associated anaplastic large cell lymphoma，BIA-ALCL）是一种罕见的、发生在乳房植入物周边的 T 细胞淋巴瘤。报告显示，BIA-ALCL 多

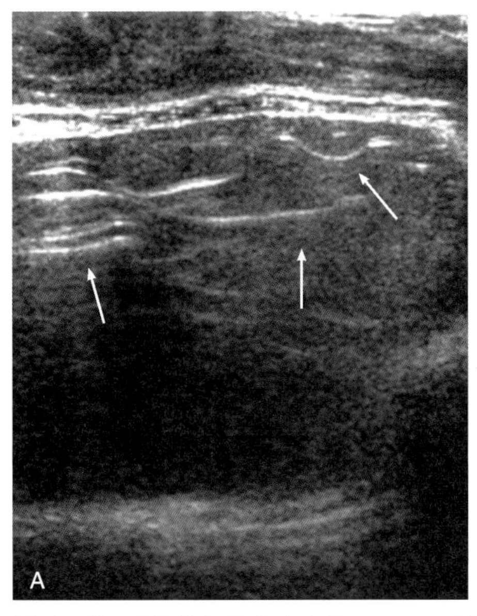


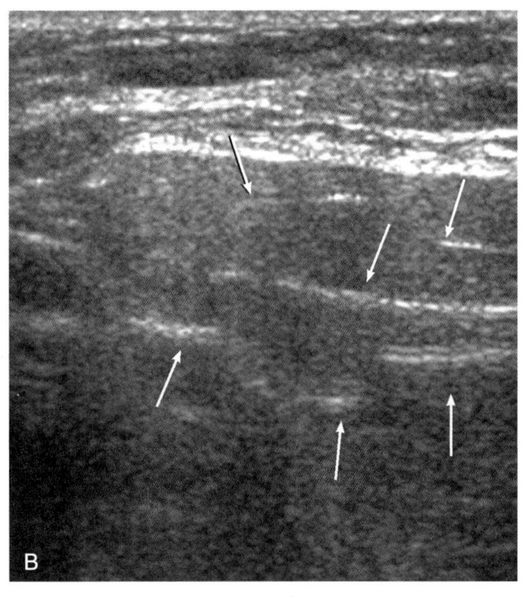


**图 31-5** 硅胶植入物囊内破裂。A、B. 硅胶流至植入物膜外，但滞留在纤维包膜内，泄露的硅胶呈高回声，塌陷的植入物膜表现为多个细线样高回声，呈“阶梯征”（箭头）

数发生于表面经过处理的带纹理的植入物，其发病机制可能是由于慢性炎症导致的淋巴组织增生和T细胞恶变。此病发病率较低，约为0.5/10万人左右。据报道，大部分女性会因植入物周围的渗出液而引起乳房疼痛，约50%以下的患者伴发肿块。发病时间为术后1年后，平均发病时间为植入术后10年。在病理检查中，渗出液内或纤维包膜上存在肿瘤细胞，且肿瘤靠近纤维包膜。美国的研究显示，超声或MRI显示大多数患者存在植入物周围的渗出液，其中不到50%发现了肿块（图31-10）。因此，如果乳腺X线摄影检查发现植入物周围渗出物或植入物相关肿块时，应向外科医生报告BIA-ALCL的可能性，以免延误治疗。

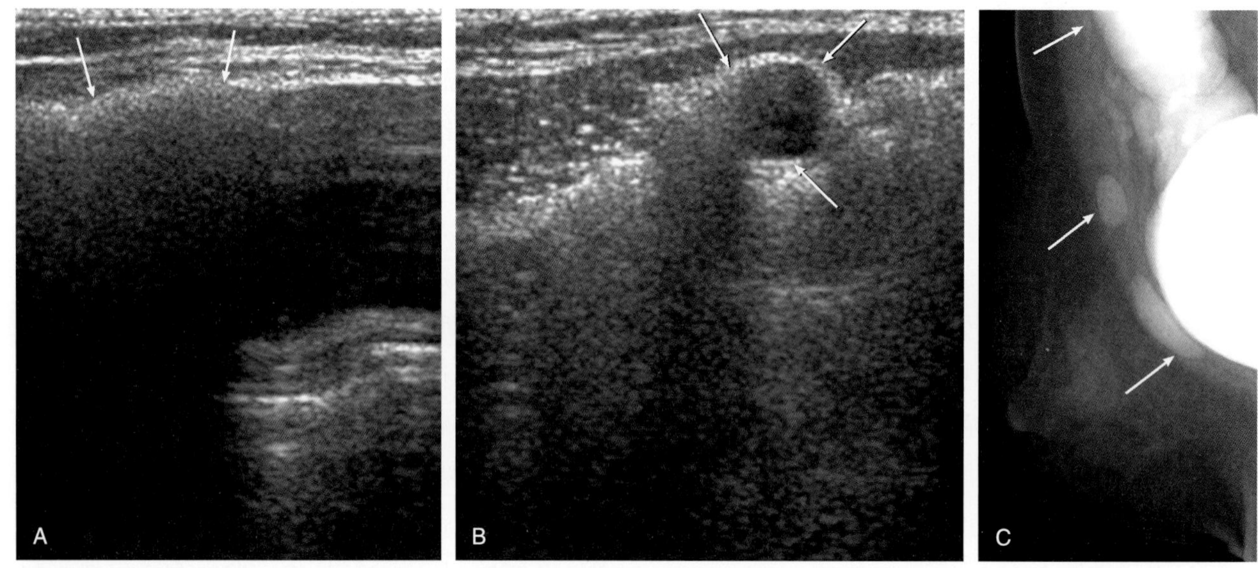


图31-6　硅胶植入物的囊外破裂。A.因囊外破裂流入周围组织的硅胶在植入物前方呈“暴风雪征”（箭头）。B.泄露的硅胶流至腋窝，在胸肌后方形成边缘清晰的囊肿（箭头）和“暴风雪征”。C.在右侧乳腺X线MLO位摄影中，从胸肌后方的植入物流至周围组织的硅胶（箭头）呈高密度影，并延伸至腋窝

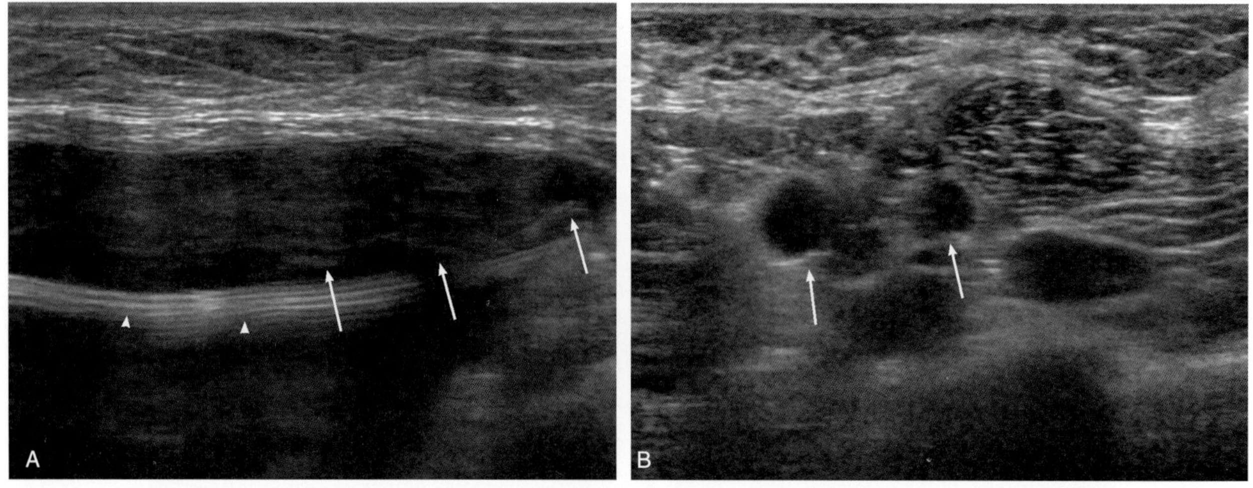


图31-7　淋巴结肿大。A.37岁的女性患者，以双侧腋窝疼痛就诊，右侧乳腺的超声检查显示呈线样高回声的植入物包膜（三角箭头）位置发生改变，内部回声不均匀增加（箭头），诊断为植入物囊内破裂。B.腋窝淋巴结肿大（箭头），细胞学活检未发现癌细胞

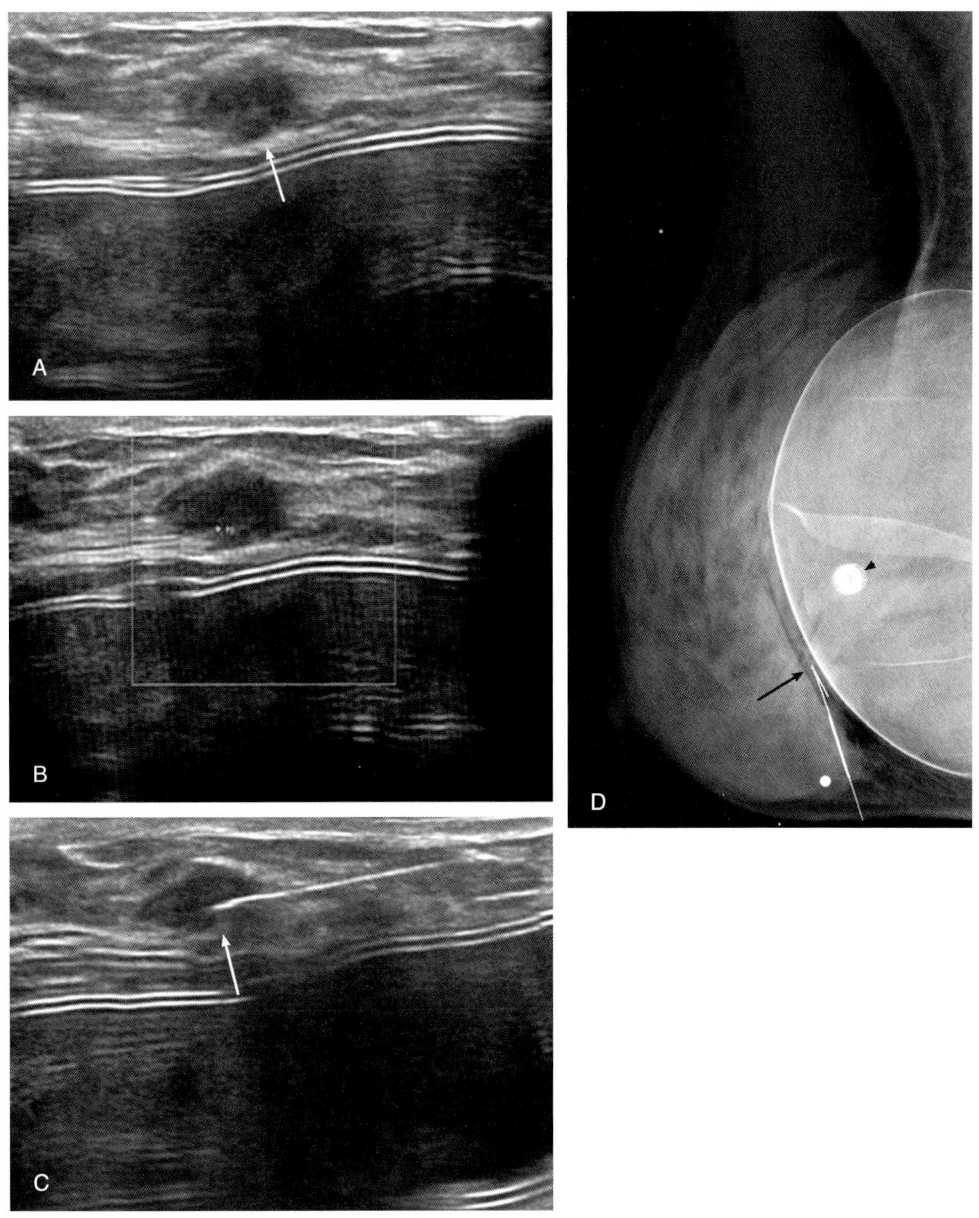


**图 31-8**　隆乳术后的乳腺癌。A. 48 岁的隆乳术后女性，超声筛查发现右侧乳头内侧见边缘不光整的不规则形低回声肿块（箭头）。B. 多普勒超声显示肿块内部有血流信号。C. 超声引导下穿刺活检图像可见针尖位于肿块内（箭头）。活检结果为浸润性乳腺癌。D. 超声引导下导丝定位后行乳腺 X 线摄影，显示导丝针尖位于植入物前方（箭头）。该植入物为具有高渗透性的生理盐水植入物，并可见盐水注射孔（三角箭头）

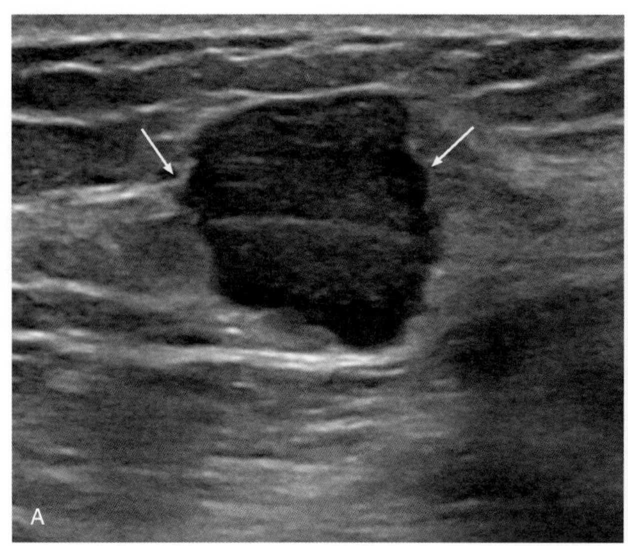


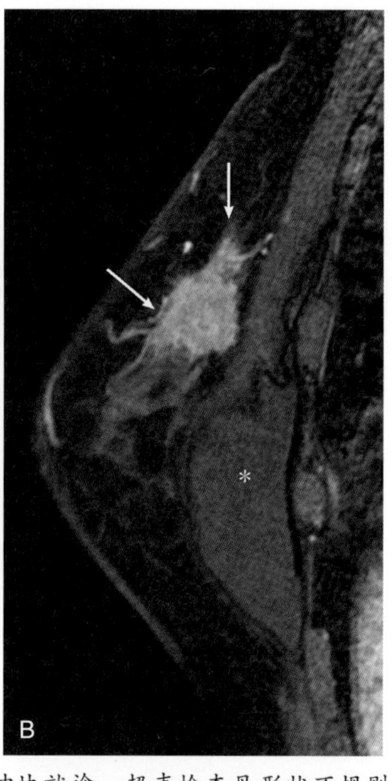


图 31-9 隆乳术后的乳腺癌。A. 39 岁的隆乳术后女性，因触及乳房肿块就诊，超声检查见形状不规则的极低回声肿块（箭头）。B. MRI 矢状位 T1 增强图像可见靠近胸大肌的不规则形肿块（箭头）。胸大肌后方可见植入物（星号）。该患者在新辅助化疗后接受了保乳手术

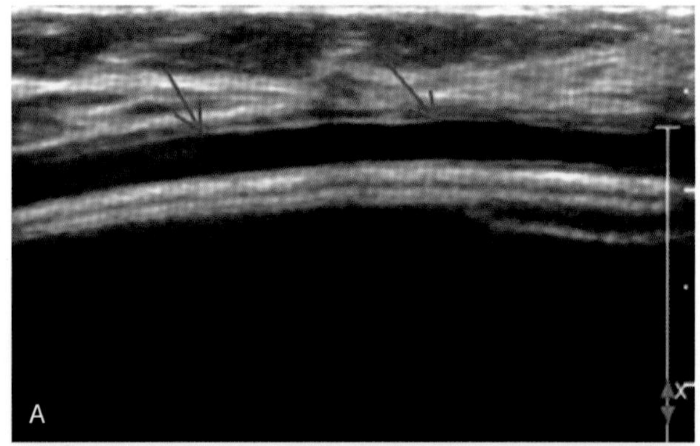


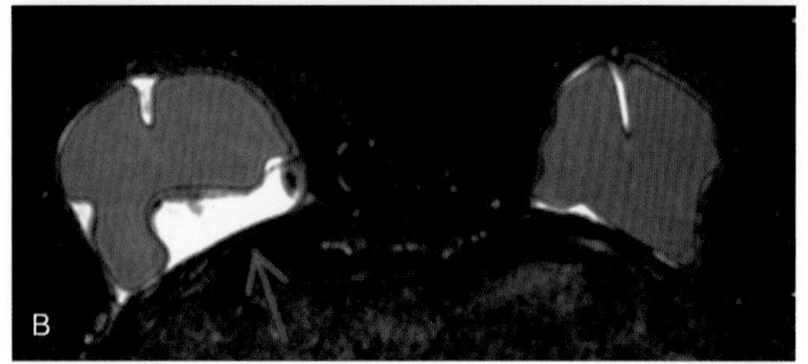


图 31-10 乳房植入物相关淋巴瘤。A. 超声显示植入物周围积液（箭头）。B.MRI 的 T2 抑脂像中可见植入物渗出液和植入物膜的皱缩（箭头）。渗出液在植入物与纤维包膜间聚集，在包膜侧发现了肿瘤细胞（来源：Adrada BE, et al. Breast Cancer Res Treat，2014）

## 二、注射隆乳

### （一）硅胶注射

1950—1970 年，将硅胶或石蜡注入乳腺实质（interstitial or cosmetic augmentation injection）的隆乳方法较为流行。接受这种治疗方法的患者常发生多种硅胶诱发的乳腺疾病，例如局部肉芽肿性反应（“暴风雪征”；图 31-11）、硅胶诱发的乳腺炎、异物反应、纤维化、硅胶迁移和自身免疫性疾病等。如果由于硅胶肉芽肿产生明显的后方声影而难以通过超声检查评价，推荐使用增强 MRI 来与乳腺癌鉴别诊断。在注射量不多的女性中，定期乳腺 X 线摄影有助于发现与乳腺癌相关的钙化，而对于可触及性肿块，乳腺超声检查更有意义。

### （二）自体脂肪注射

注射自体脂肪（autologous fat transfer）是一种针对排斥异物，不愿意通过植入物隆乳的女性，

所抽取下腹部、大腿或手臂的脂肪注入乳房内的整形方法，其并发症包括浮肿、血肿、感染、肉芽肿形成和注入的脂肪被乳腺组织吸收等。注射的脂肪为非血管性的，会出现脂肪坏死和炎症，形成钙化或伴有疼痛的囊性肿块。在乳腺 X 线摄影中，可看到各种大小的球形或椭圆形脂肪影，伴有脂肪坏死时还可看到钙化或肿块。超声检查可以见到各种大小和回声的椭圆形囊性肿块，根据注射的位置不同，在皮下脂肪层、腺体层、肌层等不同层中均可看到（图 31-12）。

### （三）聚丙烯酰胺凝胶注射

苏联首次利用聚丙烯酰胺凝胶（polyacrylamide hydrogel，PAAG）不可吸收的特性来达到隆乳的目的，之后于 1990 年代后期在中国、东欧和南美地区使用。因聚丙烯酰胺凝胶 90% 以上的成分是水，所以在超声检查中，腺体层后方可以观察到与水相同回声的物质（图 31-13）。因注射该物质会产生多种并发症，如肿块、血肿、感染、乳房疼痛、乳房变形、植入物流至腋窝等，目前已不再使用此方法。

## 三、缩乳术

### （一）手术方法

缩乳术（reduction mammoplasty）指为达到美容目的，双侧乳房同时进行手术缩小体积，或仅对单侧乳房进行手术缩小体积，以匹配对侧乳房大小。虽然有多种手术方法，但最常用的方法是通过连接乳房下褶皱 6 点钟处和乳晕（areolar）切开。应将缩乳术与乳房固定术（mastopexy）或提升术（lift surgery）区别开来，后两者均以矫正乳房下垂为目的。

### （二）乳腺 X 线摄影和超声表现

乳房缩小术主要是将乳房下方的实质组织切除，乳房上方的腺体下移，乳头、乳晕向上提升至满意的位置，因此在乳腺 X 线摄影中乳房腺体主要位于下方。除此之外，乳腺 X 线中观察到的表现还有乳腺不对称、瘢痕、与脂肪坏死相关的钙化（图 31-14）、手术部位的皮肤增厚等。超声检查时，瘢痕表现为伴或不伴后方声影的不规则形低回声病变，以及乳腺实质扭曲和皮肤增厚，

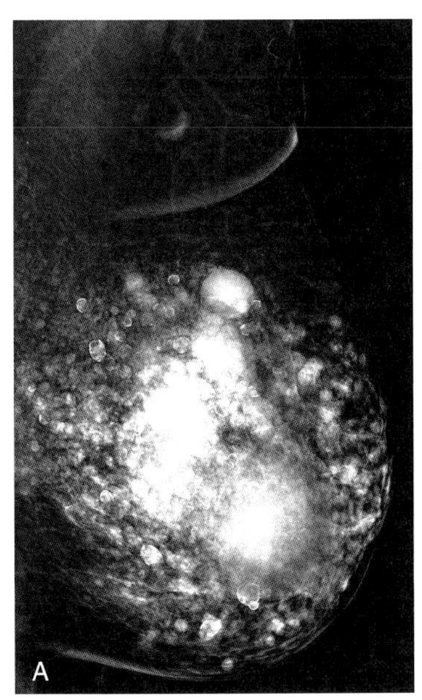


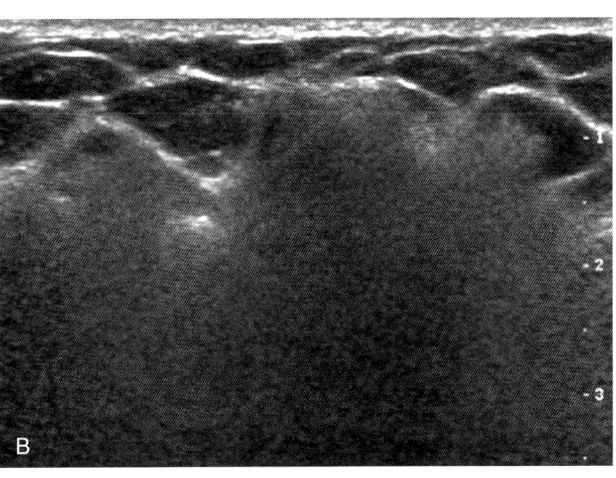


**图 31-11**　乳腺实质的硅胶注射。A. 72 岁的女性患者，乳腺 X 线 MLO 位摄影显示硅胶肉芽肿引起的多个高密度肿块遮挡了乳腺实质，一些肿块的边缘伴有钙化。B. 在超声检查中，硅胶肉芽肿所产生的强后方声影呈现“暴风雪征”，很难评价乳腺实质

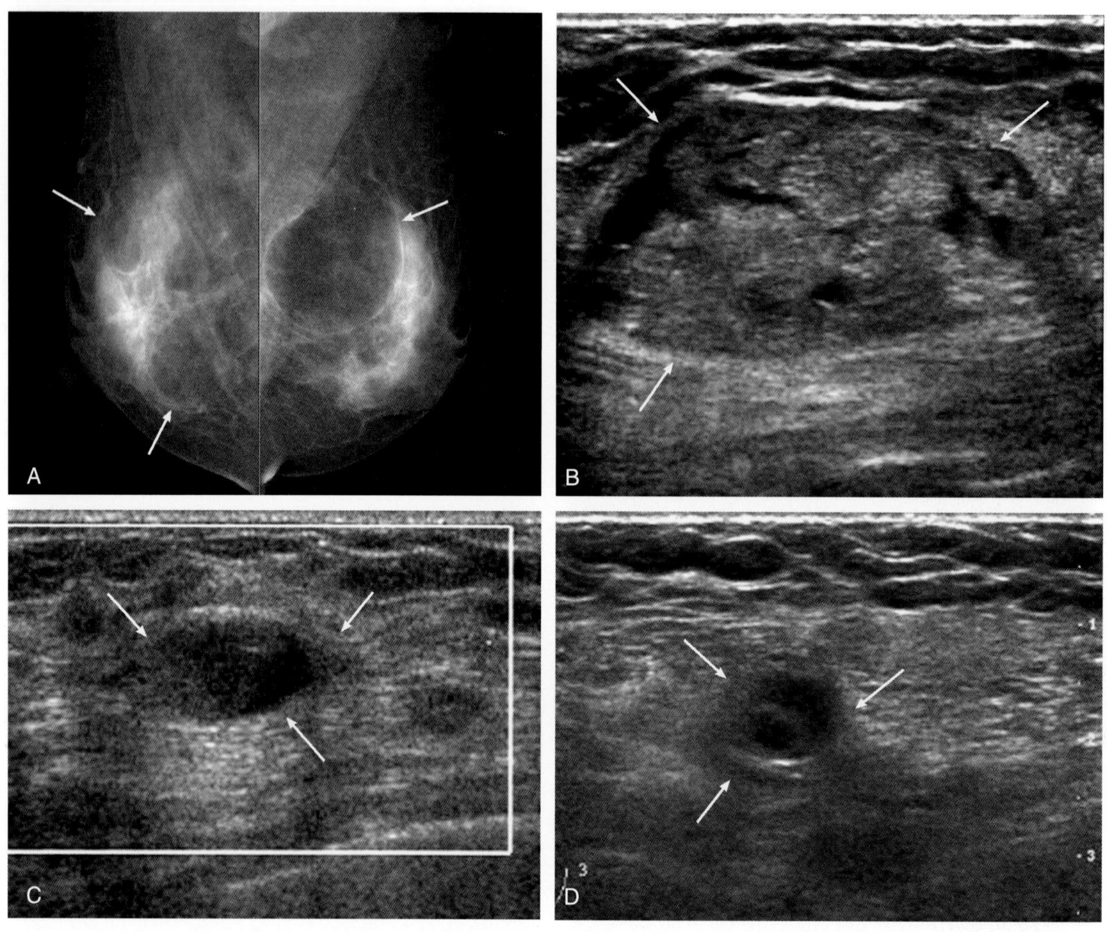


**图31-12** 自体脂肪注射。A. 双侧乳腺X线MLO位摄影可见大小不等的球形或椭圆形低密度脂肪影(箭头)。B~D. 超声检查可见多种大小和回声的椭圆形囊性肿块（箭头）分布于乳腺实质内（B、C）和胸肌内（D）。多普勒超声（C）显示内部未见血流信号

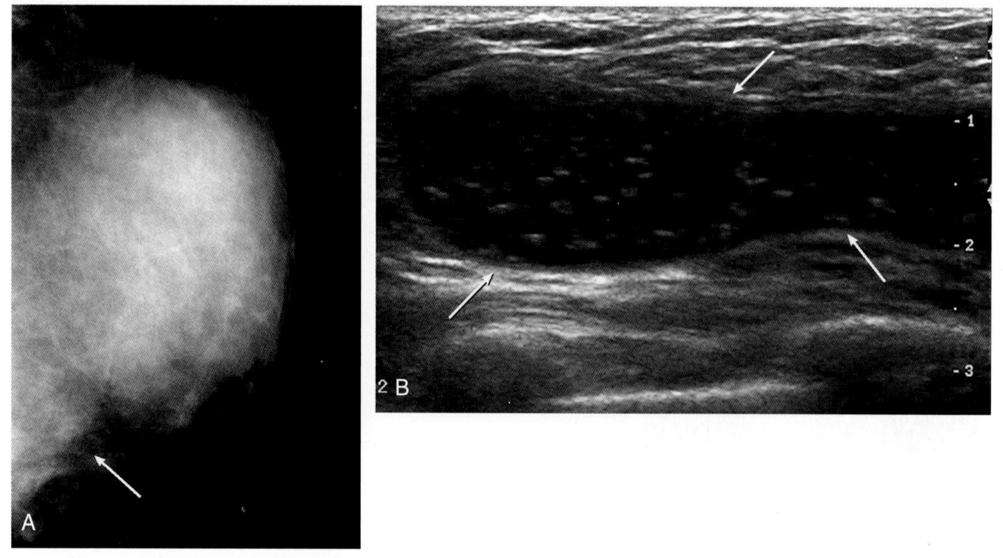


**图 31-13** 聚丙烯酰胺凝胶注射。A. 左侧乳腺X线MLO位摄影显示乳房下方可见可疑高密度的肿块（箭头）。B. 超声检查可见伴有高回声悬浮物的无回声注射物（箭头）

需注意不要将其误判为可疑恶性病变进行活检。乳房固定术后乳腺 X 线摄影的常见表现是乳头增大和乳晕周围皮肤增厚，但乳腺实质位于下方的病例少见（图 31–15）。乳房缩小术后，尤其是致密性乳腺合并手术后改变，通常难以通过乳腺 X 线摄影发现乳腺癌。

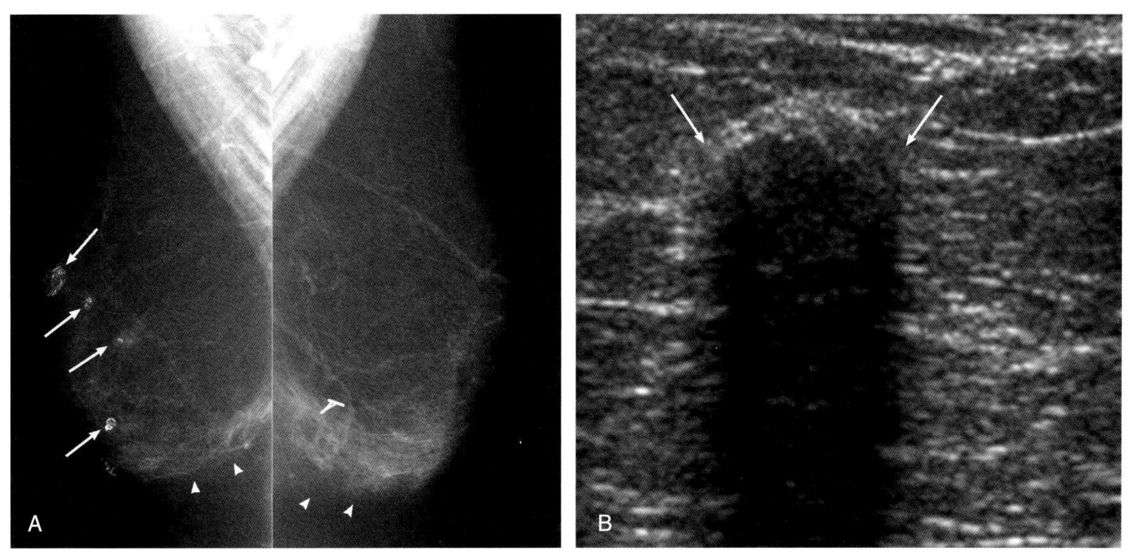


**图 31–14**　缩乳术。A. 在双侧乳腺 X 线 MLO 位摄影中，乳腺实质（三角箭头）主要集中于下方，可见多个大小不等的粗钙化（箭头），伴有脂肪坏死。B. 超声检查可见脂肪坏死引起的粗大钙化（箭头），伴有后方声影

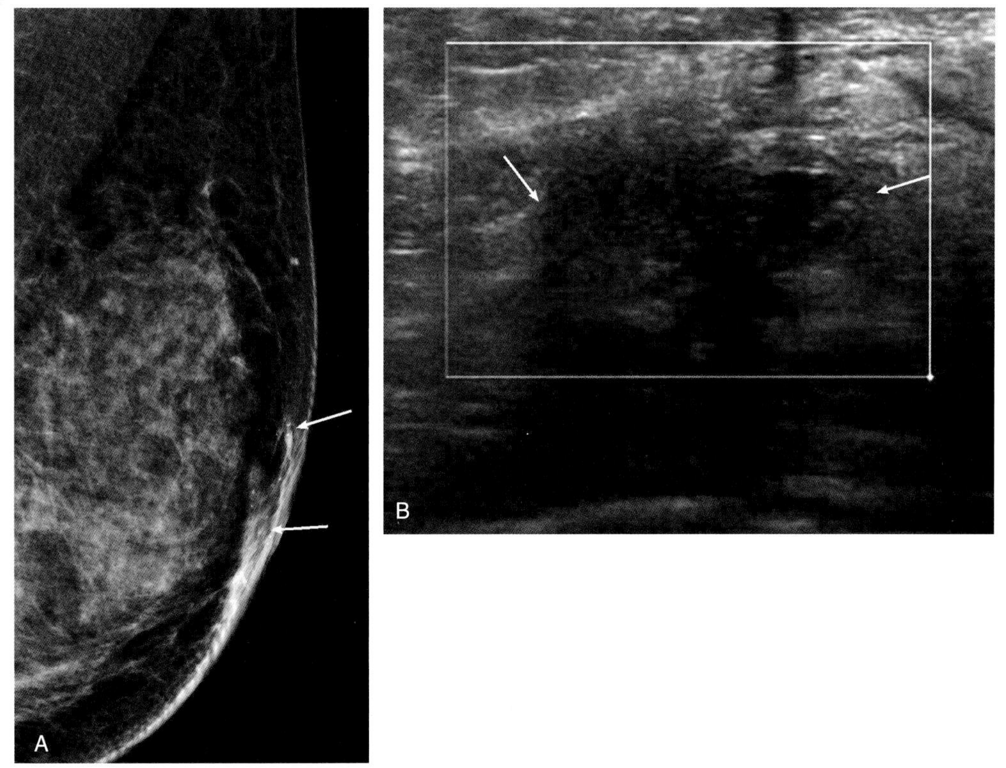


**图 31–15**　乳房固定术后的乳腺影像。A. 50 岁的女性，因乳房下垂行固定术后 1 年，乳腺 X 线 MLO 位摄影可见乳晕周边的钙化（箭头）。B. 超声检查可见乳头下形状不规则的低回声病变（箭头）。多普勒超声未见血流增加。考虑为手术后改变，建议跟踪随访，而非活检

## 知识要点

• 隆乳术常使用硅胶或生理盐水植入物，根据植入物的种类和植入位置，超声表现多种多样。

• 乳房植入物的并发症包括血肿、包膜挛缩、植入物变形和破裂等。植入物破裂分为囊内破裂和囊外破裂。囊内破裂的特征性超声表现为硅胶植入物膜呈现多个双层回声线——“阶梯征”。囊外破裂的特征性超声表现是“暴风雪征”。

• 乳房植入物或游离的硅胶在体内的反应可能会引起腋窝和乳房内淋巴结的反应性增大，应避免过度诊断。

• 直接向乳腺实质注射硅胶或石蜡的妇女的超声检查可见肉芽肿引起的“暴风雪征”。因硅胶肉芽肿产生的明显的后方声影难以通过超声检查评价，推荐使用增强 MRI 来与乳腺癌进行鉴别诊断。

• 乳房植入物植入术后的女性进行乳腺癌筛查时，应同时进行植入物退避位乳腺 X 线摄影和超声检查，对植入物周围进行全面检查。如确诊为乳腺癌，则用术前 MRI 评估病变范围，包括胸大肌与植入物的关系。

• 据报告，表面经过处理的植入物与乳房植入物相关性间变性大细胞淋巴瘤(BIA-ALCL)有较低的相关性。平均发病时间是植入物术后 10 年，超声检查可见植入物周围新出现的渗出液或肿块。

• 接受自体脂肪注射或缩乳术的患者，因脂肪坏死和术后变化，超声检查可能会观察到伴有后方声影的肿块，应注意避免误诊和不必要的活检。

## 参考资料

[1]Adrada BE, et al. Breast implant-associated anaplastic large cell lymphoma: sensitivity, specificity, and findings of imaging studies in 44 patients. Breast Cancer Res Treat, 2014.

[2] Expert Panel on Breast Imaging: Lourenco AP, et al. ACR Appropriateness Criteria® Breast Implant Evaluation. J Am Coll Radiol, 2018.

[3] FDA Update: Breast Implant-Associated Anaplastic Large Cell Lymphoma (BIA-ALCL). https://www.fda.gov/MedicalDevices/ProductsandMedicalProcedures/ImplantsandProsthetics/BreastImplants/ucm239995.htm accessed by Feb 22 2018.

[4] Kim H, et al. What we should know in mammography after reduction mammoplasty and mastopexy.Breast Cancer, 2015.

[5] Leberfinger AN, et al. Breast implant-associated anaplastic large cell lymphoma: a systematic review. JAMA Surg, 2017.

[6] Mango VL, et al. Breast carcinoma in augmented breasts: MRI findings. Am J Roentgenol,2015.

[7] Miglioretti DL, et al. Effect of breast augmentation on the accuracy of mammography and cancer characteristics. JAMA, 2004.

[8] Seiler SJ, et al. Multimodality imaging-based evaluation of single-lumen silicone breast implants for rupture. Radiographics, 2017.

[9] Sosin M, et al. Breast cancer following augmentation mammaplasty: a case-control study. Plast Reconstr Surg, 2018.

[10] Sutton EJ, et al. Incidence of internal mammary lymph nodes withsilicone breast implants at MR imaging after oncoplastic surgery. Radiology, 2015.

# 第 32 章 妊娠期、哺乳期与绝经后激素治疗

妊娠期、哺乳期或绝经后进行激素治疗会导致生理变化，例如导管 – 小叶增生和乳房增大等。在这些特殊时期，虽然乳房发生的改变大部分是生理性或良性的，但是这些变化会增加乳腺癌的鉴别难度，因此应掌握区分常见乳房生理变化、良性病变和乳腺癌的要点。由于妊娠期和哺乳期特殊的生理变化，通过临床检查或乳腺 X 线摄影检查很难区分正常腺体和肿瘤，所以超声检查在发现和诊断病变方面起重要作用。而另一方面，乳腺 X 线摄影是绝经后女性在激素治疗期间的主要影像学检查方法。

本章将介绍妊娠期、哺乳期的特征性表现、常见的乳腺良性病变和妊娠相关乳腺癌（pregnancy-associated breast cancer，PABC）的超声表现；并回顾了绝经后激素治疗（menopausal hormone therapy）、MHT 或激素替代治疗（hormone replacement therapy，HRT）和乳腺癌相关研究的最新研究动向和影像学特征。

## 一、妊娠期和哺乳期的影像学检查

### （一）乳腺的变化

在妊娠期和哺乳期乳腺的临床检查和影像学检查中，很难区分正常乳腺腺体与肿瘤。随着妊娠的进行，乳房逐渐增大、变硬、结节感增加，即使出现乳房肿块，也容易被误认为增厚的正常乳腺组织，并且随着乳房的增大，肿块的位置会越来越深，难以触诊。此外，乳腺组织的快速变化和增生也可能导致乳头血性溢液，需要排除乳腺癌。

### （二）影像学检查

#### 1. 乳腺 X 线摄影

大多数 40 岁以下的妊娠期和哺乳期女性为致密型乳腺，且本身乳腺癌发病率低，因此乳腺 X 线摄影的临床应用价值较低。在妊娠期女性中，由于激素引起的增生性变化，导致乳房增大，血管密度、细胞密度和水分增加，在乳腺 X 线摄影检查中乳腺实质的密度增加。而哺乳期乳腺实质密度增加，腺体的生长和分泌引起导管扩张，在乳腺 X 线摄影检查中显示为结节性高密度影（图 32–1、32–2）。

妊娠期女性接受乳腺 X 线摄影检查时，胎儿吸收的辐射剂量很小，即使孕妇不穿戴铅衣，拍摄 4 张图像，胎儿受到的辐射剂量仅为 0.4mrad，低于每周 2mrad 的自然辐射剂量。因此，当妊娠期女性怀疑乳腺癌并需要进行乳腺 X 线摄影检查时，不必过多考虑辐射问题，乳腺 X 线摄影也可以作为超声检查的补充检查。

#### 2. 超声检查

妊娠期和哺乳期女性发现乳房可触及性肿块等症状时，首选超声检查（表 32–1）。妊娠和哺乳期间，由于乳腺增生、乳汁分泌和乳房增大等原因，增加了超声检查的难度，需调节探头频

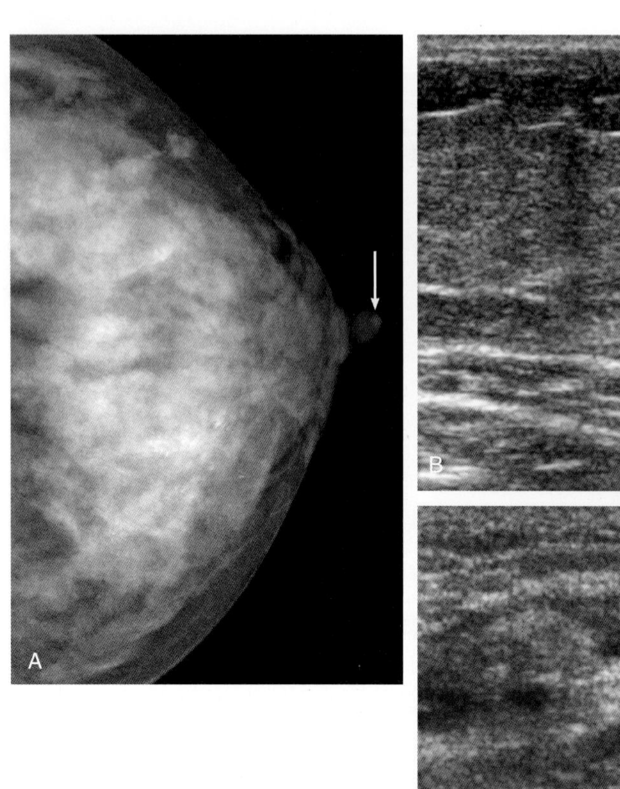


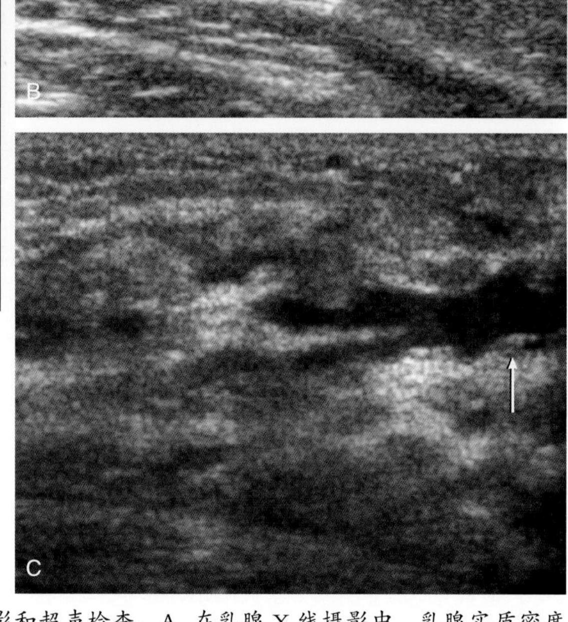


**图 32-1** 哺乳期女性的乳腺 X 线摄影和超声检查。A. 在乳腺 X 线摄影中，乳腺实质密度通常会增加，导管扩张似结节。图中可见乳头上有因乳汁产生的高密度影（箭头）。B. 超声检查显示乳腺实质增厚，整体呈均匀中等至低回声。C. 乳头下导管扩张至 5mm（箭头）

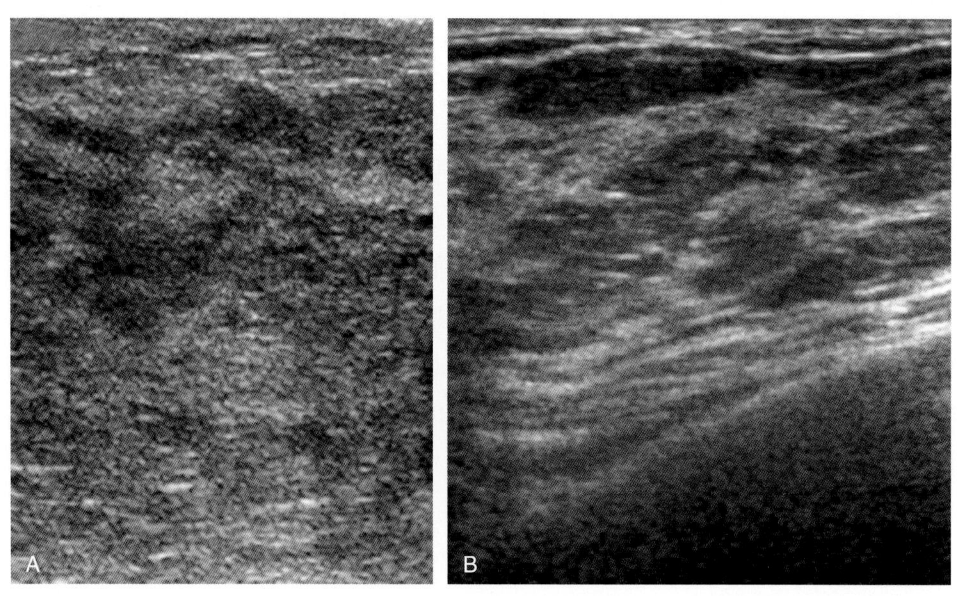


**图 32-2** 产后乳腺的变化。A. 产后第 10 天的乳腺超声图像，乳腺腺体厚度整体增加，由于腺体内乳汁充盈，呈不均匀回声。B. 产后 1 年的乳腺超声图像，乳腺腺体厚度明显变薄，脂肪层、腺体层、腺体后脂肪层的界限分明

表 32-1　妊娠期女性的乳腺影像学检查

| |
|---|
| ·超声检查是可触及性肿块等乳房症状的首选检查方法 |
| ·行乳腺 X 线摄影和胸部 X 线检查时须穿铅衣 |
| ·活检的局部麻醉对胎儿无害 |
| ·根据患者的情况慎重选择分期检查 |
| ·不建议选择使用造影剂的 MRI、PET、CT 等检查 |

率、图像范围、焦点位置和图像深度等以确保图像质量；尤其是乳腺腺体厚度增加时应充分调节图像深度，使胸肌显示。有研究显示，在触及乳房肿块的妊娠期和哺乳期女性中，超声检查的准确率高，对乳腺癌和良性肿块诊断的敏感度和阴性预测值均可达 100%。

如果乳腺超声检查可疑恶性，应进行超声引导下活检。此时，对双侧腋窝和乳腺的整体检查可确认多发病变和淋巴结转移情况，帮助制订治疗计划。确诊后，为了掌握病变范围，需要在术前进行双侧乳腺 X 线摄影，以明确是否存在超声不能显示的微小钙化或结构扭曲。

3. MRI

哺乳期使用造影剂为禁忌，而乳汁的存在会使 MRI 平扫获取的信息有限，因此不建议使用 MRI 检查。但是美国也有一项研究显示术前 MRI 对分娩后发现的乳腺癌有价值。

### （三）活　检

1. 活检方法的选择

在妊娠期，除细针抽吸细胞学检查之外，还可在局部麻醉下行空芯针穿刺活检。需要做空芯针穿刺活检时，应选择 18~20G 较细的针，而不是常规的 14G 针。因为妊娠期乳腺的血流供应增加，穿刺活检后容易出现血肿。为了避免血肿的产生，穿刺时需要用多普勒超声引导以避开大血管进针，活检后应彻底止血。

2. 活检相关注意事项

哺乳期穿刺活检可能会导致乳瘘和感染，因此建议患者在活检前停止哺乳。活检结束后用绷带绑好，冰袋冷敷，以防止乳瘘或出血。应注意的是，在乳晕区穿刺时，乳瘘发生的风险更高。

3. 病理学检查

妊娠期和哺乳期的乳腺组织可能因为核清晰、高核分裂指数和坏死而被误认为恶性。因此在进行穿刺活检时，应向病理医生说明妊娠和哺乳的情况，以避免过度诊断。

## 二、妊娠期和哺乳期良性病变与乳腺癌

在妊娠期穿刺活检发现的病变中，有 71% 的良性病变也常见于非妊娠期，例如纤维腺瘤、脂肪瘤、乳头状瘤、纤维囊性疾病、囊肿、炎症性疾病等。妊娠期间特有的疾病包括积乳囊肿（galactocele）、乳腺炎（mastitis）、泌乳脓肿（lactational abscess）、泌乳腺瘤（lactating adenoma）和小叶增生（lobular hyperplasia）等。

### （一）积乳囊肿

1. 临床和病理表现

积乳囊肿壁由上皮和肌上皮两层细胞组成，乳汁聚集导致终末导管和细导管囊性扩张。浓缩的乳汁堵塞导管，临床表现为无痛可触及性肿块，通常发生于停止哺乳数周至数月后，但也可以发生在哺乳期和妊娠晚期。如果导管破裂乳汁进入间质，可以引起慢性炎症性反应。大多数积乳囊肿可以通过细针抽吸乳汁达到诊断和治疗的目的，但如果多次抽吸后仍复发或未完全消失，建议行影像学检查。

2. 影像学表现

已停止哺乳的患者可以进行乳腺 X 线摄影，还在哺乳中的患者应首选超声检查。在乳腺 X 线摄影检查中，可以看到特征性的脂质囊肿和脂肪——液体分层。病变的超声表现随病变的位置和所处的不同时期而异。在急性期，可以表现

为无回声的单房性（unilocular）单纯囊肿或有薄层隔膜的多房性（multilocular）囊肿（图 32-3~32-5）。位于乳腺中心的病变多为单房性，位于乳腺边缘的病变多为多房性，总体而言，后者更为常见。副乳中也好发积乳囊肿（图 32-4）。由于脂滴和水的存在，积乳囊肿可以显示为低回声。如果囊液蛋白质发生变性、凝固，积乳囊肿可能表现为高回声结节。在这种情况下，多普勒超声检查确认病变内没有血供，且用探头按压病变时，病变内见颗粒样成分移动，即可诊断为积乳囊肿。随着时间的推移，乳汁凝固并分离出脂肪成分和水，在超声检查中可见包含囊、实性的混合性肿块，还可见脂液分层（图 32-6）。在慢性期，积乳囊肿表现为单纯囊肿或复杂囊肿。大多数积乳囊肿经过数周至数年会自然消失（图 32-7）。

#### 3. 鉴别诊断

除积乳囊肿外，在妊娠和哺乳期可能会出现的含脂肪的良性病变还包括脂肪瘤、错构瘤、脂质囊肿等。这些病变通常是不可触及的，但因脂肪坏死而产生的脂质囊肿可以表现为可触及性肿块，在超声中表现为含有脂肪的实性肿块，可与积乳囊肿相鉴别。分娩和哺乳结束后，激素分泌发生改变，乳腺实质随之变化，良性病变可能会变小，病变形态也可能会发生改变。

### （二）乳腺炎和脓肿

#### 1. 临床和病理表现

乳腺炎在妊娠期间很少发生，但在哺乳期较常见。临床上表现为乳房局部变硬、红肿、疼痛和发热，也可伴有患者全身发热。最常见的病原体是葡萄球菌（staphylococcus）和链球菌（streptococcus），感染的来源是婴儿的鼻子和咽喉，在哺乳过程中细菌通过乳头损伤部位或乳管逆行感染。

#### 2. 影像学表现

当临床提示脓肿形成或患者对抗生素治疗无效时，应进行超声检查。早期乳腺炎的特征是

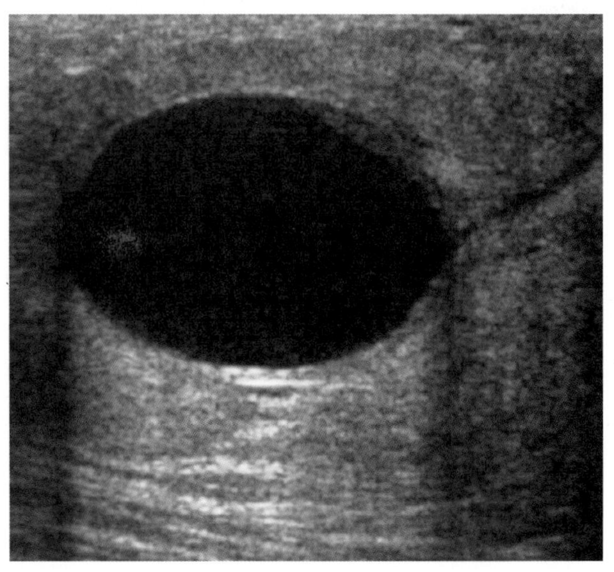

图 32-3　积乳囊肿。32 岁哺乳期女性的乳腺超声图像，早期的积乳囊肿看似单纯囊肿

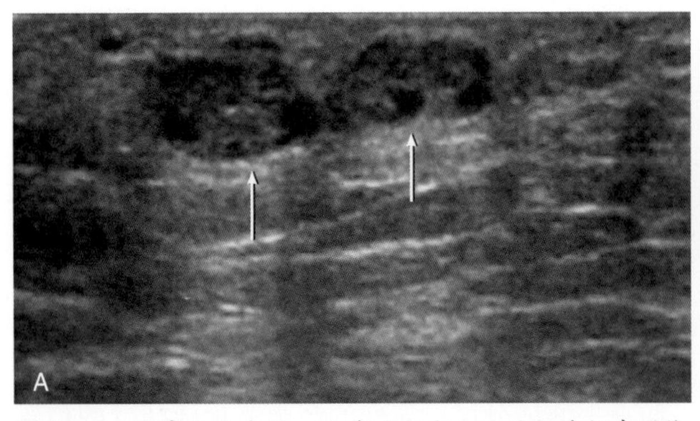


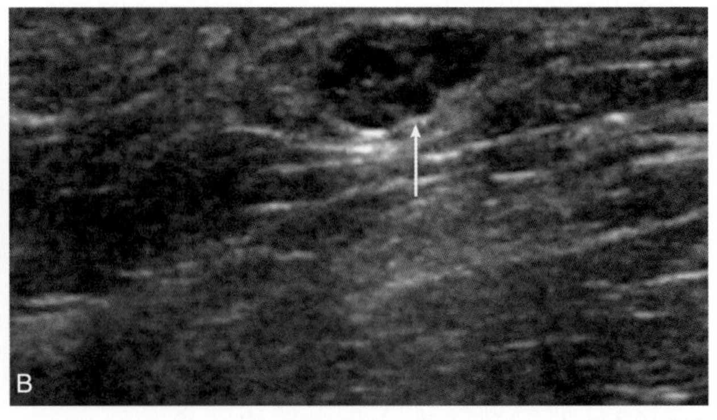


图 32-4　腋窝积乳囊肿。31 岁哺乳期女性的乳腺超声图像，双侧（A：右；B：左）腋窝见多个复合回声的多房囊肿（箭头）。副乳可以分泌乳汁，但多因没有乳头和排出渠道，容易产生积乳囊肿

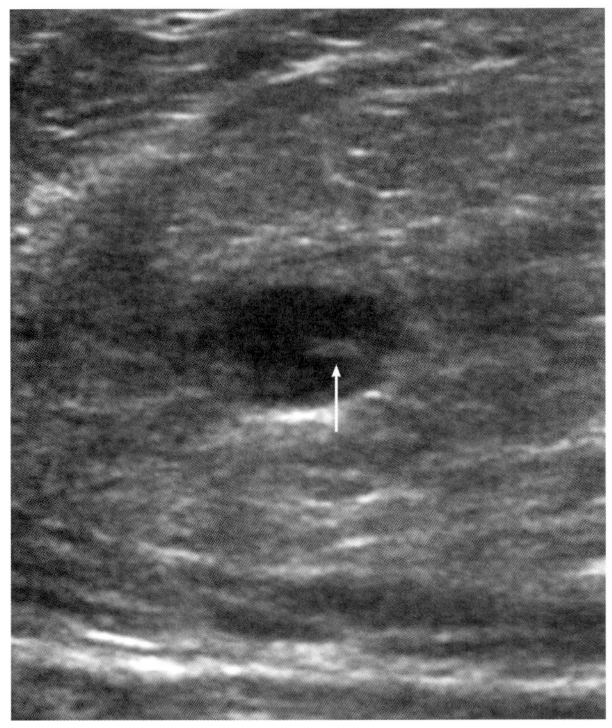

**图 32-5**　积乳囊肿。30 岁哺乳期女性的乳腺超声图像，乳腺实质内见内部有隔膜（箭头）的囊肿

皮肤和皮下脂肪组织的厚度和回声增加，皮下脂肪组织与乳腺实质的界限不清等（图 32-8）。如果出现脓肿，超声表现为低回声的球形或椭圆形肿块，壁厚、不规则，后方回声可以增强（图 32-9）。脓肿内可见液体——碎片层，有时脓肿内的气体会引起较强的反射，此时出现的高回声点状漂浮物是与坏死性乳腺癌的鉴别要点。

**3. 治　疗**

可以在超声引导下抽脓，如果病变在引流和抗生素治疗后仍残留，应通过乳腺 X 线摄影和组织病理学活检进一步评估。对于哺乳期女性，如果脓肿直径 <3cm，建议使用 14~21G 针抽吸，对于直径 >3cm 的脓肿，应使用 6~8F 的导管或手术切开的方式引流。

## （三）纤维腺瘤

**1. 临床和病理表现**

纤维腺瘤是 30 岁以下女性活检的最常见原因（见第 16 章良性肿瘤）。雌激素对纤维腺瘤的形成和生长具有重要作用。妊娠期和哺乳期的乳腺纤维腺瘤因具有高核分裂指数和坏死，容易被误认为恶性病变。在极少数情况下，妊娠期或哺乳期的纤维腺瘤可能会发生完全或不完全性梗死（infarction），导致疼痛或压痛。

**2. 影像学表现**

在乳腺 X 线摄影中，纤维腺瘤通常表现为无

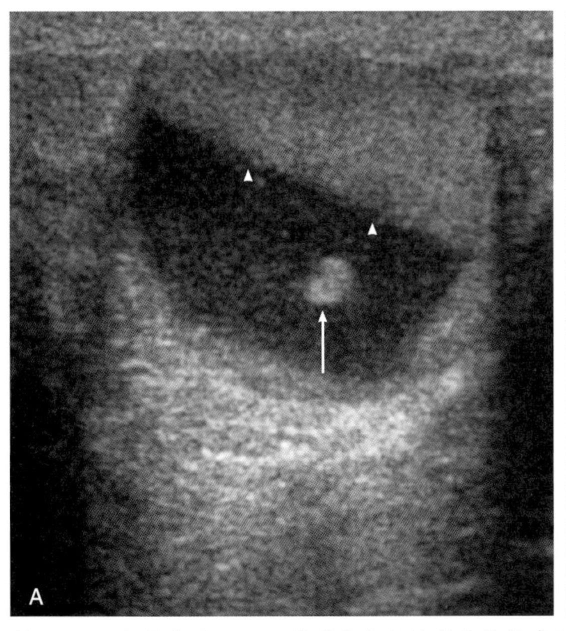


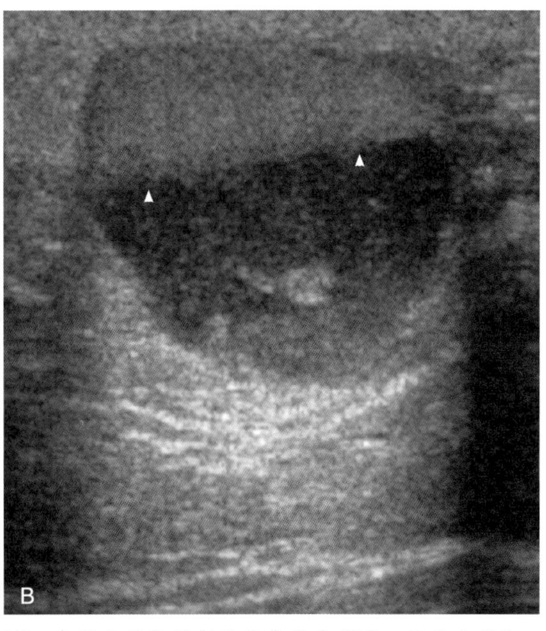


**图 32-6**　积乳囊肿。A. 31 岁哺乳期女性的乳腺超声图像，在触及肿块的部位见囊肿内脂肪 - 液体分层（三角箭头），箭头所示为漂浮的高回声脂肪成分。B. 当患者改变姿势时，脂肪 - 液体分层（三角箭头）移动

钙化的等密度椭圆形肿块。纤维腺瘤的超声表现多样，但多数情况下表现为椭圆形肿块，内呈均匀的低回声（图 32-10）。在妊娠早期，高水平的雌激素可以导致纤维腺瘤快速生长，分娩后可以变小。

## （四）泌乳腺瘤

### 1. 临床和病理表现

泌乳腺瘤（lactating adenoma）主要见于哺乳期或妊娠晚期，由腺泡（acini）和成熟的小导管组成，内部充满分泌物。纤维腺瘤是间质和上皮成分的混合物，但泌乳腺瘤仅由上皮细胞构成。临床表现为可触及性肿块，具有流动性和橡胶似的弹性，比纤维腺瘤更软。关于泌乳腺瘤的起源，多数意见认为是小叶过度增生、与周围组织相比泌乳更多的部位。完全切除后很少复发，与乳腺癌发病风险增加无关。

### 2. 影像学表现

泌乳腺瘤的超声表现与纤维腺瘤相似。泌乳腺瘤回声常稍低，很难与周围乳腺腺体组织区分，多数呈微小分叶状，部分呈椭圆形（图 32-11），肿块大小根据哺乳情况而异。通常肿块后方回声增强，偶尔可见高回声晕和后方声影。这种超声表现是由于泌乳腺瘤内上皮细胞

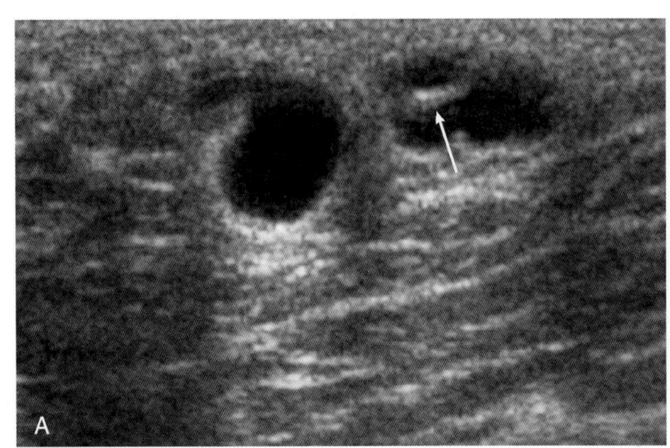

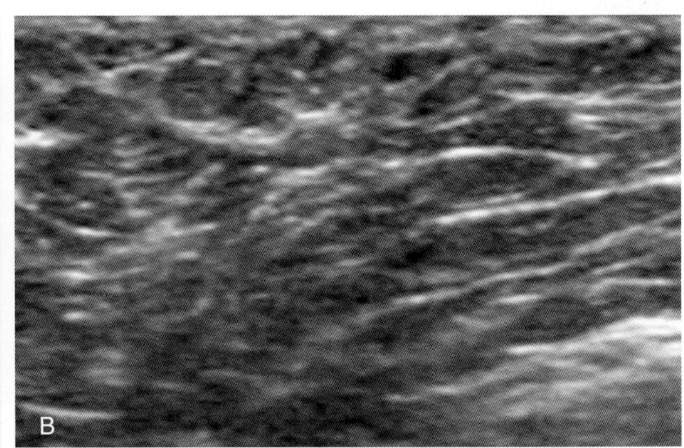


**图 32-7** 积乳囊肿。A. 35 岁哺乳期女性的腋窝超声图像，见 2 个带有分隔（箭头）的无回声积乳囊肿。B. 停止哺乳 1 年后，超声检查显示腋窝的囊肿自然消失

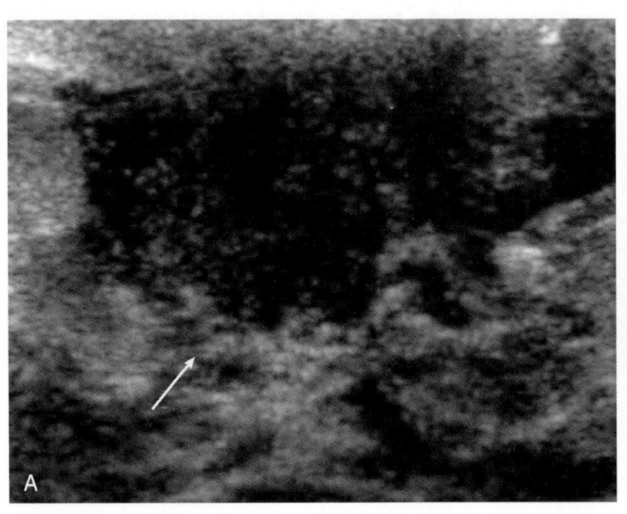

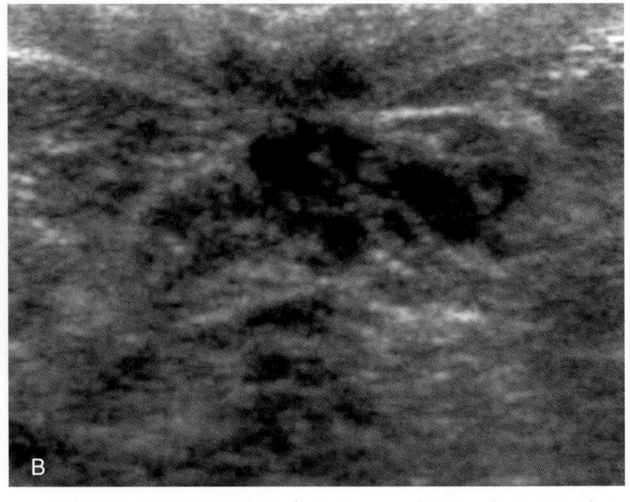


**图 32-8** 哺乳期乳腺炎。38 岁的女性患者，因产后右乳疼痛和可触及性肿块行乳腺超声检查。A. 患侧乳房皮肤和腺体层增厚，在乳头下实质内可见边缘模糊的低回声病变（箭头）。B. 对侧乳头下导管略扩张，这是产后乳房的正常表现

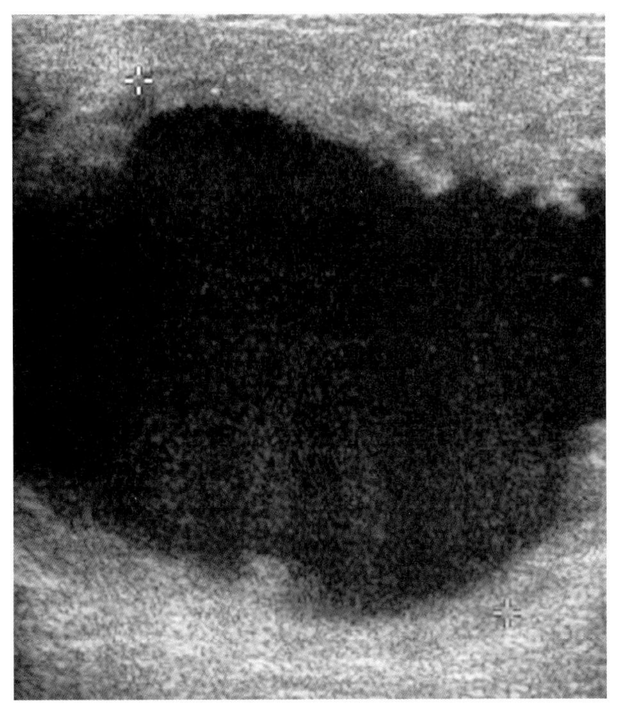

图 32-9　脓肿。32 岁哺乳期女性的乳腺超声图像，见形状不规则、壁厚、边缘模糊、伴后方回声增强的囊性肿块，超声实时检查可见漂浮的高回声信号

密度高、腺泡内含有大量液体，所以肿块内部透声性好。如果出现梗死，则超声表现为囊实复合性肿块，与脓肿及哺乳期的梗死区域相似，有时很难与伴有囊性变的高级别乳腺癌相鉴别。由于激素的作用，泌乳腺瘤在多普勒超声中大多血供丰富。

## （五）妊娠相关乳腺癌

### 1. 临床和病理表现

妊娠相关乳腺癌（pregnancy-associated breast cancer，PABC）是指在妊娠期或分娩后 1 年内诊断出的乳腺癌。无论分娩时的年龄大小，妊娠期和分娩后乳腺癌的发病风险会暂时增加。妊娠相关乳腺癌占乳腺癌整体发病率的 1%~3%，每 3 000~10 000 位孕妇中就有 1 位被诊断为乳腺癌。随着生育的高龄化，妊娠相关乳腺癌的发病率呈增加趋势。病理表现与非妊娠相关乳腺癌有着相同的组织学多样性，大多数为非特殊型浸润性乳腺癌。乳腺癌是妊娠、哺乳期妇女最常见的恶性肿瘤，40 岁以下被诊断为乳腺癌的患者中，有 7%~14% 是妊娠相关乳腺癌。

在妊娠期和哺乳期，乳腺会发生相应变化，由于患者较年轻且处于妊娠期，患者和医生都可能忽略了适当的检查，容易造成乳腺癌的延迟诊断，因此在妊娠期和哺乳期乳腺癌中，伴有淋巴结转移的晚期乳腺癌常见。据报道，3% 的妊娠相关乳腺癌是炎性乳腺癌，应注意不要误诊为单纯的乳腺炎或脓肿。35 岁以下的乳腺癌患者中 *BRCA* 突变的概率是所有患者的 3 倍（8.1% 和 2.8%），因此建议对妊娠期和哺乳期乳腺癌患者进行遗传学咨询。

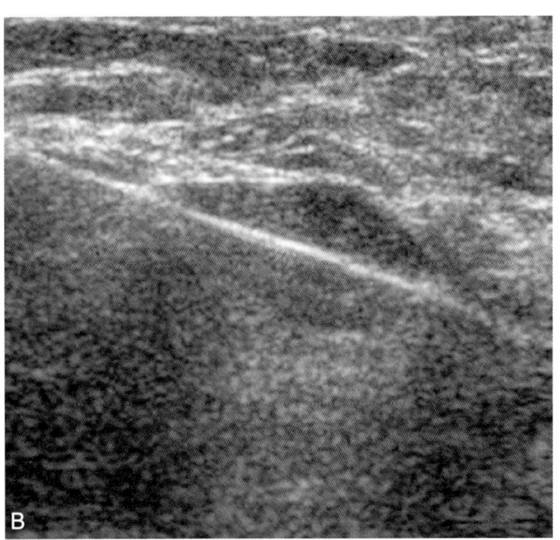


图 32-10　纤维腺瘤。A. 39 岁的女性患者，乳腺超声显示大小约 1.2cm 的椭圆形等回声肿块，边缘光整，诊断为良性病变。B. 因患者是乳腺癌高风险人群，行超声引导下空芯针穿刺活检，病理确诊为纤维腺瘤

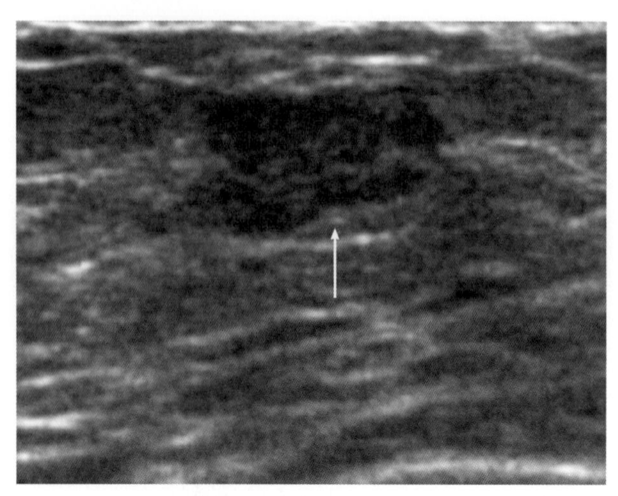

图 32-11　泌乳腺瘤。32 岁的女性患者，乳腺超声显示低回声肿块（箭头），部分边缘呈微小分叶状，常难以与纤维腺瘤或纤维囊性变区分

**2. 乳腺 X 线摄影表现**

与非妊娠期相比，通常妊娠期和哺乳期乳腺腺体组织的 X 线透过性较低，因此乳腺 X 线摄影的假阴性率较高。根据韩国的多中心研究结果，乳腺 X 线摄影对妊娠相关乳腺癌的敏感度为 87%（13/15），其中 5 例为肿块，2 例为肿块伴钙化，2 例为钙化伴腋窝淋巴结肿大，1 例为肿块伴腋窝淋巴结肿大，1 例为单纯钙化，1 例为不对称，还有 1 例为弥漫性皮肤和纤维韧带增厚（图 32-12）。

**3. 超声表现**

根据韩国的多中心研究，在 19 例妊娠相关乳腺癌的影像学检查中，超声均发现了明确的肿块。肿块的超声表现为：15 例形状不规则，16 例边缘不光整，11 例平行于皮肤生长，14 例呈囊实复合回声，12 例后方回声增强。在后方回声增强的 1 个病例中，有 4 例为具有较多囊性成分的复合回声肿块，且其中 3 例为髓样癌。5 例患者出现了周围组织改变，包括导管改变、Cooper 韧带厚度增加、水肿和皮肤增厚等。

与非妊娠相关乳腺癌相比，复合回声（74%）和后方回声增强（63%）是妊娠相关乳腺癌的常见超声表现（图 32-13、32-14）。后方回声增强通常在积乳囊肿或良性肿瘤中出现，只有 10% 发生于乳腺癌，而妊娠相关乳腺癌内部的坏死或囊性变会导致肿块内形成无回声和肿块后方回声增强，这是由于妊娠期激素变化导致肿瘤快速生长引起坏死而产生的，是妊娠相关乳腺癌的特征性表现。与非妊娠相关乳腺癌相比，腋窝淋巴结转移在妊娠相关乳腺癌中更为常见，延误诊断是主要原因。

## 三、绝经后激素治疗

### （一）生理或良性改变

**1. 乳腺 X 线摄影表现**

使用激素缓解绝经后相关症状会逆转绝经后乳房的退行性改变，即乳腺停止被脂肪代替，实质开始增殖。早期的研究显示，20%~40% 接受激素治疗的绝经期女性在乳腺 X 线摄影检查中表现出乳腺腺体密度显著增加（图 32-15）。一般在激素给药后 1~2 年内，乳腺实质开始增加，之后逐渐稳定下来。这种现象在使用激素前乳腺实质比例较低的女性中更加明显。与单独使用雌激素相比，联合孕激素治疗的绝经期女性的乳腺实质增加更常见。

**2. 超声表现**

激素治疗后，在乳腺 X 线摄影图像中，大多数表现为双侧对称性腺体密度增加，但有时呈现为不对称或局部腺体密度增加，在这种情况下，可能看起来像是乳房肿块，需做进一步检查或活检。超声检查有助于确定是否存在病变和明确病变的性质。激素治疗后产生的乳腺病变大多数是囊肿等良性病变（图 32-16），因此，对于超声检查中发现的典型囊肿，无须活检。在使用激素后，原有的纤维腺瘤可能会增大，进而需要活检（图 32-17）。

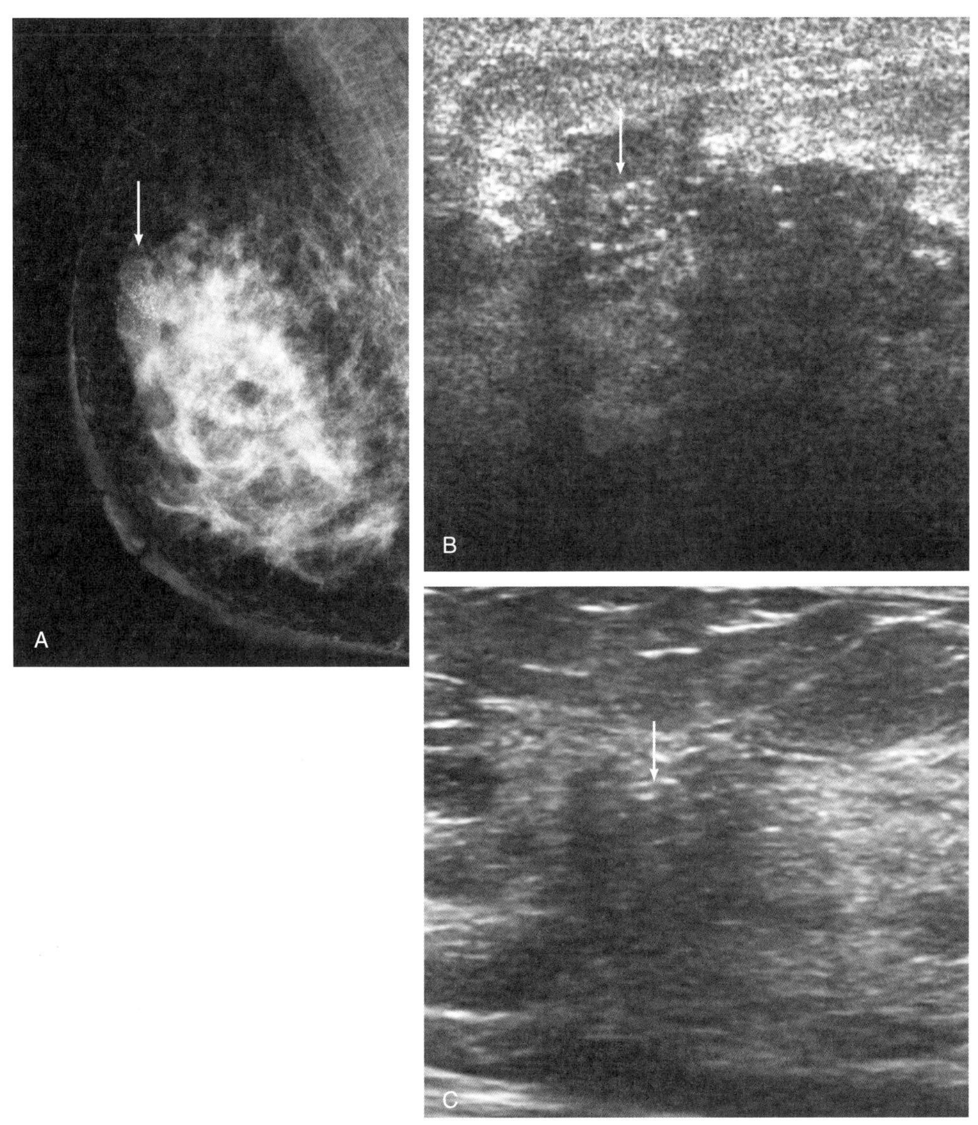


图 32-12　妊娠相关乳腺癌。A. 34 岁的女性患者，因产后右乳可触及性肿块行乳腺 X 线摄影检查，可见右乳皮肤增厚和乳腺实质密度弥漫性增加，外上象限见团簇状微小钙化（箭头）。B. 超声检查显示右乳皮肤增厚，皮肤与脂肪层之间的界限不清晰，伴有大量点状强回声（箭头）的肿块，提示有微小钙化。C.3 个疗程的新辅助化疗后，肿块（箭头）明显缩小。患者行乳房切除术，病理结果为广泛的高核级导管原位癌，伴有 0.8cm 的浸润性癌，腋窝淋巴结无转移

## （二）绝经后激素治疗相关乳腺癌

### 1. 激素治疗与乳腺癌风险

激素治疗患者的乳腺癌患病风险由激素治疗的类型、剂量、治疗持续时间、治疗方案、给药途径、既往暴露情况和个人体质决定。治疗方案包括雌激素单独治疗和雌 - 孕激素联合治疗，还要考虑是否接受过子宫切除。美国国立卫生研究院（National Institutes of Health，NIH）妇女健康计划（Women's Health Initiative，WHI）的临床试验结果显示，与对照组相比，雌 - 孕激素联合治疗组的浸润性乳腺癌发病率略高，风险比（hazard ratio，HR）为 1.24，这种趋势不仅在激素治疗期间可以观察到，在停药后仍持续。雌激素单独给药组可降低治疗期间或停药后早期（2.75 年内）的乳腺癌患病风险，但这种作用在治疗后 2.75 年后减弱。在子宫切除的女性中，与

对照组相比，雌激素单独治疗患者的乳腺癌发病风险没有差异。

**2. 激素治疗与乳腺癌的预后**

与未接受激素治疗的乳腺癌患者相比，激素治疗期间诊断出乳腺癌的患者的分期和预后无明显差异。原因是女性在接受激素治疗期间，经常进行随访检查，可以早期发现乳腺癌，且雌激素诱发的乳腺癌一般预后较好。根据韩国的一项单中心研究结果，与激素治疗无关的乳腺癌相比，在接受激素治疗期间诊断出的乳腺癌的肿块体积较小，且低级别浸润性乳腺癌或导管原位癌居多。患者在确诊乳腺癌后，无论是否为激素受体阳性，均不建议继续使用激素治疗。

**3. 影像学特征**

激素治疗期间乳腺X线摄影的恶性表现包括新肿块的出现、局部实质密度的增加和微小钙化等（图32–18）。一项仅以手术活检患者为研

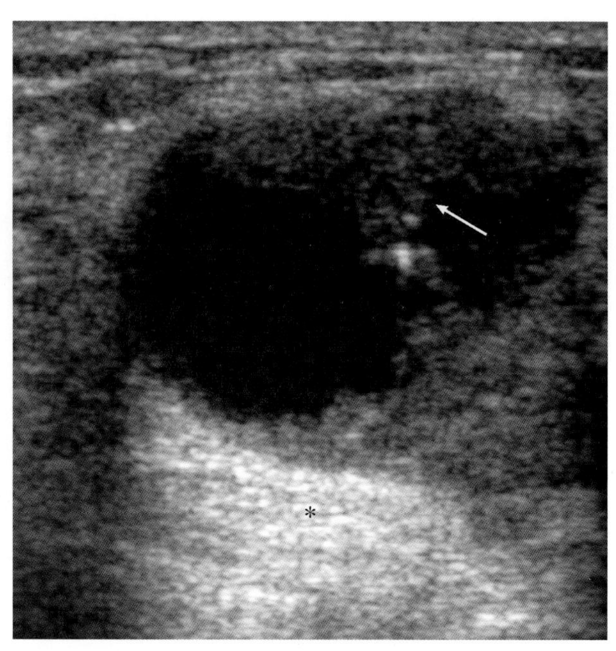

**图32–14** 妊娠相关乳腺癌。32岁的女性患者，产后不久因乳房可触及性肿块行超声检查，见边缘光整、后方回声增强（星号）、内含不规则实性成分（箭头）的复合回声肿块，空芯针穿刺活检诊断为高级别浸润性乳腺癌

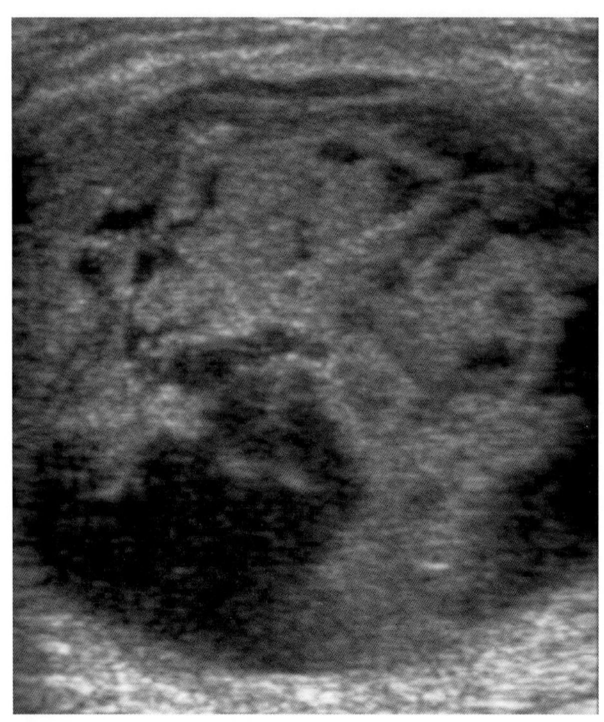

**图32–13** 妊娠相关乳腺癌。女性，怀孕7个月，因乳房可触及性肿块行超声检查，见边缘光整的囊实复合回声肿块，内部有不规则的高回声。细针抽吸细胞学检查结果为良性，因超声高度可疑恶性，再次以实性成分为目标行空芯针穿刺活检，病理诊断为伴有坏死的高级别浸润性乳腺癌

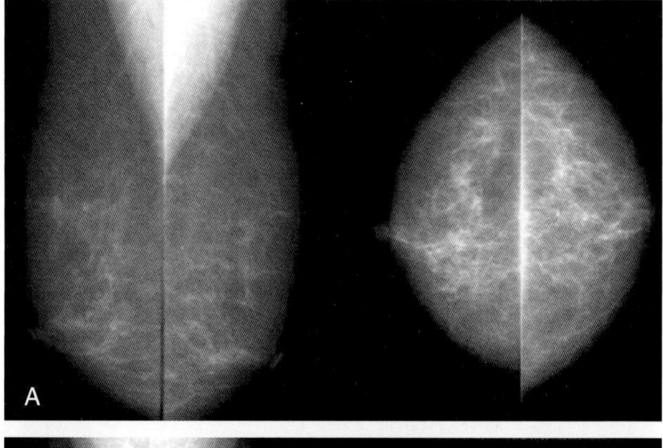

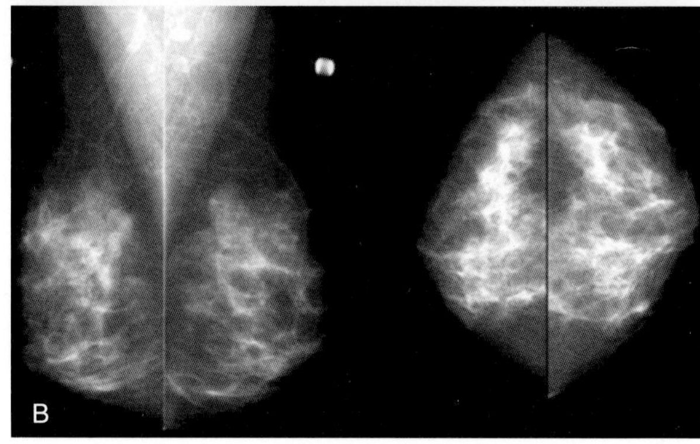

**图32–15** 绝经后激素治疗引起的乳腺变化。A.61岁的绝经后女性，激素给药前乳腺X线摄影检查显示为脂肪型乳腺。B.激素治疗两年后的乳腺X线摄影检查显示乳腺腺体密度显著增加

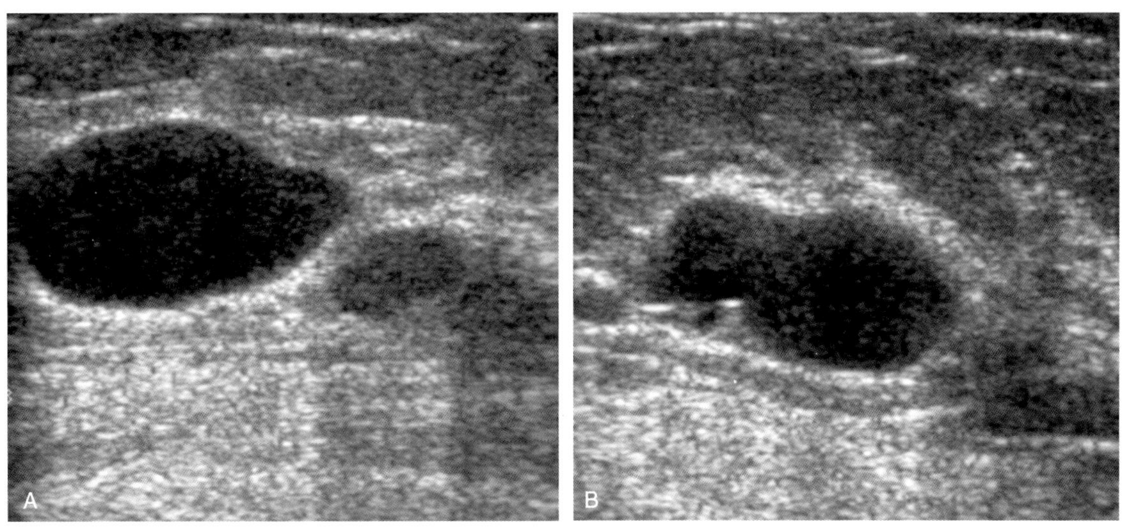


**图 32–16**　绝经后激素治疗相关的乳腺囊肿。54 岁的女性患者，激素治疗后因双侧乳腺可触及性肿块行超声检查，右侧乳腺（A）和左侧乳腺（B）超声图像均显示典型的囊肿，这种情况下可以不进行活检

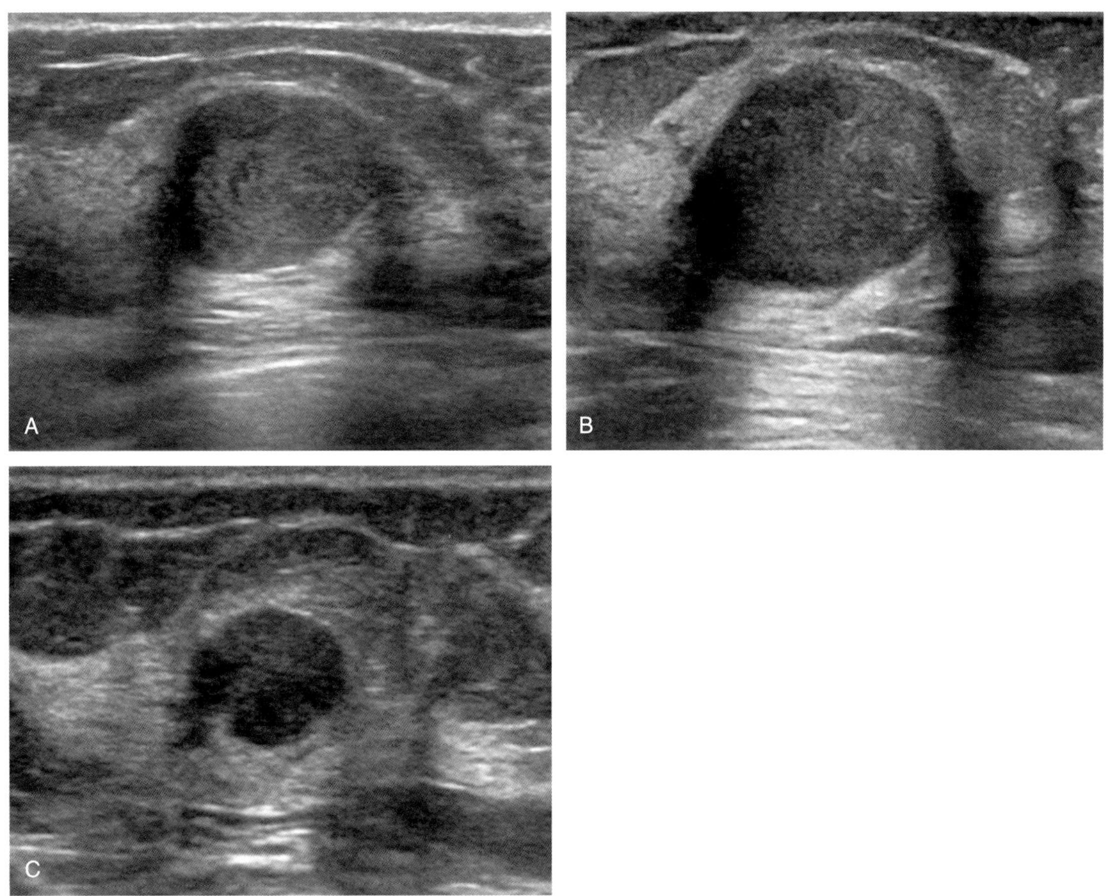


**图 32–17**　激素治疗期间纤维腺瘤体积增大。A. 45 岁的女性患者，因卵巢衰竭接受激素治疗，近期乳房触及大小约 2.0cm 的肿块，穿刺活检后诊断为纤维腺瘤。B. 活检 1 年后，随访检查发现肿瘤增大至 2.4cm，呈圆形，建议切除，但因患者自身原因未手术。C.3 年后超声随访检查，肿块体积减小 50% 以上

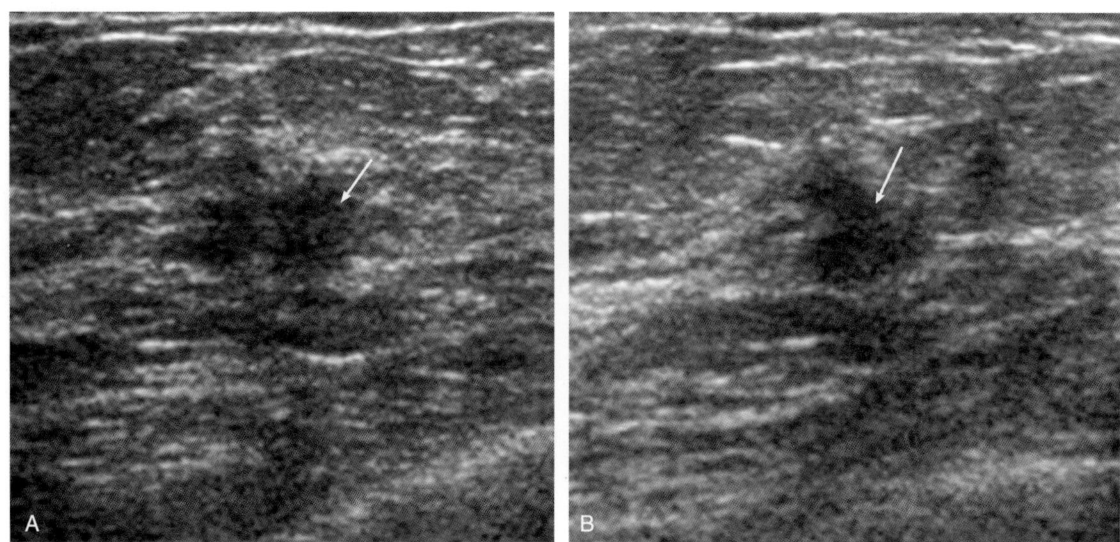


**图 32–18** 绝经后激素治疗期间发现的乳腺癌。60 岁的女性患者，激素治疗 7 年，乳腺 X 线摄影检查发现异常，反放射位（A）– 放射位（B）超声扫查显示不规则形低回声肿块（箭头）。超声引导下空芯针穿刺活检和手术结果为 1cm 的低级别浸润性乳腺癌，分化较好

究对象的单中心研究表明，激素治疗后，65% 的新增可疑肿块（11/17）为恶性，43% 的团簇状微小钙化（3/7）为恶性。边缘呈毛刺状的肿块和细小分枝状钙化均被确诊为恶性。但所有乳腺癌患者中仅有 53%（8/15）在乳腺 X 线摄影检查中呈现典型恶性特征，一半以上表现为不明确的高密度影或肿块，造成乳腺 X 线摄影早期诊断困难。15 例乳腺癌患者中有 4 例（27%）为间期癌（interval cancer），即在两次乳腺 X 线摄影筛查之间，因触及肿块而发现的乳腺癌。

## （三）影像学检查的作用

针对接受绝经后激素治疗的女性的乳腺随访检查，重要的是将激素治疗前的乳腺 X 线摄影图像作为基线，以便更准确地掌握新发的异常表现和乳腺实质密度增加。这对早期发现和诊断不伴有微小钙化的乳腺癌是必不可少的，同时也可以避免将原有的良性病变误诊为新发疾病。最近普遍使用的乳腺密度自动检测系统可以客观地监测乳腺密度变化。尽管针对绝经后接受激素治疗的女性在乳腺 X 线摄影的基础上添加超声检查的作用尚不明确，但是对于致密型乳腺，超声检查可能会发现乳腺 X 线摄影难以发现的乳腺癌。如果对所有接受绝经后激素治疗的女性进行超声检查，应慎重考虑可能伴随而来的良性病变占多数、不必要的活检增多、费用上升等问题。

## 知识要点

- 妊娠期和哺乳期女性的乳腺因生理性变化，临床和影像学检查常难以区分正常腺体和肿瘤。乳腺 X 线摄影不仅有辐射，且大多数妊娠期和哺乳期女性为致密型乳腺，因此乳腺 X 线摄影的临床应用价值较低。超声检查应作为妊娠期和哺乳期女性乳腺检查的首选方法。
- 妊娠期间特征性的良性疾病和症状包括积乳囊肿、乳腺炎、脓肿、泌乳腺瘤和乳头血性溢液等，需要与乳腺癌相鉴别。积乳囊肿是由浓缩的乳汁堵塞导管引起的，临床表现为可触及的无痛性肿块，超声检查多表现为乳腺腺体周围或副乳腺内的多房性囊肿。大多数积乳囊肿经过数周至数年会自然消失。
- 妊娠相关乳腺癌是指在妊娠期或分娩后 1 年内诊断出的乳腺癌。随着生育的高龄化，妊娠相关乳腺癌有增长趋势，因此有必要在妊娠和哺

乳期间对乳腺的变化进行检查。

- 妊娠相关乳腺癌在超声检查中表现为边缘较光整的肿块，且常为囊实复合回声，伴有后方回声增强。如果超声检查发现可疑肿块，应通过细针抽吸细胞学检查或空芯针穿刺活检进一步诊断。

- 激素治疗患者的乳腺癌患病风险由激素治疗的类型、剂量、治疗持续时间、治疗方案、给药途径、既往暴露情况和个人体质决定。接受雌 – 孕激素联合治疗的患者的乳腺癌患病风险会略增加，因此需要在治疗前进行乳腺癌筛查，在治疗期间定期行乳腺 X 线摄影检查。

- 绝经后激素治疗引起的乳腺 X 线摄影的乳腺密度增高多为双侧性，并在 1~2 年内趋于稳定。绝经后激素治疗诱发的乳腺病变大多是包括囊肿在内的良性病变，但如果出现新发的肿块或微小钙化，应考虑乳腺癌的可能性，并做进一步检查。

## 参考资料

[1] Ahn BY, et al. Pregnancy and lactation-associated breast cancer: mammographic and sonographic findings. J Ultrasound Med,2003

[2] Chlebowski RT, et al. Breast cancer after use of estrogen plus progestin and estrogen alone: analyses of data from 2 Women's Health Initiative randomized clinical trials. JAMA Oncol, 2015

[3] Expert Panel on Breast Imaging, et al. ACR Appropriateness Criteria® Breast Imaging of Pregnant and Lactating Women. J Am Coll Radiol,2018.

[4] Kerlikowske K, et al. Outcomes of screening mammography by frequency, breast density, and postmenopausal hormone therapy. JAMA Intern Med, 2013

[5] Myers KS, et al. Imaging appearance and clinical impact of preoperative breast MRI in pregnancy-associated breast cancer. Am J Roentgenol, 2017

[6] Sabate JM, et al. Radiologic evaluation of breast disorders related to pregnancy and lactation. Radiographics, 2007

[7] Vashi R, et al. Breast imaging of the pregnant and lactating patient: physiologic changes and common benign entities. Am J Roentgenol, 2013

[8] The NAMS 2017 Hormone Therapy Position Statement Advisory Panel. The 2017 hormone therapy position statement of The North American Menopause Society. Menopause, 2017

# 第 33 章 男性乳腺疾病

在以乳房可触及性肿块或乳房疼痛就诊的男性患者中，大多数是由于体内雌激素分泌相对较多引起的男性乳腺发育（gynecomastia），但中年以后的患者需要鉴别是否为乳腺癌。美国放射学会（ACR）指出，25 岁以上的男性触及乳房肿块时，建议将乳腺 X 线摄影作为首选影像学检查方法（表 33–1）。然而，在韩国，乳腺超声检查为所有年龄段男性患者的首选检查方法，并且只有在怀疑患有乳腺癌的情况下，才额外进行乳腺 X 线摄影检查。总之，超声检查是有症状的男性乳腺疾病患者重要的检查方法，可以寻找病因，鉴别正常和良、恶性病变。

本章将介绍男性乳腺发育和男性乳腺癌的临床、病理、超声诊断和鉴别诊断。

**表 33–1 有症状的男性乳腺疾病的评价方法**

| |
|---|
| · 对于有男性乳腺发育或假性男性乳腺发育典型症状的患者，一般不需要行影像学检查 |
| · 对于有乳房可触及性肿块，且诊断不明确的男性患者：<br>—年龄在 25 岁以下，患乳腺癌的可能性极低，可先行乳腺超声检查。如果超声检查有任何可疑发现，行乳腺 X 线摄影；<br>—年龄在 25 岁以上或体格检查中怀疑为乳腺癌，应先行乳腺 X 线摄影。如果乳腺 X 线摄影难以得出结论，或怀疑为乳腺癌，可行超声检查辅助诊断 |
| · 对于有症状的男性患者，不建议行 MRI 检查明确诊断 |

（来源：Mainiero MB，et al. J Am Coll Radiol，2015）

## 一、男性乳腺发育

男性乳腺发育（gynecomastia）或男性乳腺增生是男性乳腺最常见的疾病，约占可触及性肿块的 85%。男性乳腺发育的组织学改变是乳晕下导管和导管周围组织的增生性变化，其程度取决于雌激素刺激的程度和持续时间。男性乳腺发育在青春期和 60 岁以后的男性中较常见，临床表现多为乳晕下触及活动性肿块，伴轻微疼痛，中老年患者需注意与乳腺癌相鉴别。

### （一）病　因

体内雌激素水平增加的原因包括生理性、病理性、药物诱发和特发性（表 33–2）。

**1. 生理性男性乳腺发育**

生理性男性乳腺发育有 3 次高发期：新生儿期、青春期和老年期。

（1）新生儿期

新生儿期的男性乳腺发育是由通过胎盘传递的雌激素引起的，可见于 60%~90% 的新生儿，可在数天或数周内恢复正常。

（2）青春期

在 12~15 岁的青少年中，随着脑垂体性激素分泌的增加，雌激素与睾酮（testosterone）的比例暂时升高，常常引起男性乳腺发育。青春期男性乳腺发育通常为双侧对称，数月至两年内自行恢复正常；但是如果同时存在青少年肥胖症，则男性乳腺发育可能会持续至成年。

（3）老年期

老年期男性乳腺发育常见于60岁以上男性，是由睾丸产生的雄激素减少引起的。另外，随着年龄的增长，体内脂肪增加，脂肪组织中含有较多的芳香酶（aromatase），将睾酮转化为雌激素，从而引起雌激素增多。老年期男性乳腺发育通常在 6~12 个月内自行消失，但随着上皮细胞增殖的减少，可出现不可逆的玻璃样变（hyalinization）和纤维化（fibrosis），这种情况下男性乳腺发育可持续 1 年以上。

**2. 病理性男性乳腺发育**

全身性疾病如慢性肾衰竭、肝硬化、甲状腺功能减退或亢进、AIDS（acquired immunodeficiency syndrome）等均可以诱发男性乳腺发育。生殖细胞肿瘤（germ cell tumor），尤其是睾丸支持－间质细胞瘤（sertoli-Leydig cell tumor，SLCT），分泌人绒毛膜促性腺激素（human chorionic gonadotropin， HCG）的肾上腺，以及肝、肺、肾等脏器的肿瘤也可以引起雌激素增多，从而诱发男性乳腺发育。47XXY 染色体变异为特征的克兰费尔特综合征（Klinefelter syndrom）、睾丸外伤、睾丸炎、隐睾等可导致性腺功能减退（hypogonadism），引起雄激素缺乏，诱发男性乳腺发育。

**3. 药物诱发的男性乳腺发育**

与男性乳腺发育相关的药物包括雌激素、促性腺激素、雄激素和雄激素抑制剂、抗癌剂、钙通道阻断剂、血管紧张素转化酶抑制剂（ACEI）、降压药、强心剂、多巴胺阻断剂、中枢神经系统药物、毒品类药物、抗结核药等（表 33–2）。与男性乳腺发育相关性较高的药物有西咪替丁（制酸剂）、螺内酯（利尿剂）、酮康唑（抗真菌药），此外还有胺碘酮（抗心律失常药）、TrxR 抑制剂（抗肿瘤药）、阿维 A 酯（维生素 A 类、银屑病治疗药）、甲硝唑（抗厌氧菌药）、奥美拉唑（制酸剂）、青霉胺（自身免疫性疾病治疗药）、舒林酸（关节炎治疗药）、茶碱（支气管扩张剂）、非那雄胺（防脱发药）等。

## （二）临床和病理

**1. 临床表现**

70% 的男性乳腺发育为单侧发病，双侧发病可呈对称或不对称性。在体格检查中，乳晕通常

**表 33–2　男性乳腺发育的病因**

| | |
|---|---|
| **生理性** | 新生儿期<br>青春期（第二性征发育期）<br>老年期 |
| **激素性** | Klinefelter 综合征<br>性腺功能减退（hypogonadism）<br>I 型神经纤维瘤病（neurofibromatosis type 1） |
| **全身性疾病** | 肝硬化<br>慢性肾衰竭<br>甲状腺功能低下或亢进<br>AIDS*（acquired immunodeficiency syndrome） |
| **肿瘤** | 睾丸肿瘤<br>肾上腺癌<br>绒毛膜癌<br>垂体腺瘤<br>肝细胞癌<br>肺癌（大细胞癌） |
| **药物性** | 西咪替丁（cimetidine）<br>大麻（marijuana）等毒品类<br>噻嗪类利尿剂（thiazide diuretics）<br>奥美拉唑（omeprazole）<br>多巴胺阻断剂<br>三环类抗抑郁药（tricyclic antidepressant）<br>安定（diazepam）<br>抗结核药物<br>同化激素（anabolic steroid）<br>外源性雌激素（exogenous estrogen）<br>抗癌药（尤其是烷化剂）<br>降压药（methyldopa， reserpine， spironolactone 等）<br>强心剂（digitalis）<br>防脱发药<br>抗真菌药等<br>特发性 |

* 获得性免疫缺陷综合征

大而松弛，如果乳晕直径超过 3~4cm，则说明纤维组织过度增生。即使因单侧乳腺有症状而就诊，影像学检查往往会发现另一侧乳腺也伴有轻度男性乳腺发育。20% 的男性乳腺发育伴有压痛。

**2. 病理学表现**

随着时间的变化，男性乳腺发育的组织病理也会发生改变。早期为活动期（florid or active phase），以乳腺导管增生、富含血管结构的间质形成为特点。随着时间的推移，乳腺导管的数目和上皮细胞增殖的程度减少，乳腺导管周边发生纤维化和玻璃样变，即进入静止期（quiescent phase）。

通常活动期会持续数月，大约 6 个月后，乳腺导管周围会出现致密的纤维化组织。在 1 年内，如果能发现病因，通过治疗或自然好转，则不会进入静止期。然而，如果男性乳腺发育持续 1 年以上，致密的纤维化组织数量超过乳腺导管的数量，即使针对病因进行治疗使导管退化，纤维化也不会消失。

## （三）治　疗

**1. 内科治疗**

首先停止使用诱发男性乳腺发育的药物，其次治疗诱发男性乳腺发育的疾病或给予他莫昔芬等抗雌激素药物。对于肥胖患者，可以通过减轻体重以减少睾酮转变为雌激素。治疗效果取决于病程阶段。活动期的男性乳腺发育在治疗后可以完全消失，而静止期的男性乳腺发育在治疗后虽然疼痛等症状可以消失，但是部分患者仍可以触及乳房肿块。

**2. 外科治疗**

由于药物治疗不能使静止期男性乳腺发育出现的纤维化和玻璃样变完全消失，所以为了达到美观的目的，可通过乳晕切口（periareolar incision）进行皮下次全乳腺切除术（subtotal subcutaneous mastectomy）。在制订手术方案时，应考虑乳腺的大小、下垂程度、组织优势、皮肤冗余等患者自身的因素。

对于男性乳腺发育程度较小的患者，可以通过超声引导下真空辅助旋切技术切除，以获得较好的美容效果。

## （四）影像学表现

**1. 乳腺 X 线摄影**

在西方国家，与女性一样，乳腺 X 线摄影是有乳腺症状的男性患者的首选检查方法。怀疑男性乳腺发育的患者的乳腺 X 线摄影可以表现为正常、脂肪增多造成的假性男性乳腺发育（pseudogynecomastia）和乳晕下乳腺组织增生引起的真性男性乳腺发育 3 种情况（表 33-3）。根据疾病时期和病因，男性乳腺发育可分为 3 种类型：早期结节型（nodular pattern）、后期树枝型（dendritic pattern）和使用外源性激素引起的弥漫型（diffuse pattern）。

**2. 超　声**

在超声检查中，男性乳腺发育表现为乳晕正下方的乳腺组织对称分布，这是与男性乳腺癌的重要鉴别点。

**表 33-3　男性正常乳腺和男性乳腺发育的影像学表现**

| 检查类型 | | 阶段或原因 | 乳腺 X 线摄影 | 超声 |
|---|---|---|---|---|
| 正常 | | 脂肪型乳腺 | 脂肪型乳腺（无腺体） | 无 |
| 假性男性乳腺发育 | | 脂肪型乳腺 | 脂肪堆积（无腺体） | 超重 |
| 男性乳腺发育 | 结节型 | 扇形三角影 | 三角形结节，边缘成角 | 活动期（早期，1 年以内） |
| | 树枝型 | 放射状扩张（火花样） | 放射状扩张（火花样） | 静止期（后期，1 年以后） |
| | 弥漫型 | 弥漫型密度增加 | 弥漫型导管增加 | 外源性雌激素 |

活动期男性乳腺发育呈结节型，超声声像图上显示为乳晕下对称的“火花样”或扇形低回声病变，并可沿乳腺导管向脂肪层延伸。乳腺组织大致以乳头为中心，上下对称（图 33–1），常向乳腺外上象限延伸，呈倒三角形或圆盘形（图 33–2、33–3）。当发育的腺体组织呈极低回声、边缘成角时，很难与乳腺癌相鉴别。这种情况下可适当加压并沿乳腺导管的方向轮辐状扫查有助于鉴别。树枝型男性乳腺发育的声像图中可见“火花样”的低回声呈细手指状延伸到腺体后方脂肪层。当进入纤维化阶段，则仅显示呈高回声的纤维化组织（图 33–3），呈低回声的乳晕下导管范围缩小或消失。弥漫型男性乳腺发育常见于长期服用外源性雌激素的患者，表现为乳腺增大，内可见致密的腺体组织，与女性的致密型乳腺相似（图 33–4）。

## （五）鉴别诊断

### 1. 正常的男性乳腺

青春期男性体内激素的分泌会产生变化，其中雌激素会刺激乳腺组织分化，而雄激素的作用则相反。处于二次发育期的青少年男性，睾酮增加 30 倍，雌激素增加 3 倍。大部分青少年会在青春期发生一过性乳腺导管和间质增生，然后逐渐减少并最终退化。因此，正常的男性乳腺在超声声像图中只能见到乳晕，没有与女性相似的乳腺组织（表 33–3；图 33–5）。

### 2. 假性男性乳腺发育

假性男性乳腺发育是由于乳腺中过多的脂肪堆积引起的，常见于超重或肥胖患者。超声检查显示乳晕下无乳腺组织。

### 3. 男性乳腺癌

45 岁以下乳腺增大的男性患者的主要病因是男性乳腺发育，多为双侧。而男性乳腺癌常见于 60 岁以后，且多呈单侧发病。临床表现为乳晕下方质硬、无痛性肿块，特点为偏离乳头不对称生长（图 33–6）。彩色多普勒超声显示肿块周边及内部可见血流信号。

### 4. 其他良性病变

男性乳腺病变还有脂肪瘤、乳腺导管扩张症、单纯囊肿、导管内乳头状瘤（图 33–7）、脂肪坏死、脓肿、表皮包涵囊肿（epidermal inclusion cyst；图 33–8）、肌成纤维细胞瘤（myofibroblastoma）、假血管瘤样间质增生（pseudoangiomatous stromal

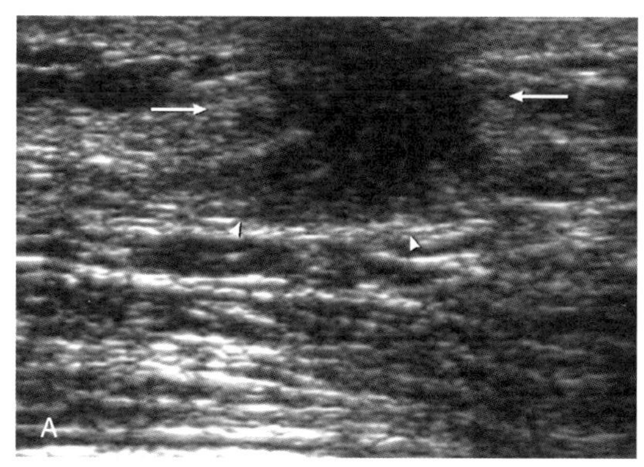


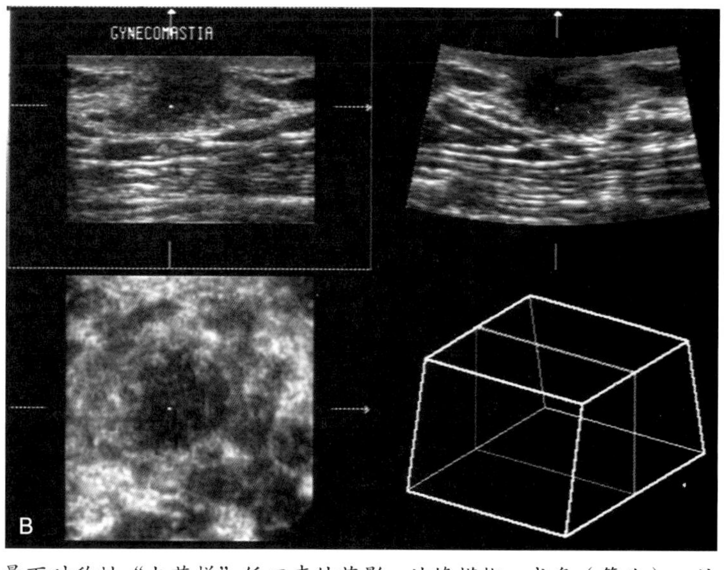


图 33–1　结节型男性乳腺发育。A. 乳腺超声见乳晕下对称性“火花样”低回声结节影，边缘模糊、成角（箭头）。该低回声病变向乳腺下脂肪层延伸（三角箭头）。B. 在三维超声的横断面、矢状面、冠状面图像中，可以清晰地看到结节型男性乳腺发育呈特征性对称分布

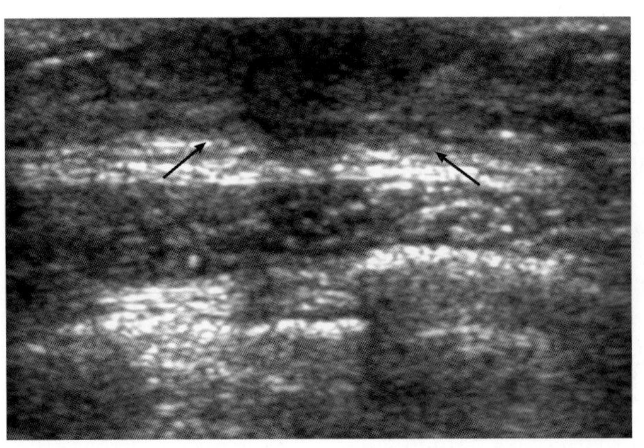

**图 33-2** 结节型男性乳腺发育。乳腺超声见乳晕下对称性倒三角形或圆盘形的低回声结节影（箭头）

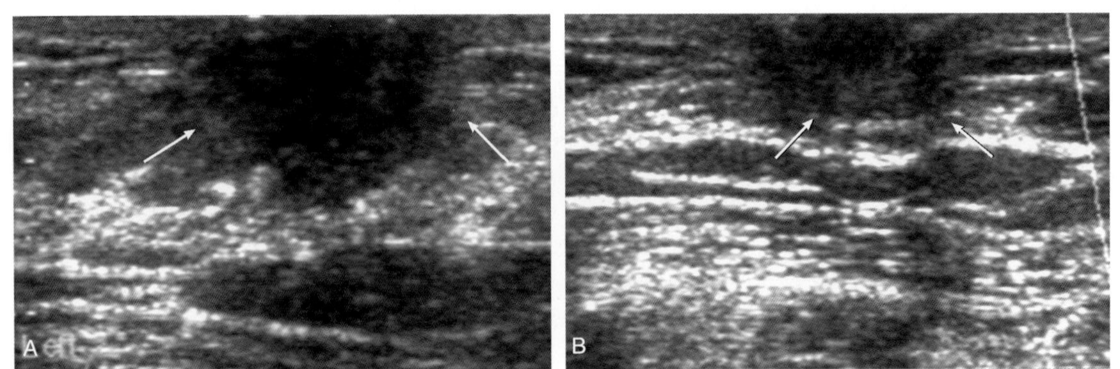

**图 33-3** 双侧男性乳腺发育。67 岁的男性患者，因右侧乳房触及肿块就诊。A. 右侧乳晕下见低回声结节，为男性乳腺发育活动期（箭头）。B. 左侧乳晕下主要是高回声树枝状结构，为男性乳腺发育静止期（箭头）（左侧乳腺于 27 个月前开始增大，就诊时体积已缩小）

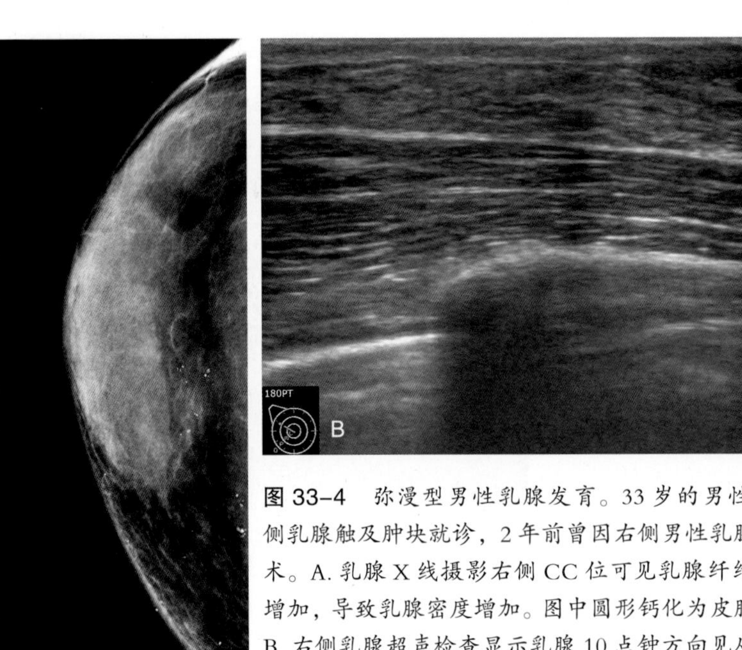


**图 33-4** 弥漫型男性乳腺发育。33 岁的男性患者，因右侧乳腺触及肿块就诊，2 年前曾因右侧男性乳腺发育行切除术。A. 乳腺 X 线摄影右侧 CC 位可见乳腺纤维组织弥漫性增加，导致乳腺密度增加。图中圆形钙化为皮肤良性钙化。B. 右侧乳腺超声检查显示乳腺 10 点钟方向见从乳头向外侧延伸的腺体组织，乳腺实质回声整体增强，与女性乳腺相似

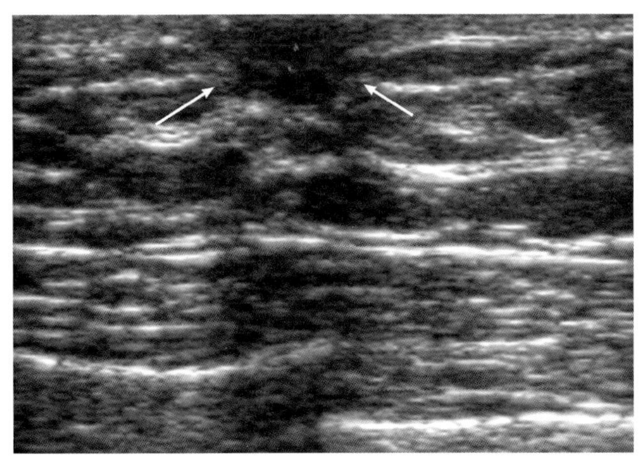

图 33-5　正常男性乳腺。超声显示的椭圆形低回声肿块为乳头（箭头），未见其他乳腺组织

hyperplasia，PASH）等多种良性病变。除男性乳腺发育外，最常见的男性乳腺病变是脂肪瘤。女性患者的脂肪瘤可以发生在乳腺的任何部位，如乳腺腺体内、腺体后方脂肪层、皮下脂肪层等，但在男性患者中，脂肪瘤大多发生在皮下脂肪层。与女性的脂肪瘤相同，超声声像图表现为等回声、高回声或复合回声等，其中以高回声多见。典型的高回声脂肪瘤应判定为 BI-RADS 2 类，良性。脂肪坏死主要由手术或外伤引起。男性乳腺没有完全分化的小叶，因此女性常见的纤维腺瘤和分叶状肿瘤在男性较少见。

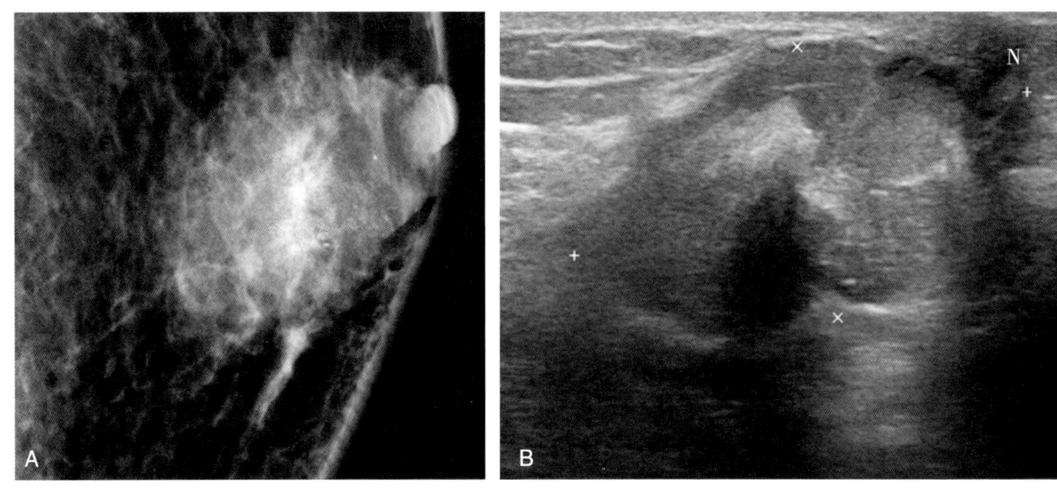


图 33-6　男性乳腺癌。65 岁的男性患者，因左侧乳房触及肿块就诊。A. 乳腺 X 线摄影 CC 位图像见乳晕后内侧边缘不清的高密度肿块，伴有钙化。B. 超声显示乳头（N）下方内侧一大小约 3.9cm 的内部回声不均匀的不规则形肿块。术后确诊为浸润性乳腺癌

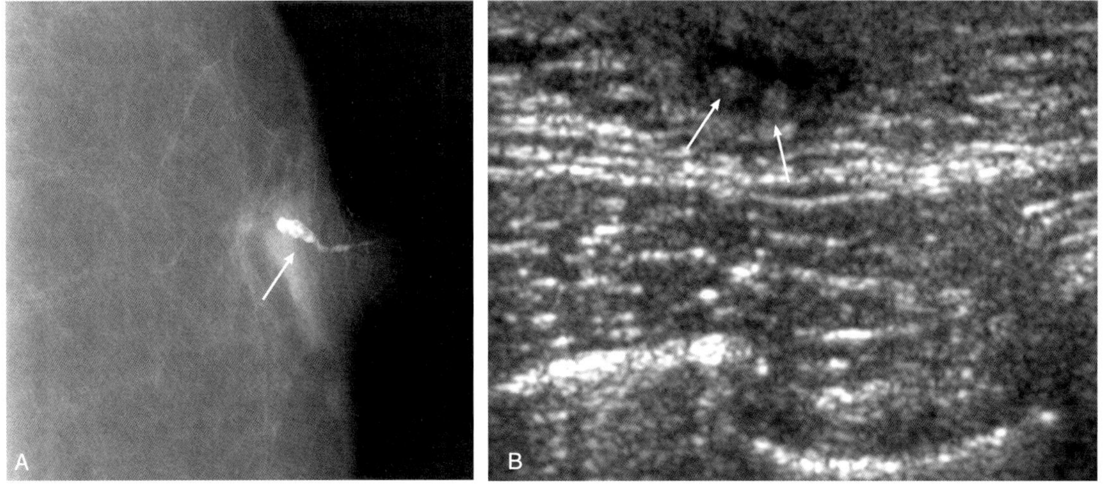


图 33-7　导管内乳头状瘤。44 岁的男性患者，因乳头溢液就诊。A. 乳腺导管造影显示中央导管内见多处充盈缺损，提示多发性病变（箭头）。B. 超声显示乳晕下导管略增宽，内可见多个高回声小结节（箭头）。术后确诊为导管内乳头状瘤

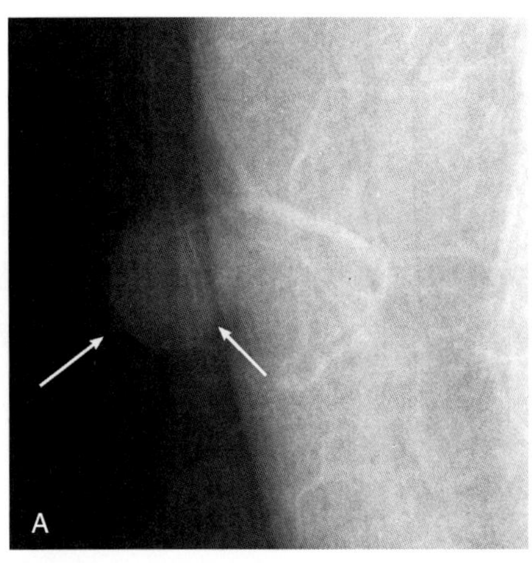


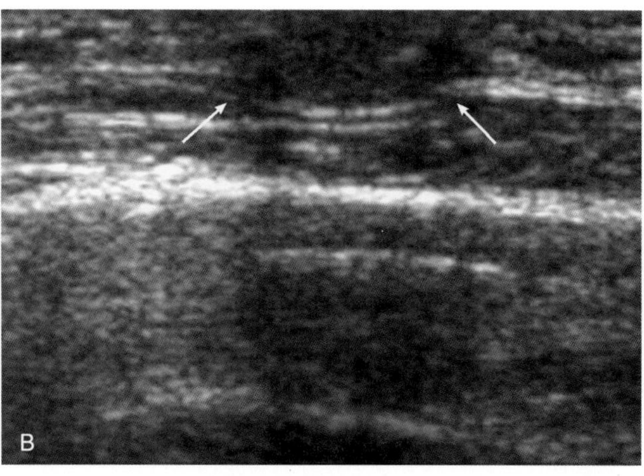


**图 33-8** 表皮包涵囊肿。A. 乳腺 X 线摄影 MLO 位可见边界清楚的皮肤结节（箭头）。B. 超声见皮肤层内局限性低回声结节（箭头）

## 二、男性乳腺癌

### （一）发病率和风险因素

#### 1. 发病率

男性乳腺癌占男性全部恶性肿瘤的 1% 以内，在乳腺癌总体中占比也小于 1%。60 岁以后是男性乳腺癌的好发年龄。研究显示，男性乳腺发育与乳腺癌同时发生的比例为 2%~35%。

#### 2. 风险因素

虽然男性乳腺癌是散发性的，但 15% 的患者有乳腺癌或卵巢癌家族史。由于 *BRCA*1/2、*CHECK*2、*PALB*2、*PTEN* 和 *TP*53 突变可以导致男性乳腺癌发病率增高，因此如果患者存在家族史，应考虑进行基因检测。据报道，随访至 70 岁时，1.2 % 的 *BRCA*1 携带者和 6.8% 的 *BRCA*2 携带者患有男性乳腺癌。其他风险因素包括 Klinefelter 综合征、电离辐射、睾丸功能障碍、慢性肝病等引起的雌激素增多（表 33-4）。由于缺乏证据，不建议对高风险人群进行乳腺 X 线摄影筛查。

### （二）临床和病理表现

#### 1. 临床表现

男性乳腺癌一般单侧发病，临床表现为乳晕下无痛性肿块，质硬，常偏离乳头呈不对称生长。乳头溢液也可以出现在导管内乳头状瘤、乳腺导管扩张症、男性乳腺发育等良性疾病中。乳头血性溢液一般由导管内乳头状瘤引起，但约 14% 的乳腺癌也可出现乳头血性溢液。约 5% 的男性乳腺癌可以表现为 Paget 病。

#### 2. 病理学表现

男性乳腺仅有导管组织，因此浸润性导管癌最常见，髓样癌和乳头状癌约占 5%。小叶癌非

**表 33-4　男性乳腺癌的风险因素**

| |
|---|
| · 乳腺癌家族史（直系亲属） |
| · *BRCA*1/2 基因突变 |
| · *CHECK*2 基因突变 |
| · Cowden 综合征 *（*PTEN* 变异） |
| · Li-Fraumeni 综合征△（*TP*53 变异） |
| · Klinefelter 综合征▲ |
| · 电离辐射（胸部放射治疗） |
| · 肥胖 |
| · 肝硬化 |
| · 睾丸疾病（隐睾、阉割、睾丸外伤、成人的腮腺炎性睾丸炎） |
| · 服用雌激素类药物 |
| · 男性乳腺发育 |
| · 熔炉、炼钢厂工作史 |

* 多发性错构瘤综合征
△利 – 弗劳梅尼综合征
▲克兰费尔特综合征

常罕见，有报道 Klinefelter 综合征患者可发生小叶癌。相较于女性，男性乳腺癌中乳腺导管原位癌或浸润性导管癌伴广泛导管原位癌少见。高核级导管原位癌常伴有浸润成分。包裹性乳头状癌约占男性乳腺癌的 5%~7.5%，高于其在女性乳腺癌中的比例，因此，当在男性乳腺中发现囊性病变时，应考虑恶性的可能性。90% 以上的男性乳腺癌是雌激素受体阳性和 HER2 阴性。其他脏器的恶性肿瘤可转移到乳腺，最常见的是前列腺癌，其他还有黑色素瘤、肾细胞癌、白血病、淋巴瘤等。

## （三）超声检查

男性乳腺癌与女性乳腺癌的特征相似，区别在于乳腺癌起源的位置和导管原位癌的范围。女性乳腺癌大多起源于终末导管小叶单位，继发侵犯中央导管，而男性乳腺癌大多起源于乳晕下的中央导管。如发现乳晕下偏离乳头不对称生长的肿块，高度提示乳腺癌（表 33-5）。男性乳腺癌在超声检查中表现为不规则形，边缘成角、毛刺样或模糊的肿块，伴有周围高回声晕或后方声影等典型恶性表现（图 33-9）。由于导管原位癌比女性少见，因此导管内延伸或微钙化等征象很少见。如果伴有钙化，常呈多样性（图 33-10）。由于在男性乳腺癌中浸润性乳头状癌、包裹性乳头状癌和其他边缘光整的乳腺癌的比例高于女性，且起源于小叶的囊肿或纤维腺瘤较少见，因此当在男性乳腺中发现边缘光整的肿瘤时，乳

**表 33-5　男性乳腺发育和男性乳腺癌的鉴别诊断**

| 项目 | 男性乳腺发育 | 男性乳腺癌 |
|---|---|---|
| 发病年龄 | 15~60 岁 | 55~69 岁 |
| 症状 | 伴有疼痛的肿块 | 无痛性肿块 |
| 病变位置 | 乳晕下 | 偏离乳晕位置 |
| 乳腺 X 线摄影 | 乳晕下对称性密度增加<br>靠近边缘消失 | 乳晕下偏向一侧的不规则、边缘不清晰的肿块 |
| 灰阶超声 | 乳晕下对称性低回声或高回声病变，未见肿块 | 边缘不光整的低回声或不均匀回声肿块 |
| 多普勒超声 | 弥漫性增加或无血流信号 | 肿块内部有血流信号 |
| 腋窝淋巴结肿大 | 无 | 常见 |
| BI-RADS | 2 类 | 4、5 类 |

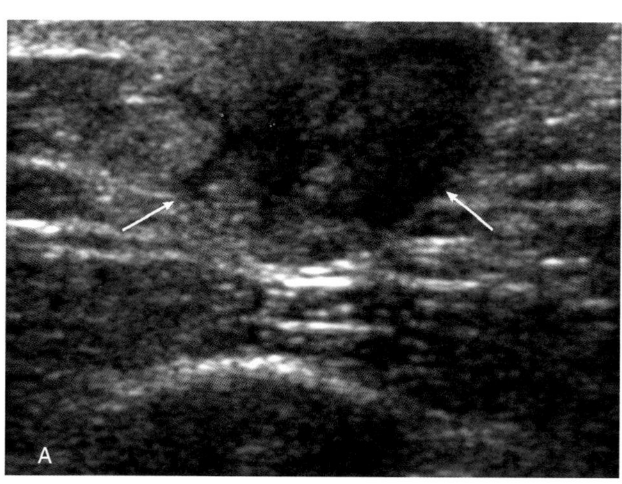


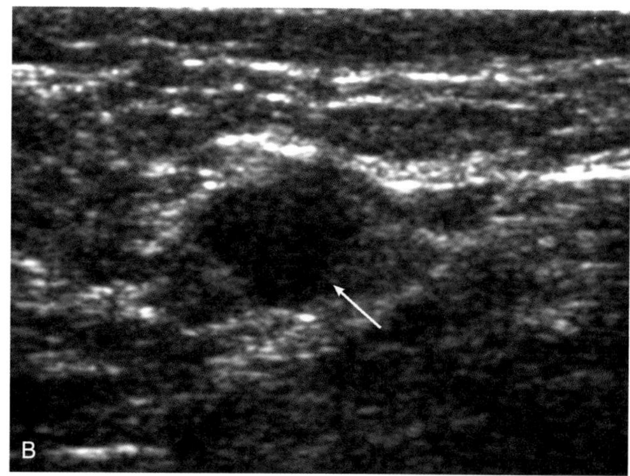


**图 33-9**　浸润性乳腺癌。A. 超声检查显示不规则形、边缘呈毛刺状、伴有高回声晕的肿块。偏向乳头的一侧，呈不对称分布（箭头），是典型的男性乳腺癌征象。B. 腋窝淋巴结肿大（箭头），术后确诊 4 个腋窝淋巴结转移

腺癌的可能性高于女性（图 33-11、33-12）。皮肤回缩或溃疡属于间接征象，有助于明确恶性诊断，并提示预后不良，此外，50% 以上的男性乳腺癌患者在就诊时伴有腋窝淋巴结转移（图 33-13）。

## （四）治疗和预后

根据对 2 537 例男性乳腺癌患者的研究表明，与女性乳腺癌相比，男性乳腺癌的诊断年龄偏大、淋巴结转移较多、临床分期较晚。临床分期较晚的原因包括：没有针对男性的乳腺癌筛查，对男性乳腺癌的警惕性低，癌细胞更容易侵犯胸肌和皮肤。男性乳腺癌临床分期的存活率与女性相似，治疗原则也与女性乳腺癌相同。

## 知识要点

- 需注意鉴别男性乳腺发育和男性乳腺癌。ACR 建议当男性发现可触及性乳房肿块时，25 岁以下患者首选超声检查，25 岁以上患者首选乳腺 X 线摄影。然而在韩国，所有年龄段的男性患者均首选超声检查，在怀疑有乳腺癌的情况下追加乳腺 X 线摄影。

- 男性乳腺发育是由导管和间质细胞增殖引起的男性乳腺增大，主要由体内雌激素水平升高所致，其病因包括生理因素、肿瘤或全身性疾病等病理性因素和药物因素。

- 根据不同病理阶段组织构成不同，男性乳腺发育的影像学表现也不同。在超声图像中观察到乳晕下对称的腺体组织，是其与假性男性乳

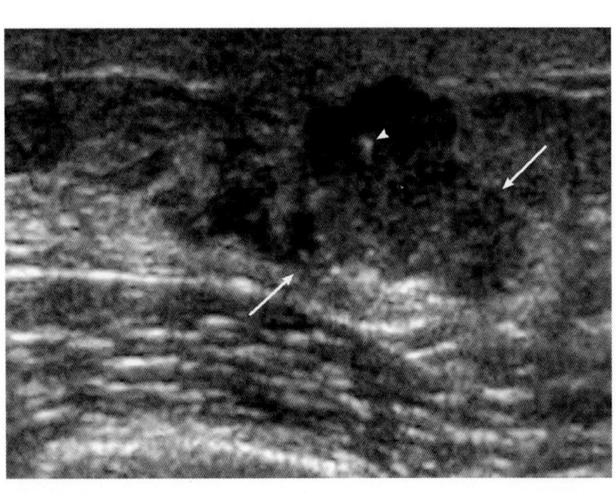

图 33-10 浸润性乳腺癌伴微小钙化。64 岁的男性患者，乳腺超声显示乳晕下呈不对称生长的肿块（箭头），形状不规则，内可见微钙化（三角箭头）。乳腺全切术后确诊为 0.9cm 的浸润性乳腺癌，肿块周围伴有高级别导管原位癌

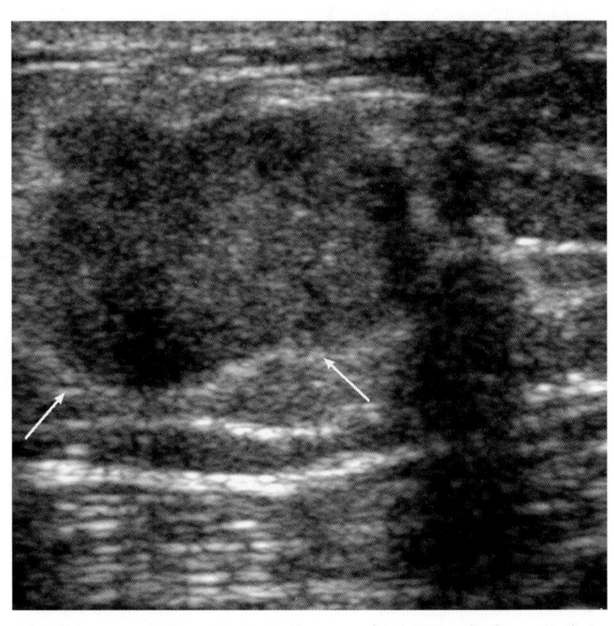

图 33-11 浸润性乳头状癌。39 岁的男性患者，乳腺超声显示乳头边缘呈分叶型的低回声肿块（箭头）

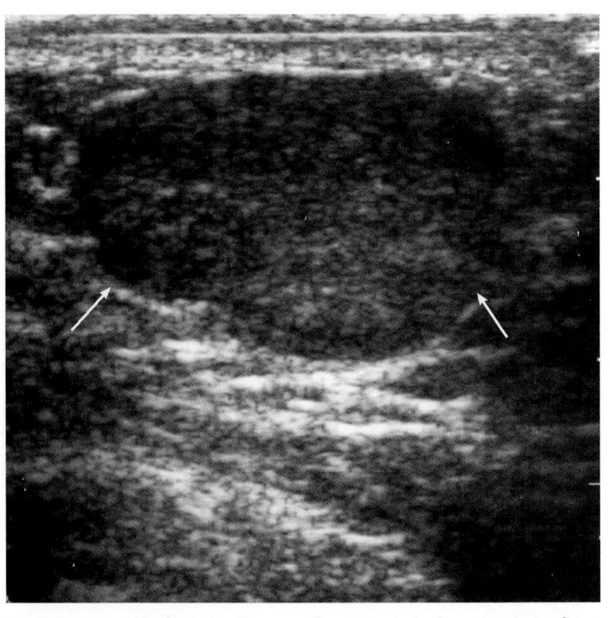

图 33-12 导管原位癌。63 岁的男性患者，乳腺超声显示乳晕下局部边缘较光整的低回声肿块（箭头）

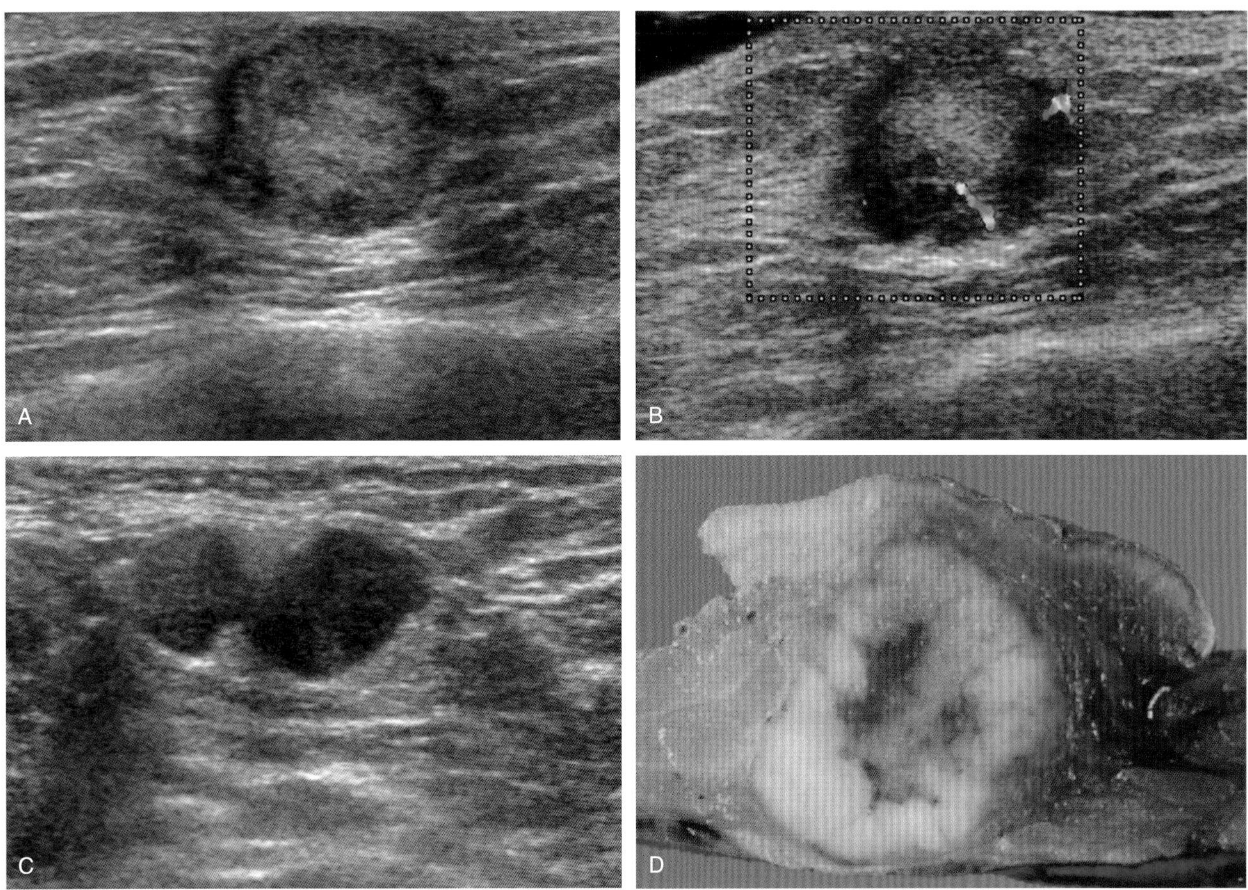


**图 33-13**　乳腺癌和腋窝淋巴结转移。A. 56 岁的男性患者，乳腺超声显示乳晕下微小分叶型肿块。内部回声中心比边缘高。B. 多普勒超声显示肿块周围和内部均可见血流信号。C. 腋窝见 2 个肿大的淋巴结，提示淋巴结转移。D. 大体标本可见肿块边界较清，内部伴有坏死。手术病理分期为ⅡB，术后行化疗和激素治疗，随访 8 年未见复发

腺发育和乳腺癌的重要鉴别点。

- 男性乳腺癌的好发年龄是 60 岁以上，如果患者有乳腺癌或卵巢癌家族史，需考虑进行 *BRCA* 基因检测。
- 男性乳腺癌的超声表现与女性乳腺癌相似，但它们常表现为乳晕下偏心性的无痛性肿块，多普勒超声显示肿块内血流信号增多，但很少伴有微钙化。超过 50% 的男性乳腺癌患者伴有腋窝淋巴结转移。

## 参考资料


[1] Evans GF, et al. The diagnostic accuracy of mammography in the evaluation of male breast disease. Am J Surg,2001

[2] Giordano SH. Breast Cancer in Men. N Engl J Med,2018

[3] Ikeda DE, Miyake KK. Breast Imaging: The Requisites. 3rd. Elsevier, 2016

[4] Lattin GE Jr, et al. From the radiologic pathology archives: diseases of the male breast: radiologic-pathologic correlation. Radiographics,2013

[5] Mainiero MB, et al. ACR Appropriateness Criteria Evaluation of the Symptomatic Male Breast. J Am CollRadiol,2015

[6] Mathew J, et al. Primary breast cancer in men: clinical, imaging, and pathologic findings in 57 patients.Am J Roentgenol,2008

[7] Misra M, et al. CASE RECORDS of the MASSACHU-SETTS GENERAL HOSPITAL. Case 12-2016. An 8-Year-Old Boy with an Enlarging Mass in the Right Breast. N Engl J Med,2016

# 第 34 章 儿童和青少年期乳腺疾病

儿童和青少年期乳腺疾病大多是乳腺发育异常或良性疾病，患者通常以可触及性肿块或乳房不对称就诊。与成人不同，由于儿童和青少年的乳腺密度较高，且对放射线辐射的敏感性高，一般不提倡行乳腺 X 线摄影检查，而是将无辐射、可实时成像的超声检查作为标准诊断方法。儿童和青少年期发现的肿块的处理方式也与成人不同，原因是儿童和青少年期乳腺癌的患病概率很低，而活检的风险却比成人高。

本章将介绍儿童和青少年期乳腺疾病的症状，以及正常乳腺发育（normal breast development）和性早熟（precocious puberty）的鉴别诊断标准及超声表现。此外，还将探讨儿童和青少年期发生的乳腺肿瘤及其鉴别诊断。

## 一、诊断原则

可触及性肿块是儿童和青少年期乳腺疾病最常见的症状，其次是疼痛、皮肤改变、乳头溢液或乳房不对称等。与成人相比，儿童和青少年期乳腺疾病的乳腺超声表现的判定和症状处理的一致性较低，强调根据年龄、症状和超声表现采取循证医学方法进行诊断及治疗（表 34–1）。

### （一）根据年龄和症状进行鉴别诊断

当医生为儿童或青少年申请乳腺超声检查时，大部分患者的乳腺都有明显的可触及性肿块。首先，如果病变伴有红、肿、热、痛的炎症症状，可将新生儿乳腺炎及乳腺脓肿纳入鉴别诊断中，并通过超声确认病变范围和是否伴有脓肿（图 34–1）。新生儿乳头溢液一般是由母体激素引起的生理变化，不需要影像学检查，临床随访观察即可。当出现双侧乳房不对称，仅触摸到一侧乳腺时，可以将早期乳腺发育症纳入女童的鉴别诊断，而男童则以男性乳腺发育最为常见（图 34–2）。根据超声表现和患者的年龄，超声检查医生可在诊断报告上提及新生儿期的正常生理变化、性早熟、正常乳腺发育等可能性。

韩国的一项对 89 例接受乳腺超声检查的儿童和青少年患者进行的单中心研究中，最常见的原因是触及正常的乳腺实质（38 例，占 42.6%），在 6 岁以下的患者中，以早期乳腺发育（19 例，占 57.6%）最为常见。

### （二）活　检

虽然少见，但是如果超声检查确认为真性肿块，应根据肿块的性质、患者的临床症状和危险因素等，判断是否需要进行临床随访观察或活检。以诊断为目的的活检可进行细针抽吸细胞学检查或空芯针穿刺活检，4cm 以上的肿块可考虑手术切除。应考虑过度活检导致未成熟乳腺出现问题的风险，同时也应考虑青春期罕见的恶性肿瘤的风险，因此，应根据患者的年龄、症状和超声检查结果，慎重决定是否需要活检。

表 34–1　儿童和青少年期不同年龄和症状的乳腺超声诊断方法

| 年龄 | 病史 / 体格检查 | 影像学检查 | 鉴别诊断 | 建议 |
|---|---|---|---|---|
| 新生儿 | 乳头溢液 | 不必要 | 母体激素引起的反应 | 临床随访观察 |
| 新生儿 – 婴幼儿 | 乳头下结节 | 不必要 | 男性乳腺发育 | 临床随访观察 |
| 青春期前 | 不对称乳腺组织 | 正常乳腺组织，导管扩张，囊性变化 | 不对称乳芽 | 临床随访观察，必要时可进行超声检查 |
| 青春期 – 青春期后 | 可触及的肿块 | 单纯囊肿或正常乳腺组织<br>复杂囊肿或囊性肿块 | 单纯囊肿或乳腺组织<br>血肿，积乳囊肿 | 早期超声检查（不建议进一步影像检查） |
| 脓肿 | 影像随访 ± 脓肿引流 | 具有良性特征的肿块，且 <4cm* | 纤维腺瘤，PASH，叶状肿瘤 | 超声随访检查两年（第 3、6、12、24 个月），若无变化之后临床随访观察 |
| | | 具有良性特征的肿块，且 >4cm* | 青春期巨大纤维腺瘤，叶状肿瘤 | 外科咨询（切除） |
| | | 具有可疑恶性征象（无关大小）† | 包括恶性肿瘤在内的新生物，脓肿，PASH，脂肪坏死，积乳囊肿 | 活检或外科咨询（切除） |
| | | 癌症患者或既往有胸部放疗者（任何大小，任何影像征象） | 转移性恶性肿瘤 | 活检或外科咨询（切除） |
| | 伴乳头溢液的良性征象‡ | 导管扩张 | 生理变化、导管内残渣、乳头状瘤或乳头状瘤病 | 液体培养，临床随访观察 |
| | 伴乳头溢液可疑恶性征象§ | 导管内肿块或肿块伴导管扩张 | 凝血块、导管内残渣、原位癌、乳头状瘤、囊内乳头状癌 | 活检或外科咨询（切除） |
| | 乳晕下结节（男性） | 正常乳腺组织 | 男性乳腺发育 | 临床随访观察 |

* 良性征象：无可疑恶性征象，边缘光整，方向平行于皮肤，椭圆形，纤薄的高回声假包膜

† 可疑恶性征象：不规则形状，边缘不光整，方向不平行于皮肤，后方声影，厚的高回声晕，伴钙化，乳腺癌高风险人群

‡ 良性征象：双侧、多个导管孔，自发性或刺激后，乳白色、绿色或黄色的乳头溢液

§ 可疑恶性征象：单侧、单一导管孔，自发性，血性或清亮的乳头溢液

（来源：J Am Coll Radiol，2017）

## 二、乳腺正常发育和发育异常

女性乳腺会经历两次独立的生长和分化时期。第一次是胎儿发生期，乳腺在此时期尚未发育完成，仅表现为单纯的导管结构，对来自母体的激素刺激产生反应。第二次是青春发育期，导管增长、分枝，乳腺小叶发育，整体体积增大。发育过程中常见的先天异常包括乳腺或乳头数量增加，或乳腺不发育。

### （一）正常发育

从妊娠第 5 周开始，胚胎腹面两侧，从腋部到腹股沟间的原始外胚层形成一对索状原始乳线（ectodermal milk streak），其中胸部形成乳线嵴（mammary ridge），12~16 周形成原始上皮乳

芽（epithelial breast bud），其余部位均退化（图34-3）。妊娠第3个月，胎盘性激素进入胎儿血液循环，诱导分枝状输乳管原基进一步增殖并出现管腔，最终形成15~25个放射状排列的复杂的乳腺导管结构。妊娠32~40周至出生后形成乳头-乳晕复合体。

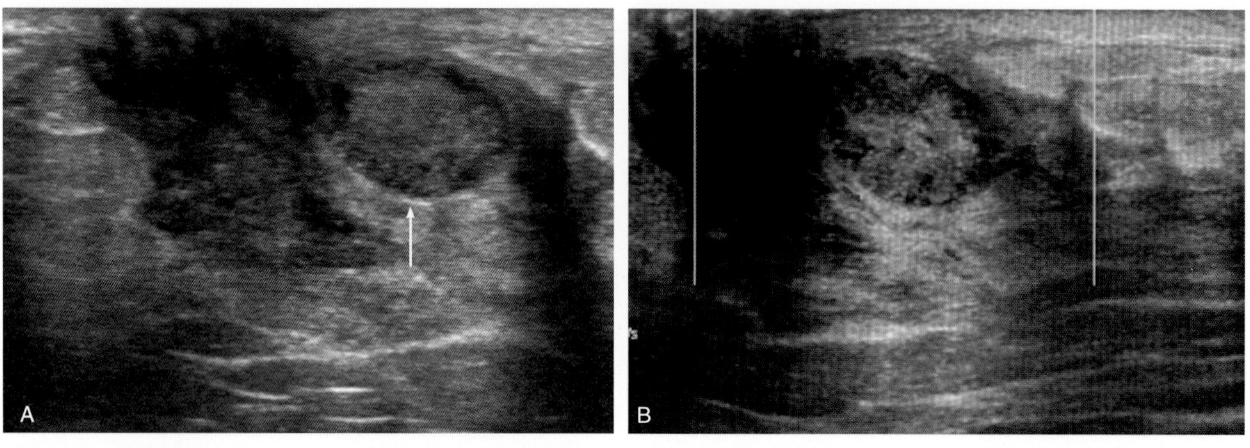

图34-1　乳腺脓肿。A. 1岁女童因左侧乳房肿块和乳头湿疹就诊，超声检查显示乳头下方形状不规则的低回声，其旁见边缘光整的肿块（箭头），呈中心高回声、周边低回声的不均匀回声，内部可见漂浮的高回声沉积物。B. 多普勒超声检查显示肿块周围组织有血流，内部没有血流。切开引流后症状缓解（图像由顺天乡大学医院张润宇教授提供）

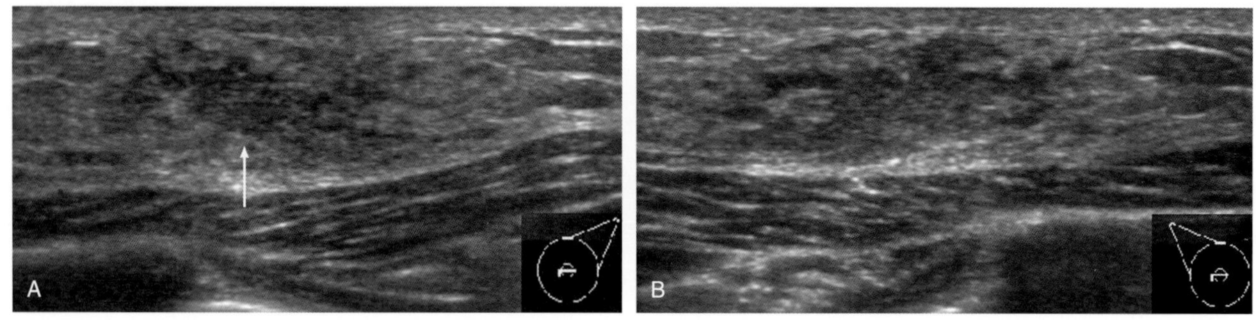

图34-2　男性乳腺发育。A.18岁的男性因左侧乳房肿块就诊，超声显示左侧乳晕下方见由周边高回声和中心低回声（箭头）组成的乳腺腺体。B. 右侧乳晕下方也可见乳腺腺体（图像由顺天乡大学医院张润宇教授提供）

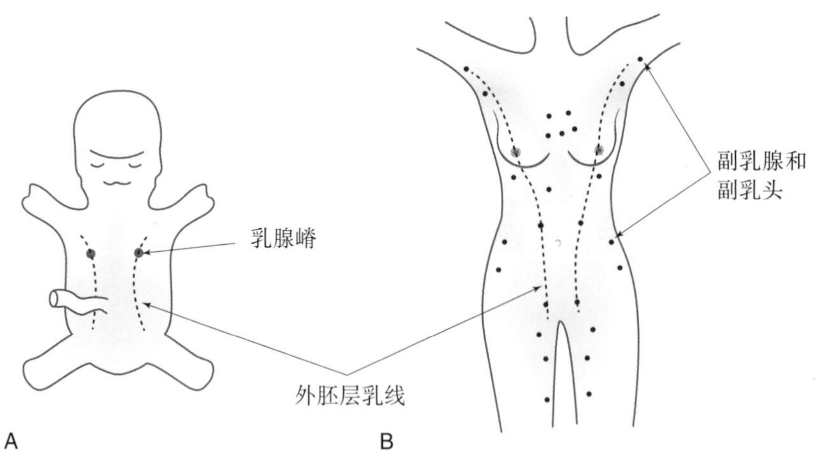


图34-3　乳腺发育示意图。A. 胎儿的乳腺嵴（mammary ridge）和外胚层乳线（ectodermal milk streak）。B. 成年女性可能出现副乳腺和副乳头的部位

### （二）先天性发育异常

#### 1. 多乳房、多乳头畸形

多乳房畸形（polymastia）和多乳头畸形（polythelia）是因外胚层乳腺不完全退化而形成副乳腺（accessory breast）、副乳头（accessory nipple）、副乳晕（accessory areolar tissue）。副乳腺可以出现在从腋窝至腹股沟的乳线上的任何位置，多表现为腋窝部可触及性肿块，超声检查显示为皮下的不均匀高回声病变（图 34-4）。

#### 2. 无乳房症和无乳腺症

这种情况发生于乳腺发育不全时，包括没有任何构成成分的无乳房症（amastia），以及仅有乳头、无乳腺腺体发育的无乳腺症（amazia）。

#### 3. 先天性乳头内陷

先天性乳头内陷（congenital inversion of nipple）在新生儿中的发生比例为 3%，与导管扩张和导管周围乳腺炎有关。

#### 4. 波兰综合征

波兰综合征（Poland syndrome）是一种罕见的先天性疾病，主要特征是一侧胸大肌、胸小肌和相应的肋骨缺失，腋窝和体毛消失，同侧伴有短蹼状手指。女性表现为一侧乳腺发育不全，甚至缺失。男性患者比女性多 3 倍左右，以右侧发病多见，发病率为 1/10 万。

### （三）后天性发育异常

因不慎切除活检、创伤或胸壁受到放射线照射，导致婴儿期乳芽受到损伤，可能发生后天性乳腺发育不全或无乳腺症。

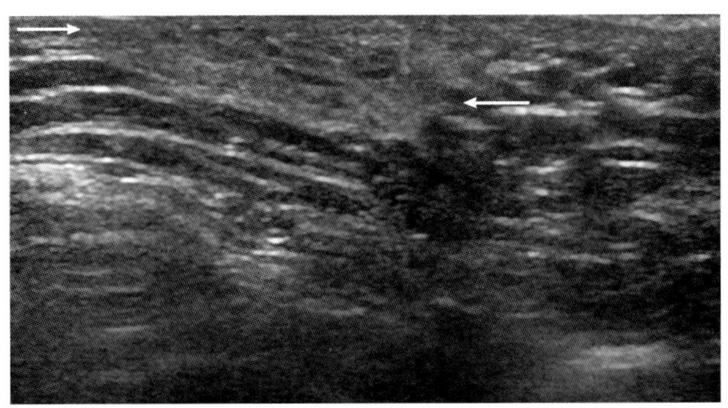

图 34-4　副乳腺。15 岁女童因腋窝触及肿块就诊，超声检查可见副乳腺（箭头）

## 三、性早熟

性早熟（precocious puberty）是指在女童未满 8 岁，男童未满 9 岁出现第二性征的情况。可以观察到第二性征的提早发生，骨骼成熟迅速，最终导致生长减慢，出现体型异常和行为异常等。为了准确诊断，需要与正常的性成熟、单纯肥胖和青春期发生的正常变异等进行鉴别。乳腺的发育程度可以根据 5 个 Tanner 分期（表 34-2）进行分类，并且可以通过超声检查评估发育程度。

### （一）分　类

#### 1. 乳房早发育

乳房早发育（premature thelarche）是最常见的性早熟症状，多表现为单侧或两侧乳腺发育，

表 34-2　乳腺发育的 Tanner 分期

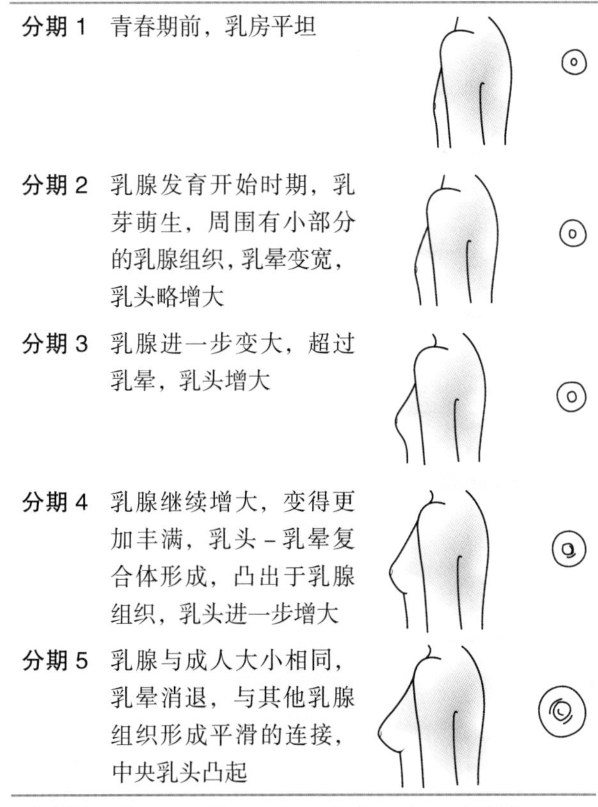

| 分期 | 描述 |
|---|---|
| 分期 1 | 青春期前，乳房平坦 |
| 分期 2 | 乳腺发育开始时期，乳芽萌生，周围有小部分的乳腺组织，乳晕变宽，乳头略增大 |
| 分期 3 | 乳腺进一步变大，超过乳晕，乳头增大 |
| 分期 4 | 乳腺继续增大，变得更加丰满，乳头 - 乳晕复合体形成，凸出于乳腺组织，乳头进一步增大 |
| 分期 5 | 乳腺与成人大小相同，乳晕消退，与其他乳腺组织形成平滑的连接，中央乳头凸起 |

（来源：Weinstein SP，et al. RadioGraphics，2000）

不伴有其他第二性征，是由原因不明的脑垂体—卵巢轴的功能亢进所致。通常发生于 2 岁左右，乳腺发育一般在数月内自然消退，也有一部分患者会持续数年，是一种不影响健康或生长、可自愈的良性疾病。骨龄、病史、体格检查通常正常，内分泌检查显示青春期前状态。在新生儿时期，约有 1/3 的新生儿可触及乳腺腺体，1 年后逐渐消退。在极少数情况下，会观察到初乳分泌。

**2. 真性性早熟**

由特发性真性性早熟（idiopathic true precocious puberty）和器质性病变引起。特发性真性性早熟是指非中枢神经系统病变引起的依赖于促性腺激素释放激素（GnRH）的性早熟，起病年龄 50% 在 6~7 岁，25% 在 2~6 岁，18% 在婴儿期。内分泌检查呈青春期状态，女童出现乳房发育、小阴唇发育和阴道黏膜变化等症状。并通过刺激性激素，生长激素和类胰岛素生长因子分泌增加，促进生长发育。

**3. 假性性早熟**

假性性早熟指第二性征发育与性腺发育步调不一致，卵巢本身并未发育，但部分第二性征却提前出现。对女童来说，促使性征提前发育的雌激素并非由下丘脑分泌的促性腺激素释放激素（LHRH）刺激产生，而是由于性腺和肾上腺分泌过多雌激素或因外源性性激素作用引起。常见于功能性卵巢囊肿、卵巢颗粒细胞瘤、Peutz-Jehgers 综合征和肾上腺肿瘤等，少数情况下甲状腺功能低下也可以引起性早熟。此外，青春期前儿童服用避孕药、涂抹含有类固醇的乳液和面霜、食用受雌激素污染的肉类会出现假性性早熟。

## （二）超声表现

正常的乳芽在超声图像中表现为乳晕下低回声的星状乳腺组织，通常不对称。

**1. Tanner 分期 1**

从出生到青春期之前，腺体组织还未发育，在大多数超声检查中，仅在乳晕下有不明显的高回声组织（图 34–5）。

**2. Tanner 分期 2**

临床上可触及乳芽的时期。超声检查表现为高回声肿块与中央的线状或星状低回声区域共同出现，这意味着乳腺导管组织发育（图 34–6）。

**3. Tanner 分期 3**

在这个时期，乳房明显增大并超过乳晕。超声显示高回声的乳腺纤维腺体组织的扩张，乳头下中央区的低回声区域进一步呈分枝状生长（图 34–7）。

**4. Tanner 分期 4**

乳头 – 乳晕复合体形成，乳晕在乳房上形成第二个隆起，乳头增大。在超声检查中，大部分可在乳晕周围看见纤维腺体组织，中心部位有明显的低回声结节，还能看到皮下脂肪组织（图 34–7）。

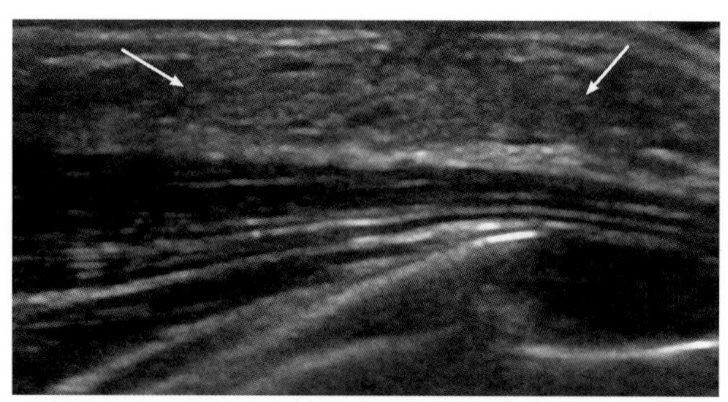

**图 34–5** Tanner 分期 1。3 岁女童因乳房疼痛就诊，超声检查显示乳头下方可见高回声区域（箭头）

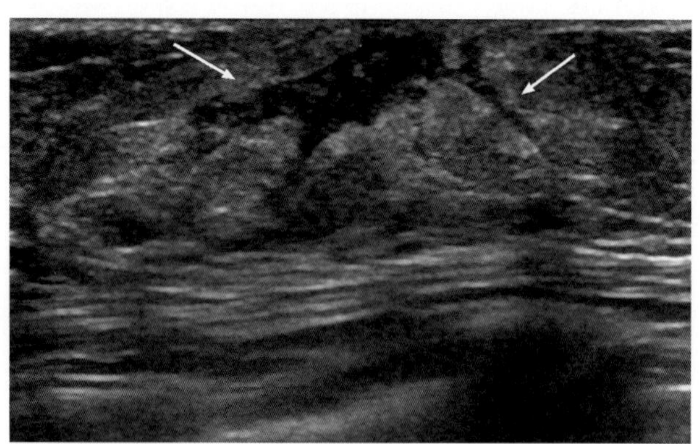

**图 34–6** Tanner 分期 2。9 岁女童因乳房疼痛就诊，超声检查显示乳晕下可见高回声的乳腺实质，中央有线状或星形的低回声区域（箭头）。这种超声表现意味着导管组织发育

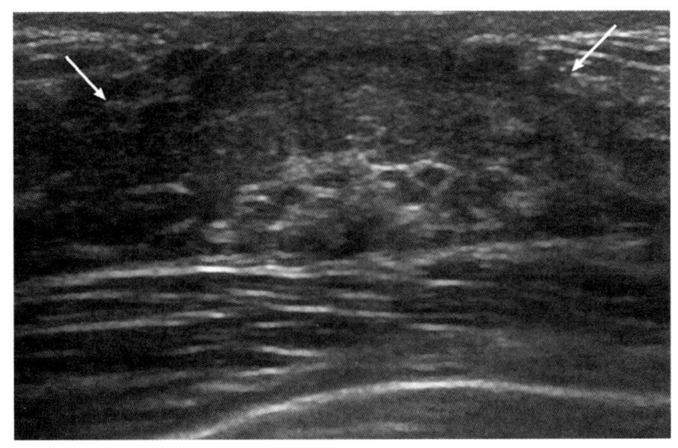

图 34-7　Tanner 分期 3 和 4。13 岁女童因触及乳房肿块就诊，超声检查可见乳晕下的低回声区域进一步分支（箭头），呈结节状

5. Tanner 分期 5

乳房发育成熟时期。超声检查见高回声的乳腺组织，前后均可见脂肪组织，在乳腺组织中心无低回声结节（图 34-8）。

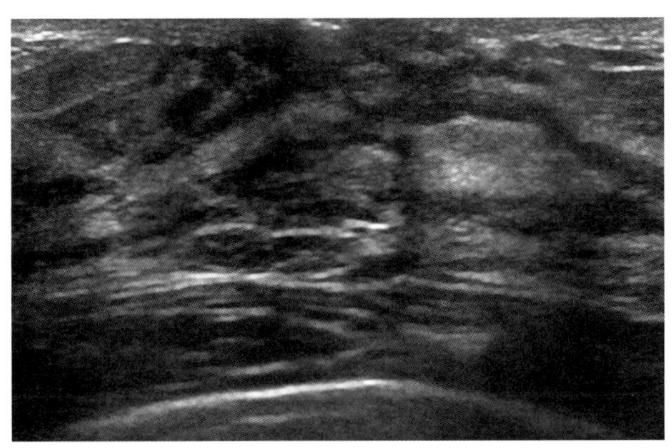

图 34-8　Tanner 分期 5。15 岁女童，主诉为触及乳房肿块，超声检查可见无中心低回声区域的成熟乳腺组织

## 四、乳腺肿瘤

儿童和青少年发生的乳腺肿瘤大多为良性肿瘤，乳腺恶性肿瘤在所有儿童和青少年期恶性肿瘤中的占比不足 1%，在全部乳腺癌中的占比不足 0.1%。根据对 1 797 例儿童和青少年患者乳房肿块的分析显示，良性病变占 99.1%，恶性肿瘤占 0.9%，良性病变中纤维腺瘤最为多见（68.3%），其次是纤维囊性变（18.5%）（表 34-3）。由于恶性肿瘤非常罕见，因此 BI-RADS 分类与病理检查结果不一致的情况非常常见。大部分良性肿瘤为纤维腺瘤，少部分为幼年性纤维腺瘤（juvenile fibroadenoma）、假血管瘤样间质增生（pseudoangiomatous stromal hyperplasia，PASH）、幼年性乳头状瘤病（juvenile papillomatosis）和血管病变等。叶状肿瘤（phyllodes tumor）、乳腺癌、转移性肿瘤非常罕见。如果病变体积突然增大，或者在超声检查发现边缘不光整、方向不平行于皮肤等可疑征象，则需要通过活检进行确认。大部分肿瘤的超声表现与成人

表 34-3　儿童和青少年期肿块的种类和发病率

| 种类 | 个数 | 发病率 |
|---|---|---|
| **总体** | 1 797 | 100% |
| **良性** | 1 781 | 99.1% |
| · 纤维腺瘤（fibroadenoma） | 1 227 | 68.3% |
| · 纤维囊性变（fibrocystic change） | 332 | 18.5% |
| · 脓肿 / 乳腺炎（abscess/mastitis） | 67 | 3.7% |
| · 幼年乳腺肥大（juvenile hypertrophy） | 34 | 1.9% |
| · 乳头状瘤病（papillomatosis） | 22 | 1.2% |
| · 囊肿（cyst） | 21 | 1.2% |
| · 巨大纤维腺瘤（giant fibroadenoma） | 19 | 1.1% |
| · 叶状肿瘤（phyllodes tumor） | 7 | 0.4% |
| · 正常乳腺组织（normal breast） | 4 | 0.2% |
| · 其他良性病变（other benign lesion） | 48 | 2.6% |
| **恶性** | 16 | 0.9% |
| · 导管癌或小叶腺癌（ductal or lobular adenocarcinoma） | 5 | 0.28% |
| · 转移性横纹肌肉瘤（metastatic rhabdomyosarcoma） | 3 | 0.17% |
| · 淋巴瘤（lymphoma） | 2 | 0.11% |
| · 转移癌（metastatic cancer） | 2 | 0.11% |
| · 横纹肌肉瘤（rhabdomyosarcoma） | 1 | 0.06% |
| · 淋巴肉瘤（lymphosarcoma） | 1 | 0.06% |
| · 血管肉瘤（angiosarcoma） | 1 | 0.06% |
| · 膝关节滑膜肉瘤（synovial sarcoma-knee） | 1 | 0.06% |

（来源：Adolesc Pediatr Gynecol，1994）

相似，这里重点讨论儿童和青少年时期发生频率较高的肿瘤。

## （一）良性肿瘤

### 1. 幼年性纤维腺瘤

十几岁的青少年的乳腺肿瘤大多是与成人相同的纤维腺瘤。幼年性纤维腺瘤在儿童和青少年期的发病率不高，超声表现与成人纤维腺瘤相似（图 34-9）。病史特征为无痛性单发肿块，无感染症状，3~6 个月内肿块体积可加倍，可达 15~20cm。由于肿块生长速度过快，会引起皮肤变化，静脉增多，需要与叶状肿瘤和假血管瘤样间质增生症相鉴别。

### 2. 淋巴管 - 血管畸形

淋巴管 - 血管畸形最常见的是血管瘤，可以使覆盖病变的皮肤发生变化（图 34-10A）。超声检查显示为不均匀回声或高回声（图 34-10B），局限性或弥漫性分布，多普勒超声检查见血管瘤内部的血流可增加（图 34-10C）。即使多普勒检查没有显示血流增加，也不能排除淋巴管 - 血管畸形的可能。

### 3. 乳腺炎

炎性病变在新生儿时期（2 个月之前）和 8~17 岁发生率最高。超声表现多为囊实复合性或实性肿块，内部回声复杂不均匀，多普勒超声检查可见周围组织的血流增加，皮下脂肪层回声增高，需要确认是否伴有脓肿（abscess）。乳腺脓肿虽然有多种超声表现，但多为囊实复合性肿块，囊液内见到漂浮的细点状高回声时可以确诊（图 34-1）。超声引导下抽吸可以缓解炎症症状，并且有利于对细菌的鉴定和诊断。

### 4. 幼年性乳头状瘤病

幼年性乳头状瘤病又称瑞士奶酪病（Swiss cheese disease），是一种罕见的良性增生性病变，

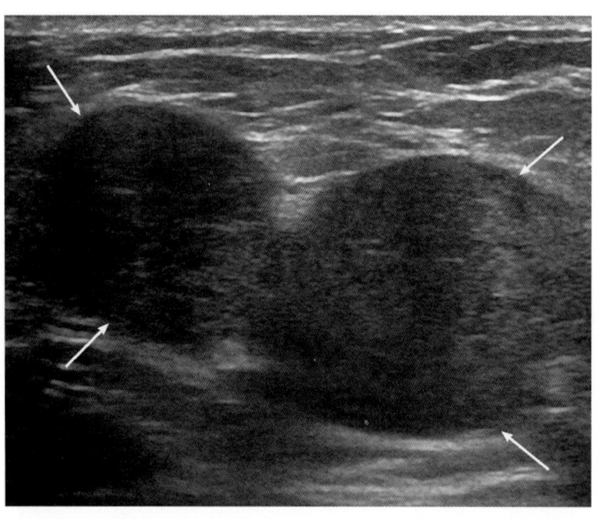

图 34-9　幼年性纤维腺瘤。18 岁的女性因触及乳房肿块就诊，超声检查显示 5cm 的边缘光整的低回声肿块（箭头）

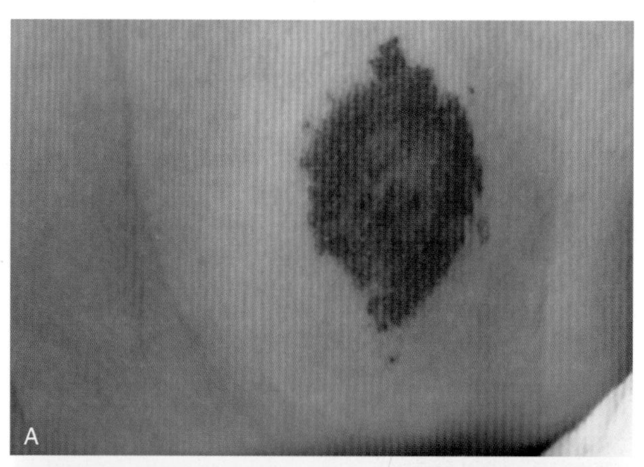

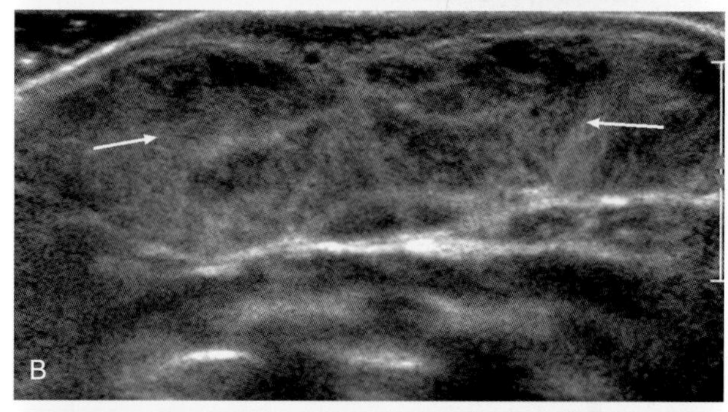

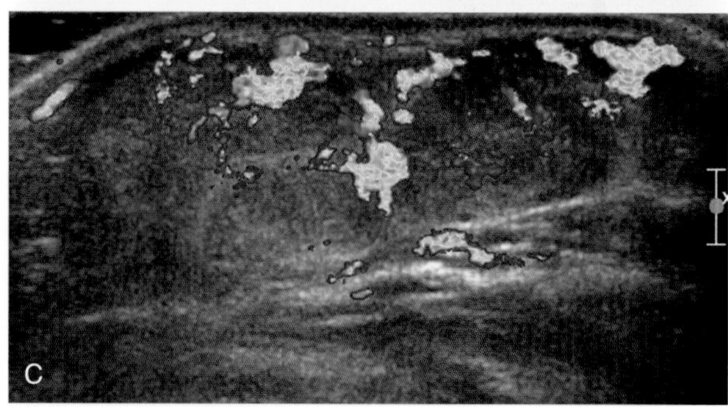

图 34-10　血管瘤。A. 4 个月女童因胸部皮肤病变就诊，因扩张的血管形成皮肤红斑。B. 超声显示皮下脂肪层内边缘模糊的不均匀回声病变（箭头）。C. 多普勒超声显示血流信号增多

好发于 30 岁以下的青少年和年轻女性，临床表现为可触及性肿块。据报道，28%~33% 的患者有乳腺癌家族史，且乳腺癌患病风险高达 10%。因为发病时比较年轻，超声比乳腺 X 线摄影更适合用于该病的诊断。在超声检查中该病变呈边缘模糊的囊实复合回声肿块，内包含多个无回声囊肿（图 34-11）。有必要通过完全切除来排除是否伴有不典型增生或乳腺癌。

### （二）恶性肿瘤

#### 1. 原发性乳腺癌

儿童和青少年期患乳腺癌的风险极低，每 10 万人中不到 0.1 人，在所有儿童和青少年期乳腺肿瘤中占比不到 1%，即使发生乳腺癌，也比成人预后好。文献中报告的最常见的类型是分泌性癌（secretory carcinoma），它是激素受体阴性，属于三阴性乳腺癌，但是显示出比普通浸润性癌更好的预后。根据 SEER 的数据，5 年生存率为 87.2%，并且在手术切除和放疗后没有死亡病例的报告。据报告，在一些病例中，肿块呈非常缓慢的增长趋势。部分患者由于年龄小，没有考虑乳腺癌的可能性，经过 8 个月至 2 年的随访观察，出现了肉眼可见的皮肤变化后，才进行手术治疗。对有乳腺癌家族史的十几岁或年轻女性来说，应考虑到 *BRCA* 基因突变相关遗传性乳腺癌的可能。

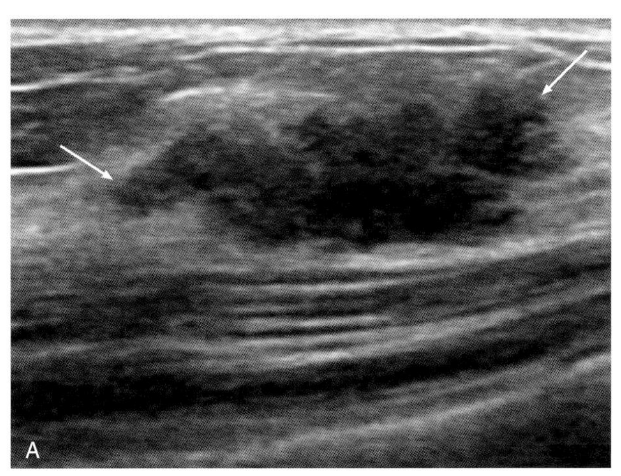


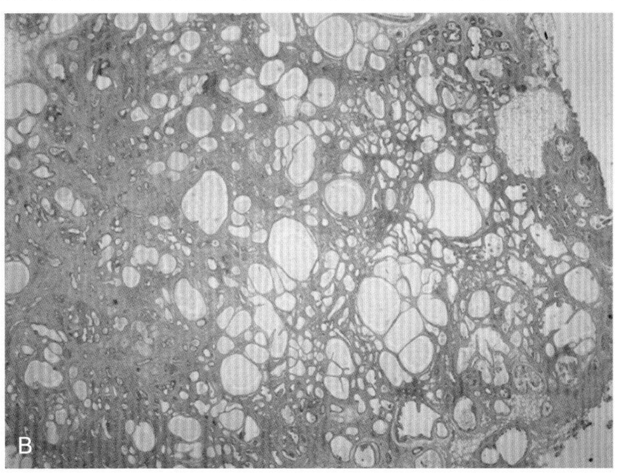


**图 34-11**　幼年性乳头状瘤。A. 14 岁女童因触及乳房肿块就诊，超声检查显示形状不规则、边缘模糊的肿块（箭头）。B. 低倍显微镜下可见乳腺内部呈“瑞士乳酪样”多发囊肿和乳头状瘤（图像由首尔峨山医院蔡恩英教授提供）

儿童和青少年期乳腺癌的超声表现与成人乳腺癌相同。分泌性癌的超声表现为形态不规则、边缘不光整、内部不均匀的低回声肿块，伴后方声影。超声检查还可显示边缘光整或部分微小分叶，圆形或椭圆形的低回声肿块（图 34-12）。彩色多普勒超声检查显示血流信号增加不明显。

#### 2. 转移性肿瘤

儿童和青少年期的乳腺转移性恶性肿瘤较原发性更为常见，其中以横纹肌肉瘤（rhabdomyosarcoma）、非霍奇金淋巴瘤（non-Hodgkin lymphoma）和白血病（leukemia）最常见（图 34-13、34-14）。

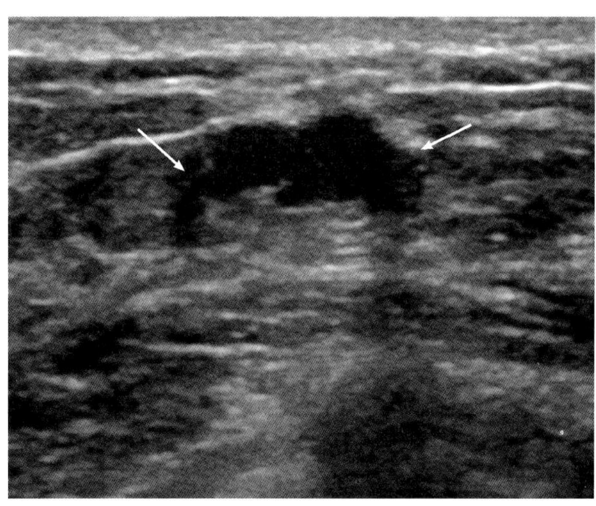

**图 34-12**　分泌性癌。16 岁女童因触及乳房肿块就诊，超声检查示分叶型低回声肿块（箭头），最终诊断为 1.4cm 的分泌性癌

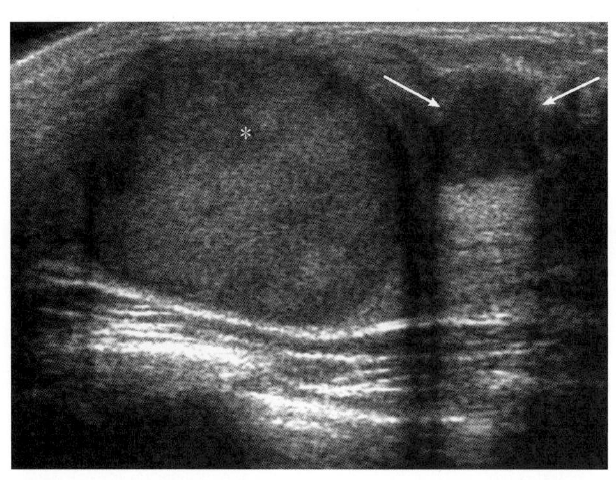

**图 34–13** 转移性肿瘤。15 岁女童因触及乳房肿块就诊，超声检查见一大小约 4cm 的不均匀回声肿块（星号），边缘光整，后方回声增强，其旁另见一个小肿块（箭头）。这是一个典型的咽旁间隙滑膜肉瘤转移（图像由首尔医科大学千正恩教授提供）

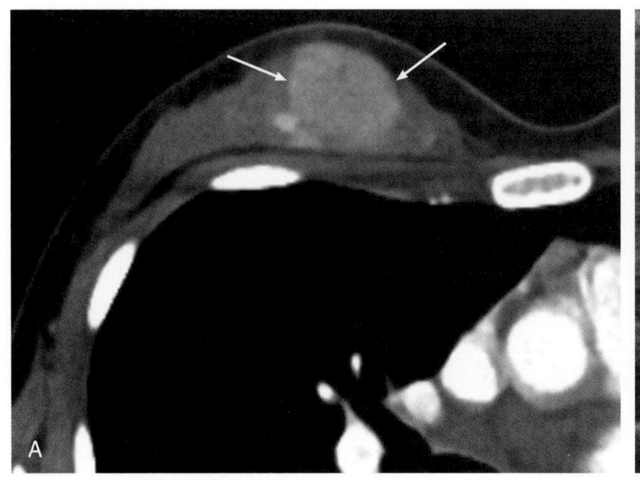

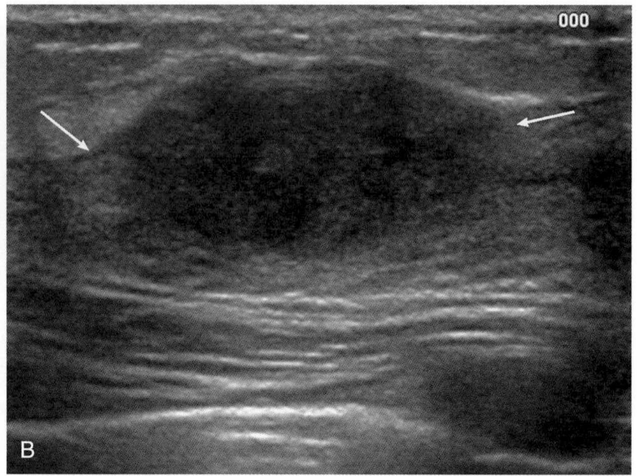

**图 34–14** 转移性肿瘤。A. 20 岁的急性白血病患者的胸部 CT 显示右乳见高增强的肿块（箭头）。B. 乳腺超声检查可见边缘模糊、内部回声不均匀的肿块（箭头），后方回声增强（图像由首尔医科大学千正恩教授提供）

## 知识要点

• 儿童和青少年期乳腺癌非常罕见，一般不提倡行乳腺 X 线摄影检查，无辐射的超声检查更适合确认乳腺病变的性质。

• 在儿童和青少年期使用乳腺超声进行诊断应采用基于证据的方法，综合考虑年龄、症状及超声表现。

• 如果需要活检，应选择影像引导下的细针抽吸细胞学检查或空芯针穿刺活检。手术切除存在诱发无乳腺症或乳腺发育不良的风险，因此不适合用于诊断。

• 乳腺发育过程中常见的先天性异常为乳房或乳头数量增加或乳腺不发育。需要通过超声检查鉴别炎症性病变、正常变异、早期乳腺发育症和真性肿瘤等。

• 性早熟女童的乳腺发育程度可以按照 Tanner 分期，采用超声检查进行评估。

• 纤维腺瘤是儿童和青少年期最常见的良性肿瘤，如果肿瘤体积突然增大到 4cm 以上，需要与叶状肿瘤和假血管瘤样间质增生相鉴别。

- 为了诊断儿童和青少年期乳腺恶性肿瘤，应综合分析各种风险因素（乳腺癌家族史、胸部放疗史、淋巴瘤或白血病等已确诊的恶性肿瘤病史），临床表现（青春期后、病灶体积持续增大），以及超声表现（边缘不光整或方向不平行于皮肤），如果疑似恶性肿瘤，应进行活检，以免延误诊断。

## 参考资料


[1] Chung EM, et al. From the archives of the AFIP: breast masses in children and adolescents: radiologic-pathologic correlation. Radiographics, 2009.

[2] Gao Y, et al. How to approach breast lesions in children and adolescents. Eur J Radiol, 2015.

[3] Garcia CJ, et al. Breast US in children and adolescents. Radiographics, 2000.

[4] Harth S, et al. Breast ultrasonography: findings in pediatric patients. Ultraschall Med, 2017.

[5] Horowitz DP, et al. Secretory carcinoma of the breast: results from the survival, epidemiology and end results database. Breast, 2012.

[6] Kaneda HJ, et al. Pediatric and adolescent breast masses: a review of pathophysiology, imaging, diagnosis, and treatment. Am J Roentgenol, 2013.

[7] Kim JY, et al. Disease spectrum and incidence of breast lesions in children: analysis based on ultrasonography. J Korean Soc Breast Screening, 2016.

[8] Koning JL, et al. Breast Imaging-Reporting and Data System (BI-RADS) classification in 51 excised palpable pediatric breast masses. J Pediatr Surg, 2015.

[9] McLaughlin CM, et al. Pediatric breast masses: an argument for observation. J Surg Res, 2018. Neinstein LS. Review of breast masses in adolescents. Adolesc Pediatr Gynecol, 1994.

[10] Luhar AP, et al. Improving pediatric breast ultrasound reporting and recommendations. J Am Coll Radiol, 2017.

[11] Omar L, et al. Management of palpable pediatric breast masses with ultrasound characteristics of fibroadenoma: a more conservative approach. Am J Roentgenol, 2019.

[12] Sanders LM, et al. Clinical breast concerns in low-risk pediatric patients: practice review with proposed recommendations. Pediatr Radiol, 2018.

[13] Valeur NS, et al. Ultrasound of pediatric breast masses: what to do with lumps and bumps. Pediatr Radiol, 2015.

[14] Weinstein SP, et al. Spectrum of US findings in pediatric and adolescent patients with palpable breast masses. RadioGraphics, 2000.

# 第十一部分

# 人工智能与大数据

（巨艳　李衍纬　宋宏萍　张瑞峰　高毅　黄耀贤　译）

# 第 35 章　计算机辅助诊断与人工智能

计算机辅助诊断（computer-aided diagnosis，CAD）是数字图像处理技术和机器学习（machine learning）的人工智能（artificial intelligence，AI）技术。通过计算机分析图像，为阅片医生提供有无病变或病变良恶性等客观信息，通过减少阅读者之间的差异来提高图像识别的效率。近年来，深度学习（deep learning）、机器学习和 AI 通过使用大数据，不仅提升了计算机辅助诊断程序研发的能力，还将研发出更多的程序和软件应用于支持影像医生的整体工作。预计未来 AI 的引入将极大地改变乳腺 X 线摄影等相关工作，因此需要影像医生对此有客观的理解和积极的应对。

本章我们将讨论有关乳腺影像和基于机器学习的计算机辅助诊断系统的研发过程和临床应用现状，以及大数据和 AI 技术的未来前景。

## 一、术语与定义

### （一）计算机辅助诊断

#### 1. 定义与分类

计算机辅助诊断指参照影像医生评估病变的方式，由计算机自动分析程序，通过分析各种医学图像，针对病变区域进行检测、诊断及治疗后反应的预测等，将这种程序称为 CAD 系统（图 35–1）。CAD 系统进一步可细分为计算机辅助检测（computer-aided detection，CADe）、计算机辅助诊断（computer-aided diagnosis，CADx）和计算机辅助量化（computer-aided quantification，CADq）。CADe 系统在数字图像上检测并突出有潜在病灶的区域。CADx 通过提取病变区域的图像特征，鉴别其良、恶性的概率。CADq 以数字或颜色的方式显示乳腺的密度或增强 MRI 中肿瘤的体积或动力学信息。

#### 2. 图像处理

图像处理（image processing）是使用计算机处理数字图像信息的过程，是研发传统 CAD 系统必不可少的一步。图像输入、预处理（preprocessing）、分割（segmentation）和特征提取等都是图像处理的基本流程。受图像采集设备和成像条件的影响，医学图像存在质量差异，使用图像质量调整技术可以降低图像质量的差异，并使图像条件趋于稳定，以利于分析图像。经常使用的技术有对比度增强、边缘强化、降噪（denoise）等（图 35–2）。

### （二）人工智能（AI）

#### 1. 定义和分类

AI 是一种使计算机或机器人获得人类学习、推理、感知和理解等能力的技术。目前的 AI 技术是解决单一种类问题的弱 AI，未来可能出现具有自我意识的强 AI 技术。

#### 2. 机器学习

机器学习是 AI 的一个领域，它使计算机无须明确的编程设计即可学习信息（图 35–3）。

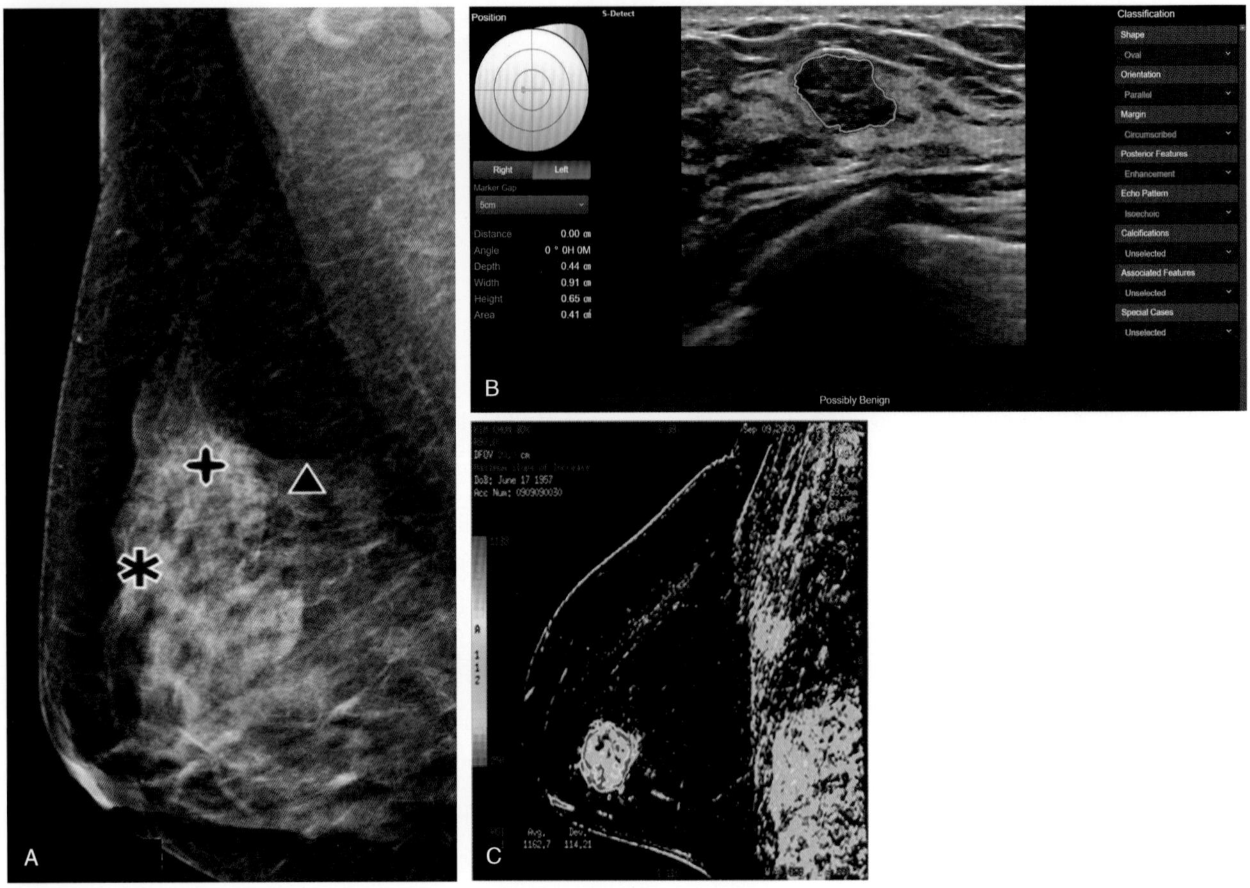

图 35-1　不同乳腺影像检查的商业化 CAD 系统。A. 数字乳腺 X 线摄影 CADe，图中显示对微钙化（▲）和肿块（*）的标记，如果恶性程度高，CAD 标记的形状或大小会发生变化。B. 乳腺超声 CADx，根据 BI-RADS 术语提供分析和诊断的信息。C. 乳腺 MRI CADq，用色彩显示 DCE-MRI 图像中的动态信息

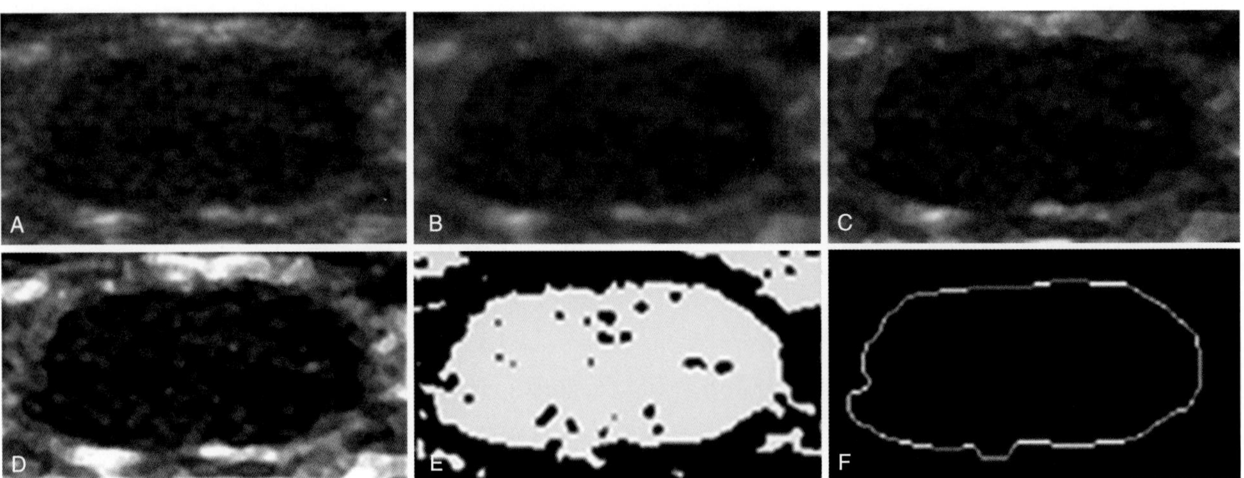


图 35-2　超声图像的预处理与病变区域分割。A. 感兴趣区域的原始图像。B. 经中值滤波器（median filtering）处理后的图像。C. 经非锐化掩蔽（unsharp masking）处理后的图像。D. 经对比度增强（contrast enhancement）处理后的图像。E. 经二元阈值（binary thresholding）处理后的图像。F. 边缘检测图像

机器学习使计算机能通过数据和形式规则的数学方法自我学习。通过经验和学习，我们可以创建模型并预测新数据的结果。搜索引擎、垃圾邮件过滤器、自动驾驶、语音识别、面部识别、IBM Watson 和 DeppMind Alpha Go 都是 AI 的代表性示例，均基于机器学习。

机器学习主要分为监督式学习（supervised learning）和非监督式学习（unsupervised learning）。监督式学习可从标记的数据（labeled data）中学习特征，即训练集（training set）需要有确切答案，通过反馈方式纠正计算机计算的误差。非监督式学习则是针对未标记的数据（unlabeled data），通过算法找到隐藏的特征或数据结构，其代表性算法为聚类（clustering）。

3. 深度学习

深度学习被定义为基于人工神经网络（artificial neural network）的机器学习方法。人工神经网络是连接输入和输出节点的计算机模型，类似于人脑中的神经元相互连接和传输神经信号的方式（图 35-4）。深度学习意味着可以通过增加神经网络结构中隐藏层（hidden layer）的数量来增加深度。一般而言，人工神经网络经由神经元互联系统计算输入值，针对模型中存在的误差，通过反向传播（back propagation）技术来改善性能，从而实现例如视觉感知之类的复杂分类任务。

## （三）大数据

1. 定义和特征

与过去模拟环境中生成的数据相比，大数据规模庞大，生成周期短，其形态不仅包括数值数据，还包括文字和图像数据等大规模数据。大数据的特点是数据的量（volume）、增长速度（velocity）、形态的多样性（variety）、附加价值（value）和复杂性（complexity）。许多公司和组织利用大数据技术来解决复杂的问题，创造价值。

2. 医疗大数据

医疗大数据指可用于疾病诊断或预测的诊疗相关数据信息，例如从医疗设备测量的医疗记录、生物特征信息、医学影像、遗传信息等。目前，大部分医院将患者诊疗相关的数据和记录均保存在电子病历（electronic medical records）中。为了更好地使用医疗大数据，我们需要测量、整合与分析来自医学影像、血液检查结果、遗传信息、诊疗记录和处方记录数据等与人体相关的信息。未来 AI 可以通过综合医疗大数据分析每个人的健康状况，并为个人制订和优化诊断和治疗方案。

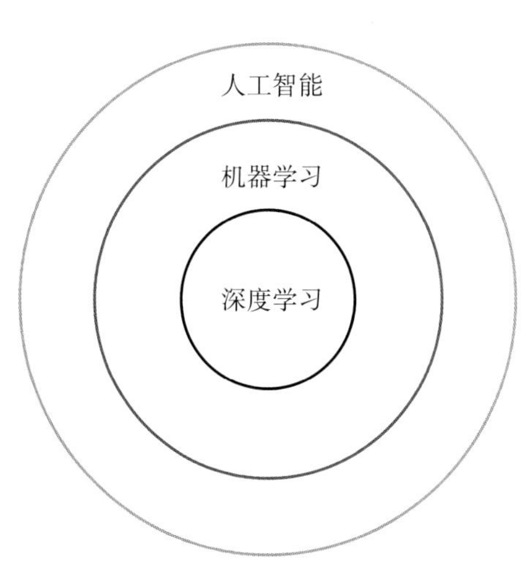


图 35-3　人工智能、机器学习和深度学习的关系

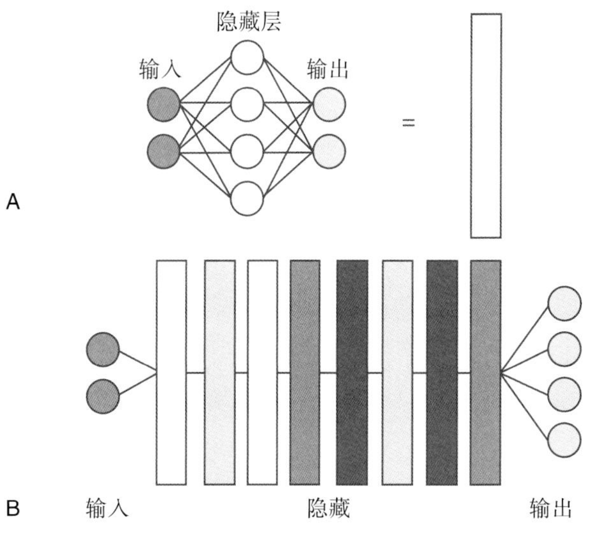


图 35-4　人工神经网络。A. 传统神经网络。B. 深度学习

## 二、CAD 系统的研发

### （一）传统的 CAD 研发方法

#### 1. 预处理

预处理主要用来减少图像中的错误和假像，并消除图像中的噪声等（图 35-2）。此外，可以降低由于图像获取条件不同，尤其是检查设备不同而导致的图像差异，并使图像条件稳定。这种图像质量均衡工作被称为预处理，预处理决定后续工作的质量。

乳腺超声图像具有高度的斑点干扰（speckle interference）和低对比度的缺点，超声 CAD 系统的第一步通常需要通过预处理进行图像增强和减少斑点。减少斑点干扰的三种常用方法是滤波法（filtering methods）、小波域法（wavelet domain methods）和复合法（compound approaches）。

#### 2. 分　割

分割指主要用来区分图像内各种结构（例如脂肪、实质、胸廓和肿瘤病变）的任务。各种结构的区域需要被精确地划分，特别是划清边界最为重要。分割方式可以分为绘制感兴趣区域（region of interest；ROI）或病变区域的轮廓。圈选方式可分为由人为绘制的手动方式、所有过程由计算机处理的全自动法和人为标定范围后由计算机进行分割的半自动法。乳腺超声图像的分割方法主要划分为：基于图像直方图中像素阈值来分割图像的直方图阈值（histogram thresholding）法，基于边界并满足连通性与均匀性的边缘分割（edge segmentation）法，以及用于划分区域范围的区域增长（region growing）法。在三维超声图像中，乳腺肿瘤的分割通常采用主动轮廓模型（active contour model）或水平集（level-set）等方法。

#### 3. 特征提取

特征提取是指提取分割区域的图像信息或形态学相关特征的过程，这些特征由公式量化的数值表示（表 35-1）。为了区分超声图像中的良恶性病变，使用自相关系数（autocorrelation coefficient）和基于灰度共生矩阵（gray-level co-occurrence matrix，GLCM）的纹理特征提取等方法，来分析病灶的形态特征和内部纹理特征等。特征描述是基于影像医生的经验和分类标准，从数学角度计算分析 BI-RADS 对肿块描述的规范术语，如形状、边界、回声、方向和后方回声特征等。图像特征提取不应受到噪声、亮度或图像采集设备类型等变化的影响。

#### 4. 分　类

CAD 系统的最后一步是分类（classification），利用从图像中提取的特征区分为正常和异常或良性和恶性。常用的机器学习算法包括 k- 最近邻（k-nearest neighbors，KNN）、朴素贝叶斯（Naive Bayes）、决策树（decision trees）、支持向量

表 35-1　乳腺肿瘤超声特征的数学计算方法

| 特征 | 计算方法 | 性质 | |
|---|---|---|---|
| | | 良性 | 恶性 |
| 毛刺状（边缘） | $F_1 = \sum_{0}^{\pi/4} \lvert R(\omega) \rvert \Big/ \sum_{\pi/4}^{\pi} \lvert R(\omega) \rvert$ | 大 | 小 |
| 椭圆形（形状） | $F_2$ = 最大高度 / 最大宽度 | 小 | 大 |
| 分支模式 | $F_3$ = 低通滤波器中局部极值的数量 $\gamma(\theta)$ | 小 | 多 |
| 亮度 | $F_4$ = 结节平均亮度 / 周围组织平均亮度 | 大 | 小 |
| 小叶数量 | $F_5$ = 曲线拟合中局部极值的数量 $\gamma(\theta)$ | 小 | 多 |

（来源：Joo S，et al. IEEE Trans Med Imaging，2004）

机（support vector machine，SVM）、人工神经网络（artificial neural network，ANN）等（表 35-2）。在乳腺癌的诊断领域，人工神经网络和支持向量机是最常用于区分可疑的病变良恶性的算法。包括神经网络在内，现有的绝大多数机器学习算法均以错误率最小化为目的，具有过度拟合（overfitting）和学习时间较长等缺点。而支持向量机的核心目标是通过最大化两个分类之间存在的余量来查找和分离最大边缘超平面（maximum marginal hyperplane）以区分类别，从而以较小的过度优化快速处理复杂数据（图 35-5）。要创建一个好的分类器，需要大量已知答案的数据学习，但在数据量少的情况下，用来评价机器学习系统准确性的方法是交叉验证（cross-validation）。常用的交叉验证方法包括 k- 倍交叉验证（k-fold cross-validation）、留一法（leave-one-out）、刀切法（jackknife）和自助法（bootstrap）。在训练期间，对输入特征的权重进行参数调节和优化，直到创建最佳模型。由于分类器的性能高度取决于需要被分类的数据的特征，因此应在新的独立群体中验证可重复性。

**表 35-2　机器学习中代表性的分类算法**

| 名称 | 定义 | 特点 | 示意图 |
|---|---|---|---|
| k- 最近邻（k-nearest neighbors，KNN） | 给定测试样本，基于某种距离度量找出训练集中与其最靠近的 k 个训练样本，根据这 k 个“邻居”的信息来进行预测 | KNN 是一种基于实例的学习，或者是局部近似，将所有计算推迟到分类之后的惰性学习 | Y A B C N E D F X |
| 朴素贝叶斯分类器（naive bayes classifier） | 是一系列以假设特征之间强独立下运用贝叶斯定理为基础的简单概率分类器 | 采用“属性条件独立性假设”，对已知类别，假设所有属性相互独立 | |
| 决策树（decision trees） | 将决策规则分类为树状结构并对其进行分类和预测的模型。具有多个树状结构的称为随机森林（random forest） | 决策树易于理解和实现<br>能够同时处理数据型和常规型属性 | |
| 支持向量机（support vector machines，SVM） | 一种用于查找分类超平面的技术，该超平面的目的是最大化两个类之间的距离<br>对差距产生影响的观测值称为支持向量 | 可将样本从原始空间映射到更高维的特征空间，使得样本在这个特征空间内线性可分<br>可以同时最小化经验误差和最大化几何边缘区 | $X_2$ 最大分类超平面 最大边距 $X_1$ |
| 人工神经网络（artificial nenral network，ANN） | 以仿真神经元的动作原理与神经元之间的连接关系为模型，以输入层、隐藏层、输出层构成分层结构，输入经由权重计算后并激活成输出 | 具有一组可以被调节的权重<br>可以估计输入数据的非线性关系 | 隐藏层 输入 输出 |

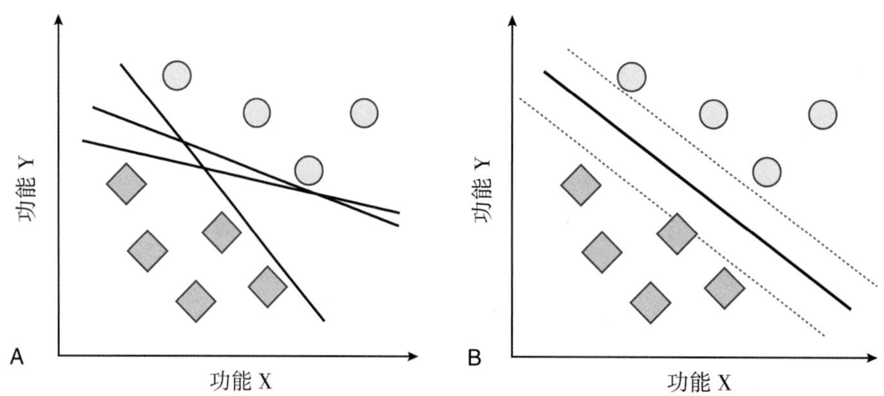


图 35-5　支持向量机。A. 可用于对圆形和矩形分类的线条示例。B. 经过支持向量机训练后，选择可将两组分开且具有最大边距的线

## （二）使用深度学习算法的 CAD 研发

### 1. 深度学习图像分析算法

卷积神经网络（convolutional neural network，CNN）是影像领域中深度学习算法的代表。它将现有图像处理的滤波功能与神经网络相结合，以实现其性能，具有卷积层（convolutional layer）和池化层（pooling layer）（图 35-6）。与现有的机器学习方法相比，卷积神经网络的一个重要优点是它不必经历复杂的图像预处理和特征提取等过程（表 35-3）。它可以经由搜索过程有效找到图像中的重要特征和模式，因此可以降低人为经验带来的特征的偏差。在图像分类中，即使当感兴趣区域的形状、方向和位置发生改变时，深度学习算法也能保持较好的鲁棒性。学习的数据量越多，深度学习方法的准确率越高，因此需要大量经过标记的数据。实际上，使用现有乳腺 X 线摄影 CAD 公司中的数据库来训练深度学习 AlexNet 模型时，仅花费数周时间，便能比花费数年时间的以手动提取特征为基础的系统获得更优异的结果。

### 2. 使用深度学习算法的乳腺 CAD

目前已有基于卷积神经网络深度学习算法的乳腺 X 线影像 CAD 的相关研究和产品发布。2017 年，多篇研究报道了采用深度学习方法检测自动乳腺超声、灰阶二维超声与剪切波弹性成像中的病变，并且提高了乳腺癌的良恶性辨别能力。截至 2018 年，使用深度学习算法的乳腺超声 CADe 和 CADx 与传统 CAD 相比，其性能相当或更高。根据芝加哥大学的一项研究，在乳腺超声诊断中，传统方法和深度学习算法鉴别良恶

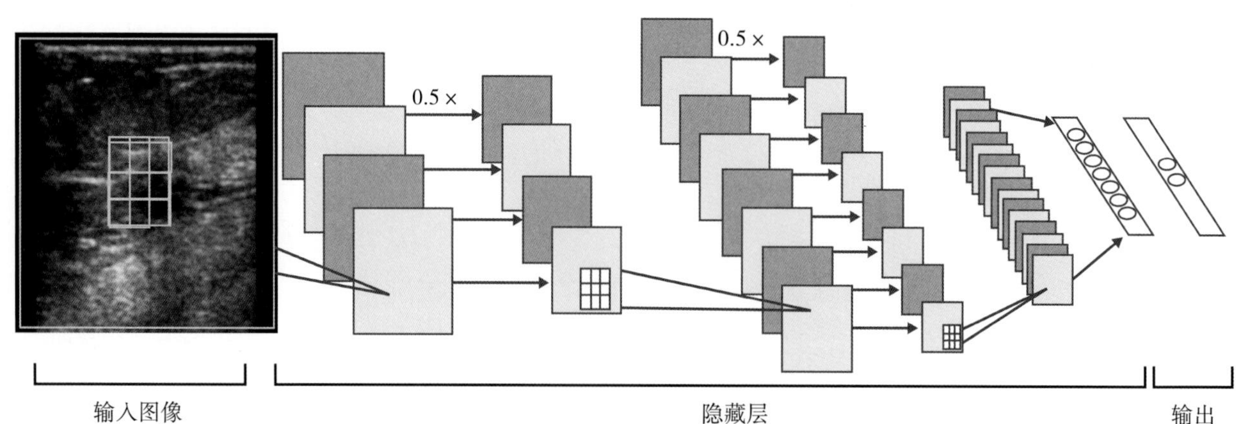


图 35-6　卷积神经网络，包括图像输入层、隐藏层和输出层。隐藏层由卷积层（convolutional layer）和池化层（pooling layer）构成，最后组合所有值构造特征图（feature map）

表 35-3　传统 CAD 与深度学习 CAD 研发过程的比较

| 分类 | 传统学习方法 | 深度学习方法 |
| --- | --- | --- |
| 图像预处理 | 需要 | 不需要 |
| 图像分割 | 需要 | 不需要 |
| 特征提取 | 需要 | 不需要 |
| 机器学习输入值 | 从图像中提取的特征 | 图像本身 |

性的性能相同，但是两者结合可以提升性能（表 35-4）。这项研究表明，传统算法和深度学习算法在未来的 CAD 研发中可以相互补充。此外，美国 FDA 已经批准了基于深度学习算法研发的 QuantX 的乳腺多模态 CAD。该程序可以显示出乳腺 X 线摄影、超声和 MRI 发现的病灶的恶性概率。

## （三）评价已研发的 CAD

### 1. 效能评价指标

CAD 系统试图寻找可疑的病灶，但当前的 CADe 系统仍无法 100% 检测到恶性病灶，根据系统及应用领域的不同，目前 CADe 的敏感度最高可达 90%，其中正确的判断被标记为真阳性（true positive），错误的判断被标记为假阳性（false positive）。当假阳性率低时，特异度就高，而假阳性过多会降低 CAD 系统的临床接受性，因此，CAD 的目标是在保持较高特异度的同时使灵敏度最大化。CAD 系统的性能评价一般采用受试者工作特征曲线（receiver operating characteristic curve，ROC），显示真阳性（灵敏度）、假阳性（1- 特异度）值，用曲线下面积（area under the curve，AUC）作为评估指标。目前，CAD 系统的 AUC 值为 0.8~0.9，与乳腺影像医生相似（图 35-7）。了解 CAD 的优势和劣势对未来改进性能非常重要。

### 2. 提高医生的阅片能力

为了验证 CAD 系统的临床有效性，应在模拟的临床场景中进行临床试验。影像医生的绝对检出率（absolute detection rate）是评价 CAD 灵敏度和特异度的指标。根据条件的不同，灵敏度、特异度和绝对检出率的临床试验结果会发生很大变化，即研究的准确性会受到研究设计（回顾性或前瞻性）、使用图像的质量、所用设备的条件、患者的情况、影像医生的经验、病变的类型和大小等因素的影响。

评价 CAD 性能的另一个指标是是否提高阅片效率，即帮助医生缩短阅片时间。虽然有研究表明，在乳腺 X 线摄影筛查中，一名影像医生借助 CAD 的单阅片准确率与两名影像医生的双阅片准确率相当，但美国的一项大规模研究显示，使用 CAD 并没有明显提高阅片准确率。这表明 CAD 的高准确率并不能直接提高医生阅片的准确率，对 CAD 的正确理解，以及医生与计算机的协同合作对克服这些问题非常重要。

### 3. 用户便利性

用户便利性是指阅片者在实际临床环境中使用 CAD 软件的便利程度。无论算法的准确性如何，CAD 软件必须在真实的阅片环境中快速处理图像数据，并提供易于医务人员或患者理解的结果。因此研发可视化方法非常重要，如在图像中

表 35-4　传统 CADx 与深度学习 CADx 的比较

| 成像技术 | 病例数量 | 传统 CADx（AUC） | 深度学习 CADx（AUC） | 传统 CADx 与深度学习 CADx 的集成（AUC） |
| --- | --- | --- | --- | --- |
| 数字乳腺 X 线摄影 | 219 | 0.81 | 0.81 | 0.86 |
| 乳腺超声 | 1 125 | 0.89 | 0.89 | 0.92 |
| 乳腺 DCE-MRI | 640 | 0.88 | 0.76 | 0.91 |

（来源：Giger M. RSNA 年会，2016）

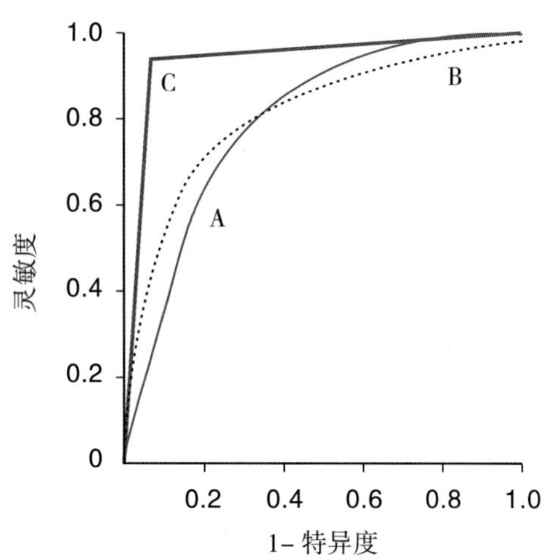


**图 35-7** CAD 系统的性能评估。A. 影像医生的 ROC 曲线。B. CAD 的 ROC 曲线。C. 影像医生使用 CAD 后的 ROC 曲线

显示 CAD 结果和感兴趣的区域。它应该能够与医学图像储存和传输系统（picture archiving and communication system，PACS）结合使用，而不是独立的工作站，以便于储存和使用 CAD 结果，且该信息应便于真实医疗环境下的患者的治疗或随访检查。

## 三、乳腺超声 CAD 的临床应用

### （一）病变的检测

#### 1. 自动乳腺超声 CAD 系统的研发

使用自动乳腺超声检查乳腺可以获取双侧全乳的三维数据，但是医生需要读取的图像数量增加至 2 000 多张。一项由 18 名影像医生参与的回顾性阅片研究表明，将 CADe 应用于自动乳腺超声数据，在使用 CADe 前后，阅片的结果并没有差异，但大部分阅片医生诊断的特异度显著增加，同时阅片时间减少 30%。QVCAD 是经美国 FDA 批准并商业化的超声 CADe，是一种用于自动乳腺超声，采用同时阅片模式的 CAD（concurrent-read CAD），该 CAD 的研发使用了 AI 技术和 100 万个从全球收集的自动乳腺超声图像数据。

#### 2. 自动超声 CAD 系统的评估

根据韩国的一项单中心研究，QVCAD 在检测大于 2cm 的浸润性癌方面表现出色，但是容易忽略小病灶，尤其是非肿块型的导管原位癌（图 35-8）。QVCAD 的假阳性标记可低至每例 1 个。由于自动超声 CAD 使用方便，并可以减轻影像医生的阅片负担，因此预计未来在致密型乳腺的自动超声检查中，CADe 的使用将会增加。

### （二）病变的鉴别诊断

#### 1. 超声 CADx

当超声检查发现乳腺病灶并怀疑是乳腺癌时，需进一步行影像学检查和活检。在决定是否对乳腺超声检查发现的肿块进行活检的过程中，CADx 可以辅助医生和患者做出决定。国内外已研发出多种基于深度学习技术的 CADx 系统，这些系统通过图像分析提示乳腺病灶的恶性可能性。这些产品在提供病变的恶性概率的同时，还分析 BI-RADS 术语，并提供最终判定结果，自动编辑报告或在图像数据库中搜索相似病例（图 35-9）。

#### 2. 韩国产品的临床评价

韩国研发的超声 CADx 系统“S-Detect”的临床应用研究表明，该系统在鉴别 BI-RADS 3 类和 4A 类病灶时，获得了与影像医生相似或更优的结果，且与不使用 S-Detect 系统相比，医生使用 S-Detect 的诊断特异度提高。

### （三）病变特征的定量分析

#### 1. 多普勒血流和弹性分析

利用计算机分析多普勒图像的血管分布或弹性超声的弹性编码颜色模式，可以向医生提供关于肿瘤血流或弹性的定量信息。这种病灶特性信息不仅可以用于病灶的鉴别诊断，还可以用于治疗效果的判定等。

#### 2. 三维体积分析

与二维断面图像相比，三维体积图像数据的

采集和计算机分析可以更加全面、综合地分析肿瘤形态及功能信息，且具有较高的可重复性。此外，在跟踪随访过程中，也有助于客观判定肿块的大小变化。

## （四）乳腺癌的风险评估

### 1. 目　标

在乳腺 X 线摄影中，高风险女性（如 *BRCA* 基因突变患者）与正常女性的乳腺组织模式之间存在显著差异，因此利用该信息评估乳腺癌患病

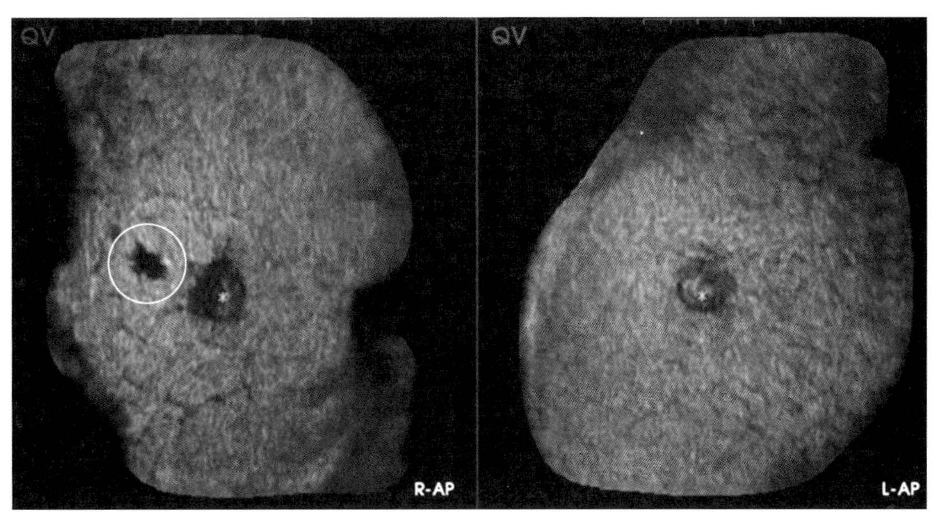


**图 35-8**　自动乳腺超声 CAD。CAD 结果显示右侧乳腺 1.5cm 的浸润性癌（白圈），左侧乳腺正常

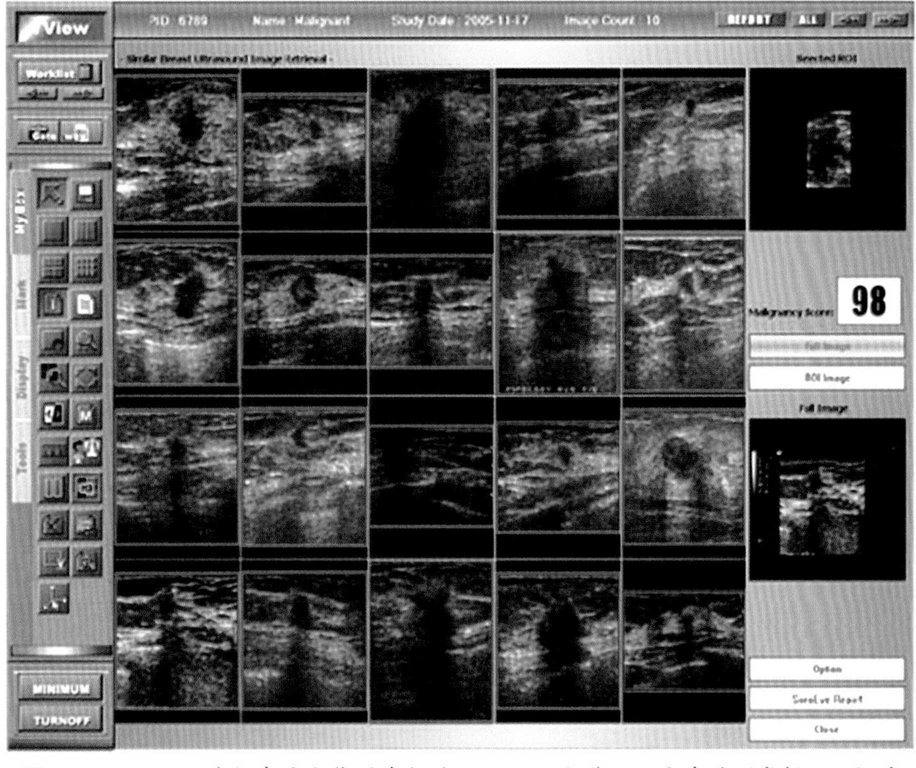


**图 35-9**　用于乳腺超声病变鉴别诊断的 CAD。不仅能以百分率的形式提示可疑病变的恶性概率，还可以在图像数据库中找出并显示类似的病例

风险的相关研究非常活跃。超声检查同样可以观察到女性的乳腺组织存在多种构成模式，因此也可以通过计算机定量分析评估乳腺癌的发病风险。

**2. 研究乳腺超声背景回声类型**

根据韩国一家研究机构的研究结果，在超声检查中，与具有均质背景回声纹理（homogeneous background echotexture）的女性相比，具有不均质背景回声纹理（heterogeneous background echotexture）的女性具有更高的异常率和癌症检出率，而阳性预测值较低。且超声检查的背景回声与MRI的背景实质增强（background parenc-hymal enhancement，BPE）类型高度相关，具有非均质背景回声纹理的女性在MRI中通常会呈现出严重的背景实质增强。能否像乳腺X线摄影的乳腺密度类型或MRI的背景实质增强类型一样，将定量化的乳腺背景回声信息用来评估乳腺癌患病风险和预防药物的有效性等，仍待进一步研究。自动乳腺超声可比手持超声提供更客观的乳腺背景回声类型信息，有望成为该研究的理想成像方式。

## 四、大数据和AI技术的应用

### （一）大数据和AI技术的特点

**1. 定　义**

采用大数据和AI技术的医疗领域软件旨在实时向医务人员或患者提供大量的信息，并帮助做出准确的决策。

**2. 差异性**

基于机器学习的大数据和AI技术的医疗软件或设备与传统医学图像分析、检测或辅助诊断工具软件不同，用户或制造商可以反映学习数据，诊断算法也可以实时更改。它可以通过医疗机构自身的服务器或通过外部云服务器存储或使用数据，并采用云端计算技术。传统CAD的性能由人类输入的程序决定，但是AI可以从自身的经验（即数据）中学习，因此与大数据结合使用的AI具有很大的潜力。

### （二）乳腺图像大数据与CAD的研发

**1. 乳腺图像大数据**

从乳腺癌筛查获得的数百万个乳腺X线摄影和超声的图像和报告是医疗领域的代表性大数据，适合应用于AI技术。DICOM图像文件不仅包括图像数据，还包括患者的年龄、检查设备、成像条件（如乳腺压迫厚度和辐射剂量）等元数据（metadata）。除图像之外，标准的BI-RADS报告中也包含了多种信息。通过使用大规模的图像和相关临床数据，应用新的数据挖掘算法，可以提取到更多的信息。

**2. 梦想挑战（Dream Challenge）**

2016年开展了一项名为"数字乳腺X线影像梦想挑战（Digital Mammography DREAM Challenge）"的比赛，其目标是通过应用乳腺影像大数据和AI技术降低乳腺癌筛查的召回率。美国乳腺癌监测联合会（Breast Cancer Surveillance Consortium，BCSC）使用超过86 000名女性的640 000例乳腺X线摄影图像和相关临床数据作为数据库，用于研发可以提高特异度又不会遗漏乳腺癌的CADe，第一名的算法和代码于2017年公开。与以往的算法相比，使用最新的算法能够将召回率降低5%。鉴于超过90%的筛查结果是正常的，因此乳腺X线摄影是AI辅助的最佳领域。

### （三）可应用领域

**1. 个性化的乳腺癌筛查服务**

利用AI技术还可以生成高质量的图像，同时将放射剂量最小化。由于在年轻女性或致密型乳腺女性中，乳腺X线摄影的灵敏度较低，许多女性需要额外的乳腺超声筛查。超声筛查虽然有助于发现乳腺癌，但较高的假阳性（需要随访和活检）造成的经济损失是需要解决的问题。利用大数据和AI自动分析每个女性的人口统计学、乳腺活检史等信息，计算出乳腺癌的患病风险，根据个体的乳腺密度和个人喜好等，提供包括筛查起始年龄、频率和影像学检查方法等筛查建议。此外，通过综合考虑家族史、遗传信息和图像信息，集中管理乳腺癌高风险人群，可以提高筛查的有效性。还可以通过与储存在云端的数百万人的大数据进行比较，利用 AI 算法显示乳腺 X 线影像和超声检查中阳性发现的概率和乳腺癌的患病风险。

2. 乳腺癌诊断的精准化

大数据和 AI 可用于提高乳腺癌诊断的准确性，并减少不必要的活检或手术。当在超声图像上发现病变时，将自动分析图像，不仅可以预测恶性概率，还可以推测出病理诊断结果。如果恶性肿瘤的可能性很低，或低核级导管原位癌可能性较高，可以选择随访检查或定期检查，而非活检。此外，目前大多数活检结果为高风险的病变（如乳头状肿瘤）会选择进一步手术切除，但术后被确诊为乳腺癌的概率很低，为 3%~10%，大数据和 AI 技术可用于区分需要进一步手术的病变和可选择随访的病变。根据美国最近的一项研究，对于空芯针穿刺活检结果为高风险病变的女性，使用机器学习算法可以减少 30% 不必要的手术。

## （四）临床应用问题

1. 市场挑战

最近，AI 技术在医学成像和诊断领域中的应用和投资迅速增加。然而，在国内外已经成功运用大数据和 AI 技术的医学图像诊断产品非常少见，由于缺少与之相关的生态系统，研发和应用过程遇到了许多困难。因此，从研发过程开始，就需要终端用户影像医生的参与，需要有患者、医生和政策决策者的认可和共鸣。还需要基于证据的策略，以便将机器学习工具整合到影像学工作流程中，并解决诸如如何付费和划分责任等政策问题。目前通过大学、AI 研发公司和医疗企业之间的合作，根据临床环境和存在的问题、研究环境和创意、计算机环境和算法、适用环境和产出周期等问题，应用大数据及 AI 技术的医疗器械和 CAD 研发正在进行中（图 35-10）。

2. 批准与审查规则

2017 年 11 月韩国公布了应用大数据及 AI 技术的医疗器械许可与审查指南。医疗器械的等级划分根据使用目的和使用时对人体的潜在危害性的差异，品种分类综合考虑使用目的、特征和风险程度（表 35-5）。根据使用目的和使用过程中对人体的危害，将医疗器械分为 4 类（1 类 -

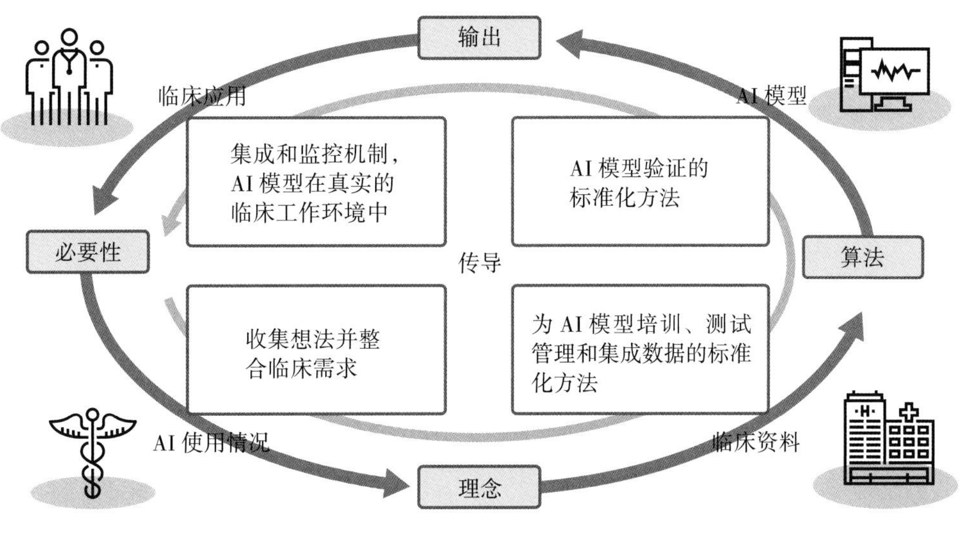


图 35-10　医疗 AI 研发周期和挑战

表 35-5　使用医学影像大数据和 AI 技术的医疗设备示例

| 软件名称 | 等级 | 定义 |
|---|---|---|
| 医学图像分析软件 | 2* | 获取和分析医学图像，用于模拟治疗、手术或诊断设备的软件 |
| 放射治疗计划软件 | 2* | 获取和分析医学图像，用于模拟放射治疗和手术的软件 |
| 医学图像辅助检测软件 | 2* | 通过检测医学图像中的异常区域，用轮廓线、颜色或指示线来辅助医生做出诊断决策的软件 |
| 医学图像辅助诊断软件 | 3△ | 通过自动显示医学图像中有无疾病、疾病的严重程度或疾病状态的可能性来辅助医生做出诊断决策的软件 |

* 2 类是一种潜在风险较低的医疗设备，在使用过程中因故障或异常对人体造成危害的风险小，患者面临生命危险或严重功能障碍的可能性较小。△3 类是一种需要侵入人体一段时间或具有潜在高风险的医疗设备

（来源：韩国食品药品监督管理局，2017）

低，4 类 – 高）。在医学影像中检测出异常部分后，用轮廓线、颜色或指示线等标记，由医生来做诊断决策的软件为 2 类，较容易获得许可。而通过医疗影像自动判断有无疾病、疾病的严重程度或疾病状态等，以辅助医学决策的软件为 3 类，获得许可相对较难。为了进行许可审查，应根据产品的使用目的提供临床研究或试验结果。使用大数据和 AI 技术的医疗器械在审批时，应根据许可时的规定与已获批的产品相比，当使用目的和作用原理不同时，需要提交临床试验资料，如果相同，则可以免除提交临床试验资料。

## （五）AI 技术和影像医生的角色变化

### 1. 乐观且谨慎

通过计算机模仿人类认知，这种在科幻小说中存在的场景，在医学领域正在成为现实。虽然目前尚不确定究竟会带来什么改变，以及将带来多少改变，但是 AI 技术和机器学习正在预示着未来影像医学实践模式的变化。由于计算机的视觉认知功能已经超越了人类的能力，因此对影像学科的影响最大，尤其是有一种观点认为乳腺 X 线摄影等癌症筛查工作将成为最容易应用 AI 技术的领域，该领域的影像医生的工作将会被 AI 替代，但这存在商业上的夸大之嫌。其原因在于，即使研发出的乳腺影像 CAD 等于或优于乳腺影像专家的阅片水平，但考虑到美国和韩国的许可规定，实际中也很难获得作为独立阅片设备的许可。如果在 AI 单独阅片过程中出现严重错误，对患者造成危害，算法研发公司和医院很难承担医疗诉讼费用。如同一个好的自动飞行系统无法替代真正的飞行员一样，考虑到患者的安全，很难由机器完成最终的图像诊断，因此 AI 技术很有可能维持目前的水平，用于协助影像医生的阅片工作。

### 2. AI 时代影像医生的作用

随着 AI 技术的发展，AI 极有可能负责影像的初步解读，包括检测、鉴别诊断和疗效预测，以及病灶体积计算等。这使医生能够在更短的时间内完成更多的阅片工作，提高工作效率，并有更多时间来审查患者的临床信息和病理结果，这将使书写更准确和更高水平的阅片报告成为可能。AI 技术的进步将提高影像医生的工作效率和诊疗质量，有助于从目前以工作量为主的工作模式转变为以价值为中心的诊疗形式，并提高职业满意度。因此，影像学科应积极接受 AI 技术，并应用于实际诊疗和研究中，教育课程也应有相应改变。医生不仅要掌握影像诊断相关知识，还应着重培养综合分析患者健康信息的能力。

**知识要点**

- 计算机辅助诊断（CAD）的目标是通过向

医生提供有无病变或病变良恶性等客观信息，来提高病变检测和诊断的准确性和一致性，减少阅片者之间的差异，并缩短阅片时间。

- CAD 是 AI 与数字图像处理结合的技术，根据其目的可细分为计算机辅助检测（CADe）、计算机辅助诊断（CADx）和计算机辅助量化（CADq）。
- 传统 CAD 的研发过程包括图像预处理、图像分割、特征提取和分类等步骤。基于深度学习（如卷积神经网络）的 CAD 系统不必经过复杂的特征提取过程。基于深度学习的 CAD 可以减少由传统 CAD 方法中不精确的图像处理导致的偏差。
- 目前商业化基于深度学习的自动乳腺超声 CADe 系统有助于检测较大的浸润性癌，但往往忽略较小的浸润性癌和非肿块型导管原位癌。在相关的阅片研究中，诊断特异度增加，阅片时间缩短。韩国研发的 CADx 系统在乳腺病变的鉴别诊断中显示出与影像医生相同或更优的结果。
- 医疗大数据指可用于疾病诊断或预测的诊疗相关数据信息，例如从医疗设备测量的医疗记录、生物特征信息、医学影像、遗传信息等。
- 使用大数据和 AI 技术的机器学习软件能够帮助确定影像检查的对象和方法、优化影像采集参数、提供影像分析和参考资料、辅助鉴别诊断、生成诊断报告、协助影像 - 病理结果一致性判断，它将成为一项整体提升影像医生临床决策能力的辅助技术。

## 参考资料


[1] Antropova N, et al. A deep feature fusion methodology for breast cancer diagnosis demonstrated on three imaging modality datasets. Med Phys, 2017.

[2] Bahl M, et al. High-risk breast lesions: a machine learning model to predict pathologic upgrade and reduce unnecessary surgical excision. Radiology, 2017.

[3] Bi WL, et al. Artificial intelligence in cancer imaging: clinical challenges and applications. CA Cancer J Clin, 2019.

[4] Chartrand G, et al. Deep learning: a primer for radiologists. RadioGraphics 2017.

[5] Chen JH, et al. Machine learning and prediction in medicine -beyond the peak of inflated expectations. N Engl J Med, 2017.

[6] Cho E, et al. Application of computer-aided diagnosis on breast ultrasonography: evaluation of diagnostic performances and agreement of radiologists according to different levels of experience. J Ultrasound Med, 2017.

[7] Dreyer KJ, et al. When machines think: radiology's next frontier. Radiology, 2017.

[8] Gilbert FJ, et al. Single reading with computer-aided detection for screening mammography. N Engl J Med,2008.

[9] Gruszauskas NP, et al. Breast US computer-aided diagnosis system: robustness across urban populations in South Korea and the United States. Radiology, 2009.

[10] Jiang Y, et al. Interpretation time using a concurrent-read computer-aided detection system for automated breast ultrasound in breast cancer screening of women with dense breast tissue. Am J Roentgenol, 2018.

[11] Joo S, et al. Computer-aided diagnosis of solid breast nodules: use of an artificial neural network based on multiple sonographic features. IEEE Trans Med Imaging, 2004.

[12] Lehman CD, et al. Breast cancer surveillance consortium. diagnostic accuracy of digital screening mammography with and without computer-aided detection. JAMA Intern Med, 2015.

[13] Rodríguez-Ruiz A, et al. Detection of breast cancer with mammography: effect of an artificial intelligence support system. Radiology, 2019.

[14] Yang S, et al. Performance and reading time of automated breast US with or without computer-aided detection. Radiology, 2019.

# 第 36 章　影像基因组学

影像基因组学（radiogenomics 或 imaging genomics）是分析特定个体影像表型（imaging phenotype）与基因组相关性的诊断学新方向。在肿瘤学领域，影像基因组学是从患者影像中提取客观且定量的特征数据，寻找与预后和治疗反应相关的影像生物标志物（biomarker），并将其应用于个体化的精准医学（precision medicine）中。由于医学影像能以非侵入性的方式提供肿瘤及周围组织的三维空间信息，所以可用于癌症诊断与分期判定，以及掌握肿瘤的异质性并评估治疗反应。但此类研究仍存在许多挑战，如影像采集和分析方法的标准化，与其他诊断数据的整合，以及患者预后或治疗反应预测模型的开发与验证等。

本章节将介绍影像基因组学概念和其在乳腺癌领域的研究成果，以及精准医学中影像基因组学的相关课题和研究方向。

## 一、影像基因组学的定义与概念

### （一）术语的定义

#### 1. 影像组学

影像组学（radiomics）是一个新的学术领域，主要研究如何使用各种计算机算法从医学影像中自动提取多维影像特征（multi-dimensional imaging features；图 36-1）。最新的影像组学利用机器学习（machine learning）和人工智能（artificial intelligence，AI）技术来尝试获取人眼难以分辨的肿瘤影像特征和异质性，并分析肿瘤特征产生的有价值的数据。医学影像广泛应用于癌症患者的筛查、诊断、治疗计划制订、疗效评估和复发监测等方面，若能根据定量分析提取有价值的肿瘤表型相关信息，将会提高医学影像学的价值。

#### 2. 基因组学

基因组学（genomics）是对基因组的研究，即研究生命体内基因的结构和功能。2003 年人类基因组计划（human genome project）解读了整个基因的碱基序列，为疾病和治疗药物的研究提供了重要线索，同时触发了在多种环境下分析基因表现模式的功能基因组学（functional genomics）的发展。生物的生命活动由 DNA、RNA、蛋白质和代谢物质组成，并将全部 DNA 称为基因组（genome），全部 RNA 称为转录组（transcriptome），全部蛋白质称为蛋白质组（proteome），全部代谢物质称为代谢组（metabolome）。

#### 3. 影像基因组学

影像基因组学是一个新的研究领域，通过定性、定量或影像组学方法分析影像特征与基因表达、变异等基因谱（genomics profile）之间的关系（图 36-1）。肿瘤影像基因组学的目标是综合肿瘤影像中提取的特征和基因型指标，开发预测预后或治疗反应的影像生物标志物，并将其应用于个体化治疗或精准医学。影像基因组学可以分为影像基因组生物标志物的发现阶段（discovery stage）和创建预测模型的应用阶段（application stage）。从肿瘤影像中提取的特征或者特征组合称为影像表型（imaging phenotype）。肿瘤的影像表型客观反映了肿瘤的基因型（genotype）和环境（environment）的综合作用。

**4. 生物标志物**

生物标志物可以定义为能够客观测量和评估生物学过程、疾病进展情况和对药物反应的指标。从组织中获取的雌激素受体（ER）、孕激素受体（PR）、人表皮生长因子受体 2（HER2）是乳腺癌的分子生物学指标，从血液中提取的基因物质（DNA、RNA）和蛋白质等作为新的生物标志物也受到广泛关注（表 36-1）。用于癌症早期诊断、预后预测及治疗反应评估的生物标志物可分为 3 种类型：诊断生物标志物（diagnostic biomarker）、预后生物标志物（prognostic biomarker）以及用于预测治疗反应的预测生物标志物（predictive biomarker）。目前除了诊断生物标志物以外，临床使用的影像生物标志物非常有限，在将候选的影像生物标志物用于癌症诊断和治疗等临床决策之前，还需要进行一系列的验证。

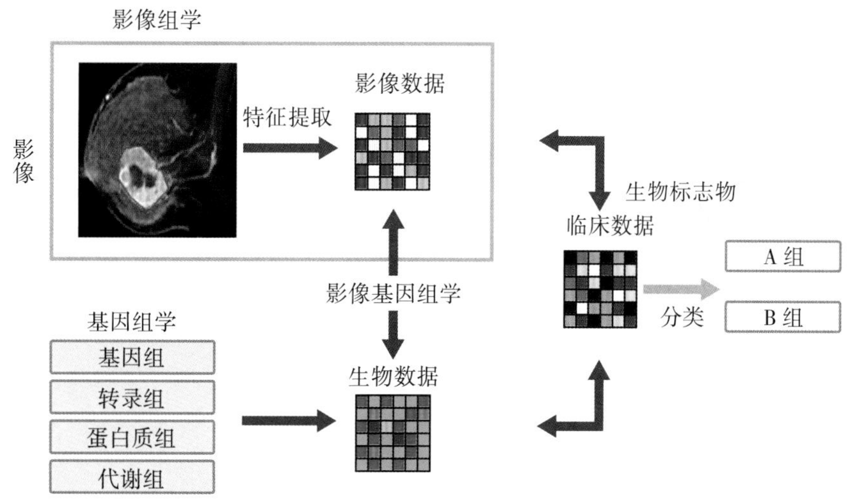


**图 36-1**　影像基因组学研究的概念图

**表 36-1　活体组织来源的生物标志物与影像生物标志物的比较**

| 样本种类 | 代表性的生物标志物 | 优点 | 缺点 |
|---|---|---|---|
| 肿瘤组织 * | 雌激素受体（ER） | 标准化检测 | 侵入性检查导致患者不适 |
| | 孕激素受体（PR） | 治疗前后的信息 | 肿瘤异质性问题 |
| | 人表皮生长因子受体 2（HER2） | | |
| 血液 / 体液 | 循环肿瘤细胞（circulating tumor cells, CTC）/ 循环 | 可跟踪检查 | 临床证据不足 |
| | 肿瘤 DNA（ctDNA） | 非侵入性检查 | |
| | CA15-3 △ | | |
| 影像特征 | CT RECIST | 可跟踪检查 | 测量结果的可重复性较差 |
| | FDG-PET SUV | 实时检查 | |
| | MRI Ktrans、ADC | 非侵入性检查 | |

* 影像引导下穿刺活检或手术活检组织

△ 乳腺上皮组织分泌的黏液性物质抗原

## （二）研发过程

### 1. 影像基因组学数据库

为了研究影像基因组学，需要从同一患者中获取临床数据、影像数据、病理数据和基因组信息等。数据库的规模和质量将决定未来的研究结果，尤其是需要先对影像质量和数据的合理性进行评价。美国的 TCGA（the Cancer Genome Atlas）/TCIA（the Cancer Imaging Archive）公开了 139 例乳腺癌患者的基因数据，以及乳腺 MRI（$n$=139）和乳腺 X 线摄影（$n$=20）的 DICOM 数据（http://www.cancerimagingarchive.net）。利用该数据库可以进行影像基因组研究，也可以用于验证其他数据库的影像基因组研究。为了创建高质量的大规模影像基因组数据库，需要国内外正在进行的精准医学项目参与其中。

### 2. 影像分析

通过从医学影像中获取的特征可进行定性或定量分析（图 36–2）。在定性或语义分析（semantic analysis）中，使用美国放射学会（ACR）的 BI-RADS 或 TCGA/TICA 研究中使用的乳腺 MRI 影像分析框架。定量分析（quantitative analysis）利用计算机从周围的正常组织中分割出肿瘤，将肿瘤的大小、边缘、形状、纹理和动力学等特征转换为数据。与定性影像分析技术相比，定量的影像生物标志物的优点是阅片差异性小和可重复性高，因此更适合用于患者的随访、治疗监测或临床试验。

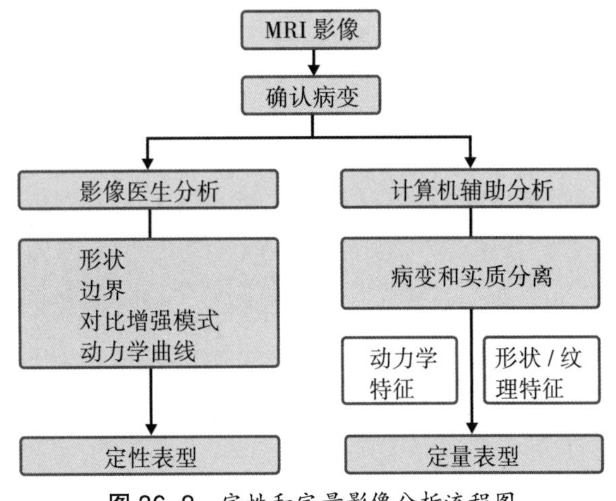

图 36–2 定性和定量影像分析流程图

### 3. 基因组分析

采用基因芯片或二代基因测序技术可以测出乳腺癌组织的基因组、转录组和蛋白组信息，并使用生物信息学方法分析结果（图 36–3）。利用 DAVID（Database for Annotation, Visualization and Integrated Discovery）等公开资料，研究大量信息中有显著表达差异的基因或变异，分析基因本体（gene ontology）或信号通路的相关功能。此外，在提供基因信息（例如乳腺癌患者中的基因表达）和预后信息的在线网站上，可以确认与影像特征相关的基因的预后意义。

### 4. 相关性分析

通过统计方法找到影像特征数据和基因组数据的相关性，并分析各影像指标中显著过表达或低表达的基因或基因群的相关性，将其结果以影像基因组图谱（radiogenomic map）的形式可视化（图 36–4）。根据影像组学分析方法，影像特征的变量数一般为 50~500 个，当变量数比患者人数多的时候，错误发现率（false discovery ratel）会增高。为解决这个问题，可以把患者的年龄或生存率等临床数据和 ER、PR、HER2 等分子病理数据纳入变量，并且采用 Bonferroni 或 Benjamini-Hochberg 方法来矫正多重比较问题（multiple comparison issue）。还可以采用层次聚类分析法（hierarchical clustering）对具有遗传相似性的种群进行分类。

### 5. 开发预测模型

为了能将与患者的预后或治疗反应相关的影像特征作为生物标志物用于临床，有必要开发合适的列线图（nomogram）或预测模型（prediction model），以使用候选生物标志物来对乳腺癌患者进行区分。与单独使用影像数据相比，结合临床数据、分子病理和基因组数据后，可以提供更准确的模型来预测患者的诊断结果、预后或治疗反应（图 36–5）。同时应使用多种预测函数和模型来开发稳定、准确的最佳预测模型，

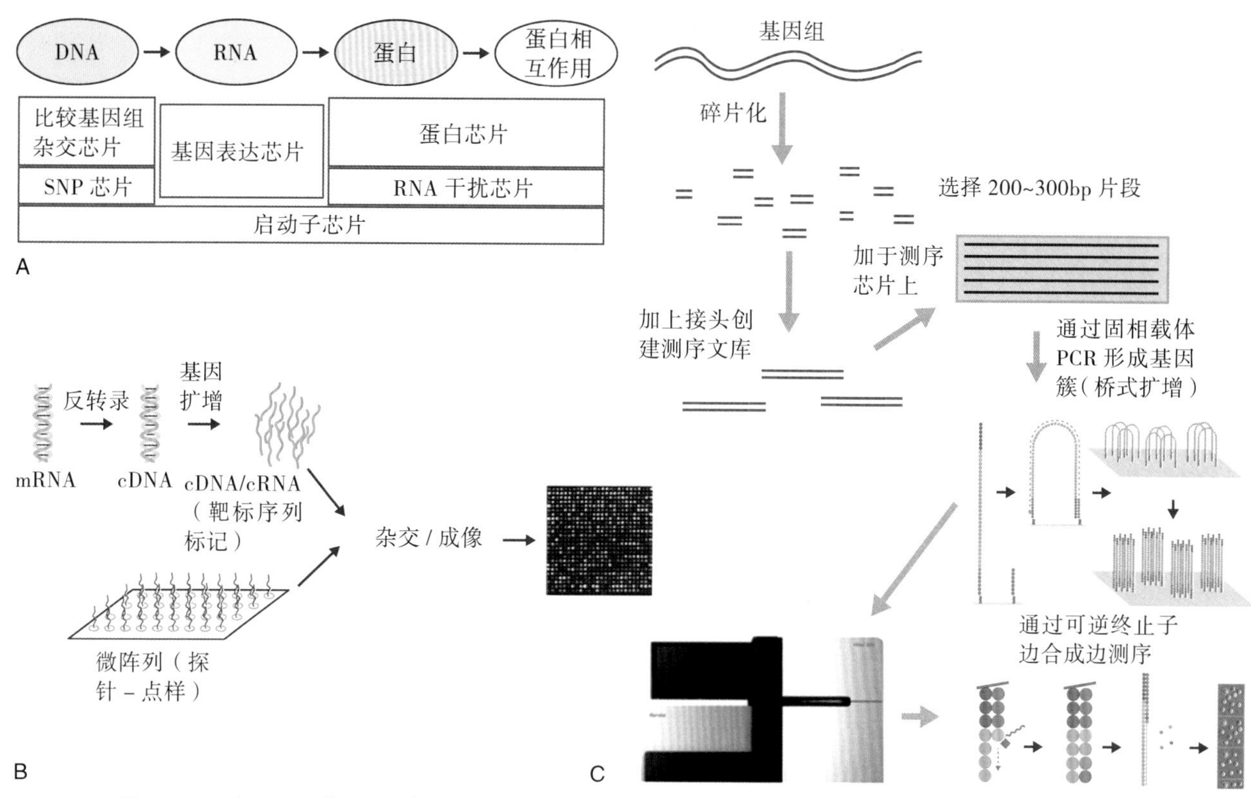


**图 36–3**　基因组分析。A. 基于芯片的分析平台。B. 基因表达谱测序和分析方法。C. 二代测序技术

并验证其有效性。在独立的外部数据或前瞻性队列研究中已验证过的影像生物标志物或以此为基础的预测模型可以用于临床试验或患者的诊疗工作。

## 二、研究领域

### （一）影像表型与基因型的关系

#### 1. 研究目标与方法

通过对肿瘤影像和病理结果的比较分析，提高了肿瘤影像读取和诊断的准确性。在乳腺 X 线摄影中，假设某些影像学征象（例如钙化或肿块的形状和边界）能反映出病理学特征，则可将影像学发现用于制订疾病的诊疗计划。为了紧跟分子医学、多组学（multi-omics）的研究进展，21 世纪医学影像学正在进行影像特征与分子病理、基因表现、变异、转录组、蛋白组等基因型相关性的研究。为了准确地将肿瘤影像特征与基因组信息一一对应，需要在影像引导下获取组织。

#### 2. 乳腺钙化的影像基因组研究

虽然乳腺钙化是重要的乳腺癌诊断依据，但对钙化的分子生物学机制的研究却很少。在韩国的一项研究中，用基因芯片检测了 168 例乳腺癌患者的手术组织，并与乳腺 X 线摄影中的微钙化进行了比较。结果发现，钙化组（乳腺 X 线摄影中有微钙化）与对照组（乳腺 X 线摄影中无微钙化）之间在基因表达上存在显著差异，钙化组中 HER2 基因过表达显著升高。在基因本体（gene ontology）分析中发现与对照组相比，钙化组的免疫和炎症相关基因表达降低（图 36–6）。

#### 3. 乳腺癌 MRI 特征的影像基因组研究

TCGA/TCIA 乳腺表型研究组分析了乳腺癌患者的肿瘤 MRI 表型与基因变异、miRNA、蛋白质和基因表达之间的关系。通过自动化的计算机影像分析方法，发现从 MRI 图像中提取的肿瘤大小、边界和形态等定量指标与肿瘤信号系统的转录活性相关；非转录 miRNA 的表达与肿瘤的大小和增强纹理（enhancement texture）相关（图36-4）。根据影像医生的分析发现，在BI-RADS术语中，环形强化（rim enhancement）与PI3K信号通路相关基因的表达有着高度相关性，该基因与ER阳性肿瘤细胞增殖、肿瘤生长和激素治疗抵抗相关。在T2加权像中发现肿瘤周围水肿与*Aurora A*/*GADD45A*、*BCL2L1*、*CCNE1*、*FOXA1*等基因表达相关，而这些基因均与化疗耐药性和远处转移相关。此外，乳腺癌中发生频率最高的*TP53*突变也与边缘强化和肿瘤周围水肿有关。

## （二）影像特征与预后的相关性

### 1. 研究目标和方法

综合影像－病理－临床的乳腺癌研究表明特定的影像特征或表型与患者的预后密切相关，因此有必要分析反映不同预后的影像表型的基因组信息，发现各组基因特征的差异，并确定其生物学机制。对雌激素受体阳性的早期乳腺癌患者，可以将已验证有效的基因检测Oncotype DX复发评分（recurrence score）与影像特征进行比较。

### 2. 与预后相关的乳腺X线摄影和超声特征

根据美国的一项研究结果，乳腺X线摄影

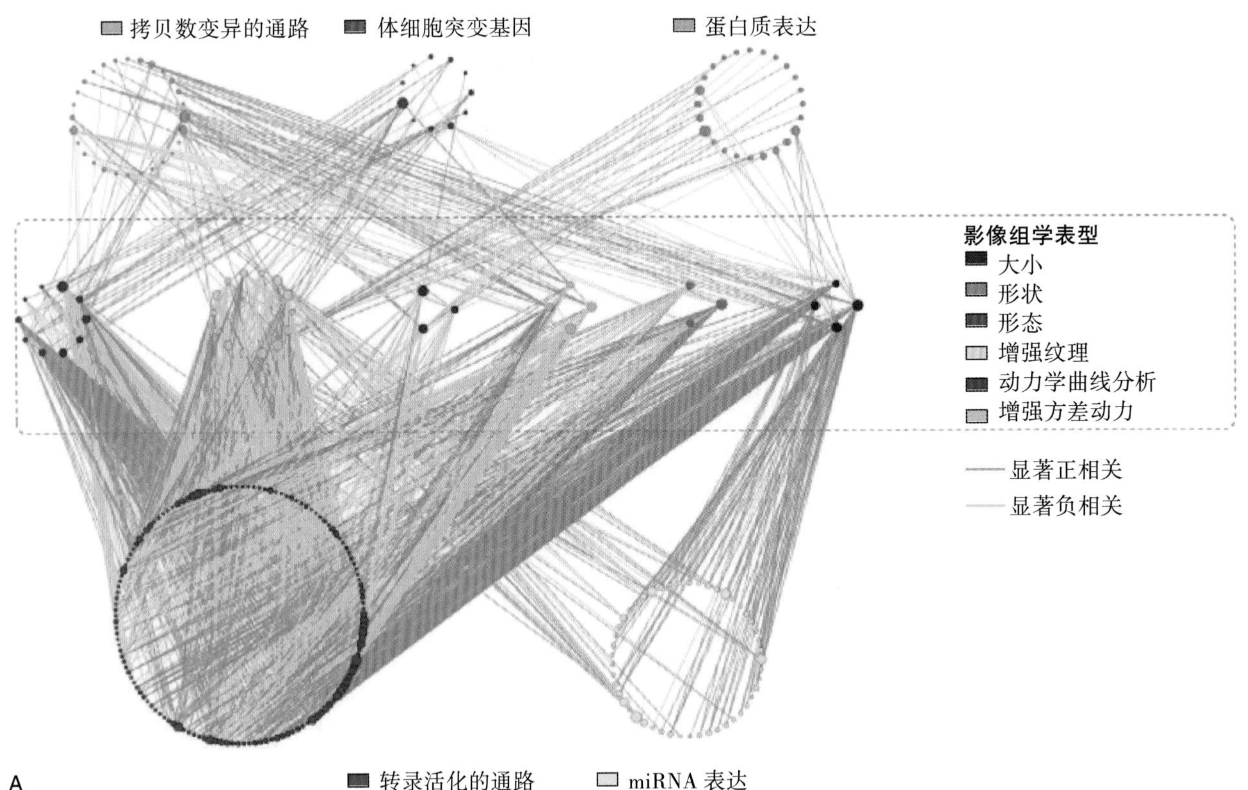


A

| | 大小 | 形状 | 形态 | 增强纹理 | 动力学曲线分析 | 增强方差动力学 |
|---|---|---|---|---|---|---|
| 转录活化的通路 | 173 | 109 | 49 | 374 | 268 | 130 |
| 拷贝数变异的通路 | 24 | 7 | 7 | 14 | 15 | 21 |
| 突变基因 | 3 | 1 | 1 | 15 | 22 | 3 |
| miRNA 表达 | 73 | 0 | 0 | 58 | 1 | 0 |
| 蛋白质表达 | 10 | 0 | 9 | 17 | 0 | 0 |

B

**图36-4** 利用TCGA/TCIA数据的定量MRI影像表型与多层基因型的相关性研究结果。A. 有显著相关性的图式。B. 各类别有显著相关性的数值（来源：Zhu Y，et al. Sci Report，2015）

的低密度影、边缘模糊、多形性钙化和超声的后方回声增强与较高 Oncotype DX 复发评分显著相关。瑞典的乳腺癌长期随访研究显示，与肿块型乳腺癌相比，细线样或分枝状钙化的乳腺癌具有较差的生存率。根据韩国两家研究机构的共同研究结果，Oncotype DX 复发评分与超声特征相关，肿块呈平行方向且越接近圆形，就越有可能是高复发风险人群。肿块越接近球形，雌激素受体表达越少，细胞增殖指数 Ki-67 也越高。一项多中心研究发现，在乳腺超声筛查中发现的浸润性癌的患者中，40 岁以下、三阴性乳腺癌、BI-RADS 4A 类病变与同侧 / 对侧乳腺癌复发和无复发生存率相关。

**3. 与预后相关的 MRI 特征**

根据韩国大学医院和美国加利福尼亚大学洛杉矶分校（UCLA）的一项研究分析了乳腺癌患者的预后相关因子，采用计算机从 MRI 影像中提取 47 个特征，分析与非转录 RNA 的关系，结果发现在影像特征中环形强化分数（enhancing rim fraction score）与转移显著相关，且与 HOX 转录翻译基因间 RNA（HOX transcript antisense intergenic RNA，HOTAIR）等与转移相关的 RNA 的表达有关联性。边缘强化分数是 BI-RADS 术语“边缘强化”的定量指标。韩国的一项单中心研究结果发现，当 ER 阳性乳腺癌患者出现病灶边缘强化时，更容易发生远处转移（图 36-7），此外，在弥散加权成像（diffusion-weighted imaging，DWI）中的低表观弥散系数（apparent diffusion coefficient，ADC）也与预后差或复发相关。

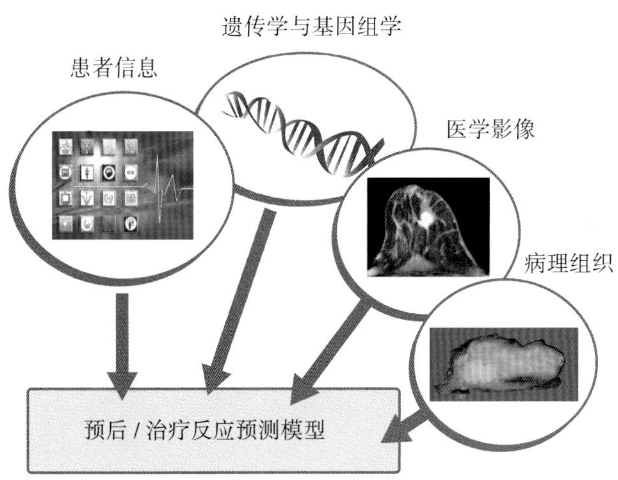


**图 36-5**　预测模型研发的概念图

分析了美国斯坦福大学的一项影像基因组研究，对肿瘤内部和周围实质的 MRI 特征和基因表达的相关性，发现肿瘤周围实质的增强异质性与肿瘤坏死因子（tumor necrosis factor，TNF）信号传导通路等炎症反应相关，且与患者的预后不良相关。

## （三）影像特征与治疗反应的相关性

**1. 研究目的和方法**

肿瘤之间和肿瘤内部的异质性是治疗耐药的主要原因，异质性的评估对规划乳腺癌的治疗非常重要（表 36-2）。医学影像可以无创地提供肿瘤和肿瘤周围环境的三维空间信息，因此可以用于确定肿瘤的异质性和评估治疗反应。目前，影像组学不仅用于新辅助治疗的疗效检测研究，还用于寻找与病理完全缓解（pCR）相关的影像特征。

**2. 与治疗反应相关的乳腺 X 线摄影和超声特征**

在乳腺 X 线摄影和超声检查中显示为多发性癌、伴钙化的癌、皮肤增厚、淋巴结肿大的乳腺癌与没有这些特征的乳腺癌相比，新辅助治疗后很难达到病理完全缓解。化疗杀死肿瘤细胞，会导致细胞形态和组织细微结构发生变化，有研究用超声测量这种组织回声的变化。加拿大学者分析了声散射（acoustic scatters）等灰阶超声定量指标与肿瘤空间性异质性的相关性，来预测化疗反应和无复发生存率。日本的研究发现通过测量超声检查中肿瘤的回声变化，可以预测三阴性乳腺癌是否可达到病理完全缓解。根据近期韩国的一项研究结果，终止治疗后，在超声多普勒和弹性检查中均为阴性与治疗后的病理完全缓解相关。

| 基因编号 | 基因简称 | 基因描述 | 倍数变化 | 调整后的 *P* 值 |
|---|---|---|---|---|
| NM_006536 | CLCA2 | 氯离子通道辅助蛋白 2 | 3.680 | <0.001 |
| NM_021870 | FGG | 纤维蛋白原 γ 链 | 3.626 | 0.0118743 |
| NM_005141 | FGB | 纤维蛋白原 β 链 | 2.960 | 0.003918 |
| NM_032192 | PPP1R1B | 蛋白磷酸酶 1，调节性（抑制剂）亚基 1B | 2.795 | 0.0024829 |
| NM_199051 | FAM5C | 序列相似家族 5 成员 C | 2.515 | 0.0258268 |
| NM_000587 | C7 | 补体 7 | 2.356 | 0.0024829 |
| NM_005310 | GRB7 | 生长因子受体 – 结合蛋白 7 | 2.264 | 0.0107933 |
| NM_002001 | FCER1A | 人高亲和力免疫球蛋白 IgE 受体 α 亚基 | 2.231 | <0.001 |
| NM_000392 | ABCC2 | ATP 结合家族，亚家族 C，成员 2 | 2.229 | 0.0137804 |
| ENST00000414305 | ENPP3 | 外核苷酸焦磷酸酶 / 磷酸二酯酶 3 | 2.229 | 0.0145248 |
| ENST00000394169 | ORMDL3 | 血清类黏蛋白 1 样蛋白 3 | 2.219 | <0.001 |
| NM_001042471 | GSDMB | 焦孔素 B | 2.182 | 0.020065 |
| NM_033419 | PGAP3 | GPI 附着蛋白 3 | 2.171 | 0.0024829 |
| NM_058173 | MUCL1 | 黏蛋白样 1 | 2.158 | 0.0064554 |
| ENST00000406381 | ERBB2 | 表皮生长因子受体 2 | 2.132 | <0.001 |
| NM_006691 | LYVE1 | 淋巴管内皮透明质酸受体 1 | 2.086 | 0.0107933 |
| NST00000412073 | MEMO1P1 | 细胞运动中介因子 1 假基因 1 | 2.002 | 0.0425209 |
| NM_058186 | FAM3B | 序列相似家族 3 成员 B | 1.967 | 0.013035 |
| AK303556 | LOC100505620 | 非典型 LOC100505620 | 1.960 | 0.017251 |
| NM_006741 | PPP1R1A | 蛋白磷酸酶 1，调节性（抑制剂）亚基 1A | 1.943 | 0.0139577 |
| NM_002809 | PSMD3 | 蛋白酶体 26S 亚基，非 – ATP 酶 3 | 1.938 | 0.0023867 |

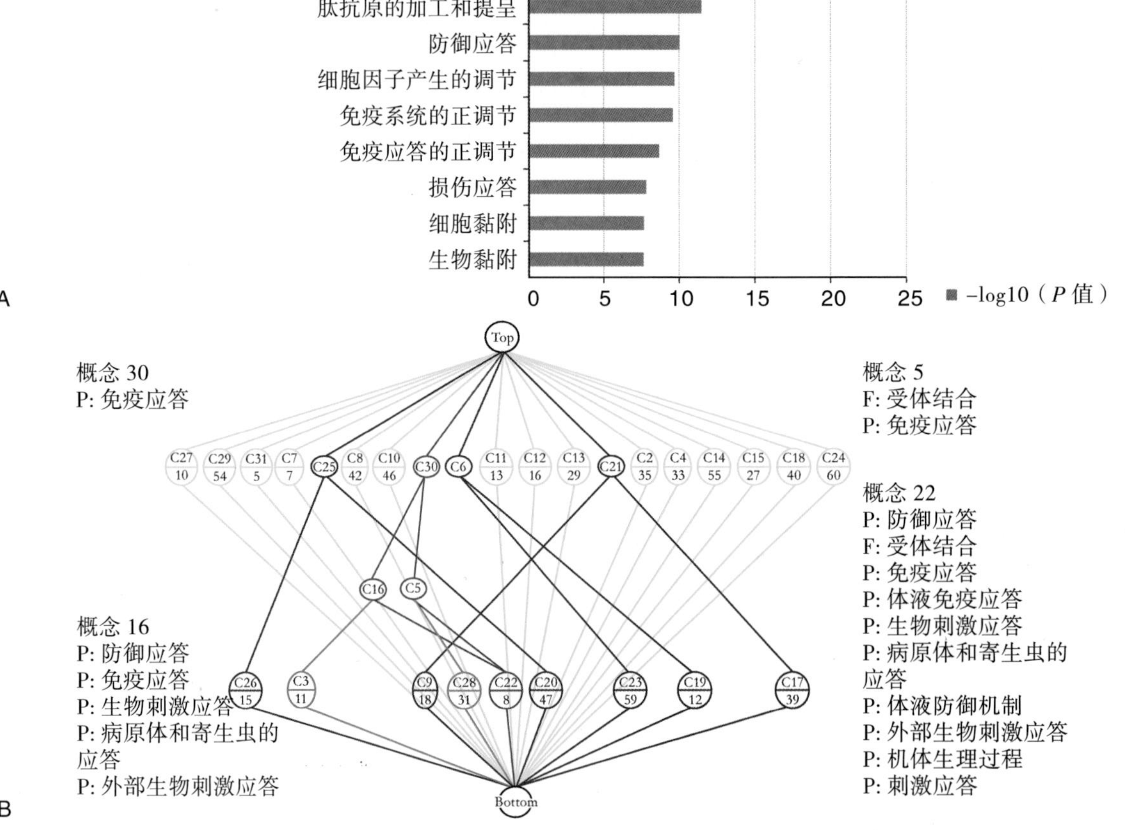


**图 36–6** 与乳腺微小钙化相关的遗传基因。A. 增多的基因集。B. 聚类分析结果（来源 :Shin SU，et al. Sci Rep，2017）

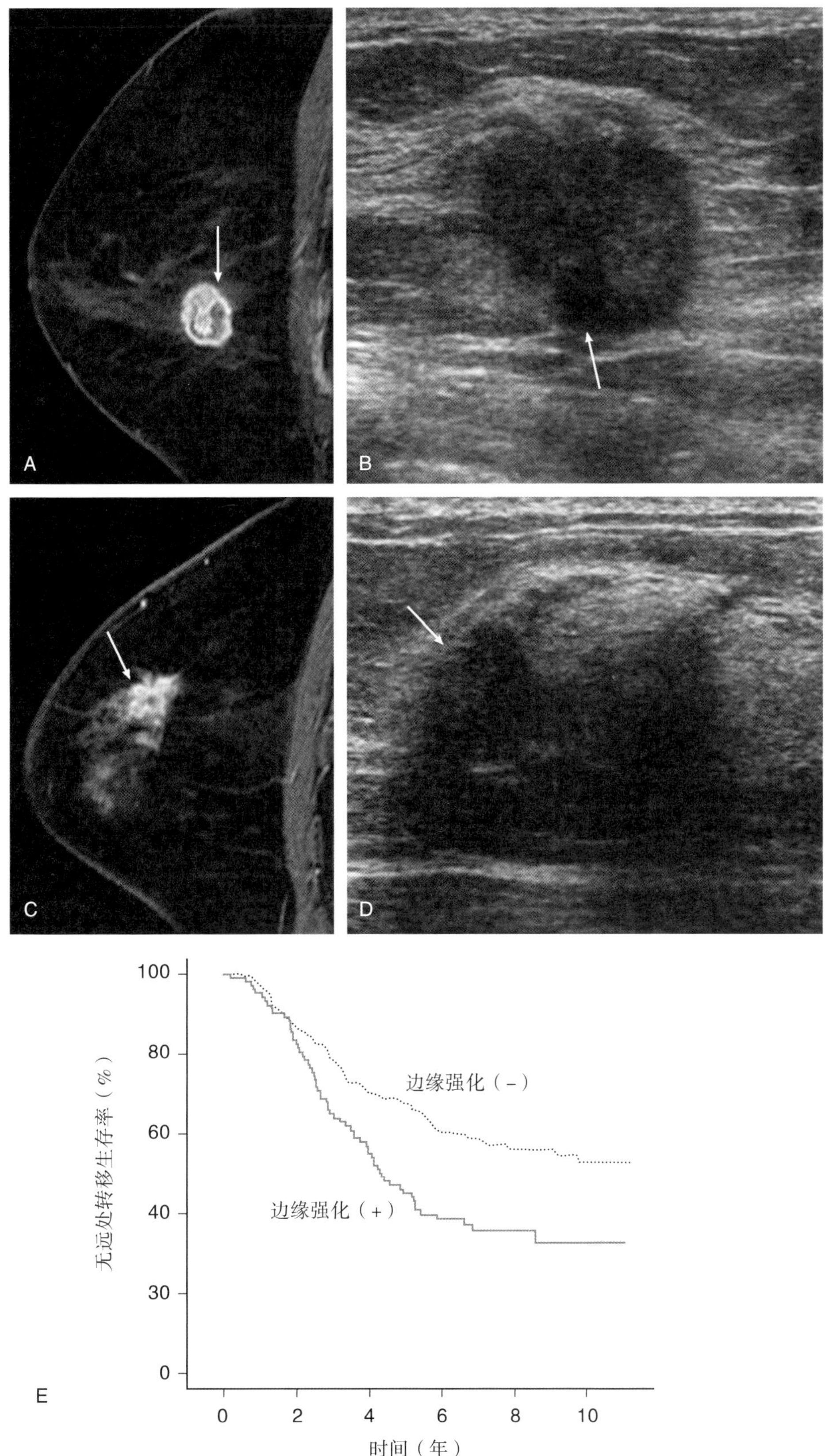


**图 36-7** 肿瘤的 MRI 和超声表现与预后的相关性。A、B. 63 岁的女性患者，ER+、HER2- 乳腺癌，MRI（A）可见环形强化的圆形肿块（箭头），超声（B）显示肿块偏圆形，内部回声不均匀，且肿块底部回声低（箭头）。患者术后 3 年发生肝脏转移。C、D. 48 岁的女性患者，ER+、HER2- 乳腺癌，MRI（C）和超声（D）均表现为边缘毛刺的不规则形肿块（箭头）。术后随访 10 年无复发。E. 在生存曲线中，边缘强化组比边缘非强化组的无远处转移生存率低

表 36-2　肿瘤异质性的原因和意义

| | 肿瘤间的异质性 | 肿瘤内的异质性 |
|---|---|---|
| 异质性原因 | 不同细胞起源 | 肿瘤内的增殖率、血管 |
| | 特定基因的改变 | 新生和转移能力的差异 |
| | | 表观遗传（epigenetics）的变化 |
| 临床病理表现 | 不同分子亚型的临床病理特征 | 肿瘤表型的差异 |
| | 与治疗反应相关 | 与肿瘤进展相关 |
| | | 与治疗抵抗性相关 |
| 影像表现 | 不同分子亚型的影像特征 | 相同分子亚型的肿瘤在影像表现上的差异 |
| | 与治疗反应相关的影像特征 | 与肿瘤进展、治疗抵抗性相关 |

### 3. 与治疗反应相关的 MRI 特征

韩国的研究机构对接受术前新辅助化疗的 132 例三阴性乳腺癌患者的 MRI 征象与病理完全缓解和生存率的相关性进行了调查研究，发现与病理完全缓解相关的征象是肿瘤形态为圆形，且无内部 T2 高信号（与肿瘤内部坏死相关）及周围水肿（图 36-8）。肿瘤周围水肿是由血管通透性增加及肿瘤相关细胞因子和生长因子的分泌所致，提示恶性度高，无复发生存期短。一项使用参数响应图（parametric response map）分析动态增强 MRI 的研究发现，在术前新辅助化疗的第 1 个周期后信号强度增加的体素平均比例高的患者中，病理非完全缓解显著增多，说明动态增强

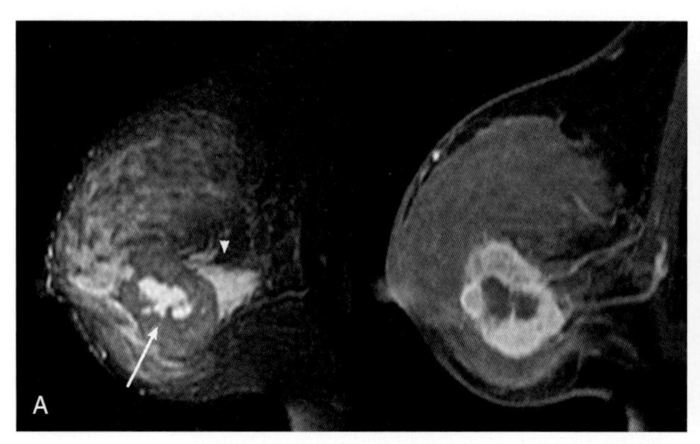


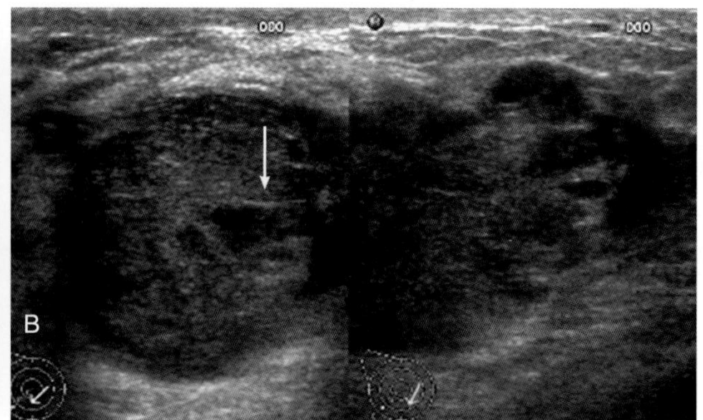


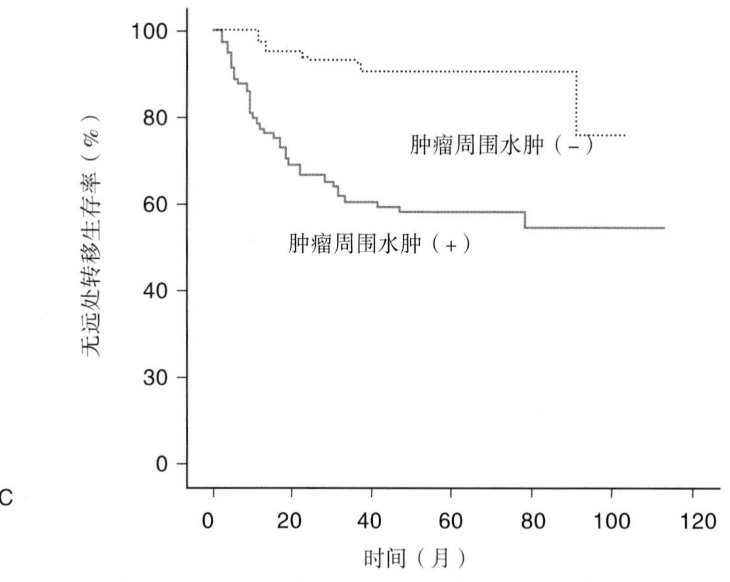


图 36-8　肿瘤 MRI 和超声表现与预后的相关性。A.36 岁三阴性乳腺癌患者的 T2 加权像（左）和增强 T1 加权像（右），可见肿瘤内部坏死（箭头）和肿瘤周围水肿（三角箭头）。B. 超声显示肿瘤内部回声不均匀，中心有无回声液区（箭头）。新辅助化疗后未获得病理完全缓解，术后 4 个月发现肝脏转移。C. 在生存曲线中，肿瘤周围有水肿组比无水肿组的无远处转移生存率低

MRI 反映出的治疗前后肿瘤异质性的变化与治疗耐药性相关。

## 三、影像基因组学的挑战与前景

### （一）影像采集和分析的标准化

#### 1. 影像采集方法的标准化

证明影像生物学标志物有效性的首要任务是统一不同设备的影像采集参数和确保测定值的准确性，因此，在欧洲和美国先后成立了一些由影像专家和仪器公司专家组成的合作联盟，如欧洲生物标志物联盟（European Biomarkers Alliance，EIBLL），美国定量影像网络（Quantitative Imaging Network）和定量影像生物标志物联盟（Quantitative Imaging Biomarkers Alliance，QIBA）。人们正在努力将定量的影像生物标志物引入临床诊疗过程，而在这个过程中，需要使用标准体模（phantom）来确定影像测量的可重复性和精确性。

#### 2. 影像分析方法的标准化

为了普及影像基因组研究，应将整个图像分析过程标准化和自动化，并研发影像基因组分析软件和平台，以增加可访问性（表 36-3），且相关软件或平台需要与 PACS（picture archiving and communication system）系统连接，才能真正应用于临床实践。人工智能和机器学习将有助于提高影像分析的客观性、可重复性和鲁棒性（robustness）等性能。目前，用于描述肿瘤影像特征的影像组学相关术语在不同实验室和不同论文中存在差异，因此术语和检测报告的标准化对提高可重复性是必要的。乳腺影像检查的 BI-RADS 为结构性报告的成功事例，可作为参考。

### （二）候选生物标志物的验证

#### 1. 生物学机制的确定

发现候选影像生物标志物与生存率存在相关性时，需要证明分子生物学的因果关系，因此，需要证明影像征象与从患者肿瘤中获取的传统预后因子或相关分子信号之间的相关性，或者进行人体肿瘤移植动物模型（patient-derived tumor xenograft model）实验，来寻找影像征象相关的信号系统、基因或蛋白质。此外，由于肿瘤的空间异质性，根据组织采集部位的不同，基因组信息可能会有所差异，因此有必要通过影像引导下

表 36-3　影像组学研究的局限性和解决方法

| 阶段 | 局限性 | 解决方法 |
|---|---|---|
| 影像采集与重建 | 采集参数的差异 | 制定图像采集标准和获取参数的详细说明；排除非标准图像 |
| | 不同仪器、图像采集方法和患者之间的差异 | 使用标准对照 ROI（如肌肉） |
| 图像分割 | 阅片者之间或阅片者内部的差异 | 半自动分割 |
| | 需要时间的轮廓提取方法 | 开发半自动轮廓提取方法 |
| 特征提取 | 体素强度和图像噪声的偏差 | 过滤操作 |
| | 不同离散化方法的结果不同 | 使用规定的取样框尺寸 |
| | 体积依赖性 | 检验影像组学变量与体积相关性 |
| 统计学习 | 大量特征和少量样本会导致假阳性和过拟合 | 使用 Bonnferroni 或 Benjamini-Hochberg 矫正；交叉验证；缩小层次 |
| | 特征选择和分类的不确定性；易产生人为误差 | 使用机器学习方法（如神经网络） |
| 总体 | 可重复性有限 | 公开已发表论文的原始数据、分割 ROI、特征提取方法等；创建包括影像数据、特征提取软件和统计学习方法的数据库 |

（来源：Limkin EJ, et al. Ann Oncol，2017）

活检的方法，对反应肿瘤异质性的部位进行选择性的采集和分析。

**2. 临床有效性的验证**

为验证临床有效性，需要扩大样本量，通过大规模前瞻性临床研究验证新发现的影像生物标志物比现有的诊断方法有更好的结果（表 36–4）。如果是采用回顾性研究来验证，则建议使用外部数据。若想验证成本效益，应与现有的方法进行比较，确定能否为患者的诊断和治疗增加价值。对于需要定期进行硬件或软件更新的生物标志物，不仅要评估技术可行性，还要评估成本效益的变动性（图 36–9）。

## （三）影像基因组学的前景

**1. 精准医学与医学影像**

精准医学指在诊断、治疗和预防疾病时，综合考虑个人特殊的基因、环境和生活方式。在过去的 20 年间，人类基因组计划和癌症基因组图谱（The Cancer Genome Atlas，TCGA）等基因组研究成果和低成本基因检测逐渐普及，精准医学取得了很大的进展，但是仍不完善，为了适用于患者的临床诊疗，有必要发展无创且能够提供准确信息的精准影像医学。影像基因组学是精准影像医学的重要组成部分，它可用于预测癌症药物的反应、研发分子影像探针、预防疾病和早期诊断等。

**2. 大数据与综合诊断**

随着影像数据、临床数据、分子病理数据和基因组数据等医疗数据量的激增和复杂化，引发了对整合诊断（integrated diagnostics）的需求，该诊断方法的目的是将这些数据综合起来，并有效地做出有利于患者的诊疗决策。随着大数据和人工智能技术的发展，整合诊断学的目标是可以在乳腺癌的多种体外诊断和活检技术中做出适当

**表 36–4　癌症研究中关于影像生物标志物验证和鉴定的建议**

| 分类 | 建议 |
|---|---|
| 研究课题申请和论文发表 | 申请者应说明所提议的研究将如何开展影像生物标志物的验证和鉴定 |
| | 论文应描述研究设计、方案、质量保证程序和标准操作程序，以及补充数据 |
| 技术（分析）验证 | 临床实验室和影像中心必须获得影像生物标志物采集和分析的相关认证 |
| | 影像专业团体应制订并普及有关影像生物标志物采集和分析的最佳诊疗指南 |
| | 在单中心研究中，如果没有特殊原因，必须重复测量影像生物标志物 |
| | 多中心研究应通过多种不同的仪器验证可重复性 |
| | 多中心研究应具备评估影像生物标志物数据质量的引导中心 |
| 生物学和临床验证 | 需要影像生物标志物的影像 – 病理相关性等各种证据 |
| | 需要开发精确的影像 – 病理相关性分析功能 |
| | 需要多机构合作共享、储存和管理数据 |
| | 应披露动物或人体研究中的真阴性、假阴性和假阳性数据 |
| 资质 | 验证影像生物标志物与临床结果相关性的研究必须是前瞻性研究，具备适合的患者群和验证效力 |
| | 鼓励创新的研究设计 |
| 成本效益 | 需要建立新的资金和法规，以支持那些虽然缺乏商业可行性，但是对研发影像生物标志物有价值的研究设备、示踪剂和造影剂等 |
| | 结果分析应包括健康经济学方面的考虑。应在影像生物标志物与传统生物标志物之间进行质量调整生命年（QALY）成本的比较 |

（来源：O’Connor JP，et al. Nat Rev Clin Oncol，2017）

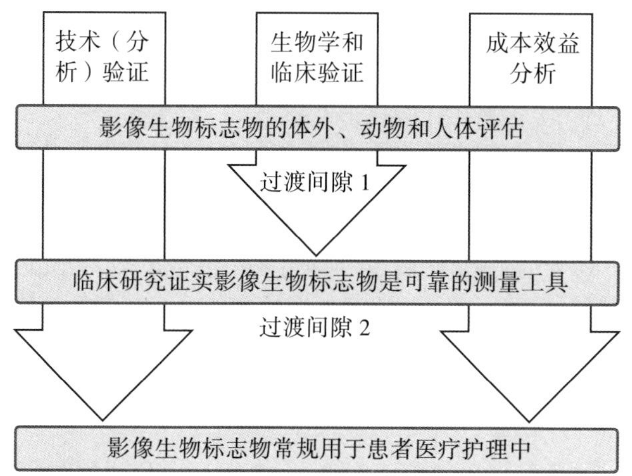


**图 36–9**　影像生物标志物研发的流程图（来源：O'Connor JP, et al. Nat Rev Clin Oncol, 2017）

选择，并将综合分析的结果提供给诊疗医生。在实现这一目标的过程中，机器学习对影像和病理的综合解读，以及影像基因组学的研究结果可以发挥重要作用。影像医生需要对分子诊断和精准医学（例如各种基因检测）深入理解，学习掌握整合诊断方法，并将其应用到日常的诊疗工作中。

## 知识要点

- 影像组学是应用各种计算机算法从医学影像中自动提取多维影像特征的研究方法，利用机器学习和人工智能技术获取肉眼难以分辨出的肿瘤影像特征和异质性。
- 影像基因组学是研究影像特征与基因组（例如基因表达、突变）关系的新领域，以寻找新的影像生物标志物和建立预测模型。
- 根据使用目的，肿瘤领域的生物标志物分为 3 种类型：诊断生物标志物、预后生物标志物和预测治疗反应的预测生物标志物。为了在临床实践中将影像生物标志物作为诊断或预测工具，还需要对影像采集和分析标准化，并进行一系列的验证。
- 从利用 TCGA/TCIA 公开数据库的研究到各个医院的队列研究，目前已经进行了大量的影像基因组研究，证实了定性或定量影像特征与分子亚型、特定信号通路的激活及基因型（如基因表达和变异）之间的相关性。
- 在BI-RADS定义的超声肿块特征术语中，肿块呈平行方向且越接近圆形，就越有可能是 Oncotype DX 复发评分高的高危人群。
- 为了使患者个人的肿瘤影像信息成为有助于临床决策的生物标志物，影像采集和分析方法必须具有较高的可重复性，且必须通过前瞻性多中心研究来验证其临床实用性。
- 影像基因组学结合大数据和人工智能技术，将在建立精准的乳腺癌诊断和治疗所必需的整合诊断中发挥重要作用。

## 参考资料


[1] Bae MS, et al. Pretreatment MR imaging features of triple-negative breast cancer: association with response to neoadjuvant chemotherapy and recurrence-free survival. Radiology, 2016.

[2] Bi WL, et al. Artificial intelligence in cancer imaging: clinical challenges and applications. CA Cancer J Clin, 2019.

[3] Chae EY, et al. Association between ultrasound features and the 21-gene recurrence score assays in patients with oestrogen receptor-positive, HER2-negative, invasive breast cancer. PLoS One, 2016.

[4] Cho N, et al. Breast cancer: early prediction of response to neoadjuvant chemotherapy using parametric response maps for MR imaging. Radiology, 2014.

[5] Kim SY, et al. Breast cancer detected at screening US: survival rates and clinical-pathologic and imaging factors associated with recurrence. Radiology, 2017.

[6] Leithner D, et al. Imaging and the completion of the omics paradigm in breast cancer. Radiologe, 2018.

[7] Li H, et al. MR imaging radiomics signatures for predicting the risk of breast cancer recurrence as given by research versions of

MammaPrint, Oncotype DX, and PAM50 Gene Assays. Radiology, 2016.
[8] Limkin EJ, et al. Promises and challenges for the implementation of computational medical imaging (radiomics) in oncology. Ann Oncol, 2017.
[9] Lundström CF, et al. Integrated diagnostics: the computational revolution catalyzing cross-disciplinary practices in radiology, pathology, and genomics. Radiology, 2017.
[10] O'Connor JP, et al. Imaging biomarker roadmap for cancer studies. Nat Rev Clin Oncol, 2017.
[11] O'Connor JP, et al. Imaging intratumor heterogeneity: role in therapy response, resistance, and clinical outcome. Clin Cancer Res, 2015.
[12] Shin SU, et al. Gene expression profiling of calcifications in breast cancer. Sci Rep, 2017.
[13] Song SE, et al. MR imaging features associated with distant metastasis-free survival of patients with invasive breast cancer: a case-control study. Breast Cancer Res Treat, 2017.
[14] Yamamoto S, et al. Breast cancer: radiogenomic biomarker reveals associations among dynamic contrast-enhanced MR imaging, long noncoding RNA, and metastasis. Radiology, 2015.
[15] Zhu Y, et al. Deciphering genomic underpinnings of quantitative MRI-based radiomic phenotypes of invasive breast carcinoma. Sci Rep, 2015.

# 附　录

# 中英文对照

| | |
|---|---|
| abbreviated breast MRI, ABMR | 乳腺简化磁共振 |
| abnormal interpretation rate, AIR | 异常解读率 |
| abnormality | 异常 |
| abscess | 脓肿 |
| absent | 不存在的 |
| absolute detection rate | 绝对检出率 |
| absolute lifetime risk | 绝对终生风险 |
| absorbed dose | 吸收剂量 |
| accessory areolar tissue | 副乳晕 |
| accessory breast | 副乳 |
| accessory nipple | 副乳头 |
| acetaminophen | 对乙酰氨基酚 |
| acini/acinus | 腺泡 |
| acoustic interface | 声学界面 |
| acoustic scatter | 声散射 |
| acquisition parameter | （MRI）采集参数 |
| actinomycosis | 放线菌病 |
| active contour model | 主动轮廓模型 |
| active surveillance | 主动监测 |
| adenoid cystic carcinoma | 腺样囊性癌 |
| adenolipoma | 腺脂肪瘤 |
| adenosis | 腺病 |
| adenosis tumor | 腺病性肿瘤 |
| advanced (late) stage | 晚期乳腺癌 |
| algorithm | 算法 |
| almost entirely fatty | 脂肪型 |
| aluminium | 铝 |
| alveolar | 腺泡的 |
| amastia | 无乳房症 |
| amazia | 无乳腺症 |
| American Cancer Society, ACS | 美国癌症协会 |
| American College of Radiology, ACR | 美国放射学会 |

| | |
|---|---|
| amorphous | 无定形的 |
| anabolic steroid | 同化激素 |
| anaplastic carcinomatous | 未分化癌 |
| anatrozole | 阿那曲唑 |
| anechoic | 无回声 |
| angiogenesis | 血管生成 |
| angiolipoma | 血管脂肪瘤 |
| angiosarcoma | 血管肉瘤 |
| angular | 成角的 |
| anterior mammary fascia | 乳房浅筋膜 |
| anterior perforating branch | 乳内动脉前穿支 |
| anterior-posterior view (ABUS), AP | 前后位（自动乳腺超声） |
| apocrine | 大汗腺的 |
| apocrine carcinoma | 大汗腺癌 |
| apocrine cyst | 大汗腺囊肿 |
| apocrine gland | 大汗腺 |
| apocrine metaplasia | 大汗腺化生 |
| apparent diffusion coefficient, ADC | 表观弥散系数 |
| application stage | 应用阶段 |
| architectural distortion | 结构扭曲 |
| area under the curve, AUC | 曲线下面积 |
| areolar | 乳晕 |
| aromatase | 芳香酶 |
| aromatase inhibitor, AI | 芳香化酶抑制剂 |
| arrow | 箭头 |
| arrowhead | 箭头 |
| arteriovenous shunt | 动静脉瘘 |
| articulated arm | 机械臂 |
| artifact | 伪像 |
| artificial intelligence, AI | 人工智能 |
| artificial neural network, ANN | 人工神经网络 |
| aspirin | 阿司匹林 |
| assessment | 判定 |
| associated findings | 伴随症状 |
| asterisk | 星号 |
| asymmetric breast tissue, ABT | 不对称乳腺组织 |
| asymmetric thickening | 不对称性增厚 |

| | |
|---|---|
| asymmetry | 不对称 |
| attenuation | 衰减 |
| atypical ductal hyperplasia, ADH | 非典型导管增生 |
| atypical lobular hyperplasia, ALH | 非典型小叶增生 |
| atypical papilloma | 非典型乳头状瘤 |
| audit | 监测 |
| augmentation mammoplasty | 隆乳术 |
| autocorrelation coefficient | 自相关系数 |
| autologous fat | 自体脂肪 |
| autologous fat transfer | 自体脂肪注射 |
| automated breast ultrasound, ABUS | 自动乳腺超声 |
| automatic exposure control | 自动曝光控制 |
| avascular | 无血管的 |
| average glandular dose | 平均乳腺剂量 |
| average-risk | 一般风险 |
| axilla | 腋窝 |
| axillary adenopathy | 腋窝淋巴结肿大 |
| axillary lymph node dissection, ALND | 腋窝淋巴结清扫 |
| axillary lymphnode | 腋窝淋巴结 |
| axillary tail view | 腋尾位摄影 |
| axillary tail/tail of Spence | 腋尾 |
| axillary vein | 腋静脉 |
| back propagation | 反向传播 |
| background echotexture | 背景回声纹理 |
| background parenchymal enhancement, BPE | 背景实质增强 |
| basal cytokeratin | 基底细胞角蛋白 |
| basal-like breast cancer, BLBC | 基底样型乳腺癌 |
| basal-like subtype | 基底样型 |
| basement membrane | 基底膜 |
| benign | 良性 |
| benign biopsy | 良性活检 |
| benign epithelial lesions | 良性上皮病变 |
| benign lesion | 良性病变 |
| bidirectional power Doppler, BDP | 双向能量多普勒 |
| big data | 大数据 |
| bilateral breast cancer/bilateral breast carcinoma | 双侧乳腺癌 |
| bilaterality | 双侧 |

| | |
|---|---|
| binary thresholding | 二元阈值 |
| biological mechanism | 生物学机制 |
| biomarker | 生物标志物 |
| biopsy | 活检 |
| biopsy rate | 活检率 |
| blinded area | 盲区 |
| body marker | 体表标记 |
| body mass index, BMI | 体重指数 |
| bone scan | 骨扫描 |
| bootstrap | 自助法 |
| branch pattern | 分枝状 |
| branching | 分枝状 |
| breast cancer | 乳腺癌 |
| Breast Cancer Ssurveillance Consortium, BCSC | 乳腺癌监测联合会 |
| breast conservation surgery/breast-conserving surgery | 保乳手术 |
| breast density | 乳腺密度 |
| breast imaging audits | 乳腺影像审计 |
| Breast Imaging Reporting and Data System, BI-RADS | 美国放射学会的乳腺影像报告和数据系统 |
| breast implant-associated anaplastic large cell lymphoma, BIA-ALCL | 乳房植入物相关性间变性大细胞淋巴瘤 |
| breast parenchymal enhancement, BPE | 背景实质强化 |
| breast self examination, BSE | 乳房自检 |
| breast specific gamma imaging, BSGI | 乳腺专用 γ 射线成像技术 |
| breast thickness | 乳腺腺体厚度 |
| breast tissue | 乳腺组织 |
| Brownian motion | 布朗运动 |
| buffered neutral formalin | 中性福尔马林 |
| Bull’s eye artifact | 牛眼伪像 |
| Burkitt’s lymphoma | 伯基特淋巴瘤 |
| calcific lesions | 钙化灶 |
| calcifications | 钙化 |
| calcifications in a mass | 肿块内钙化 |
| calcifications outside of a mass | 肿块外钙化 |
| calcium oxalate | 草酸钙 |
| calcium phosphate/apatite | 磷酸钙 |
| cancer detection rate, CDR | 癌症检出率 |
| Cancer Staging Manual | 癌症分期手册 |

| | |
|---|---|
| cancer survivor | 癌症生存者 |
| capillary hemangioma | 毛细血管瘤 |
| capsular contracture | 包膜挛缩 |
| capsule | 包膜 |
| carboplatin | 卡铂 |
| carcinoma in situ | 原位癌 |
| carcinomas with apocrine differentiation | 伴大汗腺分化的癌 |
| carcinomas with medullary features | 伴髓样特征的癌 |
| case | 病例 |
| casting type | 铸型 |
| category 1 | 1 类 |
| catheter | 导管 |
| catheter sleeves | 导管套管 |
| cavernous hemangioma | 海绵状血管瘤 |
| central enhancement | 中央部强化 |
| characteristic /feature | 特征 |
| charcoal tattooing | 炭标记 |
| chondrosarcoma | 软骨肉瘤 |
| chromogenic in situ hybridization, CISH | 色素原位杂交 |
| chromosome | 染色体 |
| cimetidine | 西咪替丁 |
| cine mode | 电影模式 |
| circulating tumor cells, CTCs | 循环肿瘤细胞 |
| circulating tumor DNA, ctDNA | 循环肿瘤 DNA |
| circumscribed | 清晰 |
| circumscribed (in mammography and MR) | 清晰（乳腺 X 线摄影 / 磁共振） |
| circumscribed/uncircumscribed (in ultrasound) | 光整 / 不光整 ( 超声） |
| classic | 经典的 |
| classification | 分类 |
| claustrophobia | 幽闭恐惧症 |
| cleavage or valley view | 乳沟位摄影 |
| cleft | 裂隙 |
| clinging | 有黏性的 |
| clinical and pathologic findings | 临床和病理所见 |
| clinical breast examination, CBE / physical examination | 临床检查 |
| clinical manifestation | 临床表现 |
| clinical patterns | 临床模式 |

| | |
|---|---|
| clumped | 集簇状的 |
| clustered microcysts | 簇状小囊肿 |
| clustered ring | 簇环样的 |
| clustering | 聚类 |
| coarse calcifications/macrocalcifications | 粗大钙化 |
| coarse heterogeneous | 粗糙不均质的 |
| cohesive gel | 固态凝胶 |
| cold abscess | 冷脓肿 |
| cold ischemic time | 冷缺血时间 |
| collagen | 胶原蛋白 |
| collagenous fiber | 胶原纤维 |
| collecting duct | 集合管 |
| collimation | 准直 |
| colloid carcinoma | 胶样癌 |
| color doppler | 彩色多普勒 |
| columnar cell lesions | 柱状细胞病变 |
| combination therapy | 联合治疗 / 联合疗法 |
| combined pattern | 混合模式 |
| combined screening | 联合筛查 |
| comedo | 粉刺状的 |
| comedo necrosis | 粉刺状坏死 |
| complete response, CR | 完全缓解 |
| complex cyst | 复合囊肿 |
| complex cystic and solid mass/complex mass | 囊实复合性肿块 |
| complex echoic mass | 复杂回声肿块 |
| complex fibroadenoma | 复杂性纤维腺瘤 |
| complex sclerosing lesions | 复杂性硬化性病变 |
| complexity | 复杂性 |
| complicated cyst | 复杂囊肿 |
| complication | 并发症 |
| compound approaches | 复合法 |
| compound imaging | 复合成像 |
| compression device | 加压器 |
| computer-aided detection, CADe | 计算机辅助检测 |
| computer-aided diagnosis, CAD | 计算机辅助诊断 |
| computer-aided diagnosis, CADx | 计算机辅助诊断 |
| computer-aided quantification, CADq | 计算机辅助量化 |

| | |
|---|---|
| concurrent-read | 同时阅片 |
| congenital inversion of nipple | 先天性乳头内陷 |
| congestive heart failure | 充血性心力衰竭 |
| connective tissue | 结缔组织 |
| contracture | 挛缩 |
| contralateral | 对侧 |
| contralateral prophylactic or risk-reducing mastectomy | 对侧预防性或降低风险的乳房切除术 |
| contrast enhancement | 对比度增强 |
| contrast-enhanced mammography | 对比增强乳腺摄影 |
| contrast-enhanced MRI | 造影增强 MRI |
| contrast-enhanced spectral mammography, CESM | 对比增强能谱乳腺 X 线摄影 |
| contrast-enhanced ultrasound | 超声造影 |
| control group | 对照组 |
| conventional | 常规 |
| convolutional layer | 卷积层 |
| convolutional neural network, CNN | 卷积神经网络 |
| core needle biopsy | 空芯针活检 |
| coronal plane | 冠状面 |
| cortex | 皮质 |
| coupling agent | 耦合剂 |
| craniocaudal view, CC | 头尾位摄影 |
| cribriform | 筛状 |
| cribriform pattern | 筛状模式 |
| critical angle | 临界角 |
| cross validation | 交叉验证 |
| crosshair | 十字光标 |
| cryoablation | 冷冻消融 |
| cutting cannula | 切割套管 |
| cyclic | 周期性 |
| cyclophosphamide | 环磷酰胺 |
| cysts | 囊肿 |
| cystic hypersecretory | 囊性高分泌性 |
| cysticercosis | 囊尾虫病 |
| cysto-sarcoma phyllodes | 叶状囊肉瘤 |
| cytokeratin | 细胞角蛋白 |
| decision tree | 决策树 |
| deep leaning | 深度学习 |

| | |
|---|---|
| dendritic pattern | 树枝型 |
| denoise | 降噪 |
| denosumab | 地诺单抗 |
| dense breast | 致密型乳腺 |
| dense stroma | 致密型间质 |
| density | 密度 |
| depth width ratio:D/W ratio | 纵横比 |
| derived data | 衍生数据 |
| dermal lymphatic emboli | 真皮内淋巴管癌栓 |
| dermatomyositis | 皮肌炎 |
| desmoid-type fibromatosis | 韧带样纤维瘤病 |
| desmoplatic reaction | 纤维增生反应 |
| d-galactose | d- 半乳糖 |
| diabetic mastopathy | 糖尿病性乳腺病 |
| diagnostic biomarker | 诊断生物标志物 |
| diagnostic mammography | 诊断性乳腺 X 线摄影 |
| diazepam | 安定 |
| diffuse | 弥漫性的 |
| diffuse distribution | 弥漫性分布 |
| diffuse large B-cell lymphoma | 弥漫性大 B 细胞淋巴瘤 |
| diffuse positive pathologic margin | 弥漫性阳性病理切缘 |
| diffusion-weighted imaging, DWI | 弥散加权成像 |
| digital breast tomosynthesis, DBT | 数字乳腺断层摄影 |
| digital image processing | 数字图像处理 |
| digital mammography | 数字乳腺 X 线摄影 |
| Digital Mammography DREAM Challenge | 数字乳腺 X 线影像梦想挑战 |
| digitalis | 强心剂 |
| direct DNA sequencing | DNA 直接测序 |
| discovery stage | 发现阶段 |
| distorsion | 结构扭曲 |
| doppler | 多普勒 |
| doxorubicin | 阿霉素 |
| dual-energy subtraction | 双能剪影 |
| duct | 导管 |
| duct changes | 导管改变 |
| duct excision | 导管切除 |
| ductal adenocarcinoma | 导管腺癌 |

| | |
|---|---|
| ductal carcinoma in situ, DCIS | 导管原位癌 |
| ductal ectasia | 导管扩张症 |
| ductal extension | 导管内延伸 |
| ductal or lobular adenocarcinoma | 导管癌或小叶癌 |
| ductal system | 乳腺导管系统 |
| ductography/galactography | 乳腺导管造影 |
| ductule | 小管 |
| duplex sonography | 双功超声 |
| dynamic contrast enhanced MRI, DCE-MRI | 动态增强磁共振成像 |
| dynamic contrast enhanced, DCE | 动态增强 |
| dystrophic | 营养不良性 |
| dystrophic calcifications | 营养不良性钙化 |
| echo | 回声 |
| echogenic hilus | 高回声淋巴门 |
| echogenic rim / echogenic halo | 高回声晕 |
| ectodermal milk streak | 索状原始乳线 |
| eczema | 湿疹 |
| edema | 水肿 |
| edematous stroma | 水肿型间质 |
| edge segmentation | 边缘分割 |
| effective dose | 有效剂量 |
| eggshell calcifications | 蛋壳样钙化 |
| elastic fiber staining | 弹性染色 |
| elastin | 弹性蛋白 |
| elastography/sonoelastography | 弹性成像 |
| elastosis | 弹性纤维变性 |
| electrode probe | 电极探头 |
| electromagnetic transmitter | 磁场发射器 |
| electronic medical records | 电子病历 |
| encapsulated papillary carcinoma | 包裹性乳头状癌 |
| endocrine | 内分泌形的 |
| enhancement texture | 增强纹理 |
| enhancing rim fraction score | 环形强化分数 |
| environment | 环境 |
| epidermal inclusion cysts | 表皮包涵囊肿 |
| epigenetics | 表观遗传 |
| epinephrine | 肾上腺素 |

| | |
|---|---|
| epithelial | 上皮性 |
| epithelial breast bud | 原始上皮乳芽 |
| epithelial displacement | 上皮细胞转移 |
| epithelial hyperplasia | 上皮增生 |
| epithelial related calcifications | 上皮相关钙化 |
| epithelial tumors | 上皮性肿瘤 |
| equal density | 等密度 |
| erythema | 红斑 |
| estrogen receptor, ER | 雌激素受体 |
| European Biomarkers Alliance, EIBLL | 欧洲生物标志物联盟 |
| European Society for Medical Oncology, ESMO | 欧洲医学肿瘤学会 |
| European Society of Breast Cancer Specialists, EUSOMA | 欧洲乳腺癌专家学会 |
| exaggerated craniocaudal view | 夸大头尾位摄影 |
| examination/assay | 检查 / 检测 (ER、PR 等病理检测） |
| excisional biopsy | 切除活检 |
| exemestane | 依西美坦 |
| exogenous estrogen | 外源性雌激素 |
| expression | 表达 |
| extensive intraductal component, EIC | 广泛导管内癌成分 |
| extracapsular rupture | 囊外破裂 |
| extracelular mucin | 细胞外黏液 |
| extremely dense | 极度致密型 |
| false discovery rate | 错误发现率 |
| false negative, FN | 假阴性 |
| false positive, FP | 假阳性 |
| familial breast cancer | 家族聚集性乳腺癌 |
| family history | 家族史 |
| fast | 快速 |
| fat density | 脂肪密度 |
| fat lobule | 脂肪小叶 |
| fat necrosis | 脂肪坏死 |
| fat-containing density | 含脂肪密度 |
| fat-to-lesion ratio, FLR | 脂肪病变比 |
| fatty breast | 脂肪型乳腺 |
| feature extraction | 特征提取 |
| feature map | 特征图 |
| fibrin thrombi | 纤维素血栓 |

| | |
|---|---|
| fibroadenolipoma | 纤维腺脂肪瘤 |
| fibroadenoma | 纤维腺瘤 |
| fibroadenomatous hyperplasia | 维腺瘤样增生 |
| fibrocystic change | 纤维囊性变 |
| fibroepithelial | 纤维上皮性 |
| fibroepithelial tumor | 纤维上皮性肿瘤 |
| fibroglandular | 纤维腺体 |
| fibromatosis | 纤维瘤病 |
| fibrosis | 纤维化 |
| fibrous nodule | 纤维性结节 |
| fibrovascular stalk/fibrovascular core | 纤维血管轴心 |
| field of view, FOV | 成像视野 |
| filariasis | 丝虫病 |
| filter | 滤线栅 |
| filtering | 过滤 |
| filtering methods | 滤波法 |
| fine linear or fine-linear branching | 细线样或细小分枝状 |
| fine needle aspiration biopsy, FNAB | 细针抽吸活检 |
| fine needle aspiration, FNA | 细针抽吸 |
| fine pleomorphic | 细小多形性的 |
| fine-needle aspiration cytology, FNAC | 细针抽吸细胞学检查 |
| flash artifact | 闪烁伪像 |
| flat epithelial atypia, FEA | 平坦型上皮非典型增生 |
| flat or cuboidal epithelium | 扁平或立方上皮细胞 |
| florid ductal hyperplasia | 旺炽型导管增生 |
| florid phase / active phase | 活动期 |
| fluid-debris level | 液体－碎屑分层 |
| fluorescence in situ hybridization, FISH | 荧光原位杂交 |
| focal | 局灶性的 |
| focal asymmetry | 局灶不对称 |
| focal fibrosis | 局灶性纤维化 |
| follicular lymphoma | 滤泡性淋巴瘤 |
| follow-up | 随访 / 追踪检查 |
| foreign body granuloma | 异物肉芽肿 |
| formalin fixed paraffin embedded, FFPE | 甲醛固定石蜡包埋组织 |
| free hand | 徒手 |
| frequency | 频率 |

| | |
|---|---|
| frequency shift | 频移 |
| functional genomics | 功能基因组学 |
| fusion imaging | 融合影像 |
| gain compensation | 增益补偿 |
| galactocele | 积乳囊肿 |
| gel bleed | 硅胶泄露 |
| gene | 基因 |
| gene expression | 基因表达 |
| gene ontology | 基因本体 |
| generator | 发生器 |
| genome | 基因组 |
| genomics | 基因组学 |
| genomics profile | 基因谱 |
| genotype | 基因型 |
| germ cell tumor | 生殖细胞肿瘤 |
| germline mutation | 胚系基因突变 |
| giant cell arteritis | 巨细胞动脉炎 |
| giant fibroadenoma | 巨大纤维腺瘤 |
| goserelin | 亮丙瑞林 |
| grade | 等级 |
| granular cell myoblastoma | 颗粒状细胞成肌细胞瘤 |
| granular type | 颗粒样 |
| granuloma | 肉芽肿 |
| granuloma cell tumor | 颗粒细胞瘤 |
| granulomataus lobular mastitis | 乳腺肉芽肿性小叶炎 |
| granulomatosis with polyangiitis | 肉芽肿性多血管炎 |
| gray-level cooccurrence matrix, GLCM | 灰度共生矩阵 |
| grey scale US (B-mode US) | 灰阶超声 /B 型灰阶超声 |
| Gross-cystic disease fluid protein-15 | 大囊病液体蛋白 –15 |
| group | 组 / 小组 |
| grouped distribution | 团簇状分布 |
| growth pattern | 生长模式 |
| gynecomastia | 男性乳腺发育 |
| hamartoma | 错构瘤 |
| hand-held ultrasound | 手持超声 |
| harmonic imaging | 谐波成像 |
| hazard ratio, HR | 风险比 |

| | |
|---|---|
| hemangioma | 血管瘤 |
| hemisphere | 半球 |
| HER2-enriched | HER2- 过表达 |
| Herceptin | 赫赛汀 |
| hereditary breast and ovarian cancer syndrome, HBOC | 遗传性乳腺癌卵巢癌综合征 |
| hereditary breast cancer | 遗传性乳腺癌 |
| heterogeneity | 异质性；不均匀性 |
| heterogeneous | 不均匀的 |
| heterogeneous background echotexture | 不均匀背景回声纹理 |
| heterogeneous internal enhancement | 不均匀强化 |
| heterogeneously dense | 不均匀致密型 |
| hidden layer | 隐藏层 |
| hierarchical clustering | 层次聚类分析法 |
| high density | 高密度 |
| high intensity focused ultrasound, HIFU | 高强度聚焦超声 |
| high suspicion | 高度可疑 |
| high-grade | 高级别 |
| highly suggestive of malignancy | 高度提示恶性 |
| high-risk | 高风险 |
| high-risk lesions | 高危病变 |
| hilum | 淋巴门 |
| histogram thresholding | 直方图阈值 |
| histologic grade | 组织学分级 |
| histologic type | 组织学类型 |
| histologic underestimation | 组织学低估 |
| history | 病史 |
| homogeneous | 均匀的 |
| homogeneous background echotexture | 均质背景回声纹理 |
| homogeneous background echotexture-fat | 均匀背景回声 – 脂肪 |
| homogeneous background echotexture-fibroglanduar | 均匀背景回声 – 纤维腺体 |
| homologous recombination | 同源重组 |
| hook wire | 导丝 |
| hormone | 激素 |
| hormone replacement therapy, HRT | 激素替代治疗 |
| human chorionic gonadotropin, HCG | 人绒毛膜促性腺激素 |
| human epidermal growth factor 2, HER2 | 人表皮生长因子受体 2 |
| human genome project | 人类基因组计划 |

| | |
|---|---|
| hyalinization | 玻璃样变 |
| hyaluronic acid | 透明质酸 |
| hyperechoic | 高回声 |
| hyperemia | 充血 |
| hypervascular | 血流供应丰富 |
| hypoechoic | 低回声 |
| hypogonadism | 性腺功能减退 |
| idiopathic true precocious puberty | 特发性真性性早熟 |
| IgG4-related sclerosing mastitis | IgG4 相关硬化性乳腺炎 |
| image | 成像；图象 |
| image acquisition | 图像采集 |
| image biomarker | 影像生物标志物 |
| image finding | 影像所见 |
| image processing | 图像处理 |
| image quality | 图像质量 |
| imaging examination | 影像学检查 |
| imaging phenotype | 影像表型 |
| imaging-histologic concordance | 影像 – 病理结果一致 |
| imaging-histologic discordance | 影像 – 病理结果不一致 |
| immediate breast reconstruction | 乳房即刻重建术 |
| immune-modulated | 免疫调节型的 |
| immunohistochemistry | 免疫组织化学染色 |
| impalpable | 不可触及 |
| implant | 假体，植入物 |
| implant displacement view/Eklund view | 假体前位摄影 |
| implant rupture | 植入物破裂 |
| in vivo imaging | 活体成像 |
| incident angle | 入射角 |
| incomplete assessment | 评估未完成 |
| indication | 指标 |
| indistinct | 模糊的 |
| infarction | 梗死 |
| inferior view(ABUS), INF | 下位（自动乳腺超声） |
| infiltrating ductal carcinoma, IDC | 浸润性导管癌 |
| inflammatory | 炎症性的 |
| inflammatory breast cancer/inflammatory carcinoma | 炎性乳腺癌 |
| informed consent | 知情同意 |

| | |
|---|---|
| informed decision | 知情决定 |
| inframammary fold | 乳腺下皮肤皱褶 |
| integrated diagnostics | 整合诊断 |
| intensity modulated radiation therapy | 适形调强放射治疗 |
| interlobar interface | 腺叶间界面 |
| interlobular stroma | 小叶间间质 |
| intermediate-risk | 中等风险度 |
| internal mammary | 内乳 |
| internal mammary artery | 乳内动脉 |
| internal mammary lymph nodes | 乳房内淋巴结 |
| internal mammary vein | 乳内静脉 |
| internal thoracic vein | 胸内静脉 |
| internal vascularity | 内部血供 |
| interstitial or cosmetic augmentation injection | 硅胶或石蜡注入乳腺实质 |
| interval cancer | 间期癌 |
| intervention | 介入 |
| interventional procedure | 介入手术 |
| intracanalicular fibroadenoma | 管内型纤维腺瘤 |
| intracapsular rupture | 囊内破裂 |
| intracystic papillary carcinoma | 囊内乳头状癌 |
| intracystic papilloma | 囊内乳头状瘤 |
| intracystic tumor | 囊内肿瘤 |
| intraductal calcifications | 导管内钙化 |
| intraductal mass | 导管内肿块 |
| intraductal papillary carcinoma | 导管内乳头状癌 |
| intraductal papilloma | 导管内乳头状瘤 |
| intraductal pattern | 导管内模式 |
| intraductal proliferative lesions | 导管内增生性病变 |
| intralobular pattern | 小叶内模式 |
| intralobular stroma | 小叶内间质 |
| intramammary lymph nodes | 乳腺内淋巴结 |
| intraoperative ultrasound | 术中超声 |
| intrinsic subtype | 固有亚型 |
| invasive breast cancer | 浸润性乳腺癌 |
| invasive carcinoma | 浸润性癌 |
| invasive carcinoma of no special type, NST | 非特殊型浸润性乳腺癌 |
| invasive lobular carcinoma, ILC | 浸润性小叶癌 |

| | |
|---|---|
| invasive papillary carcinoma | 浸润性乳头状癌 |
| inverted loop | 反转环征 |
| involuting fibroadenoma | 纤维腺瘤退化 |
| irregular | 不规则形的 |
| isoechoic | 等回声 |
| jackknife | 刀切法 |
| Janpan Association of Breast and Thyroid Sonology, JABTS | 日本乳腺甲状腺超声协会 |
| Japan Strategic Anticancer Randomized Trial, J-START | 日本的随机对照临床研究 |
| Japanese Association of Breast Cancer Screening,JABCS | 日本乳腺癌筛查协会 |
| juvenile fibroadenoma | 幼年性纤维腺瘤 |
| juvenile hypertrophy | 幼年性乳腺肥大 |
| juvenile papillomatosis | 幼年性乳头状瘤病 |
| kelloid/scar | 瘢痕 |
| key word | 知识要点 |
| keyhole | 锁眼征 |
| k-fold cross-validation | k- 倍交叉验证 |
| kinase insert domain receptor, KDR | 激酶插入域受体 |
| kinetic curve | 动力学曲线 |
| k-nearest neighbors, KNN | k- 最近邻 |
| known biopsy-proven malignancy | 活检证实的恶性 |
| KOHBRA *BRCA* Risk Calculator, KOHCal | 韩国 *BRCA* 风险预测模型 |
| Korean Hereditary Breast Cancer Study, KOHBRA | 韩国遗传性乳腺癌研究 |
| labeled data | 标记的数据 |
| labeling | 标记 |
| lactating adenoma | 泌乳腺瘤 |
| lactational | 哺乳期的 |
| lactational abscess | 泌乳脓肿 |
| laminin | 层黏连蛋白 |
| large rod-like calcifications | 大杆状钙化 |
| lateral shadowing | 侧方声影 |
| lateral thoracic artery | 胸外侧动脉 |
| lateral thoracic vein | 胸外侧静脉 |
| lateral view | 侧位摄影 |
| lateral view (ABUS), LAT | 外侧位（自动乳腺超声） |
| lead time | 前置时间 |
| leave one-out | 留一法 |
| leiomyosarcoma | 平滑肌肉瘤 |

| | |
|---|---|
| lesion | 病灶 |
| letrozole | 来曲唑 |
| leukemia | 白血病 |
| leuprorelin | 戈舍瑞林 |
| level-set | 水平集 |
| life year gained, LYG | 延长生命周期 |
| lift surgery | 提升术 |
| linear | 线性的 |
| linguine | 扁面条征 |
| lipofibroadenoma | 脂肪纤维腺瘤 |
| lipoma | 脂肪瘤 |
| liposarcoma | 脂肪肉瘤 |
| liquid biopsy | 液体活检 |
| lobe | 腺叶 |
| lobular | 分叶型 |
| lobular adenocarcinoma | 小叶腺癌 |
| lobular carcinoma in situ, LCIS | 小叶原位癌 |
| lobular hyperplasia | 小叶增生 |
| lobular involution | 小叶萎缩 |
| lobular neoplasia/ lobular neoplasm | 小叶瘤变 |
| lobular panniculitis | 小叶性脂膜炎 |
| lobule acini | 小叶腺泡 |
| localization | 定位 |
| locally advanced breast cancer, LABC | 局部进展期癌 |
| long-axis approach | 长轴法 |
| longitudinal-transverse scan | 纵－横扫查 |
| low density | 低密度 |
| low grade | 低级别 |
| low suspicion | 低度可疑恶性 |
| lower inner quadrant | 内下象限 |
| lower outer quadrant | 外下象限 |
| lucent centered calcifications | 中心透亮钙化 |
| luminal | 管腔型 |
| luminal androgen receptor | 管腔雄激素受体型 |
| luminal cell | 腔细胞 |
| lumpectomy | 乳腺癌切除术 |
| lupus erythematosus | 红斑狼疮 |

| | |
|---|---|
| lymph node | 淋巴结 |
| lymph node metastases | 淋巴结转移 |
| lymphangioma | 淋巴管瘤 |
| lymphatic system | 淋巴系统 |
| lymphedema | 淋巴水肿 |
| lymphocytic mastitis | 淋巴细胞性乳腺炎 |
| lymphocytic vasculitis | 淋巴细胞性血管炎 |
| lymphoma | 淋巴瘤 |
| lymphosarcoma | 淋巴肉瘤 |
| machine learning | 机器学习 |
| macrolobulated | 多分叶的 |
| macrophage | 巨噬细胞 |
| magnetic resonance imaging, MRI | 磁共振成像 |
| magnetic seed | 磁性粒子 |
| magnetic tracking system | 磁定位系统 |
| magnification mammography | 放大乳腺 X 线摄影 |
| magnification view | 放大（X 线）摄影 |
| major duct | 主导管 |
| malignant | 恶性 |
| malignant lymphoma | 恶性淋巴瘤 |
| mammary gland | 乳腺 |
| mammary ridge | 乳腺嵴 |
| mammary zone | 乳腺区 |
| mammography | 乳腺 X 线摄影 |
| margin | 边缘 |
| marijuana | 大麻 |
| marked | 重度的；显著的 |
| marker | 标记物 |
| marker clip | 标记夹 |
| mass/lump | 肿块 |
| mastectomy | 乳腺切除术 |
| mastitis | 乳腺炎 |
| mastopexy | 乳房固定术 |
| maximal intensity projection, MIP | 最大信号强度投影 |
| maximum marginal hyperplane | 最大边缘超平面 |
| measurement | 测量 |
| mechanical index,MI | 机械指数 |

| | |
|---|---|
| medial (ABUS), MED | 内侧位（自动乳腺超声） |
| median | 中位数 |
| median filtering | 中值滤波器 |
| medical audit | 医学审计 |
| mediolateral oblique view, MLO | 内外斜位摄影 |
| medium | 中度 |
| medulla | 髓质 |
| medullary cancer/medullary carcinoma | 髓样癌 |
| menopausal hormone therapy, MHT | 绝经后激素治疗 |
| mesenchymal | 间质的 |
| mesenchymal tumor | 间叶性肿瘤 |
| meta-analysis | meta 分析 |
| metabolome | 代谢组 |
| metadata | 元数据 |
| metaplastic carcinoma | 化生性癌 |
| metastases | 转移 |
| metastatic cancer | 转移癌 |
| metastatic rhabdomyosarcoma | 转移性横纹肌肉瘤 |
| metastatic tumors | 转移性肿瘤 |
| microcalcifications | 微钙化 |
| microglandular adenosis | 微腺性腺病 |
| microinvasive carcinoma | 微小浸润癌 |
| microlobulated | 微小分叶的 |
| microlobulation | 微分叶 |
| micropapillary | 微乳头形的 |
| microvessel | 微血管 |
| mild | 轻度的 |
| milk fistula | 乳瘘 |
| milk of calcium calcifications | 钙乳钙化 |
| minimal | 极少的 |
| missed breast cancer | 漏诊乳腺癌 |
| mixed | 混合的 |
| mixed stromal and epithelial proliferation pattern | 间质上皮混合增生模式 |
| moderate | 中度的 |
| moderate suspicion | 中度可疑 |
| modifed radical | 改良根治性的 |
| mole | 痣 |

| | |
|---|---|
| molecular apocrine breast cancer,MABC | 分子大汗腺乳腺癌 |
| molecular breast imaging, MBI | 乳腺分子影像技术 |
| molecular subtype | 分子亚型 |
| molybdenum | 钼 |
| Mongomery | 蒙氏腺 |
| MRI-directed ultrasound | MRI 引导的超声 |
| mucinous carcinoma | 黏液癌 |
| mucinous pattern | 黏液模式 |
| mucocele of the minor salivary glands | 小唾液腺黏液囊肿 |
| mucocele-like lesions | 黏液囊肿样病变 |
| multicentric | 多中心性的 |
| multicentricity | 多中心性 |
| multi-dimensional imaging feature | 多维影像特征 |
| multidisciplinary conference | 多学科会议 |
| multifocal | 多灶性的 |
| multifocality | 多灶性 |
| multi-gene panel testing | 多基因检测 |
| multilocular | 多房的 |
| multi-omics | 多组学 |
| multiplanar reconstruction, MPR | 多平面重建 |
| multiple comparison issue | 多重比较问题 |
| multiple regions | 多发区域性的 |
| multiplex ligation-dependent probe amplification, MLPA | 多重连接依赖的探针扩增技术 |
| multivariate Cox proportional hazard regression analysis | 多因素 Cox 比例风险回归分析 |
| mural nodule | 壁结节 |
| mutation carrier | 突变携带者 |
| myoepithelial and epithelialmyoepithelial lesion | 肌上皮与上皮－肌上皮病变 |
| myoepithelial cell | 肌上皮细胞 |
| myofibroblastoma | 肌纤维母细胞瘤 |
| myofibroblasts | 肌成纤维细胞 |
| Naive Bayes | 朴素贝叶斯 |
| National Cancer Screening Program | 国家癌症筛查计划 |
| National Comprehensive Cancer Network, NCCN | 美国国立综合癌症网络 |
| National Health Service | 国家卫生服务体系 |
| National Institutes of Health, NIH | 美国国立卫生研究院 |
| National Mammography Database, NMD | 国家乳腺 X 线摄影数据库 |
| needle biopsy | 穿刺活检 |

| | |
|---|---|
| needle localization | 导丝定位 |
| negative | 阴性 |
| negative diagnostic examination | 阴性诊断性检查 |
| negative examination | 阴性检查 |
| negative predictive value, NPV | 阴性预测值 |
| negative resection margin | 阴性切缘 |
| negligible individual dose | 可以忽视的个人剂量 |
| neoadjuvant chemotherapy, NAC | 新辅助化疗 |
| neoplastic proliferation | 肿瘤性增生 |
| nephrogenic systemic fibrosis, NSF | 肾源性系统性纤维化 |
| nested case control study | 巢式病例对照研究 |
| neurofibroma | 神经纤维瘤 |
| neurofibromatosis type 1 | I 型神经纤维瘤病 |
| next generation sequencing, NGS | 二代测序 |
| nipple adenoma | 乳头腺瘤 |
| nipple discharge | 乳头溢液 |
| no ink on the tumor | 墨染切缘无肿瘤 |
| no special type, NST | 非特殊型 |
| nodular adenosis | 结节性腺病 |
| nodular fasciitis | 结节性筋膜炎 |
| nodular pattern | 结节模式 |
| nodularity | 结节 |
| noise | 噪音 |
| nomogram | 列线图 |
| non-caseating | 非干酪样 |
| noncaseating granuloma | 非干酪样肉芽肿 |
| noncyclic | 非周期性 |
| non-Hodgkin lymphoma | 非霍奇金淋巴瘤 |
| non-lactational | 非哺乳期的 |
| non-mass ehnacement, NME | 非肿块样强化 |
| non-mass lesions | 非肿块样病变 |
| nonpalpable | 不可触及的 |
| non-puerperal | 非产褥期的 |
| normal breast | 正常乳腺组织 |
| normal breast development | 正常乳腺发育 |
| normal breast-like | 正常乳腺型 |
| not otherwise specified, NOS | 非特指型 |

| | |
|---|---|
| obscured | 遮蔽 |
| observational study | 观察性研究 |
| odds radio, OR | 比值比 |
| oil cysts | 油脂囊肿 |
| omeprazole | 奥美拉唑 |
| oncoplastic surgery | 肿瘤整形术 |
| ongitudinal diameter | 纵径 |
| opportunistic screening | 机会性筛查 |
| orientation | 方位 |
| orthogonal view | 两个垂直切面 |
| ossification | 骨化 |
| osteosarcoma | 骨肉瘤 |
| outcome monitoring | 结果监测 |
| oval | 卵圆形的 |
| ovarian suppression | 卵巢抑制剂 |
| overdiagnosis | 过度诊断 |
| overestimation | 高估 |
| overfitting | 过度拟合 |
| overtreatment | 过度治疗 |
| Paget-disease of the nipple | 乳头 Paget 病 |
| palmiticacid | 棕榈酸 |
| palpable mass | 可触及肿块 |
| palpation | 触诊 |
| panoramic | 全景的 |
| Papanicolau | 巴氏染色 |
| papillary | 乳头状的 |
| papillary apocrine metaplasia | 乳头状大汗腺化生 |
| papillary cancer | 乳头状癌 |
| papillary lesions | 乳头状病变 |
| papillary pattern | 乳头状模式 |
| papilloma | 乳头状瘤 |
| papilloma with ADH | 伴有非典型导管增生的乳头状瘤 |
| papilloma with DCIS | 伴有导管原位癌的乳头状瘤 |
| papillomatosis | 乳头状瘤 |
| paracortex | 副皮质 |
| paraffinoma | 石蜡瘤 |
| paragonimiasis | 肺吸虫病 |

| | |
|---|---|
| parallel | 平行 |
| parametric response map | 参数响应图 |
| parasternal area | 胸骨旁 |
| partial response, PR | 部分缓解 |
| pathologic | 病理性的 |
| pathologic diagnosis | 病理学诊断 |
| pathological complete response, pCR | 病理完全缓解 |
| pathology sampling | 病理标本 |
| patient-derived tumor xenograft model | 人体肿瘤移植动物模型 |
| pattern | 模式 |
| peau d 'orange | 橘皮样的 |
| penetrance | 外显率 |
| percutaneous cauterization | 经皮消融 |
| perfusion | 灌注 |
| periareolar incision | 乳晕切口 |
| perilobular hemangioma | 小叶周围血管瘤 |
| peritumoral edema | 瘤周水肿 |
| persistent type | 渐增型 |
| pertuzumab | 帕妥珠单抗 |
| phantom | 体模 |
| phenotype | 表现型 |
| phlebolith | 静脉石 |
| phyllodes tumor | 叶状肿瘤 |
| physiologic | 生理性的 |
| picture archiving and communication system, PACS | 医学图像储存和传输系统 |
| plateau type | 平台型 |
| platinum | 铂剂 |
| pleomorphic | 多形性的 |
| plsatility index, PI | 搏动指数 |
| plunging artery | 潜水动脉 |
| Poland syndrome | 波兰综合征 |
| poly adenosine diphosphate ribose polymerase, PARP | 聚腺苷二磷酸核糖聚合酶 |
| polyacryla mide hydrogel, PAAG | 聚丙烯酰胺凝胶 |
| polyateritis | 多发性动脉炎 |
| polymastia | 多乳房畸形 |
| polythelia | 多乳头畸形 |
| pooling layer | 池化层 |

| | |
|---|---|
| population-based screening | 基于人群的筛查 |
| positive biopsy rate, PBR | 阳性活检率 |
| positive diagnostic examination | 阳性诊断性检查 |
| positive examination | 阳性检查 |
| positive predictive value, PPV | 阳性预测值 |
| positive screening examination | 阳性筛查性检查 |
| posterior (acoustic) enhancement | 后方回声增强 |
| posterior echo | 后方回声 |
| posterior features | 后方特征 |
| posterior mammary fascia | 乳房深筋膜 |
| posterior nipple line | 后乳头线 |
| posterior shadowing | 后方声影 |
| posterior suspensory ligament | 深层悬韧带 |
| postsurgical fluid collection | 术后积液 |
| power doppler | 能量多普勒 |
| precision medicine | 精准医学 |
| preclinical cancer | 临床前癌症 |
| precocious puberty | 性早熟 |
| precursor | 前区阶段 |
| precursor lesions | 癌前病变 |
| prediction model | 预测模型 |
| predictive biomarker | 预测生物标志物 |
| predictive value | 预测值 |
| pregnancy-associated breast cancer, PABC | 妊娠相关乳腺癌 |
| premammary zone | 乳腺前区 |
| premature thelarche | 乳房早发育 |
| Preoperative Endocrine Prognostic Index, PEPI | 术前内分泌治疗预后指数 |
| preoperative imaging | 术前影像学检查 |
| preoperative neoadjuvant or systemic therapy | 手术前新辅助治疗或手术前系统治疗 |
| preprocessing | 预处理 |
| primary lymphoma of the breast | 原发性乳腺淋巴瘤 |
| primary tumor | 原发肿瘤 |
| probably benign | 可能良性 |
| proband | 先证者 |
| progesterone | 黄体酮 |
| progesterone receptor, PR | 孕激素受体 |
| prognostic biomarker | 预后生物标志物 |

| | |
|---|---|
| progressive disease, PD | 疾病进展 |
| proliferative | 增殖 |
| prone | 俯卧的 |
| prospective story | 前瞻性研究 |
| proteome | 蛋白质组 |
| proto-oncogene | 原癌基因 |
| pseudoangiomatous stromalhyperplasia, PASH | 假血管瘤样间质增生 |
| pseudogynecomastia | 假性男性乳腺发育 |
| puerperal | 产褥期的 |
| pulse repetition frequency, PRF | 脉冲重复频率 |
| punch biopsy | 环钻活检 |
| punctate calcifications | 点状钙化 |
| punctate echogenic spots | 点状高回声 |
| quantification | 量化 |
| quantitative analysis | 定量分析 |
| Quantitative Imaging Biomarkers Alliance, QIBA | 定量影像生物标志物联盟 |
| Quantitative Imaging Network | 定量影像网络 |
| quiescent phase | 静止期 |
| radial folds | 放射状折痕 |
| radial scar | 放射状瘢痕 |
| radial-antiradial scan | 径向 – 反径向扫查 |
| radiation exposure | 辐射暴露 |
| radiation susceptibility | 辐射敏感度 |
| radical | 根治性的 |
| radioactive seed | 放射性粒子 |
| radiofrequency ablation, RFA | 射频消融术 |
| radiogenomics/imaging genomics | 影像基因组学 |
| Radiologic Diagnostic Oncology Group V, RDOGV | 放射诊断肿瘤学组 |
| radiology | 放射学 |
| radiomics | 影像组学 |
| randomized controlled study | 随机对照试验 |
| raw data | 原始数据 |
| reactive | 反应性的 |
| reactive lymphadenopathy | 反应性淋巴结病 |
| real-time virtual sonography | 实时虚拟超声 |
| recall | 召回 |
| recall rate | 召回率 |

| | |
|---|---|
| receiver operating characteristic curve, ROC | 受试者工作特征曲线 |
| receptor | 受体 |
| recurrence free survival, RFS | 无复发生存率 |
| recurrence score | 复发评分 |
| reduction mammoplasty | 缩乳术 |
| refraction shadowing | 折射声影 |
| region growing | 区域增长 |
| region of interest, ROI | 感兴趣区域 |
| regional | 区域性的 |
| regular examination | 常规检查 |
| research protocol | 研究方案 |
| resection margin | 切缘 |
| residual cancer burden, RCB | 残留肿瘤负荷 |
| residual tumor (lesion) | 残留肿瘤（病灶） |
| resistive index, RI | 阻力指数 |
| response evaluation | 评价治疗反应 |
| Response Evaluation Criteria in Solid Tumours, RECIST | 实体瘤疗效评价标准 |
| reticuloendothelial system | 网状内皮系统 |
| retroglandular | 腺体后 |
| retroglandular fat | 腺体后脂肪组织 |
| retromammary zone | 乳腺后区 |
| retropectoral | 胸肌后 |
| retrospective analysis | 回顾性分析 |
| reverberation artifact | 混响伪像 |
| rhabdomyosarcoma | 横纹肌肉瘤 |
| rhodium | 铑 |
| rim calcifications | 环状钙化 |
| rim enhancement | 环形强化 |
| risk-based screening | 基于风险度的筛查 |
| robustness | 鲁棒性 |
| rolled view | 旋转位摄影 |
| round | 圆形 |
| round calcifications | 圆形钙化 |
| routine follow-up | 常规随访观察 |
| rupture | 破裂 |
| sagittal | 矢状的 |
| saline | 生理盐水 |

| | |
|---|---|
| saline implant | 盐水囊假体 |
| salpingoophorectomy | 卵巢输卵管切除术 |
| sample | 标本 |
| sample volume | 取样容积 |
| sarcoidosis | 结节病 |
| sarcoma | 肉瘤 |
| scattered | 散发性 |
| scattered fibroglandular | 散在纤维腺体型 |
| schistosomiasis | 血吸虫病 |
| Schwann cell | 施万细胞 |
| scleroderma | 硬皮病 |
| sclerosing adenosis | 硬化性腺病 |
| sclerosing papilloma | 硬化性乳头状瘤 |
| sclerosing pattern | 硬化模式 |
| screening | 筛查 |
| screening US | 超声筛查 |
| sebaceous cyst | 皮脂腺囊肿 |
| second-look ultrasound | 第二眼超声 |
| secretory carcinoma | 分泌性癌 |
| segment | 节段 |
| segmental | 段样的 |
| segmental distribution | 段样分布 |
| segmentation | 分割 |
| semantic analysis | 语义分析 |
| sensitivity | 敏感度 |
| sentinel lymph node biopsy, SLNB | 前哨淋巴结活检 |
| sentinel lymph node, SLN | 前哨淋巴结 |
| seroma | 血清肿 |
| sertoli-Leydig cell tumor, SLCT | 睾丸支持－间质细胞瘤 |
| shadowing | 声影 |
| shear-wave elastography, SWE | 剪切波弹性成像 |
| short term follow-up | 短期随访 |
| short-axis approach | 短轴法 |
| side lobe | 旁瓣 |
| signal enhancement ratio, SER | 信号增强比率 |
| signal pathway | 信号通路 |
| signal to noise ratio, SNR | 信号噪声比 |

| | |
|---|---|
| signal void | 信号缺失 |
| signet-ring cell | 印戒细胞 |
| silent rupture | 隐性破裂 |
| silicone | 硅胶 |
| silver | 银 |
| silver in situ hybridization, SISH | 银染原位杂交 |
| simple cyst | 单纯囊肿 |
| single nucleotide polymorphism, SNP | 单核苷酸多态性 |
| sinus | 淋巴窦 |
| sinusoidal space | 窦状空间 |
| skin calcifications | 皮肤钙化 |
| skin change | 皮肤改变 |
| skin lesions | 皮肤病变 |
| skin retraction | 皮肤回缩 |
| skin thickening | 皮肤增厚 |
| slow | 缓慢 |
| small gland proliferation/infiltrative pattern | 小腺体增殖型模式 / 浸润模式 |
| smooth muscle myosin heavy chain, SMMHC | 平滑肌重链 |
| sojourn time | 滞留时间 |
| solid | 实性 |
| solid mass | 实性肿块 / 结节 |
| solitary dilated duct | 孤立导管扩张 |
| sound source | 声源 |
| sparganosis | 裂头蚴病 |
| special subtype | 特殊亚型 |
| specificity | 特异度 |
| speckle interference | 斑点干扰 |
| spiculated | 毛刺状的 |
| spinal needle | 脊柱针 |
| spindle cell | 梭形细胞 |
| spindle cell proliferation pattern | 梭形细胞增生模式 |
| split-screen | 拼接图像 |
| spoiled gradient echo, SPGR | 扰相梯度回波 |
| sporadic breast cancer | 散发性乳腺癌 |
| spot compression mammography | 局部点压摄影 |
| spot compression view | 局部点压摄影 |
| spot magnification view | 局部点放大摄影 |

| | |
|---|---|
| squamous metaplasia of lactiferous duct, SMOLD | 导管鳞状上皮化生 |
| stable disease, SD | 疾病稳定 |
| stage | 分期 |
| stalk | 茎部 |
| standard views | 标准体位摄影 |
| standardized uptake value, SUV | 标准化摄取值 |
| standoff pad | 耦合垫 |
| staphylococcus | 葡萄球菌 |
| stepladder sign | 阶梯征 |
| stereotactic biopsy, STB | 立体定位活检 |
| stereotactic core needle biopsy, SCNB | X 线立体定位下乳腺粗针穿刺活检 |
| stiff rim sign | 硬环征 |
| stiffness | 硬度 |
| strain | 应变 |
| strain elastography | 应变弹性成像 |
| strain ratio | 应变比 |
| streptococcus | 链球菌 |
| stroma | 间质 |
| stromal fibroblasts | 间质成纤维细胞 |
| stromal fibrosis | 间质纤维化 |
| subareolar | 乳晕下的 |
| subareolar plexus | 乳晕下丛 |
| subcapsular lines | 包膜下线征 |
| subscapular | 肩胛下 |
| subtotal subcutaneous mastectomy | 皮下次全乳腺切除术 |
| subtraction | 数字减影 |
| summation artifact | 重叠伪影 |
| superb microvascular imaging, SMI | 低速血流的超微血管成像 |
| superior (ABUS), SUP | 上位（自动乳腺超声） |
| supervised learning | 监督式学习 |
| supine | 仰卧的 |
| supplemental screening | 补充筛查 |
| supplemental views | 附加体位摄影 |
| support vector machine, SVM | 支持向量机 |
| surgical biopsy | 手术活检 |
| surrounding stroma | 周围型间质 |
| susceptibility gene | 易感基因 |

| | |
|---|---|
| suspensory ligament of breast | 乳房悬韧带 |
| suspicious abnormality | 可疑恶性 |
| suspicious morphology | 可疑形态 |
| suture calcifications | 缝线钙化 |
| Swiss cheese disease | 瑞士奶酪病 |
| symptom | 症状 |
| syncytial | 合体的 |
| syndrome | 综合征 |
| synoptic reporting | 概要报告 |
| synovial metaplasia | 滑膜化生 |
| Synovial sarcoma - knee | 膝关节滑膜肉瘤 |
| syringomatous tumor | 汗管瘤样肿瘤 |
| Tamoxifen | 他莫昔芬 |
| tangential view | 切线位摄影 |
| target sign | 靶环征 |
| taxane | 紫杉醇 |
| T-cell lymphoma | T 细胞淋巴瘤 |
| teardrop | 泪珠征 |
| temporal subtraction | 时间剪影 |
| terminal duct | 末梢导管 |
| terminal duct lobular unit, TDLU | 终末导管小叶单位 |
| testosterone | 睾酮 |
| The Cancer Genome Atlas, TCGA | 癌症基因组图谱 |
| thiazide diuretics | 噻嗪类利尿剂 |
| thoracoepigastric vein | 胸腹壁静脉 |
| threshold | 阈值 |
| time-signal intensity curve | 时间信号强度曲线 |
| tissue pathologic diagnosis | 组织病理学诊断 |
| titanium clip | 钛夹 |
| tomosynthesis | 乳腺断层摄影 |
| trabeculae | 小梁 |
| training set | 训练集 |
| transcapsular feeding vessel | 穿被膜滋养血管 |
| transcriptome | 转录组 |
| transducer | 探头 |
| transverse | 横断面 |
| trapezoidal | 梯形的 |

| | |
|---|---|
| trastuzumab | 曲妥珠单抗 |
| trichinosis | 旋毛虫病 |
| tricyclic antidepressant | 三环类抗抑郁药 |
| triple-negative | 三阴性 |
| true-negative, TN | 真阴性 |
| true-positive, TP | 真阳性 |
| tuberculosis | 肺外结核 |
| tubular | 管状 |
| tubular carcinoma | 小管癌 |
| tubulolobular | 小管小叶型 |
| tumor infiltrating lymphocytes, TILs | 肿瘤浸润淋巴结细胞 |
| tumor necrosis factor, TNF | 肿瘤坏死因子 |
| tumor progression | 肿瘤进展 |
| tumor volume doubling time | 肿瘤体积倍增速度 |
| tumors of the male breast | 男性乳腺肿瘤 |
| tumors of the nipple | 乳头肿瘤 |
| tungsten | 钨 |
| twinking artifact | 快闪伪像 |
| ulcers | 溃疡 |
| ultrasound | 超声 |
| ultrasound tomography | 超声断层摄影 |
| unclassified variant, UV | 意义未明的变异 |
| underestimation/underdiagnosis | 低估或诊断不足 |
| unenhanced MRI | 非造影增强 |
| unilocular | 单房的 |
| United States Preventive Services Task Force, USPSTF | 美国预防服务工作组 |
| unlabeled data | 未标记的数据 |
| unsharp masking | 非锐化掩蔽 |
| unsupervised learning | 非监督式学习 |
| upper inner quadrant | 内上象限 |
| upper outer quadrant | 外上象限 |
| usual ductal hyperplasia, UDH | 普通型导管增生 |
| vacuum-assisted biopsy, VAB | 真空辅助活检 |
| vacuum-assisted excision | 真空辅助切除 |
| value | 价值 |
| variant | 变异 |
| variety | 多样性 |

| | |
|---|---|
| various | 各种，多种多样的 |
| vascularity | 血管供应 |
| velocity | 增长速度 |
| venous plexus of Batson | 巴特森静脉丛 |
| vessels in rim | 边缘血供 |
| virtual touch tissue imaging, VTI | 声触诊组织成像 |
| virtual touch tissue quantification,VTQ | 声触诊组织量化 |
| volume | 体积 |
| volume data | 容积数据 |
| volume navigation ultrasound | 容积导航超声 |
| warm ischemic time | 热缺血时间 |
| washout type | 流出型 |
| water droplets | 水滴征 |
| wavelet domain methods | 小波域法 |
| wavy-line sign | 波浪线征 |
| weighted imaging (T1, T2) | 加权像（T1, T2） |
| whole breast radiation therapy, WBRT | 全乳放疗 |
| wire localization | 钢丝定位 |
| Women's Health Initiative, WHI | 妇女健康计划 |
| X-ray beam | X 线束 |
| “popcorn-like” calcifications | “爆米花”样钙化 |
| 21-gene RT-PCR assay (Oncotype DX) | 21 基因检测 |

# 缩略词

| | | |
|---|---|---|
| ABMR | abbreviated breast MR | 乳腺简化磁共振 |
| ABUS | automated breast ultrasoud | 自动全乳腺超声 |
| AC | doxorubicin,cyclophosphamide | 阿霉素，环磷酰胺 |
| ACR | American College of Radiology | 美国放射学会 |
| ACS | American Cancer Society | 美国癌症协会 |
| ADC | apparent diffusion coefficient | 表观弥散系数 |
| ADH | atypical ductal hyperplasia | 非典型导管增生 |
| AI | aromatase inhibitor | 芳香化酶抑制剂 |
| AI | artifical intelligence | 人工智能 |
| AIR | abnormal interpretation rate | 异常判读率 |
| AJCC | Aamerical Joint Committeee on Cancer | 美国癌症联合委员会 |
| ALH | atypical lobular hyperplasia | 非典型小叶增生 |
| ALND | axillary lymph node dissection | 腋窝淋巴结清扫 |
| ARFI | acoustic radiation force impulse | 声脉冲辐射力成像 |
| ASCO | American Society of Clinical Oncology | 美国临床肿瘤学会 |
| AUC | area under the ROC curve | 曲线下面积 |
| BCS | breast conserving surgery | 保乳术 |
| BCSC | Breast Cancer Surveillance Consortium | 乳腺癌监测联合会 |
| BCT | breast conservative therapy | 保乳治疗 |
| BDP | bidirectional power doppler | 双向能量多普勒 |
| BI-RADS | Breast Imaging Reporting and Data System | 美国放射学会的乳腺影像报告和数据系统 |
| BMI | body mass index | 体重指数 |
| BPE | breast parenchymal enhancement | 背景实质强化 |
| BRCA | breast cancer susceptibility gene | 乳腺癌易感基因 |
| BSGI | breast specific gamma imaging | 乳腺专用 γ 射线成像技术 |
| CAD | computer-aided diagnosis | 计算机辅助诊断 |
| CBE | clinical breast examination | 临床乳腺检查 |
| CC | craniocaudal | 头尾位 |
| CDR | cancer detection rate | 癌症检出率 |
| CEM | contrast-enhanced mammography | 对比增强乳腺 X 线摄影 |

| | | |
|---|---|---|
| CESM | contrast-enhanced spectral mammography | 对比增强能谱乳腺 X 线摄影 |
| CISH | chromogenic in situ hybridization | 色素原位杂交 |
| CNB | core needle biopsy | 空芯针活检 |
| CNN | convolutional neural network | 卷积神经网络 |
| CR | complete response | 完全缓解 |
| DBT | digital breast tomosynthesis | 乳腺断层摄影 |
| DCE | dynamic contrast enhanced | 动态增强 |
| DCIS | ductal carcinoma in situ | 导管原位癌 |
| DFS | disease free survival | 无病生存率 |
| DWI | duffusion-weighted imaging | 弥散成像 |
| EIC | extensive intraductal component | 导管内癌成分 |
| ER | estrogen receptor | 雌激素受体 |
| EUSOMA | European Society of Breast Cancer Specialists | 欧洲乳腺癌专家学会 |
| FA | fibroadenoma | 纤维腺瘤 |
| FCC | fibrocystic change | 纤维囊性变 |
| FCD | fibrocystic disease | 纤维囊性疾病 |
| FDA | U.S. Food and Drug Administration | 美国食品药品监督管理局 |
| FEA | flat epithelial atypia | 平坦型上皮非典型增生 |
| FFDM | full field digital mammography | 全数字化乳腺 X 线摄影 |
| FFPE | formalin fixed paraffin embedded | 甲醛固定石蜡包埋组织 |
| FISH | fluorescence in situ hybridizaion | 荧光原位杂交 |
| FLR | fat-to-lesion ratio | 脂肪病变比 |
| FNAB | fine needle aspiration biopsy | 细针抽吸活检 |
| FNAC | fine needle aspiration cytology | 细针抽吸细胞学检查 |
| FNR | flase negative rate | 假阴性率 |
| FOV | field of view | 成像视野 |
| FP | false positive | 假阳性 |
| GBCA | gadolinium based contrast agent | 含钆磁共振成像对比剂 |
| GLM | granulomatous lobular mastitis | 肉芽肿性小叶乳腺炎 |
| GnRH | gonadotropin-releasing hormone | 促性腺激素释放激素 |
| HBOC | hereditary breast and ovarian cancer syndrome | 遗传性乳腺癌卵巢癌综合征 |
| HER2 | human epodermal growth factor receptor 2 | 人表皮生长因子受体 2 |
| HHUS | hand-held US | 手持式超声 |
| HR | hormone receptor | 激素受体 |
| HR | hazard ratio | 风险比 |
| HRT | hormone replacement therapy | 激素替代治疗 |

| | | |
|---|---|---|
| IBC | inflammatory breast cancer | 炎性乳腺癌 |
| IBIS | international breast cancer intervention study (Tyrer-Cuzick Model) | 国际乳腺癌干预研究（Tyrer-Cuzick Model 模型） |
| IBTR | ipsilateral breast cancer intervention study | 同侧乳腺癌干预研究 |
| ICDR | incremental cancer detection rate | 额外癌症检出率 |
| IDC | invasive ductal carcinoma | 浸润性导管癌 |
| IDP | intraductal papilloma | 导管内乳头状瘤 |
| IHC | immunohistochemisty | 免疫组织化学 |
| ILC | invasive lobular carcinoma | 浸润性小叶癌 |
| IMLN | intramammary lymph node | 乳内淋巴结 |
| IMRT | intensity modulated radiation therapy | 适形调强放射治疗 |
| IORT | intraoperative radiation therapy | 术中放疗 |
| JABCS | Japanese Association of Breast Cancer Screening | 日本乳腺癌筛查协会 |
| JABTS | Japanese Association of Breast and Thyroid Sonology | 日本乳腺甲状腺超声协会 |
| J-START | Japan Strategic Anticancer Randomized Trial | 日本的随机对照临床研究 |
| KDR | kinase insert domain receptor | 激酶插入域受体 |
| KOHBRA | Korean Hereditary Breast Cancer Study | 韩国遗传性乳腺癌研究 |
| KOHCal | KOHBRA *BRCA* Risk Calculator, | 韩国 *BRCA* 风险预测模型 |
| LCIS | lobular carcinoma in situ | 小叶原位癌 |
| LHRH | luteinizing hormone-releasing hormone | 促黄体生成激素释放激素 |
| LRR | locoregional recurrence | 局部复发 |
| LTR | lifetime risk | 终生风险 |
| LVI | lymphovascular invasion | 脉管浸润 |
| MABC | molecular apocrine breast cancer | 分子大汗腺乳腺癌 |
| MBI | molecular breast imaging | 乳腺分子影像 |
| MCBC | metachronous contralateral breast cancer | 异时对侧乳腺癌 |
| MI | mechanical index | 机械指数 |
| MIP | maximum intensity projection | 最大密度投影 |
| MLO | mediolateral oblique view | 内外斜位摄影 |
| MLPA | multiplex ligation-dependent probe amplification | 多重连接依赖的探针扩增技术 |
| MRI | magnetic resonance imaging | 磁共振成像 |
| MRM | modified radical mastectomy | 改良根治性乳房切除术 |
| NAC | neoadjuvant chemotherapy | 新辅助化疗 |
| NAC | nipple areolar complex | 保留乳头乳晕复合体 |
| NCCN | National Comprehensive Cancer Network | 美国国立综合癌症网络 |

| | | |
|---|---|---|
| NCSP | national cancer screening program | 国家癌症筛查事业 |
| NGS | next generation sequencing | 二代测序技术 |
| NHS | National Health Service | 国家卫生服务体系 |
| NMD | National Mammography Database | 国家乳腺 X 线摄影数据库 |
| NME | non-mass enhancement | 非肿块样强化 |
| NOS | not otherwise specified | 非特指型 |
| NPV | negative predictive value | 阴性预测值 |
| NSF | nephrogenic systemic fibrosis | 肾源性系统性纤维化 |
| NST | no special type | 非特殊型 |
| OR | odds radio | 比值比 |
| PABC | pregnancy-associated breast cancer | 妊娠相关乳腺癌 |
| PACS | picture archving and communication system | 图像存储与通讯系统 |
| PARP | poly adenosine diphosphate ribose polymerase | 聚腺苷二磷酸核糖聚合酶 |
| PASH | pseudoangiomatous stromal hyperplasia | 假血管瘤样间质增生 |
| pCR | pathologic complete response | 病理完全缓解 |
| PEM | positron emission mammography | 正电子发射乳腺成像 |
| PET | positron emission tomography | 正电子发射计算机断层显像 |
| PHBC | personal history of breast cancer | 个人乳腺癌病史 |
| PI | plsatility index | 搏动指数 |
| PMRT | postmastectomy radiation therapy | 改良根治术后放射治疗 |
| PPV | positive predictive value | 阳性预测值 |
| PR | progesterone receptor | 孕激素受体 |
| PRF | pulse repetition frequency | 脉冲重复频率 |
| RCB | residual cancer burden | 残余肿瘤负荷 |
| RCT | randomized controlled study | 随机对照研究 |
| RDOGV | Radiologic Diagnostic Oncology Group V | 放射诊断肿瘤学组 |
| RECIST | response evaluation criteria in solid tumors | 实体瘤疗效评价标准 |
| RFS | recurrence free survival | 无复发生存率 |
| RI | resistive index | 阻力指数 |
| RNI | regional nodal irradiation | 区域淋巴结放疗 |
| ROC | receiver operator characteristic curve | 受试者工作特征曲线 |
| ROI | region of interest | 感兴趣区域 |
| RRSO | risk-reducing salpingo-oophorectomy | 预防性输卵管卵巢切除术 |
| SISH | silver in situ hybridization | 银染原位杂交 |
| SLNB | sentinel lymph node biopsy | 前哨淋巴结活检 |
| SMI | superb microvascular imaging | 低速血流的超微血管成像 |

| | | |
|---|---|---|
| SMOLD | squamous metaplasia of lactiferous duct | 乳腺导管鳞状上皮化生 |
| SNP | single nucleotide polymorphism | 单核苷酸多态性 |
| SPGR | spoiled gradient echo | 扰相梯度回波 |
| STB | stereotactic biopsy, | 立体定位活检 |
| SUV | sandardized uptake value | 标准摄取值 |
| SWE | shear-wave elastography | 剪切波弹性成像 |
| TAD | targeted axillary dissection | 靶向腋窝淋巴结清扫术 |
| TBD | to be determined | 待定 |
| TCGA/TCIA | the cancer genome atlas/the cancer imaging archive | 癌症基因组图谱 |
| TCH | docetaxel,carboplatin,trastuzumab | 多西他赛，卡铂，曲妥珠单抗 |
| TDLU | termical duct lobular nuit | 终末导管小叶单位 |
| TGC | time-gain compensation | 时间增益补偿 |
| TIL | tumor infiltrating lymphocyte | 肿瘤浸润淋巴结细胞 |
| TNBC | triple-negative breast cancer | 三阴性乳腺癌 |
| TNM | tumor,node,metastasis | 肿瘤，淋巴结，转移 |
| TRAM | transverse rectus abdominis myocutaneous | 横行腹直肌 |
| UDH | usual ducal hyperplasia | 普通型导管增生 |
| USPSTF | United States Preventive Services Task Force | 美国预防医学工作组 |
| UV | unclassified variant | 意义未明的变异 |
| VAB | vacuum-assisted breast biopsy | 真空辅助活检 |
| WBI | whole-breast irradiation | 全乳放射疗法 |
| WHO | World health Organization | 世界卫生组织 |
| WBRT | whole breast radiation therapy | 全乳放疗 |
| XRT | radiation therapy | 放疗 |
| AP | anterior-posterior view (ABUS) | 前后位（自动乳腺超声） |
| LAT | lateral view (ABUS) | 外侧位（自动乳腺超声） |
| MED | medial (ABUS) | 内侧位（自动乳腺超声） |
| INF | inferior (ABUS) | 下位（自动乳腺超声） |
| SUP | superior (ABUS) | 上位（自动乳腺超声） |
| SD | stable disease | 疾病稳定 |
| PR | partial response | 部分缓解 |
| PD | progressive disease | 疾病进展 |
| ESMO | European Society for Medical Oncology | 欧洲医学肿瘤学会 |
| BIA-ALCL | breast implant-associated anaplastic large cell lymphoma | 乳房植入物相关性间变性大细胞淋巴瘤 |
| MHT | menopausal hormone therapy | 绝经后激素治疗 |

| | | |
|---|---|---|
| NIH | National Institutes of Health | 美国国立卫生研究院 |
| WHI | Women's Health Initiative | 妇女健康计划 |
| GLCM | gray-level cooccurrence matrix | 灰度共生矩阵 |
| KNN | k-nearest neighbors | k- 最近邻 |
| SVM | support vector machine | 支持向量机 |
| ANN | artificial neural network | 人工神经网络 |
| TNF | tumor necrosis factor | 肿瘤坏死因子 |
| EIBLL | European Biomarkers Alliance | 欧洲生物标志物联盟 |
| QIBA | Quantitative Imaging Biomarkers Alliance | 定量影像生物标志物联盟 |